经典名方开发指引

陈士林 刘 安 主编

张伯礼 刘昌孝 主审

科学出版社

北京

内 容 简 介

　　经典名方是指目前仍广泛应用、疗效确切、具有明显特色与优势的清代及清代以前医籍所记载的方剂。

　　本书针对经典名方开发的共性关键问题，如基原、炮制、剂量、物质基准及临床定位等开展了系统研究，目前已完成了 100 个经典名方的考证，大部分品种已经完成了物质基准及质量标准研究，主要包含定量物质筛选、出膏率测定、含量测定、特征图谱（或指纹图谱）研究等，受篇幅所限，其余经典名方只提供考证等关键信息。

　　本书分为上篇和下篇，上篇为总论，介绍经典名方复方制剂及物质基准的研究策略以及剂量、基原和炮制考证等。下篇为各论，介绍各品种的研究数据及考证信息。本书紧紧围绕经典名方开发的不同问题，既遵循中药研发的一般规律，又兼顾不同品种、不同药味的特点，研究基础扎实，研究数据详实可靠，为制定国内本领域全面而权威的专家共识奠定了扎实的基础。

　　本书紧随国家政策方针，信息全面，内容新颖，数据量大，适宜从事经典名方开发的企业、研究院所、高等院校及政府部门的相关人员阅览学习。

图书在版编目（CIP）数据

经典名方开发指引 / 陈士林，刘安主编. —北京：科学出版社，2020.8
ISBN 978-7-03-065966-8

Ⅰ. ①经… Ⅱ. ①陈… ②刘… Ⅲ. ①方剂–研究 Ⅳ. ①R289.1

中国版本图书馆 CIP 数据核字（2020）第 164113 号

责任编辑：刘　亚　曹丽英 / 责任校对：王晓茜
责任印制：徐晓晨 / 封面设计：黄华斌

斜 学 出 版 社 出版

北京东黄城根北街 16 号
邮政编码：100717
http://www.sciencep.com

北京凌奇印刷有限责任公司 印刷
科学出版社发行　各地新华书店经销

*

2020 年 8 月第 一 版　开本：889×1194　1/16
2020 年 10 月第二次印刷　印张：48
字数：1 420 000
POD 定价：288.00 元
（如有印装质量问题，我社负责调换）

编　委　会

主　编　陈士林　刘　安

主　审　张伯礼　刘昌孝

副主编　罗国安　边宝林　朱广伟　刘　艳　代云桃　张保献　张　村
　　　　　刘振丽　陆兔林　张铁军　李　刚　户田光胤　宋宗华　杜守颖
　　　　　王一涛

编　委（按姓氏笔画排序）

于学龙	马婷玉	王　云	王　南	王　淳	王　瑀	王宏洁
王学圆	王春艳	王星文	王家成	王淑美	毛　靖	毛春芹
巴晓雨	孔令梅	石守刚	叶祖光	申　琳	田成旺	付卡利
白　钢	白　洁	冯　敏	宁张弛	司　南	曲缘章	曲韵治
朱　强	朱德全	任　涛	邬　兰	刘　剑	刘　毅	刘志强
刘咏梅	刘和平	刘素香	刘海滨	齐晓丹	闫翠娥	关　斌
许　浚	许红辉	许金国	许舒瑜	孙　博	孙大炜	孙冬梅
孙阳恩	阳丽华	严国俊	严桂林	李　丹	李　东	李　琦
李　琼	李　鹏	李　颖	李正杰	李亦武	李红亮	李孟芝
李秋实	李彦玲	李姝颖	李翔宇	李鹏跃	杨巧巧	杨立新
杨林勇	杨建会	杨晓宁	肖　寒	肖作武	肖惠琳	吴建雄
何枢衡	邸继鹏	闵建华	宋志前	张　卫	张　杨	张　灿
张　淹	张　鹏	张广平	张兰珍	张志杰	张际庆	张国壮
张国明	张国嫒	张科卫	张俊华	张洪春	张铁军	陆　洋
陈金鹏	范明松	尚　强	罗　容	罗维早	周　欣	周文杰
周严严	周勤文	郑文林	官　柳	孟　莹	孟宪生	赵　静
赵晓莉	赵海誉	郝丽霞	胡　坪	禹奇男	侯金才	姜　民
姚仲青	秦　烈	秦少容	秦文杰	倪凤燕	徐　俊	卿玉玲
高文雅	唐力英	黄　静	黄正军	黄利民	黄程成	龚　云
龚苏晓	章　军	盖晓红	梁乙川	梁从莲	梁爱华	尉广飞
董自亮	董林林	程睿旸	焦其树	鲁　云	曾海松	谢　辉
靳如娜	谭　睿	薛晓霞	魏　梅	魏　聪		

参编作者单位

中国中医科学院中药研究所
天津中医药大学
天津药物研究院
中国中医科学院中医基础理论研究所
清华大学/教育部中医药现代化网上合作研究中心
北京中医药大学
南京中医药大学
国家药典委员会
北京市药品审评中心
澳门大学
盛实百草药业有限公司
太极集团有限公司
扬子江药业集团有限公司
神威药业集团有限公司
石家庄以岭药业股份有限公司
广东一方制药有限公司
天士力医药集团股份有限公司
劲牌持正堂药业有限公司
上海市药材有限公司
上海雷允上药业有限公司
南京同仁堂药业有限责任公司
北京盈科瑞创新医药股份有限公司
平安津村有限公司
葵花药业集团（贵州）宏奇有限公司
葵花药业集团重庆小葵花儿童制药有限公司
山西振东制药股份有限公司
葵花药业集团（冀州）有限公司
葵花药业集团（伊春）有限公司
葵花药业集团（襄阳）隆中有限公司
株洲千金药业股份有限公司
厦门中药厂有限公司
湖北康沁药业股份有限公司
东阿阿胶股份有限公司
武汉同济现代医药科技股份有限公司
湖北美思创药业有限公司
四川光大制药有限公司

序　一

2018 年 1 月全国中医药工作会议在北京召开，党中央、国务院对开好这次会议高度重视，并于 2019 年 10 月发布了《中共中央 国务院关于促进中医药传承创新发展的意见》，这是具有历史意义的大会。习近平总书记对会议作了重要指示：要求中医药传承精华、守正创新，推动中医药事业、产业高质量发展。这些指示精神将鼓舞我们更好地传承创新发展，促进中医药事业、产业高质量快速发展。

在这个重要意见中再次要求加快推进经典名方开发工作。这是继《中华人民共和国中医药法》将经典名方开发列入国家法规之后又一次将其写入国家重大政策之中，也反映了这项研究的迫切性和重要意义，值得业内高度关注，切实解放思想，主动作为，制定相关实施方案，推动这项利国利民的工作取得实质性进展。

经典名方二次开发是在中药现代化中开拓出的一个新的研究方向。早在 20 世纪末，在中药现代化发展规划中就提出经典复方研究方向，国家药品监督管理局组织专家，由我主持讨论了经典复方的内涵界定及开发的技术要求。同期，天津率先开展了名优中成药二次开发研究，后被国家重大新药研究专项列入支持计划，并取得较大成就。在此期间，配方颗粒在争议中也得到了长足发展，并在制剂工艺优化及质量检测标准研究中取得进展。同期，中药新药研究却受到了国家药品注册监管制度变革的影响，中药新药研发注册陷入低谷。以上情景交错发生于同一时期，进退无序，悲喜交加。令人痛定思痛，中药新药的发展方向路在何方？在思考探索中，我们在制定重大新药"十二五"计划时，将"经典名方标准颗粒"研究方向纳入计划并获得批准，开展了 20 个经典名方研发工作，开拓出一条中药新药传承创新发展之路。

经典名方原则上是指清代之前历代的医药典籍中所记载的临床验方。这些历代验方是祖国医学的精华，经历了千百年的临床检验，具有临床疗效确切、应用范围广泛的特点，是中医药宝库中的瑰宝。但也正因为成方历史久远，其处方组成、药物基原、剂量配比、药材炮制、煎煮方法等都存在着很多历史性的差别，特别是临床治疗病症也存在古今异同现象。这些共性问题严重阻碍了经典名方的研究与开发。在"十二五"、"十三五"期间，经典名方标准颗粒研究项目专家组多次开会协商探讨，制定了针对以上问题的专家共识，为解决这类问题奠定了基础。

2016 年颁布的《中华人民共和国中医药法》明确规定了"生产符合国家规定条件的来源于古代经典名方的中药复方制剂，在申请药品批准文号时，可以仅提供非临床安全性研究资料。具体管理办法由国务院药品监督管理部门会同中医药主管部门制定"，这进一步推进了对经典名方研发的关注。2018 年，国家中医药管理局发布了百首"经典名方"目录，国家药品监督管理局也制定了《古代经典名方中药复方制剂简化注册审批管理规定》，这些工作有力地保障了经典名方的开发工作健康发展。

"东方欲晓，莫道君行早"，经典名方开发研究尚在探索之中，以中国中医科学院中药研究所陈士林首席研究员带领的团队先行谋划、率先启动，较早开展了系统深入的理论和应用研究，写成了奠基性专著《经典名方开发指引》。

该书针对经典名方开发的共性关键问题，如基原、炮制、剂量、基准物质及临床定位等开展了系统的研究并取得了一定成果。该项研究紧紧围绕经典名方开发的不同问题，从古今文献到监管要求，从不同流派观点到相关法规制度，从行业技术共识到具体品种特点，从国内研究现状到国际成功经验，进行了系统而深入的论述。论述有理有据，既遵循中药研发的一般规律，又兼顾不同品种、不同药味的特点，令人信服，为制定国内本领域全面而权威的专家共识奠定了扎实的基础。

特别可贵的是，他们还对百种不同年代、不同剂型的经典名方进行了有益的研发尝试，在实践中又总结出了很多技术流程和规范，对共性关键问题提供了有价值的经验，为全国开展这项工作先行示范，以兹同行借鉴。

《经典名方开发指引》具有原创性，兼具先进性和可行性，也是经典名方开发的奠基性著作，价值不菲，殊为可贵，非常适宜从事经典名方开发的企业、研究院所、高等院校及政府部门的相关人员阅览学习。

书将付梓，先睹为快，不拙粗浅，谨呈序文。

中国工程院 院　　士
中国中医科学院　名誉院长
天津中医药大学 校　　长

张伯礼

2019 年仲冬于天津团泊湖畔

序 二

祖国中医博大精深，在历史的长河中，中医名方以其简单的配方、出众的疗效让人拍案叫绝。中医的特色是对症用药，辩证施治，在千年的时间之中，我们积累了不少安全、方便、效用显著的经典名方。

国家多次出台政策鼓励经典名方的研究开发和利用，如2008年国家食品药品监督管理局发布《中药注册管理补充规定》，提出"来源于古代经典名方的中药复方制剂，可仅提供非临床安全性研究资料，并直接申报生产"。2016年，国家颁布了《中华人民共和国中医药法》，2018年，为贯彻落实《中华人民共和国中医药法》，推动来源于古代经典名方的中药复方制剂稳步发展，为人民群众健康提供更好保障，国家中医药管理局会同国家药品监督管理局制定和分批发布《古代经典名方目录》。习近平总书记在2020年6月2日召开的专家学者座谈会上强调："要加强古典医籍精华的梳理和挖掘，建设一批科研支撑平台，改革完善中药审评审批机制，促进中药新药研发和产业发展。"

因此，如何尊重历史演变规律，传承不泥古，做好经典名方的研发，用发展的眼光去认识关键共性问题，做到既要"尊古"，确保经典名方的临床疗效，又要"崇今"，适应现代化大生产需求的问题；如何将传统用药方法转化成现代生产工艺，并保持二者质量属性的一致性，是经典名方研发过程中面临的现实问题；如何遵循中医药规律，简化审批程序，深化中药注册领域改革，将古代经典名方发扬光大，造福广大公众，是新时期传承创新中医药的切入点和突破口。业界关心和期待，改革完善中药审评和审批机制恰逢其时，要加快推进相关配套法律法规的修订完善，促进并保障经典名方转化成高质量好药，为满足人民群众健康需求，彰显中医药独特的价值和优势，唤醒沉睡的中药经典名方是时候了。

经典名方是历代医家从大量临床实践中形成的中医药精华，其研发受到国家战略支持，是中药产业发展的新机遇，是传承中药弘扬经典的新举措。当前，虽然对经典名方实行简化注册审批政策，但业界仍面对经典名方的研发需要政策、开发指南，产业发展和临床推广应用等问题。中国中医科学院中药研究所等机构，针对梳理出业界现阶段共同关注的基原、炮制、剂量、基准物质和临床定位等五个共性问题，开展了大量研究，在前期已经出版的《中药饮片标准汤剂》之后，又编写了《经典名方开发指引》的专著，对可能存在的经典名方的研发，妥善解决现存的共性问题，加快古代经典名方中药复方制剂的上市进程具有指导意义和应用价值。

本人认为，经典名方开发共同关注的基原、炮制、剂量、物质基准和临床定位等五个共性问题均与质量有关。基原是质量属性的基础，炮制可以改变药材原有物质的质和量，与剂量相关的物质基础决定药物的生物效应（有效性和安全性），反映质量的物质基准还会受到药材饮片、炮制和制备工艺的影响，最终产品反映临床有效性和安全性的全过程质量控制更是现代中药生产的关键。在2016年我们研究团队提出的中药质量标志物的新概念和确定质量标志物的五原则对于研究药材、饮片、方剂均有广泛的理论和实用价值，也与该书提出的五个共性问题密切相关联。我们知道经典名方在临床使用中大多数为汤剂，在其开发过程中每一步的制备过程和质量的传递密不可分，必须建立全过程的质量控制体系来指导经典名方的开发使用和质量监管。对有意研究开发经典名方的部门来说，应用质量标志物概念和五原则可能会提高研究效率和质量监管水平。

中药经典名方是中药方剂的杰出代表，承载着数千年来中医药灿烂文明的深厚积淀，是千年以来几经锤炼的国宝，是中医药伟大宝库中最精华的部分。对中药经典名方的深入研究与开发是发掘传统中医药宝库的一把金钥匙。相信这部具有原创性和指导性的《经典名方开发指引》能成为研发者的益师良友。

健康中国离不开中医药，中药经典名方的开发刻不容缓。作为承载着中医药文化精髓的中药经典名方这一宝贵遗产，加快新药研发的进程，抓紧机遇，将是当前每一个中药研发者和政策制定者的共同责任。在该巨著出版之际，特此以上述言语为"序"，共同用好发掘传统中医药宝库的一把金钥匙，去打开经典名方研发的大门，开创中药方剂发展的新局面。

中国工程院院士

天津药物研究院中药质量标志物天津重点实验室

2020 年 9 月 9 日　于天津

编 写 说 明

本书由中国中医科学院中药研究所、天津中医药大学、天津药物研究院、中国中医科学院中医基础理论研究所、清华大学/教育部中医药现代化网上合作研究中心、北京中医药大学、南京中医药大学、国家药典委员会、北京市药品审评中心、澳门大学、盛实百草药业有限公司、太极集团有限公司、扬子江药业集团有限公司、神威药业集团有限公司、石家庄以岭药业股份有限公司、广东一方制药有限公司、天士力医药集团股份有限公司、劲牌持正堂药业有限公司、上海市药材有限公司、上海雷允上药业有限公司、南京同仁堂药业有限责任公司、北京盈科瑞创新医药股份有限公司、平安津村有限公司、葵花药业集团（贵州）宏奇有限公司、葵花药业集团重庆小葵花儿童制药有限公司、山西振东制药股份有限公司、葵花药业集团（冀州）有限公司、葵花药业集团（伊春）有限公司、葵花药业集团湖北武当有限公司、株洲千金药业股份有限公司、厦门中药厂有限公司、湖北康沁药业股份有限公司、东阿阿胶股份有限公司、武汉同济现代医药科技股份有限公司、湖北美思创药业有限公司、四川光大制药有限公司等单位科研人员根据研究成果总结而成，同时，本书在编写过程中还得到了国家中医药管理局、国家药品监督管理局、国家药典委员会的大力支持。书中数据、图表、结论均由实验结果和文献考证整理、汇编而得。成书体例在参照类似书籍的基础上根据本书内容，结合阅读习惯编排。受篇幅所限，本书仅对关键研究内容进行了详细的描述，其他内容仅简写或略过。

本书的目的主要是解决经典名方复方制剂开发中关键的科学问题，提供有价值的示范；同时也为经典名方的二次开发等研究提供参考。因而书中章节是按照经典名方复方制剂开发的顺序进行编排的，但是内容方面并不仅限于此。例如，对汉代方剂剂量进行研究时，如果按照度量衡考证，完全尊古则当按照 1 两=13.8 g 进行折算；但是如果按照当前临床用量习惯及方剂学等教材，1 两=3 g 较为常见。希望提供尽可能多的信息，相关研究根据具体案例情况综合分析确定。

本书主体部分包括上篇和下篇。上篇是总论，主要讨论经典名方复方制剂开发所涉及的关键问题：介绍了经典名方复方制剂的研究背景、政策沿革、相关问题分析；诠释了经典名方复方制剂开发策略，主要描述了如何选择合适的经典名方进行开发，并就经典名方开发中的几个关键问题进行了讨论，是本书指导性的内容；探讨了物质基准的作用、申报要求、研制方法和建立质量标准的原则；讨论了剂量考证问题，以朝代为顺序，以度量衡考证和实物考察为主线，以理清历代剂量折算为核心，兼顾当前临床用药情况；讨论了经典名方药味基原考证方法和首批 100 首经典名方中所有药味的基原，并根据当前药材来源情况，推荐了合适的品种；讨论了经典名方炮制情况，并围绕重点品种，按照年代顺序梳理了历代炮制方法，单个经典名方中药味的炮制方法在品种项下阐述；关注了经典名方的安全性问题，探讨了经典名方一般安全性研究方法。

下篇是各论，按照国家中医药管理局公布的首批 100 首经典名方的顺序进行单个品种的阐述，主要内容包括处方沿革、基原考证、炮制方法、剂量考证、物质基准（标准汤剂）、服用方法、临床定位、不良反应等内容。根据不同经典名方品种的不同情况，上述内容有所增减。"处方沿革"主要讨论经典名方历代收录和使用情况。"基原考证"主要是明确该经典名方所用药味的基原，由于在上篇"经典名方药味基原考证"中已经对基原情况进行了详细的阐述，本处仅给出结论性表述。"炮制方法"部分以该方为基础，结合上篇"经典名方炮制考证"中的论述，以期给出合理的结论。本部分重视方剂的配伍解毒，尤其是含半夏的方剂。为了提供更多的信息，"剂量考证"部分给出了度量衡考证折算剂量和现代临床常用剂量，供不同情况下使用。"物质基准"部分同时保留了"标准汤剂"的名称，主要是因为标准汤剂更加符合一般认知，也更为业界熟悉。部分品种由于研究基础薄弱或成药性差，或缺乏含量测定、指纹图谱等数据，希望后期能够补充完善。"服用方法"部分主要针对有特殊服用要求的处方，对一般日服三次的方剂此项从略。"临床定位"包括原籍记载的传统功效和现代临床常用功效两个部分。传统功效以传统证候语言表述，现代临床常用功效以疾病进行分类。"不良反应"主要是指原籍所记载的可能的不良反应，对于现代临床发现的不良反应未予收载。

下篇中个别信息与上篇对应考证描述未能达成统一，如汉代"桂枝"，在上篇考证中为肉桂，在下篇个别品种研究中可能采用了桂枝。又如"煎至八分"，上篇考证为一盏的八分，而下篇个别品种研究中可能采用了煎至加水总量的八分。之所以出现这种情况，主要是因为某些有争议的信息，一时难以拿出百分百确凿的证据确认结论。有些争论存在已久，再加上古代医籍的语言特点，致使不同学者有不同的理解，短时间内可能难以得出统一结论。但从现有的研究结果来看，对于同一复方，有些学者虽然有不同的理解，但是结果却趋于一致，而有些相差甚远。为了不耽误本书的出版，加快推进经典名方复方制剂研发，某些争议性的观点本书采取兼蓄并包的原则一并展现给读者，以期提供更多的信息。

经典名方开发涉及的内容较为广泛，加之作者能力有限，书中难免存在疏漏和不足之处，敬请广大读者批判指正。同时非常欢迎广大读者就某些有争议的问题进行讨论，以便再版时进行修订。

编　者

2019 年 12 月

目　　录

总　　论

各 论

总　论

1

绪 论

经典名方是中药临床应用几千年实践经验的结晶，它起始于药、方，现象于法，通达至理，而最终回归至其物质基础本质，以其显著的疗效沿用至今，不断为人类健康服务。在我国大力发展中医药的契机之下，将这些以经典名方为代表的中华瑰宝转化为携带和使用方便的优质产品，是满足多样化用药需求的大势所趋，同时也是中药产品开发的首选捷径。

当前有关经典名方开发的经验尚不成熟，特别是有几个核心问题未得到妥善解决，其开发举步维艰，尚需业界更多努力。主要包括：①基原问题：由于古籍记载过于粗略，加之随后临床应用的变化，有些经典名方的药味基原难以明确。该问题主要表现在汉代等历史较早的方剂中，唐宋以后的方剂较少出现类似的问题。如伤寒中"桂枝"极可能是现代的肉桂，而宋之后的"桂枝"与现代桂枝一致。这个问题的解决建议是，通过更加详细的文献和实物调研，争取明确原基原；实在难以明确的，建议采用现代临床使用较多者。再者，古之阿胶是由"驴皮"还是"牛皮"，或是其他动物的皮制成的，也需重新定酌。②炮制问题：药材经炮制后方可入药，由于炮制学科一直处于发展中，且具有明显的时代和地域特征，导致炮制工艺较为复杂，每个历史时期的处方都可能面临炮制的问题。③剂量问题：该问题主要体现在汉代方剂中，学术界也一直存在较大争议，目前主要有两种学术观点：一是从临床实践和使用习惯的角度来看，学者们认同汉代 1 两=3g，剂量折算结果与《现代日本汉方处方手册》、《伤寒论方证辨证》等临床实际剂量基本吻合。二是从考古的角度来看，按照古今度量衡折算，学者们认同汉代 1 两=13.8g。因此，需要在充分考证的基础上，专家给出共识并达成统一，是开发的前提。④物质基准问题：物质基准研究首要问题是标准汤剂的制备工艺。方剂书所记载的工艺经常不够详细，难以操作。这个问题建议采用《医疗机构中药煎药室管理规范》进行规范。然而该规范依然存在工艺不够详细的问题，建议参考《中药饮片标准汤剂》中的方法进行细化和量化。其次的问题是物质基准的标准问题，这个问题建议根据《中药饮片标准汤剂》中制备饮片标准汤剂的思路进行。⑤临床定位问题：经典名方的临床定位多数面临由于原籍语言过于精简而定位不够清晰的问题。目前来看完全基于原籍描述而不采用现代医学语言进行阐述是不可行的。不能基于所谓"症候药物"的观点而将经典名方开发成"万金油"式药物。经典名方开发临床定位必须要清晰且准确。建议根据现代临床用药案例进行统计分析，并结合原功效，明确临床定位。当然，以上问题在特定方剂或药味研究中应具体问题具体分析，"尊古而不泥古，创新而不忘古"。

经典名方作为方剂的重要组成部分，是方剂学乃至中药学理论体系的主要支撑。长期的实践已为其确切的临床疗效和较低的安全风险提供了证明，而如何结合古今应用实际，将其制备方式方法标准化，是经典名方开发的关键。在医药工业现代化已臻成熟的今天，经典名方研究开发有望促进方剂理论体系的发展完善，并使更大范围内更多的患者受益。

1.1 经典名方的内涵

1.1.1 经典名方是方剂理论发展中形成的精华

如图 1-1-1 所示，方剂理论的形成和完善是长期的积累过程：①在临床实践过程中，发现某些药味具有治疗效果，而后发现组方（药味的配伍）有效的可能性更高。早在原始社会时期，我们的祖先就已发现药物并用于治疗疾病；并由最初的只是使用单味药到后来多种药味配伍使用，逐渐形成了方剂，如约成编于秦汉之际的《五十二病方》（以方剂汇编为主）。②根据疾病的症状进行诊断，通过临床用药过程中出现的对应现象（发病和治疗过程中的征、证），总结规律，发现治法（汗法、吐法等，如温法的"寒者热之"，补法的"虚则补之"、"损者益之"）。先秦时期，即已有对疾病发生发展之法（如《扁鹊见蔡桓公》）与"望闻问切"之诊法等的论述；在汉代《汉书·艺文志》中有早期方剂理论专著——《汤液经法》。③构建相应病机、病理、治法的理论框架，由此理论与实践得以相辅相成，共同发展。方剂理论应用则包括以"理-法-方-药"思维体系为基础指导临床实践，并不断完善。经过近两千年不断的实践应用、规律分析、理论补充完善，形成了大量的方剂相关资料，包括本草、方书、医案、方剂理论及分类等。在方剂理论发展中，由于某些方剂疗效较确切而广泛使用，成为相应适应证的首选方剂，被视为经典。

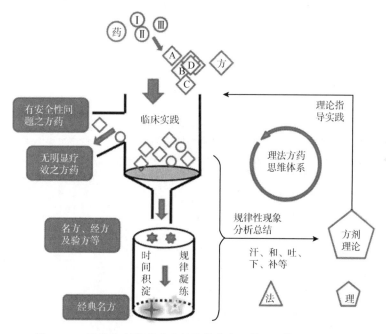

图 1-1-1　经典名方的形成路径及其在中医药理论体系中的地位

1.1.2 经典名方是方剂理论体系的核心支撑

理是法的高度概括，法是理的具体呈现。在疾病发生发展和药物临床实践过程中，发现机体变化呈现一定规律性，这种规律性的现象即是法。对于法的进一步总结即可形成理论。从方剂学的形成过程可以看出，方剂学是在历代医药学家广泛实践，长期观测、推理、总结的基础上逐步发展成熟的，而那些经过反复多次验证有效的方剂，已经成为辨证论治中不可缺少的主要工具之一。

经典名方即是这类方剂中的杰出代表，也正是因为存在这些以经典名方为代表的有效方剂，中药才能在不同的历史时期发挥治病救人的作用，而与巫术、神仙道家等充满迷信色彩的事物区别开来，并在呈现规律性的实践过程中逐渐形成自有的理论体系。通过实践经验的进一步积累，疗效不稳定的方剂被逐渐改良，或朝着经典名方、验方等疗效稳定的方向发展，或被遗散；而存在安全性问题的方剂则被舍弃；同时形成与实践紧密结合的理论知识，包括发病过程，病证表征，用药过程中的临床现象，以及对病理病机、治疗理论等内在因素的推理演绎。如表 1-1-1 所示，中医学体系中药、方、法、理在方剂学的各个历史阶段均处在发展过程中，经典名方亦形成于其中的各个时期。

表 1-1-1 方剂理论形成的阶段与经典名方例证

阶段	相关记载	经典百方收录情况等
药	原始时代口耳相传	方以药成
	西周："医师"、"聚毒药以供医事"	
	《山海经》载动物药和植物药 100 余种	
	《神农本草经》、《本草纲目》、《中国药典》等	
方	《五十二病方》载方约 300 个	入选方有《备急千金要方》温胆汤等，共 4 首；《太平惠民和剂局方》甘露饮等，共 3 首；《普济方》石决明散，1 首
	晋·《肘后救卒方》率多易得之药	
	唐·《备急千金要方》、《千金翼方》、《外台秘要》荟萃汉至唐名家医方	
	宋·《太平惠民和剂局方》——第一部由政府编制的成药药典，收载方剂 788 首	
	明·《普济方》广收博采，载方 61 739 首	
	清·《汤头歌诀》易读易记	
法	先秦时期，扁鹊望、闻、问、切之诊法	入选方有《景岳全书》桑白皮汤等，共 8 首；《医学心悟》半夏白术天麻汤等，共 3 首
	南北朝·《药对》将药物按功效归类成宣、通、补、泄、轻、重、滑、涩、燥、湿十种	
	宋·《圣济经》将十种演化成十剂，为以治法分类方剂奠定了理论基础	
	明·《景岳全书》"古方之散列于诸家者，既多且杂……今余采其要者，类为八阵，曰补、和、攻、散、寒、热、固、因"	
	清·《医学心悟》"治病之方，则又以汗、和、下、消、吐、清、温、补，八法尽之"	
理	先秦·《黄帝内经》中有关于治疗原则、治疗方法、遣药组方和配伍宜忌等方面大量的理论论述	入选方有《伤寒论》麻黄汤等，共 14 首；《金匮要略》麦门冬汤等，共 14 首
	《汉书·艺文志》列"经典名方十一家"，有按病归类方剂的专著，也有方剂理论的专著——《汤液经法》	此外，有学者认为《伤寒论》中有 12 首方剂与《辅行诀》记载的《汤液经法》方剂在主治、药物组成、药量、煎服法等方面都非常相似
	东汉·《伤寒杂病论》融理、法、方、药于一体	
	金·《伤寒明理药方论》为第一部专门剖析方剂理论的专著	
	明·《医方考》是第一部详析方剂的理论专著	
	清·《古今名医方论》辑录名家方论	

1.1.3 经典名方组成相对固定，临床较为常用，疗效非常确切

作为被广泛大量使用的经典名方，其组成与制法应相对固定，这也是对其进行研究开发的前提。随着方剂学的发展，不同时期、不同地域人们对经典名方的认知也有差异，包括社会、环境变化导致疾病谱的改变，使得不同病证的流行性改变而引起实践经验的再积累（例如，使用千金苇茎汤治疗霾引起的咳嗽、使用麦门冬汤加千金苇茎汤治疗肺癌等），即人们对经典名方的认知也在发展过程中。随着实践经验的积累、方剂理论的补充完善，医师对于用于特定疾病的特定方剂，其药味组成与比例亦在不断摸索，至实践经验积累的量变达到一定程度后，方剂即基本定型，药味不再变更，比例相对固定。

以作为治疗元气虚弱的著名方剂保元汤为例，其益气补虚培元、肺脾肾并补的组方法度涵括了中医补气之要，实属一补气之经典方剂。如表 1-1-2 所示，最早的保元汤系源自《博爱心鉴》（明·魏直撰于 1525 年），由李东垣的《兰室秘藏》中的黄芪汤变化而来，组方药味仅人参、黄芪、甘草（清·柯韵伯评之曰："保元者，保守其元气之谓也……此方用黄芪和表，人参固里，甘草和中，三气治，而元气足矣"）；同时，

魏氏经过 20 年的临证实践经验与理法分析，着重论述了肉桂在保元汤中的组方意义，虽未论述肉桂的用量，实质上已将肉桂作为核心药味之一。之后历代医家据魏氏用药之义，对其组成及用量作了补充和调整，《医方考》、《景岳全书》等方书或医著中所载保元汤的组成中均含小量肉桂，现代所用之保元汤的药物组成和用量配比似主要依据《景岳全书》之保元汤调整厘定。亦有学者认为《简明医彀》中保元汤方药信息记载完整且为后世广为应用。

表 1-1-2　经典名方保元汤的方剂沿革

出处及年代	方名	处方组成	主治等（如方义、化裁）	备注
《兰室秘藏》,1276	黄芪汤	黄芪二钱，人参一钱，炙甘草五分；右㕮咀，作一服，水一大盏，煎至半盏，去粗，食远服。加白芍尤妙	此三味皆甘温能补元气，甘能泻火。《内经》云：热淫于内，以甘泻之，以酸收之，白芍药酸寒，寒能泻火，酸味能泻肝而大补肺金，所补得金土之位，金旺火虚，风木何由而来克土，然后泻风之邪	仅黄芪、人参、炙甘草三味，可加白芍
《博爱心鉴》（日刻本），1525	保元汤	人参一钱，黄芪三钱，甘草一钱，肉桂（用量无记载）；生姜一片	『保元汤会图说』　虽则随其土地所益以他药攻之，终不能出乎四品（人参、黄芪、桂、甘草）君臣之要剂	肉桂为组方核心药味之一
			『保元汤加减药要』　人参益内，甘草和中，实表宜用黄芪，助阳须凭官桂，前三味得三才之道体，后一味扶一命之颠危	
			『保元汤』　保元汤即东垣所制黄芪汤，……，人参为君，黄芪为臣，甘草为佐，……，今用以治痘，……，惟是药有回生起死之功，有转危为安之力，予故僭改为"保元汤"也	
			或曰白术茯苓亦能益气，世多用之。今不加人何也……	
			或曰桂辛物也，痘出已热之极矣，今更用此，诚恐重实之证焉。曰，是知桂虽辛，而不知辛能发散，且如毒壅于皮肉间与脉络之处，苟非此剂推助其毒而毒能自散耶。况此药又能扶阳益气，……	
			但以二十年究理之心，颇得试验，故敢僭立是书	
《景岳全书》（《钦定四库全书》子部·景岳全书卷六十三），1624	保元汤	人参二三钱，炙甘草一钱，肉桂五七分，黄芪二三钱；水一钟半，加糯米一撮，煎服	『痘疹』　治痘疮气虚下陷者	黄芪（灌脓时酒炒，回浆时蜜炙）
			头额不起，加川芎三五分。面部，加升麻三四分。胸腹，加桔梗三四分。腰膝，加牛膝四分。四肢不起，加桂枝。呕恶，加丁香三四分。元气虚寒，加大附子七八分或一钱	
			此药煎熟，或加人乳、好酒各半盏和服更妙，酌宜用之	
《简明医彀》,1629	保元汤	人参一钱，黄芪二钱，甘草五分，肉桂二分。右加生姜一片，水煎服	治元气虚弱，精神倦怠，肌肉柔慢，饮食少进，面青㿠白，睡卧宁静，痘顶不起，浆不足及有杂证，皆属虚弱，宜服	甘草（前生用，后炙用） 肉桂（虚寒者加用）
《张氏医通》,1685	保元汤	黄芪（蜜酒炙，三钱至六钱），人参（三钱至一两），甘草（炙，一钱）	治营卫气血不足 列为祖方，附方 30 首	方中无肉桂，人参用量可大于黄芪
《中医方剂学讲义》,1964	保元汤	黄芪三钱，人参三钱，甘草一钱，肉桂（按原书无分量，《景岳全书》作五七分）；生姜一片，水煎温服（按《景岳全书》加糯米一撮，无生姜）	凡虚损劳怯，元气不足，及痘疮阳虚顶陷，血虚浆清，不能起发灌浆者 魏氏从实践中体会用四君子汤加黄芪、紫草，固然能使痘发足而解，倘遇出盛者则不能成浆，以致干竭枯萎而死者亦有之。深究其义，乃知白术燥湿，茯苓淡渗，不利于气血不足之体，减去苓、术，则应手而效；但又患其药性大缓，发之不速，乃加官桂以助药力，于是疗效益显，因名方为"保元"	注明出自《博爱心鉴》
《方剂学》,1985	保元汤	黄芪（20g），人参（20g），肉桂（8g），甘草（5g）（原著无分量）；加生姜一片，水煎，温服	功用：补气温阳。主治：虚损劳怯，元气不足。倦怠乏力，少气畏寒，小儿痘疮，阳虚顶陷，血虚浆清，不能发起灌浆者	注明出自《博爱心鉴》
《方剂学》,2002	保元汤	人参一钱（3g），黄芪三钱（9g），甘草一钱（3g），肉桂五分至七分（1.5~2g），水煎服	功用：益气温阳。主治：虚损劳怯，元气不足。倦怠乏力，少气畏寒以及小儿痘疮，阳虚顶陷，不能发起灌浆者	注明出自《博爱心鉴》

续表

出处及年代	方名	处方组成	主治等（如方义、化裁）	备注
《方剂学》，2017	保元汤	人参一钱（3g），黄芪三钱（9g），炙甘草一钱（3g），肉桂五分（1.5g）（原书无用量，今据《景岳全书》补）；上加生姜一片，水煎，不拘时服	功用：益气温阳。主治：虚损劳怯，元气不足证。倦怠乏力，少气畏寒；以及小儿痘疮，阳虚顶陷，不能发起灌浆者	注明出自《博爱心鉴》
《古代经典名方目录（第一批）》，2018	保元汤	人参一钱，黄芪二钱，甘草五分，肉桂二分。右加生姜一片，水煎服	"治元气虚弱，精神倦怠，肌肉柔慢，饮食少进，面青㿠白，睡卧宁静，……及有杂证，皆属虚弱，宜服"	注明出自《简明医彀》

以现有的材料来看，保元汤方剂沿革中，肉桂作为组方关键药味并将该方明确用于治痘毒始于《博爱心鉴》，肉桂成为组方固定组成且用量确定出自《景岳全书》，现代方剂类教材收载保元汤始于《中医方剂学讲义》。

实践是检验真理的唯一标准。"临床常用"对经典名方有两层含义：知名度高和广泛的临床实践。正是根据大量的实践经验总结，经典名方才能在众多方剂中脱颖而出，成为临床相应病证的首选。经粗略统计，第一批经典名方中有 65 首被收载于 1985 年版《方剂学》教材中，且被其后各版本《方剂学》收载。方剂学教学工作将直接导致相关方剂更广泛地应用于临床实践。因此，虽然发布的这些方剂被称为"古代"经典名方，其关键还是在于满足现代的用药需求。

疗效是药品的关键属性，现代药品注册审评审批亦是以疗效作为评判的核心依据之一。而经典名方作为疗效确切方剂中的典型代表，经过长期的临床实践已证明了其较突出的治疗效果及安全性保障，这也是相关部门在审评审批要求中豁免其临床研究的基石。

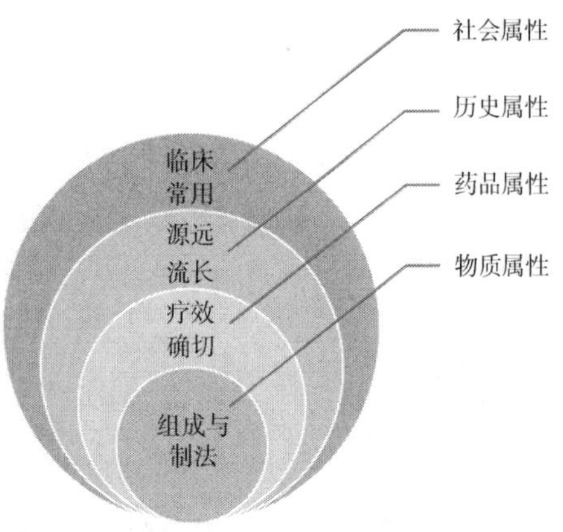

另外，古籍文献记载的方剂制法、适用范围及注意事项的科学内涵需要以当今的认知进一步阐释。现代临床用药积累了大量医案，但其中的经验仍有待总结与积淀；而中药临床前药学与药理研究尚缺乏中医药理论系统指导，因此现代临床前研究仅可作为功能与主治定位的补充及参考。

从图 1-1-1 所示形成路径来看，经典名方应是在方剂理论发展过程中逐渐形成、并在方剂学体系中处于重要地位的药味组成和制法。如图 1-1-2 所示，组成与制法固定的药用物质，是经典名方的核心内涵。同时，方剂的组成与制法服从于治疗目的，即在"尊古"的同时不能拘泥，还应考虑现今中医理论指导下理法方药之应用实际。

图 1-1-2 经典名方的内涵与属性

1.2 经典名方开发的意义

由于中药自身的复杂性和基础研究的薄弱性等原因，导致其新药开发成功率极低。据不完全统计，2016～2019 年仅有 7 个中药新药获批生产。中药二次开发仍难以激发中药产品多元化发展活力，无法满足人们对于中药的多样化用药需求。有关部门引导下的古代经典名方开发为中药产品开发指明了方向，依托百年以上甚至近两千年的实践应用这一筛选体系，准许符合要求的经典名方实施简化审批，加速了经典名方复方制剂的上市（图 1-1-3）。

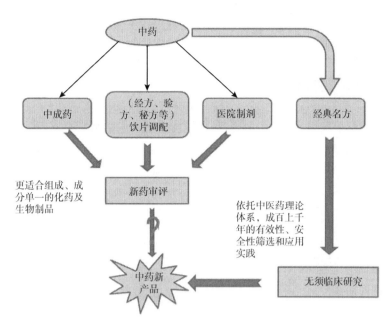

图 1-1-3 经典名方开发是中药新产品开发的客观需求

1.2.1 完善中医药理论体系，促进中药传承复兴

经典名方复方制剂的开发是新时代中药发展的客观需求，用以满足中医药理论体系指导下产品多元化及方药便捷化需求，同时也是中药标准化发展的必然趋势。以经典名方为契机，研究其产品相关的每一个节点，并进行标准化处理：符合标准的种质，标准化种养采收；符合标准的原料，标准的炮制工艺；符合标准的饮片，标准化的制备工艺；最终获得符合标准的产品。当然，借助经典名方开发解决中药行业内的所有问题也是不现实的。

标准化的物品才可以被重复制备，标准化的药品才能被各地区共同使用，标准化的产品才能比较优劣。因此，尽管中药成分复杂，但并不表示其不能被标准化，而是其标准化所需要控制的因素更多而已。通过传统用药经验科学内涵研究，并将相关要素标准化，中医药理论体系才能与循证医学兼容并进。

1.2.2 满足多样化产品需求，提升中药产品标准

经典名方复方制剂的开发，实际上是中药医疗实践历史经验的现代化应用，虽然最终具体形式为药味配方、调剂、煎煮服用的药物转变为便携易得的商品化药品，但是若从整条消费者购买决策过程"认识问题→收集信息→评价、选择→购买→购后行为"来看，则是病证认识、对证方剂、可及药品等一系列的中医药实践活动。而这些均需要成体系的优质中药产品，并在这些产品的消费活动中再次积累经验来完善方剂理论。

虽然现代信息技术快速发展，但是人们对健康长寿的追求从未停止，反而会随着信息技术的发展而日益增强，病证分析、药物选择和获取、使用信息反馈、病案的整理等相关的方式方法也逐渐多元化，中医药文化的普及和融入生活更需要优质的大健康产品作物质基础。近几十年来虽然进行了大量中药相关的研究，但由于资本市场利益驱动的本质，中药产业仍面临种种挑战，而作为中医药文化重要组成部分的中药，若不能持续给人类带来福利则难以长盛不衰。因此，加速创制新的中药产品不仅可以满足国人在医疗保健方面的客观需求，同时也是中医药文化自信的必要保障。

1.3 经典名方开发宏观问题分析

1.3.1 政策机遇与挑战

中药新药产品开发乏力，而经典名方中药复方制剂开发研究广受关注，导致大量企业、研究单位投入资金。同时，配方颗粒近二十年试点研究、生产、监管实践也为经典名方开发提供了可供参考的诸多经验。近三年来，国家有关部门就古代经典名方相关产品开发多次发文，相关管理办法和技术要求亦逐步细化，组方和制法已确定的经典名方目录已公示，极力推动了经典名方的市场转化，如表 1-1-3 所示。这也是按照中医药的思维来制定中药产品审批制度，是中药的大胆尝试。

表 1-1-3 古代经典名方相关政策性文件一览表

信息来源及时间	相关内容
《关于印发中药注册管理补充规定的通知》2008.01.07	来源于古代经典名方的中药复方制剂可仅提供非临床安全性研究资料，并直接申报生产，具体目录由国家食品药品监督管理局协助有关部门制定并发布
《中华人民共和国中医药法》2016 年 12 月 25 日发布，自 2017 年 7 月 1 日起施行	生产符合国家规定条件的来源于古代经典名方的中药复方制剂，在申请药品批准文号时，可以仅提供非临床安全性研究资料
《国家中医药管理局办公室关于对"古代经典名方目录制定的遴选范围和遴选原则"征求意见的通知》2017.03.08	遴选范围界定为 1911 年前出版的古代医籍，遴选总体要求需体现"目前仍广泛应用、疗效确切、具有明显特色及优势"
《总局办公厅公开征求〈中药经典名方复方制剂简化注册审批管理规定（征求意见稿）〉及申报资料要求（征求意见稿）意见》2017.10.09	为贯彻落实《中华人民共和国中医药法》第三十条之规定，对来源于国家公布目录中的古代经典名方的中药复方制剂申请上市实施简化审批
《国家药品监督管理局关于发布古代经典名方中药复方制剂简化注册审批管理规定的公告》2018.06.01	对来源于国家公布目录中的古代经典名方且无上市品种(已按本规定简化注册审批上市的品种除外)的中药复方制剂申请上市，符合本规定要求的，实施简化审批
《国家中医药管理局关于发布〈古代经典名方目录（第一批）〉的通知》2018.04.13	为贯彻落实《中华人民共和国中医药法》，推动来源于古代经典名方的中药复方制剂稳步发展，制定《古代经典名方目录（第一批）》予以公布
《2018 年深入实施国家知识产权战略 加快建设知识产权强国推进计划》2018.11.09	加强古代经典名方类中药制剂知识产权保护，推动中药产业知识产权联盟建设
《国家药监局综合司公开征求古代经典名方中药复方制剂及其物质基准申报资料要求（征求意见稿）意见》2019.03.22	为规范古代经典名方中药复方制剂的研究，起草了古代经典名方复方制剂物质基准及其中药复方制剂的申报资料要求（修订稿）
《中共中央 国务院关于促进中医药传承创新发展的意见》2019.10.20	加快构建中医药理论、人用经验和临床试验相结合的中药注册审评证据体系，优化基于古代经典名方、名老中医方、医疗机构制剂等具有人用经验的中药新药审评技术要求，加快中药新药审批；国务院中医药主管部门、药品监督管理部门要牵头组织制定古代经典名方目录中收载方剂的关键信息考证意见

第一批经典名方中汤剂占大多数，目录中所列出的出处并非最早记载，而是相对较完善、与现今使用较契合的记载。经典名方开发的核心思路是细化古今临证应用实际，并用以大生产（原料、工艺及质控）设计，其核心优势是监督管理部门政策引导下的产品开发"绿色通道"。由于无须药效学研究及临床试验资料，经典名方的研发周期大大缩短，成本急剧降低，可控性明显加强。如表 1-1-4 所示，古代经典名方是以小范围内自给自足的原料，经小作坊式生产工艺制备的个性化定制药物；其现代应用是中医药理论指导下基于古籍记载的临证差异化调剂；经典名方的开发是以规模化种植或养殖的药材为主，参照古今制法，经标准化工艺流程制备的大生产产品，两者内涵和属性相同，然因时代不同，其"开发"过程应"求同存异"、"尊古而不泥古"。

同时，新版《药品管理法》已于 2019 年 12 月施行，"最严谨的标准"与"最严格的监管"新形势下药品注册申请准入门槛更高，要求成体系的研究开发、生产质控、药品追溯及不良反应监测等，并强调企业的主体责任。对于具体的经典名方品种，仍有许多政策尚未落实的研究盲点，虽然已明确专家共识的权威作用，但具体形成机制、判定标准仍不完善。政策因素、市场容量及研究过程中的不确定性等，考虑到目前尚无案例可借鉴，均表明仍有较高的风险。

表 1-1-4　古代经典名方开发的矛盾概览（以汤剂为例）

项目	原方实际（古籍记载）	经典名方现代产品要求	存在的差异	标准化方向
药材	不同地域间来源复杂，多来自野生；小范围内自给自足	基原应明确，部分品类已实现规模化人工种养；全国流通	部分品类来源（包括物种、用药部位等）有变迁，或家种与野生有差异	基原鉴定，品质优选
炮制加工	小作坊式精细加工	按 GMP 要求，机械智能化参差不齐	古今炮制工艺有差异，现今多化繁（工序多、品规杂）为简	中医理论为指导，临床定位为目的
配伍组成	临证加减（包括药味、药量），富于变化	严格固定	需兼顾普适性与个性化需要，或以成品进行调配	以核心药味，常用剂量比组方
制备	瓦罐煎煮，有投料顺序、火候、时间等要求	现代设备，规定工序	感性控制需量化	模拟与改良
存储	无（当即服用）	颗粒剂等固体形式，有包装；可长时间贮藏	部分产品成型后气、味散失	工艺优化以保存气、味
服用方式	汤剂直接服用	冲化后服用	便携性提高，单剂量包装需明确	剂量的确定及标识
质量控制	整体欠缺	以标准汤剂为参照；多层次、高标准	现代分析技术为质控提供保障	质量标准
概括	个性化定制产品；药物基原较混乱，制备方法较粗放，质量参差不齐	工业化批量产品，质量批内均一，批间趋同；生产记录，追溯体系	严谨标准、严格监管下的产品研发需求；以一致的产品满足差异化的需求（包括药味、剂量等特定需要）	中医理论指导下细化古今临证应用实际，质量源于设计

1.3.2　经典名方遴选原则

虽然从古代经典名方第一批目录发布（2018 年 4 月）至今尚未有相关申报的公示，但已有单位及个人开始关心第二批的候选方剂。近几年来，已有相关学者进行了此方面的探讨，如"原则上应被不少于 5 本医籍记载，最好能被现代医籍所记载"、"至少被 10 篇现代文献报道也是必不可少的部分"等。此方面仍需要借助方药沿革考证、大数据挖掘、人工智能等手段深入分析，确定不同方剂的现代应用情况及其在同类方剂中的历史地位。

《古代经典名方目录制定的遴选范围与遴选原则》中已对筛选条件进行了高度概括，但从名称上看，容易被误导而认为要从"古代"的方剂着手。实际上，从前面的分析可知，经典名方的核心内涵是现代仍在广泛使用的临床方剂，即可从现代的临床常用方剂中寻找满足遴选要求的组方。以保元汤为例，其被选出作为经典名方的依据如表 1-1-5 所示。

表 1-1-5　保元汤经典性分析

遴选原则指标	依据	备注（表 1-1-4）
目前仍广泛应用	《中医方剂学讲义》，1964；《方剂学》，1985；《中医方剂大辞典精选本》，1999；《方剂学》，2017；等 中国知网（CNKI）近二十年收录主题为"保元汤"的文献 200 余篇	组成与制法不尽相同，包括组方药味、炮制方法、构成比例等
明显特色及优势	《中医方剂学讲义》：凡虚损劳怯，元气不足，及痘疮阳虚顶陷，血虚浆清，不能起发灌浆者 按《张氏医通》"令知某汤中加某药，即为某方治某病"将此方（药味仅人参、黄芪、甘草）列为补气类诸方之首，便于再次配伍使用；补中益气汤、升阳益胃汤、十全大补汤、人参养营汤等 30 个方剂均由此方变化而成	保元汤能增强细胞免疫功能，促进造血干细胞增殖，改善血泵功能等。现广泛用于再生障碍性贫血、慢性肾衰竭、慢性肝炎、冠心病、乙型肝炎、白细胞减少等多种病证，关于其作用机制亦有不少研究

续表

遴选原则指标	依据	备注（表1-1-4）
古代记载	《博爱心鉴》《景岳全书》《简明医彀》等	
处方药味的法定标准	人参、黄芪、肉桂、甘草、生姜均有国家药品标准，《景岳全书》之保元汤中糯米尚无国家药品标准	古代人参只用根，现今用根及根茎。保元汤药味数较少，便于标准化制备与质量控制
剂量考究与应用实际	（1）相对量：人参-黄芪-甘草-肉桂，四味间比例： 《兰室秘藏》中为 10∶20∶5∶0 《博爱心鉴》中为 10∶30∶10∶x 《简明医彀》中为 10∶20∶5∶2 《张氏通道》中为（3～6）∶（3～10）∶1∶0 《中医方剂学讲义》（1964）中为 30∶30∶10∶（5～7） 《方剂学》（1985）中为 20∶20∶5∶8	从相对量来看，《博爱心鉴》"人参为君"；随着人参野生变家种，保元汤方中人参与黄芪用量比由 1∶3 演变成 3∶3，甚至有人参用量大于黄芪的情形 保元汤方剂的现代研究中人参有用红参者，亦有用党参代替者；人参与黄芪比例也不一（1∶1、1∶2、1∶3），反映出现今实际调剂使用情况极其复杂
	（2）绝对量：按当时一钱约今之 3.73g 计，《简明医彀》中四味总量约 13.8g（三钱七分），其中人参、黄芪、甘草记载用量同《兰室秘藏》中用于"小儿门"之"黄芪汤" 《方剂学》（1985）中四味共计 53g 《方剂学》（2017）中四味共计 16.5g	从绝对量来看，基于保元汤原用于小儿，成人用量应酌情增加

1.3.3　古方今病适用性论证

兰泉老人张吉甫为《医学启源》（刊于 1186 年；作者张元素，字洁古）作序中提到"洁古治病，不用古方，但云：古方新病，甚不相宜，反以害人。每自从病处方，刻期见效，药下如攫，当时目之曰'神医'"。自此医家对于"古方能不能治今病"多有论述：《张氏医通》"凡例"曰："盖临病制方，原非作意师古，即如善于奕者，下手辄成谱势，与医者之投剂不殊。……庶学人胸中不胶执古方不可治今病之说，斯不愧乎大方"；《经方实验录》（刊行于 1937 年）"悬饮其二"曰："然则人犹是也，病犹是也，方犹是也，效亦犹是也。所谓古人不见今时月，今月曾经照古人，其间同具妙理。若曰古方不可治今病，犹曰古月不可照今人，得毋痴不可及"。虽然历代医家的观念可能有所不同，但均认同中药方剂的使用应辨证论治，此处仅从经典名方开发的角度对古方今病问题进行分析。

（1）整体方剂的古今差异：主要在于用量，古今用药剂量差异较大是不争的事实。就已公布的经典百方来说，有 8 首处方剂量较大，并有部分所用"毒性"药味超过《中国药典》推荐的成人一日常用剂量。当然，其中部分方剂为原方剂量多次服用（如旋覆代赭汤），亦有剂量换算等因素。由表 1-1-2 可知，保元汤《简明医彀》记载共 5 味药，单剂剂量不到 20g，而现代有用达 50g 以上者。现代临床方剂剂量均值大多在 200g 以上，平均药味数亦在 10～20 味。就经典名方开发出的产品而言，若仅按方剂单剂量 100g 以较低的出膏率 10%～20% 计算，其出膏量为 10～20g，此剂量开发成产品可行性较高；若高于此量，虽然可通过调整服用单次使用量达到用药需求，但仍存在单剂量最小包装等需要考虑的问题。第一批经典名方普遍药味数较少，平均药味数为 7±3。因此，经典名方复方制剂产品是否可以通过方剂间的调配，甚至与配方颗粒配合加味使用值得考虑。

（2）药味的古今差异：古今药味的变化也不容忽视。清·徐灵胎在《医学源流论》"药性变迁论"中论述道："古方所用之药，当时效验显著，而本草载其功用凿凿者，今依方施用，竟有应有不应，其故何哉"，并将原因归为"地气之殊"（初用所产之地，气厚而力全；传种他方则气移而力薄）、"种类之异"（古人所采，必至贵之种；后世相传必择其易于繁衍者而种之）等；并就"今之论古今者，皆以古方分两太重为疑"，在"古今方剂大小论"中指出"古人气体充实，故方剂分两甚重"为"无稽之说"，实际是"三代至汉、晋，升斗权衡，异同，以今较之，不过十之二"。

如表 1-1-2 所示，保元汤原方中所用人参应为野山参或林下参（药用部位为根），现代应用多用园参（根和根茎），所以人参用量在保元汤中的占比有升高的趋势，亦有许多临证用红参、西洋参甚至党参代替人参使用。另外，《景岳全书》之保元汤中甘草为炙甘草，黄芪项下注有"灌脓时酒炒，回浆时蜜炙"；《简明医彀》原著中保元汤所用甘草项下还注有"前生用，后炙用"，肉桂（原著中为"桂"）项下还注有"虚寒者加用"。经典名方在其悠久的形成与发展历程中，药味来源的变迁、炮制工艺的变化等更复杂。

（3）人体的差异：包括不同历史时期、不同人种的现代人之间的体质差异，性别、年龄的差异，以及同一群体中的个体差异等。近几十年来，我国稳定的社会环境和逐渐改善的医疗卫生条件使得人口平均寿命不断提升，伴随着未来几十年人口老龄化加剧，老年群体的健康问题将日益突显。

由以上分析可知，若拘泥于古籍记载，考虑临证变化，经典名方的大规模制备可能无从下手；若从现今研究文献入手，则许多报道所用方药实则缺乏横向比较的基础。这些问题的关键点之一即是标准化程度较低，这也是现代科学思维体系下中医药发展亟待突破的瓶颈之一。实际上，方药有自身的形成、演变规律，除去资源可及性（如关木通代木通使用）、性价比差异等，总的趋势仍是朝着更有效、更安全及便利化的方向发展。因此，应从相关方剂的现代应用出发，结合古籍记载与现代研究，突出中医药理论的指导作用（如组方药味的确定、药味间量的比例、药味的炮制方式等），将相关要素标准化，这样才能制备出既满足临床需要又创造经济效益的工业化产品。

参 考 文 献

曹颖甫，2015. 经方实验录[M]. 北京：人民军医出版社.

陈畅，程锦堂，刘安，2017. 经典名方研发策略[J]. 中国中药杂志，42（9）：1814-1818.

陈凯先，2019. 我国新药研发正在迎来新的发展机遇[J]. 张江科技评论，（1）：38-41.

陈士林，2018. 《本草纲目》全本图典·第4册[M]. 北京：人民卫生出版社.

陈士林，2018. 中药饮片标准汤剂·第1卷[M]. 北京：科学出版社.

陈士林，郭宝林，张贵君，等，2012. 中药鉴定学新技术新方法研究进展[J]. 中国中药杂志，37（8）：1043-1055.

陈士林，刘安，2019. 中药饮片标准汤剂·第2卷[M]. 北京：科学出版社.

陈士林，刘安，李琦，等，2016. 中药饮片标准汤剂研究策略[J]. 中国中药杂志，41（8）：1367-1375.

陈玉祥，1996. 葛根汤加减治疗颈肩背痛45例的临床应用与体会[J]. 广州中医药大学学报，13（1）：31-32.

代云桃，靳如娜，吴治丽，等，2020. 基于标准汤剂（物质基准）的经典名方制备工艺和质量标准研究. 中国实验方剂学杂志. 2020，26（4）：164-174.

邓哲，荆文光，王淑慧，等，2019. 中药饮片标准汤剂研究进展与讨论[J]. 中国中药杂志，44（2）：242-248.

邓中甲，2008. 方剂学[M]. 上海：上海科学技术出版社.

邓中甲，2017. 方剂学[M]. 北京：中国中医药出版社.

杜茂波，2019. 《伤寒论》药物剂量问题探讨[J]. 中国中药杂志，44（22）：5012-5016.

高可新，2013. 针对"中药不传之秘在于用量"之临床策略[J]. 中国医药指南，11（1）：600-601.

国家药典委员会，2015. 中华人民共和国药典·2015年版一部[M]. 北京：中国医药科技出版社.

国家中医药管理局，2018. 古代经典名方目录（第一批）[J]. 中国实验方剂学杂志，24（11）：封2.

黄蓓，2019. 新版药品管理法鼓励中药科学技术研究和药物开发[J]. 中医药管理杂志，27（18）：220.

姬航宇，仝小林，赵林华，等，2011. 《伤寒论》与《汤液经法》药物剂量溯源考[J]. 上海中医药大学学报，25（3）：23-25.

金一平，1990. 保元汤的现代研究概况[J]. 中医药信息，（3）：19-22.

金一平，宋其昌，吴蓥，等，1990. 保元汤治疗慢性肾炎的临床观察[J]. 陕西中医杂志，（6）：248.

李兵，侯西娟，刘思鸿，等，2019. 经典名方复方制剂研发的文献考证要点与策略. 中国实验方剂学杂志，25（21）：1-5.

李飞，2002. 方剂学·上[M]. 北京：人民卫生出版社.

李晗，2018. 霾致病的症、证挖掘及证、效、方相应的实验研究[D]. 成都：成都中医药大学.

李艳青，张重华，王均宁，2014. 保元汤溯源[J]. 中医文献杂志，32（4）：15-16.

李幼平，吴泰相，刘关键，等，2007. 中国循证医学中心促进中医药现代化的策略[J]. 中国循证医学杂志，（3）：159-161.

刘安，2017. 中药饮片标准汤剂制备与质量标准研究方法概述[J]. 中国实验方剂学杂志，23（7）：1.

刘艳，章军，陈士林，等，2019. 经典名方复方制剂研发策略. 中国实验方剂学杂志，25（24）：166-172.

芦桂云，董艳，邢兰访，等，2011. 保元汤治疗慢性充血性心力衰竭52例疗效观察[J]. 河北中医，33（7）：1004-1005.

罗美，2007. 古今名医方论[M]. 李飞，武丹丹，黄琼磁 校注. 北京：中国中医药出版社.

南京中医学院，1964. 中医方剂学讲义[M]. 上海：上海科学技术出版社.

南京中医药大学，彭怀仁，项平，1999. 中医方剂大辞典精选本[M]. 北京：人民卫生出版社.

钮林霞，2014. 保元汤辨治对小儿室间隔缺损修补术后细胞免疫影响的临床研究[J]. 中国中医基础医学杂志，20（12）：1679-1680.

彭怀仁，1996. 中医方剂大辞典·第7册[M]. 北京：人民卫生出版社.

彭立夫，2003. 保元汤治疗小儿尿道综合征60例[J]. 四川中医杂志，（12）：63.

曲缘章，马生军，朱广伟，等，2020. 芍药甘草汤的历史沿革与现代研究[J/OL]. [2020-01-06]. https：//doi. org/10. 13422/j. cnki. syfjx. 20200347.

沈亮，徐江，董林林，等，2015. 人参栽培植体系及研究策略[J]. 中国中药杂志，40（17）：3367-3373.

苏鑫，粟粟，赵书锋，2010. 保元汤不同调剂形式对脾虚小鼠负重游泳及MΦ吞噬功能的影响[J]. 长春中医药大学学报，26（3）：328-329.

孙博，赵一帆，朱广伟，等，2020. DESI-MSI在半夏泻心汤质量控制中的应用. 中国实验方剂学杂志，26（7）：117-128.

孙精伟，赵明波，梁鸿，等，2010. 保元汤中黄酮类成分的分离和结构鉴定[J]. 中草药，41（5）：696-700.

唐仕欢，申丹，卢朋，等，2015. 中医传承辅助平台应用评述[J]. 中华中医药杂志，30（2）：329-331.

仝小林，穆兰澄，姬航宇，等，2009.《伤寒论》药物剂量考[J]. 中医杂志，50（4）：368-372.

王爱芳，陈剑飞，1981. 从古方麻沸散到现代中药麻醉[J]. 中成药研究，（11）：45-47.

王海，王瑞光，王韬，1992. 保元汤治疗白细胞减少症120例[J]. 北京中医杂志，（2）：33-34.

王琦，2002. 中医体质学说研究现状与展望[J]. 中国中医基础医学杂志，（2）：6-15.

王皖洁，2014. 保元汤治疗自汗32例[J]. 中国中医药科技，21（4）：384.

王智民，刘菊妍，刘晓谦，等，2017. 谈经典名方的化学、生产和质量控制研发和监管[J]. 中国中药杂志，42（10）：1819-1824.

谢宗万，1991. 中药品种理论研究[M]. 北京：中国中医药出版社.

熊兴江，王阶，2011. 论高血压病的中医认识及经典名方防治策略[J]. 中医杂志，53（23）：1985-1989.

徐灵胎，2008. 医学源流论[M]. 刘洋 校注. 北京：中国中医药出版社.

许济群，1985. 方剂学[M]. 上海：上海科学技术出版社.

杨立伟，王海南，耿莲，等，2018. 基于标准汤剂的中药整体质量控制模式探讨[J]. 中国实验方剂学杂志，24（8）：1-6.

杨明，伍振峰，郑琴，等，2010. 中药经典名方开发与制剂研究的关键问题[J]. 中草药，41（10）：1590-1592.

杨平，林丹，宋菊，等，2018. 日本汉方制剂及其特点与中药新药研究的思考[J]. 中草药，49（9）：1985-1989.

余瀛鳌，1995. 中国中医药古籍文献概说[J]. 传统文化与现代化，（2）：56-63.

禹志领，严永清，付剑江，等，1999. 保元汤研究概况[J]. 时珍国医国药，（5）：64-66.

袁钟，图娅，彭泽邦，等，1999. 中医辞海[M]. 北京：中国医药科技出版社.

詹勤鑫，1996. 巫术：医药诞生的产婆[J]. 寻根，（4）：29-31.

张伯礼，范骁辉，刘洋，等，2013. 中成药二次开发战略及其核心技术体系[J]. 中国中药杂志，38（22）：3797-3800.

张璐，1995. 张氏医通[M]. 李静芳，建一 校注. 北京：中国中医药出版社.

张鹏，2017. 中药质量控制相关创新技术研究[D]. 北京：北京中医药大学.

张鹏，邬兰，李西文，等，2019. 麦冬和山麦冬饮片标准汤剂比较研究[J]. 中国中药杂志，（21）：4612-4620.

张元素，2009. 医学启源[M]. 北京：人民军医出版社.

郑璐玉，熊飞，詹臻，等，2010. 麦门冬汤合千金苇茎汤提取部位对非小细胞肺癌H460细胞毒作用的研究[J]. 中国实验方剂学杂志，16（3）：60-63.

周霭祥，王天恩，庄杰盾，等，1985. 保元汤为主治疗慢性再生障碍性贫血的临床观察及实验研究[J]. 中医杂志，（12）：15-17.

朱广伟，张贵君，汪萌，2014. 配伍组分、配伍比例对芍药甘草汤抗炎镇痛作用的影响[J]. 药学与临床研究，（4）：323-325.

朱广伟，张贵君，王晶娟，等，2015. 单因素配伍剂量对经方芍药甘草汤药效组分的影响[J]. 实用药物与临床，18（2）：168-173.

朱家明，1990. 保元汤治疗外科脂肪液化症[J]. 湖北中医杂志，（4）：46.

朱玲，李思迪，叶祖光，等，2018. 从中医经典名方命名解析古代方剂命名规律[J]. 中医杂志，59（15）：1291-1294.

Wu L, Sun W, Wang B, et al, 2015. An integrated system for identifying the hidden assassins in traditional medicines containing aristolochic acids[J]. Scientific Reports, 5：11318.

Zhou MG, Wang HD, Zeng XY, et al, 2019. Mortality, morbidity, and risk factors in China and its provinces, 1990–2017：a systematic analysis for the Global Burden of Disease Study 2017[J]. The Lancet, 394（10204）：1145-1158.

2

经典名方复方制剂开发策略

经典名方是中医药伟大宝库中最精华的部分，因其丰富底蕴和临床疗效，行业各界给予很高的关注。2018 年 4 月，为贯彻落实《中华人民共和国中医药法》，推动来源于古代经典名方的中药复方制剂稳步发展，国家中医药管理局会同国家药品监督管理局颁布了《古代经典名方目录》（以下简称《名方目录》）。此目录涵盖了自汉代以来的数百首方剂，收录多种古代医籍，包括《伤寒论》、《金匮要略》等；而剂型则包括汤剂、煮散、散剂、膏剂等；入选方剂囊括清热、解表、泻下、和解等十余种传统功用。目录入选品种具有种类齐全、来源广泛、剂型较多等特点。因此，就经典名方复方制剂研发布局而言，这给开发者带来了更多的机会，但同时也需要深度思考和慎重选择。

为规范和推动古代经典名方中药复方制剂注册申报工作，国家药品监督管理局又分别于 2018 年 6 月和 2019 年 3 月相继发布了《古代经典名方中药复方制剂简化注册审批管理规定》和《古代经典名方中药复方制剂及其物质基准的申报资料要求（征求意见稿）》。两文件进一步细化和明确了古代经典名方中药复方制剂的研究方向及研究重点。目前，不少企业和研究团队在前述政策的指引下，陆续开展了深入的研究工作。本章对照相关法规文件要求，结合已发表的有关经典名方开发学术论文，依托所在团队的前期研发经验，形成了经典名方复方制剂的研发思路（图 1-2-1）。此思路旨在引导经典名方开发者从成药性评价、工业化考量和临床定位三个角度对已发布的经典名方进行系统考察，为企业及研究者挑选合适品种进行研发布局提供思路，同时也为经典名方复方制剂的实际开发和后期政策制定提供参考。

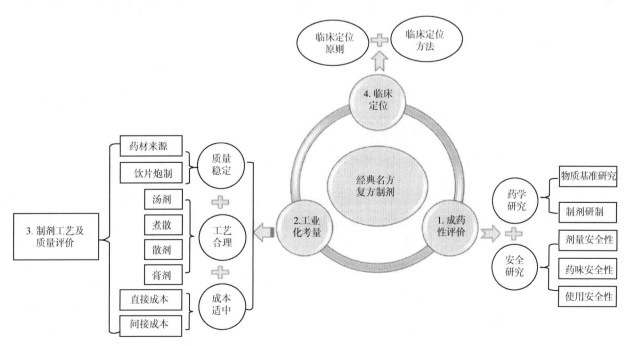

图 1-2-1　经典名方复方制剂的研发思路

2.1 成药性评价

对于应用广泛、特色显著及有悠久用药史的经典名方而言，历史上长期应用过程已经对其安全性和有效性进行了一定程度的临床实践检验，但是出于国家全面提升中药质量，将经典名方打造成为质量有保障、安全可控的"精品"需求，国家在简化注册政策中明确指出，只有经过严格的药学研究和临床前安全性评价研究的制剂才可按照免除临床试验的简化注册审批办法进行审批。因此，经典名方复方制剂成效性评价应该重点关注其药学研究和临床前安全研究两部分内容。

2.1.1 经典名方复方制剂药学研究

依据已出台政策的要求，经典名方复方制剂研制对药学研究有严格要求，其包括经典名方物质基准研制与制剂研制两个阶段。首先，要按照《名方目录》公布的处方和制法研制经典名方物质基准；其次，根据经典名方物质基准开展经典名方制剂的药学研究，保证两者关键质量属性一致。

经典名方复方制剂开发是先有物质基准，后有产品。经典名方物质基准是指以古代医籍中记载的经典名方制备方法为依据制备而得的中药药用物质的标准，除成型工艺外，其余制备方法应当与古代医籍记载基本一致。该规定充分体现了经典名方物质基准的研制目的和意义。笔者基于前期研发经验分析理解物质基准研制过程应涵盖处方考证及历史变革研究、药物收集和质量评价、饮片炮制方法和质量评价、物质基准制备和质量研究、物质基准标准起草和制定五个阶段，其内容环环相扣，互为一体。有关经典名方物质基准的具体研制策略详见本研究团队已发表的论文如《经典名方物质基准研制策略及关键问题分析》、《基于标准汤剂（物质基准）的经典名方制备工艺和质量标准研究》等。

经典名方复方制剂研制药学研究部分主要指的是经典名方制剂药品标准的制定，实质是与经典名方物质基准作对比的研究。首先，可通过专属性鉴别和多成分整体质量控制技术，针对制剂生产过程系统开展全链条质量评价研究，以物质基准为对照物，确定制剂的关键质量属性，建立相应的复方制剂质量评价指标和评价方法。其次，制剂生产企业需根据自身产品的特点及国家或行业的相关要求，采用"原料-提取物-制剂"全过程质量控制技术，保证产品的各项药效学指标与"经典名方物质基准"一致。

2.1.2 经典名方复方制剂临床前安全研究

尽管在遴选《名方目录》时已经对部分剧毒、大毒及经现代毒理学证明有毒性的药材进行了限制，但由于免除了临床试验的要求，因此非临床安全研究势必会要求更高。注册规定中明确要求，必须在具有GLP资质的实验室中进行，且严格按照GLP规范执行，因此，企业在研发过程中应给予高度重视。

（1）用药剂量对成药的影响：《名方目录》虽然详细列出了每首经典名方的方名、出处、处方、制法、用法和剂型等内容，但处方一项中给出的是古代剂量，并未明确折合后的现代剂量，可能也未考虑处方的安全性和成药性。以"四妙勇安汤"为例，该处方含金银花、玄参各三两，当归二两，甘草一两，若按明代 1 两折合 37.3g 换算，处方剂量为 335.7g，显然其处方量非常大，加上出膏率高（近 50%），在急毒性研究中发现，该处方的灌胃量在远未达到规定剂量时就已经出现动物死亡，存在临床前安全试验开展困难等情况，可能造成其成药性较差，同时也可能存在用药安全问题。

此外，因为《伤寒论》剂量折算存在"1 两=15.6 g"、"1 两=13.8 g"、"1 两=3 g"三种代表性争议，其用量差异近 5 倍。如果按不同剂量开发成物质基准将导致同一经典名方各企业申报的物质基准剂量完全不同的现象发生，将进一步加大经典名方评审工作的难度，使得其物质基准标准难以统一。此外，如果按照1 两为 15.6g 或 13.8g 进行剂量折算，不少《伤寒论》中的处方临床用药剂量较大，也将面临成药性和安全性问题，但是这不应该成为汉代经典名方"1 两折合成 3g"的必然理由。

综上所述，经典名方参照《中国科学技术史·度量衡卷》剂量折算关系后存在一些总剂量较大的处方，见表 1-2-1。若处方剂量超过 300g，以平均出膏率 15% 计算，每日的服用量超过 45g。如此剂量不但易因灌胃量太大造成临床前安全性评估试验困难，而且若其制成制剂（加上辅料等）后日服用量将远超当前中成药的平均服用量。因此，经典名方开发者在选择此类处方时应充分考虑开发的可行性，避免盲目开发，浪费有限的科研经费；确有必要开发时，建议选择合适剂量先按照 GLP 规范进行相关的安全性试验。同时也期望国家能尽快出台经典名方相应现代剂量折算标准。

表 1-2-1　《名方目录》中剂量较大的部分处方

经典名方目录原编号	方剂名称	原方剂量记载
2	旋覆代赭汤	旋覆花三两，人参二两，生姜五两，代赭一两，甘草三两（炙），半夏半升（洗），大枣十二枚（擘）
3	竹叶石膏汤	竹叶二把，石膏一斤，半夏半升（洗），麦门冬一升（去心），人参二两，甘草二两（炙），粳米半斤
12	黄连汤	黄连三两，甘草三两（炙），干姜三两，桂枝三两（去皮），人参二两，半夏半升（洗），大枣十二枚（擘）
15	桂枝芍药知母汤	桂枝四两，芍药三两，甘草二两，麻黄二两，生姜五两，白术五两，知母四两，防风四两，附子二两（炮）
24	橘皮竹茹汤	橘皮二升，竹茹二升，大枣三十枚，生姜半斤，甘草五两，人参一两
25	麦门冬汤	麦门冬七升，半夏一升，人参二两，甘草二两，粳米三合，大枣十二枚
28	厚朴麻黄汤	厚朴五两，麻黄四两，石膏如鸡子大，杏仁半升，半夏半升，干姜二两，细辛二两，小麦一升，五味子半升

注：表中列出的是以《中国科学技术史·度量衡卷》古今剂量折算后总量超过 300g 的处方。

（2）含有毒药味对安全的影响：影响中药安全性的因素是多方面的，处方中含有毒中药是其中之一。2015 年版《中国药典》收载有毒中药材 72 种。据统计，《名方目录》中含有毒中药的复方有数十首，涉及的有毒中药材包括附子、半夏、细辛等，详见表 1-2-2。

附子在临床中被认为含有大毒，临床规定用量为 3～15g，其毒性表现为心脏毒性、神经毒性等。如表 1-2-2 所示，《名方目录》中涉及附子的药方有多首，其中桂枝芍药知母汤中附子按照古代度量衡 1 两=13.8g 换算，将远超规定用量，与此情形类似的还有含半夏、含细辛的复方多首。由于多数经典名方中有毒药材均经过了炮制或者方中有减毒的药味，因此含有毒性药材的处方未必一定有安全性问题，安全性评价结果是评价经典名方安全与否的根本依据。

近年来研究报道生何首乌具有肝毒性，《名方目录》中当归饮子中使用的生何首乌折合现代剂量约 19g，超过 2015 年版《中国药典》规定剂量，开发时也应予以重视。白果有小毒，多食易中毒。《名方目录》中易黄汤中使用的是白果，按实际称量 10 枚合 8～12g，参照 2015 年版《中国药典》规定用量选择 10g 则可能较好地规避安全风险。企业在选择此类品种开发时宜慎重斟酌；确有必要开发时，建议先按照 GLP 规范执行有关的安全性评价。

另外，除表 1-2-2 中列出的含毒性药材的经典名方外，《名方目录》中含有孕妇慎用的桃仁、红花、牛膝、大黄、枳实、干姜等药味，如桃核承气汤、身痛逐瘀汤、桃红四物汤、温经汤等，开发复方制剂时注意事项中需明确标注慎用。

表 1-2-2　《名方目录》中含毒性药味的部分处方

毒性药味	方剂名称	原文用量记载	2015 年版《中国药典》规定用量
附子	真武汤	附子一枚（炮，去皮，破八片）	3～15g
	附子汤	附子二枚（炮，去皮，破八片）	
	桂枝芍药知母汤	附子二两（炮）	
	温脾汤	附子一枚（大者）	

续表

毒性药味	方剂名称	原文用量记载	2015 年版《中国药典》规定用量
	小续命汤	附子一枚	
	实脾散	附子（炮、去皮脐）1 两	
	地黄饮子	附子（炮）等分	
半夏	旋覆代赭汤	半夏半升（洗）	3～9g
	竹叶石膏汤	半夏半升（洗）	
	半夏泻心汤	半夏半升（洗）	
	甘草泻心汤	半夏半升（洗）	
	黄连汤	半夏半升（洗）	
	半夏厚朴汤	半夏一升	
	瓜蒌薤白半夏汤	半夏半斤	
	麦门冬汤	半夏一升	
	厚朴麻黄汤	半夏半升	
	温胆汤	半夏二两	
	竹茹汤	半夏三分	
	升阳益胃汤	半夏（汤洗）一两	
	桑白皮汤	半夏八分	
	金水六君煎	半夏二钱	
	养胃汤	半夏（汤洗七次）一两	
	半夏白术天麻汤	半夏一钱五分	
	藿朴夏苓汤	姜半夏钱半	
细辛	当归四逆汤	细辛三两	1～3g；散剂 0.5～1g
	厚朴麻黄汤	细辛二两	
	辛夷散	细辛（洗去土、叶）等分	
	三痹汤	细辛一两	
	大秦艽汤	细辛半两	
	清上蠲痛汤	细辛三分	
何首乌	当归饮子	何首乌半两	3～6g
白果	易黄汤	白果 10 枚	5～10g

（3）临床范围对安全的影响：据报道，药证不符、不合理长期服药等是造成近年来中药群体不良反应的重要原因。例如，20 世纪 90 年代日本发生的小柴胡汤引起间质性肺炎、肝硬化及肝癌患者应用后病情加重的事件，与不按照传统辨证施治而单纯套用西医用药有关。不辨证使用中药不仅不能取得应有的疗效，还是诱发不良反应的主要因素。经典名方复方制剂开发前必须对处方进行详细考证，除确定处方中每味药材的基原、炮制外，必须对其用法制法、不良反应、适应证、临床应用等进行专项研究。前者主要是避免误用出现类似龙胆泻肝丸肾毒性事件，其毛茛科川木通被错误地用成了未经合理炮制的马兜铃科关木通；后者是通过增强临床使用的规范性研究，保障后期患者使用安全。因此，严格对经典名方进行处方考证和历史沿革研究，遵照古代医籍记载考证结果进行经典名方复方制剂的制备和使用，遵循循证医学等方法确定处方临床定位，可最大限度地减少由于处理和使用不当导致不良反应发生的可能性，是保证其安全性的重要基础。

2.2 工业化考量

2.2.1 生产考量原则

根据前述政策，经典名方复方制剂工业化生产的基本原则是形成与传统制剂等质的现代生产制剂。在实际工业生产中，不同工艺面临不同的问题。①提取工艺：根据目前经典名方复方制剂管理的有关规定，其工业化提取工艺的参数优化不是以最大提取率为目标，而是要保证提取物与物质基准的一致性。正交设计等以最大提取率为目的的提取工艺优化方法难以应用到经典名方复方制剂工艺优化中；基于过程考察的动态工艺优化方法有可能成为有效的解决方案。②固液分离：采用离心法、板框过滤法等常用方法，将药液与杂物初步分离。要注意控制分离温度，防止有效成分形成沉淀而造成损失。③浓缩工艺：目前可选择的浓缩方式有减压浓缩、膜蒸馏等，方式不同成本各异，优缺点明显，生产效果不一。减压浓缩等浓缩方式能够降低浓缩温度，缩短浓缩时间，对比临床煎煮常用的敞口蒸发具有较为明显的优势。④干燥工艺：目前工业上常用的干燥工艺有减压干燥、喷雾干燥、带式干燥、冷冻干燥等。低温喷雾干燥相较于普通喷雾干燥机温度低近100℃，一般在50℃条件下对物料进行瞬时干燥，可降低热敏性成分的损失。由于物质基准的制备多是采用冻干工艺，因而要考虑干燥过程中温度对成分的影响，低温喷雾干燥有可能在经典名方复方制剂的工业化中具有较多的用途。⑤制剂工艺：《古代经典名方中药复方制剂简化注册审批管理规定》除汤剂可制成颗粒剂外，剂型应当与古代医籍记载一致。煮散（去滓/渣）和汤剂类似，或可制备成颗粒剂，但是制剂的一致性需要重点关注。散剂的灭菌问题需要着重注意。膏剂的辅料也需要重点考察。

如上所述，经典名方复方制剂工业化考虑的侧重点是通过对经典名方物质基准的深入剖析，建立工艺合理、成本更低、稳定可控的处方工艺，生产出与物质基准质量一致、生物等质的产品（图1-2-2）。

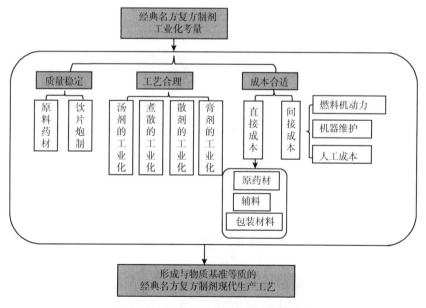

图1-2-2 经典名方复方制剂工业化考量

2.2.2 质量影响因素

（1）原料饮片：经典名方复方制剂质量稳定的前提是处方所用饮片的质量均一、稳定。实践表明，企图通过栽培解决药材质量均一性做法，其可靠性明显不足。饮片混批投料可能是保证复方制剂质量均一、稳定的可行办法。

（2）提取工艺：经典名方复方制剂提取工艺考察的目的是制备和物质基准一致的提取物。根据以往相关研究经验，物质基准的制备工艺难以同步放大到工业化生产。中药新药研究常用的以最大提取率为目标的正交设计、均匀设计等提取工艺优化方法明显不适用于经典名方复方制剂的提取工艺优化。基于过程监测的提取工艺动态优化方法将是解决该问题的有效途径。在煮散工艺中，饮片的粉碎粒径是工业提取面临的主要困难之一。煎煮不完全、过滤堵塞或成黏糊状难分离等都是有可能遇到的问题。

（3）散剂的工业化：传统的散剂制备有冶、研、捣、剉、咀等，大多制剂工艺粗糙、质量难以控制、品相差等，患者顺应性低。实际操作过程中，工艺、质量检测和患者依从性等问题制约了散剂的规模化生产。例如，药材粉碎技术的发展虽然使得粉体粒径越来越小，但同时存在药物的刺激性增强、口感较差等问题。虽可通过矫味和掩味技术改善上述问题，但制剂工艺复杂化，增加了生产成本。此外，中药制剂质量检查中有卫生学检查，包括菌种和含菌量，现已有许多中药灭菌方式，但实际生产中，散剂仍存在细菌数、霉菌数超标的现象。要想解决这一问题，除了严格按照 GMP 操作外，还需根据处方及产品，考察筛选适宜的灭菌方式。

（4）膏剂的工业化：膏剂，又名膏方，有外敷和内服两种，外敷膏剂是中医外治法中常用的药物剂型，除用于皮肤、疮疡等疾患以外，还在内科和妇科等病证中使用。如黄连膏，临床一般在肝肠科、皮肤科、妇产科、五官科等皆作外敷使用。内服膏剂，后来又称为膏方，因其起到滋补作用，也有人称其为滋补药，广泛地使用于内、外、妇、儿、伤骨、眼耳口鼻等科疾患及大病后体虚者。

膏剂制作工艺决定了膏方的质量，膏方的制作比较复杂，有着特定的程序。经典名方膏剂制备应首先参考古籍原文记载的方法制作，然后将其结合现代生产实际转化为制剂。另外，传统膏剂所用辅料能否适合现代化工业生产？现代膏剂基质对药物的影响是否导致疗效的变化？这些问题都需要开展深入的研究。

2.2.3 生产成本控制

中药的生产成本主要由原药材成本、辅料成本、包装材料成本、直接人工、燃料机动力、制造费用等构成。近年来，随着中药产业发展的不断成熟、医改政策的不断推行，中药生产企业中的原药材、辅料、包装材料等成本在生产成本中的占比在逐步上升，构成了中药生产的主要成本。同时，受到劳动力市场的影响，中药生产企业的人工劳动成本的支出也在上涨，导致了药品成本的不断增加。在中药生产企业中，直接材料和人工成本占据了企业生产成本的 50%以上。实现对原料成本和人工成本的有效控制，是提高当前企业成本控制与管理质量的关键，也是大部分中药生产企业或多或少面临的问题。从原料成本和人工成本进行有效控制，有利于提高经典名方开发回报。可以预测经典名方将面临剧烈的同质化竞争，若处方所含原料药材成本过高，或者涉及人工使用过多，企业在布局立项时需权衡考虑。

2.3 制剂工艺及质量评价

2.3.1 制剂工艺

国家相关管理部门要求：根据"经典名方物质基准"开展经典名方制剂的研究，证明经典名方制剂的关键质量属性与"经典名方物质基准"确定的关键质量属性一致。由于历史技术的限制，经典名方传统制法比较粗糙，且为个性化制备，大多存在加水量随意、提取时间短和次数少等缺点。新药的开发是建立在大工业化生产的基础上，许多参数可以在中试研究和工艺方法中进行逐步优化，以达到经典名方制剂的关键质量属性与"经典名方物质基准"确定的关键质量属性一致的目标，同时实现中药资源的合理利用。中试研究和大工业化生产时，汤剂要保持以水为提取溶媒，而其他制剂工艺均可以根据大生产的要求而改变

（图 1-2-3），具体细节参照申报资料（征求意见稿）。值得注意的是，个别药味成分对温度敏感的，要注意水温、浓缩温度等关键参数的合理优化。日本汉方制剂的制造工艺为经典名方制剂制备工艺的确定提供了参考（表 1-2-3）。

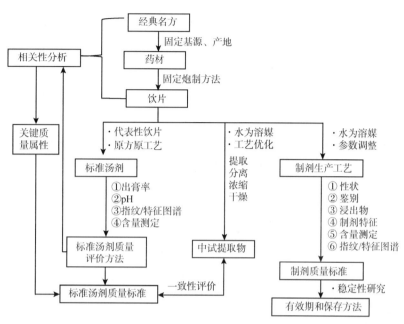

图 1-2-3　经典名方（汤剂）复方制剂质量控制方法和工艺研究流程图

表 1-2-3　日本汉方制剂的制造工艺

工艺	目的	方式	注意事项
提取工艺	确保与标准汤剂的品质等同性	提取罐	优化加水量、提取时间等，保证和标准汤剂的质量属性一致
分离工艺	将提取液与药渣分离	离心分离	趁热分离是基本条件
浓缩工艺	会影响后续干燥的效率	低温真空浓缩	尽量采用低温和较短的时间
干燥工艺	浓缩液制成干燥浸膏粉末	喷雾干燥。控制浓缩液的浓度、物理性质、液滴大小	防止浸膏粉末在干燥器内壁面的黏附
制剂工艺	尽量采用简单的制备工艺	干法制粒	注意防湿性、崩解性、溶出性

确保工艺稳定性和减小制剂质量的波动范围是制剂工艺优化的核心。相关管理规定要求"结合生产工艺研究数据，说明各工序受热程度对经典名方制剂质量的影响，明确关键生产步骤的工艺参数控制范围，汇总描述煎煮液、浓缩液、浸膏、干膏粉、颗粒等制剂中间体的得率、相对密度或水分等指标的上下限"。明确工艺参数的控制范围、得率、水分等指标的上下限，是保证制剂生产工艺稳定的具体指标参数，也是保证制剂质量均一性和稳定性的重要参数。汉方制剂浸膏中指标成分的含量规定不低于标准汤剂下限值的70%，含量幅度不得偏离标准汤剂均值的 50%，尽可能控制在 ±30% 范围内。目前，相关管理规定制剂质量的主要检测指标的可接受波动范围为均值的 70%～130%，对于超出该范围的指标，要求结合药材、饮片、对应实物、制剂中间体及经典名方制剂的相关性研究结果分析原因。因此，生产企业从保证产品质量稳定、均一的角度，确定工艺参数范围，应合理确定关键质量属性量值的波动范围。

中药方剂成分复杂，是多种成分共同作用的结果。只有在不同成分之间的组成比例相同或者相近的情况下，其作用才会相近。如汉方制剂麻黄汤中间体，因为提取溶剂和提取时间不同，中间体中成分含量不同，其出膏率和指标成分含量也没有很好的相关性。因此，对经典名方进行工艺参数摸索时，或者不同提取方式的比较时，或者采用多指标比较时，不仅要观察其量值，更要比较不同成分之间的组成比例，只有比例与"经典名方物质基准"一致才行。

在保证与"经典名方物质基准"一致的前提下，古代经典名方采用现代化的设备、经过参数优化后进行制备时，不同指标成分的转移率、出膏率均会提高。如二冬汤的提取工艺优化结果显示：经过工艺优化后，所得中间体与标准汤剂的组成比例相同，但是各个成分含量是标准汤剂的 1.5 倍，因此如何处理制剂的服用量是值得深入探讨的问题。"经典名方物质基准"是中药复方制剂生产工艺优化和质量评价的基准，也应该是日服用量计算的基准。日服用量应该理解为，按照古代医籍记载的一日处方量的饮片、按照古代医籍记载的制备方法所得汤剂的量，即物质基准的量。工业化制备的现代制剂的日服量应与古代的日服量保持一致。因此，制剂的日服剂量应按照物质基准的量进行规定，这样便于实现现代制剂的日服量和古法日服量的一致性。

与汤剂的制备工艺相比，去渣煮散的主要区别体现在饮片需要粉碎。在古代，采用小作坊，煮散体现了溶出快、煎煮时间短、节省饮片的优势。但是，采用现代设备进行工业化制备时，粉碎后的饮片常常会出现结块、粘壁、固液分离困难等问题，且饮片的粉碎也耗能。高效的现代提取设备基本可以达到对饮片成分的高效提取。对于工业化大生产而言，煮散的优势没有体现出来，反而由于粒度小带来了很多麻烦。因此，一些企业提出是否可以采用饮片投料？笔者认为衡量是否可行的方法是：用饮片生产获得的经典名方制剂的关键质量属性与"经典名方物质基准"的关键质量属性进行一致比较。

对于古方记载需要保留药渣的煮散，"经典名方物质基准"中的成分包含了汤剂中的成分和药渣中的成分，相当于全成分入药。对于这部分煮散的研究，生产企业关心的问题在于药渣是否要保留？日本汉方药没有药渣入药的情况，因此，这个问题的解决可能需要大量的研究验证。理论上，首先需要分析复方药味所含的化学成分是否有水难提取的成分，其次看这些成分是否与古籍记载的该方的功能主治相关联。如果复方药味成分主要是水煎煮时易于提取出的成分，笔者认为可以采用去除药渣的工艺制备。若药渣中含有水难煎煮出的成分，如挥发油等脂溶性成分，如果这些成分与复方的功能主治不相关，则可以仅仅关注水溶性成分；如果这些成分与复方的功能主治相关，则要设法优化工艺保留这些成分。不过，所有的这些都需要实验验证，比较与"经典名方物质基准"的一致性。

2.3.2　质量标准

经典名方享受"免报药效和临床试验资料"的优惠政策，因此要保证其传统功效的发挥，产业发展追求"精品传承经典，价值驱动市场"的核心理念，标准制定方面也要体现其高品质的内涵。相关管理规定说明中指出"原则上应在含量测定或指纹图谱等项目中体现处方各药味的信息，并确定相关检测项目合理的质量要求限度。其中，含量的波动范围一般为均值的 70% ～130%，并根据具体品种的研究结果，合理确定质量标准中相关质控项目质量要求的上下限"。因此，经典名方复方制剂的质量标准要高于现有的 6.1 类新药，所建立的质量标准项目要体现处方各药味的信息，且要规定质控项目的上下限。笔者认为，为了有效控制经典名方制剂质量，通常关键质量属性和检测指标方面要体现三个原则：全药味鉴别，保证检测指标能体现每个药味的药效相关成分；重点药味计量，保证贵重药味、君臣药味的准确投料；佐使特征体现，保证复方制剂的质量均一、稳定。对于复方中的君臣药味、贵重药味，要尽量做到定量控制。但是贵重药如人参，在复方中用量比较少，指标成分含量低，无法达到准确定量，笔者认为可以进行定性鉴别，也可通过其特征峰体现。

国家相关管理部门要求：经典名方制剂药品标准的制定，应与"经典名方物质基准"作对比研究，充分考虑在药材来源、饮片炮制、制剂生产及使用等各个环节影响质量的因素，系统开展药材、饮片、中间体、"经典名方物质基准"所对应实物及制剂的质量研究，综合考虑其相关性，并确定关键质量属性，据此建立相应的质量评价指标和评价方法，确定科学合理的药品标准。要做到上述要求，笔者认为经典名方复方制剂质量分析和标准的研究过程要分三步走：首先按照已有的质量评价方法和标准对药材、饮片进行检测，确定合格原料；其次，以合格原料所得复方物质基准为对象，进行全面组分分析，以及药材、饮片、中间体、物质基准及制剂的质量相关性研究，确定关键质量属性和检测指标，建立整体质量控制方法；最后，根据确定的质控指标和分析方法，对饮片、复方制剂进行分析，从而确定制剂的质量标准及为了达到该标准所需的饮片的质量标准。这也是整个经典名方复方制剂的开发过程的质量分析和标准制定过程。

规定要求"复方制剂质量标准应在经典名方物质基准的基础上，结合相关质量研究结果进行必要的完善，增加与制剂质量相关的检测项目，其质控水平应高于确定的经典名方物质基准的要求，如含量限度范围应较经典名方物质基准小"。表 1-2-4 总结了经典名方复方制剂与物质基准相同的常规的质量标准项目，同时罗列了不同制剂质量相关的检测项目。这些检测项目的检测方法可以参照 2015 年版《中国药典》第四部。

表 1-2-4　经典名方复方制剂的质量标准检测项目

检测项目		相关说明
与物质基准相同的检测项目	处方	与经典名方物质基准的差异
	制法	
	性状	
	鉴别	
	浸出物	
	含量测定	
	特征/指纹图谱	
配方颗粒		粒度、溶化性、装量差异、微生物限度
散剂		粒度、外观均匀度、装量差异、微生物限度
膏剂		装量、微生物限度

制剂的质量标准是衡量产品质量的一个重要标志。《古代经典名方中药复方制剂简化注册审批管理规定》第十五条规定："生产企业应当制定严格的内控药品标准，根据关键质量属性明确生产全过程质量控制的措施、关键质控点及相关质量要求。企业内控标准不得低于药品注册标准。"为了保证药品标准，生产企业很有必要对药材/饮片和制剂建立企业内控质量标准，制定质量允许的浮动范围，从而保证制剂质量的有效、安全、稳定和均一。

2.4　临床定位

经典名方虽然经过专家反复讨论而产生，但其现代制剂的临床优势未必能真实体现出来，因此，在开发经典名方时，一定要在临床定位方面开展更具针对性的研究。

2.4.1　临床定位面临的问题

古代医籍对功能主治的描述比较宏观和抽象，而且多是对证候的描述，其加减方在现代临床中运用广泛，不仅临床应用次数多，往往还在多种疾病治疗方面发挥作用，这是证候和个性化治疗特点的体现。《名方目录》涵盖的传统功效近 20 种（图 1-2-4），其中涉及清热和祛湿功效的处方最多，约 20% 和 13%。经典名方忌讳被开发成"万金油"式药物，因为这并不利于经典名方在临床的精准用药，不能充分体现其优势。

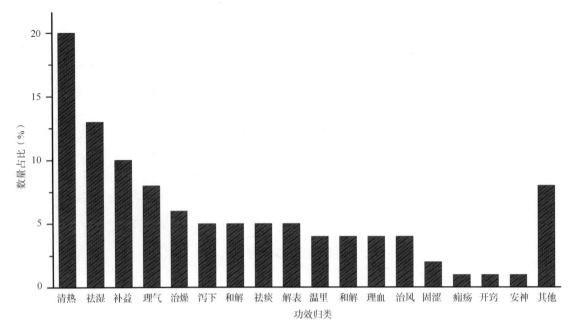

图 1-2-4 《名方目录》功效分类图（部分）

在临床上准确把握证候是非常棘手的问题，对于西医生和临床初级中医生都是非常困难的。并且，对于没有接受过证候训练的西医生开证候类新药可能还会面临伦理问题。因而，在当前中成药多数在西医院销售的现实情况下，如果完全以中医证候为功能主治开发经典名方将面临在临床应用严重受限的局面。结合传统中医药理论的"症"和现代临床文献的"病"，选择合适的临床疾病，突破临床应用局限，将成为经典名方开发面临的重要问题。

2.4.2 临床定位的必要性

临床定位过于宽泛导致临床应用不合理是影响中药疗效的主要原因之一。它不仅影响中药疗效的发挥，而且导致中药不良反应甚至毒性事件屡屡发生。例如，前述日本的"小柴胡汤事件"就是临床定位不清导致误用的例证。临床定位准确，不仅毒副作用会减到最低，同时中药的疗效也会得到最大限度的发挥。

中医药对症下药尤为关键。例如，出自《伤寒论》的麻黄汤，主要用于治疗外感风寒表实证，临床以恶寒发热，无汗而喘，脉浮紧为证治要点，其发汗力强，使用时应该注意中病即止，不可过服；若患者外感风寒并见喘咳有痰，需改用《博济方》的华盖散或《张氏医通》的麻黄定喘汤；若患者外伤而感风寒，则需改用《伤科补要》的麻桂温经汤；如患者正虚而外感风寒，则应采用《脾胃论》的麻黄人参芍药汤。由此可见，只有对经典名方进行合理的临床定位，才能体现其自身的特点和优势。

2.4.3 临床定位确定的原则

研究者应结合经典名方的传统功效和现代临床优势病种如心脑血管疾病、妇科疾病、儿科疾病、胃肠疾病等，或者优势阶段如高血压和糖尿病早期、肿瘤晚期等，运用现代科学技术和方法，广泛征求临床专家的意见，运用中药药理、循证医学、临床流行病学和信息学等多个交叉学科理论，以提供临床急需的药物为研发重心开展选题立项，在不改变古代医籍记载的功能主治的前提下，选择合适的临床疾病解决临床定位问题，笔者作简要统计，首批《名方目录》含"妇"病有关的方子十余首，其中治疗月经不调、带下病、经痛等典型妇科疾病的处方近八成，即温经汤、三痹汤、乌药汤、保阴煎、易黄汤等；还有原方记载功效中涉及"妇"字，但在现代临床应用中并非专治"妇"病的处方，如甘露饮、清心莲子饮、半夏厚朴汤等。因此，若想确定经典名方的临床定位需结合每方的适应证和临床应用情况，具体问题具体分析。

2.4.4　临床定位确定的方法

经典名方的临床定位类似于上市中成药的再评价临床定位，可借鉴相关方法。具体步骤：①系统梳理经典名方在历代医家记载中的临床使用情况，如历代医案、医籍中记录的有关临床用药心得和注意事项等，同时搜集、整理、总结现代学者对处方的研究应用情况，采用循证医学的系统评价方法逐一进行分析和评价，为经典名方布局提供临床基础依据，初选该品种的临床适应证；②结合该处方的现代药理学和毒理学研究成果，经过分析与归纳汲取对当前研究有参考价值的结果，有根据地缩小处方的临床定位范围；③总结该处方的临床特点，明确主效应兼顾次效应，重视负效应，经多学科尤其是临床专家的论证，确定其临床定位，具体步骤见图 1-2-5。包治百病的药物在现代临床可能并没有出路。

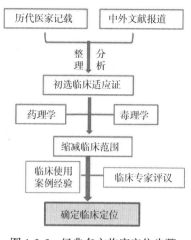

图 1-2-5　经典名方临床定位步骤

2.5　关键问题探讨

2.5.1　经典名方开发的可行性

《名方目录》虽然详细列出了方名、出处、处方、制法、用法、剂型等内容，但"处方"一项中给出的是古代剂量，并未明确折合后的现代剂量，可能也未考虑处方的成药性。如前所述四妙勇安汤，处方量较大，出膏率高，按原剂量难以制成现代制剂。

由此可见，经典名方未必都能开发成现代复方制剂，经典名方开发者应充分考虑开发的可行性，以避免申报者盲目开发，浪费有限的科研经费。此外，期望国家后续能尽快出台经典名方相应的现代剂量折算标准，否则将导致未来同一经典名方各企业申报的物质基准剂量完全不同，甚至出现 5 倍剂量差异，届时将进一步加大药物评审工作的难度，使得"经典名方物质基准"标准难以统一，其开发工作也将延滞。

2.5.2　资源评估实施的复杂性

2017 年 12 月 26 日，原国家食品药品监督管理总局颁布了《中药资源评估技术指导原则》（以下简称《评估原则》），明确中药资源评估是"中药生产企业对未来 5 年内中药资源的预计消耗量和预计可获得量之间的比较，以及中药产品生产对中药资源可持续利用可能造成的潜在影响进行的科学预估"，并要求新药注册和再注册时开展中药资源评估，目的是促进药品上市许可持有人或生产企业树立起"中药工业生产应先保证中药资源产量和质量"的理念。

经典名方虽然实施的是简化注册政策，但从国家以往发布政策信息来看，其对于处方药味的资源评估仍有明确规定。针对此项规定，有人认为中药资源评估对中药产品及企业发展非常重要。也有人认为资源评估属于公益的、复杂的事情，应该由政府举国家之力来做，而不应企业来承担。以上两种观点都有一定的可取性。国家有关部门应充分评估其复杂性和难度，在国家层面公开已掌握的中药材资源信息，企业通过信息共享方式了解所需中药材野生资源分布、栽培中药材分布、产量及栽培基地等数据和信息，之后再结合企业自身情况形成初步的药材资源评估资料。

资源问题不仅要考虑资源量，更要考虑使用量。目前难以评估经典名方将来的市场份额，即使将来经典名方的市场份额很大，每个企业的市场份额也不一样。对大宗药材而言，经典名方的用量能否引起药材用量的快速提升是存疑的。因此，有关部门可针对使用资源量不足、面临资源问题的品种提供相应名单，涉及这些品种的经典名方需要申报企业提供合理的来源。涉及濒危的动、植物药材需要谨慎对待和评估，鼓励企业使用优质药材为原料。

2.5.3 质量相关研究的难度

相关管理部门明确提出，在复方制剂的研究过程中，申报单位要系统开展药材、饮片、中间体、物质基准所对应实物及制剂的质量研究，综合考虑其相关性，并确定关键质量属性，据此建立相应的质量评价指标和评价方法，确定科学合理的药品标准。

笔者理解关键质量属性着重点在于评价方法及指标的选择。中药复方制剂的原料是饮片。经典名方制剂属于中药复方制剂的范畴，因而其原料也应该是饮片。开展药材的质量研究，实际是考察原料使用情况。为了生产优质的产品，需要进行更为全面的考察。但是对于药监部门，其批准的标准是优质标准还是合格标准？该部门有无权限批准优质标准？这些问题都需要讨论。即使要求研究药材的标准是合理的，但是认为中成药生产企业比中药材种植企业更懂种植，其种植的药材质量更高；中成药生产企业比药材销售企业更了解药材质量，其购买的药材质量更好；中成药生产企业比饮片生产企业更懂炮制，其炮制的饮片质量更高，其逻辑值得商榷。产业链分工不同，要求中成药生产企业进行饮片加工，是从行政命令增加企业负担，与当前国家宏观政策不符。如果监管部门认为当前药材和饮片的质量堪忧，应该针对此问题出台专门的文件。希望通过经典名方复方制剂开发，解决当前药材和饮片的质量问题，可能不具备可行性。因而要求经典名方生产企业必须亲自进行中药材采购、饮片炮制，其合理性、必要性等需要进行深入探讨。

根据前期实际开发经验，针对相关规定提及的"药材与饮片、中间体、对应实物"的质量相关性、关键质量属性确定等研究，笔者建议分两阶段进行：① "药材-投料饮片"质量研究，按照 2015 年版《中国药典》的方法检测，分析药材到饮片的质量传递，保障药材和饮片质量合格；② "投料饮片-中间体-物质基准的对应实物"质量研究，按照新研究建立的物质基准质量分析方法进行检测，分析"投料饮片-中间体-物质基准的对应实物"的相关性，确定关键质量属性。两阶段结合可满足当前中药的质量可溯源性要求。

2.6 核心问题建议

当前有关经典名方开发注册政策尚没有出台，特别是有几个核心问题也未得到妥善的解决，其开发举步维艰，尚需业界更多努力。下面就经典名方开发的五个核心问题进行探讨，并提出建议。

（1）基原问题：由于传统文献的记载过于粗略，加之随着临床应用的变化，有些经典名方的药味基原难以明确。该问题主要表现在《伤寒论》和《金匮要略》等历史较早的方剂中，唐宋以后的方剂较少出现类似的问题。如《伤寒论》中的桂枝极可能是现代的肉桂，而宋之后的桂枝与现代桂枝一致。这个问题的解决建议通过更加详细的文献和实物调研，争取能够明确原基原；实在难以明确的，建议采用现代临床使用较多者。再者，古之阿胶是由"驴皮"还是"牛皮"，或是其他动物的皮制成的，也需重新定酌，现代一般认为为马科动物驴 *Equus asinus* L.的干燥皮或鲜皮经煎煮、浓缩制成的固体胶。《名医别录》记载："阿胶生东平郡，煮牛皮作之。"《本草图经》记载："以阿县城北井水作煮为真。造之，阿井水煎乌驴皮……"李时珍《本草纲目》记载："凡造诸胶，自十月至二三月间，用牛、水牛、驴皮者为上，猪、马、骡、驼皮者次之，其旧皮、鞋、履等物者为下。"说明宋代以后阿胶的原料出现了牛皮、驴皮并用，至今，驴皮胶的沿用更广，功效与作用更突出。

（2）炮制问题：药材经炮制后方可入药，炮制尤为关键。由于炮制学科一直处于发展中，且具有明显的时代和地域特征，导致炮制工艺较为复杂，每个历史时期的处方都可能面临炮制的问题。如甘草就有切、炒、蜜炙等炮制方法。建议炮制方法以方剂最初记载年代的制法为依据，考虑制法的历史演变，考虑成药性，对难以工业化的炮制工艺，建议通过其炮制内涵研究，选择合理的替代工艺。

（3）剂量问题：该问题主要体现在张仲景方剂中，学术界也一直存在较大争议，目前主要有两种学术观点：一是从临床实践和使用习惯的角度来看，学者们认同汉代 1 两=3g，剂量折算结果与《现代日本汉方处方手册》、《伤寒论方证辨证》等临床实际剂量基本吻合。二是从考古的角度来看，按照古今度量衡折算，学者们认同汉代 1 两=13.8g。由于《伤寒论》中方剂的平均药味为 5～6 味，而现代临床常用自拟方剂或在传统方剂的基础上加方使用，药味较多，平均为 15～20 味，再加上古今药材、加工方式差异等因素，所以剂量折算"1 两=3g"和"1 两=13.8g"在特定时期、特定环境下使用各有道理，都是古今医家在"传统中医理论"指导下"辨证施治"、"随症加减"的临床总结。在尊古的前提下，也要符合现代临床实践。专家给出共识后达成统一，是开发的前提。

（4）物质基准问题：物质基准研究首要问题是标准汤剂的制备工艺。方剂书所记载的工艺经常不够详细，难以操作。建议采用《医疗机构中药煎药室管理规范》进行规范。然而该规范依然存在工艺不够详细的问题，建议参考《中药饮片标准汤剂》中的方法进行细化和量化。其次的问题是物质基准的标准问题。这个问题建议可根据《中药饮片标准汤剂》中制备饮片标准汤剂的思路进行。

（5）临床定位问题：经典名方的临床定位多数面临由于原籍语言过于精简而定位不够清晰的问题。目前看完全基于原籍描述而不采用现代医学语言进行阐述是不可行的。不能基于所谓"症候药物"的观点而将经典名方开发成"万金油"式药物。经典名方开发临床定位必须要清晰，且准确。建议根据现代临床用药案例进行统计分析，并结合原功效，明确临床定位。

2.7 结论与展望

经典名方复方制剂来源于古代经典名方，虽然"经典"体现了其应用广泛、特色显著及用药历史悠久，但同时它的开发如同其他药物研发一样存在高风险特征。从考证研究到进入物质基准开发期、再到后期的复方制剂注册审评和生产上市，不仅和政策息息相关，同时也和开发者的考虑广度和深度有关。经典名方蜕变为复方制剂产品的每一个过程都面临着重重困难。而要克服这些困难，在最初阶段针对经典名方开展成药性评价、工业化考量、临床定位等工作，显得尤为重要。某种程度上它们影响到经典名方最终的落地转化，影响它们是否能成为老百姓手中的良药，从而满足人们使用经典名方的用药需求。

基于当前中药新药研发和审批困难，经典名方补位且扶持政策具备优势，其相对新药研发回报率高等现实状况，经典名方开发意味着巨大的机遇，同时也存在各方面的挑战和风险。本章从经典名方复方制剂开发的实际情况，分析处方成药性评价重点，阐述工业化生产考量因素、制剂工艺及质量评价原则和方法，提出临床定位问题，确定临床定位原则和方法，指出了需要重点关注的问题。期望能为企业经典名方布局立项提供参考，帮助研发企业找到考证有依据、质量有保障、疗效有突破的品种，充分发挥经典名方的临床价值、市场价值和科学价值。

参 考 文 献

车宏伟，侯飞，杨海宁，等，2019. 首批国家公布的经典名方剖析[J]. 亚太传统医药，（4）：173-175.

陈畅，程锦堂，刘安，2017. 经典名方研发策略[J]. 中国中药杂志，（9）：206-210.

程建明，颜媛媛，王琪，等，2019. 经典名方产品开发政策及制备工艺探析[J]. 南京中医药大学学报，（4）：370-372.

代云桃，靳如娜，吴治丽，等，2019. 基于标准汤剂（物质基准）的经典名方制备工艺和质量标准研究[J]. 中国实验方剂学杂志：10-15.

傅延龄，宋佳，张林，2015. 经方本原剂量问题研究[M]. 北京：科学出版社.

国家药监局综合司. 国家药监局综合司公开征求古代经典名方中药复方制剂及其物质基准申报资料要求（征求意见稿）意见[EB/OL].
  [2019-03-22].http：//www. nmpa. gov. cn/xxgk/zhqyi/zhqyjyp/201903271501011694. html.

国家药品监督管理局. 国家药品监督管理局关于发布古代经典名方中药复方制剂简化注册审批管理规定的公告（2018 年第 27 号）[EB/OL].
  [2018-06-01].

国家中医药管理局. 古代经典名方目录（第一批）[EB/OL]. [2018-04-13][2019-06-18]. http：//kjs. satcm. gov. cn/zhengcewenjian/2018-04-16/7107. html.

姬航宇，2009.《伤寒论》本源药物剂量探索——仝小林教授应用经方本源剂量治疗糖尿病的经验总结[D]. 北京：北京中医药大学.

康丽，高慧，王璐，等，2017. 中成药不良反应报告中不合理用药回顾性分析[J]. 临床医学研究与实践，2（27）：101-102.

李飞，2011. 方剂学（第 2 版）[M]. 北京：人民卫生出版社.

梁爱华，韩佳寅，陈士林，等，2018. 中药经典名方的质量与安全性考量[J]. 中国食品药品监管，173（6）：6-12.

刘艳，章军，陈士林，等，2019. 经典名方复方制剂研发策略[J]. 中国实验方剂学杂志，25（24），166-172.

刘艳，章军，杨林勇，等，2020. 经典名方物质基准研制策略及关键问题分析[J]. 中国实验方剂学杂志. 26（1）：1-7.

陆泽俭，2009. 中药膏剂介绍 [C]//首届全国膏方理论与临床应用学术研讨会论文集.

丘光明，邱隆，杨平，2001. 中国科学技术史·度量衡卷[M]. 北京：科学出版社.

施钤，陈仁寿，李陆杰，等，2018. 经典名方研发的几个关键问题刍议[J]. 南京中医药大学学报：1-4.

王东喆，章军，张丽艳，等，2012. 基于动态过程的提取工艺优化方法研究[J]. 中国中药杂志，37（10）：1388-1342.

王智民，刘菊妍，刘晓谦，等，2017. 谈经典名方的化学、生产和质量控制研发和监管[J]. 中国中药杂志，10：1819-1824.

夏青，张晓昕，徐柯心，等，2017.《中华人民共和国药典》2015 版收载的有毒中药毒性研究概况[J]. 环球中医药，10（3）：377-384.

杨洪军，黄璐琦，2018. 经典名方的研发——中医药传承发展的突破口之一[J]. 中国现代中药，20（7）：7-11.

游云，黄芳华，韩玲，2018.《中华人民共和国药典》收录孕妇禁用和慎用中药材生殖毒性研究进展[J]. 中国药理学与毒理学杂志，32（5）：20-26.

周欣欣，罗贤强，张俊清，等，2019. 中药散剂研究的现状[J]. 海南医学，30（3）：126-128.

邹新权，2015. 如何有效提升中药生产企业成本控制质量[J]. 财经界（学术版），（10）：78.

经典名方物质基准研究策略

2018 年 6 月，《古代经典名方中药复方制剂简化注册审批管理规定》（以下简称《注册管理规定》）具体明确了经典名方中药复方申报注册的规定，明确了"对满足规定要求的经典名方制剂申请上市，可仅提供药学及非临床安全性研究资料，免报药效学研究及临床试验资料"。2019 年 4 月，《古代经典名方中中药复方制剂及其物质基准的申报资料要求（征求意见稿）》（以下简称《申报资料（征求意见稿）》）发布。古代经典名方中药复方制剂的研制逐步形成了完好的研发政策环境和研发指南，《注册管理规定》有力推动了传统中医药的发展。

实施简化注册审批的经典名方制剂应当符合以下条件：①处方中不含配伍禁忌或药品标准中标识有"剧毒"、"大毒"及经现代毒理学证明有毒性的药味；②处方中药味及所涉及的药材均有国家药品标准；③制备方法与古代医籍记载基本一致；④除汤剂可制成颗粒剂外，剂型应当与古代医籍记载一致；⑤给药途径与古代医籍记载一致，日用饮片量与古代医籍记载相当；⑥功能主治应当采用中医术语表述，与古代医籍记载基本一致；⑦适用范围不包括传染病，不涉及孕妇、婴幼儿等特殊用药人群。满足上述要求的经典名方制剂申请上市，可仅提供药学及非临床安全性研究资料，免报药效学研究及临床试验资料。这七条规定是为保证经典名方制剂与传统汤剂的一致性，具体说是安全性和临床疗效的一致性（图 1-3-1）。这七条规定限定了药味选择和制剂适用范围，从而保证了其安全性；"四个一致性"限定了制剂的制备方法、剂型、给药途径及功能主治与传统汤剂一致，从而保证制剂的有效性和安全性。在申报实施方面，《注册管理规定》指出，经典名方制剂的研制分"经典名方物质基准"研制与以"经典名方物质基准"为参照的制剂研制两个阶段，以保证两者关键质量属性一致。"经典名方物质基准"是中药复方制剂生产工艺优化

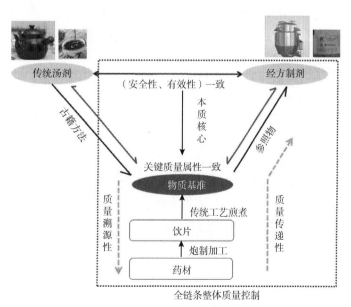

图 1-3-1　"经典名方物质基准"在生产和质量控制中的核心作用

和质量评价的参照物。上述规定明确指出了"经典名方物质基准"的严格制备方法及其在经典名方制剂中的核心作用，也展示了"经典名方物质基准"是保证经典名方现代制剂和传统汤剂一致性的具体抓手。

高品质是经典名方复方制剂的基本特征。与已经上市的中成药相比，经典名方复方制剂的研发具备如下特征：① 药材选择方面鼓励利用优质药材，倡导"精品传承经典"；②质量控制方面建立药材追溯体系，做到全程质量控制（图 1-3-1）；③引入国际质量控制的先进理念"质量属性"，从物理、化学、生物等方面实行全面质量评价；④生产工艺方面坚持以"经典名方物质基准"为参照，保持与经典名方传统制剂的一致性；⑤鼓励饮片均化投料，允许混批，保证制剂质量稳定、均一。这些措施保证了经典名方复方制剂的研发绝非多几个一般意义上的中药品种，而是更加注重高品质特征。

2019 年 3 月 27 日，为落实《注册管理规定》，规范古代经典名方中药复方制剂注册申报工作，国家药品监督管理局组织起草《申报资料（征求意见稿）》。然而，"经典名方物质基准"作为药物研发体系中的"新名词"，虽然前有宏观定义后有政策指导，但由于研究尚处于摸索阶段，尚无注册申报成功案例，其研制过程仍存在一些关键问题未达成统一共识和标准。因此，笔者认为在国家正式出台"物质基准"实施细则前有必要对其有关情况进行深入探讨。本文针对《注册管理规定》和《申报资料（征求意见稿）》中的有关规定，结合本课题组在该领域的实际工作，阐述"经典名方物质基准"研制策略和关键问题，从物质基准的制备方法和质量标准研究策略两个方面进行论述，以期为经典名方开发及其政策落地提供参考和启示。

3.1 物质基准（标准汤剂）的内涵

3.1.1 背景

药品质量易受生产设备和工艺影响，质量出现较大差异，同时产品的批间一致性易受药材质量波动的影响，从而影响疗效的稳健发挥。日本厚生劳动省于 1986 年对内服制剂提出"标准汤剂"的概念，要求制定标准汤剂的化学基准和生物学基准，提交与标准汤剂比较的试验资料，以确保产品的质量。日本汉方制剂大多来源于《伤寒论》、《金匮要略》、《太平惠民和剂局方》等我国古代中医典籍，由于同根同源性，因此汉方药管理经验值得借鉴。为此，在借鉴日本汉方药管理经验的基础上，引入了物质基准的管理要求，以其作为生产管理和质量管理的基准。我国学者在引入时，其名称上依次采用了"标准汤剂"、"标准煎液"、"经典名方物质基准"（表 1-3-1）。2016 年 8 月，国家药典委员会在《中药配方颗粒质量控制与标准制定技术要求（征求意见稿）》中明确提出了"标准汤剂"的概念。2017 年 10 月，原国家食品药品监督管理总局在《注册管理规定（征求意见稿）》中采用了"标准煎液"的概念。为了完全反映汤剂、散剂、膏剂等不同临床用药剂型，2018 年 6 月，《注册管理规定》中最终采用了"经典名方物质基准"的概念。对汤剂而言，该经典名方物质基准又可称为"标准汤剂"或"标准煎液"。无论日本汉方药的"标准汤剂"，还是"标准煎液"，这些概念其意均在为制剂提供"物质基准"，提供衡量制剂与中医临床所使用的药用物质是否一致的标准，从而规范经典名方制剂的研发、保证制剂的有效性和安全性。陈士林在 2016 年提出了"中药饮片标准汤剂"的概念，中国中医科学院中药研究所对 200 多味中药饮片的标准汤剂进行了系统研究，该研究为经典名方复方制剂的"物质基准"的研发奠定了基础。

表 1-3-1　"标准汤剂"、"标准煎液"、"经典名方物质基准"演变过程

年代	名称	定义	作用/定位	制备方法
1986 年	标准汤剂		汉方制剂研究和申报的物质基准	称取相当于日剂量中药制剂的标准药材，粉碎，加 20 倍量水，煎煮 30min 以上，浓缩到原体积的一半，趁热过滤

续表

年代	名称	定义	作用/定位	制备方法
1996～1998年	标准汤剂	参照临床实际煎法反复摸索,制定一个稳定的煎煮工艺,根据这个煎煮工艺煎得的汤剂	"标准汤液"代表中医临床用药的原汤剂,用于规范中药药学研究的供试制剂规范化制备	严格按照临床汤剂的实际煎法进行摸索,包括煎器,药材加工炮制,加水量,煎煮时间、次数和火候,煎煮所得药量等
2016年4月	中药饮片标准汤剂	以中医理论为指导、临床应用为基础,参考现代提取方法,经标准化工艺制备而成的单味中药饮片水煎剂	标准化临床用药,以保障用药的准确性和剂量的一致性	遵循《医疗机构中药煎药室管理规范》,采用现代提取方法、经标准化的制备工艺
2016年8月	标准汤剂		衡量中药配方颗粒是否与临床汤剂基本一致的标准参照物,规范中药配方颗粒质量控制与标准制定	遵循中医药理论,按照临床汤剂煎煮方法规范化煎煮,固液分离,经适当浓缩制得或经适宜方法干燥制得
2017年9月	标准煎液	以中医药理论为指导、临床应用为基础,遵循中药汤剂传统制法,与现代科学技术结合,经过标准药材前处理、标准饮片炮制、加水煎煮、固液分离、浓缩、干燥、成型等标准化工艺制成的质量均一、稳定的颗粒	"煎液"试图还原经典名方临床用药方式,以此强调与中医临床传统用药方式一致。但是其基本形态为浸膏或冻干品,和临床实际差距甚大	经典名方制剂"标准煎液"按处方,将处方药味经炮得饮片,按原方处方剂量,浸泡煎煮后,以物理方法固液分离、浓缩、干燥、成型等工艺制得。"标准煎液"以浓缩浸膏或冻干品为基本形态
2018年6月 2019年3月	经典名方物质基准	以古代医籍中记载的古代经典名方制备方法为依据制备而得的中药药用物质的标准	"煎液"不能完全反映散剂、膏剂等临床用药方式	除成型工艺外,其余制备方法应当与古代医籍记载基本一致

3.1.2　概念

"经典名方物质基准",是指以古代医籍中记载的古代经典名方制备方法为依据制备而得的中药药用物质的标准,除成型工艺外,其余制备方法应当与古代医籍记载基本一致。"经典名方物质基准",是衡量制剂与中医临床所使用的药用物质是否一致的参照物,是为了实现传统中药从个性化制备到工业化大生产转变而设置的一个中间过渡对照物(图1-3-2),从而保证临床疗效不降低、毒性不增加、产品质量稳定一致。因此,其强调传统的才是最佳的选择。

"经典名方物质基准"是经典名方复方制剂的化学基准和生物效应基准。汤剂对应的"经典名方物质基准"的制备应遵循传统汤剂的配方、煎煮方法,制备流程标准化和规范化,进而保证其质量的稳定性。大生产中,"经典名方物质基准"是制剂工艺筛选及制剂标准制订的依据和准绳,解决了以往中成药制剂由于制备工艺不同而造成的"不同质"的问题,有助于实现产品质量和临床疗效的一致性,将对中药的发展产生深远的影响。

3.1.3　本质

对汤剂而言,经典名方物质基准又可称为"标准汤剂"或"标准煎液","标准汤剂"系遵循中医药理论,按照临床汤剂煎煮方法规范化煎煮,固液分离,经适当浓缩制得或经适宜方法干燥制得。陈士林研究员将"传统中医药理论-临床应用-现代工艺"三者结合,在2016年提出了"中药饮片标准汤剂"的概念,并界定了其内涵和外延。中国中医科学院中药研究所对单味中药饮片的标准汤剂进行了系统研究,包括药材收集标准、汤剂制备工艺、质量评价方法和质量标准规范,相关研究结果已经发表专题文章和专著。该研究成果为经典名方复方制剂"物质基准"的研发提供了方法,奠定了研究基础。

"标准汤剂"不同于一般药物分析中的标准品，"标准汤剂"的"标准"涵盖了汤剂多层面的作用或价值。"标准"主要涵盖了投料饮片的代表性、制备工艺与传统制法的一致性、质量控制的严谨性，基本保证了方药疗效和质量的稳定性和均一性。"标准"也体现在汤剂易于通过饮片或汤剂的调配实现理想浓度，从而可以根据研究目的自制参照物质，真正起到随行对照物的作用。另外，"标准汤剂"没有经过干燥过程，最大程度地保持了与临床实践中传统汤剂的一致性。

"经典名方物质基准"作为经典名方制剂的质量基准和衡量其质量的标准参照物，在经典名方开发中承担了对照物质的角色，其比对照药材或对照品更接近药味本身，不但体现了所含药味的整体物质基础，也蕴含了制备工艺过程的影响因素。以物质基准为标准优化所得的生产工艺，其生产的经典名方制剂最接近于临床实际情况，充分保证了产品内在质量的稳定性，并保障了临床疗效，同时还可为中药经典名方开发和应用提供数据支撑。

3.1.4 属性

物质基准（标准汤剂）的属性主要包括以下三个方面：①"标准汤剂"是传统中医理论的传承。标准汤剂的制备方法遵循传统中医理论，按照古代医籍记载方法制备，在融合了现代制备工艺特点的基础上极大限度地保存了传统工艺的完整性。在临床应用时，以"标准汤剂"为对照开发的经典名方制剂的给药途径与古代医籍记载一致，功能主治与古代医籍记载基本一致。因此，"标准汤剂"是贯穿古今的桥梁，是继承传统临床经验的抓手（图1-3-2）。②"标准汤剂"代表了制剂的整体内在质量。除了成型工艺外，"标准汤剂"与制剂的其余质量控制指标均基本一致。因此"标准汤剂"是制剂内在质量的实物对照，是大生产工艺优化及其质量标准制定的参照物。③"标准汤剂"是经典名方乃至所有中药研发的基准。经典名方大多为汤剂的形式，为了保证中医的医疗质量、标准化管理医院中药药方，原国家卫生部和国家中医药管理局分别印发了《中药煎熬操作规程》、《医疗机构中药煎药室管理规范》。经典名方从个性化制备到产业化生产时，更需要标准化的制备工艺，《注册管理规定》明确指出："经典名方制剂的关键质量属性与经典名方物质基准确定的关键质量属性一致"。经典名方复方制剂生产工艺路线制定、参数优化和质量标准制定要以"经典名方物质基准"为参照。对经典名方进行研究开发时，为了保持与临床实践和源于经典名方的中药产品的一致性，同样需要以"经典名方物质基准"为参照。以汤剂为例，中药经典名方研究中，实

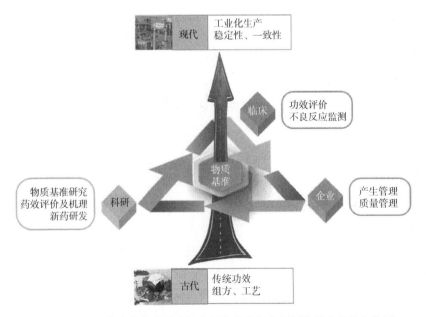

图 1-3-2 "经典名方物质基准"在经典名方复方制剂发展中的核心作用

验室制备的汤剂应尽可能与临床所用汤剂一致或者接近，即采用"标准汤剂"的制备方法，其研究结果才可能反映临床疗效。虽然医院、不同患者煎熬的汤剂有一定的差异，但应该在一定的范围内。因此，"标准汤剂"是传统临床实践科学化的产物，从而保证汤剂质量与临床药物接近，保证临床实践和科学研究结果吻合。新药研发时，"标准汤剂"也是保证药物安全性和有效性的对照物。工艺变革时，以此为参照，找出变化的成分，便于了解其有效性和安全性可能发生的变化。因此，经典名方在"临床-科研-企业"三者的结合中，"物质基准（标准汤剂）"是核心和抓手，"标准汤剂"是沟通的纽带，是传承、应用和发扬传统中医药的基准。

3.2　物质基准（标准汤剂）的研制

根据本课题组经典名方开发经验，在分析《注册管理规定》和《申报资料（征求意见稿）》两个文件内容的基础上理解"物质基准"研制过程应涵盖五个阶段：处方考证及历史沿革研究、药材收集及质量评价、饮片炮制方法及质量评价、物质基准的制备及质量研究、物质基准质量标准的研究及起草。五个阶段内容环环相扣，互为一体（图1-3-3）。

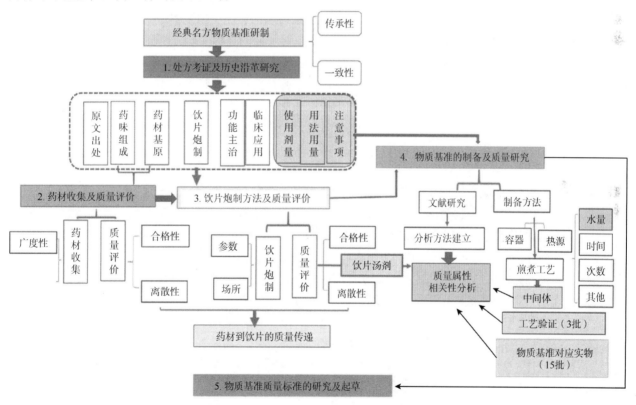

图 1-3-3　"经典名方物质基准"研制阶段

3.2.1　药材收集及质量评价

根据要求，经典名方申报资料需提供针对不少于三个产地（包含道地药材产地、主产区）的不少于15批次药材的质量进行分析研究，因此，开展此项工作涉及单味药材原料的选择、不同产地药材的收集和药材质量评价三方面工作。

（1）单味药材原料的选择：原料的选择是经典名方研究中最关键的一步。汉方制剂的制备经验表明，从提取到制剂，只要有现代化的设备和控制技术，就有可能做到均一、稳定生产。因此，如何确保原料药材的品质是保证制剂质量均一、稳定的关键。原料选择的主要内容包括药材基原、药用部位、产地、采收期、炮制方法等，其选择依据是与古籍记载尽量保持一致。药材选择方面首先要通过本草考证，明确古代医籍记载的药材的基原（包括中文名和拉丁学名）和药用部位。选取具有代表性的（道地产区、主产区）至少三个产地的 15 批次以上的合格药材，按照古籍记载的炮制加工方法制成相应的饮片。其中，多基原的药材一般应固定一种基原。随着大量研究工作的开展，专家认为对于基原不同但是化学组成无法区分的药材可以混用，如黄芪。有的药材来源广泛、药材性状不同、产地间差异较大。如天冬有四个主要来源，其性状差异很大。对于这类药材，笔者认为要根据古籍记载的优质药材"辨状论质"的标准确定最佳性状，并对不同来源药材进行 DNA 鉴定和物质组成的比较研究，确定优质性状药材对应的基因型、化学型及环境型/生态型（主产地）。王智民研究员倡导对经典名方的药材质量执行高标准严要求。古代使用的药材大多为野生，因此非野生和野生品种之间存在的差异也是在研究中需要考虑的一个重要因素，尤其对于两者之间质量差异比较大的品种，如人参等。同时注意传统加工方式和现代产地加工方式的异同点等。通过不同药材的比较研究，固定药材性状和来源，从源头减小物质基准和制剂质量一致性的影响因素，是有效控制饮片和最终制剂的质量波动范围的重要途径。

（2）不同产地药材的收集：处方药材收集主要从其代表性和广度性考虑，建议优先在传统道地产区收集，其次是主产区。对于道地产区发生变迁的药材，可结合实际情况做出调整，并附上相应说明性文件。例如，黄芪在两千多年的历史发展中存在由西南逐渐往东北变迁的过程。秦汉时期，可能主要使用川黄芪；隋唐时期，认为"蜀汉不复采用之"，自魏晋南北朝开始使用西北产黄芪，且认为陇西、固原、铜川等地所产黄芪质量好；宋代开始出现山西产的绵芪，此后便一直认为山西（特别是山西绵上及其附近县市）所产黄芪质量好；清代又出现了内蒙古产黄芪；民国进一步扩大至东北；当代则认为黄芪以产于山西和内蒙古质量为最佳。另外，有些药材在古代道地产区资源已经枯竭，也应结合现实情况选用新的道地产区。如川牛膝为著名川产道地药材之一，传统道地产区为四川天全，目前主产区变为宝兴、金口河、兴隆、红椿、恩施等地。

为保障药味收集的质量，建议申报企业指派专人负责，收集药材至少 15 批以上，应注意药材的代表性，不应仅收道地产区药材；另外，对药材基原、产地批次、采收期、产地加工形式、种养方式、储存养护等信息来源应有准确把握和完善的记录，以防错收错记，增加后期研究工作困难。

（3）药材质量评价：处方药材的质量评价研究目的是确定药材的合格性。对于在 2015 年版《中国药典》有相应标准的药材，应严格按照其规定，针对所收集药材进行必要的采样检测。以性状检验作为首要检验关卡，借用显微镜等仪器对药材的外表特征进行仔细观察和初步鉴别，然后采用薄层色谱法进行深入鉴别，当确定药材合格后，再进行其他项目的检查，同时对含量进行测定，所有检验操作必须严格按照 2015 年版《中国药典》的要求实施。对于传统方法无法鉴别或区分的药材基原，建议采用 DNA 条形码检测，该技术的应用对控制中药材真伪起到了决定性作用。对于在现行《中国药典》中没有相应标准的药材，建议根据药材的质量特点，参考已有的其他药材标准，研究确定药材标准中各检测项目的质量要求，建立或完善药材标准，并作为物质基准的附件进行申报说明。

3.2.2　饮片炮制及质量评价

（1）饮片炮制：明·陈嘉谟在《本草蒙筌》中记载："凡药制造，贵在适中，不及则功效难求，太过则气味反失。"简短几句话概括了饮片炮制程度的重要性。中药饮片炮制工艺是否合理、方法是否恰当，会直接影响后期复方制剂的临床疗效。因此，"经典名方物质基准"研究中有必要通过其历史演变考证确定处方所含药味的饮片炮制工艺，若采用的炮制方法与古代医籍记录不一致，还应提供选择依据。饮片炮制工艺包括净制、切制、炒、炙等详细过程及具体的炮制参数。炮制用辅料应有明确的名称、用量及执行国家级标准等；若无质量标准的辅料，如麦麸，国家尚未建立其明确的质量标准，则需要研究建立并出具检验报告。炮制方法如果原籍或同时代古籍没有明确记载，建议参考 2015 年版《中国药典》相应内容进行炮制。例如，易黄汤中所用"车前子（酒炒）"为酒制品，而历版《中国药典》和现代文献中给出的车前子多为盐炒品，对酒制工艺记载不多。笔者经过处方考证，发现酒炒法从唐代开始，炒制方法差异不大，多采用黄酒拌匀，用微火炒至略带火色。因此，最后确定车前子（酒炒）参照 2015 年版《中国药典》（0213 炮制通则）项下的酒炙法进行炮制。

饮片的炮制方式从古至今在不断演化，且有的古籍记载的炮制饮片临床已不再采用，如水炙甘草等。泻白散中的甘草，《小儿药证直诀》（宋·钱乙）记载为"炙"，宋元方书《御药院方》和清·《本草求真》记为"炒"，现代大多用甘草和蜜炙甘草。同时，该方中桑白皮，历代记载的炮制方式有"细锉炒黄"、"炒黄"、"锉炒"、"蜜炙"、"炒"。饮片的炮制方式的变化与人类生活条件、技术发展水平、辅料升级变化、医生的临床用药经验等有关，导致同一经典名方中某一药味，不同历史时期所用的饮片炮制方式不完全相同。笔者认为饮片的炮制方式的选择不在于具体方法，关键要保证所采用的炮制饮片与古代医籍记载的炮制饮片的关键质量属性一致。因此，研究中首先要明确古代医籍记载的炮制方法及其历代演变情况，然后对不同炮制方法所得饮片的关键质量属性进行比较研究，同时更要征求临床医生的意见，考量工业化生产的可行性，确保所采用的炮制方式适合工业化大生产，同时所得炮制饮片与古代医籍记载的炮制饮片的关键质量属性一致。

相关管理规定对饮片炮制涉及场所没有明确要求，部分研究者是在实验室还是在生产质量管理规范（GMP）车间炮制存在争议，笔者认为从保障炮制饮片一致性和安全性角度出发，炮制选择在规范的 GMP 车间进行较好。

（2）饮片质量评价：包含两方面内容。①饮片质量研究的试验资料及文献资料；②建立饮片标准。相关规定指出，由收集药材（15 批以上）炮制而得的饮片应"采取措施控制其质量波动"。这句话可理解为三种意思：一是通过"控制炮制过程"进行控制"饮片的质量波动"；二是通过"筛选药材"控制"饮片的质量波动"；三是通过"混批"实现"饮片质量波动控制"。由于原文阐述不清晰和开发者理解不同，研究过程中存在较大的意见分歧。

实际市场上的药材和饮片的质量差异较大，经常出现收集到 15 批药材虽然符合国家标准检验合格，但品质差距大，指标成分含量出现离散数据（超过 3 倍 RSD 或在均值的 70%～130%以外）现象。药材收集时希望具有广泛的代表性，而饮片又要求"控制质量波动"，这两者相互矛盾；控制饮片质量波动的要求在制剂生产时更为合理。

对于相关规定提到的"饮片标准质控水平较低，应研究完善饮片标准，列于经典名方物质基准的附件"，目前已经公布的 100 首经典名方包含 160 多种药味，《中国药典》中有具体含量测定标准的药味约 120 个，缺乏具体含量质控指标的药味约 40 个。药材质量控制方法的完善对于经典名方的开发是限速环节/步骤，也是保证原料品质的基础核心环节。因此，如何完善和提升饮片的质量标准，提升标准的可控性是经典名方中药复方制剂研究中的一个基础性关键问题。很多饮片不是质量控制水平低，而是技术难度大。例如，淀粉含量较高的一类饮片，如芡实、山药、茯苓、莲子（不含心）等，难以找到合适的质控成分。对于这类饮片，笔者建议加强饮片的特征性状鉴别。

3.2.3 物质基准的制备方法

经典名方物质基准的制备方法以处方考证而得的古籍记载方法为依据，依次明确饮片前处理方法、煎煮用饮片批次、投料规格及每煎饮片量等。需要前处理的饮片一般事先通过研究或参考文献确定其处理方法及工艺参数，如白果、滑石等需粉碎的药味除确定其处理方法外，还需关注粉碎后的粒度等对煎煮的影响。

古代经典名方剂型众多，包括汤、丸、散、膏、丹等，《名方目录》所涉及的传统剂型包括汤剂、散剂、煮散、外用膏剂等。物质基准对应实物的制备，原则以古籍记载的制备方法为依据。不同剂型的制备工艺不同、使用方法不同，因而其物质基准的制备方式、对应实物和质量评价指标也不同（表1-3-2）。

表 1-3-2　不同剂型的"经典名方物质基准"形式和质量评价参考方法

剂型	定义	物质基准检测方法参考	数目
汤剂	饮片水煎液	《中药饮片标准汤剂》	73
煮散（去渣）	药粉水煎液	《中药饮片标准汤剂》	27
煮散（不去渣）	药粉水煎液和药渣	《中国药典》、《中药饮片标准汤剂》	1
散剂	药粉	《中国药典》	3
膏剂	药物的水或植物油煎熬浓缩的膏	《中国药典》、《中药饮片标准汤剂》	1

3.2.3.1　制备方法确定

经典名方物质基准的制备方法应重点关注是否加盖、煎煮次数、煎煮时间、加水量、汤剂体积等对质量具有较大影响的参数。煎煮用具一般认为对质量影响较小，古籍原文记载相对比较粗泛，同样是煎药用的陶瓷锅，厚薄程度、大小尺寸等很少记载。古籍对煎煮程度记载也不明确，有的处方仅明确煎煮的加水量，未明确煎几分或者煎至多少等；有加盖煎的，也有不加盖煎的；就煎煮次数而言，张仲景的方剂煎煮多为一煎，煎煮效率不如现代临床两煎高。以上诸多疑问给基准物质研制带来了很大的困扰。

物质基准的煎煮工艺考察不宜过细，比如煎煮容器的材质（陶瓷、不锈钢、玻璃器皿等），热源的种类（柴火、炭火、煤气等），以及煎煮用水的种类（饮用水、纯净水、井水等）。相关规定中要求提供煎煮容器的厚薄，笔者以为并没有实际意义，建议删除此项内容。物质基准应该代表中医临床用药的一般状态，中药饮片质量差异较大，临床中药用量具有不精准的特点，因此药物本身的差异远大于煎煮容器材质、热源种类等带来的差异。加之中医临床煎煮一直没有严格定量，很多参数是一个范围。研究经典名方应该抓住主要问题、主要矛盾，只需要建立一个稳定的、具有代表性的合理工艺，就能够满足物质基准制备的需求。煎煮方法、工艺参数在考证古籍记载的基础上，建议参照《医疗机构中药煎药室管理规范》和《中药饮片标准汤剂》有关参数进行细节优化。

3.2.3.2　制备工艺差异

（1）汤剂之物质基准：汤剂是我国传统中医最常用剂型，历来被认为有起效迅速、疗效显著的优点。经典名方汤剂的物质基准的制备工艺要遵循古籍记载的制备方法，同时对于没有明确制备方法的可参考现代《医疗机构中药煎药室管理规范》进行细化研究，也可以参考《中药饮片标准汤剂》。对于汤剂物质基准的制备方法，《申报资料（征求意见稿）》相关要求给出了具体步骤和可能需要考察的参数。煎煮过程要明确所用容器（包括容量等）、加热设备及加热条件；明确煎煮用水、加水量、浸泡时间、煎煮次数、煎煮时间、是否有先煎后下和包煎等特殊煎煮要求；尽可能定量描述煎煮过程及控制方法（火力、火候），明确煎煮液的得率等信息。过滤过程要明确煎煮液过滤的条件（滤材材质、孔径、温度等）；明确浓缩设备、浓缩温度和时间、浓缩前后药液的体积或者浓度等。需制成干燥品的，应明确干燥方法、温度、时间、干燥设备；明确干膏粉得量、水分等上下限，并说明其稳定性。所有的研究中要注意关键工艺参数对质量的影响，确定其最佳工艺参数范围，以保证物质基准均一、稳定。

据目前的研究经验，笔者认为物质基准的制备工艺要本着遵循规范和抓主要问题的原则。对于没有明确煎煮工艺的，如《名方目录》中明清时期方子的煎煮方式有十多个为"水煎服"，说明临床实际应用中，只要采用水煎服，遵循常规的煎煮方式即可。其中，现代《医疗机构中药煎药室管理规范》即是对流传到现代的临床煎药方式的统一规范。因此，对于没有明确工艺的经典名方，其制备方法只要遵循规范，进行主要工艺参数的标准化即可，具体方法可以参考"标准汤剂"研究方法。从科学研究角度考察，物质基准的制备过程涉及的变量因素有很多，抓住主要影响因素，遵循规范即可，不宜过细考察。笔者研究发现，同一批饮片质量波动带来的差异，远大于煎煮过程中加水量、煎煮时间、过滤方式、浓缩方式等因素对汤剂主要成分含量的影响。该现象说明，物质基准的制备工艺优化的评价参数不宜以具体的微观成分的含量高低为主要指标，而要考虑具有整体性的指标参数，如出膏率、转移率等，或者指标成分的整体比例，同时更要考虑整个过程的时间、能源消耗及方法的实用性。

《申报资料（征求意见稿）》相关要求提出了"经典名方物质基准"所对应实物（以下简称对应实物），在工艺研究中指出"对应实物的制备，原则上以古籍记载的制备方法为依据"。如果以古籍记载方法为依据，则汤剂的对应物质为临床患者服用的汤剂。但是在以汤剂为例说明时，对应实物的制备步骤中列出了煎煮、滤过、浓缩与干燥的工序，表明该对应实物不是汤剂，而是汤剂浓缩干燥后的实物。相关要求的不同部分列出了对应实物的具体参照物作用。对应实物提出的目的是为了给"经典名方物质基准"研究提供对照，保证研究期间所用参照的一致性。笔者对某一经典名方的物质基准的对应实物的不同形态进行了比较研究，包括按照《中药饮片标准汤剂》制备的标准汤剂（0.2g生药/ml）和冻干粉，结果显示标准汤剂在–20℃保存2个月质量稳定，而冻干粉在室温保存2个月也是稳定的。笔者认为，物质基准不是标准品，而是为经典名方传统临床服用形式的复制品，在经典名方开发中扮演了参照物的角色。因此，对应实物采用标准汤剂的形式更体现出经典名方尊古的思想。而汤剂通过浓缩干燥制备的浸膏或者冻干粉，通过与汤剂的对比研究，便于考察从汤剂到制剂过程中，可能存在的影响质量稳定性的关键因素，从而为制剂工艺的设计和参数选择提供依据。

（2）煮散之物质基准：煮散是把药物制成粗末的散剂加水煮汤服用，是介于汤剂和散剂之间的一种剂型。煮散兼具有汤剂和散剂的特点，保持了汤剂的混合煎煮的特点，又具有节约药材、服用便捷的优点。煮散发挥了中药简、便、廉、验的价值优势，同时具有剂量小、疗效高的优点。煮散起于先秦，兴于汉代，在宋金时期达到巅峰，曾经达到煮散代替传统汤剂使用的局面，导致方药临床用量的显著下降，而明清后中草药逐渐增多，又恢复到饮片代替煮散。因此，煮散是宋金时代药材需求量大造成的，是特定历史条件下的产物。为了保持与临床使用形式的一致性，其物质基准的制备方法也应与临床实际形式相同。去渣煮散的物质基准应为滤掉药粉后的汤剂，而与渣同服煮散的物质基准为药渣和汤剂整体（表1-3-2）。首批《名方目录》中煮散剂，有一个注明和滓同服（石决明散），有注明去渣/滓后服用的，或没有注明去渣的复方，建议均采用去渣工艺。煮散制备要重点考察饮片粉碎粒度、煎煮时间等的影响。

历代对粉碎方式的描述有锉散、咬咀、剉。《广韵九麋》云："咬咀，嚼也。"咬咀最早的含义应当是将药物用口咬成小颗粒。随着铁器的应用，咬咀逐渐地淡出历史舞台，取而代之的是切、剉、捣、劈等。《雷公炮炙论》一书中药材切制转以切、剉、细剉法为多。仲景云："锉如麻豆大，与咬咀同义。咬咀，古之制也，古无铁刃，以口咬细，令如麻豆，为粗药煎之。使药水清饮于腹中，则易升易散也，此所谓咬咀也。今人以刀器锉如麻豆大，此咬咀之易成也。"由此可知，无论是"咬咀"和"锉散"，均为用钢制成的磨钢、铁、竹、木等工具对药材进行切削粉碎或捣碎。

煮散的处理粒度有"粗散"、"粗末"、"末"、"如麻豆大"（三化汤和圣愈汤）或未标明粒度。其中"如麻豆大"、"粗末"、"末"只在煮散中有描述；而"细末"在散剂中使用较多，《名方目录》煮散中仅有清胃散一首规定为细末。宋·钱乙的《小儿药证直诀》中煮散多用"细末"，记载为"细末"的共13首方，约占煮散总方的三分之一，主要原因是儿科药颗粒小，利于小儿服用。张仲景云："若一概为细末，不厘清浊矣。经云：清阳发腠理……，浊阴归六腑。咀之药，取汁易行经络也。"因此，煮散的粒度不宜过细，过细会导致汤液过于黏稠，难以过滤，也会导致汤液浑浊。

"如麻豆大"中的"麻豆"在历代古籍文献中未见有详细记载。《素问灵枢类纂约注》中汪昂注曰："五谷为养（稻麻豆麦黍）。"《周礼·天官·疾病》中郑玄注曰："五谷，麻、黍、稷、麦、豆也。"《备急千金要方》中记载：麻豆散"大豆黄卷（二升）大麻子（三升，熬令香）上二味治，下筛，饮和服一合，日四五，任意多少"。《千金翼方》记载：麻豆散"大麻子（三升，熬香，末）大豆黄（末，一升），上二味，和饮服一合，日四五，任性多少"。由此可见，"麻豆"应是古代五谷之一的"麻"，即大麻的成熟果实——火麻仁。《本草纲目·谷部·大麻》曰："处处种之，剥麻收子……五六月开细黄花成穗，随即结实，大如胡荽子，可取油。剥其皮作麻。"李时珍曰："麻籽壳有毒而仁无毒也。"古代人食麻籽须去其壳，食其里仁。由上述文献考证可知，"麻"为桑科植物大麻 Cannabis sativa L.，"麻豆"为大麻的成熟果实，即火麻仁。《中国药典》中记载火麻仁呈卵圆形，长 4～5.5mm，直径为 2.5～4mm。因此，"麻豆大"推测长为 2～5mm。而 4 目筛孔径为 4.75mm，一号筛（10 目）孔径为 2.00mm。因此，"如麻豆大"可取过 4 目筛，不过一号筛（10 目）的粗颗粒。

《中医大辞典》曰："药物研成粉末为散。内服：粗末加水煮服。细末用白汤、茶、米汤或酒调服。""末"即粉末，《中国药典》（2015 年版）对药筛及粉末规格均进行了分等，根据粉末颗粒由粗到细分为最粗粉、粗粉、中粉、细粉、最细粉和极细粉共六个规格。由于"粗末"仅在煮散中使用，鉴于煮散制备工艺考虑，粒径需稍大，建议"粗末"相当于《中国药典》规格的最粗粉，即过一号筛（10 目）。"末"在煮散和散剂中均应用较多，在煮散中多要求去渣，因此粒径不宜过粗也不宜过细。笔者对煮散的研究结果显示，煮散粒度过细时，煎煮过程存在粉末易结块、粘壁、不易过滤、导致汤剂中主要成分偏低等缺点。因此，药材粉碎粒径不应过细。本课题组前期对泻白散不同粉碎粒度进行比较发现：过三号筛（50 目）的粉末颗粒太细，几乎无法过滤；而过二号筛（24 目）的粉末煎煮所得汤液在易服用和易过滤方面均有所兼顾，为最佳粒度。因此，建议"末"相当于《中国药典》规格的粗粉，即过二号筛（24 目）。不同粒度规格见表 1-3-3。

表 1-3-3　散剂与煮散的粉碎粒度

粒度描述	剂型	目数	依据
如麻豆大、㕮咀、锉散、剉、散、粗散	煮散	4 目	煮散最常用规格，"麻豆"即火麻仁，"麻豆大"长为 2～5mm
粗末	煮散	10 目	煮散常用规格，等同于《中国药典》的最粗粉
末	煮散、散剂	24 目	等同于《中国药典》的粗粉。煮散去渣服用，散剂需调服
细末	煮散（连渣同服）、散剂	80 目	等同于《中国药典》的细粉。煮散连渣服用，散剂需调服

（3）散剂之物质基准：散剂是中药最常用剂型之一，系指原料药物或与适宜的辅料经粉碎、均匀混合制成的干燥粉末状制剂。散剂可分为口服散剂和局部用散剂。口服散剂一般溶于或分散于水、稀释液或者其他液体中服用，也可直接用水送服。局部用散剂可供皮肤、口腔、咽喉等处应用。散剂起效较汤剂稍缓，多用于久病或含小毒药的制剂，即"若四肢病久，风冷发动，次当用散，散能逐邪，风气湿痹，表里移走，居无常处，散当平之"。散剂应用形式最早可见于战国时期的马王堆帛书《五十二病方》，方中载："（舂）木臼中，煮以酒。入三指一最（撮）"，"燔白鸡毛及人发，冶各等，百草末八灰，冶而……"东汉·张仲景所著《伤寒杂病论》最先提出"散"剂名称，共收载散剂方有 38 首，并将其运用于众多病证，对散剂制法、类型、用法用量及功用特点彰显得淋漓尽致。

散剂为药材粉末，因此散剂物质基准的制备方法也是复方饮片粉碎、均匀混合制成的粉末状固体。《名方目录》中含有散剂，为了保持与临床使用形式的一致性，其物质基准的制备方法也应与临床实际形式相同。散剂的制备工艺一般包括粉碎、过筛、混合、分剂量、质量检查和包装等，要重点考察饮片粉碎粒度、粉碎方式等的影响。"细末"在散剂中应用较多，槐花散和辛夷散规定为粒度"细末"，而开心散给出"下筛"的描述，没有具体粒度规格。由于散剂为原药材粉碎后的粉末状剂型，具有易于吞服和易于扩散吸收的特点，粒度细易于药效发挥，因此散剂建议都采用"细末"。《伤寒杂病论》中的五苓散，原方粉碎粒度为"细末"，《中国药典》（2015 年版）中五苓散的制法为"粉碎成细粉"。因此，建议"细末"相当于《中国药典》规格的细粉，即过五号筛（80 目）。

（4）膏剂之物质基准：膏剂是用水或植物油将药物煎熬浓缩而成的膏状制剂。膏剂具有质地细腻，有适当黏稠性，易涂布于皮肤或黏膜上而不融化，但能软化，无不良刺激，无粗糙感等特点。

黄连膏的制备方法为"香油十二两，将药煤枯，捞去渣；下黄蜡四两溶化尽，用夏布将油滤净，倾入瓷碗内，以柳枝不时搅之，候凝为度"。"此证生于鼻窍内，初觉干燥疼痛，状如粟粒，甚则鼻外色红微肿，痛似火炙……若干燥者，黄连膏抹之立效。"该膏方的物质基准的制备方法也应按照该制备方法进行制备，质量评价方法要按照其制备工艺推断所含有的成分的类型，进而确定分析方法。

3.3　物质基准（标准汤剂）的质量评价

3.3.1　质量评价思路

质量标准研究和起草是"经典名方物质基准"研制的核心和关键。相关规定针对其文献和试验研究进行了较为详细的规定。"经典名方物质基准"质量标准的制定，需要建立在对经典名方对应实物的系统研究之上。"深入研究、浅出标准"，保证标准的实用性、整体性和科学性。为了全面反映对应实物质量，参照国际上质量控制的先进理念，经典名方质量评价中引入了"质量属性"的要求，申请人需对影响药品安全性、有效性或一致性的物理、化学、生物活性等质量属性进行研究，并据此选择评价指标。管理要求对于物质基准的质量评价给出了大体的研究思路，总结如下（图 1-3-4）。

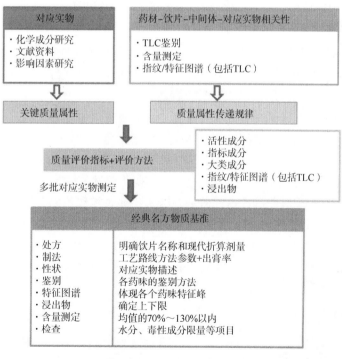

图 1-3-4　"经典名方物质基准"的质量标准研究框架图

3.3.2　质量评价方法

以汤剂为用药形式的经典名方，主要成分为水溶性成分，其物质基准的质量评价方法的研究可以参考《中药饮片标准汤剂》的研究方法，该研究对 200 味饮片的出膏率、指标成分转移率、含量测定和指纹/特征图谱进行了系列研究。散剂没有采用任何形式的溶剂提取，因此散剂的质量评价指标可以参考《中国药典》（2015 年版）单味药的质量评价指标，同时要加强特征（指纹）图谱等具有整体性的质量评价方法的建立。去渣煮散物质基准的质量分析方法与汤剂相同，不去渣煮散的物质基准的物质组成包括汤剂中的成分和药渣中的成分，因此其质量评价方法可能需要对水溶性成分和脂溶性成分同时进行分析，可以参考《中药饮片标准汤剂》的研究方法和《中国药典》（2015 年版）的质量评价方法。需要注意的是，单纯或机械采用药典指标可能会导致似是而非、南辕北辙，实际研究中要结合处方特点进行分析确定，如当归在"当归补血汤"和"当归活血散"之不同，当归补血汤具有补养气血的功效，方中当归主要用于补血，且为汤剂，其发挥补血作用的主要是当归多糖类成分；而当归活血散具有活血化瘀的功效，方中当归主要用于活血，且为散剂，其发挥活血作用的应为藁本内酯和阿魏酸等成分。质量属性的辨识表征及物质基准的质量控制指标的确定要根据其有效性的表达方式而确立。

质控指标的选择方面，管理规定要求"结合药材、饮片、中间体（如汤剂的煎液等）、对应实物的相关性研究结果，确定药材的关键质量属性"。标准汤剂质控指标，可能与药材/饮片国家标准的质控指标不同，导致这一现象的原因有很多。作为制备该复方的原料，其质量评价方法的指标成分可能需要进行重新定位研究。指标成分的选择最好以功效为导向，从而反映出制剂质量与临床功效的相关性。另外也要考虑是否有法定的对照品可供使用。二冬汤复方含有 8 个药味，主要成分为皂苷、黄酮、多糖等。《中国药典》（2015 年版）中天冬没有指标成分，天花粉的指标成分瓜氨酸没有特征性，荷叶的指标成分荷叶碱在复方中含量极低，复方中这些药味的质量控制需要进行详细研究加以确定。检测手段可以根据复方的具体情况采用多种仪器或方法进行成分定性和定量分析。如保元汤，该方汤剂中成分较为复杂，有较多的成分化学性质较为相似，色谱峰分离很难达到理想状态，这给成分定量与识别带来一定的困难，因此，需增加质谱分析，作为质量评价补充材料。总之，这些问题均需在物质基准质量标准研究中根据具体情况进行有针对性的选择。

质控方法方面，《注册管理规定》要求："加强专属性鉴别和多成分、整体质量控制"，要采用定性鉴别、特征成分定量测定和总成分含量测定等不同方法，以达到表征每个药味的目的。其中薄层鉴别和特征图谱具有整体性和专属性的特征，是鉴别复方药味信息的重要方法。色谱分析中，通过优化色谱条件、采用不同分离原理的固定相、优化样品制备方法等可以达到对复方中每个药味的多成分鉴别。同时应尽量避免检测重复的质量信息，比如已有定量的指标不需在定性鉴别项下体现，避免徒增工作量。经典名方含有的药味大多偏少，《名方目录》中小于 5 味的处方约占 37%，6～10 味的处方约占 50%。因此，经典名方物质基准要达到对每个药味的鉴别基本是可以实现的，难点在于目前没有公认的指标成分的药味，如茯苓、山药、天花粉等。如何对这些没有明确指标成分的药味进行质量控制？相关规定中指出"经典名方物质基准及经典名方制剂质量标准检测项中均无法体现质控信息的饮片，应制定完善的饮片标准，通过质控前移提高经典名方制剂的质量可控性"。有效的质控方法对于打造高品质的经典名方制剂具有重要意义。但是这样的研究势必提高研究成本，延长研发周期。因此，首批经典名方物质基准需要有足够的研究期限，便于解决经典名方中存在的基础问题、共性问题，对于保障后续产品质量具有重要意义。同时，首批目录品种的深入研究，也便于凝练更广范围的专家共识，为后续经典名方制剂的研发奠定基础和制定具体研发指南。

3.3.3 质量标准制定

经过前面 5 个阶段的研制，"经典名方物质基准"的申报材料基本可参照相关部门发布的要求进行整理，申报者可参考 2015 年版《中国药典》收载的中成药质量标准的格式形成"经典名方物质基准"正文和起草说明，同时邀请中药注册评审方面的专家进行申报资料初步评审和给予专业性建议。

"经典名方物质基准"分正文和起草说明两个部分。物质基准正文需全面反映对应实物的质量信息，包括处方、制法、性状、鉴别、检查、指纹图谱或特征图谱、含量测定等。起草说明主要用于简述相关文献资料、研究数据、方法学验证结果等，如各检测项的设立理由、检测项上下限确定依据、未纳入标准的原因等。若对应实物制备中选用药材、饮片不同于 2015 年版《中国药典》的规定，需进行详细说明，并附有执行标准、检测报告及参考文献。

标准制定的原则之一是实用性，即标准的内容要便于实施，操作性强。理论上，"经典名方物质基准"的质量标准要具有整体性和科学性。因此标准的制定必须建立在大量深入研究的结果之上，最终标准中仅列入关键指标。为了保证标准的实施，要权衡其对质量的可控性和测定成本。笔者建议质量标准的起草说明部分要翔实地说明物质基准质量研究过程中所采用过的检测项目、检测方法、结果分析和检测方法取舍的原因，同时也要说明检测指标简化的依据。检测项目的上下限反映了物质基准物质组成的波动性，波动范围与药材的质量有很大关系，其波动范围的确定要建立在对大量样本测定的基础上。

管理部门相关要求对物质基准的研究内容要求非常详尽，对经典名方开发具有推动和指导意义。然而，通过一段时间的实际研究，笔者对其中部分内容存在一定疑义。如"物质基准分析方法研究"提供的"表 5 检测项目"下，将"外源性污染物检查"作为检测项目。物质基准严格意义上并不供药用，不需批量生产，并不做长期保存，涉及外源性污染概率小，要求将其作为指标不具有实际意义，而"溶化性"和"浸出物"等主要针对的是颗粒剂等复方制剂检测，对于汤剂制成的对应实物而言，检测意义不大。物质基准"对应实物的质量分析"中要求提供"同批次饮片制备的多批次对应实物"，而"同批次饮片制备的多批次对应实物"的质量分析研究资料应在工艺验证阶段体现，用于表明工艺的稳定性。

3.4　小　结

本章在研究经典名方有关政策的基础上，结合经典名方实际开发经验，阐述"经典名方物质基准"的内涵、研制策略和质量评价，以期为后期经典名方开发和政策制定提供启示和参考。"经典名方物质基准"研制过程周期长，所涉及内容较为复杂，目前仍存在很多关键问题待解决，希望国家能尽快就现代剂量标准、资源评估、质量属性等关键问题出台更具体的、可操作的规范性要求，避免"经典名方物质基准"申报时出现众说纷纭、难以统一的现象。期待有关经典名方的后续政策早日落地。经典名方开发是一项艰巨的任务，需要政府、科技界、企业共同的努力，愿不久的将来经典名方开发焕发出应有的活力。

参 考 文 献

陈畅，程锦堂，刘安，2017. 经典名方研发策略[J]. 中国中药杂志，（9）：206-210.

陈士林，2018. 中药饮片标准汤剂（第 1 卷）[M]. 北京：科学出版社.

陈士林，2019. 中药饮片标准汤剂（第 2 卷）[M]. 北京：科学出版社.

代云桃，靳如娜，吴治丽，等，2019. 基于标准汤剂（物质基准）的经典名方制备工艺和质量标准研究[J]. 中国实验方剂学杂志：10-15.

代云桃，李琦，范自全，等，2017. 中药饮片标准汤剂的质量评价案例——金银花[J]. 中国中药杂志，42（5）：809-816.

邓哲，刘德文，杜杰，等，2019. 经典名方研发建议的梳理和探讨[J]. 中国实验方剂学杂志，25（17）：181-186.

董青，於化桃，代云桃，等，2017. 以标准汤剂为基准建立丹参的质量评价方法[J]. 中国中药杂志，42（5）：817-822.

范吉平，程先宽，2009. 经方剂量揭秘[M]. 北京：中国中医药出版社.

傅延龄，蔡坤坐，宋佳，2010. 方药量效关系文献与理论研究思考[J]. 北京中医药大学学报，33（9）：601-605，640.

傅延龄，蔡坤坐，张林，2015. 经方本原剂量问题研究[M]. 北京：科学出版社.

国家药典委员会，2015. 中华人民共和国药典[M]. 北京：中国医药科技出版社.

贺翠，范巧佳，宋民宪，等，2017. 多基原中药材对中成药的影响[J]. 华西药学杂志，32（5）：559-562.

黄璐琦，唐仕欢，杨洪军，2009. 论中药用量的特点及研究的关键点[J]. 中医杂志，50（3）：203-205.

雷斅，1985. 雷公炮炙论[M]. 张骥 补辑，施仲安 校注. 南京：江苏科学技术出版社.

李经纬，余瀛鳌，蔡景峰，等，1995. 中医大辞典[M]. 北京：人民卫生出版社.

李艳，白明，宋亚刚，等，2018. 中药标准汤剂的研究与思考[J]. 中草药，49（17）：3977-3980.

刘安，2017. 中药饮片标准汤剂制备与质量标准研究方法概述[J]. 中国实验方剂学杂志，23（7）：1.

刘维，裴瑾，杨梅，等，2016. 川产道地药材川牛膝产地变迁探讨[J]. 中草药，47（9）：1625-1628.

刘艳，章军，陈士林，等，2019. 经典名方复方制剂研发策略[J]. 中国实验方剂学杂志，25（24）：166-172.

刘艳，章军，杨林勇，等，2020. 经典名方物质基准研制策略及关键问题分析[J]. 中国实验方剂学杂志，26（1）：1-9.

孙思邈，2011. 备急千金要方[M]. 吴少祯 编，焦振廉 校. 北京：中国医药科技出版社.

孙思邈，2014. 千金翼方[M]. 北京：人民卫生出版社.

汪昂，2016. 素问灵枢类纂约注[M]. 王春艳，张晶滢，杨杏林 校注. 北京：中国中医药出版社.

汪晓蓉，2017. 宋代煮散运用规律研究[D]. 兰州：甘肃中医药大学.

王孝涛，1998. 历代中药炮制法汇典：现代部分[M]. 南昌：江西科学技术出版社.

文旺，李莉，李德坤，等，2019. 经典名方的"遵古"研发思路探讨——以泻白散为例[J]. 中国实验方剂学杂志，25（23）：196-201.

杨洪军，黄璐琦，2018. 经典名方的研发——中医药传承发展的突破口之一[J]. 中国现代中药，20（7）：7-11.

于小红，赵嵘，代云桃，等，2017. 党参标准汤剂质量评价的建立[J]. 中国实验方剂学志，23（7）：24-29.

詹志来，邓爱平，彭华胜，等，2016. 基于历代本草产地变迁的药材道地性探讨——以黄芪、丹参为例[J]. 中国中药杂志，41（17）：3202-3208.

张维亮，李金田，付爱华，2012. 宋以前《伤寒论》流传概况[J]. 中华中医药学刊，30（4）：882-884.

张卫，王嘉伦，杨洪军，等，2018. 经典名方的中药基原考证方法与示例[J]. 中国中药杂志，43（24）：4916-4922.

张仲景，2019. 伤寒杂病论[M]. 北京：中国中医药出版社.

经典名方剂量考证

中医方剂讲究君、臣、佐、使的配伍关系，通过药物之间功效的协同、毒副作用的制约、药性的调和来达到治疗的目的。但是药物之间若想达到以上配合作用，科学的剂量分配是必不可少的。

经典名方都已经历长期的临床应用，其安全性与临床疗效已经得到了充分的验证，是古代医家留给后世的无价财富。经典名方之所以历经千载仍在临床广为流传，与其科学的配伍、严谨的制法及辨证的用法密不可分。药材、饮片、剂量、加水量、煎煮方法及服药方法共同形成经典名方的系统要素（图1-4-1）。在经典名方的全部要素中，剂量是极为重要的一方面，是影响经典名方安全性和有效性的重要因素。与化学药品相比，中药方剂的特殊性在于，方剂的临床疗效不仅由配伍药材决定，同时也随剂量的变化而改变。在不改变方剂药物组成的情况下，改变其中一味药的剂量，方剂的治疗作用就会发生很大的改变，即"一味变化即成新方"。如桂枝汤由桂枝、芍药、生姜、大枣、甘草5味药组成，治疗太阳中风表虚证。将其中的桂枝用量增加2两，即成桂枝加桂汤，用于治疗奔豚病；将其中的芍药增加3两，即成桂枝加芍药汤，可温中补虚，缓急止痛。因此，经典名方除了配伍药物之外，各个药物的剂量及组成比例都是其成为经典名方的关键因素。

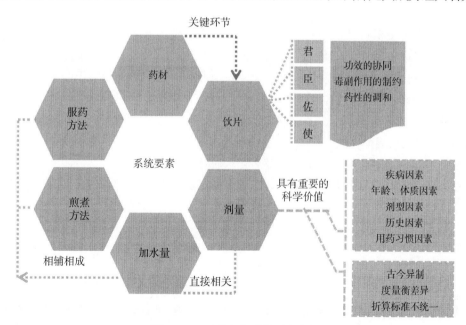

图1-4-1　经典名方系统要素分析

剂量是古代医家治疗理念的综合体现，每首经典名方都有其组方的历史背景，也承载着临床医家独特的治疗思想和用药习惯，主要表现为：①疾病的证型决定了方中主要用药及剂量；②患者的年龄、体质情况决定了整体剂量的轻重；③方剂剂型对剂量也有特殊的要求；④医家生活的历史年代及当时的用药习惯、药物品质都对剂量造成了直接的影响。所以经典名方的剂量承载的是医家智慧和多年的用药经验，剂量是经典名方具有科学价值的重要内容。

在《中华人民共和国中医药法》及经典名方相关政策的引导下，经典名方的开发研究正如火如荼地进行，但目前出现的较为严重的问题就是剂量不统一，即使是同一首经典名方，不同的临床医生、不同的研究人员所用的剂量却大相径庭，导致质量标准出现很大差异。剂量存在争议的经典名方主要集中在汉·张仲景的《伤寒论》和《金匮要略》两本典籍上，尽管仲景方大多对药材、炮制、制法、用量有较为详细的记载，但由于其特殊的历史地位，导致后世医家研究、应用较多，有些出现加减方应用，使药物配伍剂量与原方相差甚远。再加上年代更迭，文字传承出现差错，致使剂量发生变化。再者，由于年代变迁，度量衡差异，剂量折算发生较大偏差。唐及唐以后的方剂剂量基本明确。除此以外，个别医籍对方剂的记载并不详细，有些甚至未注明制法及用量，这就给考证增加了难度。

综上所述，剂量问题已经成为经典名方现代研究中的关键问题，迫切需要解决并达成共识。剂量问题争议的关键既是古今度量衡折算的问题，也是临床用药习惯与安全性的权衡。仅从科学研究层面来看，无论从哪个角度探讨都合情合理，但经典名方的研究更应侧重于本原。因此，笔者建议，经典名方剂量折算首先应充分考证原方出处，尊重度量衡考证结果，明确其本原剂量。对于剂量无法考证的经典名方需在研究文献的基础上结合现代安全性研究数据，合理、合规、合法地给出剂量折算方案。

4.1　经典名方剂量考证的意义

4.1.1　明确实际剂量

经典名方剂量多少应是不争史实，应以科学的态度如实反映其原貌，中医界部分医家将方剂剂量是否符合现代标准、是否适用于当今患者的疑虑及个人使用的习惯混为一谈，结果是以主观的臆测取代了史实考证。笔者认为，应参考度量衡考证研究，实事求是，真实体现经典名方剂量本来面目。因此，对于经典名方剂量推定，要参考度量衡考证研究结果，反对主观臆断。根据考古方面度量衡研究结果推定经典名方剂量，既符合文献史籍记载，亦有实物佐证，应能反映经典名方的实际用量。至于经典名方实际用量是否适用于当今特定患者，考虑到患者个体差异与医师用药习惯，应该作为另外一个问题来探讨。

当今探讨经典名方剂量折算，目的是发挥其现实应用及指导意义。因此，这一过程必然要符合实践-认识-再实践-再认识的认知规律，而不能囿于从文献到文献的"纸上谈兵"，重要的是通过客观实践认识经典名方剂量原貌，探讨其组方法度、配伍规律及对当今临床处方的意义。

总之，全面、客观地对待经典名方剂量折算问题，开展经典名方剂量与现今度量衡折算实证研究，将为经典名方剂量的确定提供事实依据，从而加深对中医组方法度、药物配伍的认识，进一步引导临床合理用药，并在新药研发、临床教学和实践中发挥指导作用，促进中医治疗学的发展和进步。

4.1.2　探究配伍规律

配伍是经典名方的精髓，而探究其配伍规律是经典名方开发研究的重要组成部分。研究认为，药物的药性各有所偏，其功效各有所长，不同的药物之间存在着多样的相互作用，药物同用虽可以增强疗效，但也可以对人体造成不利的影响。《笔花医镜》云："用药如用兵，须量其材力之大小，盖有一利，即有一弊。如大补大攻、大寒大热之品，误用即能杀人。"《神农本草经》有"七情"之说："药有阴阳配合……有单行者，有相须者，有相使者，有相畏者，有相恶者，有相反者，有相杀者"，通过适当合理的配伍，可增强疗效，扩大治疗范围，同时能消除或缓解某些药物对人体的不良影响。另外，配伍剂量也是遣方用药的关键所在，自古有"中医不传之秘在于剂量"的说法，其含义有三：一者保密而不外传；二者如何确定剂量很难被人领悟理解，流传不下去；三者药味剂量是决定配伍作用及药效的关键。方药剂量历来缺少统一的标准和系统完整的理论体系，历代相关中医学著作中多是关于理、法、方、药及其药物功效、炮制的论述，系统讨论药物剂量的书籍很少，临证遣方用药，量之大小多寡受到诸多因素的影响，使之成为"不传之秘"。

4.1.3　探究剂量变化的原因

研究表明，就方药常用剂量范围来讲，汉唐时期为"广剂量宽范围"，明清时期为"小剂量窄范围"，方药剂量在历史上出现过巨大的变化。这是对经典名方本原剂量问题进行全面研究获得的认识，这种认识必然引导出另一个有着十分重要意义的课题，即经典名方剂量变化原因的探讨。

汉唐时期临床使用的剂型主要为汤剂，而宋金元时期临床使用的剂型主要为煮散。宋代乃至于金元时期，煮散十分盛行，传统汤剂的使用大大减少，这就是导致方药临床用量大幅下降的最为关键的原因。明代虽然逐渐恢复了传统汤剂的应用，然宋金元医家使用煮散的时间有三四百年，不少于 15 代人，在这么漫长的时间里，医家"常行煮散，古方汤液存而不用"，以至于到了明代汤剂应用逐渐恢复的时候，人们无法耐受汉唐时期的剂量水平。研究结果还表明，除了上述主要的原因以外，另外也有一些原因在某种程度上是宋代方药临床用量下降的重要推手。这些原因包括：

（1）宋、元、明时期的医家认为古人、今人的体质不同，古强壮而今孱弱，古人能耐受大剂量的药物，今人对药量的耐受性下降。

（2）宋、明以来，用药安全性越来越受到重视，临床医家对方药用量的控制较之以往更加小心、谨慎。

（3）汉唐及汉唐以前医家多自采药材，因此他们对药物的认识很直接，对其安全性有较多把握；而宋、明以来，医药分工进一步发展，大部分医家无暇兼顾药物质量，对其安全性把握不足。

（4）宋代以来，自学成才的医家大量增加，由儒而医的医家大量增加，由师承授受而成为医家的人相对减少。

纵观各朝各代经典名方的用药剂量变迁，可以清晰绘制其剂量变化轨迹。某一个方子、某一味药，在汉代的用量是多少，在唐宋时期的用量是多少，可以通过研究而获得认识。由于剂量的变迁也是方药发展历史的一部分，在中医发展的历史进程中，剂量是否变化？如何变化？既是医学史的问题，又是重要的学术问题。因为剂量变化反映着医学、药学等诸多方面的问题，如药材质量的变化，药材的生长、生产、加工及运输方面的变化，还可能包含着疾病本身的变化，这些因素都可能在剂量上有所反映。研究表明，三国至唐代时期经典名方剂量与汉代基本一致，而到了宋代，由于对药材需求大幅增加、中央与地方政府财力相对不足及煮散自身的优点，宋朝政府大力推广普及煮散，最终导致方药用量骤然下降。金元时期经典名方药物用量与宋代基本接近，而明清时期，药材供应增多，这也为煮散向汤剂的回归提供了条件，药物剂量有小幅回升。由此可见，研究经典名方本原剂量及其历史变迁规律，是经典名方所处朝代的政治、经济、文化状况等综合作用的结果。

4.1.4　更好地提高临床疗效

剂量在很大程度上决定着经典名方的临床疗效。剂量也是方剂最具科学价值的重要内容。此外，剂量是中医临床处方变化最为复杂的内容。"中医不传之秘在于剂量"，剂量是药方隐含着最多奥秘的方面，然而中医对剂量的研究又是方药研究领域里最为薄弱的一个环节。

近年来人们在思考中医临床疗效的时候，对剂量亦有较多关注。有人认为，目前的中医临床用药剂量偏小，直接导致了中医临床疗效的显著下降，所以应该提高临床药物用量，在保证安全的前提下，根据具体病情，适当增加用量，将有可能显著提高中医药临床疗效。另外，也有人对目前临床上较为普遍存在的超药典大剂量使用中药的现象提出尖锐批评，认为应该重视用药安全，要以药典推荐的常用剂量为准，不可随意增加方药用量。有人指出，不合理大剂量用药还会浪费药材资源。有学者对经典名方本原剂量进行了较为全面、深入的研究以后，越来越清楚地认识到，今日临床应该提高药物用量的观点，以及今日临床应该坚持小剂量用药的观点，都有失片面，不甚恰当。真正适应临床需要的方药剂量并不一定是一个大剂量，也不一定是一个小剂量。为了提高临床疗效，现在要采取的措施并不是简简单单地增大剂量，也不是维持和坚守现在普遍使用的剂量。我们应该充分认识到"小剂量窄范围"的方药应用并不适应临床情况的复杂性，并不适应现实的需要，中医临床需要"广剂量宽范围"。所以，关于经典名方本原剂量问题的研究，并非仅仅是医学史的问题，并非仅仅是为了寻找历史的本来面貌，更重要的是为了寻找最佳的临床方药用量范围，以保证和提高方药的疗效。

4.2 经典名方考证方法

4.2.1 折算方法

4.2.1.1 从历代文献记载继承剂量

历代医家对经典名方的传承散见于他们的著作、论述中，后世医家常根据文献记载的临床常用量来传承仲景用药的剂量。如明·李时珍在《本草纲目》中说："今古异制，古之一两，今用一钱可也"，认为 1 两折合 1 钱。而清·徐大椿在《医学源流论》中则说："自三代至汉晋，升斗权衡，虽有异同，以今较之，不过十分之二"，认为汉代 1 两，当时可用 2 钱。清·汪昂在《汤头歌诀》中说："大约古用一两，今用一钱是矣"，则与同时代的徐大椿不同，而认同李时珍的说法。可以看出，经典名方剂量的折算，甚至同时代也不尽相同。高等中医药院校教材多依李时珍说法，以古方剂量 1 两折合今之 3g。而根据陶弘景的药秤、药升计算，1 两折合今之 1.6g，此观点一直被日本汉方医家所遵循，为日本汉方的常用剂量。陶氏药秤折算出的重量特别轻，容量特别小。现代考证认为，陶氏所谓的"十黍为一铢"当为"十累为一铢"之误，也可能原文是"十黍为一累，十累为一铢"传抄讹漏所致。实际上陶氏之后，没有人按照这个计算法来推测仲景用药剂量。吴承洛根据史料记载，并根据古代货币和嘉量间接核算考证，在其《中国度量衡史》中认为汉 1 两合今之 13.92g，1 升合今之 200ml，1 尺折合今之 23.04cm。1973 年版《中医名词术语选释》、1979 年版《中药大辞典·附篇》、《简明中医大辞典》都引用了上述数据。这种推算方法及其所得数据比较可靠，但是也有不足之处。一是秦汉时期的货币，由于当时不同地区、不同时间及铸造技术等原因，其重量出入较大，同样是五铢钱，重量并不一致；二是年代久远，难免侵蚀磨损；三是只能根据嘉量的图形、文字记载及其复制品间接推算。因此，上述数据不可能十分精确。还有，根据吴承洛《中国度量衡史》考证的"汉 1 两相当于 13.92 克"，引用唐·苏敬等《新修本草》载："古秤皆复，今南秤是也。晋秤始后汉末以来，分一斤为二斤，一两为二两耳。金银丝绵，并与药同，无轻重矣。古方唯有仲景，而已涉今秤，若用古秤作汤，则水为殊少，故知非复秤，悉用今者尔。"《新修本草》认为，东汉时有药秤，为普通秤的二分之一。因此，把《伤寒论》与《金匮要略》中的 1 两折合为 6.96g，1959 年中国中医研究院编写出版的《伤寒论语释》与 1974 年出版的《金匮要略语释》均采用此折算剂量。苏敬所说的"今秤"是指唐代的小制，但是，这一段记载不能证明《伤寒论》与《金匮要略》中的药物计量是东汉普通称量的二分之一。

4.2.1.2 从实物考证推测剂量

随着考古的新发现、古代文献的出土，经典名方剂量的折算显得越来越明确，如果说文献记载由于历代变迁，难免会出现差错，那么引入实物佐证去确定经典名方剂量，则体现了经典名方用量传承上的进步。

结合不同时期度量衡与当代度量衡单位对应折算的确定，经典名方的用量也越来越符合其原貌。许多医家从实物考证角度试图客观反映经典名方剂量折算。如依据《中国度量衡史》对汉代衡值进行考证，得出 1 两折合今之 13.92g 的结论；依据古代货币和嘉量间接核算及古衡器和量器间接核算等方法，得出 1 两折合今之 15.625g，1 升折合今之 200ml 的结论。范吉平等对部分非标准重量单位药物进行实际测量：采取无选择地（即不区分大小）实测，测定 3 次，取其平均值；对个别药物则区分大小实测，也以 3 次平均值为准；部分药物则取其大者、小者（舍弃中等者）。以容量升、合等计量药物，以东汉时期 1 升合 200ml 计算，用量杯实测之，得出了实际的测量结果。结果发现，没有明显地区差异的部分药物实测值较为接近；具有地区特色、为"道地药材"的部分药物悬殊较大，实测结果见表 1-4-1。

表 1-4-1　非标准重量单位计量药物实物考证参考

药材	原方剂量	折算剂量（g）
石膏	如鸡子大	50～60
吴茱萸	1 升	约 70
酸枣仁	1 升	112
杏仁	1 升	112
蜀椒	1 合	4.2
葶苈子	1 升	124
赤小豆	1 升	150
麻子仁	1 升	100
麦冬	1 升	90
芒硝	1 升	124
五味子	1 升	76
半夏	1 升	84
大枣	1 枚	2.5
瓜蒌实	1 枚	70；大者 120
诃子	1 枚	4
杏仁	1 枚	0.3
桃仁	1 枚	0.26
乌头	1 枚	3；大者 7
附子	1 枚	15；大者 30
枳实	1 枚	20
粳米	1 升	160
厚朴	1 尺	20
竹叶	1 把	10
香豉	1 升	124
乌梅	1 枚	2.3
栀子	1 枚	0.5
鸡子黄	1 枚	12.5

4.2.1.3　从临床实践推测剂量

经典名方在实际应用时并未完全还原古法剂量，由于年代变迁、度量衡的差异、药材因素、体质因素等诸多因素的存在，导致药材用量难以达成统一。《伤寒论讲义》《方剂学》给出 1 两=3g。临床医生各自根据自己的实践经验遣方用药，达到了治疗疾病的目的，并通过长期的临床用药形成习惯。胡希恕的《伤寒论方证辨证》中记载半夏泻心汤，用量为半夏 10～15g，黄芩 6～12g，干姜 6～10g，人参 6～10g，炙甘草 6～10g，黄连 3～6g，大枣 4 枚（劈），折合剂量 1 两为 3g 左右。《现代日本汉方处方手册》记载半夏泻心汤，用量为半夏 4～5g，黄芩 2.5～3g，干姜 2～2.5g，人参 2.5～3g，甘草 2.5～3g，大枣 2.5～3g，黄连 1g，折合剂量 1 两为 1g 左右。陈亦人用芍药甘草汤治疗脚胫挛急、腹痛泻泄、膀胱拘挛。白芍用量在 3～90g，常用剂量有 10g、15g、30g 三种，折合剂量 1 两为 2.5～7.5g。甘草多用蜜炙，用量在 3～20g，常用剂量有 3g、6g、9g 三种，折合剂量 1 两为 1～3g。临床医生的用药习惯对处方至关重要，既能保证临床用药安全，又能保证疗效。因此，临床医生的实践经验对于考证经典名方的剂量具有较大的参考价值，对于那些无法通过古籍、文献、度量衡来考证剂量的经典名方，或是通过前三种方法考证后处方难以实施，或是剂量仍然存在较大争议的经典名方，不失为一种既安全，又有效的方法。

4.2.2　参考依据

经典名方剂量折算并没有在参考依据上达成统一，因此，呈现出多种剂量标准，这对于临床医生处方来说，并不是太大的问题，但这给经典名方开发、研究及现代化标准的制定带来诸多问题。从目前来看，主要参考古代度量衡、高等院校通用教材及临床处方。

4.2.2.1　中国古代度量衡

中国古代度量衡与数学、物理、天文、律学、建筑、冶炼等科学技术的发展起着相互促进的作用。中国度量衡的发展大约起始于父系氏族社会末期。传说黄帝"设五量"，"少昊同度量，调律吕"。度量衡单位最初都与人体相关："布手知尺"，"布指知寸"、"一手之盛谓之溢，两手谓之掬"。这时的单位尚有因人而异的弊病。《史记·夏本纪》中记载禹"身为度，称以出"，表明当时已经以名人为标准进行单位的统一，出现了最早的法定单位。商代遗址出土有骨尺、牙尺，长度约合16cm，与中等身材的人大拇指和食指伸开后的指端距离相当。尺上的分寸刻划采用十进位，它和青铜器一样，反映了当时的生产和技术水平。春秋战国时期，群雄并立，各国度量衡大小不一。秦始皇统一全国后，推行"一法度衡石丈尺，车同轨，书同文字"，颁发统一度量衡诏书，制定了一套严格的管理制度。商代牙尺为中国两千多年封建社会的度量衡制奠定了基础。汉代政治、经济制度皆如秦制，度量衡也沿用秦制。西汉末刘歆将秦汉度量衡制度整理成文，使之更加规范和条理，后收入《汉书·律历志》，成为最早的度量衡专著。

历代度量衡相关文物记载如下：商代象牙尺共 2 支，均刻有 10 寸、每寸 10 分，分别长 15.78cm、15.80cm，标志着我国古代实物标准的最早起源。今藏中国历史博物馆、上海博物馆。商鞅铜方升[商鞅（约公元前390～前338年）]在秦孝公十八年（公元前344年）监制了该标准量器，并刻铭"大良造鞅，爰积十六尊（寸）五分尊（寸）壹为升"，即"十六点二立方寸为一升"。实测 1 寸合今之 2.31（2.32）cm；1 升合今之199.69（202.15）ml。"五分尊"中"五"的含义，《说文解字》曰："五行也从二……"今藏上海博物馆。安邑下官铜钟属战国时期，器上有两次刻铭：第一次腹部刻有"安邑下官锺，七年九月，……大斛斗一益少半益"，颈部刻"至此"二字；第二次唇部刻有"十三斗一升"。经测：当液面齐于"至此"时为 25 090ml，"大斛斗一益少半益"可释为"十一斗一益又三分之一益"，按此当时魏国 1 益（相当"升"量）合今之 225.4ml。秦得此器后按秦制又测：当液面与器唇（"十三斗一升"）齐平时为 26 400ml，按此秦 1 升为今之 201.5ml。1966 年在陕西咸阳塔儿坡出土，现藏陕西历史博物馆。秦高奴禾石铜权是秦昭王十三年（公元前 294 年）或三十三年（公元前 274 年）铸发给高奴（今陕西省延安县东北）的，系当时称粟所用，重 1 石，实测合今之 30.75kg。1964 年出土于西安阿房宫遗址，现藏陕西省博物院。秦国圜形钱，其上有常见的重量单位，1 锱合 6 铢，24 铢为 1 两，16 两为 1 斤。永平大司农铜合东汉"……永平三年（公元 60 年）制，实容 60ml水……"现藏南京博物院。永平大司农铜合容量 20ml，据此东汉 1 升合今之 200ml。现藏南京博物院。元初大司农铜斗，东汉元初三年（公元 116 年）制，容水 1990ml。现藏上海博物馆。大司农平斛为东汉建武十一年（公元 35 年）大司农颁发的容一斛的标准铜量，实测 19 600ml。1953 年在甘肃省古浪县出土，现藏中国历史博物馆。光和大司农铜斛铸于东汉光和二年（公元 179 年），容量 20 400ml。现藏上海博物馆。光和大司农铜权铸于东汉光和二年（公元 179 年），按汉代量级当是 12 斤权，实测为 2996g，1 斤为 249.7g（约 250g）。现藏中国历史博物馆。司农司校隋朝"大业三年五月十八日太府寺造司农司校"的"太府寺合" 1 件，实测 19.91ml，1 升当为 199.1ml。日本山下泰氏收藏。营造尺与库平清末铂铱合金营造尺、铂铱合金库平两原器和镍钢合金副原器及精密检校仪器，宣统元年（1909 年）由国际权度局制成。中国计量科学研究院收藏。

中药剂量使用的单位与类型如下：有衡制、量制、度制（三者分别有单位、进率与量值的不同）、拟量、数量、估量等单独或几种组合使用，但以衡制为主。衡制为历代变化最大、相当混乱之首。其单位有铢、两、斤；黍、铢、分、两、斤；黍、累、铢、分、两、斤、秤；毫、厘、分、钱、两、斤；字、钱、两、斤；字、钱、分、两、斤；千克（公斤）、吨等。进率有 2、2.5、4、6、10、13、14、15、16、18 等，但 1991 年前 16 两=1 斤历代相同。量值每斤 212.8～750g。张志国等以文物考证及文字记载为基准，整理了中国历代度量衡。量制变化仅次于衡制。其单位有益、斗、斛；升、斗、斛；龠、合、升、斗、斛、石；盏、斗、斛；公/市升等。进率有 2、10 等。量值每升 199.1～1035ml，见表 1-4-2。度制较量制与衡制相对固定。其单位有分、寸、尺；分、寸、尺、丈、引；分、寸、尺、公尺；毫米、厘米、分米、米等。进率有 3、10 等。量值每尺 15.78～35cm，见表 1-4-2。拟量即以实物比拟的质量或容积，用作比拟药材或药丸大小的标准，常用于形状不规整或细碎不易记数的药材和丸药，如拳大、鸡子黄大、麻子大、小豆大、大豆大、梧子大、枣大、枣核大、鸭卵大等。数量用于对某些形体大小比较一致的药材进行计量，如个、枚、片等。估量应用于散、末药等。量具有钱币、匕、勺、碗、手、杯、撮、溢、束、握/把等。用匕、勺取药，抄取至不落为度；"撮"为两三指并拢所能取的量；"溢"为一手所能盛的量；"束、握/把"皆以手取药的量。

对我国古代中医药度量衡的考证应以文物与文字或两者的结合为依据，这样可信度较高，当然古代因地域、国家、文物规格不同，创制与考证者的测试工具、方法误差等原因，其度量衡亦有差别，笔者整理出几个版本，以供读者参考。

中国古代度量衡与今天计量值的换算，当代学术界丘光明老师的研究最为系统和深入，丘光明老师于 2001 年于科学出版社出版的《中国科学技术史·度量衡卷》中附录的《中国历代度量衡值表》，见表 1-4-2。

表 1-4-2　中国历代度量衡值表（丘光明版）

时代	年代（公元）	单位量值		
		1 尺约合成厘米	1 升约合成毫升	1 斤约合成克
商	前 16～前 11 世纪	16		
战国	前 475～前 221 年			
（齐）			205	370/镒
（邹）			200	
（楚）			226	250
（魏）			225	306/镒
（赵）			175	251
（韩）			168	
（东周）		23.1	200	1213/冢
（燕）			1766/瓿	251
（中山）			180	9788/石
（秦）				253
秦	前 221～前 207 年	23.1	200	253
西汉	前 206～8 年			250
新	9～25 年			245

续表

时代	年代（公元）	单位量值		
		1尺约合成厘米	1升约合成毫升	1斤约合成克
东汉	25~220年			
三国	220~265年	24.2		220
晋	265~420年			
南北朝	420~589年			
（南朝）		24.7	200	220
（北朝）		25.6（前期） 30（后期）	300（前期） 600（后期）	330（前期） 660（后期）
隋	581~618年	29.5	600	660
唐	618~907年	30.6		662~672
宋	960~1279年	31.4	702	661
金*	1115~1234年		一盏=200 一中盏=100	661
元	1271~1368年	35	1003	610
明	1368~1644年	32	1035	596.8
清	1644~1911年			
中华民国	1912~1949年	33.3	1000	500

*笔者根据考证结果补充。

　　有学者研究了丘光明老师的中英文双语版《中国古代计量史》（2012年）中的《中国历代度量衡值表》，提出三个见解：①对于东汉的权重值，颜氏等比较赞同柯雪帆教授的观点，即认为东汉1斤为今之250g，1两≈15.625g。由此沿用汉制的魏晋南朝也是以250g为1斤，南朝至宋的"小制"亦以此为据。②丘光明老师在1912~1949年一律用市制，颜氏等认为当分成两段，1912~1928年依然沿用清朝库平制，1929年《中华民国度量衡法》公布后采用市制。③中华人民共和国成立后的度量衡情况本表未体现，1949年至1986年7月1日《中华人民共和国计量法》施行前为市制，施行后为公制。因此，为了把从古至今的中国历代度量衡情况全程贯通起来，颜氏等在丘光明教授《中国历代度量衡值表》的基础上，补充了建国后的度量衡换算情况，修正了东汉至南朝的权重值和1928年前的计量情况，绘制了《中国历代度量衡换算简表》，见表1-4-3。

表1-4-3　中国历代度量衡换算简表（颜文强版）

时代	年代（公元）	单位量值		
		1尺折合成厘米	1升折合成毫升	1两/斤折合成克
商	前1600~前1046年	16		
战国	前475~前221年			
秦	前221~前207年			15.81/253
西汉	前206~8年	23.1		15.625/250
新	9~25年			15.31/245
东汉	25~220年		200	
三国	220~280年	24.2		
两晋	265~420年			15.625/250
南北朝				
南朝	420~589年	24.7		
北朝		25.6~30	前期300 后期600	前期330 后期660

续表

时代	年代（公元）	单位量值		
		1尺折合成厘米	1升折合成毫升	1两/斤折合成克
隋	581~618年	29.5		41.25/660
唐	618~907年	30.3	600	41.69/667
五代十国	907~960年			
宋	960~1279年	31.4	702	40/640
元	1271~1368年	35	1003	
明	1368~1644年	32	1035	37.3/596.8
清	1644~1911年			
中华民国前期	1912~1928年			
中华民国中后期	1929~1949年	33.3	1000	31.25/500
度量衡单位进制值	秦—清—中华民国（1928年）（传统度量衡）	10分=1寸 10寸=1尺 10尺=1丈	2龠=1合 10合=1升 10升=1斗 10斗=1斛（南宋前） 5斗=1斛 南宋（含）后 2斛=1石 南宋（含）后	10黍=1累 10累=1铢 24铢=1两 4分=1两 16两=1斤 北宋（含）后增： 1两=10钱 1钱=10分 1分=10厘 1厘=10毫
	中华民国（1929年）—中华人民共和国（1986年）（市制度量衡）	10分=1寸 10寸=1市尺 10市尺=1丈 1公尺=3市尺	1L=1000ml	1市斤=16两 1两=10钱 1钱=10分 1分=10厘
	中华人民共和国（1986年）—（国际公制度量衡）	1m=10dm 1dm=10cm 1cm=10mm	1L=1000ml 1L=1dm³ 1L=1000cm³ 1ml=1cm³	1公斤=2市斤 1市斤=500g 1市斤=10两 1两=50g

　　张志国等以古代文物与文字两者结合为依据对我国古代中医药度量衡进行考证，其中历代度量衡见表1-4-4：

表1-4-4　历代中医药度量衡单位（张志国版）

朝代	年代（公元）	度制1尺合（今）厘米	量制1升合（今）毫升	衡制1两合（今）克
秦	前221~206年	23.1；23.2	201.5；202.15；201	15.62；16.02；16.14
西汉	前206~8年	23.1；23~23.8	200；220	15.32；15.62
东汉	25~220年	23.1；23~24	200；600	13.3；13.8；15.62
隋	581~618年	29.5；32	199.1；600；1000	13.3；37.5；42；46.88
唐	618~907年	30.6	600	13.3；37.3；41.38~42；40~42.50
北宋	960~1126年		588.9；702（大盏=古时升=200）	
南宋	1127~1368年	31.4	702	40~41.3
元	1206~1368年	24.5	1003	38.12
		35		40
明	1368~1644年	32	1035	37.3
清	1644~1911年	32	1035	37.3

4.2.2.2 高等院校通用教材

全国高等中医药院校规划教材《方剂学》（第十版）中每首方剂的药物标注的剂量多为两种：一种是录其古方原著之用量，用以领悟古方的配伍意义、组方特点，并作为今人临证用药配伍比例之参考；另一种则以"（×g）"标注，此为现代临床作为汤剂使用时的参考剂量[个别不宜作汤剂者，其组成药物下之"（×g）"剂量，为作丸、散等时的现代参考用量]。后者是依据古今度量衡、方剂用法之差异，并参考当代临床习用剂量而定，其与原方古代剂量并非是度量衡上的绝对等值换算，切忌以此推算古今剂量之换算标准。而且，同一时代甚至同一原著各方中同一药物之剂量相同，但教材中所提供之当今临证参考用量不尽一致。学者当以临床实际为准，不可拘泥于古今度量衡折算之剂量。如麻黄汤原方麻黄用量3两，以1两折今之3钱，共得9钱。原方"温服八合"，约为总量"二升半"之三分之一，故每服除以3，故麻黄用量为3钱。我国北方习用每钱5g、南方习用每钱3g折算。

4.2.2.3 临床处方

临床处方是医生实践经验的总结，即使古方今用，用法用量亦有所改变，甚至相差甚远，医生应对古方的资料有所了解，做到心中有数。临床处方作为剂量折算最为直接的参考依据一直以来受到人们的关注，尽管大多数情况下临床医生开具的处方剂量与古方不尽相同，甚至会根据患者病情的变化而作调整，但是所用剂量都与患者的病情、治疗情况直接有关。同时，医生通过多年的临床经验，对所开处方的剂量、治疗效果、安全性具有清晰的认识，因此，对于那些原方剂量记载不太详细、计量单位或是剂量范围存在争议的经典名方，可以将临床处方的剂量作为参考依据，并结合文献考证结果，合理确定药物剂量。

4.3 经典名方计量单位考证

古代经典名方在计算药物用量时所采用的计量单位，既有标准的，如尺、寸、升、合、斤、两等，也有非标准的，如个、枚、把、握、鸡子黄大、麻子大、枣核大等。常用计量单位见表1-4-5。

表1-4-5 药物常用计量单位

类型	单位制	单位
标准计量单位	度	尺、寸、丈、分、引
	量	斛、斗、升、合、龠、圭
	衡	石、斤、两、钱、铢、分
	数量	个、枚、片、粒
非标准计量单位	估量	把、握、束、撮
	拟量	拳大、鸡子黄大、麻子大、小豆大、枣核大

4.3.1 经典名方之重量单位考证

《汉书·律历志·权衡》云："权者，铢、两、斤、钧、石也……一龠容千二百黍，重十二铢，两之为两。二十四铢为两。十六两为斤。三十斤为钧。四钧为石。"经典名方药物剂量多用到重量单位铢、两、斤，考证经典名方中重量单位计量药物实际用量意义重大。然而，历代甚至相同时代对经典名方剂量的认识相差悬殊，比较权威或影响深远者以其根源分以下三种情况。

（1）"药秤"、"神农之秤"说：南北朝·陶弘景在《本草经集注》中记载："古秤唯有铢两，而无分名。今则以十黍为一铢，六铢为一分，四分成一两，十六两为一斤"。与《汉书·律历志》中记载的百黍为一铢相比，其所记载十黍为一铢，两者相差甚远，后孙思邈引陶氏之说，认为此为"神农之秤"，并指出："吴人以贰两为壹两，隋人以叁两为壹两，今依肆分为壹两称而定"。陶弘景距张仲景东汉时代较近，其依据仍属古代之"累黍之法"，此说颇可参考，但由于其所处时代的特殊性，后世对其说理解不一，孙思邈提出"神农之秤"则使其更加复杂。日本汉方学家也多从"药秤"说。如喜多村直宽载："而如医方则用其十分之一，故《千金》载本说有此则神农之秤也。"即承认"药秤"说，并依此"药秤"法进行。如大冢敬节《药物的权量》载："汉制一两，合今 1.3 克。"清水藤太郎《国医药物学研究》载：1 两等于 1.42g。日本《第三改正日本准药局方》载："一两合今 2.0 克。"此外，还有一种算法也当属"药秤"说，其源于对陶氏各种秤名的不同理解，即唐·苏敬等《新修本草》中"谨按古秤皆复，今南秤是也。晋秤始后汉末以来，分一斤为二斤，一两为二两耳。金银丝绵，并与药同，无轻重矣。古方唯有仲景，而已涉今秤，若用古秤作汤，则水为殊少，故知非复秤，悉用今者尔"的记载，认为东汉药秤是普通秤的二分之一，如 1959 年中国中医研究院编写的《伤寒论语释》就认可此说法。

从考古计量学的角度看，丘光明认为东汉的"权"大部分是杆秤用的秤砣，不都是砝码，东汉权单位量值混乱，正是此时期权从砝码向秤砣转变的重要标志。同时她也承认东汉确实存在不合法定标准的量器，有地区性的，有行业性的，情况十分复杂。从文献及实物角度看，东汉时期应存在两种不同的称量，从现存衡器秤砣和砝码看，杆秤和天平很可能就是当时重秤与官秤两种不同的称法，一般杆秤制造工艺简单，使用和携带方便，但精度较低，且汉末后量值逐渐增大；天平砝码即药秤。两种称法换算量值的复杂性是显而易见的，有待研究。

（2）依据临床实践常用量换算：此法萌芽于宋代，宋代因煎服法、剂型发生改变，散剂盛行，临床实际药量较前代明显改变，如《太平圣惠方》所用药量为古今方书中最小。这些改变和《太平惠民和剂局方》的影响有很大关系。"和剂局"是宋代官府设立的"药局"，专门掌管药材和药剂的经营业务，煮散在设立"和剂局"时最为流行，有官方倡导因素。有人统计，《太平惠民和剂局方》的 288 首方中，散剂方 241 首，采用煮散法者 132 首，比例很大，其他如丸、丹和饮剂，亦有采用者。《太平惠民和剂局方》中常于方后列"上为粗末，每服三钱，水一盏半，煎至八分，去渣，温服"。宋代科学家沈括注意到这一现象，他在《梦溪笔谈》中说："古方用汤最多，用丸、散者殊少。煮散古无用者，唯近世人为之……近世用汤者全少，应汤者皆用煮散。"宋代散剂何以如此盛行？当时医家庞安时《伤寒总病论》记载："唐自安史之乱，藩镇跋扈，至于五代，天下兵戈，道路艰难，四方草石，鲜有交通，故医家省约，以汤为煮散。"可知散剂应用的目的。至于散剂应用之数量，一般是煎剂量的 1/5～1/2，即"或一方而取半剂，或三分取一，或四分取一，或五分取一"。可见，由于受到时代的影响、剂型的改变，加之官方规范推广等因素，药物用量较前减少了 1/5～1/2，并对后世有所影响。至明代用药量亦较轻，以万历年间任职太医院的龚廷贤所著《寿世保元》为例，书中汤剂药物多为一钱、二钱或几分，特殊者如眩晕症所用姜附汤干姜二两、大附子一枚之类重剂极少。万历年间是明代医学发展的高潮时期，其间名医辈出，名著相继问世，如王肯堂、张景岳、陈实功、龚廷贤及《本草纲目》、《证治准绳》、《针灸大成》等。李时珍《本草纲目》中"今古异制，古之一两，今用一钱"的说法对后世影响很大，如 1964 年版《伤寒论讲义》、1979 年版湖北中医学院主编的《伤寒论选读》、1995 年版段富津主编的《方剂学》等均采用此说，以经典名方用量 1 两折合今之 3g，并影响到临床对经典名方剂量的认可。而柯雪帆坚持以实物考证说立论，认为"医生对某一种药物的习惯用量是一回事，东汉剂量折合今制是另一回事"。

（3）考古实物考证说：该说起于近代，然而影响最大。吴承洛据"律管，以故黄钟律为度量衡之根本标准"，"圭璧、货币，以其法制验度量衡之制"，所取标准物有累黍法、律管、圭璧、货币等，举证大量史籍和当时实物实测数据推出 1 两合今之 13.8g。其相对系统的考证及结论对近代影响很大，迄今仍多为采用，如《中药大辞典》记载的经典名方剂量换算，之前提到的中国中医研究院编写的《伤寒论语释》也参考此折算，但认为东汉药秤为普通秤的二分之一，从而认为经典名方剂量 1 两折合今之 6.96g。柯雪帆则根据现藏中国历史博物馆仲景同时代颁布的"光和大司农铜权"推算东汉 1 两折合今之 15.625g，并认为经典名方剂量亦应依此标准，近年来有医者从其说。丘光明等却提出新的观点，认为大司农铜权上未刻标称值，尚难折算此权量值，现存东汉小量值权数量较多，大部分是秤砣，用统计法测算、分组确定东汉 1 斤的量值很明显不是 250g；从现存权综合来看，新莽时有标称值的多件环形砝码量值绝大多数在 250g 以下，东汉则更为复杂，从权的刻铭及各种因素综合推算，东汉 1 斤量值暂约定为 220g。

4.3.2 经典名方之容量单位考证

《汉书·律历志》载："量者，龠、合、升、斗、斛也"，规定了容量单位，二龠为一合，十合为一升，十升为一斗，十斗为一斛。以黄钟、累黍定一龠的容量，即以九寸长的黄钟桃红柳律管，管内所容 1200 粒中等大小的黍粒，定出一龠的容积。以龠为基本单位，推而得知合、升、斗、斛四量。

经典名方中容量单位多用于计量煎药加水量及汤剂服药量等，也有用于计量药物的，如半夏、五味子、吴茱萸、麦冬、薏苡仁、杏仁、麻子仁等药物有时以升计量。单纯从计量相对准确的角度看，我们今天煎熬中药时对加水几乎没有规定用量，基本是没过药即可。而对中药的计量，以容量单位计量者很少，几乎不用，而今天处方用药量多以重量单位克计，因此有必要搞清楚经典名方中这些容量单位计量药物的用量。

南北朝·陶弘景《本草经集注》记载："以药升分之者，谓药有虚实轻重，不得用斤两，则以升平之。药升合方寸作，上径一寸，下经六分，深八方。内散勿按抑，正尔微动令平调耳。而今人分药，多不复用此。"陶氏提到的"药升"，后世对其理解大致分为两种：一种是日本汉方医学为代表的承认药升说，如《经典名方权量略说》载："学古曰：药升者本说称今人不复用，则其行用当在秦汉之际"，肯定药升之说。而明代医家张介宾认为"此升甚小，不知何代之量有如此者"，对药升计量药物的实用性有所怀疑。近代章太炎曰："陶、孙所云药升乃以钞取散药者，即方寸匕之类耳"，认为药升及方寸匕之类器具是用来取散剂药末的。"药升"究竟存在与否，从目前看，尚未发现确凿资料，有待进一步探讨。

另一种是近代出现的考证派，具有代表性的人物是丘光明，她通过对现存东汉量器的分析总结，推断古之 1 升折合今之 196～204ml，虽有部分量器偏离标准值，但凡官方颁发标准器基本每升皆 200ml。近代吴承洛依据大量史籍考证和当时实物实测数据，推算出东汉 1 升合今之 198.1ml，对近代亦影响深远。然而，就经典名方容量单位来看，五版《伤寒论》、《方剂学》等提供的参考为 1 升合今之 60～80ml，《中药辞海》也遵循此说。此说从实践出发具有一定的实用性，但对研究经典名方实际折算剂量参考价值不大。

4.3.3 经典名方之长度单位考证

《汉书·律历志·审度》云："度者，分，寸，尺，丈、引也。所以度长短也"，首次明确记载长度的五个单位为分、寸、尺、丈、引。《汉书·律历志》中记载了累黍定度量衡法，即选取中等大小之黍米，以其广度定位一分之长，100 粒米为一尺之数。各级单位均以十进制。然而关于累黍定度量衡，历代学者争议颇多。"子古秬黍"的品种历代就有"黑黍"、"上党羊头山黍"、"高粱米"等数种理解；对黍粒之大小、丰秕也有不同看法；而对黍的摆放又有纵累、横累之争。近年万国鼎、丘隆、丘光明等选用不同类黍、不同测量方法，从不同角度检测得出相同的结论：凡选用适当的黍，择其中等大小者，横排 100 粒，其长度皆在 23cm 左右，误差在 0.1cm 左右。

4.3.4 经典名方之非标准计量单位考证

中药自古以来就是"约估计量"，不用称，不用量，光凭用手抓，俗称之"抓药"，"约估计量"就是这个道理。"三指撮"是古代的约估计量单位。"撮"是用两三个手指取物。"三指撮"是指用三个手指撮取药物的量。如《金匮要略》记载："风引汤，除热瘫痫……上十二味，杵，粗筛，以韦囊盛之。取三指撮，井花水三升，煮三沸，温服一升"，说明"三指撮"已经是较为固定的量值应用。此外，中药多为植物，药用部位有根、茎、皮、叶、花、果核仁等，因此，经典名方中用药常根据药材的外形、性状进行"约估量计"，如枚、个、把、束、片等，经典名方中大枣、半夏、杏仁、栀子、枳实、瓜蒌皮、乌梅、射干等有时以"枚"计量，后世医家亦有应用。还有酒、水、茶、汤等流体，以盅、杯、盏为单位。这些约估计量单位，即使在度量衡很完善的今天仍存留在方剂中，如大枣用枚计，葱白用茎计，蜈蚣、蝎子用条计，生姜用片计等。而且，在后来的记载中，也尽量使这些"约估计量"准确量化，如《本草经集注》记载："凡方云巴豆若干枚者，去核竟，以一分准二枚，橘皮一分准三枚。枣有大小，三枚准一两。去干姜一累者，以重一两为正……凡方云某草一束者，以重三两为正。云一把者，重二两为正"。看来"约估计量"也有规范。

此外，经典名方中对丸药的计量也是采用"约估量计"，如乌梅丸"丸如梧子大"、麻仁丸"如梧桐子大"、理中丸"如鸡子黄许大"、大陷胸丸"如弹丸一枚"、薯蓣丸"弹子大"等描述，即是采用实物比照大小用量。还有经典名方中散剂的计量常采用"方寸匕"、"钱匕"等计量，如三物白散服用就提到"强人半钱匕"、白术散"可一钱匕"、牡蛎泽泻散"和服方寸匕"、五苓散"白饮服方寸匕"等。

可以看出，因时代特殊性有很多特殊药物计量法，就其相关药物实测转化为重量单位的报道也有很多。后世对于这些计量进行了很多文献考证及研究，但多是各执己见，难成一致。如有人认为"方寸匕"其形如刀匕，大小为一寸见方，故名一方寸匕，折合成现代公制，约为 2.74ml，盛金石药末约 2g，草木药物约 1g。"钱匕"：最早用汉五铢钱量取药末，以不散落为一钱匕；量取药末至半边者为半钱匕；以药末盖满五铢钱边的五字为钱五匕。一钱匕约 2g，半钱匕约 1g，钱五匕约 0.6g。《中华大辞典》记载：方寸匕约 2.74ml，合金石药 2g，草木药 1g 左右。《中华辞海》记载：方寸匕合今之 6～9g。关于"钱匕"，《中药辞海》用汉五铢钱量约合今之 2g。《中药大辞典》一钱匕合一方寸匕的十分之六七。《伤寒论讲义》则以一方寸匕折合 1.5～1.8g、一钱匕折合 6～9g 为古今剂量折算依据。以上各家数据出入原因主要在器型选材上，均可参考。

4.4　经典名方剂量考证

4.4.1　汉代剂量考证

从度量衡发展的历史来看，汉代是我国度量衡的完善时期。《汉书·律历志》首先明确了五量制，即铢、两、斤、钧、石。《汉书·律历志》记载："权者，铢、两、斤、钧、石也，所以称物平施知轻重也，本起于黄钟之重。一龠容千二百黍，重十二铢，两之为两，二十四铢为两，十六两为斤，二十斤为钧，四钧为石。"其衡量关系为：24 铢=1 两，16 两=1 斤，20 斤=1 钧，4 钧=1 石。《汉书·律历志》载："量者，龠、合、升、斗、斛也"，规定了容量单位，二龠为一合，十合为一升，十升为一斗，十斗为一斛。南京博物院藏东汉永平大司农铜合，为永平三年（公元 60 年）制，实容水 60ml。上海博物馆藏东汉元初大司农铜斗为元初三年（公元 116 年）制，实容水 1990ml。山东博物馆藏东汉铜斗，实容小米 2000ml。上海博物馆藏东汉光和大司农铜斛，为光和二年（公元 179 年）制，实容小米 20 390ml。据此可知，汉 1 合=20ml，1 升=200ml，1 斗=2000ml，1 斛=20 000ml。

东汉张仲景在其《伤寒杂病论》中已经使用了陶弘景所说的斤、两、分、铢制，如《金匮要略》中的"侯氏黑散"。比张仲景晚约一百多年的晋·葛洪（约公元 284～364 年）的《肘后备急方》也使用这个衡制。隋唐时期的医家沿用汉魏的衡制，《外台秘要》、《医心方》引六朝、隋、唐医家方皆采用斤、两、分、铢制，孙思邈也如此。唐末宋初，衡制发生了变化，医家逐渐采用新的斤、两、钱、字、分制，如北宋·钱乙（约1035～1117年）的《小儿药证直诀》、刊于北宋元丰年间（1078～1085年）的《太平惠民和剂局方》都出现了汉唐时期没有的衡量单位"钱"、"字"。那么，张仲景方使用斤、两、分、铢制，是不是现今所见最古的例证呢？东汉早期汉墓出土的《武威汉代医简》中相对完整的方计36首，除了用斤、两、升等衡量、容量单位外，大量用到了"分"，如《武威汉代医简》42、43简：麻黄三十分，大黄十五分，厚朴、石膏、苦参各六分，乌喙、附子各二分，凡七物皆并冶。这里的"分"是估量单位"份"，还是衡量单位，尚需研究。

宋代医家庞安时在《伤寒总病论》"太阳证芍药甘草汤"中描述："按古之三两，准今之一两。古之三升，今之一升。"庞安时的描述是有充分依据的，宋代的国家度量衡标准的1斤约合今之660g，1两约合今之41.25g。东汉度量衡标准的1斤约合今之220g，1两约合今之13.75g，因此，庞安时得到"古之三两，准今之一两"的结论。另外，汉代与宋代的容量单位也是3∶1的比例，所以有"古之三升，今之一升"。宋代医家朱肱在《类证活人书》中所述观点与庞安时一致，即古方3两合宋代1两。朱肱认为："古之三两，及今之一两也；二两即今之六钱半也。"北宋医家林亿在《新校备急千金要方例》中描述："凡合剂之法，有斤两升合尺寸之数，合汤药者不可不知。今之用药，定以三两为今一两，三升为今一升。"林亿认为孙思邈《备急千金要方》用的是唐小秤，也就是汉制，其量值相当于唐大秤的三分之一。北宋医家陈无择的观点与庞安时、朱肱、林亿等的观点大同小异，他认为，不同年代的方书对药物的计量有很大差别，他在《三因极一病证方论》之《五科凡例》中用了很大的篇幅讨论古今权衡度量，经过考证，陈无择认为汉唐10两约合宋代3两，即"宋三两汉唐十两"。北宋科学家沈括认为"古一两当今二钱六分"。

金代医家刘完素在《素问玄机原病式》的"序文"中指出：四升乃唐、宋之一升，四两为之一两。成无己作为《伤寒论》注解第一人，也提出了自己的观点，其在《注解伤寒论》中说："此经（指《伤寒论》）方剂，并按古法。锱铢分两，与今不同，谓如㕮咀者，即今之锉如麻豆大似也。云一升者，即今之大白盏也。云铢者，六铢为一分，即二钱半也。二十四铢为一两也。云三两者，即今之一两。云二两，即今之六钱半也。"成无己的观点与庞安时、林亿等相同，皆持"古三今一"说。意思是说，汉代《伤寒论》中讲3两，就是宋金的1两。《伤寒论》中讲的2两，相当于宋金的6.5钱。总之，《伤寒论》的剂量，如果把它的斤、两、升视为宋金的斤两，那么取三分之一就足够了。

元代医家王好古认为古方的3两相当于元代的1两。他在《汤液本草》中论"升合分两"时也提到："古之方剂，锱铢分两，与今不同。为㕮咀者，即今锉如麻豆大似也。云一升者，即今之大白盏也。云铢者，六铢为一分，即二钱半也。二十四铢为一两也。云三两者，即今之一两。云二两，即今之六钱半也。"王好古所说的"古"主要指汉代，"今"指的是元代。按照王好古的观点，古方1两约合今之12.7g。吴恕对《伤寒论》造诣颇深，著有《伤寒活人指掌图》，书中指出："《伤寒》方内所载衡量皆依汉制，与今之轻重浅深不同者，盖随时更变也。"吴恕同意庞安时、陈无择、林亿等关于古今权衡量值的比例为"古三今一"的观点，明确"《伤寒》方内所载衡量皆汉制"。

明代医家张景岳认为经典名方1两合明代6钱。明代1钱重约3.73g，6钱则为22.38g（约22.4g）。张景岳主要采用汉钱实物和黍子实物称重的方法考证汉秤称量值，但是两者的结果有较大差别。以黍重求汉秤之重得到的结果为古秤的1两合明代的6钱，古秤的1斤合明代9两6钱。张景岳还否定了"古三今一"的观点，即宋代庞安时、陈无择、林亿及金元医家朱丹溪认为的"古之三两，今之一两"的观点。以汉钱币重量求汉秤之重得到的结果为汉秤1两合明秤3.5钱强，汉秤3两合明秤1两强。对于以上两种实测结果，张景岳更倾向接受"黍法"的考证结果。李时珍认为"古一两今用一钱"。李时珍《本草纲目》在注释"陶弘景用药法则"时说："蚕初吐丝曰忽，十忽曰丝，十丝曰厘……今古异制，古之一两，今之一钱可也。"但是，从这段文字来看，李时珍并不是进行古今度量衡单位量值的考证，仅仅转录了有关文献，而且"蚕初吐丝曰忽"这样的描述并未注明来源，也与《孙子算经》的描述"蚕所吐丝为忽，十忽为秒，十秒为毫，十毫为厘。十厘为分"不完全吻合。因此，李时珍的观点并未得到完全认同，吴承洛先生在《中国度量衡史》中评价李时珍的论述"历来未有用之","以备参考"。同样，对李时珍"古之一两，今用一钱可也"的观点也有很多批评的声音，清·钱天来在其著作《伤寒溯源集》中描述："李时珍之所谓古今异制，古之一两，今用之一钱可也，此言非由考订而来，乃以臆见强断之词也。倘据此用之，宁毋失之太少乎。"明·王肯堂认为"今三古十"。王肯堂认同宋代医家陈无择依据《钱谱》和古钱币实物对汉唐权衡度量的考证，"陈无择以钱谱推测度量衡法，颇协时宜"，遂将陈无择考证文字全部录入《论治准绳·伤寒》之李中梓提出的"古一两今用一钱"观点。李中梓说："仲景立方，动以斤计，或称升合者，何其多也。及考其用末药，只服方寸匕，丸药如梧桐子大者，多不过三十粒，又何其少也。丸散汤液，岂得知如此悬绝耶？《千金》，《本草》，皆以古三两为今一两，古三升为今一升，可谓准则。盖衡数以二十四铢为两。汉制六铢钱，四个为一两。宋制开元钱，十个为一两。大约三分之一耳。且仲景汤液并分三次服，则轻重止得三分之一，而服法又得三分之一，岂非古之一两，仅得今之一钱乎？"

清·钱潢认为"汉之一两为今二钱五分弱"，"今有明三百年来，其立法之更换，人事之变迁，又不同矣，岂可以今比昔，而曰古方不可治今病哉。况汉之一两，为宋之二钱七分，至元则约二钱半也。越有明以来，恐又不及二钱半矣"。由此可见，钱潢的观点是"汉秤一两为其今（明代）秤二钱五分弱"。《医宗金鉴》认为"古一铢约今四分一厘七毫"。《医学金鉴》是乾隆帝诏令太医院右院判吴谦主持编撰的大型医学丛书。原文记载："陶隐居《名医别录》合药分剂法则。古秤唯有铢两，而无分名。今则以十黍为一铢（每铢约今四分一厘七毫），六铢为一分，四分成一两，十六两为一斤。"李杲曰："六铢为一分，即今之二钱半也。二十四铢为一两。古云三两即今之一两。云二两即今之六钱半也。"王丙认为"古一两准今七分六厘强"。王丙著有《考正古今权量说》一文，该文看似严谨，资料翔实，但其中武断、臆断之处甚多，经不起推敲。正因为如此，这篇文章从侧面说明了"古秤一两合今七分六厘"之非。徐大椿认为"古为今十之二"，他在《医学源流论·古今方剂大小论》中指出："今之论古今方者，皆以古方分两太重为疑，以为古人气体厚，故用药宜重，不知此乃不考古而为此无稽之谈也。古时斗升权衡，历代各有异同。而三代至汉，较之今日今十之二（余亲见汉时有六升铜量，容今一生二合）。"陈念祖曰："古一两今折为三钱"，认为古方剂量十分重要，他在《伤寒论浅注》中说：《伤寒论》及《金匮》方，出自上古及伊尹《汤液》，明造化之机，探阴阳之本，所有分两诸法服法，等，差之一黍，即大相径庭。"陈念祖在《长沙方歌括》中对《伤寒论》、《金匮要略》方中的分两进行了论述，其认为"诸说颇有异同，大抵古之一两，今折为三钱，不泥于古，而亦不离于古也"。李文荣认为"古之一两仅得今之一钱"。李文荣在其著作《知医必辨》中描述："考《千金》，《本草》，皆以古三两为今之一两，古三升为今之一升，则所两者，仅得今之三钱耳！且仲景汤液总分三次服，则又止得三分之一。合而计之，岂非古之一两，仅得今之一钱乎？"清末民初学者章炳麟认为"古一两仅二钱五分"。他在《章太炎医论》中对古方权衡度量作了专门讨论，认为"古今权法，虽多异同之论，要以古一两，今在二钱、三钱之间者为近"。

1959 年和 1974 年由人民卫生出版社出版的中医研究院撰写的《伤寒论语译》、《金匮要略语译》认为经典名方 1 两合今之 6.96g。其依据有两个方面：第一，吴承洛《中国度量衡史》考证结论，东汉 1 斤约合今之 222.73g，1 两约合今之 13.92g；第二，唐·苏敬等《新修本草》说："古秤皆复，今南秤是也。晋秤始后汉末以来，分一斤为二斤，一两为二两耳。金银丝绵，并与药同，无轻重矣。古方唯有仲景，而已涉今秤，若用古秤作汤，则水为殊少，古知非复秤，悉用今者尔。"《伤寒论语译》据此认为东汉时期有一种药秤，其量值是普通秤的二分之一。东汉 1 斤重 222.73g，则药秤的 1 斤为 111.36g，一两约合今之 6.96g。

1979 年，由广州中医学院主编的全国高等医学院校试用教材《方剂学》出版发行，该书认为"大致汉晋三斤约为现在 500 克（1 斤），一两约合现在的 9 克（三钱）"，这种结论缺乏一定的依据。

高等医药院校《伤寒论》教材认为"经典名方 1 两折今约 1 钱"。1964 年出版的由成都中医学院主编的高等医药院校教材《伤寒论讲义》（二版教材）认为，用于放药计量的权衡度量，古今不一。据此，1979 年出版的由湖北中医学院主编的《伤寒论选读》（五版教材）亦主张将经典名方 1 两折合今之 3g，1 升折合为 60~80ml 或 18~30g。由此可见，高校教材《伤寒论讲义》、《伤寒论选读》对于经典名方计量单位的量值是多少，并不是依据文献和文物进行考证，而是依据临床实践，准确地讲，是以明清以来的临床实践为依据进行折算的。

王伊明于 1986 年于《北京中医学院学报》发表题为《古方权量正本清源》一文，提出经典名方 1 两约合 5g。从王伊明的论述可以看出，按《汉书·律历志》所言百黍为一铢，一两二千四百黍，十六两为一斤，王伊明实测 240 黍=1g（实为 1.1g），则东汉社会上的通用之秤应为 "1 两=10 克强"，"1 斤=160 克强"。然后再按照陶弘景所述的起于汉末的称金银丝绵与药的 "药秤"，分 1 斤为 2 斤进行计算，则此 "药秤" 秤斤当为 80g，1 两约为 5g。

1956 年，朱晟在《中医杂志》上发表题为《古今汤方剂量异同的考证》一文，提出汉秤量值为现秤的五分之一，或者说现秤的量值是汉秤的 5 倍。新秤 1 斤合 500g，1 两合 31.25g，则汉秤 1 两约合今之 6.25g，文章说："对于药物重量，应当按照五分之一的比例来换算为现代的重量，就比较接近正确了。"

上海中医学院柯雪帆教授发表论文，提出经典名方的 1 两约合今之 15.6g。他的观点在中医界具有广泛的影响。柯雪帆对古今学者关于经典名方本原剂量的几种不同观点进行了分析，逐一指出其是非之后，认同国家计量总局《中国古代度量衡图集》的考证结论。该结论主要以光和大司农铜权为依据。光和大司农铜权为当时中央政府为统一全国衡器而颁布的标准铜权。按照秦汉衡制的单位量值和权的量级程序，此权当为 12 斤权，其重量约合今之 3000g，据此知其 1 斤合今之 250g，1 两合今之 15.625g，约为 15.6g。相关考证结果也证明了东汉 1 升约合今之 200ml。柯雪帆认为，这一结论通过考证出土与存世的度量衡器具而得出，可靠、可信。按 1 两合今之 15.6g，1 升约合今之 200ml，经典名方药物的用量与药物用量之间的比例是适当的，药物与水的比例也是适当的。

由冉小峰主编的《历代名医良方注释》于 1983 年由科学技术文献出版社出版。该书根据近代不少专家学者对经本本原剂量的考证结果，提出汉代方药与近代用量的换算，基本上可以按照 5∶1 的比例进行，则汉之 1 两约合今之 6g。

1994 年人民卫生出版社出版了由彭怀仁主编的《中医方剂大辞典》，该辞典收方约 10 万首，属于国家中医药管理局科研课题的成果，为中医方剂学的时代巨著。该辞典将秦代、西汉的 1 两折合今之 16.13g，1 升折合今之 342.5ml。将东汉、魏晋的 1 两折合今之 13.92g，1 升折合今之 198.1ml。有学者将《中医方剂大辞典》与吴承洛的《中国度量衡史》中所列数据对照分析，可以基本认定各项参数来自于后者（表 1-4-6）。

表 1-4-6 度量衡对照表

东汉度量衡	《中医方剂大辞典》	《中国度量衡史》	《中国科学技术史·度量衡卷》
1 两	13.92g	13.92g	13.75g
1 升	198.1ml	198.1ml	200ml

朱文惠等于 1996 年在《中医杂志》上发表了一篇题为《张仲景古方剂量考》的文章。文章认可东汉秤约为现代秤的 1/2，即 1 斤约 250g，然后根据唐·苏敬等《新修本草》等文献进行论证，得出结论 "张仲景时代药用秤应是现代秤 1/4"，即 1 斤等于现代 125g，1 两为 7.8g。

1981 年，陈家骅等在《浙江中医杂志》上发表了《经典名方药量管窥》一文，提出东汉 1 斤约合今之 126g，1 两约合今之 8g 弱的观点。陈家骅等依据《金匮要略·腹满寒疝宿食病脉证治》中乌头桂枝汤方后注煎煮法，实验验证东汉 1 斤约合今之 126g，1 两约合今之 8g 弱。但有学者对此结论存疑，柯雪帆等进行了验证，按照 "以蜜二斤，煎减半" 进行实验，结果实验结束前蜂蜜已经呈焦黑色，冷却后凝成固体。因此，实验者认为 "以蜜二斤，煎减半" 在事实上是不可能的。

黄英杰考证了经典名方计量 "两" 的值，他在相关文献分析的基础上，依据张仲景《伤寒论》和《金匮要略》中的两条文字，采用对药物重量进行实物称量的方法，研究经典名方本原剂量，提出经典名方计量单位的1两之重约合今之10g。

范吉平等长期关注经典名方本原计量，编撰《经典名方剂量揭秘》一书，通过对历代度量衡考证，与当今临床处方用量进行比较，进行药物重量实物称重，以及不同剂量的代表性经典名方药理试验等，论证经典名方1两约合今之13.8g。

小岛宝素为日本著名学者，著有《经典名方权量考》一书，相关论述为日本医家广泛认可。其所用权衡标准与我国唐秤相同，1斤约合今之660g，1两约合41.25g，1钱约合4.125g。小岛宝素称得3840黍重5钱5分4厘8毫，约合今之22.968g。这样就可以求得1铢之重为1厘4毫5丝，约合今之0.0598g，1两之重为3分8厘4毫，约合今之1.4355g。

周轩庭提出"仲景一两本邦一钱"，并著有《仲景分两考》，该书较为全面地综述和分析了历代医家如张仲景、孙思邈、李时珍等关于张仲景剂量的各种论述。周轩庭认为"宋、元、明共依唐秤，同本邦秤"。由于当时的日本秤与唐秤相同，唐秤1两约合今之41.25g，分为10钱，1钱重4.125g。

村井椿寿认为"古一两为今二钱九分"。村井椿寿在其著作《药量考》中提出，仲景方1两合日本2钱9分6厘2毫9丝6忽，约之为2钱9分。日本当时所用权衡与唐秤相同，故其2钱9分6厘2毫9丝6忽约合今之12.22g，而2钱9分约合今之11.96g。

清水滕太郎认为"1两约为1.42克"。清水滕太郎认为中医学不光是使用单味药，而且还根据使用的主要药物及病情的轻重增减药物及其用量。一般来说，一剂药是10g，一天使用30～40g，每一味药物每次使用0.5～3.0g。其根据古方记载的度量衡，总结为1两=24铢=6分=1.42g。

喜多村直宽提出"一两合三分四厘八毫"观点。喜多村直宽为日本汉方医学考证学泰斗，著有《经典名方权量略说》，其观点与小岛宝素相符，认为日本汉方家所依权衡与我国唐秤相同，其1两约合今之41.25g。故1两合3分4厘8毫约合今之1.4355g。

文献记载，自汉至唐时期的药用单位及量值，历经数百年而没有明显的变化。对汉代剂量的考证古已有之，且存在多种不同的结论。从结果来看，对于汉代1升的考证结果几乎没有争议，即汉1合等于20ml，1升等于200ml，1斗等于2000ml，1斛等于2000ml。争议主要集中在1两折合现今剂量方面，结合古代考证及现代中医名家临床用药经验，主要包括《伤寒论讲义》1两折合3g，《方剂学》1两折合3g，《简明中医大词典》1两折合13.92g，《中药大辞典》1两折合13.92g，《中医名词术语选释》1两折合13.92g，《汉语大词典》1两折合13.75g，《伤寒论语释》和《金匮要略语释》1两折合6.96g，《中国古代度量衡图集》1两折合15.6g。

从以上剂量考证观点来看，笔者建议按照《中国科学技术史·度量衡卷》考证结果，即1两折合13.8g。同时，目前高校教材及临床上所参考的剂量一般为1两等于3g，也是重要的参考依据。

4.4.2　唐代剂量考证

隋唐医家用的是小升小两，剂量和汉魏时期没有大的不同。孙思邈《千金翼方》所录《伤寒论》方和张仲景使用的剂量基本一样。这可以有两种解释：一是孙思邈认为古今剂量一样，毋须改动，完全可供当前临床实践用；二是古今剂量虽不一样，但为了存古，不能改动。我们认为是前者而不是后者。医家所录方剂是供临床使用的，如果剂量不能作临床使用而不作任何交代，那是不可想象的。唐以后药用衡制及量值都有很大的变化，所以宋元的医家在供临床使用的方书中录用张仲景方的时候，基本上是由于交代古今剂量的不同，而后直接录用汉方，如明·许宏《金镜内台方议》曰："伤寒方中，乃古分两，与今不同，详载之。铢：曰铢，二十四铢为一两。两：曰两，古之三两为今一两。分：曰一分者，即今之二钱半也。"他交代了古今剂量的不同之后，照原剂量录用仲景方而不加改动。徐灵胎在《伤寒论类方》交代了古今剂量的不同之后，也照原剂量录用仲景方而不加改动。而陈修园等医家在书中未交代古今剂量的不同，则按当时的用量改动仲景方的药量。

分析唐代医家汤方药量与水的关系，说明唐代药用 1 两折今约 13.8g，药量与水的比例关系是合理的。下面从《千金翼方》中随机抽一汤方看其药量和水的比例：防风汤八味计 19 两，"以水九升煮取三升，分为三服"。小两小升则：13.8g×19≈262g，水 1800ml，药水比例合理；如是大两则一剂药 798g，药量太大，不合理。王焘《外台秘要》载南朝宋齐间医家深师的防风茯苓汤方，七味计 21 两，"以水一斗，煮取三升，绞去滓，分三服"。小两小升则药为 290g，水为 2000ml；大两则药为 882g。该方人参 3 两，如是大两，则每天需人参 120g，不合理。

隋唐药秤沿古制，近 900 年间药用衡制基本不变这个结论，不仅要经得起唐人方子的检验，重要的是，还要经得起仲景方的检验，也就是说，药量和水的比例要恰当，剂量要合理。我们看《伤寒论》中桂枝汤方：前四味药计 11 两，13.8g×11≈152g。柯雪帆先生测 12 枚大枣约 30g，则总量为 182g，水 1400ml，煮取 600g，药水之比约 1∶8，是合理的。如将药量增加 1 倍，则水太少，或把 1 两折为 3g，则水又太多。葛根汤共七味药，前八味计 16 两，13.8g×16≈221g，加大枣 11 枚约 25g，总计 246g，水一斗煮麻黄用去 2 升，8 升水为 1600ml，煮取 600ml，药水之比约 1∶7。

自汉至唐，药用衡量单位未变；如从新莽始建国（公元 9 年）起，至唐末昭宗天佑年（公元 904 年），其间近 900 年药用单位的量值，也未发生明显的变化。以下几方面可以说明：

（1）南朝依古制，隋唐通行两套衡制，医药用小升小两：《隋书·律历志》在讲到衡量时指出："梁陈依古称，齐以古称一斤八两为一斤。""梁陈依古称"这句话很重要，郭正忠指出，李淳风提到的"梁陈"，应泛指南朝的宋齐梁陈。既云"梁陈依古"，其"梁陈"之前的宋齐，自必更为依古。也就是说，南朝衡制已发生了变化，而药秤则依陶弘景古秤。隋唐时期衡量的量值也发生了巨大的变化，但药秤沿用古制不变，通行大小两套衡制。在社会上通行大斤大两的时候，小斤小两即古药秤在金银玉帛及合汤药中运用，两者并行不悖。《旧唐书》"食货上"记载："权衡：以秬巨黍中者百黍之重为铢，二十四铢为两，三两为大两，十六两为斤……合汤药及冠冕，制用小升小两，自余公私用大升大两。"《通典》、《唐六典》、《唐会要》等书也明确记载医药用小升小两，其余用大升大两，大小衡制之比是 3∶1，即大两的 1 两是小两的 3 两。孙思邈（公元 581～682 年）《备急千金要方》曰："隋人以三两为一两，今依四分为一两称（秤）为定。"孙思邈是生活在隋代和唐高宗时期的医家，他指出，隋人已通行大两，其大小两之比为 3∶1，他开方用药"依四分为一两称（秤）为定"，即依陶弘景以来医家共用的斤、两、分、铢制，亦即小升小两。

（2）唐代医家对药量的标注：唐代医家王焘于天宝十一年（公元 752 年）完成的《外台秘要》"乌麻地黄酒方"指出：六月六日曲四升，忘斯油麻六斗五升，生地黄四斗，前三味并用大斗大升；丹参、生石斛、牛膝、杜仲、生姜各二斤，人参八两，以上并药秤称之；在"代茶新饮方"中，要求将"右十四味并拣择，取州土坚实上者，刮削如法，然后称大斤两"，这里提到了"大斗大升"、"药秤称之"、"秤大斤两"。为什么要特别标出来呢？因为合汤药用药秤，药量皆为小升斗，小斤两，若需用通行的大斤大两，则需标出。

（3）宋代医家对古方剂量的注解：大约以唐末宋初为界，前后的医家开方用药使用的衡制及量值都有很大的差别。汉至唐用斤、两、分、铢制，宋元以来使用斤、两、钱、字、分制。前者用的是小两，唐末宋初以后用的是隋唐时期的大两，两者相差约 3 倍，所以唐以后的医家读古方时多对剂量加以注释，以示古今不同。这也从另一个方面证明了隋唐医家用小升小两。例如，庞安时（约公元 1042～1099 年）《伤寒总病论》云："按古之三两，准今一两。古之三升，今之一升。"成书于北宋元四年（公元 1108 年）的《类证活人书》云："古之三两，即今之一两也；二两即今之六钱半也。古之三升，即今之一升也。"李时珍《本草纲目》"陶隐居名医别录合药分剂法则"引金·李杲曰："六铢为一分，即二钱半也。二十四铢为一两。古云三两，即今之一两；云二两，即今之六钱半也。"这些医家非常准确地解释了古今衡量的演变，汉至唐 4 分等于 1 两，唐以后 10 钱等于 1 两，古今衡制相换算，则 4 分等于 10 钱，1 分等于 2.5 钱。宋之 1

两约等于汉至唐之 3 两，6.5 钱乘以 3，即朱肱所谓"二两即今之六钱半也"。

（4）自然科学史家的考证：卢嘉锡主编的《中国古代科技史·度量衡卷》对汉唐时期各代的衡量值进行了考证，见表 1-4-7。从表中可以看出，汉魏至隋唐时期 1 两的衡值没有大的变化，与文献所记载隋唐沿用旧制相符。西汉到唐，1 两的平均值是 14.05g，新莽 1 两最大，为 15.3g，与最小的 13.75g 相比，相差 1.55g。考虑到经方出自东汉，则东汉与隋唐只有 0.025g 的细微差别，基本上可以忽略不计，汉至唐的 1 两折为 13.8g 应符合实际。

表 1-4-7　汉至唐各时期衡量值考证

朝代	1 斤	1 升	1 两
新莽	245g	200ml	15.3g
东汉	222g	200ml	13.875g
曹魏	220g	200ml	13.75g
晋	220g	200ml	13.75g
隋	660g	600ml	大：41.25g 小：13.75g
唐	662～672g	大：600ml 小：200ml	大：41.4～42g 小：13.8～14g

综上所述，唐代剂量应采用小升小两，若采用大制，则 1 升为 600ml，1 斤折合今之 662～672g，则 1 两为 41.4g，实际称量时，或是剂量偏大，或是药水比失衡。因此，采用小制 1 升约合今之 200ml，1 斤约合今之 220g，则 1 两约合今之 13.8g，符合考证结果，也与"宋三两汉唐十两"等文献记载吻合。

4.4.3　宋金元剂量考证

剂量变革自宋元，《太平圣惠方》是宋朝政府颁布的大型方书，书中对药物剂量进行了规范，认为古方药味多以铢两，用水皆言升数，由于年代绵历浸远，传写转见乖讹，器量全殊，轻重不等。故削旧方之参差，洽今时之行用。规定："其方中凡言分者，即二钱半为一分也。凡言两者，即四分为一两也。凡言斤者，即十六两为一斤也。凡煮汤，云用水一盏者，约合一升也。一中盏者，约五合也。一小盏者，约三合也。务从简易，庶免参差，俾令修合煎调，临病济急，不更冗繁，易为晓了也。"以上文字也见于淳祐年间（1241～1252 年）由政府颁布的成药专书《太平惠民和剂局方》所附的《用药指南》中。也就是说，上述规范几乎实施于整个宋朝。而同样由政府编著的《圣济总录》中却说："吴人以二两为一两，隋人以三两为一两。今以新法斤两为则。"由此可知，宋一盏为 200ml，一中盏为 100ml，一小盏为 60ml，要弄清楚宋朝的药物剂量问题，还得结合当时的度量衡状况。

《宋史·律历志》记载，赵匡胤于建朝的当年[建隆元年（960 年）]即"诏有司按前代旧式作新权衡以颁天下"，可见宋初承前朝之制。太宗端拱元年（988 年）至淳化三年（992 年）又改权衡制度，废除旧称，"别铸新式"，景德年间（1004～1007 年）刘承"戥秤"（一两秤、一钱半秤）的创制，使钱以下权衡单位的量值更为精密正确。而宋朝改制的一个显著特点是将传统的铢分两进位制，改为钱两的十进位制。沈括在《梦溪笔谈·辨证》中曾对当时的量衡进行过考证，"予考乐律及受诏改铸浑仪，求秦汉以前度量斗升，计六斗当今一斗七升九合；秤，三斤当今十三两（一斤当今四两三分两之一，一两当今六铢半）"，这个数值已是秦汉以前的 3 倍余。丘氏《中国历代度量衡考》据宋代 5 件铜砝码的单位量值，用平均法测算得 1 斤重合之 634g。郭正忠《三至十四世纪中国的权衡度量》认为，宋时 1 斤约当今之 640g。据此可认为宋时 1 斤约合今之 634～640g，1 两今之 39.625～40g，1 钱今之 3.9～4g。

宋代方书所载方剂的药物剂量大小制均有。如《太平圣惠方》中的桂枝汤，桂枝、芍药为 1 两，甘草

0.5 两；麻黄汤中麻黄 2 两，桂枝 1 两，甘草 0.5 两，杏仁 1 两。而《圣济总录》中的桂枝汤、麻黄汤则是《伤寒论》的原剂量。这个剂量当是小制，若是大制的话，麻黄汤中的杏仁 70 个为 22g，与其他药物有比例失调之嫌。而《太平圣惠方》中的剂量似乎已经折合成当时的大制。宋代用药有一个显著的特点，那就是采用煮散的方法，每次用药仅 3～5 钱，少数也有用"三大钱"、"四大钱"者。按大制每钱 4g 计算，常用量为 12～20g。这个剂量在古代用药剂量中是较小的。对此宋代医家也有评论，如庞安时认为："近世常行煮散，古方汤液存而不用，盖古方升两太多，或水少汤浊，药味至厚，殊不知圣人专攻一病，决一两剂以取验，其水少者，自是传写有舛，非古人本意也。唐自安史之乱，藩镇跋扈，至于五代，天下兵戈，道路艰难，四方草石，鲜有交通，故医家省约，以汤为煮散"。庞氏也认识到当时药物剂量之小，故主张"莫若以古今升秤均等，而减半为一剂，稍增其枚粒，乃便于俗尔……有不可作煮散者，是病势大，宜依古方行之"。朱肱在论述药物剂量时也指出："病势重者，当依古剂法。"

金·成无己作为《伤寒论》注解第一人，在《注解伤寒论》中说："此经（指《伤寒论》）方剂，并按古法。锱铢分两，与今不同，谓如㕮咀者，即今之锉如麻豆大似也。云一升者，即今之大白盏也。云铢者，六铢为一分，即二钱半也。二十四铢为一两也。云三两者，即今之一两。云二两，即今之六钱半也。"成无己的观点与庞安时、林亿等相同，皆持"古三今一"说，意思是说，汉·《伤寒论》中讲 3 两，就是宋金的 1 两。根据《中国古代科技史·度量衡卷》（丘光明，2001 年版）考证，东汉 1 斤约合今之 220g，而据文献记载，宋金元时期虽战乱不断、国家一度分裂，但官方权衡量值变化不大，皆为 1 斤约合今之 661g，这两者数据之间的倍数关系与考证的"古三今一"基本一致。因此，从考证的材料来看，金代剂量可以与宋代相当，即 1 斤约合今之 661g，则 1 两约合今之 41.3g，1 两=10 钱，1 钱约合今之 4.13g。东汉 1 升约合今之 200ml，根据《注解伤寒论》"一升者，即今之大白盏也"，即金代 1（大）盏为 200ml。

元太医院御医吴恕在宋·李知先《活人书括》基础上增补的《伤寒图歌活人指掌》中就宋元时期的药物剂量问题有精辟的阐述，其曰："伤寒方内，所载衡量，皆依汉制，与今之轻重浅深不同者，盖随时更变也。若古方大陷胸汤，大黄六两，芒硝一升，甘遂二钱，水六升，煮取二升，分二服，以今用之，无乃太甚乎？若以汉之五铢钱秤较，加以二倍，颇与今数合。后世以古之三两，为今之一两，则仿佛也。若桂枝汤用桂枝、芍药、生姜各三两，即今之一两，甘草二两，即今之六钱二字半，水六升，即今之二升三合半，庶可适中。"因而该书中方剂的剂量，均按这一比例折成了当时的剂量。此外吴氏还记载了自宋代（或唐、五代）已经运用而不见于史书的"字秤"及升与盏的换算关系："然秤有铢秤，有字秤，铢秤以六铢为一分，四分一两。字秤以四字为一钱，十钱为一两。若升合者，古方谓一升，准今之一大白盏也。一合二合，微此酌量之。后之杂方谓水一盏者，准今一中盏。是乃酌古准今，以便修制云。"后世医家对于宋代医方中的"字"有不同看法，如清·张璐认为："云一字者，用钱取一字许也。"今天我们根据吴氏的记载，可以知道 1 字为 1 钱的 1/4，即 2.5 分。按 1 钱合今之 4g 计算，1 字约合今之 1g。

宋元时期的量制医家也有论述，庞安时、朱肱等均认为古 3 升是当时的 1 升。张勋燎据《永乐大典》"仓"字韵引《续宣城志》有南宋嘉定九年（1216 年）至淳祐二年（1242 年）宁国府（府治今安徽宣城）自置地方官量，以及按工部文思院标准斛斗铜式复制新量的详细资料，考证宋 1 升容量为 598.99～601.96ml，证实古（东汉）3 升为宋 1 升。丘光明据宋文思院方斗之尺寸，折算 1 升容量为 585ml。郭正忠据《宋会要》和《皇祐新乐图记》考证皇乐量规格及太府寺斗容量，认为宋 1 升在 700ml 左右或 700ml 以上。耐人寻味的是宋元时期不用升而以盏代之。盖升较仲景时期已增大 3 倍，用升量药已属不妥，因而用合或盏代之。盏为当时的杯子，其容量有大有小，《太平圣惠方》已作规范，当是有凭有据的。吴恕《伤寒图歌活人指掌》对升、盏的换算，与《太平圣惠方》基本相同。

因此，结合以上宋金元各朝代的考证及《中国科学技术史·度量衡卷》（丘光明，2001 年版）考证结果，笔者认为三个朝代的剂量基本一致，即 1 斤约合今之 661g，则 1 两约合今之 41.3g，1 钱约合今之 4.13g。

宋代 1 升约合今之 600ml，一大盏为 600ml，一中盏为 300ml，一小盏为 180ml。

　　"温经汤"出至《妇人大全良方》，其煎煮工艺为"水一盏半，煎至八分"。《圣济总录》曰："古今升斗大小不同，盖古之三升为今一升，凡方中用水言升合者，今以中盏为率。"故此方中"盏"为中盏，"一盏半"为 450ml。"煎至八分"有人理解为一盏的八分，即 160ml；有人理解为总量的八分，即 360ml。综合上下文、传统煎煮习惯、服用方式等，"煎至八分"为一盏的八分更为合理。一是，古籍中煎煮只要写量，都写得很清楚准确，极少需要计算出实际的量。如果是总量的八分，这个量是需要计算的，不方便，特别是对一般百姓煎药更不方便。二是，传统煎煮都是用蒸发量来控制煎煮时间，因而一般蒸发量比得量大，或两者类似，极少有蒸发量远小于得量的情况。就本处方而言，"加水一盏半，煎至八分"，如果是总量的八分，蒸发量只有 20%，与常规不符。且考虑到药材吸水，蒸发量就更少了，煎煮时间明显会非常短。三是，"八分"后面没有单位，所以才导致不同的理解。如果通读上下文，可以发现其实是省略了计量单位。"加水一盏半"，"半"字后面也省略了计量单位，前后相承，可以推测"八分"后面是省略了盏。四是，从服用看，本剂量是一次服用量，一次服用一盏的八分比较合适；总量的八分，服用量偏大。另外，有人担心如果煎煮至一盏的八分，煎煮液是否过于黏稠。我们通过实验证明，无论是温经汤、金水六君煎，还是其他处方，按照一盏的八分煎煮，其煎煮液均不存在黏稠问题，流动性和水类似。

4.4.4　明清剂量考证

　　明清时期衡器量值接近现代，朱橚在《普济方·方脉药性总论》中以钱谱推测药物剂量，认为"汉唐同用"，衡量"今之三两得汉唐十两"，又说"汉方当用半两钱二枚为一两"。容量"以绍兴一升得汉五升"。朱氏的推测与实际不符，忽视了唐朝的衡量是汉朝时的 3 倍，宋 3 升为汉 1 升的史实。故他又补充说：《千金》、《本草》皆以古三两为今一两。古三升今为一升。"

　　李时珍《本草纲目》在解释"陶弘景用药法则"时说："蚕初吐丝曰忽，十忽曰丝，十丝曰厘，四厘曰累（音垒），十厘曰分，四累曰字，二分半也。十累曰铢，四分也。四字曰钱，十分也。六铢曰一分（去声），二钱半也。四分曰两，二十四铢也。八两曰锱，二锱曰斤。二十四两曰镒，一斤半也，准官秤十二两。三十斤曰钧，四钧曰石，一百二十斤也。方中有曰少许者，些子也。今古异制，古之一两，今用一钱可也。"李氏综合了不同时期的度量衡体系，其中既有汉代的累、铢、两、斤及锱、镒，又有晚唐起施用的钱以下的衡制，以及专用于药秤的字衡等。吴承洛《中国度量衡史》认为李氏的论述"对于两、铢、累、钱、分、厘等进位同一般记载相同，只是在分之外又有一个份位，厘位之下缺一毫位，而且记有历来没有用过的以四为进位的方法"。文中有的衡名当时已不用，且古人也有不同说法，如"锱"，《说文解字》认为"八铢为锱"，唐·杨释《荀子·富国》注云："八两为锱。"而最后的"古之一两，今用一钱可也"，显然是据临床用量折算得之。

　　张介宾《类经图翼·古今衡数不同》以《汉书·律历志》的累黍之法，测得古 1 两为明 6 钱，1 斤为明 9 两 6 钱。日本吉益为则对此有异议，疑明秤与日本秤有违。然正如吉益为则本人所说的"黍品有多种，且土地有肥瘠，年有丰凶，故黍不一"，所测重量与汉代有出入。王伦《本草集要》认为"云三两者，即今之二两；云一两者，即今之六钱半"，似乎明代的量值比宋元又有增大。清·徐灵胎《医学源流论》认为"自三代至汉晋，升斗权衡，虽有异同，以今较之，不过十分之二"，桂枝汤"共八两为一剂，在今只一两八钱"。王朴庄《考证古方权量说》得出"古十六两，今重一两二钱一分八厘；古一两，今重七分六厘强"的结论。上述医家的论述与明清时期衡器的量值均有出入。由于明清两代离今相对较近，尚有衡器存世，使我们能了解较为精确的量值。关于明代的衡值，丘氏已经对存世的银、戥秤、权和砝码等考证得出每斤合今之 590g，每两合今之 36.8g 左右。此外，中国历史博物馆藏有明万历年间制造的、专用于称量金银等名贵物品及贵重药物的戥秤两杆。其中一杆每两合今之 36.5g，每斤合今之584g。另一杆每两合今之35.8g，每斤合今之572.8g。将两个数值平均则每两约合36.3g，每钱合3.6g左右，每斤约合580g，这个数值反映了明代药秤的衡值。现藏中国历史博物馆的清"拾两铜砝码"每斤合579.2g，每两合36.2g，每钱约3.6g，可知清代的衡制与明代基本相同。明清时期的煎药方法，由宋元的煮散为主，逐渐演变为以汤剂为主，常用量每味也在3～5钱，但整个方剂的药量较宋元时期明显增大。

明清时期的量制每升已增大至1000ml左右，如现藏中国历史博物馆的明代"成化兵子铜斗"容量为9600ml，按10升为1斗计则每升为960ml。现藏故宫博物院的清"户部铁方升"容量为1043ml。这一量值是东汉古升的5倍，显然已不宜用来量药，故除古方外常以盏、钟（酒具）、杯、碗等代替。如《景岳全书》用盏，《医宗必读》用钟，《温病条辨》用碗和杯，《医宗金鉴》用钟、碗等，有的方后仅注"水煎服"，而不强调用何种容器。

综上所述，笔者认为明清时期剂量折算为1斤约合今之596.8g，则1两折合今之37.3g，1钱约为3.73g；1升约合今之1035ml。

参 考 文 献

曹炳章，1990. 中国医学大成·医学源流论[M]. 上海：上海科学技术出版社.

柴中元，2012. 温病求真：叶天士、吴鞠通温病学说研究[M]. 北京：中国中医药出版社.

陈伯坛，2009. 读过金匮卷十九[M]. 北京：中医古籍出版社.

陈仁旭，2009. 金匮释要[M]. 北京：人民卫生出版社.

陈修园，1984. 伤寒真方歌括[M]. 陈竹友 校注. 福州：福建科学技术出版社.

程先宽，2006. 《伤寒杂病论》方剂剂量折算标准研究[J]. 北京中医药大学学报，29（1）：11-13.

辞海编辑委员会，1980. 辞海（1979年版）缩印本[M]. 上海：上海辞书出版社.

邓鑫，胡久略，梁健，2012. 临床仲景方剂学[M]. 北京：中医古籍出版社.

邓学忠，2007. 商鞅改革度量衡制的历史功绩[J]. 中国计量，（7）：46-48.

邓学忠，2008. 秦始皇统一大业中的度量衡和古代标准化[J]. 中国计量，（9）：54-56.

邓中甲，2003. 方剂学[M]. 北京：中国中医药出版社.

丁毅，2012. 经方50味常用药物在宋朝用量研究[D]. 北京：北京中医药大学.

段富津，1995. 方剂学[M]. 上海：上海科学技术出版社.

段晓华，畅洪昇，2013. 李东垣传世名方[M]. 北京：中国医药科技出版社.

樊巧玲，2009. 临证备查方剂500首[M]. 北京：人民卫生出版社.

范云松，2003. "秦王扫六合"与统一度量衡[J]. 文史杂志，（5）：18-20.

方药中，许家松，2007. 温病条辨讲解[M]. 北京：人民卫生出版社.

方有执，郑重光，2009. 伤寒论条辨续注[M]. 黄金玲，桑方方 校注. 北京：中国中医药出版社.

傅延龄，蔡坤坐，宋佳，2012. 方药量效关系文献与理论研究思考[J]. 北京中医药大学学报，35（9）：601-606.

甘肃省博物馆，1975. 武威汉代医简[M]. 北京：文物出版社.

高怀瑾，2008. 中国古代计量看图说话（5）[J]. 上海计量测试，（5）：40-41.

高晓山，花杰，2001. 以古币换算度量衡制度有失精确[J]. 中国中医基础医学杂志，7（1）：63-64.

顾钦，2004. 第五章 度量衡的兴盛期-唐宋元度量衡发展状况[J]. 上海计量测试，31（5）：69-71.

关增建，2003. 中国计量史上的瑰宝-新莽嘉量[J]. 中国计量，（1）：36-38.

郭秀梅，2009. 金匮要略集注[M]. 北京：学苑出版社.

郭正忠，1993. 三至十四世纪中国的权衡度量[M]. 北京：中国社会科学出版社.

国家计量总局，1984. 中国古代度量衡图集[M]. 北京：文物出版社.

国家药典委员会，2010. 中华人民共和国药典.2010年版（一部）[M]. 北京：中国医药科技出版社.

郝万山，2005. 汉代度量衡制和经方药量的换算[J]. 中国中医药现代远程教育，3（3）：48-51.

何任，2008. 《金匮要略》临证发微[M]. 上海：上海科学技术出版社.

黄汝成，1869. 日知录集释[M]. 广州：广州述古堂重刻本.

柯雪帆，2001. 伤寒论选读[M]. 北京：中国中医药出版社.

柯雪凡，1995. 现代中医药应用与研究大系：伤寒与金匮[M]. 上海：上海中医药大学出版社.

柯雪凡，赵章忠，张玉萍，等，1983.《伤寒论》和《金匮要略》中的药物剂量问题[J].上海中医药杂志，（12）：36.

寇宗奭，1957.本草衍义[M].上海：商务印书馆.

李飞，2011.方剂学[M].北京：人民卫生出版社.

李冀，2012.方剂学[M].北京：中国中医药出版社.

李具双，2004.汉唐时期药用衡制及量值考[J].北京中医药大学学报，（2）：13-15.

李培生，1985.伤寒论讲义[M].上海：上海科学技术出版社.

李培生，1986.伤寒论讲义[M].长沙：湖南科学技术出版社.

李文瑞，2005.经方化裁[M].北京：学苑出版社.

李宇明，2012.经方的理论特点[J].环球中医药，5（1）：29-32.

连建伟，2007.医方集解注释[M].北京：人民卫生出版社.

林培政，谷晓红，2012.温病学[M].北京：中国中医出版社.

刘渡舟，2006.伤寒挈要[M].北京：人民卫生出版社.

刘景源，2008.温病条辨通俗讲话[M].北京：中国中医药出版社.

刘世恩，2007.张仲景全书[M].北京：中医古籍出版社.

刘越，2003.图解温病条辨[M].北京：人民卫生出版社.

卢嘉锡，2001.中国古代科技史：度量衡卷[M].北京：科学出版社.

卢嘉锡，邱隆，丘光明，2001.中国科学技术史·度量衡卷[M].北京：科学出版社.

芦琴，张瑞贤，张慕群，2006.秦汉间药物计量单位的考察[J].中国中药杂志，31（24）：2074-2077.

吕志杰，2005.张仲景方剂学[M].北京：中国医药科技出版社.

马健，2012.温病学[M].上海：上海科学技术出版社.

孟永利，沈帼男，李晓露，2007.伤寒论现代研究与临床应用修订本[M].北京：学苑出版社.

欧阳思清，管华全，刘华乐，2009.方剂学案例分析[M].南京：东南大学出版社.

庞安时，2007.伤寒总病论[M].北京：人民卫生出版社.

彭怀仁，1997.中医方剂大辞典[M].北京：人民卫生出版社.

彭怀仁，1998.中华医方精选词典[M].上海：上海科学技术文献出版社.

丘光明，1992.中国历代度量衡考[M].北京：科学出版社.

丘光明，2001.货币与度量衡[J].考古，（5）：70-79.

丘光明，2001.商鞅铜方升[J].中国质量技术监督，（6）：51.

丘光明，2001.中国科学技术史·度量衡卷[M].北京：科学出版社.

丘光明，2002.汉代度量衡（铂铱合金库平两）[J].中国质量技术监督，（8）：60.

邱隆，2002.中国古代计量发展史话[J].中国计量，（11）：29-31.

邱隆，2006.中国历代度量衡单位量值表及说明[J].中国计量，（10）：46-48.

宋佳，2011.经方50味药物在明代13位医家中的用量规律研究[D].北京：北京中医药大学.

宋奇轩，2008.图解千金方[M].海口：海口出版公司.

宋延强，2011.金元四大家对经方50味常用药物的临床用量研究[D].北京：北京中医药大学.

苏礼，2006.千金方医方辞典[M].北京：人民卫生出版社.

孙思邈，2011.备急千金要方[M].焦振廉等 校注.北京：中国医药科技出版社.

孙玉信，田力，王晓田，2014.方剂大辞典[M].太原：山西科学技术出版社.

谭日强，2006.金匮要略浅述[M].北京：人民卫生出版社.

谭曦然，2009.《伤寒杂病论》用药剂量及相关问题再研究[D].北京：北京中医药大学.

仝小林，崔勿骄，崔新育，等，1996."神农秤"质疑[J].中华医史杂志，26（4）：251-252.

王付，2006.伤寒杂病论思辨要旨[M].北京：人民军医出版社.

王付，2007.伤寒杂病论增补用方[M].北京：学苑出版社.

王怀隐，1982.太平圣惠方[M].北京：人民卫生出版社.

王绵之，1997.方剂学[M].贵阳：贵州科技出版社.

王庆国，2010.中医名著名篇临床导读·方剂卷[M].北京：中国医药科技出版社.

王新佩，2009.金匮要略解析[M].天津：天津科技翻译出版公司.

王伊明，1986.为古方权量正本清源[J].北京中医学院学报，9（2）：10.

王玉玺，1993.实用中医外科方剂大辞典[M].北京：中国中医药出版社.

吴承洛，1957.中国度量衡史[M].北京：商务印书馆.

吴承洛，1984. 中国度量衡史[M]. 上海：上海书店出版.

吴淼，郑辰坤，2008. 民国时期度量衡制度改革：“一二三”市用制的确立[J]. 江西社会科学，（10）：121-125.

浠水县卫生局：1987. 伤寒总病论释评[M]. 武汉：湖北科学技术出版社.

谢鸣，2012. 方剂学[M]. 北京：人民卫生出版社.

谢鸣：1997. 中医方剂现代研究（上卷）[M]. 北京：学苑出版社.

徐智和，1999. 方剂学[M]. 北京：中国医药科技出版社.

许济群，王绵之，2008. 方剂学[M]. 北京：人民卫生出版社.

颜文强，2015. 中国历代度量衡演变源流述论[J]. 老子学刊，（1）：164-177.

杨鸣铭，1997. 实物标准的起源——标准起源之三[J]. 大众标准化，（3）：14-15.

杨璿，陈良佐，2010. 伤寒瘟疫条辨[M]. 王致谱 校点. 福州：福建科学技术出版社.

尤怡，1983. 医学读书记[M]. 南京：江苏科学技术出版社

张灿玾，2014. 实用温病学[M]. 北京：中国医药科技出版社.

张谷才，2008. 仲景方剂学[M]. 上海：上海中医药大学出版社.

张家礼，1999. 《金匮要略》选读[M]. 北京：中国中医药出版社.

张丽芬，2008. 金匮要略研究与应用[M]. 北京：中医古籍出版社.

张瑞贤，芦琴，张卫，等，2008. 宋代药物非衡量计量单位的考察[J]. 中国中药杂志，33（21）：2574-2576.

张瑞贤，芦琴，张卫，等，2008. 宋代药物衡量单位的考察[J]. 中国中药杂志，33（19）：2267-2270.

张瑞贤，芦琴，张卫，等，2008. 隋唐时期药物非衡量单位的考察[J]. 中国中药杂志，33（18）：2136-2139.

张瑞贤，芦琴，张卫，等，2008. 隋唐时期药物衡量单位的考察[J]. 中国中药杂志，17（33）：2201-2204.

张瑞贤，芦琴，张卫，等，2008. 魏晋南北朝时期药物计量单位的考察[J]. 中国中药杂志，33（15）：1906-1908.

张勋燎，1980. 南宋国家标准的文思院官量和宁国府自置的大斗大斛[J]. 社会科学战线，（1）：207.

张再良，2007. 读解《伤寒》[M]. 北京：人民卫生出版社.

张仲景，2007. 金匮要略[M]. 杨鹏举等 注释. 北京：学苑出版社.

张志国，杨磊，邓桂明，等，2018. 中医药历代度量衡的研究[J]. 辽宁中医杂志，（3）：499-503.

赵俊欣，2009. 方证学习精义：伤寒阔眉[M]. 北京：学苑出版社.

5

经典名方药味基原考证

　　由于年代久远，许多经典名方所涉及的各中药名称、基原和产地均发生不同程度的变化。某些中药名存在同药异名或异药同名等问题，如淫羊藿又称仙灵脾；益母草在古代某些本草中称为天麻，与现代的天麻为同名异物，等等。中药基原包括中药品种和入药部位。由于传统文献的记载过于粗略，加之临床应用的变化，造成许多中药在不同朝代的来源品种和入药部位难以明确。如收载于《伤寒论》和《金匮要略》等年代较早的经典名方，桂枝极可能是现代的肉桂，而宋代以后的桂枝与现代桂枝相同；再如古之阿胶是由"驴皮"还是"牛皮"，或是其他动物的皮制成的。这些问题都需要通过详细的文献和实物调研加以明确。植物的品种与地理分布密切相关。如半夏在宋·《本草图经》记载"以齐州半夏为佳"，齐州即今山东历城。而日本学者将"齐州半夏"考证为三裂叶半夏 *Pinellia tripartita* Schott.，但三裂叶半夏仅产于日本，中国并无分布。这是由于古代较少有南药北移和异地引种栽培。因此，其考证结果可能是错误的。此外，由于受到自然因素、经济因素、交通因素及人类活动的影响，中药材具有地域性特色，直接影响药材的整体质量。故而明确中药的名称、基原和产地对经典名方临床使用的安全性、有效性和质量稳定性具有重要意义。

　　本章首先对药味基原考证方法进行归纳，然后从名称、基原和产地三个方面，对国家中医药管理局发布的《名方目录》中名方所涉及的各药味进行考证，为经典名方中药的基原和产地的选择提供参考，从而保证经典名方用药准确、安全有效。

5.1　经典名方用药分析

　　《名方目录》的 100 首经典名方中，共涉及 159 味中药，分别来源于植物的根及根茎、种子果实、枝干皮藤、花叶草等，以及动物、菌和矿物药，具体见表 1-5-1。各药味的使用频次见图 1-5-1。

表 1-5-1　100 首古代经典名方所含药味

药用部位	中药名
植物类	
根及根茎类	巴戟、白芍、白术、白芷、百合、半夏、北沙参、贝母、苍术、柴胡、菖蒲、赤芍、川牛膝、川芎、川续断、川郁金、大黄、当归、地黄、地榆、独活、莪术、防风、防己、附子、甘草、干葛、藁本、何首乌、胡黄连、花粉、黄连、黄芪、黄芩、姜黄、桔梗、麦冬、木通、木香、牛膝、羌活、秦艽、人参、肉苁蓉、沙参、山药、升麻、生姜、石斛、天冬、天麻、土贝母、乌药、细辛、香附、薤白、银柴胡、元参、远志、泽泻、知母、紫背天葵子
种子果实类	白果、白蒺藜、白芥子、白蔻末、槟榔、草豆蔻仁、草果、草决明、车前子、川楝子、大枣、淡豆豉、枸杞、瓜蒌仁、黑芥穗、胡麻仁、粳米、连翘、麻仁、蔓荆子、木瓜、芡实、山栀、山茱萸、生扁豆、生薏仁、小麦、蜀椒、苏子、桃仁、吴茱萸、杏仁、五味子、香附子、小黑豆、石莲肉、小茴香、辛夷仁、菟丝子、郁李仁、枳壳、枳实
枝干皮藤类	竹茹、皂角针、桑白皮、乳香、肉桂、青皮、没药、梨皮、橘红、黄柏、厚朴、海风藤、桂枝、杜仲、地骨皮、丹皮、陈皮、沉香
花叶草类	柏叶、丁香、冬桑叶、杜藿香、干苏叶、荷叶、红花、槐花、金银花、荆芥、菊花、麻黄、枇杷叶、蒲公英、青蒿、山茵陈、柿蒂、通草、鲜扁豆花、香薷、旋覆花、野菊花、竹叶、紫花地丁
动物、菌类和矿物类	阿胶、鳖甲、代赭、地龙、茯苓、滑石、灵脂、芒硝、生龟板、牡蛎、石膏、石决明、猪苓

由上表可知，《名方目录》中主要为植物药，共146味，其中根及根茎类最多，共62味，其次是种子果实类（共42味）、花叶草类（24味）、枝干皮藤类（18味）；此外，动物类药物有7味、矿物类药物有4味、菌类有2味。

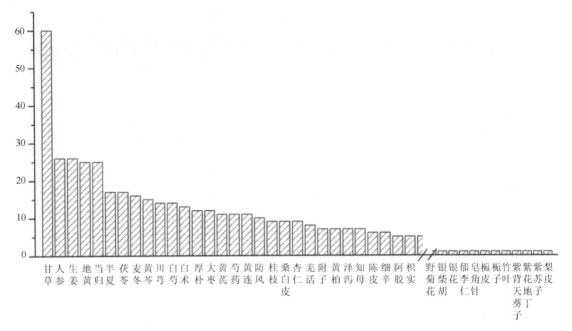

图 1-5-1　100首经典名方中各药味的使用频次

由图1-5-1可以看出，甘草的使用频次最高（60次），表明60%的名方使用了甘草，这与其调和诸药的特点相关。其次为人参（26次），生姜（26次），地黄（25次），当归（25次），为清热药、补气药、补血药和解表药。

5.2　经典名方药味基原考证方法

目前，中药药味基原考证的方法主要有本草考证法、植物学（动物、矿物）分类学考证法、分子鉴定考证法及化学成分鉴定考证法。

5.2.1　本草考证法

本草考证法是药味基原考证研究中的重要方法，其通过对历代本草及相关文献的研究，核实各药味在不同历史时期的名称、基原及产地的变化。药味的本草考证可厘清中药基原的历史源流和变迁实况，达到正本清源、澄清混乱，正确继承用药经验，保证用药安全的目的。本草考证的基本操作过程包括药物特征信息获取和基原论证。其中特征信息获取主要包括查阅文献、整理文献和选择文献三个关键过程。100首经典名方来自37本古代医书，包括6个朝代（图1-5-2），其中，汉代和清代名方数量最多（均为28个），其次是明代（17个）、宋代（11个）、金代（11个）、唐代（5个）。因此，在本草考证时要结合历史演变，考证药味的名称、基原和产地在不同历史时期的变化，可供参考的代表性古典医籍汇总如下，见表1-5-2。

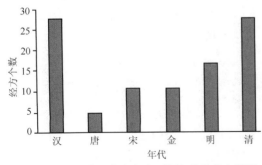

图 1-5-2　100首经典名方在不同年代的分布情况

表 1-5-2　中药本草考证的代表性古典医籍

年代	书籍	作者	特色
东汉	《神农本草经》	神农氏	记载大量的药物别名
汉末	《名医别录》	佚名	记载药物的产地
晋	《南方草木状》	嵇含	记载了我国广东、广西等地及越南的植物
南北朝	《本草经集注》	陶弘景	注重实物考察
唐	《新修本草》	苏敬等	综合性本草著作
唐	《本草拾遗》	陈藏器	辨析和澄清药物品种混乱
宋	《本草图经》	苏颂	综合性本草著作
宋	《证类本草》	唐慎微	综合性本草著作
宋	《本草衍义》	寇宗奭	鉴别药物
明	《本草品汇精要》	刘文泰	综合性本草著作
明	《本草蒙筌》	陈嘉谟	注重道地药材
明	《本草纲目》	李时珍	综合性本草著作
明	《本草原始》	李中立	附图多为作者根据实物绘制，较为逼真，并附有说明
清	《本草纲目拾遗》	赵学敏	《本草纲目》拾遗补正
清	《植物名实图考》	吴其濬	植物学角度和植物图谱
清	《草木便方》	刘善述	主要为常用的川东草药，地方性很强

【基原考证】

中药基原是指中药的品种及其入药部位。因中药应用具有数千年历史，加上同科属中药原植物形态相近、物种繁多、古籍形态论述简单等因素，中药的品种和药用部位随着年代更迭均有着或多或少的变化。《名方目录》100 首经典名方的 159 味中药中，有 29 味中药的基原发生变化，包括阿胶、巴戟、白蔻末、百合、北沙参、贝母、土贝母、菖蒲、川续断、羌活、防己、甘草、滑石、木通、人参、沙参、石斛、细辛、香薷、薤白、桂枝、芍药、术、半夏、菊花、青蒿、连翘、枳壳和枳实。作为澄清中药正品的重要手段之一，中药基原考证可以厘清历史、确定品种和药用部位、去伪存真，从而为古方临床使用的安全性和有效性提供保障。

中药代用品和易混品是中药应用中一直被关注的问题。中药代用品是指与被代用药具有相同性味、归经、功能主治的药物，即不论在单方或复方，代用品都应该与被代用药具有相同的功效和相近的作用强度，能够反映该药传统用药经验及具有临床作用的药物。中药作为中医治疗疾病的物质基础，因自然环境、社会人为因素等的变化，其社会需求量逐年加大，已导致许多中药品种供不应求，中药资源严重匮乏，因此，寻找中药代用品具有十分重要的应用价值。古代医家对中药代用品也有描述，张仲景《伤寒论》曰："无猪胆，以羊胆代之。"唐·孙思邈《千金翼方》之调秦王续命十八散用牡荆子，提及"若无，用柏子仁代"。宋·陈自明《外科精要》在使用金银花散时"无花，用苗叶嫩茎代之"。宋·朱肱《类证活人书》中提及"瘀血入里，吐血衄血者，犀角地黄汤，乃阳明经圣药。如无犀角，以升麻代之"。明·李中梓《本草征要》中论及魏氏姜黄散云："偶无姜黄，川芎亦治牙疼，遂以代之。"在古人的基础上，许多现代医家不断学习与实践，总结出很多中药代用品。如邓铁涛认为浮小麦疏肝效果最佳，但南方常缺，因此常用麦芽或面粉代之。研究表明，人参固本汤中用人参叶替代人参，结果显示人参叶组和人参组的治愈率和总有效率没有显著性差异，认为人参叶治疗肺肾阴虚所致咳嗽的功效与人参相同。肉苁蓉是常用的补肾壮阳中药。但由于长期不合理的采挖利用，其资源濒于枯竭，已被列为国家二级保护植物。本属其他品种如管花肉苁蓉主产于我国新疆，资源比较丰富，为中药肉苁蓉的主要代用品，自 2005 年开始被列入《中国药典》作为肉苁蓉药材进行使用。中药代用品虽可解决中药资源紧缺的问题，但其质量评定较为复杂，需要经过深入的活性成分和药效作用等研究。

中药易混品是指来源或药用部位不符合《中国药典》或其他法定药品标准的中药材商品，包括物种混乱、药用部位混乱、地方习惯用药、有意造假等。中药材的品质问题由来已久，古人在不断地修改本草，主要就是为了辨别真伪。以人参为例，东汉·王符《潜夫论》记载："夫理世得真贤，譬犹疾不得真药也。疾当得真人参，反得萝菔。"宋·苏颂《本草图经》记载："江淮出一种土人参，叶如匙而小，与桔梗相似，苗长一、二尺，叶相对生，生五、七节，根亦如桔梗而柔，味极甘苦，秋生紫花，又带青色。春秋采根不入药，本处人或用之。"明·李明珍《本草纲目》记载："近又有薄夫以人参先浸取汁自啜，乃晒干复售，谓之汤参，全不任用，不可不察。"清·黄宫绣《本草求真》记载："山西太行新出党参其性只能清肺并无补益之功，近因辽参价贵，而好奇居异，乃以山西太行山之苗（指桔梗科党参）及以防风，桔梗，荠苨伪造，相继混行。"指出由于上党人参绝迹，辽参价贵，牟利者以山西上党所产桔梗科党参冒名顶替，导致同名异物，这也是造成后世某些本草书籍混乱的原因。近现代，常见的伪品主要有商陆、华山参、锥花土人参、白龙头、板蓝根、峨参、北沙参、桔梗、野豇豆等。由此可见，人参伪品从古至今一直存在，汉代就已存在以萝菔假冒人参。明代以后，制伪手段提高，制伪情况越来越严重。随着栽培产业的发展，2016年市场调查显示人参伪品已经很少了，但以次充好问题凸显，主要表现为乙醇浸提后再售、硫熏防腐、加工红参掺糖、销售病害人参等。

《名方目录》涉及药味的易混品分析显示，67味中药存在易混品问题，见表1-5-3。中药易混品会严重影响复方的功效，甚至危及消费者的健康。因此，为保证经典名方安全有效，在研发及工业化生产过程中，需严格控制，避免易混品。

表1-5-3　67味中药的常见易混品

序号	中药名	考正品种	易混品
1	阿胶	阿胶	马皮胶、新阿胶
2	巴戟	巴戟天	羊角藤
3	百合	卷丹、百合、细叶百合	野百合、岷江百合、麝香百合、淡黄色百合、渥丹、湖北百合、川百合
4	槟榔	槟榔	枣槟榔
5	苍术	苍术	关苍术
6	柴胡	柴胡、狭叶柴胡	丽江柴胡、小叶黑柴胡、抱茎柴胡、细茎有柄柴胡、锥叶柴胡、红柴胡、小柴胡、窄竹叶柴胡、大叶柴胡
7	菖蒲	石菖蒲	水菖蒲
8	车前子	车前、平车前	大车前
9	赤芍	芍药、川赤芍	草芍药
10	川贝母	川贝母、暗紫贝母、甘肃贝母	湖北贝母、安徽贝母、平贝母、伊贝母
11	川独活	重齿当归	独活、渐尖叶独活、食用土当归、九眼独活
12	川牛膝	川牛膝	怀牛膝、土牛膝
13	川续断	川续断	续断
14	大黄	掌叶大黄、唐古特大黄、药用大黄	苞叶大黄、华北大黄、波叶大黄、河套大黄
15	当归	当归	朝鲜当归、日本当归
16	地骨皮	地骨皮	木犀科毛叶探春根皮、黑果枸杞根皮
17	地榆	地榆、长叶地榆	紫地榆
18	防风	西防风	野胡萝卜根、水防风、黑防风
19	防己	粉防己	木防己、广防己
20	附子	乌头	黄花乌头
21	甘草	甘草、光果甘草、胀果甘草	云南甘草、粗毛甘草
22	干葛	甘葛藤	野葛
23	枸杞	宁夏枸杞	枸杞
24	何首乌	何首乌	薯莨、木藤蓼、翼蓼、牛皮消、白首乌、隔山消、人工制首乌（淀粉染色）

续表

序号	中药名	考正品种	易混品
25	厚朴	厚朴	木兰属其他种树皮
26	黄柏	川黄柏	水黄柏（湖北吴萸的皮）
27	黄连	黄连、三角叶黄连或云连	峨眉黄连、鲜黄连、淫羊藿根茎染色品
28	黄芪	蒙古黄芪、膜荚黄芪	多序岩黄芪、圆叶锦葵根、紫苜蓿根、兰花棘豆根、棉花根、锦鸡儿根
29	黄芩	黄芩	滇黄芩、粘毛黄芩、甘肃黄芩
30	金银花	忍冬	红腺忍冬、山银花、灰毡毛忍冬
31	桔梗	桔梗	南沙参、霞草根、丝石竹根
32	连翘	连翘	金钟花、秦连翘
33	麻黄	麻黄	节节草
34	麦冬	麦冬	山麦冬、淡竹叶根
35	蔓荆子	单叶蔓荆、蔓荆	黄荆、牡荆、荆条
36	没药	没药	洋乳香
37	牡丹皮	牡丹	矮牡丹、卵叶牡丹、紫斑牡丹、滇牡丹
38	木瓜	皱皮木瓜	木瓜、毛叶木瓜
39	木通	木通、三叶木通或白木通	粗齿铁线莲、短尾铁线莲、女萎
40	木香	木香	土木香、总状木香、厚叶木香、川木香、灰毛川木香
41	牛膝	牛膝	红牛膝、麻牛膝
42	羌活	羌活	掺红藤
43	人参	人参	商陆、美国商陆、紫茉莉、土人参、华山参、桔梗、野豇豆、栌兰
44	乳香	乳香	洋乳香
45	山药	薯蓣	褐苞薯蓣、山薯、参薯、番薯、木薯
46	山栀	栀子	水栀子
47	山茱萸	山茱萸	滇刺枣果皮
48	升麻	兴安升麻、升麻、大三叶升麻	单穗升麻、类叶升麻、麻花头、落新妇
49	生龟板	乌龟	黄缘闭壳龟、缅甸陆龟、黄喉水龟、平胸龟、凹甲陆龟
50	石斛	环草石斛、马鞭石斛、黄草石斛、铁皮石斛、金钗石斛	石仙桃、云南石斛、细叶石斛等
51	天花粉	天花粉	飞来鹤、栝楼属其他种类
52	天麻	冬麻、春麻、子麻、野生天麻	大丽菊根、蟹甲草根、菊芋根、赤爬根、芋头、芭蕉芋根茎、马铃薯加工品
53	通草	通脱木	喜马山旌节花、青荚叶
54	菟丝子	菟丝子	南方菟丝子、金灯藤、石荠苎、莱菔子、白芥子
55	乌药	乌药	乌药茎
56	吴茱萸	吴茱萸、疏毛吴茱萸、石虎	假茶辣、巴氏吴萸、野茶辣、臭辣树
57	五味子	五味子	华中五味子、葡萄科葡萄属或山葡萄的果实
58	细辛	北细辛、汉城细辛、华细辛	尾花细辛、短尾细辛、青城细辛、杜衡
59	小茴香	小茴香	莳萝子
60	辛夷仁	紫玉兰、玉兰、武当玉兰	二乔玉兰、望春玉兰
61	野菊花	野菊	甘野菊
62	郁李仁	欧李、郁李、长柄扁桃	榆叶梅、毛叶欧李、麦李、毛樱桃、李
63	远志	远志、卵叶远志	瓜子金
64	浙贝母	浙贝母	湖北贝母
65	枳壳	酸橙	枸橘、柚、甜橙
66	枳实	酸橙、甜橙	枸橘、柚、橘
67	猪苓	猪苓	掺重粉、掺荆三棱

【产地变迁】

产地是指中药材生长和种植的区域。历代医家对产地对中药质量的影响已有描述。早在东汉·《神农本草经》记载："土地所出，真伪陈新，各有其法"，"诸药所生，皆有境界"，强调了药材要区分产地、讲究道地的重要性。唐·苏敬等《新修本草》记载："窃以动植形生，因方舛性，春秋节变，感气殊功。离其本土，则质同而效异"，阐述了特定的生态环境对药材质量的影响。唐·孙思邈《千金翼方》指出"用药必依土地"，强调了药材产地的重要性。直到明·刘文泰《本草品汇精要》一书提出"道地药材"这一专有名词，并在每种药物项下专列"道地"条目。此后，明·汤显祖所著的《牡丹亭·诇药》亦提出"好道地药材"。现代对道地药材的认识不断发展，其概念也不断发展和完善。已有学者指出种质和人文对道地药材形成的作用，生产技术对药材质量的影响，以及道地药材学术思想是中药标准化的重要组成部分。2006年6月1日颁布的《中药材生产质量管理规范》指出，道地中药材是指传统中药材中具有特定的种质、特定的产区或特定的生产技术和加工方法所生产的中药材。陈士林等指出道地药材是集地理、质量、经济、文化概念于一身，强调道地药材是经过人们长期医疗实践证明质量优、临床疗效高、地域性强的一类常用中药材。2017年7月1日实施的《中华人民共和国中医药法》中所称的道地药材，是指经过中医长期的临床应用择取而出，并且该药材产在特定的区域，与其他地区所产同种药材对比而言品质和使用效果更稳定，在行业内拥有权威知名度。因此，产地的变迁会影响中药的质量和产量。

5.2.2 植物（动物、矿物）学分类学考证法

植物分类学主要是研究整个植物界的不同类群的起源、亲缘关系、进化发展规律的一门基础学科。本草考证虽可通过历代本草古籍的描述，初步厘清中药名称、基原和产地的变化，但因地域广阔，中药种类繁多，有的本草描述不清，仍存在品种混乱的问题。按植物（动物、矿物）分类系统对古代本草收载的药物进行分类考证，可为中药基原考证提供有利的工具。近年来，许多学者将本草考证与植物分类学结合，对中药原植物基原进行考证。例如，梁勇满等对白头翁原植物基原进行考证，本草考证只能确定为毛茛科白头翁属 *Pulsatilla* 植物，无法确定为白头翁 *P. chinensis*。而植物分类学研究结果显示，我国白头翁属植物共有11种6变型2亚种4变种，共计23种。因此，植物分类学对中药药味考证具有重要的作用。

5.2.3 分子鉴定考证法

中药分子鉴定一般是根据大分子（蛋白和核酸）特征进行鉴定，可分为蛋白质分子鉴定和核酸鉴定。目前，中药分子鉴定的主要方法有DNA条形码鉴定法、特异聚合酶链式反应法（PCR）、群体遗传学分析法及分子谱系地理学分析法。采用DNA条形码鉴定法，建立了以ITS2为核心，psbA-trnH为补充序列的植物类药物DNA条形码鉴定体系；以COI序列为核心，ITS2为辅助序列的动物类药物DNA条形码鉴定体系。该方法被载入《中国药典》2015年版增补本。PCR法可用于鉴定真伪品。采用多重位点特异性PCR，对不同来源的人参、三七、西洋参及其掺杂品进行鉴别。结果显示，人参、三七和西洋参分别出现250bp、500bp、1000bp的特异性条带，而掺杂品没有这些条带。采用群体遗传学分析法研究黄连属的DNA条形码，构建黄连属下各种间的遗传进化关系，并推断三角叶黄连和黄连的栽培起源。结果显示，三角叶黄连分别与黄连和峨眉黄连具有较多共有基因型，短萼黄连与黄连也具有共有基因型，从而推测三角叶黄连是由黄连和峨眉黄连杂交起源而来，短萼黄连可能是黄连栽培起源的祖先之一。分子谱系地理学分析法可将叶绿体DNA用来重建植物居群的谱系地理模式。

5.2.4　化学成分鉴定考证法

中药化学成分鉴定主要是针对中药所含的化学成分进行鉴定的方法。中药成分较为复杂，通常选取其中具有特征性的化学成分，或以化学成分整体特点作为依据。随着分析技术的发展，红外（IR）和近红外（NIR）光谱法、液相色谱法（LC）、气相色谱法（GC）及与质谱（MS）的联用技术（LC-MS 或 GC-MS）等广泛应用于中药材的鉴定。采用 NIR 法对三七进行多指标质量评价，结果显示 NIR 能定性鉴别三七药材所有部位，并可用于三七药材的整体质量快速评价。HPLC 法用于中药材鉴定具有高效的分离能力，可精确地表征中药材小分子化合物的数和量的特征。目前有学者采用 HPLC 法建立 10 批不同产地甘草药材的指纹图谱，内蒙古甘草的质量有别于甘肃甘草、新疆甘草，侧面证实了道地药材的科学内涵和必要性。采用 HPLC 法建立了丹参及其变种白花丹参的指纹图谱，PCA 和 PLS 分析结果显示丹参和白花丹参的化学成分存在差异。GC 法主要用于鉴定具有挥发性且热稳定的中药。采用 GC-MS 法建立枳实 4 个品种酸橙枳实、甜橙枳实、香橙枳实和枸橘中挥发油类成分的指纹图谱，结果显示基于挥发油成分，可区分开酸橙枳实、香橙枳实和枸橘 3 个品种。

5.3　经典名方各药味基原考证

5.3.1　甘草基原考证

甘草为目前最常用的中药之一，《名方目录》中有 60% 的方剂含有甘草，如桃核承气汤、旋覆代赭汤等。因此，甘草的名称、基原和产地考证，对经典名方研发用药准确性和有效性均具有重要意义。甘草属 *Glycyrrhiza* 约 20 种，分布遍及全球各大洲，以欧亚大陆为多，又以亚洲中部的分布最为集中。我国有 8 种（其中 2 种为特有种），主要分布于黄河流域以北各省区，个别种见于云南西北部。通过考证《本草图经》、《本草蒙筌》、《本草纲目》等古代书籍的原植物形态描述及图例，建议使用豆科植物甘草 *Glycyrrhiza uralensis* Fisch. 的干燥根和根茎，分布于新疆、内蒙古、甘肃、黑龙江、吉林、河北等地。

【名称考证】

甘草始载于汉·《神农本草经》"一名美草，一名密甘"。后世本草大多沿用《神农本草经》的记载，以"甘草"作为正名，如《名医别录》，南北朝·陶弘景《本草经集注》，唐·苏敬等《新修本草》，宋·苏颂《本草图经》、唐慎微《证类本草》，元·王好古《汤液本草》，明·刘文泰《本草品汇精要》、李时珍《本草纲目》，清·张璐《本经逢原》、黄宫绣《本草求真》等。此外，不同时期又出现蜜甘、美草、蜜草、蕗草、国老、灵通、粉草等异名。如《名医别录》记载："一名蜜甘，一名美草，一名蜜草，一名蕗草。"《本草经集注》记载："此草最为众药之王，经典名方少有不用者……国老即帝师之称，虽非君而为君所宗。"李时珍《本草纲目》记载："甘草，【释名】蜜甘、蜜草、美草、草、灵通、国老……今人惟以大径寸而结紧断纹者，为佳，谓之粉草。"

现代有关著作多以"甘草"为正名，如《中国药典》、《中药学》、《中药大辞典》、《中药志》、《中华本草》等。同时还记载有异名和各地的俗称，如《中药志》记载的异名有"甜草"、"甜根子"、"生甘草"、"甜甘草"，《中药材手册》记载的俗称有"甜甘草"、"粉苦草"、"甜草根"、"国老"，《中药大辞典》记载的俗称有"甜草"、"甜根子"等。

【基原考证】

《神农本草经》和《名医别录》均没有原植物描述。宋·苏颂《本草图经》记载："春生青苗，高一二尺，叶如槐叶，七月开紫花似奈冬，结实做角子如毕豆。根长者三四尺，粗细不定，皮赤色，上有横梁，梁下皆根也"，对甘草的植物形态进行了描述，并附"汾州甘草"及"府州甘草"图。宋·寇宗奭《本草衍义》记载："枝叶悉如槐，高五六尺，但叶端微尖而糙涩，似有白毛。实作角生，如相思角，作一本生。子如小扁豆，齿啮不破"，进一步对甘草枝叶和种子进行了描述。清·吴其濬《植物名实图考》记载："梦溪笔谈谓甘草如槐而尖，形状极准"，指出甘草叶片的形状。此外，明·陈嘉谟《本草蒙筌》和明·李时珍《本草纲目》均附有原植物图。近现代著作《全国中草药汇编》记载，甘草为豆科甘草属植物甘草 *G. uralensis* Fisch.的根和根状茎。原植物为多年生草本，高 30～100cm。根粗壮，呈圆柱形，味甜，外皮呈红棕色或暗棕色。茎直立，基部带木质，被白色短毛和刺毛状腺体。单数羽状复叶互生，卵状椭圆形。《中国药典》2015 年版和《中华本草》记载，甘草为豆科植物甘草 *G. uralensis* Fisch.、胀果甘草 *G. inflata* Bat. 或光果甘草 *G. glabra* L.的干燥根和根茎，并对 3 个品种的原植物形态进行了描述。通过对原植物形态描述及图例（图1-5-3）考证，本品为豆科植物甘草 *G. uralensis* Fisch.，分布于新疆、内蒙古、甘肃、黑龙江、吉林、河北等地；《纲目彩图》、《药典图鉴》、《中草药大典》、《大辞典》、《中华本草》认为还包括同属植物胀果甘草 *G. inflata* Bat.、光果甘草 *G. glabra* L.的干燥根和根茎。

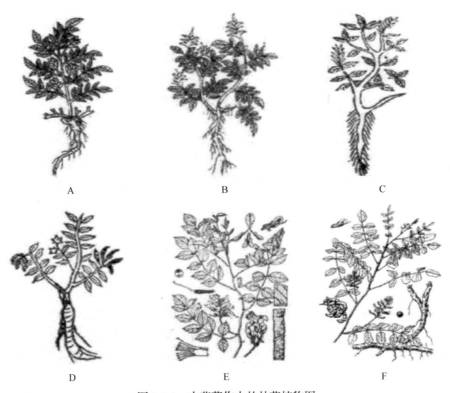

图 1-5-3　本草著作中的甘草植物图

A、B.《本草图经》的府州甘草、汾州甘草；C.《本草蒙筌》的汾州甘草；D.《本草纲目》的甘草；E.《全国中草药汇编》的甘草；F.《中华本草》的甘草

【产地变迁】

关于甘草的产地，《名医别录》记载："甘草生河西川谷，积沙山及上郡。"《本草经集注》记载："甘草今出蜀汉中，悉从汶山诸夷中来……是枹罕草，最佳。"唐·孙思邈《千金翼方》记载："甘草所出郡县有岐州、并州和瓜州。"《新唐书·地理志》记载："太原郡、朔州马邑郡、洮州临郡、岷州和政郡贡甘草。"《宋史·地理志》记载："太原府、府州、丰州、环州、德顺军、兰州和岷州贡甘草。"明·刘文泰《本草品汇精要》记载："山西隆庆州者最胜。"民国·《药物出产辨》记载："产内蒙古，俗称王爷地。"上述本

草考证可知，宋代以前，甘草主要产于山东、山西、陕西和甘肃，随后逐步转移到宁夏、内蒙古和新疆。其原因可能是中原地区人口密集，甘草用量较大，野生资源消耗较快，而西北地区消耗相对较少。目前，甘草分为东甘草和西甘草，东甘草主产于东北及内蒙古东北部，西甘草主产于西北的内蒙古西部、甘肃南部、青海东部、山西及陕西北部，原植物主要均系甘草 *G. uralensis* Fisch.（乌拉尔）。此外，新疆及甘肃西北部产的西甘草还有光果甘草 *G. glabra* L.、胀果甘草 *G. inflata* Bat.。

5.3.2 地黄基原考证

地黄为常用中药，因炮制工艺不同主要分为鲜地黄、生地黄（干地黄）与熟地黄。《名方目录》涉及地黄的方名见表 1-5-4，主要是生地黄和熟地黄，其中使用生地黄的方剂占 12%，如两地汤、三甲复脉汤等（经考证古籍中的干地黄为现代习称的生地黄）；使用熟地黄的方剂占 5%，如地黄饮子、金水六君煎等；两者均用的占 5%，如甘露饮、保阴煎、当归六黄汤、圣愈汤、大秦艽汤。地黄属 *Rehmannia* 现知有 6 种，全部产于我国境内。通过考证《本草图经》、《本草衍义》、《本草纲目》等古代书籍的原植物形态描述及图例，建议使用玄参科植物地黄 *Rehmannia glutinosa* Libosch.的新鲜或干燥块根及炮制加工品，目前，我国大部分地区均有分布，尤以河南温县、博爱、沁阳、武陟等产量最大。

表 1-5-4 《名方目录》涉及地黄的具体信息

编号	方名	出处	年代	名称
1	百合地黄汤	《金匮要略》	汉	生地黄汁
2	当归饮子	《严氏济生方》	宋	生地黄（洗）
3	甘露饮	《太平惠民和剂局方》	宋	干熟地黄（去土）、生干地黄
4	三痹汤	《妇人大全良方》	宋	生地黄
5	清胃散	《兰室秘藏》	金	生地黄（酒制）
6	当归六黄汤	《兰室秘藏》	金	生地黄、熟地黄
7	圣愈汤	《兰室秘藏》	金	生地黄、熟地黄
8	地黄饮子	《黄帝素问宣明论方》	金	熟干地黄
9	大秦艽汤	《素问病机气宜保命集》	金	生地黄、熟地黄
10	金水六君煎	《景岳全书》	明	熟地
11	玉女煎	《景岳全书》	明	熟地
12	保阴煎	《景岳全书》	明	生地、熟地
13	固阴煎	《景岳全书》	明	熟地
14	三甲复脉汤	《温病条辨》	清	干地黄
15	益胃汤	《温病条辨》	清	细生地
16	一贯煎	《医方絜度》	清	生地
17	清经散	《傅青主女科》	清	大熟地
18	清肝止淋汤	《傅青主女科》	清	生地
19	两地汤	《傅青主女科》	清	大生地
20	黄连膏	《医宗金鉴》	清	生地
21	桃红四物汤	《妇科冰鉴》	清	生地
22	凉血地黄汤	《外科大成》	清	生地

【名称考证】

古代本草著作所载"地黄"有生地黄、干地黄和熟地黄之分。汉·《神农本草经》记载:"干地黄,味甘,寒。主折跌绝筋,伤中,逐血痹,填骨髓,长肌肉,作汤,除寒热积聚,除痹,生者尤良。"《名医别录》记载:"生地黄,大寒。主治妇人崩中血不止,及产后血上薄心、闷绝,伤身、胎动、下血、胎不落、堕坠、踠折、瘀血、留血、衄鼻、吐血,皆捣饮之","干地黄,味苦,无毒。主治男子五劳、七伤;女子伤中、胞漏、下血,破恶血、溺血、利去胃中宿食、饱力断绝、补五脏内伤不足、通血脉、益气力、利耳目"。从性味功效来看,《神农本草经》和《名医别录》中的"生地黄"和"干地黄"有所差别。而宋·苏颂《本草图经》记载:"二月、八月采根,蒸三、二日令烂,曝干,谓之熟地黄。阴干者,是生地黄。"明·李时珍《本草纲目》记载:"地黄《本经·上品》……时珍曰:《本经》所谓干地黄者,乃阴干、日干、火干者,故又云生者尤良。《别录》复云生地黄者,乃新掘鲜者,故其性大寒。其熟地黄乃后人复蒸晒者。"

现代著作《全国中药炮制规范》、《中国药典》等均认为,采挖鲜用者习称"鲜地黄";将鲜生地缓缓烘焙至约八成干时,捏成团块,习称"生地黄";炮制加工品称为"熟地黄"。通过考证上述本草著作,现代习称的"鲜地黄"应为《名医别录》所载的"生地黄",即为地黄块根采挖后之鲜用品;现代习称的"生地黄"实为《神农本草经》和《名医别录》所载的"干地黄",阴干、晒干、烘干(约八成干)后之品;"熟地黄"古今认识一致,均指地黄之炮制(蒸制)加工品。

【基原考证】

《神农本草经》和《名医别录》未对地黄的原植物形态进行描述。《本草图经》曰:"二月生叶,布地便出似车前,叶上有皱纹而不光,高者及尺余,低者三四寸。其花似油麻花而红紫色,亦有黄花者。其实作房如连翘,子甚细而沙褐色。根如人手指,通黄色,粗细长短不常,二月、八月采根",并附"沂州地黄"及"冀州地黄"图。《本草衍义》记载:"叶如甘露子,花如脂麻花,但有细斑点,北人谓之牛奶子,花、茎有微细短白毛。"《本草纲目》记载:"地黄初生塌地,叶如山白菜而毛涩,叶面深青色,又似小芥叶而颇厚,不叉丫,叶中撺茎,上有细毛。茎梢开小筒子花,红黄花,结实如小麦粒。根长三四寸,细如手指,皮赤黄色,如羊蹄根及胡萝卜根,曝干乃黑。"据古代本草著作的原植物形态描述及附图(图1-5-4)、《中国药典》2015年版和《中华本草》等综合分析考证,本品为玄参科植物地黄 *Rehmannia glutinosa* Libosch. 的新鲜或干燥块根及炮制加工品。

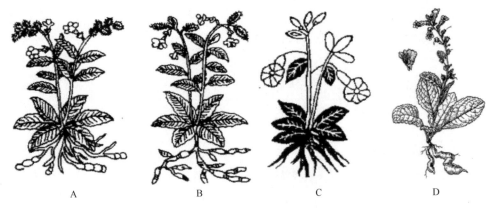

图 1-5-4 本草著作中的地黄植物图

A.《本草图经》的沂州地黄;B.《本草图经》的冀州地黄;C.《本草纲目》的地黄;D.《中华本草》的地黄

【产地变迁】

《名医别录》记载："地黄生咸阳黄土地者佳。"南北朝·《本草经集注》记载："淮南七精散用之。中间以彭城干地黄最好，次历阳，今用江宁板桥者为胜。"宋·《证类本草》引陶弘景《本草经集注》云："中间以彭城干地黄最好"，并附有冀州地黄和沂州地黄图。《宋史·地理志》记载有同州贡地黄。明·《本草品汇精要》记载："今怀庆者为胜。"李时珍《本草纲目》记载："今人惟以怀庆地黄为上，亦各处随时兴废不同尔"，归结出地黄产地变迁的原因是政治、经济的影响。民国·《药物出产辨》记载："产河南怀庆府、沁阳、武陆、温县四县。"综上所述，地黄的道地产区从东汉魏晋时期的咸阳到宋代的同州，再到明代的怀庆。而咸阳、同州和怀庆 3 个地区基本处于同一纬度，地黄的道地产区在这一纬度不断东移。目前，地黄在我国大部分地区有分布，尤以河南温县、博爱、沁阳、武陟等产量最大。

5.3.3　人参基原考证

由于古代人参珍贵且资源匮乏，在古代用药史中，存在人参与党参等替代使用的记载，如保元汤。《名方目录》中有 26% 的方剂使用人参，如旋覆代赭汤、竹叶石膏汤等。因此，对人参的名称、基原和产地进行考证，对经典名方研发用药准确性具有重要意义。人参属 Panax 约有 8 种，分布于亚洲东部、中部、喜马拉雅地区和北美洲，我国有 7 种。通过考证《本草图经》《雷公炮炙论》《本草纲目》《本经逢原》等古代书籍的原植物形态描述及图例，建议使用五加科植物人参 Panax ginseng C. A. Mey. 的干燥根和根茎。现代使用的有园参和林下参，园参为栽培品，主要栽培于吉林抚松、集安，辽宁桓仁、宽甸、新宾和黑龙江依兰、宁安等地；林下参播种在山林，野生状态下自然生长，主产于吉林省、辽宁省长白山山脉和黑龙江省。

【名称考证】

人参始载于《神农本草经》，以后历代本草著作均以"人参"为正名收录，如《名医别录》，南北朝·陶弘景《本草经集注》，唐·苏敬等《新修本草》，宋·苏颂《本草图经》、唐慎微《证类本草》，元·王好古《汤液本草》，明·刘文泰《本草品汇精要》、陈嘉谟《本草蒙筌》、李时珍《本草纲目》，清·张志聪《本草崇原》、张璐《本经逢原》、黄宫绣《本草求真》等，同时记载有神草、人微、土精、血参、黄参、玉精、地精、孩儿参、金井玉阑、人潼、海腴、皱面还丹等异名。

现代有关著作均以"人参"作为本品正名，如《中国药典》《中药学》《中药大辞典》《中药志》《中药材手册》《全国中草药汇编》《中华本草》等；同时尚记载有各地的俗称，如《全国中草药汇编》记载的"棒锤"、"山参"、"园参"，《中药大辞典》记载的"棒棰"，《中国药材学》记载的"人葰"、"力参"、"棒槌"等；还记载有本品原植物"人参"的异名，如《中药志》记载的"园参"、"山参"，《中华本草》记载的"棒槌"、"神草"、"百尺杆"等。

【基原考证】

《本草经集注》引《人参赞》云："三桠五叶，背阳向阴，欲来求我，椵树相寻。"《本草图经》记载："其根形如防风而润实。春生苗，多于深山中背阴，近椴（音贾）漆下湿润处。初生小者，三、四寸许，一桠五叶；四五年后生两桠五叶，末有花茎，至十年后，生三桠；年深者生四桠，各五叶。中心生一茎，俗名百尺杆。三月、四月有花，细小如粟，蕊如丝，紫白色；秋后结子，或七、八枚，如大豆，生青熟红自落。根如人形者神"，并附有"潞州人参"图。李时珍《本草纲目》记载："人参体实有心而味甘，微带苦，自有余味，俗名金井玉阑也"。根据上述本草著作的人参原植物形态描述及图例（图 1-5-5）、《中

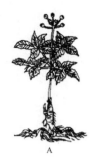
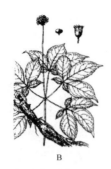

图 1-5-5　本草著作中的人参植物图
A.《本草图经》的人参；B.《中华本草》的人参

国药典》和《中华本草》等综合分析考证，本品原植物为五加科植物人参 *Panax ginseng* C. A. Mey.。对于人参的药用部位，许多古籍有人参"不去芦令人吐"的记载，如《华氏中藏经》首次记载参芦，并有"吐人"的记述。历代医家一直沿用此说，如《雷公炮炙论》记载："凡使，要肥大，块如鸡腿并似人形者。凡采得，阴干，去四边芦头并黑者，锉入药中"。《本经逢原》记载："参芦能耗气，专入吐剂"。但《中国药典》自 2005 年版起，将参芦收载为人参的药用部位。因此，古今人参的品种没有发生变化，但药用部位有所改变。

【产地变迁】

《名医别录》记载：人参"生上党山谷及辽东"。唐·苏敬等《新修本草》记载："今潞州、平州、泽州、易州、檀州、箕州、幽州、妫州并出。盖以其山连亘相接，故皆有之也。"宋·唐慎微《证类本草》记载："今注：人参，见用多高丽、百济者。潞州太行山所出，谓之紫团参，亦用焉。"明·刘文泰《本草品汇精要》记载："道地：辽东、高丽、上党者佳。"民国时期《药物出产辨》记载："产奉天省，新开河地方为最好"。综上所述，人参的道地产区主要是上党和辽东，即太行山地区和长白山地区，但宋代以后，太行山区人参逐渐变少，到明代时已面临枯竭，其原因可能是人参生存环境的破坏和人类的过度采挖。而长白山区人参也因过度采挖，资源急剧减少。现代应用多为园参和林下参，园参主要栽培于吉林抚松、集安，辽宁桓仁、宽甸、新宾，以及黑龙江依兰、宁安等地；林下参主产于吉林省、辽宁省长白山山脉和黑龙江省。

5.3.4　当归基原考证

当归是目前使用频率较高的大宗药材之一。《名方目录》中有 25%的方剂使用当归，如当归四逆汤、当归建中汤、当归饮子等。但当归的药用品种自古即有异物同名品存在，而且名目繁多，例如，马尾当归（《神农本草经》）、西川当归（《本草经集注》）、草当归（《本草经集注》）和土当归（《植物名实图考》）等，因此，对当归的基原产地进行调查考证，可为正确合理使用当归提供科学依据。当归属 *Angelica* 约 90 种，大部分产于北温带和新西兰。我国有 45 种（其中 32 种为特有种）。通过考证《新修本草》、《本草图经》、《本草纲目》等古代书籍的原植物形态描述及图例，建议使用伞形科植物当归 *Angelica sinensis*（Oliv.）Diels. 的干燥根，分布于四川、贵州、湖北、陕西、甘肃等地。

【名称考证】

当归始载于汉·《神农本草经》，以"当归"作为正名，以"干归"作为异名。其后的本草著作多以"当归"为正名，如魏晋·吴普《吴普本草》，南北朝·陶弘景《本草经集注》，唐·苏敬等《新修本草》，宋·苏颂《本草图经》，元·王好古《汤液本草》，明·刘文泰《本草品汇精要》、陈嘉谟《本草蒙筌》、李时珍《本草纲目》，清·张璐《本经逢原》、黄宫绣《本草求真》等，同时记载有"马尾当归"、"草当归"、"云真当归"、"蚕头当归"、"山蕲"、"白蕲"、"文无"、"薜"、"秦归"、"马尾归"等异名。

现代本草著作如《中国药典》、《中药学》、《中药大辞典》、《中药材手册》、《中药志》、《全国中草药汇编》、《中华本草》等均以"当归"为正名，部分记载有各地俗称，如《中药材手册》记载的"西归"、"云归"，《中华本草》记载的"西当归"、"岷当归"等。还记载有本品原植物"当归"的异名，如《中药志》

记载的"秦归"、"云归"、"西当归"、"岷当归",《中药大辞典》记载的"薜"、"山蕲"、"白蕲"、"文无"等。

【基原考证】

《神农本草经》和《名医别录》对当归原植物均没有描述。《本草经集注》云:"今陇西叩阳黑水当归,多肉少枝,气香,名马尾当归,稍难得。西川北部当归,多根枝而细。历阳所出,色白而气味薄,不相似,呼为草当归,阙少时乃用之。"《新修本草》云:"当归苗有二种:于内一种似大叶芎;一种似细叶芎䓖,惟茎叶卑下于芎䓖也,……细叶者名蚕头当归。大叶者名马尾当归。今用多是马尾当归。蚕头者不如此,不复用。"《本草图经》曰:"春生苗,绿叶有三瓣。七八月开花似莳萝,浅紫色。根黑黄色。……大抵以肉厚而不枯者为胜",并附有"文州当归"图。李时珍《本草纲目》曰:"以秦归头圆、尾多色紫、气香、肥润者,名马尾归。"以上本草图文考证,与现今药用当归相符。根据历代本草记载与《中国药典》、《中华本草》等的当归原植物形态描述及附图(图1-5-6)综合分析考证,本品为伞形科植物当归 *Angelica sinensis*(Oliv.)Diels.的干燥根。

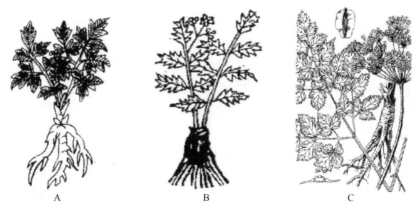

图1-5-6 本草著作中的当归植物图
A.《本草图经》的文州当归;B.《本草纲目》的当归;C.《中华本草》的当归

【产地变迁】

《名医别录》云:"生陇西川谷。二月、八月采根,阴干。"《本草经集注》云:"今陇西叩阳黑水当归,多肉少枝,气香,名马尾当归,稍难得。西川北部当归,多根枝而细。历阳所出,……不相似。"《新修本草》云:"今出当州、宕州、冀州、松州,宕州最胜。"《本草图经》曰:"今川蜀、陕西诸郡及江宁府、滁州皆有之,以蜀中者为胜。"李时珍《本草纲目》曰:"今陕、蜀、秦州、汶州诸处人多栽莳为货。以秦归头圆尾多色紫气香肥润者,名马尾归,最胜他处",并有"川产者力刚而善攻,秦产者力柔而善补"的评价。历代本草均以陇西(今甘肃)产者质量最好,与现代当归主产地相符。

5.3.5 半夏基原考证

半夏是一种常用中药,《名方目录》中有17%的方剂使用半夏,如旋覆代赭汤、竹叶石膏汤、半夏泻心汤等。半夏记载在历史上存在一些混乱,为确保半夏的质量和澄清某些混乱,有必要对半夏基原产地开展本草考证。半夏属 *Pinellia* 约9种,产于亚洲东部。我国有9种(其中7种为特有种)。通过考证《本草拾遗》、《本草图经》、《本草详节》、《植物名实图考》等古代书籍的原植物形态描述及图例,建议使用天南星科植物半夏 *Pinellia ternata*(Thunb.)Breit.的干燥块茎。自辽宁至广东,西至甘肃,西南至云南均有分布。

【名称考证】

半夏始载于汉·《神农本草经》，曰："半夏 一名地文，一名水玉。"其后的本草著作多以"半夏"为正名，如魏晋·吴普《吴普本草》，南北朝·陶弘景《本草经集注》，唐·苏敬等《新修本草》，宋·苏颂《本草图经》、唐慎微《证类本草》、寇宗奭《本草衍义》，元·王好古《汤液本草》，明·刘文泰《本草品汇精要》、陈嘉谟《本草蒙筌》、李时珍《本草纲目》，清·张璐《本经逢原》、黄宫绣《本草求真》等，仅清·赵学敏《本草纲目拾遗》、凌奂《本草害利》以炮制名"仙半夏"、"制半夏"为正名。

现代有关著作均以"半夏"作为正名，如《中国药典》、《中药学》、《中药大辞典》、《中药志》、《全国中草药汇编》、《中华本草》等。部分记载有各地俗称，如《全国中草药汇编》记载的"三叶半夏"、"三叶老"、"三步"、"麻玉果"、"燕子尾"，《中药大辞典》记载的"地珠半夏"、"麻芋果"、"泛石子"、"地鹧鸪"、"地茨菇"、"老黄"、"老和尚头"、"野芋头"、"老鸹头"、"捉嘴豆子"、"地巴豆"、"无心菜根"、"天落星"、"老鸹眼"、"地雷公"、"老瓜蒜"、"狗芋头"、"珠半夏"、"裂刀菜"、"麻草子"等。也记载有本品原植物"半夏"的异名，如《中药志》记载的"三叶半夏"、"三步跳"、"麻芋子"、"小天老星"、"地雷公"、"地珠半夏"、"地慈姑"等。

【基原考证】

汉·《神农本草经》只简单描述了半夏的性味功效，未对植物形态进行描述。魏晋·吴普《吴普本草》记载："生微丘，或生野中，叶三二相偶，二月始生，白华圆上"，仅简单描述了地上部分。唐·陈藏器《本草拾遗》记载："高一二尺，生泽中熟地。根如小指正圆，所谓羊眼半夏也。"宋·苏颂《本草图经》曰："二月生苗，一茎，茎端出三叶，浅绿色，颇似竹叶而光，江南者似芍药叶；根下相重生，上大下小，皮黄肉白……然以圆白陈久者为佳。其平泽生者甚小，名羊眼半夏。又由跋绝类半夏，而苗高近一、二尺许，根如鸡卵，大多生林下，或云即虎掌小者，足以相乱"，并附"齐州半夏"图。《本草图经》对半夏的描述较为详细，描述半夏叶片有竹叶形和芍药形两种，并指出《本草拾遗》中半夏与由跋混淆的现象。清·《本草详节》曰："半夏，一茎三叶，高二三寸，八月采根。"清·吴其濬《植物名实图考》记载："半夏，所在皆有，有长叶、圆叶二种，同生一处，夏亦开花，如南星而小，其梢上翘似蝎尾。半夏，一茎三叶，诸书无异词。"现代文献记载，半夏分为旱半夏、水半夏两种。旱半夏，俗称半夏，为天南星科植物半夏 *P. ternata*（Thunb.）Breit.的块茎，别名三叶半夏、水玉、地文、三步跳、麻芋果等，块茎呈球形或扁球形，种茎的底部或侧部有占球径表面的 1/3 或 1/5 的"瘢痕"。水半夏，为天南星科植物鞭檐犁头尖的块茎，别名戟叶半夏、土半夏、田三七、疯狗薯等，因其底部有一尖，形似犁头尖，所以水半夏又称"犁头尖"。因此，结合各本草古籍所述形态与附图（图 1-5-7）及《中国药典》、《中华本草》等综合分析考证，本品为天南星科植物半夏 *P. ternata*（Thunb.）Breit.的干燥块茎。

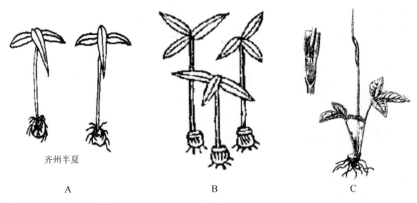

齐州半夏

A B C

图 1-5-7 本草著作中的半夏植物图

A.《本草图经》的齐州半夏；B.《本草纲目》的半夏；C.《中华本草》的半夏

【产地考证】

汉·《神农本草经》记载："半夏，生微丘或生野中。"《名医别录》云："生槐里川谷。"均未记录半夏原植物产地。《本草经集注》曰："槐里属扶风。今第一出青州，吴中亦有，以肉白者为佳。"槐里，为今陕西省兴平市东南；扶风，为今陕西省永寿、礼县、户县以西、秦岭以北地区；青州，为今山东省中部；吴中，为今江苏、上海大部及安徽、浙江部分地区。唐·《千金翼方·药出州土》记载："半夏者产河南道谷州、江南东道润州、江南西道宣州三处……其余州土皆有，不堪进御"，指出半夏产地主要分布在河南、江苏、安徽一带。《新修本草》云："半夏所在皆有，生平泽中者名羊眼半夏……然江南者大乃径寸"，指出半夏在各地都有，但生在江南的直径较大。宋·苏颂《本草图经》曰："今在处有之，以齐州者为佳。"齐州，为今山东济南、章丘、济阳、禹城、齐河、临邑等市县。明·《御制本草品汇精要》记载："道地：齐州者为佳。"清·《植物名实图考》记载："半夏，所在皆有，……乃以鹊山为佳。"民国时期《药物出产辨》曰："产湖北荆州为最。"综上所述，半夏的主产区和道地产区出现较大变迁，南北朝时主产地为陕西、山东一带，山东中部质量最好，此外江苏、安徽等地亦产。唐代主要分布在河南、江苏、安徽一带。宋代至清代，半夏以山东济南一带质量为最好，安徽半夏质量也较优。现代著作《全国中草药汇编》记载："东北、华北及长江流域诸地均有分布，以湖北、河南、山东所产为佳。"

5.3.6　茯苓基原考证

茯苓因其药用部位不同，而有不同名称，如茯苓、白茯苓、赤茯苓等。《名方目录》中真武汤、猪苓汤、附子汤等使用的是茯苓，实脾散、清心莲子饮等使用的是白茯苓，华盖散、除湿胃苓汤使用的赤茯苓。茯苓的药用部位不同，功效也有所不同。因此，需要通过本草考证，以确定经典名方中使用的基原。通过考证《本草经集注》、《新修本草》、《本草图经》、《本草纲目》等古代书籍的原植物形态描述及图例，建议茯苓使用多孔菌科真菌茯苓 *Poria cocos*（Schw.）Wolf 的干燥菌核，白茯苓为茯苓菌核内部的白色部分；赤茯苓为茯苓皮层下的赤色部分，分布于河北、山西、安徽、浙江、福建、广东等地。

【名称考证】

茯苓始载于《五十二病方》，写作"服零"。茯苓的名称最早见于《神农本草经》。在东晋以前，茯苓一直以整体入药，之后有了"茯苓"和"茯神"之分，如《肘后备急方》中有多个方剂用茯苓，而"治卒得惊邪恍惚方"等使用茯神。《名医别录》记载："茯苓、茯神生太山山谷大松下。"《本草经集注》曰："其有抱根者，名茯神……《仙方》唯云茯苓而无茯神，为疗既同，用之亦应无嫌"，对茯神进行了详细描述。又云："外皮黑细皱，内白坚，形如鸟兽龟鳖者良……白色者补，赤色者利，世用甚多"，初步描述了白茯苓和赤茯苓的功效差异。唐·《备急千金要方》云："茯苓、芍药，补药须白者，泻药唯赤者"，进一步说明了白茯苓和赤茯苓的功效差异。宋·苏颂《本草图经》曰："似人形龟形者佳，皮黑，内有赤白两种。"金·张元素曰："茯苓，医（言）赤泻白补，上古无此说。"元·《汤液本草》记载："白者，入手太阴经、足太阳经，少阳经；赤者入足太阴经，手太阳经，少阴经"，进一步说明白茯苓和赤茯苓的归经不同。

【基原考证】

《史记·龟策传》云："所谓伏灵者，在菟丝之下，状似飞鸟之形。"《名医别录》云："茯苓、茯神生太山山谷大松下，二月采，阴干。"《本草经集注》云："自然生成者，如三四升器，外皮黑细皱，内白坚，形如鸟兽龟鳖者良。"唐·苏敬等《新修本草》记载："今太山亦有茯苓，白实而块小，而不复第一出华山，形极粗大。雍州南山亦有，不如华山者。"《蜀本草》云："生枯松树下，形块无定，以似人、龟、鸟形者佳。今所在有大松处皆有，唯华山最多。"宋·苏颂《本草图经》云："出大松下，附根而生，无苗、叶、花、实，作块如拳在土底，大者至数斤，似人形、龟形者佳，皮黑，内有赤、白二种"，并有附图。明·李时珍《本草纲目》曰："茯苓有大如斗者，有坚如石者，绝胜。其轻虚者不佳，盖年浅未坚故尔。"《增订伪药条辨》记载："云南产者，天然生者为多，亦皮薄起皱纹……肉体糯质重为佳，惜乎出货不多。"根据古代本草的原植物描述、附图（图1-5-8）与《中国药典》、《中华本草》等综合分析考证，茯苓为多孔菌科真菌茯苓 *Poria cocos*（Schw.）Wolf 的干燥菌核，白茯苓为茯苓菌核内部的白色部分；赤茯苓为茯苓皮层下的赤色部分。

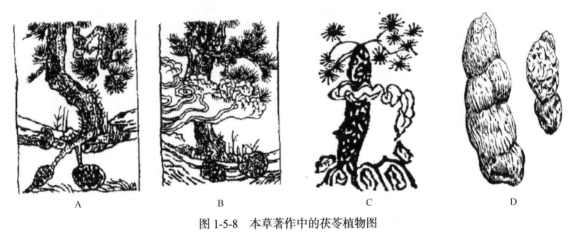

图 1-5-8　本草著作中的茯苓植物图
A.《本草图经》的兖州茯苓；B.《本草图经》的西京茯苓；C.《本草纲目》的茯苓；D.《中华本草》的茯苓

【产地考证】

汉·《神农本草经》曰："茯苓，生山谷。"《名医别录》记载："其有抱根者名茯神，生太山大松下。"太山为今山东泰山。《本草经集注》记载："今出郁州。"郁州为今江苏连云港。宋·苏颂《本草图经》记载："今泰、华、嵩皆有之。"涉及今山东、陕西和河南三省。宋·《证类本草》记载泰山茯苓已经不复采用，以华山为第一，雍州南山亦不如。可见，宋代时茯苓产地以华山为最，已经有了道地药材的概念。南宋·《宝庆本草折衷》记载："生太山山谷大松下，及嵩高、三辅、泰华、西京、鄯、雍州"，指出茯苓产地包括今嵩山，陕西中部、西部、南部，河南洛阳，江苏连云港等地。明·《太乙仙制本草药性大全》记载："云南、贵州者独佳"，最早指出"云苓"为道地药材。清·《本草从新》记载："产云南，色实者佳，去皮。产浙江者体轻，其力甚薄。"可见在清代，云苓的道地性已经得到肯定。《中华本草》记载：茯苓目前主要分布于吉林、安徽、浙江、福建、台湾、河南、湖北、广西、四川、贵州、云南。

5.3.7　黄芩基原考证

黄芩是常用的大宗药材，在临床上广泛应用。《名方目录》中有15%的方剂使用黄芩，如半夏泻心汤、甘草泻心汤、小续命汤等。但存在地方习用品混用，并且黄芩药源原以野生为主，随着市场对黄芩药材和黄芩苷的需求日益增加，导致野生资源枯竭（已被国家列为三级保护濒危植物），栽培品种成为商品的主要来源。因此需要进行本草考证，弄清黄芩药用种类、道地产区，为更好地开发和利用黄芩提供基础资料。黄芩属 *Scutellaria* 约350种，世界广布，但热带非洲少见。本属植物多入药。我国分布有98种。通过考证

《吴普本草》、《新修本草》、《本草图经》、《本草纲目》等古代书籍的原植物形态描述及图例，建议使用唇形科植物黄芩 *Scutellaria baicalensis* Georgi，主要分布于我国北方各地。

【名称考证】

黄芩始载于汉·《神农本草经》，以"黄芩"为正名，以"腐肠"为异名，其后的本草著作均以"黄芩"为正名，如魏晋·吴普《吴普本草》，《名医别录》，南北朝·陶弘景《本草经集注》，唐·苏敬等《新修本草》、孙思邈《千金翼方》，宋·苏颂《本草图经》、唐慎微《证类本草》，元·王好古《汤液本草》，明·刘文泰《本草品汇精要》、李时珍《本草纲目》，清·陈士铎《本草新编》、张璐《本经逢原》、黄宫绣《本草求真》等。

现代有关著作均以"黄芩"为本品正名，如《中国药典》、《中药学》、《中药大辞典》、《中药志》、《全国中草药汇编》、《中华本草》等，同时也记载有各地的俗称，如《中药材手册》记载的"山茶根"、"黄金茶根"，《全国中草药汇编》记载的"黄芩茶"、"土金茶根"，《中药大辞典》记载的"元芩"、"枯芩"等。也记载有原植物"黄芩"的异名，如《中药志》记载的"山茶根"、"黄芩茶"、"黄金条根"、"香水水草"，《中药大辞典》记载的"空心草"、"黄金茶"等。

【基原考证】

魏晋·《吴普本草》云："二月生，赤黄叶，两两四四相值，茎空中，或方圆，高三四尺，四月花紫红赤。五月实黑，根黄。"南北朝·陶弘景《本草经集注》云："圆者名子芩，为胜。破者名宿芩，其腹中皆烂，故名腐肠。"《新修本草》云："叶细长，两叶相对，作丛生。亦有独茎者。"宋·苏颂《本草图经》曰："苗长尺余，茎干粗如箸，叶从地四面作丛生，类紫草，高一尺许，亦有独茎者，叶细长，青色，两两相对，六月开紫花，根黄，如知母粗细，长四五寸"，并附耀州黄芩和滁州黄芩图。《本草纲目》曰："宿芩乃旧根，多中空，外黄内黑，即今所谓片芩。故又有腐肠、妒妇诸名。妒妇心黯，故以比之。子芩乃新根，多内实，即今所谓条芩。或云西芩多中空而色黔，北芩多内实而深黄。"《滇南本草》云："黄芩多年生草本，高 20~35cm。茎直立，四棱形……坚果极小，黑色，有小凸点。"主产于滇中的黄芩，疑是西南黄芩 *Scutellaria amoena* C.H.Wright 或丽江黄芩 *S. likiangensis* Diels。《植物名实图考》云："黄芩以秭归产著，后世多用条芩，滇南多有，土医不他取也。"据历代本草描述和附图（图 1-5-9）及《中国药典》、《中华本草》等综合分析考证，本品为唇形科植物黄芩 *S. baicalensis* Georgi 的干燥根。

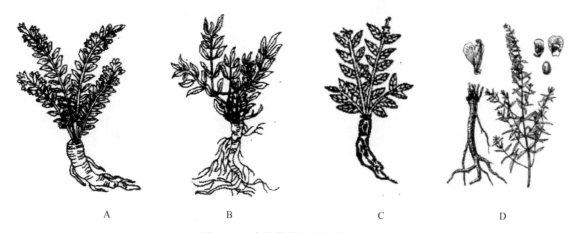

图 1-5-9　本草著作中的黄芩植物图

A.《本草图经》的耀州黄芩；B.《本草图经》的滁州黄芩；C.《本草纲目》的黄芩；D.《中华本草》的黄芩

【产地考证】

《名医别录》云："生秭归及宛朐。"据文献考证，秭归为今湖北秭归，宛朐为今山东菏泽，详细描述了黄芩的具体产地。《本草经集注》记载："秭归属建平郡内，今第一出彭城，郁州亦有之。"彭城为今江苏铜山，郁州为今江苏灌云。唐·苏敬等《新修本草》记载："今出宜州、鄜州、泾州者佳，兖州者大实亦好，名豚尾芩也。"宜州为今湖北宜昌，鄜州为今陕西富县，泾州即今甘肃泾川县，兖州为今山东西南及河南东部。《千金翼方》记载："宁州、泾州"，即今甘肃东部宁县和泾川县。宋·苏颂《本草图经》记载："今川蜀、河东、陕西近郡皆有之。"川蜀为今四川，河东为今山西。清·《植物名实图考》记载："黄芩以秭归产著，后世多用条芩，滇南多有，土医不他取也。"民国时期《药物出产辨》记载："山西、直隶、热河一带均有出。"直隶为今河北中南部。从本草考证可知，古代黄芩的产地主要有陕西、河北、江苏、湖北、山西、甘肃、山东、四川、云南。现代著作《中华本草》记载："分布于东北、内蒙古、河北、山西、陕西、甘肃、山东、河南、四川、贵州、云南等地。"可见古今黄芩的分布均非常广。

5.3.8 麦冬基原考证

目前研究显示，古代药用麦冬不止一种，包括沿阶草属（*Ophiopogon*）和山麦冬属（*Liriope*）。《名方目录》中有16%的方剂使用麦冬，如竹叶石膏汤、麦门冬汤、清心莲子饮等。因此，有必要对历代麦冬的基原及产地进行考证，以确保名方中用药的准确性。沿阶草属 *Ophiopogon* 约有65种，分布于亚洲东部和南部的亚热带和热带地区。我国有47种，其中38种为特有种。通过考证《本草拾遗》、《本草图经》、《本草纲目》等古代书籍的原植物形态描述及图例，建议使用沿阶草属麦冬 *Ophiopogon japonicus*（L.f.）Ker-Gawl. 的干燥块根，以浙江产的麦冬为最好。

【名称考证】

麦冬，原名麦门冬，始载于汉·《神农本草经》，其后的本草著作多以"麦门冬"为正名，如魏晋·吴普《吴普本草》、《名医别录》、唐·苏敬等《新修本草》、宋·唐慎微《证类本草》、明·李时珍《本草纲目》。"麦冬"之名始见于明·杜文燮《药鉴》，其后的本草著作多以"麦冬"为正名，如清·汪昂《本草易读》、沈金鳌《要药分剂》、黄宫绣《本草求真》、姚澜《本草分经》、凌奂《本草害利》，但也有以"麦门冬"为正名者，如清·吴仪洛《本草从新》、严西亭《得配本草》。古代本草著作记载的异名有"乌韭"、"马韭"、"羊韭"、"爱韭"、"禹韭"、"忍冬"、"忍凌"、"不死药"、"禹余粮"、"仆垒"、"随脂"、"麦韭"、"羊蓍"、"禹葭"、"阶前草"、"门冬"等。

现代有关著作有的以"麦冬"作为本品正名，如《中国药典》、《中药学》、《中药志》、《中药材手册》、《全国中草药汇编》；有的以"麦门冬"为正名，如《中药大辞典》、《中华本草》等。也记载有各地的俗称，如《中药材手册》记载的"寸冬"、"沿阶草"，《全国中草药汇编》记载的"细叶麦冬"、"韭叶麦冬"、"杭麦冬"、"川麦冬"，《中药大辞典》记载的"莐冬"；还记载有本品原植物"麦冬"的异名，如《中药志》记载的"沿阶草"，《中药大辞典》记载的"羊韭"、"马韭"、"羊荠"、"爱韭"、"禹韭"、"忍陵"、"不死药"、"仆垒"、"随脂"、"羊蓍"、"禹葭"、"阶前草"、"书带草"、"秀墩草"、"马粪草"、"家边草"、"韭叶麦冬"，《中华本草》记载的"马鬐草"、"羊胡子草"。

【基原考证】

魏晋·吴普《吴普本草》云："生山谷肥地，叶如韭，肥泽，丛生。采无时，实青黄。"《名医别录》

曰："麦冬叶如韭，冬夏长生。"唐·陈藏器《本草拾遗》曰："出江宁小润，出新安大白。其大者苗如鹿葱，小者如韭叶，大小有三四种，功用相似，其子圆碧。"宋·苏颂《本草图经》曰："今所在有之，叶青似莎草，长及尺余，四季不凋，根黄白色有须，根作连珠形，似矿麦颗，故名麦门冬。四月开淡红花如红蓼花，实碧而圆如珠。江南出者，叶大者，苗如粗葱，小者如韭。大小有三四种。功用相似，或云吴地者尤胜"，并附"随州麦门冬"、"睦州麦门冬"图。明·李时珍《本草纲目》曰："古人惟用野生者，后世所用多是种莳而成……浙中来者甚良，其叶似韭而多纵纹且坚韧为异。"根据以上本草所述及附图（图 1-5-10）考证，可见古代药用麦冬不止一种，"叶如韭"者可能包括沿阶草属（*Ophiopogon*）和山麦冬属（*Liriope*）这两种植物，"叶大者，苗如粗葱"可能是阔叶麦冬或土麦冬，"小者如韭"可能指麦冬（沿阶草）或小麦冬。李时珍所述浙江人工栽培的麦冬与《中国药典》和《中华本草》记载的麦冬 *O. japonicus*（L.f.）Ker-Gawl.相符。

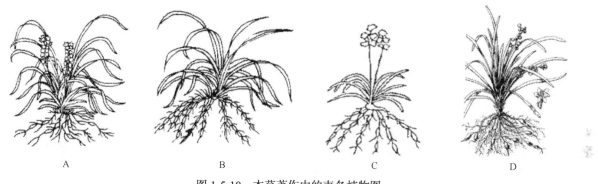

图 1-5-10　本草著作中的麦冬植物图

A.《本草图经》的随州麦冬；B.《本草图经》的睦州麦冬；C.《本草纲目》的麦冬；D.《中华本草》的麦冬

【产地考证】

《名医别录》曰："生函谷肥土，石间久废处。"唐·陈藏器《本草拾遗》曰："出江宁小润，出新安大白。"宋·苏颂《本草图经》曰："大小有三四种。功用相似，或云吴地者尤胜"，并附"随州麦门冬"、"睦州麦门冬"图。《证类本草》记载："江宁新安者佳，吴地者尤胜"，明·李时珍《本草纲目》曰：古人惟用野生者，后世所用多是种莳而成……浙中来者甚良。"《药物出产辨》记载："产四川绵州者俗名瓜黄，产浙江杭州者名苏冬。"上述考证均表明浙江产的麦冬为最好，至少从明代起就有栽培。现代，浙江地区以栽培沿阶草作麦冬入药。

5.3.9　川芎基原考证

川芎为古今有名的川产道地药材，为临床常用中药。《名方目录》中 14%的方剂使用川芎，如小续命汤、辛夷散、当归饮子等。但目前文献研究中有关川芎的历史品种和产地存在争议，因此，需要对川芎的基原进行考证，以保证名方用药的准确性。藁本属 *Ligusticum* 约 60 种，分布于亚洲、欧洲及北美洲。我国约有 40 种（其中 35 种为特有种），大部分地区均有分布。通过考证《新修本草》、《本草图经》、《本草衍义》、《本草纲目》等古代书籍的原植物形态描述及图例，建议使用伞形科植物川芎 *Ligusticum chuanxiong* Hort.的干燥根茎。陕西、甘肃、四川、贵州等地均有栽培。

【名称考证】

川芎在战国·《左传》中称为"山鞠穷"，汉·《神农本草经》称其为"芎䓖"，宋以前的本草著作多沿用《神农本草经》记载以"芎䓖"为正名，如魏晋·吴普《吴普本草》，《名医别录》，南北朝·陶弘景《本草经集注》，唐·苏敬等《新修本草》，宋·苏颂《本草图经》、唐慎微《证类本草》、寇宗奭《本草衍义》等。同时还记载了本药异名"香果"、"胡䓖"、"马衔芎䓖"、"京芎"、"雀脑芎"等。

"川芎"之名始见于宋·《证类本草》引录《经验后方》。金·李杲《珍珠囊药性赋》以"川芎"为正名记载。此后，许多本草著作也以"川芎"为正名记载，如《汤液本草》（记载："川芎：气温，味辛，纯阳。无毒。"），明·杜文燮《药鉴》，清·陈士铎《本草新编》、严西亭《得配本草》等；同时也有以"芎䓖"为正名记载的，如明·刘文泰《本草品汇精要》、李时珍《本草纲目》，清·张志聪《本草崇原》、张璐《本经逢原》等；还有以"云芎"为正名记载的，如明·兰茂《滇南本草》。

现代有关著作多以"川芎"为正名，如《中国药典》、《中药学》、《中药大辞典》、《中药志》、《中药材手册》、《全国中草药汇编》、《中华本草》等。也记载有各地俗称的，如《全国中草药汇编》记载的"小叶川芎"。有的还记载有原植物"川芎"的异名，如《中药志》记载的"芎䓖"、"小叶川芎"。

【基原考证】

《名医别录》记载："三月四月采根，暴干。"唐·苏敬等《新修本草》云："今出秦州，其人间种者形块大，重实，多脂润；山中采者瘦细，味苦、辛。以九月、十月采为佳。"宋·苏颂《本草图经》曰："其苗四五月间生，叶似芹、胡荽、蛇床辈，作丛而茎细……其叶倍香，或莳于园庭，则芬馨满径，江东、蜀川人采其叶作饮香，云可以已泄泻。七八月开白花。根坚瘦，黄黑色"，并附有"永康军川芎"和"凤翔府川芎"图。《本草衍义》曰："芎䓖，今出川中，大块，其里色白，不油色，嚼之微辛、甘者佳。"明·李时珍《本草纲目》记载："蜀地少寒，人多栽莳，深秋茎叶亦不萎也。清明后宿根生苗，分其枝横埋之，则节节生根。八月根下始结芎䓖，乃可掘取，蒸暴货之"，又引《救荒本草》云："叶似芹而微细窄，有丫叉；又似白芷，叶亦细；又似胡荽叶而微壮。一种似蛇床叶而亦粗。嫩叶可炸食。"根据上述考证可知，历代本草对川芎植物形态描述差异较大，可能与当时原植物不止一种有关。但从原植物性状、产地及附图（图1-5-11）可知，唐、宋以来主流品种与《中国药典》和《中华本草》等收载的品种相符，即伞形科植物川芎 *L. chuanxiong* Hort.的干燥根茎。

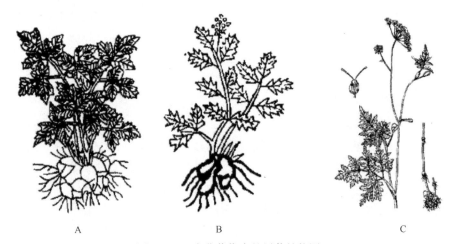

图1-5-11　本草著作中的川芎植物图

A.《本草图经》的永康军川芎；B.《本草纲目》的川芎；C.《中华本草》的川芎

【产地考证】

汉·《神农本草经》曰："生川谷。"《名医别录》记载："生武功、斜谷西岭。"唐·苏敬等《新修本草》

曰:"生武功川谷、斜谷西岭。"《本草衍义》记载:"今出川中。"宋·苏颂《本草图经》记载:"生武功山谷、斜谷西岭。生雍州川泽及冤句,今关陕、蜀川、江东山中亦有之。"清·黄宫绣《本草求真》记载:"蜀产大块,里白不油。辛甘者良,江南产者为抚芎,秦产者为西芎。"清·张志聪《本草崇原》记载:"芎劳今关陕、川蜀、江南、两浙皆有,而以川产者为胜,故名川芎。"从本草考证来看,川芎主要产于四川、甘肃、陕西、北京、山东、江西等地。《中国药材学》记载:"川芎主产于四川。销全国,并出口。其他引种地区,质量较差,自产自销。"《中华本草》记载:"川芎主要栽培于四川,云南、贵州、广西、湖北、湖南、江西、浙江、江苏、陕西、甘肃等地均有引种栽培。"因此,川芎古今的主产地均在四川。

5.3.10　桂枝、肉桂、桂心基原考证

桂类的药材一般有桂枝、肉桂和桂心,但《伤寒论》中"桂枝"项下多有"去皮"二字,这与当今肉桂的修治方法"除去杂质及粗皮(木栓皮)"相仿。而现代的"桂枝"为带皮的嫩枝。《名方目录》中18%的方剂使用桂类的药材,具体见表1-5-5。樟属 *Cinnamomum* 约 250 种,产于热带亚热带亚洲东部、澳大利亚及太平洋岛屿。我国约有 49 种(其中 30 种为特有种),主产于南方各省区,北达陕西及甘肃南部。通过考证《新修本草》、《蜀本草》、《本草别说》、《本草衍义》等古代书籍的原植物形态描述及图例,认为《伤寒论》和《金匮要略》方中使用的桂枝应为肉桂,即樟科植物肉桂 *Cinnamomum cassia* Presl 的干燥树皮,宋代以后的桂枝则使用樟科植物肉桂 *C. cassia* Presl 的干燥嫩枝。桂类的药材分布于云南、广东、广西、福建、海南、台湾等地。

表 1-5-5　《名方目录》中使用桂枝、肉桂、桂心的方剂

序号	方名	出处	年代	作者	名称
1	桃核承气汤	《伤寒论》	汉	张仲景	桂枝
2	麻黄汤	《伤寒论》	汉	张仲景	桂枝
3	黄连汤	《伤寒论》	汉	张仲景	桂枝
4	当归四逆汤	《伤寒论》	汉	张仲景	桂枝
5	桂枝芍药知母汤	《金匮要略》	汉	张仲景	桂枝
6	黄芪桂枝五物汤	《金匮要略》	汉	张仲景	桂枝
7	苓桂术甘汤	《金匮要略》	汉	张仲景	桂枝
8	枳实薤白桂枝汤	《金匮要略》	汉	张仲景	桂枝
9	厚朴七物汤	《金匮要略》	汉	张仲景	桂枝
10	当归建中汤	《千金翼方》	唐	孙思邈	桂心
11	小续命汤	《备急千金要方》	唐	孙思邈	桂心
12	温经汤	《妇人大全良方》	宋	陈自明	桂心
13	三痹汤	《妇人大全良方》	宋	陈自明	桂心
14	地黄饮子	《黄帝素问宣明论方》	金	刘完素	官桂
15	暖肝煎	《景岳全书》	明	张景岳	肉桂
16	保元汤(即参芪饮)	《简明医彀》	明	孙志宏	肉桂
17	蠲痹汤	《医学心悟》	清	程国彭	桂心
18	除湿胃苓汤	《医宗金鉴》	清	吴谦	肉桂

【名称考证】

肉桂始载于《神农本草经》,以"牡桂"作为正名,其后本多沿用此说,如《名医别录》,唐·苏敬等《新修本草》,宋·唐慎微《证类本草》、陈念祖《神农本草经读》、杨时泰《本草述钩元》、叶志诜《神农

本草经赞》等。上述本草著作记载的本品异名有"菌桂"、"厚桂"等。但《名医别录》、《新修本草》、《证类本草》同时又以植物名"桂"作为正名，后世本草著作也有以"桂"为正名者，如宋·苏颂《本草图经》，元·王好古《汤液本草》，明·刘文泰《本草品汇精要》、陈嘉谟《本草蒙筌》、李时珍《本草纲目》、李中梓《本草征要》，清·张志聪《本草崇原》等。

"肉桂"之名始见于《新修本草》。宋代即以"肉桂"作为正名组方运用，如宋·苏轼、沈括《苏沈良方》的肉桂散。"肉桂"作为本药正名单独记载始于清代，如蒋居祉《本草择要纲目》、陈士铎《本草新编》、汪昂《本草备要》、张璐《本经逢原》、叶桂《本草经解》、黄宫绣《本草求真》、赵学敏《本草纲目拾遗》等，同时记载有"板桂"、"西桂"等异名。

桂枝之名始见于汉·张仲景《伤寒杂病论》，对于该书所用桂枝究竟为何物，后世曾有不同认识。按《神农本草经》所载有牡桂、菌桂，而无"桂枝"之名。《新修本草》云："牡桂嫩枝皮，名为肉桂，亦名桂枝。"《新修本草》又云："古方亦用木桂，或云牡桂，即今木桂及单名桂者是也……一名肉桂，一名桂枝，一名桂心。"

【基原考证】

《新修本草》记载："此桂花、子与菌桂同，惟叶倍长，大小枝皮俱名牡桂。然大枝皮肌理粗虚如木兰，肉少味薄，不及小枝皮也。小枝皮肉多，半卷。中必皱起，味辛美。"《蜀本草》谓牡桂云："叶狭长于菌桂叶一二倍。其嫩枝皮半卷，多紫，肉中皱起，肌理虚软，谓之桂枝，又名肉桂，削去上皮，名曰桂心，药中以此为善。其厚皮者名曰木桂。二月八月采皮，曰干之。"《本草别说》云："仲景《伤寒论》发汗用桂枝。桂枝者，枝条，非身干也。取其轻薄而能发散。今又有一种柳桂，乃桂之嫩小枝条也，尤宜人治上焦药用也。"《本草别说》又云："仲景又言桂枝者，盖亦取其枝上皮。其木身粗厚处亦不中用。"李时珍谓牡桂曰："此即木桂也。薄而味淡，去粗皮用，其最薄者为桂枝。枝之嫩小者为柳桂。"《本草备要》曰："色紫、肉厚、味辛甘者，为肉桂，入肝肾命门。去粗皮用，其毒在皮，去里外皮，当中心者，为桂心，入心。枝上嫩皮，为桂枝，入肺、膀胱及手足。"根据以上本草所述考证，桂枝即肉桂的嫩枝皮。《伤寒论》所加注的"去皮"和《新修本草》所述的"削去上皮"，均是指除去其枝皮的表层栓皮（表皮）。至于古代本草所载的"柳桂"，才是带皮的嫩枝，即现今所用的桂枝。正如寇宗奭《本草衍义》所言："《本经》只言桂，仲景又言桂枝者，盖亦取其枝上皮"。由此看来，仲景方中所用的桂枝，实为肉桂的枝皮。这与当今肉桂来源"为樟科植物肉桂 *C. cassia* Presl 的干皮和枝皮"及其修治方法"除去杂质及粗皮（木栓皮）"相仿。再者，按现代的用药习惯，肉桂具有补火助阳、引火归元、温通经脉、散寒止痛之功，桂枝则轻扬升散，长于发表。因此，可推测《伤寒论》和《金匮要略》方中使用的桂枝应为肉桂，即樟科植物肉桂 *C. cassia* Presl 的干燥树皮，宋代以后的桂枝则使用樟科植物肉桂 *C. cassia* Presl 的干燥嫩枝。

【产地考证】

肉桂始载于《神农本草经》，记载："牡桂，味辛，温……生山谷……菌桂，味辛，温……生山谷。"《名医别录》记载："菌桂……生交趾、桂林山谷岩崖间……牡桂……生南海……桂……生桂阳。"交趾为今越南北部，桂林为今广西桂林、柳州、河池、梧州、贵港及广东茂名、德庆等地，南海为今广东广州、韶关、佛山、惠州、梅州等地，桂阳为今广东连阳和湖南郴州。《南方草木状》记载："桂，出合浦。交趾置桂园。"合浦为今广西合浦、钦州、防城、玉林、容县、湛江等地。《本草经集注》记载："今出广州者好，湘州、始兴、桂阳县即是小桂，亦有而不如广州者。交州、桂州者，形段小，多脂肉，亦好。"广州为今广西大部分地区和广东大部分地区，湘州为今广西东北部、广东北部、湖南大部分地区，始兴为今广东韶关一带，交州为今越南北部，桂州为今广西桂林地区。唐·苏敬等《新修本草》记载："菌桂，生交趾、桂林山谷岩崖间。无骨，正圆如竹。牡桂，生南海山谷。桂，生桂阳。"宋·苏颂《本草图经》记载："菌桂，生交趾山谷；牡桂，生南海山谷；桂，生桂阳。"《证类本草》记载："桂，生桂阳。"《宝庆本草折衷》记载："生桂阳山即桂州，及始兴即韶州。及东山、岭南，广、交、湘、柳、象、宾、宜、钦、韶州。"《本草品汇精要》记载："桂出湘州、桂州、交州，[道地]桂阳、广州、观州。牡桂，生南海山谷，[道地]融州、桂州、交州、宜州甚良。菌桂，出交州、桂林及蜀都山谷岩崖间，[道地]韶州、宾州。"《本草蒙筌》记载："种类多般，地产各处。菌桂正圆无骨，生交趾桂林。牡桂匾广薄皮，产南海山谷。官桂品极高而堪充进贡，却出观宾。"《本草乘雅半偈》记载："牡桂出合浦、交趾、广州、象州、湘州、桂岭诸处。菌桂出交趾桂林山谷。"《本草崇原》记载："始出桂阳山谷及合浦、交趾、广州、象州、湘州诸处。色紫暗，味辛甘者为真。"《植物名实图考》记载："桂之产曰安边，曰清化，皆交趾境。其产中华者，独蒙自桂耳；亦产逢春里土司地。"《增订伪药条辨》记载："产越南、广西热带。当分数种，曰清化，曰猛罗，曰安边，曰窑桂，曰钦灵，曰浔桂。此总名也。又有猛山桂，曰大石山，曰黄摩山，曰社山，曰桂平。产云南曰蒙自桂，产广东曰罗定桂，曰信宜桂，曰六安桂。最盛产外国者，为锡兰加西耶，皆名洋桂。"《中国道地药材》记载："肉桂主产于广西桂平、玉林、容县、平南、大瑶山、上思、宁明、贵县，广东德庆、信宜、茂名、肇庆、罗定，云南、福建、四川、浙江等地也产。其中以广西产量最大。"《中华本草》记载："国产肉桂主产广西、广东、海南、福建，云南亦产。"《金世元中药材传统经验鉴别》记载："肉桂主产于广西防城、平南、容县、桂平、藤县、岑溪、钦州、博白、陆川、北流、苍梧，广东信宜、高安、德庆、罗定等地。"综上所述，从秦汉至今，肉桂的主产地是广西、广东和越南，其中广西的产地变迁从全广西分布逐渐集中到桂平、钦州、梧州等桂东南和桂南地区，广东的产地变迁也从几乎全省分布逐渐集中到罗定、信宜、肇庆等粤西南地区。由于古代湘州管辖区域较大，宋代开始有产自湖南的记载，但清代记录"湖南猺峒亦多，不堪服食"，因此之后也少有产自湖南的记载。

5.3.11　芍药基原考证

芍药是经典名方中常用的一味中药，《名方目录》中用芍药者多达 26%。但现在芍药分为白芍和赤芍两种，经典名方使用的芍药到底是白芍还是赤芍，值得考证。涉及的经典名方是芍药甘草汤（白芍）、真武汤（芍药）、凉血地黄汤（赤芍）等。芍药属 *Paeonia* 约 35 种，分布于欧亚大陆温带地区。我国有 11 种，主要分布在西南、西北地区，少数种类在东北、华北及长江两岸各省也有分布。通过考证《本草图经》、《本草纲目》、《本草崇原》等古代书籍的原植物形态描述及图例，建议白芍使用毛茛科植物芍药 *Paeonia lactiflora* Pall.的干燥根，分布于东北、华北、西北等地，全国各地均有栽培。赤芍使用毛茛科植物芍药 *P. lactiflora* Pall. 或川赤芍 *P. veitchii* Lynch 的干燥根，分布于陕西、甘肃、青海、四川和西藏等地。

【名称考证】

芍药，始载于《神农本草经》，以"芍药"作为正名，其后的本草著作大部分以此为据，以"芍药"为正名记载本品，如魏晋·吴普《吴普本草》，南北朝·陶弘景《本草经集注》，唐·苏敬等《新修本草》，宋·苏颂《本草图经》、唐慎微《证类本草》、寇宗奭《本草衍义》，元·王好古《汤液本草》，明·陈嘉谟《本草蒙筌》、李时珍《本草纲目》、卢之颐《本草乘雅半偈》，清·张志聪《本草崇原》、陈士铎《本草新编》、叶桂《本草经解》、徐大椿《神农本草经百种录》、陈念祖《神农本草经读》等。

将"芍药"分为赤、白两种始自南北朝·陶弘景《本草经集注》，《本草衍义》、《本草蒙筌》、《本草纲目》、《本草述钩元》等也有类似记载。以"白芍药"和"赤芍药"作为正名记载均始于明·刘文泰《本草品汇精要》。明末以后的本草著作则多将"白芍药"作为正名记载，如明·李中梓《本草征要》、贾所学《药品化义》，清·汪昂《本草备要》、张璐《本经逢原》、严西亭《得配本草》、吴仪洛《本草从新》、黄宫绣《本草求真》、凌奂《本草害利》、张秉成《本草便读》等。"白芍"和"赤芍"之名始见于明·贾所学《药品化义》。

现代本草著作《中药大辞典》、《中国医学百科全书·中医学》等以"芍药"为正名，而《中国药典》、《中药学》、《中国中医药学主题词表》、《中药材手册》、《中医大辞典·中药分册》、《全国中药炮制规范》、《中药志》、《全国中草药汇编》、《中国药材学》等均以"白芍"和"赤芍"为正名。

【基原考证】

《神农本草经》无芍药的原植物描述。南北朝·陶弘景《本草经集注》记载："芍药……白而长大，余处亦有而多赤，赤者小利"，从"白而长大"可知，当时的芍药是指白芍，而从"赤者小利"可见，当时已有赤芍，但还未普遍。唐·孙思邈《千金翼方·论和合第七》记载："凡茯苓、芍药，补药须白者，泻药须赤者"，表明已对白芍和赤芍的功效进行区分。《开宝本草》曰："此有两种。赤者利小便，下气；白者止痛，散血。其花亦有红、白二色。"苏颂《本草图经》曰："春生红芽作丛，茎上三枝五叶，似牡丹而狭长，高一二尺。夏开花，有红、白、紫数种。子似牡丹子而小。秋时采根，根亦有赤、白二色。"明·李时珍《本草纲目》曰："十月生芽，至春乃长，三月开花。其品凡三十余种，有千叶、单叶、楼子之异。入药宜单叶之根，气味全厚。根之赤白，随花之色也。"《本草崇原》记载："开赤花者为赤芍，开白花者为白芍。"《本草备要》记载："赤白各随花色。"《本草害利》云："赤芍，单瓣红芍药入药。"据以上本草的原植物描述，古代已区分白芍和赤芍，主要是依据花的颜色作为标准，认为白花者为白芍，赤花者为赤芍。《中国植物志》收载的芍药（*P. lactiflora* Pall.）花为白色，而草芍药（*P. obovata* Maxim.）除有白花外，还有紫红色和红色花。文献报道明清时因野生芍药资源减少，不能满足人民医疗需求，宋代起开始以栽培芍药作为药用。而 *P. lactiflora* Pall.是我国古今栽培的芍药品种。因产区的扩大、数量及质量的提高，使得 *P. lactiflora* Pall.成为清代以后药用白芍唯一植物来源，而 *P. obovata* Maxim.也就被淘汰作为赤芍用。鉴于以上原因，现在划分赤芍、白芍的标准是依据植物的种类、产地和加工方法，如《中国药典》、《中药志》、《纲目彩图》等认为芍药药材包括白芍与赤芍：白芍为毛茛科植物芍药 *P. lactiflora* Pall.的除去外皮的根，赤芍为毛茛科植物芍药 *P. lactiflora* Pall.或川赤芍 *P. veitchii* Lynch 不去外皮的根。因此，根据古代本草和现代植物分类资料及附图（图1-5-12）的考证分析，白芍为毛茛科植物芍药 *P. lactiflora* Pall.的干燥根，川赤芍为毛茛科植物芍药 *P. lactiflora* Pall.或川赤芍 *P. veitchii* Lynch 的干燥根。

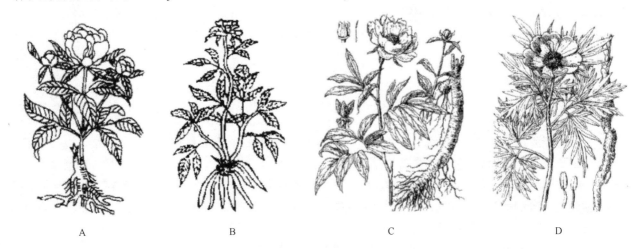

A   B   C   D

图1-5-12 本草著作中芍药植物图

A.《本草图经》的泽州芍药；B.《本草纲目》的芍药；C、D.《中华本草》的芍药、川赤芍

【产地变迁】

汉·《神农本草经》记载："芍药，生川谷及丘陵。"《名医别录》记载："芍药，生中岳及丘陵，二月八月采根。"《本草经集注》记载："今出白山、蒋山、茅山最好，白而长大，余处亦有而多赤，赤者小利。"唐·《日华子本草》记载："芍药，海盐、杭、越俱好。"宋·《本草图经》记载："今处处有之，淮南者胜。"宋·《证类本草》记载："按本经芍药生丘陵川谷，今世所用者多是人家种植。"明·《本草品汇精要》记载："道地：泽州、白山、蒋山、茅山、淮南、海盐、杭越。"明·《本草蒙筌》记载："近道俱生，淮南独胜。"明·《本草乘雅半偈》记载："处处亦有，人家种莳矣。昔称洛阳牡丹、广陵芍药甲天下。今药中亦取广陵者为胜。"清·《本草崇原》记载："芍药，始出中岳山谷，今白山、蒋山、茅山、淮南、扬州、江、浙、吴松处处有之，而园圃中多游种矣。"民国《药物出产辨》记载："产四川中江，渠河为川芍，产安徽亳州为亳芍，产浙江杭州为杭芍。"《本草纲目》记载："昔人言洛阳牡丹、扬州芍药甲天下。今药中所用，亦多取扬州者。今人都生用。"《植物名实图考》记载："盖芍药盛于西北，维扬诸花，始于宋世。"《本草药品实地之观察》记载："北方药市中，有赤芍及白芍二种，赤芍即为本地西北一带山中野生者。"《药物出产辨》记载："赤芍，原产陕西汉中府，向日均以汉口来之狗头芍为最好气味……近所用者俱产自北口外由天津运来，山西产者为京赤芍，四川亦有出，次之。"经考证，中岳，即今河南嵩山；白山、蒋山、茅山，均在现今江苏省境内；淮南，即今安徽、江苏、河南的淮河以南部分地区；泽州，即今山西晋城；扬州，即今江苏扬州。现代文献研究显示，赤芍、白芍的区域分布变化随纬度方向产生有规律的南北变化，即使在同一纬度，如四川等地同时有赤芍、白芍分布，赤芍分布在 2000m 以上海拔较高的地方，而白芍则分布在海拔较低的东中部地方。现代安徽、江苏、河南等省的部分地方仍然广泛种植着生长良好的芍药，川赤芍则主产于四川阿坝、色达、马尔康、黑水、红原、茂县、北川、平武、炉霍、金川、天全、汶川，以及云南、青海、甘肃等省。

5.3.12　苍术、白术基原考证

苍术、白术为临床常用大宗药材，但汉魏及之前的本草并无苍术、白术之分，仅以术为名。《名方目录》中 15% 的方剂使用含术类药材，其中汉代的名方有 6 首，均出自东汉·张仲景的《伤寒论》和《金匮要略》，且均标为"白术"；宋代以后的名方大多为"白术"，如实脾方、升阳益胃汤、大秦艽汤、托里消毒散、半夏白术天麻汤；清代有 2 个苍术、白术同用方剂：完带汤和除湿胃苓汤；另有清上蠲痛汤和养胃汤以苍术入药。因此，需要通过考证厘清苍术和白术的基原。苍术属 *Atractylodes* 约 6 种，分布于亚洲东部地区。我国有 4 种（其中 2 种为特有种）。通过考证《本草经集注》、《本草图经》、《本草品汇精要》、《本草崇原》等古代书籍的原植物形态描述及图例，建议白术使用菊科植物白术 *Atractylodes macrocephala* Koidz.，分布于陕西、安徽、江苏、浙江、江西等地；苍术使用菊科植物茅苍术 *A. lancea*（Thunb.）DC. 或北苍术 *A. chinensis*（DC.）Koidz.，分布于山东、江苏、浙江、湖北、四川等地。

【名称考证】

本品原名术，汉魏及之前的本草并无苍术、白术之分。术最早见于《尔雅》，宋·苏颂《本草图经》记载："《尔雅》云：术：山蓟，杨抱。释曰：蓟。此辨蓟生山中及平地者也。生平地者名蓟，生山中名术。"明·李时珍《本草纲目》记载："按《六书本义》，术字篆文，象其根干枝叶之形。"因此有认为对术的命名方法可按形态、气味、功效等方面进行分类考证。以叶、根之形而得名：《尔雅》、《神农本草经》记为"山蓟"，以其叶似蓟而得名，其"叶椭圆形"、"叶缘具刺齿"、"头状花序"、"小花紫红色或白色"等特点确实十分相似；又因其根似鼓槌，故得"枹"之名，李时珍云："扬州之域多种白术，其状如枹。"以气味相似而得名：《名医别录》记名"山姜"，《吴普本草》名为"山芥"、"天苏"，以其味辛似姜、芥等而得名。以功效而得名：《重修政和经史证类备用本草》中收载其"山精"之别名，因有延年益精之功效；《抱朴子》云：术，一名山精，故《神农药经》曰："必欲长生，常服山精"。《本草经集注》记载："昔刘涓子取其精而丸之，名守中金丸，可以长生。"此外，术之异名尚有山连（《名医别录》）、吃力伽（《日华子本草》）、马蓟（《本草纲目》）等。

【基原考证】

汉·《五十二病方》所载药方均使用"术"。《神农本草经》记载："术，味苦温，主风寒湿痹死肌，痉、疸、止汗除热，消食"，其祛风除湿的功效与今苍术相似。《名医别录》记载："主治大风在身面，风眩头痛目泪出，消痰水，逐皮间风水结肿，除心下急满，及霍乱，吐下不止，利腰脐间血，益津液，暖胃，消谷，嗜食。"功效描述也与今苍术相近。由上述描述可知，汉魏及之前的医书只言术。南北朝·陶弘景《本草经集注》记载："白术叶大有毛而作桠，根甜而少膏，可作丸散用。赤术，叶细无桠，根小苦而多膏，可作煎用"，南北朝才开始提出赤、白两种。宋·苏颂《本草图经》在"术"项下分为"术"与"白术"两种，其中"术"为"春生苗，青色无桠。一名山蓟，以其叶似蓟也。茎作蒿杆状，青赤色，长三、二尺以来；夏开花，紫碧色，亦似刺蓟花，或有黄白花者；入伏后结子，至秋而苗枯；根似姜，而旁有细根，皮黑，心黄白色，中有膏液紫色。二月、三月、八月、九月采，曝干……白术，今白术生杭、越、舒、宣州高山岗上，叶叶相对，上有毛，方茎，茎端生花，淡紫碧红数色，根作桠生二月、三月、八月、九月采根，曝干。以大块紫花者为胜，又名乞力伽。"由形态描述"黄白花、根似姜、皮黑，心黄白色、膏液紫色"及所附的"商州术"图可知，"术"与今之苍术 *A. lancea* 或北苍术 *A. chinensis* 原植物完全一致。而"白术"的形态描述"紫花、根作桠"及所附"舒州术"、"越州术"图，与今白术 *A. macrocephala* 原植物相似。元·《汤液本草》将白术、苍术分条而列，对其功效做出明确划分。明·《本草品汇精要》记载："苍术　春生苗叶，叶细无毛，两两相对，茎作蒿干状而青赤色，长二三尺，夏开花似刺蓟花而紫、碧色，入伏后结子，至秋苗枯。其根似姜而无桠，傍有细根，皮黑肉黄，中多膏液。其味苦甘而烈。惟春及秋冬取者为佳，易生白霜者是也"，"白术，春生苗叶，叶大有毛，两两相对，茎作蒿干状而青赤色，长二三尺，夏开黄白花，入伏后结子，至秋苗枯。其根似姜而有桠，傍有细根，皮褐肉白，中少膏液，其味甘苦而不烈。惟春及秋冬取者佳。剉碎不生霜者是也"，将术的描述分为苍术、白术两条记载。清·《本草崇原》中对两者的茎、叶及根茎的描述更为详细："白术近根之叶，每叶三岐，略似半夏，其上叶绝似棠梨叶，色淡绿不光。苍术近根、之叶，作三五叉，其上叶则狭而长，色青光润。白术茎绿，苍术茎紫。白术根如人指，亦有大如拳者，皮褐色，肉白色，老则微红。苍术根如老姜状，皮色苍褐，肉色黄，老则有朱砂点。白术味始甘，次微辛，后乃有苦。苍术始甘，次苦，辛味特胜。白术性和而不烈，苍术性燥而烈，并非一种可知。"清代苍术和白术划分标准与现代一致。因此，根据古代本草和现代植物分类资料及附图（图1-5-13）的考证分析，苍术为野生品种，而古代白术有《本草蒙筌》中的"浙术"和《本草纲目》中的"吴术"，为家种栽培品，最早可能追溯到南北朝时期的陶弘景。据此，汉·《伤寒论》中所用的术应为苍术，而非后世栽培的白术。白术的原植物为菊科植物白术 *A. macrocephala* Koidz.的干燥根茎，苍术为菊科植物茅苍

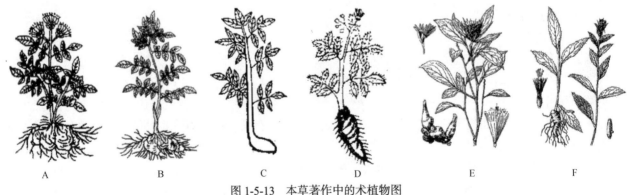

图1-5-13　本草著作中的术植物图

A、B.《本草图经》的舒州术、越州术；C.《本草纲目》的白术；D.《本草纲目》的苍术；E.《中华本草》的白术；F.《中华本草》的茅苍术

术 *A. lancea*（Thunb.）DC.或北苍术 *A. chinensis*（DC.）Koidz.的干燥根茎。

【产地变迁】

由基原考证可知自宋代起才明确区分苍术和白术。宋代以前的本草仅记载"术"的产地。如《名医别录》记载："术生那山山谷、汉中、南郑。"《本草经集注》曰："今处处有，以蒋山、白山、茅山者为胜。"指出"术"的产地在陕西和江苏等地，为今苍术的主产区。宋代以后，本草古籍多将苍术和白术的产地分开描述，如宋·苏颂《本草图经》记载："术，生郑山山谷、汉中、南郑，今处处有之，以嵩山、茅山者为佳……今白术生杭、越、舒、宣州高山岗上。"明·刘文泰《本草品汇精要》曰："术，茅山、蒋山、嵩山者为胜……白术，杭州於潜佳。"明·李时珍《本草纲目》曰："白术，桴蓟也，吴越有之。人多取根栽莳，一年即稠……并以秋采者佳。"陈嘉谟曰："浙术俗名云头术，种平壤，颇肥大……甚燥白，胜于浙术。"《本草原始》记载："苍术今以茅山者为良。根皮黑肉白有黄点。茅山苍术坚小肉白，气味甘辛。他山苍术块大肉黄，气味辛烈。又有一种苍术，皮白肉白，坚实，气味亦甘辛，较之茅山者次之，北人每呼为南苍术，比西山者胜。"《本草纲目拾遗》记载："孝丰天目山有仙丈峰，产吴术，名鸡腿术，入药最佳……今于术绝少，市中皆以仙居所产野术充于术，功亦相等。安徽宣城歙县亦有野生术，名狗头术，亦佳。"清·吴仪洛《本草从新》记载："产茅山者味甘形瘦多毛，最良。吴郡诸。山者次之。楚中大块辛烈气燥者为下……云术肥大气壅，台术条细力薄。宁国狗头术皮赤稍大，然皆栽灌而成，故其气浊，不若于潜野生者气清，无壅滞之患。"民国《药物出产辨》记载："天生术原产江西修水县……白术产浙江省宁波府。"由上述描述可知，苍术的分布区域较广，最早记载的产地为陕西汉中地区，后来逐步扩展到江苏南京地区、河南嵩山地区、湖北黄冈地区，以江苏茅山地区所产苍术品质最好。目前主要分布在山东、江苏、浙江、湖北、四川等地。白术以浙江于潜所产野生白术最佳，自明代起开始人工栽培。目前由于野生资源濒临枯竭，白术已完全栽培，分布于陕西、安徽、江苏、浙江、江西等地。

5.3.13　厚朴基原考证

厚朴是一味常用中药，《名方目录》中 12%的方剂使用厚朴，如小承气汤、半夏厚朴汤等。木兰属 *Magnolia* 约 90 种，产于亚洲东南部温带及热带、印度东北部、马来群岛、日本、北美洲东南部、美洲中部及大、小安的列斯群岛。我国约有 31 种，分布于西南部、秦岭以南至华东、东北。通过考证《本草经集注》《本草图经》《本草衍义》等古代书籍的原植物形态描述及图例，建议使用木兰科植物厚朴 *Magnolia officinalis* Rehd. et Wils.或凹叶厚朴 *M. officinalis* Rehd. et Wils. var. *biloba* Rehd. et Wils.的干燥干皮、根皮及枝皮。前者分布于广西、湖南、湖北、四川、贵州、云南、陕西、甘肃等地，后者分布于浙江、江西等地。

【名称考证】

厚朴始载于汉·《神农本草经》。其后的本草著作以"厚朴"为正名，如魏晋·吴普《吴普本草》,《名医别录》,南北朝·陶弘景《本草经集注》，唐·苏敬等《新修本草》、孙思邈《千金翼方》,宋·苏颂《本草图经》、唐慎微《证类本草》，元·王好古《汤液本草》,明·刘文泰《本草品汇精要》、李时珍《本草纲目》,清·陈士铎《本草新编》、张璐《本经逢原》、黄宫绣《本草求真》等。

现代有关著作均以"厚朴"作为本品正名，如《中国药典》《中药学》《中药大辞典》《中药志》《中药材手册》《全国中草药汇编》《中华本草》等。也记载有各地的俗称，如《中药材手册》记载的"紫油厚朴",《全国中草药汇编》记载的"川朴"等。另记载有原植物"厚朴"的异名，如《中药志》记载的"川朴"、"紫油厚朴"等。

【基原考证】

《名医别录》记载："三、九、十月采皮，阴干。"南北朝·陶弘景《本草经集注》云："今出建平、宜都、极厚，肉紫色为好，壳薄而白者不如。用之削去上甲错皮。"与今厚朴紫色而油润相符。宋·苏颂《本草图经》曰："木高三四丈，径一二尺。春生叶如槲叶，四季不凋，红花而青实，皮极鳞皱而厚，紫色多润者佳，薄而白者不堪"，并附有"商州厚朴"和"归州厚朴"图。其"四季不凋，红花而青实"的描述，与《中国药典》收载的厚朴原植物不符，有学者认为该厚朴可能是今樟科润楠属植物红楠 *Machilu thunbergii* Sicb. et Zucc.的树皮。但其所附"商州厚朴"图的形态描述，与木兰科植物厚朴 *M. officinalis* 相符，但无形态描述。《本草衍义》曰："厚朴，今西京伊阳县及商州亦有，但薄而色淡，不如梓州者厚而紫色有油，味苦。不以姜制则棘人喉舌。"明·李时珍《本草纲目》记载："朴树肤白肉紫，叶如槲叶……五、六月开细花 结实如冬青子，生青熟赤，有核，七、八月采之，味甘美。"附图一幅。其形态描述和附图，也与樟科润楠属植物相似。根据以上本草所述考证及附图（图 1-5-14），可知厚朴来源有多种。其中包括木兰科植物厚朴 *Magnolia officinalis* Rehd. et Wils.或凹叶厚朴 *M. officinalis* Rehd. et Wils. var. *biloba* Rehd. et Wils.的干燥干皮、根皮及枝皮。

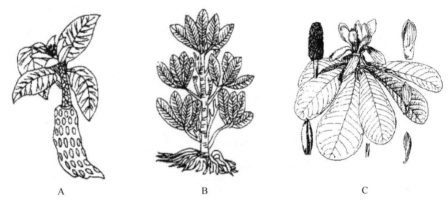

图 1-5-14　本草著作中的厚朴植物图

A、B.《本草图经》的商州厚朴、归州厚朴；C.《中华本草》的厚朴

【产地考证】

《名医别录》云："生交趾、冤句。"《本草经集注》云："今出建平、宜都。"《本草图经》曰："今京西、陕西、江淮、湖南、蜀川山谷中往往有之，而以梓州、龙州者为上。"《本草衍义》曰："今伊阳县及商州、归州、梓州、龙州最佳。"《药物出产辨》记载："产四川打箭炉为正。"现时主产于四川、湖北等省，而以川朴量大、质优。

5.3.14　大枣基原考证

大枣是常见的药食同源药物，《名方目录》中有 12%的方剂使用大枣，如旋覆代赭汤、吴茱萸汤等。枣属 *Ziziphus* 约 100 种，主要分布于亚洲和美洲的热带和亚热带地区，少数种在非洲和两半球温带也有分布。我国有 12 种（其中 6 种为特有种）。通过考证《神农本草经》、《本草图经》、《本草纲目》等古代书籍的原植物形态描述及图例，建议使用鼠李科植物枣 *Ziziphus jujuba* Mill.的干燥成熟果实。

【名称考证】

大枣始载于《神农本草经》。其后本草著作多以"大枣"为正名，如魏晋·吴普《吴普本草》，《名医别录》，南北朝·陶弘景《本草经集注》，唐·苏敬等《新修本草》，宋·苏颂《本草图经》、唐慎微《证类本草》、寇宗奭《本草衍义》，元·王好古《汤液本草》，明·刘文泰《本草品汇精要》、陈嘉谟《本草蒙筌》、李时珍《本草纲目》，清·张志聪《本草崇原》、黄宫绣《本草求真》等。

现代有关著作多以"大枣"为正名，如《中国药典》、《中药学》、《中药大辞典》、《中药志》、《中药材手册》、《全国中草药汇编》、《中华本草》等。同时还记载有各地的俗称，如《中药材手册》记载的"红枣"，《中华本草》记载的"壶"、"木蜜"、"干赤枣"、"胶枣"、"南枣"、"白蒲枣"、"半官枣"等。还记载了本品原植物"枣"的异名，如《中药志》记载的"大枣"、"枣树"、"枣子"，《中药大辞典》记载的"刺枣"。

【基原考证】

汉·《神农本草经》和宋·苏颂《本草图经》曰："大枣，干枣也……今近北州郡皆有，而青、晋、绛州者特佳。江南出者坚燥少脂"，并附有"大枣"图。明·李时珍《本草纲目》记载："枣木赤心，有刺。四月生小叶，尖觥光泽。五月开小花，白色微青。南北皆有，惟青、晋所出者肥大甘美，入药为良。"根据上述本草的形态描述及附图（图1-5-15）、《中国药典》、《中华本草》等综合分析考证，本品为鼠李科植物枣 *Ziziphus jujuba* Mill.的干燥成熟果实。

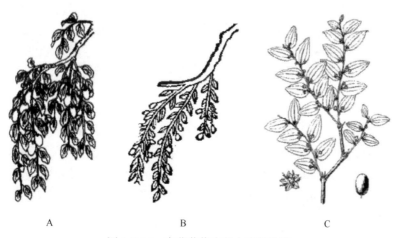

A　　　　　　　　　B　　　　　　　　　C

图1-5-15　本草著作中的大枣植物图

A.《本草图经》的大枣；B.《本草纲目》的大枣；C.《中华本草》的大枣

【产地考证】

《名医别录》记载："生河东。"《本草经集注》记载："今青州出者形大而核细。"《新修本草》记载："今青州、彭城。"《本草图经》记载："今近北州郡皆有，而青州、晋州、绛州为佳。"《本草纲目》记载："南北皆有，惟青、晋所出者肥大甘美，入药为良。"

5.3.15　黄芪基原考证

黄芪的临床应用十分广泛，《名方目录》中有11%的方剂使用黄芪，如黄芪桂枝五物汤、当归饮子、清心莲子饮、三痹汤、升阳益胃汤等。但根据历代本草有关黄芪基原和产地的记载可知，古代的药用黄芪并非单一品种，因此，需要进一步考证。黄芪属 *Astragalus* 约3000种，分布于北半球、南美洲及非洲，稀见于北美洲和大洋洲。我国有401种（其中221个特有种）。通过考证《新修本草》、《本草图经》、《本草纲目》、《植物名实图考》等古代书籍的原植物形态描述及图例，建议使用豆科植物蒙古黄芪 *Astragalus membranaceus*（Fisch.）Bge. var. *mongholicus*（Bge.）Hsiao 或膜荚黄芪 *A. membranaceus*（Fisch.）Bge.的干燥根。蒙古黄芪分布于内蒙古、黑龙江、吉林、河北、山西等地，膜荚黄芪分布于东北、华北、西北及山东、四川等地。

【名称考证】

黄芪，原名黄耆，始载于汉·《神农本草经》，其后的本草著作多以"黄耆"为正名，如《名医别录》，南北朝·陶弘景《本草经集注》，唐·苏敬等《新修本草》、孙思邈《千金翼方》，宋·苏颂《本草图经》、唐慎微《证类本草》等。

"黄芪"之名始见于金·李杲《珍珠囊药性赋》，其后的本草著作多以"黄芪"为正名，如元·王好古《汤液本草》，明·刘文泰《本草品汇精要》，清·陈士铎《本草新编》、张璐《本经逢原》、黄宫绣《本草求真》等；但仍有以"黄耆"为正名的，如明·陈嘉谟《本草蒙筌》、李时珍《本草纲目》等。

现代有关著作均以"黄芪"作为正名，如《中国药典》、《中药学》、《中药大辞典》、《中药志》、《中药材手册》、《全国中草药汇编》、《中华本草》等。也记载有各地的俗称，如《中药材手册》记载的"箭黄芪"、"绵黄芪"、"独根"、"晋芪"、"川芪"，《中药大辞典》记载的"箭芪"、"土山爆张根"、"二人拾"等。另有记载原植物"蒙古黄芪"的异名，如《中药志》记载的"白皮芪"、"混其日"，《中药大辞典》记载的"内蒙黄芪"等；还记载有原植物"膜荚黄芪"的异名，如《中药志》记载的"山爆伏"、"箭杆花"，《中药大辞典》记载的"东北黄耆"、"黄耆"等。

【基原考证】

《本草经集注》记载："第一出陇西、叨阳，色黄白，甜美，今亦难得。次用黑水、宕昌者，色白肌肤粗，新者亦甘温补。又有蚕陵、白水者，色理胜蜀中者而冷补。又有赤色者可作膏贴。"唐·苏敬等《新修本草》记载："此物叶似羊齿，或如蒺藜。独茎或作丛生。今出原州及华原者最良。蜀汉不复采用之。"《四声本草》云："出原州、华原谷子山。花黄。"宋·苏颂《本草图经》曰："根长二三尺已来。独茎，作丛生。枝秆去地二三寸。其叶扶疏作羊齿状，又如蒺藜苗。七月中开黄紫花。其实作荚子，长寸许。八月中采根用，其皮折之如绵谓之绵黄芪"，并附有"宪州黄芪"图。清·《植物名实图考》载："黄芪有数种，山西、蒙古产者最佳"，并有附图。综上黄芪原植物、药材性状等描述及附图（图 1-5-16）可知，古代黄芪入药品种各异，其正品为豆科植物蒙古黄芪 *A. membranaceus*（Fisch.）Bge. var. *mongholicus*（Bge.）Hsiao 或膜荚黄芪 *A. membranaceus*（Fisch.）Bge.的干燥根，与现代黄芪用药相符。

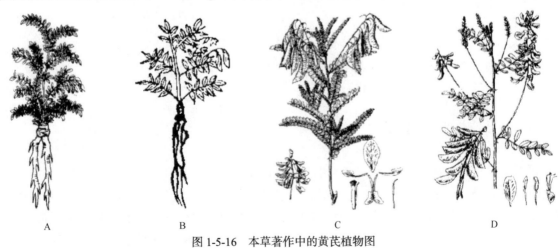

图 1-5-16　本草著作中的黄芪植物图

A.《本草图经》的宪州黄芪；B.《本草纲目》的黄芪；C、D.《中华本草》的蒙古黄芪、膜荚黄芪

【产地考证】

《名医别录》记载："生蜀郡、白水、汉中。"南北朝·陶弘景《本草经集注》记载："第一出陇西、叨阳……次用黑水、宕县……又有蚕陵、白水者。"由此可以看出该时期黄芪产地主要为四川、甘肃和陕西交界等处，以四川为主。唐·《新修本草》记载："今出原州及华原者最良，蜀汉不复采用之。宜州、宁州者亦佳。"《四声本草》记载："出原州华原谷子山，花黄。"《药性论》记载："生陇西者，下补五脏。蜀白水赤皮者微寒。"《嘉祐本草》记载："今原州者好，宜州、宁州亦佳。"《本草图经》记载："今河东、陕西州郡多有之。"元·王好古《汤液本草》记载："生蜀郡山谷、白水、汉中，今河东陕西州郡多有之。"上述显示，隋唐时期黄芪产地进一步变迁，由甘肃中南部地区向东扩大至相邻的宁夏固原及陕西铜川。宋代黄芪产区在前朝的基础上又向东扩展，增加了河东、陕西等地。《本草崇原》记载："黄芪生于西北，以出山西之绵上者为良……故世俗谓之绵黄。"《本草求真》记载："出山西黎城。"《药笼小品》记载："西产为佳。"《本草述钩元》记载："本出蜀郡、汉中，今惟白水、原州、华原山谷者最胜。宜、宁二州者亦佳。"吴其濬《植物名实图考》记载："有数种，山西、蒙古产者佳，滇产性泻，不入用。"《植物名实图考》中首次提到"蒙古"产黄芪，并认为"山西、蒙古"产黄芪质量好，为后世将山西、内蒙古黄芪作为道地药材提供了依据。民国时期黄芪产地向东北扩展至东北三省，出现了多个区域的黄芪，如东北黄芪（正芪）、山西绵芪、川芪、禹州芪等，而新增的东北产区由于土壤肥沃等因素被认为是正芪。当代随着黄芪的用量大幅度增加，野生药材难以满足实际所需，目前主要以栽培为主，分为移栽芪种植和仿生芪种植，移栽芪种植主流区域是甘肃、内蒙古；仿生芪的主流种植区域是山西（浑源及周边县市）、陕西（子洲县）、内蒙古（武川县）等地。

5.3.16　防风基原考证

防风是治疗风邪所致疾病的要药，《名方目录》中有 10%的方剂使用防风，如桂枝芍药知母汤、小续命汤等。但历代本草记载的防风品种较为复杂，《本草图经》的 4 个防风附图，仅 2 个与今防风正品类似，另 2 个应为混淆品。因此，有必要对防风的基原进行考证。防风属 Saposhnikovia 仅 1 种，主要分布于西伯利亚东部及亚洲北部地区。我国防风分布于东北、华北等各地。通过考证《本草经集注》《新修本草》《本草图经》《本草纲目》等古代书籍的原植物形态描述及图例，建议使用伞形科植物防风 Saposhnikovia divaricata（Turcz.）Schischk.的干燥根。防风分布于黑龙江、吉林、辽宁、河北、山东等地。

【名称考证】

防风始载于汉·《神农本草经》，以"防风"为正名，以"铜芸"为异名。其后的本草著作多以"防风"为正名，如魏晋·吴普《吴普本草》，南北朝·陶弘景《本草经集注》，唐·苏敬等《新修本草》，宋·苏颂《本草图经》、唐慎微《证类本草》、寇宗奭《本草衍义》，元·王好古《汤液本草》，明·刘文泰《本草品汇精要》、陈嘉谟《本草蒙筌》、李时珍《本草纲目》，清·张志聪《本草崇原》、张璐《本经逢原》、黄宫绣《本草求真》等。

现代有关著作多以"防风"为正名，如《中国药典》《中药学》《中药大辞典》《中药志》《中药材手册》《全国中草药汇编》《中华本草》等。也记载有各地的俗称，如《中药材手册》记载的"旁风"、"软防风"，《全国中草药汇编》记载的"关防风"、"东防风"，《中药大辞典》记载的"风肉"等。也记载有本品原植物"防风"的异名，如《中药志》记载的"关防风"、"东防风"，《中药大辞典》记载的"山芹菜"、"白毛草"。

【基原考证】

《名医别录》记载："二月、十月采根，暴干。"《本草经集注》云："惟实而脂润，头节坚如蚯蚓头者为好。"唐·苏敬等《新修本草》云："叶似牡蒿、附子苗等……子似胡荽而大。"《蜀本草》云："叶似牡蒿，白花。八月、九月采根。"宋·苏颂《本草图经》曰："根土黄色，与蜀葵根相类。茎叶俱青绿色，茎深而叶淡，似青蒿而短小，初时嫩紫，作菜茹极爽口。五月开细白花，中心攒聚作大房，似莳萝花。实似胡荽子而大"，并附有"齐州防风"、"解州防风"、"河中府防风"和"同州防风"图。根据上述本草图文（图 1-5-17）考证可知，"齐州防风"与《中国药典》和《中华本草》收载的伞形科植物防风 *Saposhnikovia divaricata*（Turcz.）Schischk.相符，主要产于山东及华北、东北地区，以东北产的关防风质量最佳，是防风的正品；"解州防风"与"齐州防风"相似，解州在今山西省境，山西防风亦为此种。而"河中府防风"和"同州防风"与这两种不同，应为混淆品。

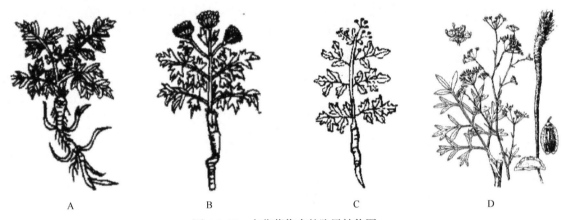

图 1-5-17　本草著作中的防风植物图

A、B.《本草图经》的齐州防风、解州防风；C.《本草纲目》的防风；D.《中华本草》的防风

【产地考证】

《名医别录》云："生沙苑川泽及邯郸、琅邪、上蔡。二月、十月采根，暴干。"《本草经集注》云："今第一出彭城、兰陵，即近琅邪也，郁州互市亦得之。次出襄阳、义阳县界，亦可用，即近上蔡者。惟实而脂润，头节坚如蚯蚓头者为好。"《新修本草》云："今出齐州、龙山最善，淄州、兖州、青州者亦佳。叶似牡蒿、附子苗等……子似胡荽而大。"《蜀本草》云："叶似牡蒿，白花。八月、九月采根。"《本草图经》曰："今京东、淮、浙州郡皆有之。"明·《本草品汇精要》记载："齐州、龙山者最善，淄州、兖州、青州者尤佳。"清·《本草崇原》记载："防风始出沙苑川泽及邯郸、琅琊、上蔡，皆属中州之地。"民国《药物出产辨》记载："产黑龙江省洮南县为最多。春秋雨季出新。必经烟台牛庄运来，曰庄风。又有一种产直隶、古北口、热河等一带。清明前后收成。有天津运来名曰津风。均野生。"从上述记载可见，防风主产地有明显的北移，民国时期山东省已经不再是主产区，东北地区则成为主产区，河北省产量次之。由上述本草对防风产地描述的变化可看出防风产地的北移，有认为与人口增长、耕地的扩大对野生防风资源的破坏有很大关系。

5.3.17　黄连基原考证

黄连为清热燥湿、泻火解毒之要药，《名方目录》中有 12%的方剂使用黄连，如半夏泻心汤、甘草泻心汤、黄连汤等。历代本草中黄连的原植物来源有多种，值得进一步考证，以确保经典名方用药的准确性。

黄连属 *Coptis* 约 15 种，分布于北美，多数分布于亚洲东部。我国有 6 种（其中 5 种为特有种），分布于西南、中南、华东和台湾地区。通过考证《新修本草》、《本草图经》、《本草纲目》、《本草从新》等古代书籍的原植物形态描述及图例，认为古代黄连的主要品种有毛茛科植物黄连 *Coptis chinensis* Franch.、三角叶黄连 *C. deltoidea* C. Y. Cheng et Hsiao 或云连 *C. teeta* Wall. 的干燥根茎。以上三种分别习称"味连"、"雅连"、"云连"。味连分布于陕西、湖北、湖南、四川、重庆、贵州等地；雅连分布于四川等地；云连分布于云南西北部、西藏南部等地。但因雅连和云连产量极低，建议使用味连。

【名称考证】

黄连始载于汉·《神农本草经》，以"黄连"为正名，以"王连"为别名。其后的本草著作即以"黄连"为正名，如魏晋·吴普《吴普本草》,《名医别录》，南北朝·陶弘景《本草经集注》，唐·苏敬等《新修本草》、孙思邈《千金翼方》，宋·苏颂《本草图经》、唐慎微《证类本草》，金·李杲《珍珠囊药性赋》，元·王好古《汤液本草》，明·刘文泰《本草品汇精要》、李时珍《本草纲目》，清·陈士铎《本草新编》、张璐《本经逢原》、黄宫绣《本草求真》等。古代本草还记载有异名"支连"，如宋·唐慎微《证类本草》曰："黄连，味苦，寒、微寒，无毒……药性论云：黄连，臣。一名支连，兴日蚕，忌猪肉，恶冷水。"对于"支"的解释，《说文解字》记载："支，去竹之枝也。"清·徐灏曰："支、枝古今字，干支犹枝也。"对于"连"的解释，《本草经考注》曰："连之为言，健也。"《方言》云："凡人兽乳而双产，秦晋之间，谓之健子。"《广雅》曰："健，孪也。"《玉篇》云："健，鸡鸭成健。"《本经疏证》记载："黄连根株丛延，蔓引相属，有数百株共一茎者，故名连。"因此，支连之名，正谓其根茎多有分枝。此外，黄连还有川连、味连、宣连、鸡爪连、上连等异名。

现代著作均以"黄连"作为本品正名，如《中国药典》、《中药学》、《中药大辞典》、《中药志》、《全国中草药汇编》、《中华本草》等。也记载有各地的俗称，如《中药材手册》记载的"味连"、"川连"、"鸡爪黄连"、"雅连"、"峨眉连"、"凤尾连"、"野连"，《全国中草药汇编》记载的"鸡爪连"等。也记载有原植物"黄连"的异名，如《中药志》记载的"味连"、"川连"、"鸡爪黄连"等。也记载有原植物"三角叶黄连"的异名，如《中药志》记载的"雅连"、"峨嵋家连"等。也记载有原植物"云连"的异名，如《中药志》记载的"云南黄连"等。

【基原考证】

《神农本草经》和《名医别录》未描述黄连的原植物形态。唐·苏敬等《新修本草》云："蜀道者粗大，节平，味极浓苦，疗渴为最。江东者节如连珠，疗痢大善。今澧州者更胜。"宋·苏颂《本草图经》曰："苗高一尺已来。叶似甘菊。四月开花，黄色。六月结实似芹子，色亦黄。二月八月采根用。"明·李时珍《本草纲目》记载："其根连珠而色黄，故名……大抵有两种：一种根粗，无毛有珠，如鹰鸡爪形而坚实，色深黄；一种无珠多毛而中虚，黄色稍淡。各有所宜。"清·吴仪洛《本草从新》记载："黄连，种类甚多。雅州连细长弯曲，微黄无毛，有硬刺；马湖连，色黑有细毛，绣花针头硬刺，形如鸡爪；此二种最佳。"张璐《本经逢原》记载："黄连，产川中者，中空，色正黄，截开分瓣者为上，云南水连次之，日本吴楚为下。"根据以上本草所述药材产地、形态特征及附图（图 1-5-18）与《中国药典》、《中华本草》等综合分析，本品为毛茛科植物黄连 *C. chinensis* Franch.、三角叶黄连 *C. deltoidea* C. Y. Cheng et Hsiao 或云连 *C. teeta* Wall. 的干燥根茎。《中药志》、《纲目彩图》认为本品还包括同属植物峨眉野连 *C. omeiensis*（Chen）C. Y. Cheng、短萼黄连 *C. chinensis* var. brevisepala W. T. Wang et Hsiao 等。

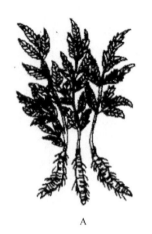 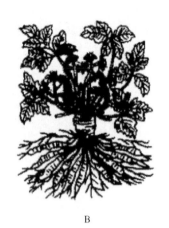 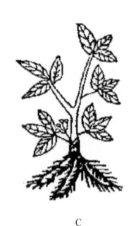 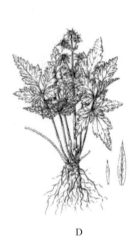

A   B   C   D

图 1-5-18　本草著作中的黄连植物图

A.《本草图经》的澧州黄连；B.《本草图经》的宣州黄连；C.《本草纲目》的黄连；D.《中华本草》的黄连

【产地考证】

《范子计然》记载："黄连出蜀郡，黄肥坚者善"，表明历史上最早的黄连主产地是四川，以"黄肥坚者"为优质品。汉·《神农本草经》记载："黄连，……生山谷"，未明确指出黄连的产地。《名医别录》记载："黄连生巫阳川谷及蜀郡、太山之阳"，表明黄连在重庆地区也有分布。南北朝·《本草经集注》记载："今西间者色浅而虚，不及东阳，新安诸县最胜。临海诸县者不佳"，表明浙江金华地区也有分布，但新安质量最好。唐·《新修本草》记载："蜀道者粗大节平，味极浓苦，疗渴为最。江东者节如连珠，疗痢大善。澧州者更胜"，表明唐代湖南地区也有分布，并且认为湖南产的质量最佳。宋·《证类本草》记载："萧炳云：今出宣州绝佳，东阳亦有，歙州、处州者次"，指出安徽宣城产的最佳。宋·《本草图经》记载："黄连，生巫阳川谷及蜀郡泰山，今江、湖、荆、夔州郡亦有，而以宣城九节坚重相击有声者为胜，施、黔者次之"，说明在宋代，江西九江、浙江湖州市、江陵府、重庆市奉节县东、湖北恩施市、重庆与贵州交界地带均有黄连分布，且以宣黄连为最好，湖北恩施、贵州所产次之。明·《本草纲目》记载："保升曰：江东者，节高若连珠；蜀都者，节下不连珠。今秦地及杭州、柳州者佳。"《本草纲目》曰："黄连，汉末李当之本草，惟取蜀郡黄肥而坚者为善。唐时以澧州者为胜。今虽吴、蜀皆有，惟以雅州、眉州者为良"，说明不同时代黄连道地药材产地存在变迁。明末·《本草乘雅半偈》记载："汉取蜀产，唐取澧产，今取雅州、眉州者为良"，说明在西汉时期黄连主产于四川，唐代主产于湖南，明代以峨眉、雅安产的为佳。清·《本经逢原》记载："产川中者，中空，色正黄，截开分瓣者为上，云南水连次之，日本、吴、楚为下"，说明我国云南、日本等地均有黄连产出，质量较差，四川为佳。民国时期《药物出产辨》记载："四川出者为川黄连，产雅州及峨眉山等处。秋季出新。产云南者，为云连，出古涌县。有名西连者，出四川万县"，说明黄连以四川为道地药材区，并确定雅连主产于四川雅安县，云连主产于云南，黄连的药材品种基本形成。黄连的产区由西到东分布在四川、重庆、贵州、陕西、湖南、湖北、安徽、江苏、浙江等地。其道地产区随着时代的变迁和经济的兴衰有所变化，历史上以"川黄连"和"宣黄连"最为有名。在清末至民国时期，宣黄连逐渐变少直至消失。目前以四川的雅安、峨眉，重庆的石柱，湖北的恩施、竹溪等地为黄连的道地产区。云连产量极少，主要集中于云南怒江州的福贡、贡山、泸水和保山的腾冲县等地。

5.3.18　姜基原考证

姜具有药食两用的特点，因加工炮制不同，可分为生姜、干姜和炮姜。《名方目录》中有 34% 的方剂使用姜，其中有用生姜的，如竹叶石膏汤、芍药甘草汤、猪苓汤等，也有使用干姜的，如真武汤、黄连汤、当归四逆汤等，此外，还有两者均用的，如地黄饮子。姜属 *Zingiber* 有 100～150 种，分布于亚洲的热带、亚热带地区。我国有 42 种（其中 34 种为特有种）。通过考证《本草图经》、《本草纲目》、《植物名实图考》等古代书籍的原植物形态描述及图例，建议生姜和干姜分别使用姜科植物姜 *Zingiber officinale* Rosc.的新鲜根茎和干燥根茎。除我国东北外，其他大部分地区均有栽培。

【名称考证】

干姜始载于汉·《神农本草经》，记载："干姜，味辛，温。主胸满咳逆上气，温中止血，出汗，逐风湿痹，肠澼，下利。生者，尤良。久服，去臭气、通神明。生川谷。"此时干姜已作为正名，但文中在主治证后又云"生者尤良"，说明当时干姜、生姜不分，干姜为正名。至南北朝·陶弘景《本草经集注》沿用了汉·《神农本草经》的记载："干姜味辛，温、大热，无毒……蜀汉姜旧美，荆州有好姜，而并不能作干者。凡作姜法，水淹三日毕，去皮置流水中六日，更去皮，然后晒干，置瓮缸中，谓之酿也。"宋·唐慎微《证类本草》将干姜、生姜分别述之，曰："干姜，味辛，温、大热，无毒……生者尤良"，"生姜，味辛，微温"。其后的本草著作，分别以"干姜"和"生姜"为正名，如元·王好古《汤液本草》、明·李时珍《本草纲目》、清·王道纯《本草品汇精要续集》等。

现代有关著作均分别以"干姜"和"生姜"作为正名记载，如《中国药典》、《中药学》、《中药学大辞典》、《中华本草》等。

【基原考证】

宋·苏颂《本草图经》记载："苗高二三尺，叶似箭竹叶而长，两两相对，苗青，根黄，无花实。"明·李时珍《本草纲目》曰："初生嫩者其尖微紫，名紫姜；或作子姜，宿根谓之母姜也。"清·《植物名实图考》记载："性畏日喜阴，亦有花，而抽茎长尺余。"根据上述的形态及附图（图 1-5-19）与《中国药典》、《中华本草》等综合分析，本品原植物为姜科植物姜 *Zingiber officinale* Rosc.。

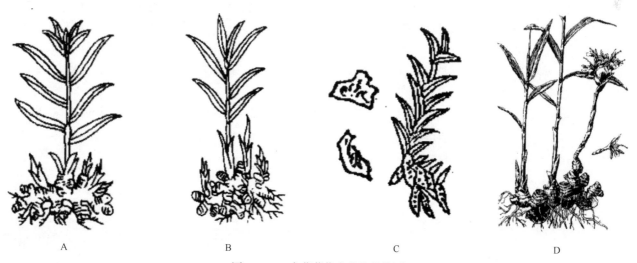

图 1-5-19　本草著作中的姜植物图

A、B.《本草图经》的温州生姜、涪州生姜；C.《本草纲目》的姜；D.《中华本草》的姜

【产地考证】

干姜生境分布最早记载于汉·《神农本草经》，曰："生山谷"，未明确具体位置。《名医别录》描述为：

"生犍为及荆州、扬州。"南北朝·《本草经集注》记载:"干姜今惟出临海、章安,两三村解作之。蜀汉姜旧美,荆州有好姜,而并不能作干者。"宋·《本草图经》记载:"生犍为及荆州、扬州,今处处有之,以汉、温、池州者为良。"明·《本草纲目》描述:"今江西、襄、均皆造,以白净结实者为良。"清·《本草崇原》描述:"临海、章安、温、汉、池州诸处皆能作之,今江西、浙江皆有,而三衢开化者佳。"清·曹炳章《增订伪药条辨》云:"干姜,湖南均姜出。小、双头内白色为均姜,最佳。浙江台州出者,为台姜,个小,肉黄黑色者次。其他江南、江西、宁国、四川皆出。"从本草考证来看,干姜的产地越来越广泛,最早为四川、湖北、江苏,后依次增加了浙江、福建、安徽、江西、湖南等地。总体来说,干姜主产于华中、西南及华东地区。其道地产区的变迁不大,古代为四川、浙江、湖北、江西、湖南等地,近现代各地均有产,主产于四川、贵州、云南、湖北、浙江、广东、山东、陕西、江苏、广西等地,其中以四川、贵州、云南为最多。

5.3.19 阿胶基原考证

阿胶的原料在历代本草中的表述都不相同,唐以前主要是牛皮,宋代、明代是牛皮、驴皮并用,清以后用驴皮。现代一般认为是马科动物驴 *Equus asinus* L.的干燥皮或鲜皮经煎煮、浓缩制成的固体胶。古之阿胶是由驴皮还是牛皮,或是其他动物的皮制成的,还值得考证。《名方目录》中有 5%的方剂使用阿胶,如猪苓汤、三甲复脉汤、清肝止淋汤、两地汤、清燥救肺汤。通过考证《名医别录》、《新修本草》、《本草图经》、《本草纲目》等古代书籍的描述,唐以前主要是牛科动物牛 *Bos taurus domesticus* Gmelin,宋代、明代是牛和马科动物驴 *E. asinus* L.并用,清以后用驴皮。因此,建议唐以前的名方可通过现代实验对比牛皮和驴皮,以确定原料。宋以后的名方使用马科动物驴 *E. asinus* L.及其他多种动物的皮经熬制而成的胶,在全国各地均有饲养。

【名称考证】

阿胶始载于汉·《神农本草经》,以"阿胶"作为正名,并记载有异名"傅致胶"。其后历代本草著作多以"阿胶"作为正名。如《名医别录》,陶弘景《本草经集注》,唐·苏敬等《新修本草》,宋·苏颂《本草图经》、唐慎微《证类本草》,金·李杲《珍珠囊药性赋》,元·王好古《汤液本草》,明·刘文泰《本草品汇精要》、陈嘉谟《本草蒙筌》、李时珍《本草纲目》、李中梓《本草征要》,清·陈士铎《本草新编》、黄宫绣《本草求真》等。

现代著作多以"阿胶"为正名,如《中药学》、《中药大辞典》、《中药材手册》、《全国中草药汇编》、《中华本草》等。同时记载有各地的俗称,如《中药材手册》记载的"东阿胶"、"药料胶"。也记载有"驴"的异名,如《中华本草》记载的"毛驴"。

【基原考证】

《名医别录》记载:"阿胶生东平郡,煮牛皮作之,出东阿县。"《本草经集注》又曰:"今东郡下能作之。用皮亦有老少,胶则有清浊。"《新修本草》、《证类本草》同样也记载了阿胶系牛皮所制,表明唐代以前,阿胶的原料是以牛皮为主,并沿用数个朝代。直到医家发现,采用驴皮熬制的胶在疗效上不亚于牛皮胶,甚至比牛皮胶更好。如陈藏器在所撰的《本草纲目拾遗》中云:"凡胶俱能疗风、止泻、补虚,驴皮主风为最。"宋·苏颂《本草图经》记载:"今郓州皆能作之。以阿县城北井水作煮为真。造之,阿井水煎乌驴皮,如常煎胶法。其井官禁,真胶极难得……大抵以驴皮得阿井水乃佳耳……又今时方家用黄明胶,多是牛皮,《本经》阿胶亦用牛皮,是二皮亦通用。"明·李时珍《本草纲目》记载:"凡造诸胶,自十月至二三月间，用牛、水牛、驴皮者为上，猪、马、骡、驼皮者次之，其旧皮、鞋、履等物者为下。"说明宋代以后阿胶的原料出现了牛皮、驴皮并用，驴皮胶的功效与作用更有效果。李时珍在《本草纲目》中还指出："当以黄透如琥珀色或光黑如漆者为真。"这里所指的"黄透如琥珀色"的阿胶和我们现在在临床上使用的牛皮胶（又称黄明胶）的药物性状相同；而光黑如漆的阿胶与现在使用的驴皮胶（阿胶）不管是从外形上及药物的性能上都相符合，这两种阿胶均作为阿胶正品在临床上互为通用，牛皮胶及驴皮胶通称为阿胶。李时珍在阿胶制备原料上认为，牛皮与驴皮可相互并用，但在总结前人的用药经验时发现，牛皮胶与驴皮胶功效与应用上存在差异，故在《本草纲目》中又把牛皮制作的胶单独正式列出，称之为黄明胶，曰："黄明胶即今水胶，乃牛皮所作，其色黄明"，又曰：气味"甘、平、无毒"，主治"贫血、吐血、下血、血淋下痢，妊娠胎动下血，风湿走注疼，打扑伤损，烫火灼疮，一切痈疽肿毒，活血止痛、润燥，利大小肠"。《妇人大全良方》载："补虚用牛皮胶，云风用驴皮胶。"至此，阿胶的制备原料才实现了由牛皮、驴皮并用逐步向驴皮转化的过程。明·李时珍《本草纲目》载："驴，长颊广额，磔耳修尾，有褐、黑、白三色；野驴似驴而色驳，尾长，骨骼大，有角如羚羊。"与现在描述的驴和野驴的形态相似。《本草求真》载："阿胶得纯黑补阴之驴皮。"《本草述钩元》曰："煮胶法，必取乌驴皮"煮之。张璐亦云："阿胶 煎乌驴……验其色黑，其皮表通黑者，用以熬胶。"说明清代的阿胶是以乌驴皮制成，而把牛皮胶作为黄明胶与阿胶区别，或者胶的伪品。如《伪药条辨》提出："用寻常之水煮牛皮成胶，并杂它药伪造，色呈明亮，气奥质浊，不堪入药。"视为伪品阿胶。现代药物书籍《新本草纲目》、《中药大辞典》、《中国药用动物志》、《全国中草药汇编》、《中国药典》等中制作阿胶的原料均系驴皮。从而可以看出清代以后采用驴皮制备的阿胶才是真正的阿胶。根据上述本草记载和《中华本草》的综合分析可知，历代本草中阿胶的来源不同，唐以前主要是牛科动物牛 *B. taurus domesticus* Gmelin，宋代、明代是牛和马科动物驴 *E. asinus* L.并用，清以后用驴皮。

【产地考证】

南北朝·陶弘景《本草经集注》记载："出东阿，故名阿胶。"《水经注》记载："东阿有井……岁常煮胶以贡天府。"宋·苏颂《本草图经》记载："其胶以乌驴皮得阿进水煎成乃佳尔。"现代仍以山东东阿县阿胶最为驰名。

5.3.20　枳实、枳壳基原考证

枳实、枳壳均为理气药，原植物来源相同，仅采收时间不同。但历代本草中枳实的基原存在差异，古之枳实使用枸橘还是酸橙枳实或甜橙枳实，六朝以前使用的是枳实还是枳壳，均需要进一步考证。柑橘属 *Citrus* 有 20～25 种，原产于亚洲东南部及南部。现热带及亚热带地区常有栽培。我国引进栽培的约有 16 种，其中多数为栽培种。《名方目录》中有 9% 的方剂使用枳类药材，其中，小承气汤、枳实薤白桂枝汤、厚朴七物汤、温胆汤和三化汤使用的是枳实，槐花散、甘露饮、济川煎和凉血地黄汤使用的是枳壳。通过考证《新修本草》、《本草纲目拾遗》、《本草图经》、《本草纲目》、《本草崇原》等古代书籍的原植物形态描述及图例，建议枳实和枳壳分别使用芸香科植物酸橙 *C. aurantium* L.及其栽培变种的干燥幼果和未成熟果实，主要栽培于江西、四川、湖南等省。

【名称考证】

枳实始载于汉·《神农本草经》，唐·苏敬等《新修本草》云："枳实，日干乃得，阴便湿烂也。用当去核及中瓤乃佳。今或用枳壳乃尔。若称枳实，须合核、瓤用者，殊不然也。"宋·《开宝本草》曰："枳壳，……生商州川谷。九月十月采，阴干。用当去瓤、核乃佳。"宋·苏颂《本草图经》曰："今医家多以皮厚而小者为枳实，完大者为壳。皆以翻肚如盆口唇状、须陈久者为胜。"《本草衍义》曰："枳实、枳壳一物也。小则其性酷而速，大则其性详而缓。"《本草蒙筌》谓：枳实"本与枳壳一物，因收迟早异名。枳实秋收，枳壳冬采。今医者不以此泥，惟视皮厚小者为实，完人者为壳也。其人枳壳，亦贵陈年。取翻肚如盆口唇，制剿瓤锉片麸炒"。据以上本草所述考证，枳实与枳壳是同一种植物上因采期不同而有大小差异的果实。

【基原考证】

《名医别录》云："生河内川泽。九月十月采，阴干。"南北朝·陶弘景《本草经集注》云："今处处有。采破，令干用之，除中核，微炙令香，亦如橘皮，以陈者为良。"唐·苏敬等《新修本草》云："枳实，日干乃得，阴便湿烂也。用当去核及中瓤乃佳。今或用枳壳乃尔。若称枳实，须合核、瓤用者，殊不然也。"唐·陈藏器《本草拾遗》云："旧云江南为橘，江北为枳。今江南俱有枳、橘，江北有枳无橘。"唐·《新修本草》记载："谨按枳实，日干乃得，阴便湿烂，用当去中瓤，乃佳；今云用枳壳乃耳，若称枳实需合瓤用，殊不然矣。"据上述描述可知，六朝以前的本草所载之枳实原植物为枸橘 *Poncirus trifoliata*（L.）Raf.，至唐代一直沿用枸橘作为枳实正品入药。"九月十月采"说明六朝时使用的枳实是已成熟的果实而非幼果，未区分枳实和枳壳。至唐初才对枳实和枳壳有所区分。宋·苏颂《本草图经》曰："今京西、江湖州郡皆有之，以商州为佳。如橘而小，高亦五七尺。叶如枨，多刺。春生白花，至秋成实。九月十月采，阴干。旧说七月八月采者为实，九月十月采者为壳。今医家多以皮厚而小者为枳实，完大者为壳。皆以翻肚如盆口唇状、须陈久者为胜。近道所出者，俗呼臭橘，不堪用"，并附有"成州枳实"图。成州，在今甘肃成县。据以上本草图文考证，观其所附"汝州枳壳"和"成州枳实"（图 1-5-20）可知，两者叶全为三小叶组成的复叶，且多刺，成州枳实花果并存，这些特点均与芸香科枳属植物枸橘相符，并且从柑橘属植物的自然地理分布可知，只有耐寒的枸橘能生长在成州（今甘肃成县）和汝州（今河南临汝）。而"翻肚如盆口唇状、须陈久者"的特点，与今药用枳实的原植物酸橙 *C. aurantium* L.相符，说明宋代枳实的品种来源开始发生变化，酸橙逐渐加入到枳实的来源中。明·李时珍《本草纲目》曰："枸橘，处处有之。树、叶并与橘同，但干多刺。三月开白花，青蕊，不香。结实，大如弹丸，形如枳实而壳薄，不香。人家多收种为藩篱。亦或收实，伪充枳实及青橘皮售之，不可不辨。"《本草崇原》谓：枳实、枳壳"近时出于江西者为多"。今江西清江的传统道地药材枳壳就是酸橙 *C. aurantium* L.，表明明清以后，酸橙枳实 *C. aurantium* L.成为枳实的正品，而枸橘已变为枳实的伪品。《中国药典》在 1977 年版及以前规定枳实的来源仅为芸香科植物酸橙 *C. aurantium* L.，自 1985 年版起增加了甜橙 *C. sinensis* Osbeck。但现代研究显示，酸橙枳实和甜橙枳实的主要成分黄酮类和挥发油存在显著差异，而且临床及药理研究均证实，酸橙枳实和甜橙枳实在与白术配伍后前者增强胃肠功能功效更强。因此，建议枳实的原植物选用芸香科植物酸橙 *C. aurantium* L.及其栽培变种。

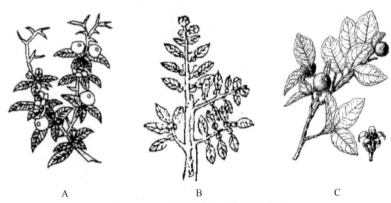

图 1-5-20　本草著作中的枳实植物图

A.《本草图经》的成州枳实；B.《本草纲目》的枳实；C.《中华本草》的酸橙枳实

【产地考证】

汉·《神农本草经》记："枳实，味苦，寒……生川泽。"《名医别录》载："生河内。九、十月采，阴干。"唐·《新修本草》载："枳实生河内川泽"，在唐诗中有"方物就中名最远，……采尽商山枳壳花"的描述，进一步说明，枳实分布于河南、陕西一带，且商州地区枳实已与人们的生活、临床密切相关，并已成为当地特产。另外，同时期还有"澧水桥西小路斜，……处处春风枳壳花"的诗句，此处"澧水"即今湖南澧县一带，表明在唐代时，枳实已在南方的湖南一带广泛种植。宋·《本草图经》记载："枳实，生河内川泽。枳壳，生商州川谷，今京西、江湖州郡皆有之，以商州者为佳。"明·《本草蒙筌》中记载：枳实为"商州所生，似橘极小，择如鹅眼，色黑陈者良……枳实秋收，枳壳冬采。今医者不以此泥，惟视皮厚小者为实，完大者为壳也"，指出商州所产枳实质佳。清·《本草崇原》记载："枳实出于河内洛西及江湖州郡皆有。近时出于江西者为多"，说明在清代，枳实已主产于江西地区。民国时期《药物出产辨》记载："枳壳，产四川为最，江西次之，福州又次之。"《常用中药材品种整理和质量研究》（南方协作组，第四册）记载："四川产者市场上称川枳实，湖南产者市场称湘枳实，江西产者市场上称江枳实，……贵州大多以甜橙幼果作枳实。"《中国道地药材》记载："尤以江西清江县所培育的为优良品种（道地药材称'江枳壳'）……湖南沅江的'湘枳壳'、四川万县的'川枳壳'亦享有盛誉。"从本草记载来看，枳实南北均产，在唐代以前似乎主产于北方地区，并以商州所产枳实为佳，在唐代以后产区逐渐南迁，及至清代，枳实已主产于江西，并形成了江枳实（江西清江）、湘枳实（湖南沅江）、川枳实（重庆万州、江津等）道地药材。据调查，目前枳实在我国长江流域及南方各省区柑橘栽培地区资源最为丰富，主要栽培于江西、四川、湖南等省。

5.3.21 桑白皮基原考证

桑白皮的原植物桑树资源十分丰富，历代本草记载有多种，如女桑、山桑、鸡桑等。《名方目录》中有 5%的方剂使用桑白皮，如泻白散、华盖散、桑皮散、清肺散和枇杷清肺饮。但名方中具体使用的为哪种，还需进一步考证。桑属 *Morus* 约 16 种，主要分布在北温带，但在亚洲热带山区达印度尼西亚，在非洲南达热带，在美洲可达安第斯山。我国产 11 种（其中 5 种为特有种），各地均有分布。通过考证《本草图经》、《本草品汇精要》、《本草崇原》、《本草纲目》等古代书籍的原植物形态描述及图例，建议使用桑科植物桑 *Morus alba* L.的干燥根皮。桑白皮分布于全国各地。

【名称考证】

桑白皮原称"桑根白皮"，始载于汉·《神农本草经》，其后本草著作多以"桑根白皮"为正名，如南北朝·陶弘景《本草经集注》，唐·苏敬等《新修本草》，宋·苏颂《本草图经》、唐慎微《证类本草》等。

"桑白皮"之名始见于唐·《药性论》，作为本草正名始见于宋·《增广太平和剂图经本草药性总论》，其后的本草著作有以"桑白皮"为正名的，如金·李杲《珍珠囊药性赋》，元·王好古《汤液本草》，明·兰茂《滇南本草》、李中梓《雷公炮制药性解》，清·陈士铎《本草新编》、黄宫绣《本草求真》等；也有以"桑根白皮"为正名的，如刘文泰《本草品汇精要》、陈嘉谟《本草蒙筌》、张璐《本经逢原》、吴仪洛《本草从新》等。

现代有关著作大多以"桑白皮"作为正名，如《中国药典》、《中药学》、《中药大辞典》、《中药志》、《全国中草药汇编》、《中华本草》等。也记载有各地的俗称，如《中药材手册》记载的"桑皮"，《全国中草药汇编》记载的"桑根皮"，《中药大辞典》记载的"白桑皮"等。

【基原考证】

桑，《诗经》即有记载，《神农本草经》列入中品。《尔雅》曰："桑辨有葚，栀。女桑，桋桑……山桑。"《本草图经》记载："其实，椹，有白、黑二种。"《本草品汇精要》记载："名：女桑、山桑、家桑、鸡桑；苗：木高一、二丈……根皮黄白色如虎斑。"《本草崇原》曰："二月发叶，……桑名白桑，……枝干皆白。"《本草纲目》收载于木部灌木类，曰："桑有数种，有白桑，叶大如掌而厚；鸡桑，叶花而薄；子桑，先椹而后叶；山桑，叶尖而长。"历代书籍显示传统的药用桑不止一种，据《纲目彩图》、《药典图鉴》、《中药图鉴》、《中华本草》、《全国中草药汇编》、《中药大辞典》等综合分析考证（图 1-5-21），本品为桑科植物桑 *M. alba* L.的干燥根皮，分布于全国各地。《纲目图鉴》认为还包括同属植物鸡桑 *M. australis* Poir.，分布于东北、华北、中南及西南各地。药典收载药材桑叶、桑枝、桑椹及桑白皮分别为桑科植物桑的干燥叶、嫩枝、果穗及根皮。桑枝于春末夏初采收，去叶，晒干，或趁鲜切片，晒干；桑椹于 4～6 月果实变红时采收，晒干，或略蒸后晒干；桑叶于初霜后采收，除去杂质，晒干；于秋末叶落至次春发芽前采挖根部，刮去黄棕色粗皮，纵向剖开，剥取根皮，晒干，即得桑白皮。

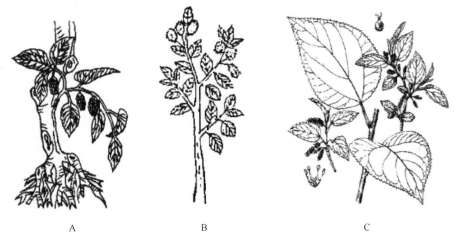

A   B   C

图 1-5-21 本草著作中的桑白皮植物图

A.《本草图经》的桑；B.《本草纲目》的桑；C.《中华本草》的桑

【产地考证】

汉·《神农本草经》记载："桑根白皮，……生山谷。"南北朝·陶弘景《本草经集注》记载："生犍为山谷。"唐·苏敬等《新修本草》记载："生犍为山谷。"表明唐代以前，桑白皮的产地为四川省犍为县。宋·苏颂《本草图经》记载："桑根白皮，《本经》不著所出州土，今处处有之"，表明从宋代开始，桑白皮产地扩大，开始处处有之。明·朱橚《救荒本草》记载："本草有桑根白皮旧不载所出州土今处处有之"，显示明代时桑白皮也处处有之。清·张志聪《本草崇原》记载："桑处处有之，而江浙独盛"，表明清代时各地均有桑，以江浙地带最多。民国时期《中国药学大辞典》记载："凡养蚕区域恒有生焉。"陈仁山《药物生产辨》云："桑白皮以产东南海西樵、三水横江为好。味以东沙岛为好肉。粉口、清远次之。其余东莞等处亦有"，说明养蚕的区域都有桑白皮生产，并且以产东南海西樵、三水横江为好，即今天的广东省佛山市南海区西樵镇、三水区横江村一带。1996 年版《中国药材学》记载："主产于河南、安徽、四川、湖南、河北、广东。以河南、安徽产量大，并以亳桑皮质量佳。"1999 年版《500 味常用中药材的经验鉴别》记载："桑白皮野生、栽培均有。全国大部分地区均有生产。主产于河南商丘；安徽阜阳、亳县；四川涪陵、南充；湖南会同、沅陵、怀化；河北涞源、易县；广东顺德、南海等地。以河南、安徽产量大。桑白皮商品常按产地不同分有：亳桑皮（主产于亳州，皮质厚，宽阔而硬）；严桑皮（浙江所产，皮质薄，条细长而整齐，洁白柔软）；苏北桑皮（产于江苏，皮质薄而软）。"2005 年版《中草药与民族药药材图谱》记载："主产于河南、安徽、浙江、江苏、河北、湖南、广东、四川等地。以安徽产的'亳桑皮'质量佳。" 2006 年版《中药大辞典》记载："主产安徽、河南、浙江、江苏、湖南等地；其他各地亦产。"2010 年版《金世元中药材传统鉴别经验》记载："桑白皮野生、栽培均有，但以栽培为主。全国大部分地区均有生产。主产于河南商丘，安徽阜阳、涡阳、亳州，四川涪陵、南充，湖南会同，沅陵、怀化，河北涞源、易县，广东顺德、南海等地。以河南、安徽产量大，统称'亳桑皮'，为'地道药材'，行销全国并出口。生于丘陵、山坡、村旁、田野。本品喜温暖气候，耐旱，不怕涝，耐贫瘠，对土壤适宜性强。"2013 年版《中华道地药材》记载："全国各地均有栽培，以浙江、江苏、广东、四川、安徽、河南、湖南等地栽培较多。河南商丘，安徽阜阳、亳州，浙江淳安，江苏南通，四川南充，重庆涪陵，湖南会同、沅陵，河北涞源、易县，广东顺德、南海等均适宜其生产；尤以安徽亳州、阜阳最为适宜。"

5.3.22 杏仁基原考证

杏仁是祛痰止咳的代表性中药。《名方目录》中有 9% 的方剂使用杏仁，如麻杏石甘汤、厚朴麻黄汤、小续命汤、华盖汤、桑白皮汤等。古代药用杏仁来源于多种李属植物。药典规定有 4 种，究竟选哪种，还值得考证。李属 *Prunus* 有 30 余种，主要分布于北半球温带，现已广泛栽培，我国原产及习见栽培有 7 种，栽培品种很多。通过考证《本草图经》、《本草纲目》等古代书籍的原植物形态描述及图例，建议使用蔷薇科植物山杏 *Prunus armeniaca* L. var. *ansu* Maxim.、西伯利亚杏 *P. sibirica* L.、东北杏 *P. mandshurica*（Maxim.）Koehne 或杏 *P. armeniaca* L. 的干燥成熟种子。

【名称考证】

杏仁原称"杏核仁"，始载于汉·《神农本草经》，记载："杏核仁，味甘，温。主咳逆上气，雷鸣，喉痹下气，产乳，金创、寒心、贲豚。生川谷。"其后的本草著作以"杏核仁"为正名，如南北朝·陶弘景《本草经集注》，唐·苏敬等《新修本草》，宋·苏颂《本草图经》、唐慎微《证类本草》。"杏仁"之名始见于南北朝·雷敩《雷公炮炙论》，记载："凡使，须以沸汤浸少膜，去尖，……，从巳至午，其杏仁色褐黄，则去尖，然用。""杏仁"作为正名始见于元·王好古《汤液本草》，记载："杏仁，气温，味甘、苦，冷利。有小毒。"其后的本草著作有以"杏仁"为正名的，如明·杜文燮《药鉴》、缪希雍《炮炙大法》、李中梓《雷公炮制药性解》和《本草征要》，清·张志聪《本草崇原》、张璐《本经逢原》、黄宫绣《本草求真》等。有的以"杏核仁"为正名，如明·刘文泰《本草品汇精要》、陈嘉谟《本草蒙筌》等。

现代有关著作多以"杏仁"为正名，如《中药大辞典》、《全国中草药汇编》、《中华本草》等；有的以"苦杏仁"为正名，如《中国药典》等。同时尚记载有各地的俗称，如《中药大辞典》记载的"杏梅仁"等。还记载有原植物"杏"的异名，如《中药大辞典》记载的"甜梅"；原植物"山杏"的异名，如《中华本草》记载的"西伯利亚杏"等。

【基原考证】

宋·苏颂《本草图经》记载："今处处有之。其实亦有数种，黄而圆者名金杏，相传云种出济南郡之分流山，彼人谓之汉帝杏，今近都多种之，熟最早。其扁而青黄者名木杏，味酢，不及金杏。杏子入药今以东来者为胜，仍用家园种者，山杏不堪入药。"明·李时珍《本草纲目》记载："诸杏，叶皆圆而有尖，二月开红花，亦有千叶者，不结实。"参考上述本草描述及附图（图 1-5-22），可知古代药用杏仁来源于李属多种植物的种仁，并以家种杏仁为主，与今用药情况一致，为蔷薇科植物山杏 *Prunus armeniaca* L. var. *ansu* Maxim.、西伯利亚杏 *P. sibirica* L.、东北杏 *P. mandshurica*（Maxim.）Koehne 或杏 *P. armeniaca* L.的干燥成熟种子。

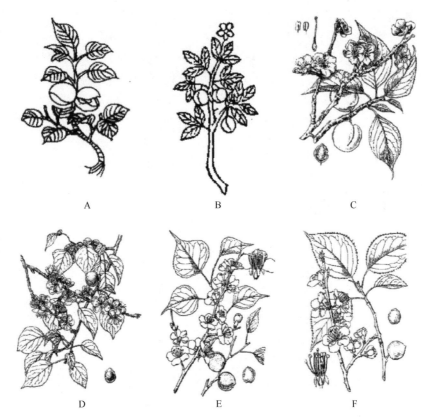

图 1-5-22　本草著作中的杏仁植物图
A.《本草图经》的杏核人；B.《本草纲目》的杏；C～F.《中华本草》的杏、野杏、山杏和东北杏

【产地考证】

杏仁的生境分布最早记载于汉·《神农本草经》，指出其生山谷，并未明确具体产区。《名医别录》记载："杏生晋山川谷。五月采之。"即今山西的山区。宋·苏颂《本草图经》记载："杏核仁，生晋川山谷，今处处有之，其实亦数种，黄而圆者名金杏，相传云种出济南郡之分流山，彼人谓之汉帝杏。今近都多种之，熟最早。其扁而青黄者名木杏，味酢不及金杏。杏子入药，今以东来者为胜，仍用家园种者。山杏不堪入药。五月采，破核，取双人者"，表明杏仁主产区为山西、济南长城岭，且多有家种。汇总《中国药材学》、《中华本草》、《现代中药材商品通鉴》、《500 味常用中药材的经验鉴别》、《金世元中药材传统鉴别经验》等现代专著，发现苦杏仁分布于我国北方大部分地区，野生较多。

5.3.23　羌活、独活基原考证

羌活和独活均为发表散风要药。历代本草多将羌活与独活相混，魏晋以前认为独活和羌活为同一物，南北朝时已经开始区分，唐代时诸医家已根据两者的功效差异进行区分。宋代至明代已认识到羌活和独活实为两种药材，但李时珍《本草纲目》又将两者合为一条，引起混乱。因此，需要考证以确定两者的基原。《名方目录》中有 9%的方剂使用羌活，如辛夷散等；约 6%的方剂使用独活，如三痹汤等。羌活属 *Notopterygium* 6 个物种。通过考证《本草经集注》、《本草图经》、《本草品汇精要》、《本草纲目》等古代书籍的原植物形态描述及图例，建议独活使用伞形科植物重齿毛当归 *Angelica pubescens* Maxim. f.
biserrata Shan et Yuan 的干燥根，主产于四川、湖北、陕西；羌活使用伞形科植物羌活 *Notopterygium*
incisum Ting ex H.T. Chang 或宽叶羌活　*N. franchetii* H. de Boiss 的干燥根茎和根，羌活分布于陕西、甘
肃、青海、四川、西藏等地，宽叶羌活分布于内蒙古、山西、陕西、宁夏、甘肃、青海、湖北、四川
等地。

【名称考证】

独活、羌活之名，始载于《神农本草经》，记载："独活，味苦，平。主风寒所击，金疮，止痛，贲豚，
痫痓，女子疝瘕。久服，轻身、耐老。一名羌活，一名羌青，一名护羌使者"，以"独活"为正名，以"羌
活"为异名。其后的本草著作多不分羌活和独活，或在"独活"项下介绍羌活，如魏晋·吴普《吴普本草》、
明·李时珍《本草纲目》；也有将独活、羌活并列介绍的，如李中梓《本草征要》、陈士铎《本草新编》、
汪昂《本草易读》等。"羌活"作为正名始载于宋·苏颂《本草图经》，记载："羌活，文具独活条下。"其
后的本草著作多以"羌活"为正名，并单列一条，如王好古《汤液本草》、刘文泰《本草品汇精要》、陈嘉
谟《本草蒙筌》、张璐《本经逢原》等。

现代有关著作均分别以"独活"和"羌活"为正名，如《中国药典》、《中药学》、《中药大辞典》、《中
药志》、《中药材手册》、《全国中草药汇编》、《中华本草》等。同时尚记载有"独活"的各地俗称，如《中
药材手册》记载的"川独活"、"西大活"、"资丘独活"、"巴东独活"、"肉独活"，《全国中草药汇编》记载
的"香独活"、"恩施独活"、"续曲活"、"浙独活"，《中华本草》记载的"资邱独活"、"绩独活"、"玉活"
等；"羌活"的各地俗称，如《全国中草药汇编》记载的"蚕羌"、"竹节羌"、"条羌"、"狗引子花"、"曲
药"，《中药大辞典》记载的"退风使者"、"黑药"。

【基原考证】

历代本草多将羌活与独活相混。汉·《神农本草经》记载："一名羌活，一名羌青，一名护羌使者"，
表明羌活最早是以独活的异名出现的。陶弘景《本草经集注》记载："此州郡县并是羌活，羌活形细而
多节软润，气息极猛烈。出益州北部、西川为独活，色微白，形虚大，为用亦相似而小不如"，首次描
述了羌活和独活产地与形态的不同。唐·苏敬等《新修本草》记载："疗风宜用独活，兼水宜用羌活。"
《药性论》记载："独活……能治中诸风湿冷，奔喘逆气，皮肌苦痒，手足挛痛，劳损，主风毒齿痛。又
云羌活……治贼风，失音不语，多痒，血癞，手足不遂，口面歪斜，遍身痹。"表明从唐代开始，羌活、
独活的临床应用已明显区分开。宋·苏颂《本草图经》记载："春生苗、叶如青麻。六月开花作丛，或
黄或紫……今人以紫色而节密者为羌活，黄色而作块者为独活……今蜀中乃有大独活，类桔梗而大，气
味不与羌活相类，用之微寒而少效。今又有独活亦自蜀中来，形类羌活，微黄而极大，收时寸解干之，
气味亦芳烈，小类羌活……而市人或择羌活之大者为独活，殊未为当"，并附有"风翔府独活"、"茂州
独活"、"文州独活"、"宁化羌活"、"文州羌活"图。从植物形态描述和附图（图 1-5-23）来看，"文州
独活"图是三小叶及复伞形花序，形态近于当归属（*Angelica*）植物；"茂州独活"图形态近于独活属
（*Heracleum*）植物；"风翔府独活"图形态似伞形科植物，说明当时独活来源于数种植物，但均属伞形
科。明·刘文泰《本草品汇精要》记载："旧本羌独不分，混而为一，然其形色，功用不同，表里行径
亦异，故分为二则，各适其用也"，始将羌活从独活中分离开，单列为一条。但李时珍《本草纲目》将
羌活重新归到独活项下，记载："独活、羌活乃一类二种，以中国者为独活，西羌者为羌活"，其后大多
本草沿用了李时珍的看法，如《本草乘雅半偈》、《本草述钩元》、《本草从新》等。但也有一些将两者区
分且分别论述，如《本草原始》。根据以上本草图文考证，可知古代本草记载的独活来源颇为复杂，其

中主流品种为伞形科独活属（*Heracleum*）及当归属（*Angelica*）植物，也包含《中国药典》和《中华本草》收载的伞形科植物重齿毛当归 *A. pubescens* Maxim. f. *biserrata* Shan et Yuan。而古代本草中羌活的原植物描述和附图与《中国药典》和《中华本草》收载的一致，为伞形科植物羌活 *N. incisum* Ting ex H.T.Chang 或宽叶羌活 *N. franchetii* H. de Boiss。

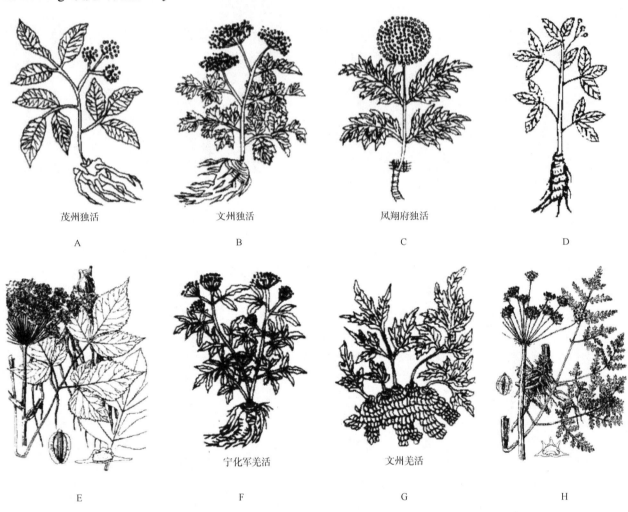

茂州独活　　　　　　　　文州独活　　　　　　　凤翔府独活

A　　　　　　　　　　　B　　　　　　　　　　　C　　　　　　　　　　　D

宁化军羌活　　　　　　　文州羌活

E　　　　　　　　　　　F　　　　　　　　　　　G　　　　　　　　　　　H

图 1-5-23　本草著作中的独活、羌活植物图

A、B、C.《本草图经》的茂州独活、文州独活、凤翔府独活；D.《本草纲目》的独活；E.《中华本草》的独活；F、G.《本草图经》的宁化军羌活、文州羌活；H.《中华本草》的羌活

【产地考证】

汉·《神农本草经》记载："生川谷"。《名医别录》记载："生雍州或陇西南安"、"独活，一名胡王使者，一名独摇草……生雍州，或陇西南安"，指出独活产于现在陕甘宁一带或甘肃南部洮河流域及天水一带。《本草经集注》记载："一名羌活，……生雍州川谷，或陇西南安……此州郡县并是羌地，羌活形细而多节，软润，气息极猛烈。出益州北部、西川为独活，色微白，形虚大，为用亦相似而小不如"，首次区分羌活、独活，认为羌地产者为羌活，益州北部、西川等地所产为独活，指出独活产于现在的四川北部及西部。唐·孙思邈《千金翼方》记载："药出土第三，陇右道，宕州：独活；剑南道茂州：羌活。"宋·苏颂《本草图经》记载："独活、羌活，出雍州川谷或陇西南安，今蜀汉出者佳……独活生西川益州西部，色微白，形虚大，用于羌活相似。"说明独活与羌活有别，指出产于四川和陕西汉中的独活质佳。

《证类本草》曰："生雍州川谷，或陇西南安。二月、八月采根，曝干。"《本草蒙筌》记载："多出川蜀，亦产陇西。"《本草乘雅半偈》记载："独活、羌活 出蜀汉、西羌者良……在羌名羌活。"明·李时珍《本草纲目》仍将羌活列于独活项下，曰："独活、羌活乃一类二种，以他地者为独活，西羌者为羌活，苏颂所说颇明"，认为独活、羌活乃一类二种，只是产地变化引起的差异，对后世羌活、独活品种的混乱产生了深远的影响。清·《本草崇原》曰："羌活始出雍州川谷及陇西南安，今以蜀汉、西羌所出者为佳……后人以独活而出于西羌者，名羌活……西蜀产者，性优。"民国时期《药物出产辨》将独活、羌活分列，记载"独活"："产湖北兴山县、巴东县，沙市内资丘山为最；四川夔州府板桥山次之"，即正品"川独活"的道地产区之一；记载"羌活"："产四川打箭炉、灌县、龙安府、江油县等处为佳，陕西次之，云南又次之"。《中华本草》记载独活主产于四川、湖北、陕西，产量大，质量优，销全国，并出口；羌活分布于陕西、甘肃、青海、四川、西藏等地；宽叶羌活分布于内蒙古、山西、陕西、宁夏、甘肃、青海、湖北、四川等地。

5.3.24　附子基原考证

附子为回阳救逆之要药。《名方目录》中有 8% 的方剂使用附子，如真武汤、附子汤等。乌头属 *Aconitum* 约有 400 种，分布于北半球温带。我国有 211 种（其中 166 种为特有种）。通过考证《蜀本草》、《本草图经》、《本草纲目》等古代书籍的原植物形态描述及图例，建议使用毛茛科植物乌头 *Aconitum carmichaelii* Debx. 的子根的加工品，主要分布于四川等地。药典收载附子药材为毛茛科植物乌头的子根的加工品；6 月下旬至 8 月上旬采挖，除去母根、须根及泥沙，习称"泥附子"，加工成"盐附子"、"黑顺片"或"白附片"。

【名称考证】

附子始载于汉·《神农本草经》，记载："附子，味辛，温。主风寒咳逆邪气，温中，金创，破症坚积聚，血瘕，寒湿，踒躄拘挛，脚痛不能行步。生山谷"，以"附子"为正名，其后的本草著作大多以"附子"为正名，如魏晋·吴普《吴普本草》，南北朝·陶弘景《本草经集注》，唐·苏敬等《新修本草》，宋·苏颂《本草图经》、唐慎微《证类本草》，明·刘文泰《本草品汇精要》、李时珍《本草纲目》，清·张璐《本经逢原》、黄宫绣《本草求真》等。也有的以"黑附子"为正名，如元·王好古《汤液本草》等。

现代有关著作均以"附子"为正名，如《中国药典》、《中药学》、《中药大辞典》、《中药志》、《全国中草药汇编》、《中华本草》等。同时记载有各地的俗称，如《中国药材学》记载的"天雄"、"盐附子"、"淡附子"、"附片"、"白附片"、"黑附片"、"卦片"、"熟附子"、"铁花"、"五毒"等。还记载有原植物"乌头"的异名，如《中药志》记载的"鹅儿花"、"铁花"、"五毒"等。

【基原考证】

南北朝·陶弘景《本草经集注》记载："乌头与附子简根。"五代·韩保升《蜀本草》记载："正者为乌头，两歧者为乌喙，细长三四寸者为天雄，根旁如芋散生者为附子，旁连生者为侧子，五物同出而异名。苗高二尺许，叶似石龙芮及艾"，表明附子、乌头、天雄、侧子的原植物相同。宋·苏颂《本草图经》记载："五者今并出蜀土，都是一种所产，……其苗高三四尺，茎作四棱，叶如艾，其花紫碧色作穗，其实细小如桑椹状，黑色，本只种附子一物，至成熟后乃有四物，以长二三寸者为天雄，割削附子旁尖角为侧子，附子之绝小者亦名侧子，元种者为乌头，其余大小者皆为附子，以八角者为上"，并附有"龙州乌头"图。明·李时珍《本草纲目》记载："初种为乌头，象乌之头也。附乌头而生者为附子，如子附母也。乌

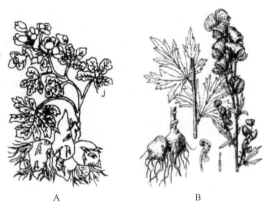

图 1-5-24　本草著作中的附子植物图

A.《本草图经》的龙州乌头；B.《中华本草》的乌头

头如芋魁，附子如芋子，盖一物也。"综上所述，历代本草所载的附子与乌头为同一原植物，即主根为乌头，侧根为附子，原植物描述及附图（图 1-5-24）与《中国药典》和《中华本草》所载一致，本品原植物为毛茛科植物乌头 *Aconitum carmichaelii* Debx.。

【产地考证】

附子的产地分布最早记载于西汉时期的《范子计然》，记载："附子，出蜀、武都中白色者善。"附子入药始载于汉·《神农本草经》，曰："生山谷。"《名医别录》记载："生犍为山谷及广汉。"《本草经集注》曰："生犍为山谷及广汉。八月采为附子，春采为乌头。"魏晋·吴普《吴普本草》记载："附子……或生广汉。"唐·苏敬等《新修本草》记载："天雄、附子、乌头等，并以蜀道绵州、龙州出者佳。"宋·杨天惠《彰明附子记》曰："绵州故广汉地，领县八，惟彰明出附子。彰明领乡二十，惟赤水、廉水、会昌、昌明宜附子……合四乡之产，得附子一十六万斤已上。然赤水为多，廉水次之，而会昌、昌明所出微甚……种出龙安及龙州齐归、木门、青堆、小平者良。"说明在宋代四川附子栽培已经有相当的规模，为附子的道地产区。宋·苏颂《本草图经》记载："乌头、乌喙，生朗陵山谷。天雄生少室山谷。附子、侧子生犍为山谷及广汉，今并出蜀土。然四品都是一种所产，其种出于龙州……绵州彰明县多种之，惟赤水一乡者最佳。"指出附子、川乌种源出于龙州，在绵州彰明大量种植，其中赤水质量最佳。明·刘文泰《本草品汇精要》沿用《本草图经》对附子的描述，同时指出道地产区为"梓州、蜀中"，明确附子道地产区为今四川中部地区。明·李时珍《本草纲目》记载："天雄、附子、乌头，并以蜀道绵州、龙州者佳，俱以八月采造。余处虽有造得者，力弱，都不相似。江南来者，全不堪用……[时珍曰]乌头有两种，今出彰明者即附子之母，今人谓之川乌头是也。春末生子，故曰春采乌头。冬则子已成，故曰冬采为附子……宋人杨天惠著《附子记》甚悉，今撮其要，读之可不辩而明矣。"指出四川江油为附子的道地产区。民国时期《药物出产辨》记载："产四川龙安府江油县。六月新。"因此，四川江油是古今公认的附子道地产区。历史上附子、川乌的产区还有武都、三辅、犍为、少室、朗陵、江左、齐鲁等地，即今黄河流域和长江流域广大地区；目前附子栽培集中在四川绵阳和凉山、陕西汉中、云南大理和丽江等产区，辽宁、河南、山东、甘肃、江苏、安徽、浙江、江西、福建、湖南、湖北、贵州、广西等地亦有分布，即今长江流域和黄河流域，表明附子、川乌的古今产地大体上是一致的。

5.3.25　黄柏基原考证

黄柏是临床常用中药。《名方目录》中有 7% 的方剂使用黄柏，如当归六黄汤等。根据《中国植物志》记载黄檗属 *Phellodendron* 2～4 种，主产于亚洲东部和东南部。我国有 2 种（其中 1 种为特有种）。通过考证《本草经集注》、《蜀本草》、《本草图经》等古代书籍的原植物形态描述及图例，建议使用芸香科植物黄皮树 *Phellodendron chinense* Schneid. 的干燥树皮，分布于四川、湖北、贵州、云南、江西、浙江等地。

【名称考证】

黄柏，原称"蘖木"，始载于《神农本草经》。其后的本草著作则以"柏木"为正名，如苏颂《本草图经》、唐慎微《证类本草》。"黄柏"之名始见于汉·张仲景《伤寒论》。"黄柏"作为本草正名始见于金·李杲《珍珠囊药性赋》，其后的本草著作大多以"黄柏"为正名，如元·王好古《汤液本草》，明·刘文泰《本草品汇精要》，清·张志聪《本草崇原》、陈士铎《本草新编》、张璐《本经逢原》、黄宫绣《本草求真》等。而明·李时珍《本草纲目》则以"柏木"为正名记载本品。

　　现代有关著作均以"黄柏"作为本品正名。如《中国药典》、《中药学》、《中药大辞典》、《中药志》、《全国中草药汇编》、《中华本草》等。同时尚记载有各地的俗称，如《全国中草药汇编》记载的"元柏"，《中国药材学》记载的"关柏"、"川柏"等。还记载有原植物"黄皮树"的异名，如《中药志》记载的"黄柏"、"小黄连树"，《中药大辞典》记载的"灰皮柏"、"华黄柏"等；原植物"黄檗"的异名，如《中药志》记载的"黄玻罗"等。

【基原考证】

　　《名医别录》记载："有一种小树，状如石榴，其皮黄而苦，俗呼为子檗，亦主口疮；又一种小树，多刺，皮亦黄，亦主口疮"，首次对"檗木"形态进行了描述，可见黄柏来源于多个品种。南北朝·陶弘景《本草经集注》记载："今出邵凌者，轻薄色深为胜出东山者，厚重而色浅。"唐·《新修本草》记载："一名山石榴，子似女贞，皮白不黄，亦名小檗，所在有。今云皮黄，恐谬矣。按今俗用子檗，皆多刺小树，名刺檗，非小檗也"，根据"多刺小树"的描述，推测唐代"檗木"可能来源于小檗属 *Berberis* 植物。五代·韩保升《蜀本草》曰："《图经》云：黄树高数丈，叶似吴茱萸，亦如紫椿，皮黄，其根如松下茯苓……皮紧，厚二三分，鲜黄者上。二月、五月采皮，日干。"宋·苏颂《本草图经》记载："今处处有之，以蜀中者为佳。木高数丈，叶类茱萸及椿、楸叶，经冬不凋，皮外白里深黄色。根如松下茯苓作结块"，并附"黄檗"与"商州黄檗"图，其形态特征及附图均与芸香科黄檗属 *Phellodendron* 植物相似。《增订伪药条辨》记载："黄柏，四川顺庆府南充县出者为川柏，色老黄，内外皮黄黑，块片小者，佳，可作染料用。湖南及关东出者，为关柏，块片甚大而薄，色淡黄者，次。东洋出者，为洋柏，色亦淡黄，质松，更不入药"，表明民国时期，黄柏分化为川黄柏、关黄柏和洋黄柏等品种，但仍以川黄柏质量佳。《药材资料汇编》收录黄柏有"川黄柏"和"关黄柏"两类，并说明"洋黄柏"品种消失的原因："过去由日本输入者称洋黄柏，规格与关柏相似，但皮张较厚，市上已绝迹多年"，说明近代黄柏根据不同的产地主要分为川黄柏和关黄柏。1963 年版《中国药典》将"关黄柏"置于"黄柏"项下。《中国药典》自 2005 年版始，将"黄柏"与"关黄柏"分别独立收载。黄柏药材为芸香科植物黄皮树的干燥树皮，习称"川黄柏"；剥取树皮后，除去粗皮，晒干；关黄柏药材为芸香科植物黄檗的干燥树皮；剥取树皮，除去粗皮，晒干。根据分布产地，关黄柏来源于黄檗 *P. amurense* 的干燥树皮，药材较川黄柏浅，质地较川黄柏松，小檗碱含量也较川黄柏低。市场仍以川黄柏为主流。根据古本草所载的黄柏的原植物描述及附图（图 1-5-25）与《纲目图鉴》、《药典图鉴》等综合分析考证，本品原植物为芸香科植物黄皮树（川黄檗）*P. chinense* Schneid.，分布于四川、湖北、贵州、云南、江西、浙江等地。《纲目彩图》、《药典图鉴》、《大辞典》认为还包括同属植物黄檗 *P. amurense* Rupr.，分布于我国东北等地。

【产地考证】

　　汉·《神农本草经》记载："生汉中山谷。"《名医别录》记载："生汉中山谷及永昌。"《本草经集注》云："今出邵凌者，轻薄色深为胜出东山者，厚重而色浅。"《蜀本草》曰："今所在有，本出房、商、合。"唐·苏敬等《新修本草》记载："生汉中山谷及永昌。恶干漆。今出邵陵者，轻薄色深为胜。出东山者，厚重而色浅。其根于道家入木芝品，今人不知取服入。"宋·苏颂《本草图经》记载："檗木，黄檗也。生汉中川谷及永昌，今处处有之，以蜀中者为佳，……五月、六月采皮，去皴粗，暴干用。"清·张志聪《本草崇原》记载："黄檗本出汉中山谷及永昌、邵陵、房商、山东诸处皆有。今以蜀中出者，皮厚色深为佳。"

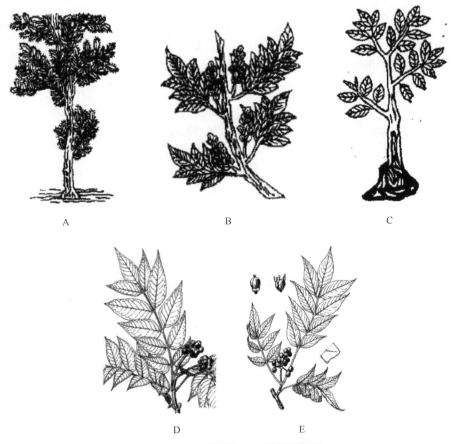

图 1-5-25　本草著作中的黄柏植物图

A、B.《本草图经》的黄柏和商州黄柏；C.《本草纲目》的黄柏；D、E.《中华本草》的黄皮树和黄檗

5.3.26　泽泻基原考证

泽泻是传统的常用中药。《名方目录》中有 7%的方剂使用泽泻，如猪苓汤、泽泻汤等。泽泻属 *Alisma* 大约 11 种，主要分布于北半球温带和亚热带地区。我国产 6 种（其中 1 种为特有种）。通过考证《名医别录》《本草图经》《农政全书》等古代书籍的原植物形态描述及图例，建议使用泽泻科植物泽泻 *Alisma orientale*（Sam.）Juzep.的干燥块茎。我国四川、福建等地均有种植。

【名称考证】

泽泻，始载于汉·《神农本草经》，曰："泽泻，味甘，寒。主风寒湿痹，乳难。消水，养五脏，益气力，肥健。久服，耳目聪明，不饥、延年、轻身，面生光，能行水上。一名水泻，一名芒芋，一名鹄泻。生池泽"，以"泽泻"为正名。其后本草著作即以"泽泻"为正名，如《名医别录》，南北朝·陶弘景《本草经集注》，唐·苏敬等《新修本草》、孙思邈《千金翼方》，宋·苏颂《本草图经》、唐慎微《证类本草》，元·王好古《汤液本草》，明·李时珍《本草纲目》，清·汪昂《本草备要》、黄宫绣《本草求真》等。

现代有关著作均以"泽泻"为正名，如《中国药典》、《中药学》、《中药大辞典》、《中药志》、《中药材手册》、《全国中草药汇编》、《中华本草》等。同时尚记载有各地的俗称，如《中药材手册》记载的"建泄"、"宅夕"、"水白菜"，《全国中草药汇编》记载的"水泽"、"如意花"、"车苦菜"、"天鹅蛋"、"天秃"、"一枝花"等。还记载有原植物"泽泻"的异名，如《中药志》记载的"水泽"、"如意菜"、"水白菜"，《中药大辞典》记载的"蕢"、"牛唇"、"水菜"、"耳泽"等。

【基原考证】

《名医别录》记载："水泻也如续断，寸寸有节。其叶如车前大，其叶也亦相似，徐州广陵人食之。"《本草经集注》曰："形大而长，尾间必有两歧为好。丛生浅水中，叶狭而长。"宋·苏颂《本草图经》记载："春生苗，多在浅水中，叶似牛舌草，独茎而长，秋时开白花作丛，似谷精草……今人秋末采，暴干"，并附有邢州泽泻、齐州泽泻和泽泻图。明·《农政全书》记载："水边处处有之，丛生苗叶，其叶似牛舌草叶，纹脉坚直，叶丛中窜葶，对分茎叉，茎有线棱；稍间开三瓣小白花；结实小，青细。"据以上所述及附图（图 1-5-26）和《纲目图鉴》、《纲目彩图》、《中华本草》等综合分析考证，本品为泽泻科植物泽泻 *Alisma orientale*（Sam.）Juzep.的干燥块茎。

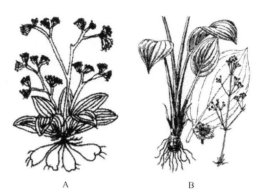

图 1-5-26　本草著作中的泽泻植物图
A.《本草图经》的泽泻；B.《中华本草》的泽泻

【产地考证】

汉·《神农本草经》记载："生池泽。"《名医别录》记载："生汝南池泽，五月、六月、八月采根，阴干。"唐·《新修本草》记载："云今汝南不复采用，惟以泾州、华州者为善也"。宋·苏颂《本草图经》记载："今山东、河、陕、江、淮亦有之，以汉中者为佳……今人秋末采，暴干。"明·陈嘉谟《本草蒙筌》记载："淮北虽生，不可药用。"清·吴其濬《植物名实图考》记载："抚州志：临川产泽泻，其根圆白如小蒜。"民国·陈仁山《药物出产辨》记载："福建省建宁府上。"综上所述，南北朝时，泽泻主产地是汝南，即今河南一带。到了唐代，汝南泽泻已经不被使用，以"泾州"和"华州"的泽泻为佳，即今陕西省附近。直至宋代，"以汉中者为佳"，为今陕西地区，同时，泽泻的产地已经逐渐向南方转移，江淮地区也已产泽泻。明代以后的福建地方志均有记载建泽泻。"建泽泻"一词最早出现在清·郭柏苍《闽产录异》，并同时记录福建道地产地为建安瓯宁，即现在的建瓯所在。江西泽泻是由最初从长江以北区域在向南延伸的过程中产生的，时期为清代左右，与建泽泻的发展相对靠近。

5.3.27　知母基原考证

知母为传统大宗药用品种之一。《名方目录》中有 7%的方剂使用知母，如桂枝芍药知母汤等。但历史上知母出现过同名异物的现象，因此，值得进一步考证。知母属 *Anemarrhena* 只一种，产于我国、朝鲜和蒙古。通过考证《本草经集注》、《本草图经》、《本草纲目》、《植物名实图考》等古代书籍的原植物形态描述及图例，建议使用百合科植物知母 *Anemarrhena asphodeloides* Bge.的干燥根茎，分布于东北、华北、西北及河南、山东、安徽、江苏等地区。

【名称考证】

知母始载于汉·《神农本草经》。其后本草著作即以"知母"为正名，如魏晋·吴普《吴普本草》、《名医别录》，南北朝·陶弘景《本草经集注》，唐·苏敬等《新修本草》、孙思邈《千金翼方》，宋·苏颂《本草图经》、唐慎微《证类本草》，金·李杲《珍珠囊药性赋》，元·王好古《汤液本草》，明·刘文泰《本草品汇精要》、李时珍《本草纲目》，清·张璐《本经逢原》、吴仪洛《本草从新》、张志聪《本草崇原》等。

现代有关著作均以"知母"为正名，如《中国药典》、《中药学》、《中药大辞典》、《中药志》、《全国中草药汇编》、《中华本草》等。同时尚记载有各地的俗称,如《中药材手册》记载的"蒜瓣子草"、"羊胡子根",《中药大辞典》记载的"蜈母"、"穿地龙",《中华本草》记载的"兔子油草"、"山韭菜"、"虾草"、"马马草"、"淮知母"等。还记载有原植物"知母"的异名,如《中药志》记载的"羊胡子根"、"蒜辫子草"等,《中药大辞典》记载的"葶"、"芪藩"、"大芦水"、"兔子油草"、"蒜瓣子草"、"羊胡子草"、"马马草"等。

【基原考证】

南北朝·陶弘景《本草经集注》记载:"今出彭城,形似菖而柔润,叶至难死、掘出随生,须枯燥乃止。"宋·苏颂《本草图经》记载:"根黄色,似菖蒲而柔润,叶至难死,掘出随生,须爆乃止。四月开青花如韭花,八月结实。二月八月采根,暴干用",并附有隰州、卫州、威胜军、解州和滁州知母图。明·李时珍《本草纲目》记载:"宿根之旁,初生子根,状如蚳蝱之状,故谓之蚳母,讹为'知母'。"清·吴其濬《植物名实图考》记载:"今药肆所售,根外黄,肉白,长数寸,原图三种,盖其韭叶者。"根据上述本草的原植物描述及附图(图1-5-27)可知,隰州和卫州知母与现用的知母原植物描述相符,而威胜军、解州和滁州知母图均与知母原植物特征存在差异。据以上所述及附图和《纲目图鉴》、《纲目彩图》、《药典图鉴》、《中华本草》等综合分析,本品为百合科植物知母 *A. asphodeloides* Bge.的干燥根茎。

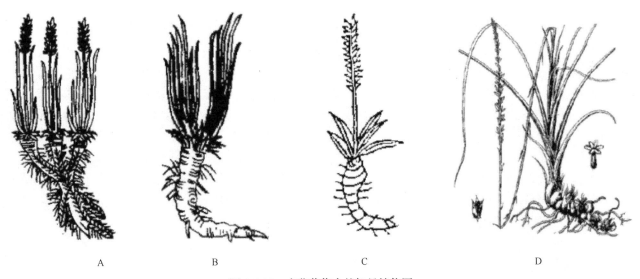

A   B   C   D

图1-5-27 本草著作中的知母植物图

A、B.《本草图经》的隰州知母、卫州知母;C.《本草纲目》的知母;D.《中华本草》的知母

【产地考证】

知母产地最早记载于汉·《神农本草经》,曰:"生川谷。"未写明产地分布。《名医别录》记载:"知母生河内川谷,二月八月采根暴干。"《本草经集注》记载:"今出彭城",即今江苏铜山。宋·苏颂《本草图经》记载:"知母,生河内川谷,今濒河诸郡及解州、滁州亦有之。今濒河(今甘肃兰州)诸郡及解州(今山西永济)、滁州(今安徽滁州)亦有之",并附有隰州(今山西隰县)、卫州(今河南汲县)、威胜军(今陕西乾县)、解州和滁州知母图。明·刘文泰《本草品汇精要》记载:"道地卫州威胜军隰州。"陈嘉谟《本草蒙筌》记载:"多生徐解二州。"清·张志聪《本草崇原》记载:"出频河、怀卫、彰德、解州、滁州、彭城诸处。"《药物出产辨》记载:"产直隶东陵、西陵等。"综合古代本草著作的描述,知母的产地有江苏、山西、安徽、甘肃、河南、陕西、河北等地,与现代产地相符。

5.3.28　陈皮、青皮、橘红基原考证

陈皮、青皮、橘红均为临床常用理气药，来源于同一品种芸香科植物橘 *Citrus reticulata* Blanco 及其栽培变种，分别使用的是成熟果实的果皮、幼果或未成熟果实的果皮、外层果皮。但由于成熟度和使用部位不同，三者的功效存在差异。《名方目录》中有 6%的方剂使用陈皮，如华盖散等；1%的方剂使用青皮，如化肝煎，7%的方剂使用橘红，如清金化痰汤、养胃汤等。柑橘属 *Citrus* 20～25 种，原产于亚洲东南部及南部。现热带及亚热带地区常有栽培。我国有 11 种和杂交种（其中 3 种为特有种），外加 5 种有限栽培的杂交种。通过考证《本草衍义》、《本草图经》、《本草纲目》、《本草蒙筌》等古代书籍的原植物形态描述及图例，建议陈皮、青皮、橘红分别使用芸香科植物橘 *C. reticulata* Blanco 及其栽培品种的成熟果实的果皮、幼果或未成熟果实的果皮、外层果皮。我国长江以南各省区广泛栽培。药典收载的栽培变种主要有茶枝柑 *C. reticulate* cv.'Chachiensis'（广陈皮）、朱红 *C. reticulata* 'Zhuhong'（大红袍）、温州蜜柑 *C. reticulate* cv.'Unshiu'、福橘 *C. reticulata* cv. 'Tangerina'。

【名称考证】

陈皮，原名"橘皮"，始载于汉·《神农本草经》"橘柚"项下。其后的本草多在"橘柚"项下记载。如南北朝·陶弘景《本草经集注》，唐·苏敬等《新修本草》，宋·苏颂《本草图经》、唐慎微《证类本草》。"陈皮"之名始见于唐·孟诜《食疗本草》。"陈皮"作为正名始见于元·王好古《汤液本草》。其后的本草著作有以"陈皮"为正名的，如元·忽思慧《饮膳正清》，清·汪昂《本草备要》、叶桂《本草经解》；有以"橘子皮"为正名的，如明·兰茂《滇南本草》；有的仍以"橘皮"为正名，如明·李中梓《本草征要》，清·蒋居祉《本草择要纲目》、陈士铎《本草新编》、黄宫绣《本草求真》等。

青皮始载于金·李杲《珍珠囊药性赋》。其后的本草著作多以"青皮"为正名，如元·王好古《汤液本草》，明·刘文泰《本草品汇精要》、李中梓《本草征要》，清·汪昂《本草易读》、吴仪洛《本草从新》、黄宫绣《本草求真》等；有以"青橘皮"为正名的，如明·陈嘉谟《本草蒙筌》等；有的以"青柑皮"为正名，如清·赵其光《本草求原》等。

橘红，始载于宋·《太平惠民和剂局方》。"橘红"之名在本草著作始见于明·李时珍《本草纲目》，该书在"橘"项下介绍记载："橘【正】志曰：自本部移入此……黄橘皮【释名】红皮《汤液》、陈皮《食疗》。弘景曰：皮气大胜。以东橘为好，西江者不如。须陈久者为良。好古曰：橘皮以色红日久者为佳，故曰红皮、陈皮。去白者曰橘红也。"

现代有关著作多以"陈皮"、"青皮"和"橘红"为正名，如《中国药典》、《中药志》、《中药材手册》、《全国中草药汇编》、《中华本草》等。但也有以"橘皮"为正名的，如《中药学》、《中药大辞典》等。同时记载有"陈皮"的各地俗称，如《中药材手册》记载的"桔皮"等；"青皮"的各地俗称，如《中药大辞典》记载的"小青皮"、"青桔皮"等。还记载有原植物"橘"的异名，如《中药志》记载的"茶枝柑（大红柑）"、"红橘"、"大红袍"、"衢橘"、"朱橘（九月黄）"、"早橘"、"早红"、"了红"、"温州蜜柑（无核蜜橘）"等。

【基原考证】

《神农本草经》和《名医别录》是以"橘柚"记载陈皮的。而宋·寇宗奭《本草衍义》记载："橘、柚，自是两种，故曰一名。橘皮，是原无柚字也。岂有两等之物，而治疗无一字别也，即知柚一字为误。后人不深求其意，谓柚字所惑，妄生分别，亦以过矣"，强调橘与柚为不同的品种，不应混淆。但因《神农本草经》和《名医别录》没有橘的植物学描述，无法确定当时陈皮的来源是橘。唐·苏敬等《新修本草》记

载："柚皮厚味甘，不似橘皮薄，味辛而苦。其肉亦如橘，有甘有酸。"宋·苏颂《本草图经》记载："木高一、二丈，叶与枳无辨，刺出于茎间。夏初生白花，六月、七月而成实，至冬而黄熟，乃可啖。旧说小者为橘大者为柚。又云：柚似橙而实酢，大于橘。孔安国注《尚书》：厥包橘柚。郭璞注《尔雅》柚条皆如此说。又闽中、岭外、江南皆有柚，比桔黄白色而大；襄、唐间柚，色青黄而实小。皆味酢，皮浓，不堪入药。今医方：乃用黄桔、青桔两物，不言柚。岂青桔是柚之类乎？"表明橘柚从唐代起已经完全分开，明确橘皮来源为橘。根据《本草图经》、《本草纲目》等对橘的详细描述和附图（图 1-5-28），陈皮与《中国药典》和《中华本草》所载的原植物相符。

而青皮始载于金·李杲《珍珠囊药性赋》，曰："青皮，味苦性寒无毒。"宋·苏颂《本草图经》记载："今医方乃用黄橘、青橘两物，……黄橘以陈久者入药良。"明·李时珍《本草纲目》记载："青橘皮乃橘之未黄而青色者，薄而光，其气芳烈。今人多以小柑、小柚、小橙例为之，不可不慎辨之。"陈嘉谟《本草蒙筌》记载："青皮，陈皮一种……因其迟收早收，特分老嫩而立名也。"表明青皮是橘的未成熟果皮。综上所述，宋代以前陈皮和青皮没有区分。而宋代以后，将陈皮（黄橘皮）和青皮（青橘皮）分列，并认为两种药材均来源于橘，其药效的差异与采收时的成熟度相关，与《中国药典》和《中华本草》记载相符，即芸香科植物橘 *C. reticulata* Blanco 及其栽培品种，栽培变种主要有茶枝柑 *C. reticulata* cv. 'Chachiensis'（广陈皮）、朱红 *C. reticulata* 'Zhuhong'（大红袍）、温州蜜柑 *C. reticulata* cv. 'Unshiu'、福橘 *C. reticulata* cv. 'Tangerina'。

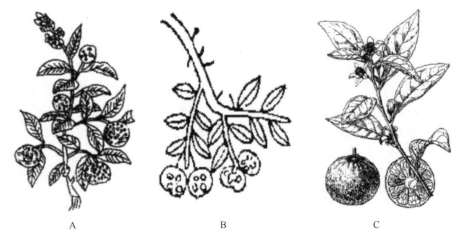

图 1-5-28   本草著作中的橘植物图

A.《本草图经》的橘；B.《本草纲目》的橘；C.《中华本草》的橘

【产地考证】

汉·《神农本草经》记载："生南山川谷。"《名医别录》记载："生南山，生江南"，指长江中下游以南，江苏南部、上海、浙江、安徽南部、江西东北部一带的地区。《本草经集注》曰："以东橘为好，西江亦有而不如。""东橘"是指今宜昌以东的长江中下游地区，西江是指今湖北宜昌。宋·苏颂《本草图经》记载："生南山川谷及江南，今江浙、荆襄、湖岭皆有之。"荆襄是指今荆州及襄阳地区，湖岭是指今江苏、浙江、湖南、湖北、江西、广东、广西等地。宋·《医心方》记载："建安郡有橘。"宋·《宝庆本草折衷》记载："生南山川谷及洞庭，及江浙、荆襄、湖岭、吴楚、扬州……橘皮亦当以洞庭者为正。"明·《本草品汇精要》记载："生南山川谷及江南，今江浙、荆襄、湖岭皆有之。道地广东。"明·《本草蒙筌》记载："浙郡俱生，广州独胜。"明·《本草纲目》记载："多以广中来者为胜，江西者次之。"明·《本草乘雅半偈》记载："橘柚生江南，及山南山谷，今以广中者称胜……尤生于洞庭之包山。"清·《握灵本草》记载："江广皆有之，广州者良。"清·《本草害利》记载："广东新会皮为胜。福建产者名建皮。浙江衢州出者名衢皮。"清·《食鉴本草》记载："惟广东出者最佳，其余次之。"

5.3.29　细辛基原考证

历代本草和《中国药典》均规定"细辛不过钱",《名方目录》中有 6% 的方剂使用细辛,如当归四逆汤等。因此,有必要对细辛进行本草考证,以保证临床用药的安全性。细辛属 *Asarum* 约 90 种,分布于较温暖的地区,主产于亚洲东部和南部,少数种类分布于亚洲北部、欧洲和北美洲。我国有 39 种(其中 34 种为特有种)。通过考证《吴普本草》、《本草图经》、《本草纲目》、《本草衍义》等古代书籍的原植物形态描述及图例,建议使用马兜铃科华细辛 *Asarum sieboldii* Miq.、北细辛 *A. heterotropoides* Fr. Schmidt var. *mandshuricum*(Maxim.)Kitag.、汉城细辛 *A. sieboldii* Miq. var. seoulense Nakai 的干燥根和根茎。华细辛分布于华中、华东、西南等地,北细辛分布于东北及陕西、山西、河南等地,汉城细辛分布于辽宁等地。

【名称考证】

细辛始载于汉·《神农本草经》。其后本草著作即以"细辛"为正名,如魏晋·吴普《吴普本草》,《名医别录》,南北朝·陶弘景《本草经集注》,唐·苏敬等《新修本草》、孙思邈《千金翼方》,宋·苏颂《本草图经》、唐慎微《证类本草》,元·王好古《汤液本草》等。

现代有关著作均以"细辛"作为正名,如《中国药典》、《中药学》、《中药大辞典》、《中药志》、《中药材手册》、《全国中草药汇编》、《中华本草》等。同时尚记载有各地的俗称,如《中药材手册》记载的"细身"、"独叶草"、"金盘草"、"大药",《中药大辞典》记载的"山人参",《中华本草》记载的"绿须姜"、"万病草"、"卧龙丹"、"铃铛花"、"四两麻"、"玉香丝"等。还记载有原植物"辽细辛"的异名,如《中药志》记载的"烟袋锅花"、"北细辛",《中药大辞典》记载的"万病草"、"细参"、"东北细辛";原植物"细辛"的异名,如《中药志》记载的"华细辛"、"盆草细辛"、"白细辛"、"金盆草",《中药大辞典》记载的"西细辛"等。

【基原考证】

历代本草对其形态等均有描述。如魏晋·吴普《吴普本草》记载:"细辛如葵叶,赤黑,一根一叶相连。"《名医别录》记载:"生华阴山谷,二月八月采根,阴下。"《本草经集注》记载:"今用东阳、临海者,形段乃好,而辛烈不及华阴、高丽者。"宋·苏颂《本草图经》记载:"细辛生华山山谷,……其根细而其味极辛,故名之曰细辛。"寇宗奭《本草衍义》记载:"细辛用根,今惟华州者佳,柔韧,极细直,深紫色,味极辛,嚼之习习如椒……叶如葵叶,赤黑,非此则杜蘅也。"明·李时珍《本草纲目》记载:"叶似小葵,柔茎细根,直而色紫,味极辛者,细辛也。"通过对原植物形态描述及图例(图 1-5-29)考证认为,历代本草记载的细辛主要品种为产于我国陕西(含华阴、华州)、浙江(含东阳、临海)等地的华细辛 *A. sieboldii* Miq.,而《本草经集注》记载的"华阴、高丽者",系我国东北及朝鲜的北细辛 *A. heterotropoides* Fr. Schmidt var. *mandshuricum*(Maxim.)Kitag.或汉城细辛 *A. sieboldii* Miq. var. *seoulense* Nakai。对于用药部位,近年来一直以全草入药,经沈保安考证后,《中国药典》2005 年版已正式改为根和根茎入药。

【产地考证】

细辛产地最早记载于《名医别录》,云:"生华阴山谷,二月八月采根,阴干。"《本草经集注》记载:"今用东阳、临海者,形段乃好,而辛烈不及华阴、高丽者。"宋·苏颂《本草图经》记载:"细辛生华山山谷,今处处有之。然它处所出者不及华州者真。"陈承《本草别说》曰:"细辛,非华阴者不得为细辛。"寇宗奭《本草衍义》曰:"细辛用根,今惟华州者佳。"《新修本草》、《证类本草》、《本草品汇精要》和《本草纲目》均沿用了上述本草记载。根据以上古代本草所述，结合细辛属植物种类在我国分布情况考证，可以认定历代本草记载的细辛主要产于我国陕西、浙江等地，以陕西华阴及其附近地区的细辛为佳。而辽细辛或汉城细辛则产于高丽，即我国东北及朝鲜。

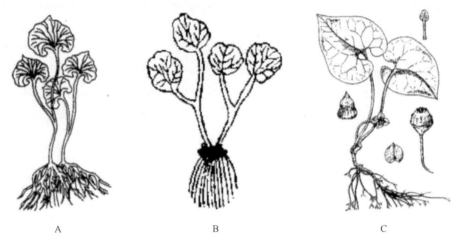

图 1-5-29　本草著作中的细辛植物图

A.《本草图经》的华州细辛；B.《本草纲目》的细辛；C.《中华本草》的细辛

5.3.30　巴戟基原考证

巴戟为常用的补肾壮阳、强筋骨药。《名方目录》中地黄饮子有用。巴戟天属 *Morinda* 80~100 种，分布于热带和亚热带地区。我国有 26 种（其中 18 种为特有种）。通过考证《本草经集注》、《新修本草》、《本草图经》、《本草纲目》等古代书籍的原植物形态描述及图例，建议使用茜草科植物巴戟天 *Morinda officinalis* How 的干燥根，这是清末发展的新品种，并非古代记载之巴戟天，两者很可能亲缘关系相近。但由于其助阳作用好，且为全国广泛承认，建议选用药典品种。

【名称考证】

巴戟天始载于汉·《神农本草经》。后世本草著作均沿用《神农本草经》之说，以"巴戟天"为正名载录。如南北朝·陶弘景《本草经集注》，唐·苏敬等《新修本草》，宋·苏颂《本草图经》、唐慎微《证类本草》、寇宗奭《本草衍义》，明·刘文泰《本草品汇精要》、陈嘉谟《本草蒙筌》、李时珍《本草纲目》、卢之颐《本草乘雅半偈》、李中梓《本草征要》，清·张志聪《本草崇原》、蒋居祉《本草择要纲目》、陈士铎《本草新编》、汪昂《本草易读》、张璐《本经逢原》、叶桂《本草经解》、吴仪洛《本草从新》、黄宫绣《本草求真》、陈念祖《神农本草经读》、姚澜《本草分经》、杨时泰《本草述钩元》、叶志诜《神农本草经赞》等。另古代本草尚记载有本药异名"巴戟"。

现代有关著作均沿用《神农本草经》的记载以"巴戟天"作为本品正名，如《中国药典》、《中药学》、《中药志》、《中药材手册》、《全国中草药汇编》、《中华本草》等。同时尚记载有各地俗称，如《中药材手册》记载的"兔仔肠"、"鸡肠风"，《全国中草药汇编》记载的"鸡眼藤"、"黑藤钻"、"三角藤"、"糖藤"，《中药大辞典》记载的"兔子肠"，《中华本草》记载的"巴吉天"、"戟天"、"巴戟肉"、"猫肠筋"、"兔儿肠"等。还记载有本品原植物"巴戟天"的异名，如《中药志》记载的"鸡肠风"、"鸡眼藤"、"糠藤"、"三角藤"、"猫肠筋"、"兔儿肠"，《中药大辞典》记载的"三蔓草"、"不雕草"等。

【基原考证】

《神农本草经》、《名医别录》载巴戟天之名，未描述其基原植物。《本草经集注》记载："巴戟天……状如牡丹根而细，外表赤而内黑，用之打心"，首次描述了巴戟天形状像牡丹（*Paeonia suffruticosa* Andr.）的根，细长，外皮呈红色，内部显黑色，含有心髓，使用时将其去除。经考查，牡丹根系发达，具有多数深根形的肉质主根和侧根，个别红色，可明确巴戟天以根作为药用部位。唐·《新修本草》记载："巴戟俗名三蔓草，叶似茗，经冬不枯，根如连珠多者良，宿根青色，嫩根白紫，用之亦同"，首次记载巴戟天别名为三蔓草（*Medicinal indianmulberry* Root），描述巴戟天基原植物的叶片很像"茗"，寒冬不枯萎，根像连珠，以较多者为好，主根呈青色，嫩根呈淡粉色，用法相同。日华子又云："（巴戟天）又名不凋草"，即三九蔓草，经冬不枯，亦作不凋之意。宋·《本草图经》描述为："（巴戟天）内地生者，叶似麦门冬而厚大"。《本草图经》附有"归州巴戟天"（图 1-5-30A）和"滁州巴戟天"（图 1-5-30B），前者植株似茶树，后者植株似麦冬。宋·《重修政和经史类证备用本草》及明·《本草品汇精要》一直沿用《本草图经》的归州和滁州巴戟天，并明确了归州巴戟天为灌木。其后《本草纲目》归纳了巴戟天植物的形态学特征，自绘类似归州巴戟天的图版（图 1-5-30C），但在明·《补遗雷公炮制便览》中，炮制巴戟天却只有一种类似滁州巴戟天的彩色附图（图 1-5-30D）。明·《本草原始》记载："巴戟天根如连珠，宿根青色，嫩根白色，老根紫色，其叶似茗，经冬不凋。"清·《植物名实图考》仍使用两种形态的巴戟天（滁州巴戟天和归州巴戟天）。民国时期《药物出产辨》和《增订伪药条辨》首次将巴戟天品种产地南移至广东一带，1958 年，侯宽昭教授经市场调查及考证后鉴定现代之药用巴戟天为茜草科新品种，订名为 *M. officinalis* How。现今药用之巴戟天为茜草科植物巴戟天 *M. officinalis* How 的干燥根，是清末发展的新品种，并非古代记载之巴戟天，两者很可能亲缘关系相近。

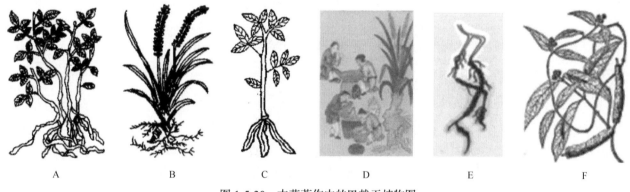

图 1-5-30　本草著作中的巴戟天植物图

A.《本草图经》的归州巴戟天；B.《本草图经》的滁州巴戟天；C.《本草纲目》的巴戟天；D.《补遗雷公炮制便览》巴戟天；E.《本草原始》巴戟天；F.《中国植物志》巴戟天

【产地变迁】

汉·《神农本草经》记载："生山谷"，但未指出具体位置。《名医别录》记载："巴戟天生巴郡及下邳山谷，二月，八月采根，阴干"，即今重庆、四川东部、江苏睢宁县古邳。南北朝·陶弘景《本草经集注》记载："今亦用建平、宜都者，根状如牡丹而细，外赤白黑，用之打去心"，即今湖北宜都市。唐·孙思邈《千金翼方》记载：巴戟天出始州、绵州、龙州，即今四川北部的达县、南充、绵阳等。唐·《新修本草》记载："生巴郡及下邳山谷。"宋·苏颂《本草图经》记载："今江淮、河东州郡亦有，但不及蜀川者佳，多生竹林中，叶似麦门冬而厚大，至秋结实。"明·《本草品汇精要》记载："蜀产者佳。"明·李时珍《本草纲目》记载："谓之巴戟天者，指巴郡出产之戟天而言也。"明·《本草蒙筌》曰："巴戟天，江淮虽有，巴蜀独优。"清·《本草从新》记载："巴戟天，根如连珠，击破，中紫而鲜洁者，伪也。中虽紫，微有白糁粉色，而理小暗者真也。蜀产者佳。"清·《植物名实图考》中四川志的记载为"剑南贡巴戟天、重台"；寰宇记的记载为"巴州贡巴戟天"，指出重庆、四川东部和剑阁均产巴戟天。1927 年，曹炳章的《增订伪药条辨》记载："巴戟肉，广东出者，肉厚骨细，色紫心白黑色者佳。江西出者，骨粗肉薄，略次；浙江台州宁海县出者，名连珠巴戟，择其肉厚软糯、屑少，去骨用肉者亦佳。"1963 年版《中国药典》一部收载的巴戟天主产于广东、广西等地；《中国药材学》收载的巴戟天主产于广东、广西、福建等地；《常用中药材品种整理和质量研究》收载的巴戟天主产于广东、广西、福建和海南等地；《中华本草》收载的巴戟天主产于福建、江西、广东、海南、广西等地；《现代中药材商品通鉴》收载的巴戟天主产于广东高要、德庆、五华、新丰、广宁、郁南、紫金、开封，广西钦州、上恩、玉林、宁明，福建南清、和平、永定、武平。《药物出产辨》记载："产广东清远三坑，罗定要好，下四府（恩平、开平、新会、台山）南乡等次之，西江德庆系种山货，质味颇佳。广西南宁亦有出。"《中华药海》收载的巴戟天主产于广东、广西和福建等地。综上所述，历代本草所载的巴戟天产地有所改变，魏晋至明清时期，主要产于四川、江苏、安徽等地；清末时期，产地南迁，主要分布于广东、广西、浙江、江西等地。近代，华南（广东、广西、福建）等地为主要产地。

5.3.31　白芷基原考证

白芷为中医常用的发表、散风、燥湿、排脓药。《名方目录》中有 5%的方剂使用白芷，如辛夷散、大秦艽汤、托里消毒散、清上蠲痛汤、散偏汤。通过考证《本草图经》、《证类本草》、《本草纲目》等古代书籍的原植物形态描述及图例，建议使用伞形科植物白芷 *Angelica dahurica*（Fisch. ex Hoffm.）Benth. et Hook. f. 或杭白芷 *A. dahurica*（Fisch. ex Hoffm.）Benth. et Hook. f. var. *formosana*（Boiss.）Shan et Yuan 的干燥根。目前我国华北、华中、华东等地均有栽培，川白芷产量最大，其次是禹白芷和祁白芷，而杭白芷的产量最小。

【名称考证】

白芷最早记录于屈原的《离骚》；作为药用，始载于《五十二病方》。历代主要本草均以"白芷"作为本品正名收录。如魏晋·吴普《吴普本草》、《名医别录》，南北朝·陶弘景《本草经集注》，唐·苏敬等《新修本草》、孙思邈《千金翼方》，宋·苏颂《本草图经》、唐慎微《证类本草》等，金·李杲《珍珠囊药性赋》，元·王好古《汤液本草》，明·刘文泰《本草品汇精要》、李时珍《本草纲目》，清·张志聪《本草崇原》、吴仪洛《本草从新》、黄宫绣《本草求真》等。

现代中药著作中，均以"白芷"作为本品正名，如《中国药典》、《中药学》、《中药大辞典》、《中药志》、《中药材手册》、《全国中草药汇编》、《中华本草》等。同时记载有本品原植物"白芷"的异名，如《中药志》收载的"祁白芷"、"禹白芷"、"香大活"、"大活"、"走马芹"、"走马芹筒子"、"会白芷"，《中药大辞典》收载的"兴安白芷"、"达乌里当归"，《中华本草》收载的"祁白芷"；也记载有原植物"杭白芷"的异名，如《中华本草》收载的"川白芷"。

【基原考证】

《名医别录》记载："白芷生河东川谷下泽。二月八月采根，曝干……今处处有之，东南间甚多，叶可合香。"宋·苏颂《本草图经》曰："所在有之，吴地尤多，根长尺余，粗细不等；枝秆去地五寸已上；春生，叶相对婆娑，紫色，阔三指许，花白，微黄；入伏后结子，立秋后苗枯，……黄泽者为佳"，并附有泽州白芷图。宋·《证类本草》、明·《本草纲目》均附有泽州白芷图。通过考证上述本草可知，产于吴地"花白，微黄"的白芷，与现代的杭白芷 *A. dahurica*（Fisch. ex Hoffm.）Benth. et Hook. f. var. *formosana*（Boiss.）Shan et Yuan 相同；而附图的泽州白芷，从产地看与目前北方广泛栽种的白芷相近。因此，根据文献记载可以确认古代白芷的原植物与现代相同，为伞形科植物白芷 *A. dahurica*（Fisch. ex Hoffm.）Benth. et Hook. f. 或杭白芷 *A. dahurica*（Fisch. ex Hoffm.）Benth. et Hook. f. var. *formosana*（Boiss.）Shan et Yuan 的干燥根。

【产地变迁】

《名医别录》记载："白芷生河东川谷下泽。二月、八月采根，曝干……今出近道，处处有，近下湿地，东南间甚多。"宋·苏颂《本草图经》记载："生河东川谷下泽，今所在有之，吴地尤多。""河东"，是指今山西省黄河以东。泽州主要是指山西晋城一带。这说明在汉代山西就出产白芷。《本草图经》记述："白芷生河东川谷下泽，今所在有之，吴地尤多。""今所在有之"，指出山西、河北、河南、山东等地都有。此与目前我国华北、华中、华东等地栽培的白芷的分布区一致。《本草衍义》记载："出吴地者良。"明·刘文泰《本草乘雅半偈》记载："所在有之，吴地尤多。"《本草品汇精要》记载："道地，泽州，吴地尤胜。"可见自宋代起，白芷已有取代泽州白芷成为主流商品的趋势。据《济生方》、四川省《遂宁白芷志》和《遂宁县志》记载，明朝时期遂州有席、黄、吕、旷四大家族，他们均有人在外地做官，分别从江浙带回种籽，试种后立即成功，于是在家族内推广，种植面积逐年扩大。由此可见，川白芷和杭白芷来源于一个物种，只是因为气候不同而性状有所变化。目前川白芷产量最大，其次是禹白芷和祁白芷，而杭白芷的产量最小。

5.3.32　柴胡基原考证

柴胡为中医常用的升阳解热药。《名方目录》中有 5% 的方剂使用，如升阳益胃汤、升陷汤、宣郁通经汤、完带汤、散偏汤。古代药用柴胡来源繁多，《中国药典》收载了两个品种，名方中具体选用还需进一步考证。柴胡属 *Bupleurum* 植物约 100 种，分布在北半球的亚热带地区。我国有 36 种，17 变种，7 变型，多产于西北与西南高原地区。通过考证《本草图经》、《雷公炮炙论》、《证类本草》等古代书籍的原植物形态描述及图例，建议使用伞形科植物柴胡 *Bupleurum chinense* DC. 或狭叶柴胡 *B. scorzonerifolium* Willd. 的干燥根。前者主要产于河北、河南、辽宁、黑龙江、吉林、陕西、内蒙古、山西、甘肃等地，后者主产于东北各省及陕西、内蒙古、河北、江苏、安徽等地。

【名称考证】

柴胡，原称"茈胡"。始载于汉·《神农本草经》。其后本草著作多以"茈胡"为正名。如魏晋·吴普《吴普本草》，南北朝·陶弘景《本草经集注》，明·李时珍《本草纲目》等。"柴胡"之名始见于《名医别录》。其后的本草著作多以"柴胡"为正名，如南北朝·雷斆《雷公炮炙论》，唐·苏敬等《新修本草》，宋·苏颂《本草图经》，金·李杲《珍珠囊药性赋》，元·王好古《汤液本草》，明·刘文泰《本草品汇精要》、陈嘉谟《本草蒙筌》，清·张璐《本经逢原》、黄宫绣《本草求真》等。

现代有关著作均以"柴胡"为正名，如《中国药典》、《中药学》、《中药大辞典》、《中药志》、《全国中草药汇编》、《中华本草》等。还记载有本品原植物"柴胡"的异名，如《中药志》收载的"北柴胡"、"竹叶柴胡"、"蚂蚱腿"，《中药大辞典》收载的"铁苗柴胡"、"山根菜"、"黑柴胡"、"山柴胡"，《中华本草》收载的"硬苗柴胡"、"狗头柴胡"等；也记载有原植物"狭叶柴胡"的异名，如《中药志》收载的"香柴胡"、"细叶柴胡"、"红柴胡"、"南柴胡"、"小柴胡"、"蚂蚱腿"，《中华本草》收载的"软苗柴胡"、"软柴胡"等。

【基原考证】

《名医别录》载："一名山菜，一名茹草叶，一名芸蒿，辛香可食。生洪农川谷及宛句，二月八月采根暴干。"《博物志》云："芸蒿叶似邪蒿，春秋有白蒻，长四五寸，香美可食，长安及河内并有之，此龙胡疗伤寒第一用。"《雷公炮炙论》曰："凡使茎长，软皮赤黄，挑也髻，出在平州平县，即今银州银县。"《上林赋》云："茈姜《尔雅》云藐，茈草并作茈字，且此草根紫色，今太常用茈胡是也，又以木代系，相承呼为茈胡，且检诸本草，无名此者，伤寒大小茈胡汤最为痰气之要，若以芸蒿根为之更作茨者。"上述记载说明，汉至唐有两个柴胡品种，一种为"皮赤黄"或"紫色"，为现用药用伞形科柴胡属植物狭叶柴胡 *B. scorzonerifolium* Willd.；另一种则为芸蒿。宋·苏颂《本草图经》记载："柴胡，……今关陕、江湖间近道皆有之，以银州者为胜。二月生苗甚香，茎青紫，叶似竹叶，稍紧……七月开黄花……根赤色，似前胡而强，芦头有赤毛如鼠尾，独窠长者好。二月、八月采根，暴干"，并附有"江宁府柴胡"、"丹州柴胡"、"襄州柴胡"图。《证类本草》附有淄州柴胡、江宁府柴胡、寿州柴胡、丹州柴胡、襄州柴胡图五幅，除丹州柴胡外，其余四种可以肯定为伞形科柴胡属 *Bupleurum* L.植物。据图例及说明文字考证，丹州柴胡为根赤色，似前胡而强，芦头有赤毛如鼠尾，与狭叶柴胡 *B. scorzonerifolium* Willd. 完全一致；襄州柴胡如开花期的北柴胡 *B. chinense* DC.；寿州柴胡因其叶对生、花冠部呈管状，可能为石竹科植物。淄州柴胡与未开花时的北柴胡与竹叶柴胡 *B. marginatum* Wall.ex DC.或窄竹叶柴胡 *B. marginatum* var. steuophyllum 完全一致。据现代学者考证，张仲景时代医家多使用北柴胡。唐代以后一个较长的时期银州柴胡代替了北柴胡，直到金元末才得到纠正，两者同用。元明期间南柴胡载入本草，并广泛用于江浙一带。根据以上分析，建议柴胡选用伞形科植物柴胡 *B. chinense* DC.或狭叶柴胡 *B. scorzonerifolium* Willd.的干燥根。

【产地变迁】

柴胡的生境分布最早记载于汉·《神农本草经》，指出其生弘农及宛句长安及河内并有之。宋·苏颂《本草图经》记载："柴胡，生洪农山谷及宛句，今关陕、江湖间近道皆有之，以银州者为胜。"雷公曰："凡使，茎长软，皮赤，黄髭须。出在平州平县，即今银州银县也。盖银夏地多沙，同华亦沙苑所出也"，介绍了柴胡的生境包括宛句、长安及河内、关陕、银州、丹州等地。明·朱橚《救荒本草》、许希周《药性粗评》、王文洁《太乙仙制本草药性大全》、姚可成《食物本草》、郑二阳《仁寿堂药镜》记载："生弘农川谷及宛句，寿州、淄州、关陕江湖间皆有，银州者为胜，今钧州密县山谷间亦有。"明·陈嘉谟《本草蒙筌》记载："州土各处俱生，银夏出者独胜。"明·李时珍《本草纲目》记载："《别录》曰：茈胡，生弘农川谷及宛句。弘景曰：今出近道，状如前胡而强。《博物志》云：长安及河内并有之。颂曰：今关陕、江湖间近道皆有之，以银州者为胜。生丹州者结青子，与他处者不类……曰：茈胡，出在平州平县，即今银州银县也。承曰：柴胡以银夏者最良，根如鼠尾，长一、二尺，香味甚佳。今《图经》所载，俗不识其真，市人以同、华者代之。然亦胜于他处者，盖银夏地方多沙，同华亦沙苑所出也。时珍曰：银州，即今延安府神木县，五原城是其废迹。所产柴胡长尺余而微白且软，不易得也。北地所产者，亦如前胡而软，今人谓之北柴胡是也，入药亦良。南土所产者，不似前胡，正如蒿根，强硬不堪使用。"明·李中立《本草原始》记载："始生于弘农山谷及宛句，今以银夏者为佳。"清·严西亭《得配本草》亦指出以银州银县产者良。杨时泰《本草述钩元》记载："关陕江湖间近道皆有。而银州者为胜。今延安神木县五原城所产。长尺余。微白且软。最不易得。北地产者亦如前胡而软。入药亦良。南土所产者正如蒿根。强硬不堪使。"清·吴其濬《植物名实图考》记载："今药肆所蓄，不知何草。江西所出，已非一类，医者以为伤寒要药，发散之方用之，目击人死，况非柴胡，可轻投耶？今以山西、滇南所产图之。又一种亦附图。盖北柴胡也。余皆附后，以备稽考。世有哲人，非银州所产，慎勿入方。《图经》具丹州、兖州、淄州、江密、寿州五种，有竹叶、麦门冬、斜蒿叶之别。《新修本草》以芸蒿为谬。李时珍亦谓斜蒿叶最下，柴胡以银夏为良。而《图经》又无银州，所上者唯山西所产，及《救荒本草》图与苏说同。滇南有竹叶、麦门冬二种，土人以大小别之，与丹州、寿州者相类。江西所产，则不识为何草。"清·郑奋扬著、曹炳章注《增订伪药条辨》记载："如苏、浙通销者，以江南古城缠着为多。福建厦门销行者，乃卢州府无会州白阳山。"《中国药材学》记载：狭叶柴胡根习称南柴胡，又名红柴胡、细叶柴胡、小柴胡，主产于东北、陕西、内蒙古、河北、江苏、安徽等地；柴胡根习称北柴胡，又名竹叶柴胡、蚂蚱腿，主产于东北及河南、河北、陕西、内蒙古、山西、甘肃。《中华本草》记载：柴胡（北柴胡）*B. chinense* DC. 主产于河北、辽宁、吉林、黑龙江、河南、陕西，内蒙古、山西、甘肃亦产。销全国，并出口。狭叶柴胡（南柴胡）*B. scorzonerifolium* Willd. 主产于辽宁、吉林、黑龙江、陕西、内蒙古、河北、江苏、安徽。销全国。《现代中药材商品通鉴》记载：北柴胡主产于河北、河南、辽宁、黑龙江及吉林、陕西，内蒙古、山西、甘肃亦产。南柴胡主产于东北各省及陕西、内蒙古、河北、江苏、安徽。销全国各地，北柴胡并出口。《中华药海》记载：北柴胡主产于辽宁、甘肃、河北、河南，陕西、内蒙古、山东等地亦产。南柴胡主产于湖北、江苏、四川，安徽、黑龙江、吉林等地亦产。因此，北柴胡主要产于河北、河南、辽宁、黑龙江、吉林、陕西、内蒙古、山西、甘肃等地。南柴胡主产于东北各省及陕西、内蒙古、河北、江苏、安徽等地。

5.3.33 大黄基原考证

大黄是我国著名的药材之一，以形大色黄为名。《名方目录》中有 5% 的方剂使用大黄，如桃核承气汤、小承气汤、厚朴七物汤、温脾汤、三化汤。通过考证《新修本草》、《本草图经》、《本草纲目》、《植物名实图考》等古代书籍的原植物形态描述及图例，建议使用蓼科植物掌叶大黄 *Rheum palmatum* L.、唐古特大黄 *R. tanguticum* Maxim. ex Balf. 或药用大黄 *R. officinale* Baill.的干燥根和根茎。目前，掌叶大黄主产于青海、甘肃、四川西北部；唐古特大黄主产于青海与甘肃；药用大黄主产于西藏东南部、四川、云南、湖北、河南西部、陕西、甘肃等地，但产量较小。

【名称考证】

大黄始载于汉·《神农本草经》，以"大黄"为正名记载，其后很多本草都以"大黄"为正名，如魏晋·吴普《吴普本草》，南北朝·陶弘景《本草经集注》，唐·苏敬等《新修本草》，宋·唐慎微《证类本草》，元·王好古《汤液本草》，明·刘文泰《本草品汇精要》、李时珍《本草纲目》，清·张志聪《本草崇原》、张璐《本经逢原》，民国·陈仁山《药物出产辨》等。同时尚记录了本药的异名"黄良"（《神农本草经》）、"火参"（《吴普本草》）、"肤如"（《吴普本草》）等。

现代有关著作均以"大黄"作为正名，如《中国药典》、《中药学》、《中药大辞典》、《中药志》、《全国中草药汇编》、《中华本草》等。同时记载有各地的俗称，如《中药材手册》收载的"川军"、"生军"，《全国中草药汇编》收载的"柳"、"香大黄"、"马蹄黄"，《中药大辞典》收载的"峻"；还记载有本品原植物"掌叶大黄"的异名，如《中药志》收载的"葵叶大黄"、"北大黄"、"天水大黄"；也记载有原植物"唐古特大黄"的异名，如《中药志》记载的"鸡爪大黄"等；也记载有原植物"药用大黄"的异名，如《中药志》收载的"马蹄大黄"、"南大黄"。

【基原考证】

大黄始载于《神农本草经》，而最早记录大黄形态的是魏晋·吴晋《吴普本草》，记载："二月卷生，生黄赤叶，四四相当，黄茎高三尺许，三月华黄，五月实黑，三月采根，根有黄汁。"《名医别录》没有对其形态进行描述。唐·苏敬等《新修本草》记载："叶、子、茎并似羊蹄，但粗长而厚，其根细者，亦似宿羊蹄,大者乃如碗,长二尺",对大黄的植株形态进行了描述。宋·苏颂《本草图经》作了更详细的描述:"二月内生青叶,似蓖麻,大者如扇,根如芋,傍生细根如牛蒡,小者亦如芋,四月开黄花,亦有青红似荞麦花者,茎青紫色,形如竹"。明·李时珍《本草纲目》的"金陵版"第一个画出茎、茎生叶和花序中的大黄图,很有学术价值。吴其濬《植物名实图考》中的大黄图,基生叶全缘广披针状,另有作掌状,与掌叶大黄近似,根茎则较实物出入较多。由上述形态描述可看出,叶"似蓖麻……根如芋……开黄花"者,与药用大黄 *R. officinale* Baill.相似;"青红似荞麦花者",与掌叶大黄 *R. palmatum* L.相似。因此,古今所用正品大黄是一致的,且正品大黄的品种是多基原的,建议使用《中国药典》收载的蓼科植物掌叶大黄 *R. palmatum* L.、唐古特大黄 *R. tanguticum* Maxim. ex Balf. 或药用大黄 *R. officinale* Baill.的干燥根和根茎。

【产地变迁】

《名医别录》记载:"生河西山谷及陇西。"《吴普本草》记载:"生蜀郡北部或陇西。"陶弘景《本草经集注》记载:"今采益州北部汶川及西山者,虽非河紫地锦色,味苦涩,色至浓黑。"《新修本草》记载:"今出岩州、凉州、西羌、蜀地者皆佳。幽并以北者渐细,气力不及蜀中者。"宋·苏颂《本草图经》记载:"今蜀川、陕西州郡皆有之,以蜀川绵文者佳,其次秦陇来者,谓之土番大黄……蜀大黄乃作竖片如牛舌形,谓之牛舌大黄。"明·李时珍《本草纲目》记载:"今以庄浪出者为最,庄浪即古泾源陇西地,与别录合。"《药物出产辨》记载:"最上等产四川汶县、灌县、陕西兴安、汉中。"目前,掌叶大黄主产于青海、甘肃、四川西北部,西藏东部、云南西北部也有分布。甘肃岷县、宕昌、礼县、文县、武都、康县、漳县、两当、西和等地有栽培史。唐古特大黄主产于青海与甘肃,四川西部、云南、西藏东部也有分布。药用大黄主产于西藏东南部、四川、云南、湖北、河南西部、陕西、甘肃等地,但产量较小。

5.3.34 地骨皮、枸杞基原考证

地骨皮与枸杞子为同一植物来源,其果实为枸杞子,其根皮为地骨皮。《名方目录》中有5%的方剂使用地骨皮,如泻白散、清心莲子饮、清骨散、清经散、两地汤;暖肝煎和一贯煎使用枸杞。通过考证《本草图经》、《本草衍义》、《本草纲目》、《本草崇原》等古代书籍的原植物形态描述及图例,发现各地野生枸杞广泛使用的是茄科植物枸杞 *Lycium chinense* Mill.,而药用枸杞子以西北宁夏产的宁夏枸杞 *L. barbarum* L.为佳。因此,建议地骨皮使用茄科植物枸杞 *L. chinense* Mill.的干燥根皮,生长地域范围较广、产量大、市场流通广泛。枸杞子使用茄科植物宁夏枸杞 *L. barbarum* L.的干燥成熟果实,主产于宁夏、陕西、河北等地。

【名称考证】

"地骨皮"之名始见于南北朝·雷敩《雷公炮炙论》。"地骨皮"作为本草正名始载于元·王好古《汤液本草》。此后的本草著作除清·陈士铎《本草新编》以"枸杞子(地骨皮)"为正名外,其他本草著作多以"地骨皮"为正名,如明·刘文泰《本草品汇精要》、李时珍《本草纲目》,清·张璐《本经逢原》、黄宫绣《本草求真》等。地骨皮又名杞根、地骨、地辅、地节(《神农本草经》)、枸杞根、苟起根(《本草经集注》)、枸杞根皮(《药性论》)、山杞子根、甜齿牙根、红耳堕根(《河南中药手册》)、山枸杞根、狗奶子根皮(《山东中药》)、红榴根皮(《中药材手册》)、狗地芽皮(《四川中药志》)。

枸杞子始载于《名医别录》。此后南北朝·陶弘景《本草经集注》,唐·苏敬等《新修本草》、孟诜《食疗本草》,宋·唐慎微《证类本草》等在"枸杞"项下均有关于本品的记载。"枸杞子"之名始见于南北朝·陶弘景《本草经集注·草木上品》。"枸杞"作为本草正名始见于明·陈嘉谟《本草蒙筌》。其后的本草著作大多以"枸杞子"为正名,如明·杜文燮《药鉴》、缪希雍《炮炙大法》、李中梓《雷公炮制药性解》、《本

草征要》，清·陈士铎《本草新编》、汪昂《本草易读》和《本草备要》、叶桂《本草经解》、吴仪洛《本草从新》、张志聪《本草崇原》、姚洲《本草分经》、蒋居祉《本草择要纲目》、严西亭《得配本草》、凌奂《本草害利》等。

现代本草著作均以"地骨皮"和"枸杞子"为正名，如《中国药典》《中药学》《中药大辞典》《中药材手册》《中药志》《全国中草药汇编》《中华本草》等。同时记载有地骨皮的各地俗称，如《中药材手册》收载的"红耳坠根"、"白葛针"、"红榴根皮"，《中药大辞典》收载的"枸杞根"、"苟起根"、"山杞子根"、"甜齿牙根"、"山枸杞根"、"狗奶子根皮"、"狗地芽皮"等。还记载有本品原植物"枸杞"的异名，如《中药志》收载的"苦杞"、"枸杞菜"、"甜菜芽"、"狗奶子根"、"红榴榴"、"枸茄子"、"红耳坠"，《中华本草》收载的"杞"、"枸忌"、"仙人伏"、"地仙"、"枸棘"、"红珠子刺"等。

【基原考证】

宋·苏颂《本草图经》记载："春生苗，叶如石榴叶而软薄，堪食，俗呼为甜菜。其茎干高三五尺，作丛。六月七月生小红紫花。随便结红实，形微长如枣核。其根名地骨。春夏采叶，秋采茎实，冬采根。"寇宗奭《本草衍义》云："枸杞当用梗皮，地骨当用根皮。枸杞子当用其红实。实，微寒；皮，寒；根，大寒。"明·李时珍《本草纲目》记载："《别录》曰：枸杞生常山平泽，及诸丘陵阪岸。颂曰：今处处有之。春生苗，叶如石榴叶而软薄堪食，俗呼为甜菜。其茎干高三、五尺，作丛。六月、七月生小红紫花。随便结红实，形微长如枣核。其根名地骨。时珍曰：九原以西枸杞并是大树，其叶厚根粗。河西及甘州者，其子圆如樱桃，曝干紧小少核，干亦红润甘美，味如葡萄，可作果食，异于他处者。"清·《本草崇原》曰："枸杞始出常山平泽及丘陵阪岸，今处处有之，以陕西甘州者为胜。春生，苗叶如石榴，叶软嫩可食，七月开小紫花，随结实，园红如樱桃，凌冬不落。"民国·《药物出产辨》中记载地骨皮产于甘肃、宁夏、摄湾、宁安等。通过对比地骨皮历代本草与现行《中国药典》2015年版记载可以看出，从古到今，地骨皮的基原物种、功能主治乃至主产地均基本相同。结合药材实地调研及市场调研，来源于枸杞 *L. chinense* Mill. 的地骨皮，生长地域范围较广、产量大、市场流通广泛。而宁夏枸杞 *L. barbarum* L. 的药材性状与枸杞根皮相同，但其栽培品多用于采收枸杞子，而不采挖，已形不成大宗商品。因此，建议地骨皮使用茄科植物枸杞 *L. chinense* Mill. 的干燥根皮，枸杞子使用茄科植物宁夏枸杞 *L. barbarum* L. 的干燥成熟果实。

【产地变迁】

汉·《神农本草经》言："枸杞……生常山平泽，及诸丘陵阪岸"，常山，即今河北曲阳一带。南北朝·《本草经集注》曰："今出堂邑，而石头烽火楼下最多"，堂邑即今江苏六合区一带。宋·《本草图经》曰："今处处有之。"《梦溪笔谈》曰："枸杞陕西极边生者，高丈余，大可作数寸无刺，根皮如厚朴，甘美异于他处。"说明陕西产枸杞的根皮即地骨皮质量较优。明·《本草纲目》载："古者枸杞、地骨取常山者为上，其他丘陵阪岸者皆可用。后世惟取陕西者良，而又以甘州者为绝品。今陕之兰州、灵州。九原以西枸杞并是大树，其叶厚根粗。河西及甘州者，其子圆如樱桃，暴干紧小少核，干亦红润甘美，味如葡萄，可用果食，异于他处者"，河西即今陕西、甘肃、宁夏等省区，九原即内蒙古后套地区。李时珍明确地骨皮以陕西产者佳。明·《物理小识》载："惠安堡枸杞遍野，秋实最盛"，惠安堡即今宁夏中宁县。《常用中药材品种整理和质量研究南方编》载：枸杞，主产于山西、陕西、安徽等地；宁夏枸杞，主产于宁夏、陕西、河北等地。《500味常用中药材的经验鉴别》记载：地骨皮野生、栽培均有。枸杞主产于河北、河南、山西、陕西、四川、江苏、浙江等省，多为野生。以河南、山西产量较大，江苏、浙江产品品质较好。《中华药海》记载："枸杞，全国各地均产；宁夏枸杞，甘肃、宁夏、新疆、内蒙古、青海等地。"《金世元中药材传统鉴别经验》记载：全国大部分地区均有野生。主产于河北、山西、内蒙古、宁夏、河南、甘肃、山东、东北、江苏、浙江等地，以山西、内蒙古、河南产量大；以江苏、浙江质量好，习称"南地骨皮"，除内销外还大量出口。

5.3.35　麻黄基原考证

麻黄是常用中药材。《名方目录》中有 5%的方剂使用麻黄，如麻黄汤、桂枝芍药知母汤、厚朴麻黄汤、小续命汤、华盖散。但古代本草的原植物描述显示麻黄可能有多种来源，是否与目前药典收载的相同，值得进一步考证。麻黄属 *Ephedra* 植物我国约有 15 个种，分布较广，除长江下游及珠江流域外，其他各地皆有分布，以西北各省及云南、四川种类较多。通过考证《本草图经》、《证类本草》等古代书籍的原植物形态描述及图例，建议使用麻黄科植物草麻黄 *Ephedra sinica* Stapf、中麻黄 *E. intermedia* Schrenk et C.A.Mey.或木贼麻黄 *E. equisetina* Bge.的干燥草质茎。草麻黄主产于河北、山西、陕西、内蒙古。中麻黄主产于甘肃、青海、内蒙古及新疆。木贼麻黄主产于河北、山西、甘肃、陕西、内蒙古、宁夏、新疆等地。

【名称考证】

麻黄，始载于汉·《神农本草经》，以"麻黄"为正名。其后的本草著作均以"麻黄"为正名。如魏晋·吴普《吴普本草》，《名医别录》，南北朝·陶弘景《本草经集注》，唐·苏敬等《新修本草》、孙思邈《千金翼方》，宋·苏颂《本草图经》、唐慎微《证类本草》，金·李杲《珍珠囊药性赋》，元·王好古《汤液本草》，明·刘文泰《本草品汇精要》、李时珍《本草纲目》，清·陈士铎《本草新编》、张璐《本经逢原》、黄宫绣《本草求真》等。

现代有关著作均以"麻黄"作为本品正名，如《中国药典》、《中药学》、《中药大辞典》、《中药志》、《全国中草药汇编》、《中华本草》等。同时记载有各地的俗称，如《全国中草药汇编》收载的"色道麻"、"结力根"等。还记载有原植物"草麻黄"的异名，如《中药志》收载的"麻黄"、"川麻黄"，《中药大辞典》收载的"华麻黄"等；也记载有原植物"木贼麻黄"的异名，如《中药志》收载的"木麻黄"、"山簧"等。

【基原考证】

麻黄始载于汉·《神农本草经》，麻黄功能"发表出汗，止咳逆上气"，在使用上，陶弘景提出"先煮一二沸，去上沫，沫令人烦"，这些描述都与麻黄碱发汗平喘、兴奋中枢的活性相符合，由此可以得出古用麻黄即是含麻黄碱的 *Ephedra* 属植物。宋·苏颂《本草图经》云："苗春生，至夏五月则长及一尺已来。梢上有黄花，结实如百合瓣而小，又似皂荚子，味甜，微有麻黄气，外红皮，里仁子黑，根紫赤色。俗说有雌雄二种，雌者于三月四月内开花，六月内结子，雄者无花，不结子。至立秋后收采其茎，阴干令青。"《证类本草》附"茂州麻黄"、"同州麻黄"图。根据上述本草对于麻黄植物高度、花、果的形色气味的描述来看，同州麻黄为木贼麻黄 *E. equisetina* Bge.。今用麻黄为 2015 年版《中国药典》收载的麻黄科植物草麻黄 *E. sinica* Stapf、中麻黄 *E. intermedia* Schrenk et C.A. Mey.或木贼麻黄 *E. equisetina* Bge.。根据王家葵、杨继荣等基原考证，古用麻黄一直为麻黄科 *Ephedra* 属植物，其中草麻黄 *E. sinica* Stapf 应该是药用主流。

【产地变迁】

麻黄产地始载于汉·《神农本草经》，记载："或生河东。"《本草经集注》记载："生晋地。"《名医别录》记载："生晋地及河东，立秋采茎，阴干令青。"表明秦汉至魏晋时期记录麻黄产地相同且最早被发现是在今山西省。南北朝·《本草经集注》记载："今出青州、彭城、荥阳、中牟者胜，色青而多沫。蜀中亦有，不好。用之折除节，节止汗故也"，记载了麻黄的产地分布和用法。唐·苏敬等《新修本草》云："郑州鹿台及关中沙苑河傍沙洲上太多，其青、徐者亦不复用，同州沙苑最多也。"可见唐代麻黄产地集中在河南、陕西两地。《千金翼方》、《元和郡县图志》、《通典》的记载略同，如《通典》云："荥阳郡贡麻黄二十斤。"宋·《开宝本草》云："今用中牟者为胜，开封府岁贡焉。"《本草图经》谓："今近京多有之，以荥阳、中牟者为胜。"《本草衍义》云："麻黄出郑州者佳。"表明从宋代开始，河南开封府麻黄最佳。明·《本草蒙筌》记载："麻黄，青州、彭城俱生，荥阳、中牟独胜。"《山堂肆考》云："狗脊山在开封府中牟县治后，上产麻黄。"《明一统志》指出开封府土产麻黄，小注"中牟县出"，皆重视河南所产。《本草品汇精要》记载："茂州、同州、荥阳、中牟者为胜。"表明清代时麻黄除河南产外，尚有山东、陕西、云南、北京、内蒙古产。民国·《增订伪药条辨》云："麻黄，始出晋地，今荥阳、汴州、彭城诸处皆有之。"曹炳章增订云："麻黄，九十月出新。山西大同府、代州、边城出者肥大，外青黄而内赤色为道地，太原陵县及五台山出者次之，陕西出者较细，四川滑州出者黄嫩，皆略次，山东、河南出者亦次。惟关东出者，细硬芦多不入药。"又据民国二十九年（1940 年）陕西西京市（西安市）国药商业同业公会《药材行规》之麻黄、麻黄根条产地项皆言："西北各省，大同产佳。"至此，山西完全取代了河南的位置，成为麻黄道地产区，这基本与现代的情况一致。综上所述，不同时期本草著作所强调的道地产区颇有不同，南北朝至明代以河南开封、郑州间所出麻黄为最优。清末民国开始逐渐以山西大同为道地产区，晚近则以内蒙古产出较多。

5.3.36　木香基原考证

自古木香来源复杂，既有国产的，也有进口的。《名方目录》中有 5% 的方剂使用木香，如实脾散、乌药汤、厚朴温中汤、暖肝煎、蠲痹汤。通过考证《本草经集注》、《新修本草》、《本草图经》等古代书籍的原植物形态描述及图例，建议使用菊科植物木香 *Aucklandia lappa* Decne. 的干燥根，木香国内主要栽培于云南西北部，又称"云木香"。

【名称考证】

木香始载于《神农本草经》，历代本草著作大多以"木香"作为正名，如《名医别录》，南北朝·陶弘景《本草经集注》，唐·苏敬等《新修本草》，宋·苏颂《本草图经》、唐慎微《证类本草》，元·王好古《汤液本草》，明·刘文泰《本草品汇精要》、李时珍《本草纲目》，清·张璐《本经逢原》、黄宫绣《本草求真》等。

现代有关著作除《全国中草药汇编》以"云木香"作为正名外，大多以"木香"作为正名，如《中国药典》、《中药学》、《中药大辞典》、《中药志》、《中华本草》等。产于云南、广西者，称为云木香；产于印度、缅甸者，称为广木香。

【基原考证】

《本草经集注》云："此即青木香也，永昌不复贡。今皆从外国舶上来。乃云大秦国以疗毒肿，消恶气有验。"《新修本草》曰："此有二种，当以昆仑来者为佳，出西胡来者不善。"《四声本草》云："昆仑船上来，形如枯骨者良。"《本草图经》谓："今惟广州舶上有来者也，他无所出。"综上所述，自古木香来源复杂，不止一种。既有国产的，也有进口的，但以自广州进口，形如枯骨的质量最好，故有"广木香"之称。此种木香原产印度，现保存在日本正仓院的中国唐代木香即为此种。后来我国云南有大量引种，并提供药材，故又有"云木香"之名。药用木香应以此为正品，建议使用菊科植物木香 *A. lappa* Decne. 的干燥根。

【产地变迁】

《神农本草经》记载："生山谷。"《名医别录》记载："生永昌山谷。"《本草经集注》记载："此即青木香也，永昌不复贡，今皆从外国舶上来，乃云大秦国。以疗毒肿、消恶气，有验。"此处的"永昌"是指现在的云南保山县境内，是汉代开通的中国内陆通往世界的重要陆上通道——"西南丝绸之路"的要地。由此可推测，《名医别录》所述产于永昌的木香，可能是永昌当地所产，亦可能是通过边境贸易从缅甸、印度等国交换而来，然而后来由于永昌郡被废，木香也不再作为地方特产向朝廷进贡，并改经水路从海外进口而来。唐·《海药本草》中木香只言其产地："谨按《山海经》云：生东海昆仑山"，东海泛指我国大陆以东的渤海、黄海、东海等大片海域，而昆仑山是指古代南海山名，地处越南南部海域中，在唐代也主要指南洋一些岛国，如今天的印度尼西亚马鲁古群岛、爪哇岛或缅甸南部萨尔温江口一带等。此地乃古代海上交通要冲，船舶多经于此，表明唐末五代时的木香主要产于东南亚之"昆仑国"。《新修本草》对木香舶来者的品质提出："此有二种，当以昆仑来者为佳，出西胡来者不善，叶似羊蹄面长大，花如菊花结实黄黑所在皆有之。""西胡"是古代对西域各族的泛称。《旧唐书》云："昆仑国……出象牙、青木香、旃檀香、紫檀香、槟榔、琉璃……等香药。"可见，唐代时的木香主要出自东南亚及西域，其中以东南亚所出的"形如枯骨"者质量为上。宋·《重修政和经史证类备用本草》木香项下引《南州异物志》云："青木香出天竺，是草根，状如甘草。"又引《萧炳》云："青木香功用与此同"，又云："昆仑船上来，形如枯骨者良"。"天竺"即今印度、巴基斯坦一带，并经海上丝绸之路进口而来。明·《本草品汇精要》曰："昆仑及广州舶上来者佳。"民国·《药物出产辨》曰："产中国西藏、印度、叙利亚等处，名番木香，味浓厚。"解放后，木香已主要来源于国内栽培，1963年版《中国药典》一部收载："多系栽培，主产于云南。"《中华本草》曰："原产于印度，从广州进口，习称'广木香'；我国现主要栽培于云南丽江、迪庆、大理，四川涪陵等地，又称'云木香'。销全国，并出口。此外，湖南、湖北、广东、广西、陕西、甘肃、西藏亦产。"由上述可知，历史上木香原产国外，经广州进口，习称"广木香"。解放后，国内木香栽培发展很快，其产量和质量足以满足国内需求，现基本无进口。木香国内主要栽培于云南西北部，又称"云木香"。其他如重庆、四川、湖北、湖南、贵州等地亦有栽培。

5.3.37　牛膝、川牛膝基原考证

牛膝在历代本草的品种极其复杂。《名方目录》涉及的主要有牛膝和川牛膝，使用牛膝的名方有温经汤、玉女煎等；使用川牛膝的名方有三痹汤。因此，值得考证，以正本清源，确保用方的准确性。牛膝属 *Achyranthes* L.约15种，分布于两半球热带及亚热带地区，我国产3种。通过考证《本草图经》、《证类本草》、《本草纲目》、《本经逢原》等古代书籍的原植物形态描述及图例，建议牛膝使用苋科植物牛膝 *Achyranthes bidentata* Bl.的干燥根，川牛膝使用苋科杯苋属的川牛膝 *Cyathula officinalis* Kuan 的干燥根。怀牛膝主产区一直是河南，川牛膝主产于四川。

【名称考证】

牛膝始载于《神农本草经》，其后本草大多沿用《神农本草经》记载，以"牛膝"为正名。未对怀牛膝和川牛膝进行区分，明清之后开始区分。怀牛膝之名始见于明·方贤《奇效良方》，因主产怀庆府而得名。川牛膝分布于四川、云南、贵州等省，以主产四川而得名，为晚近发展的新品种。川牛膝之名始见于唐代，如唐·蔺道人《仙授理伤续断秘方》。迨至宋代，医药学家已初步认识到川牛膝具有利尿通淋之功，并用于临床。如宋·杨士瀛《仁斋直指方》云："小便淋痛，或尿血，或沙石胀痛，用川牛膝。"明代医药学家则认为川牛膝亦有强筋骨之功，如明·兰茂的《滇南本草》谓："白牛膝强筋骨功胜川牛膝。"

　　现代有关著作均沿用前代大多本草记载以"牛膝"和"川牛膝"作为正名，如《中国药典》、《中药大辞典》、《中药志》、《全国中草药汇编》等。同时尚记载有异名，如《全国中草药汇编》收载"牛膝"异名"对节草"、"红牛膝"、"牛髁膝"，《中药大辞典》的"鸡胶骨"等；《中华本草》收载"川牛膝"的异名"毛药"、"红毛药"等。

【基原考证】

　　对于怀牛膝，魏晋·吴普《吴普本草》记载："生河内"，"叶如蓝，茎本赤。二月、八月采"。宋·《本草图经》记载："春生苗茎高二、三尺，青紫色，有节如鹤膝，又如牛膝状，叶尖圆如匙，两两相对于节上，生花作穗，秋结实甚细"，并附有怀州、滁州、单州、归州牛膝图，其中怀州牛膝图与当今的"怀牛膝"恰恰吻合。明·《本草纲目》记载："牛膝……其苗方茎暴节，叶皆对生，……作穗结子，状如小鼠负虫，有涩毛，皆贴茎倒生。"从《名医别录》、《本草图经》、《证类本草》、《救荒本草》、《本草纲目》、《植物名实图考》等对牛膝原植物形态的描述来看，证明怀牛膝确是历代沿用牛膝，为传统药用牛膝的正品。与《中国药典》（2015年版）收载相符，即苋科植物牛膝 *A. bidentata* Bl.的干燥根。

　　对于川牛膝，历代本草的形态描述较为粗略。张寿颐《本草正义》记载："川牛膝之名，不见于古书，惟张石顽。"《本经逢原》记载："怀产者长而无旁须，水道涩渗者宜之。川产者细而微黑，精气不固者宜之。又谓川产气味形质与续断仿佛，用之无精滑之虞。是牛膝之川产者，不专以滑泄见功，而宣通关节之力则一，颇为有利无弊，肝肾阴虚，而机关不利者宜之。但今时市肆中之所谓川牛膝，则其形甚大，而性质空松，又与石顽之说不类，然用之于肩背手臂，疏通脉络，流利骨节，其效颇著。盖其质空疏则其力能旁行上达，以视怀牛膝之坚实直下者，功用大有区别。而世俗恒以川膝、怀膝，视为一类二种，随笔拈来，含混用之，不知分别，误矣。"上述描述显示，《本经逢原》所谓"川产者"很可能仍然是四川生产的牛膝 *A. bidentata* Bl.，而《本草正义》记载的"所谓形甚大而性质空松"的川牛膝与现代的川牛膝相同。《中国药典》1963年版收载品种为头序杯苋 *C. capitata* Moq.或毛杯苋 *C. tomentosa* Moq.。根据谢宗万先生的调查考证，商品川牛膝根据根味有甜、麻的不同，而分别称"甜牛膝"和"麻牛膝"。由于两种药材的外形相似，药材经营部门时常混收。但麻牛膝的性味不符合中医传统使用川牛膝的性味，不可混淆。因此，川牛膝应是苋科杯苋属的川牛膝 *C. officinalis* Kuan 的干燥根。

【产地变迁】

　　《吴普本草》记载："牛膝生河内。"《千金翼方》记载："怀州产牛膝。"《日华子本草》曰："牛膝，怀州者长白。"《本草图经》记载："牛膝，生河内川谷及临朐，今江淮、闽、粤、关中亦有之，然不及怀州者为真……有节如鹤膝，又如牛膝状，以此名之。"《本草蒙筌》云："地产尚怀庆，……雌牛膝节细，茎青根短，坚脆无力；雄牛膝节大，茎紫根长，柔润有功。"《本草从新》谓牛膝"出怀庆府，长大肥润者良"。《本草备要》言："出西川及怀庆府，长大肥润者良。"《本草便读》云："牛膝，今江淮闽粤等处皆有之，惟以怀庆及川中所产者为良。亦地土之各有异宜，故功用亦有差等耳。"《中药材品种沿革及道地性》曰："以栽培品为主，主产于河南武陟、温县、孟县、博爱、沁阳、辉县等地，河北、山西、山东、江苏、辽宁、安徽等地也有引种，河南产者主根粗而直长，味甜质佳，是有名的'四大怀药'之一。"《中国植物志》曰："除东北外全国广布。生于山坡林下，海拔200-1750米。朝鲜、苏联、印度、越南、菲律宾、马来西亚、非洲均有分布。"综上可知，河南一直是怀牛膝的主产区，近代以来以栽培品为主，虽然也有山东、四川、江苏、福建等河南以外之地的分布，但都不及河南产者质佳。川牛膝以主产四川而得名，古代一直以四川天全县产者最佳。产自盐源的称牛膝，产自西昌的称肉牛膝，产自云南楚雄的称牛膝，产自维西的称甜牛膝，产自昭通、曲靖、保山、下关、丽江、大理的称拐牛膝，产自贵州的称大牛膝，小者为小牛膝，当地野生品称毛药。江西遂川引种栽培种称龙牛膝。河北自贵州调入种称小川牛膝。

5.3.38 秦艽基原考证

秦艽为除风湿、退虚热的要药。《名方目录》中有 5% 的方剂使用秦艽，如三痹汤、大秦艽汤、清骨散、蠲痹汤、身痛逐瘀汤。通过考证《本草图经》、《植物名实图考》等古代书籍的原植物形态描述及图例，建议使用龙胆科植物秦艽 *Gentiana macrophylla* Pall.、麻花秦艽 *G. straminea* Maxim.、粗茎秦艽 *G. crassicaulis* Duthie ex Burk. 或小秦艽 *G. dahurica* Fisch. 的干燥根，主产于四川，陕西以及甘肃碌曲、玛曲、夏河、天祝、武威、肃南等高山草地。

【名称考证】

秦艽始载于汉·《神农本草经》，其后本草著作多以"秦艽"为正名，如《名医别录》，南北朝·陶弘景《本草经集注》，唐·苏敬等《新修本草》，宋·苏颂《本草图经》、唐慎微《证类本草》，金·李杲《珍珠囊药性赋》，元·王好古《汤液本草》，明·刘文泰《本草品汇精要》、李时珍《本草纲目》，清·陈士铎《本草新编》、张璐《本经逢原》、黄宫绣《本草求真》等。秦艽又名西秦艽、大秦艽、左秦艽、左扭根等。

现代有关著作均以"秦艽"作为正名，如《中国药典》、《中药学》、《中药大辞典》、《中药志》、《中药材手册》、《全国中草药汇编》、《中华本草》等。同时记载有各地的俗称，如《中药材手册》收载的"萝卜艽"、"鸡腿艽"、"辫子艽"、"西大艽"、"左扭根"、"山大艽"，《全国中草药汇编》收载的"大艽"、"左扭"、"左拧"、"西秦艽"，《中药大辞典》收载的"左宁根"，《中华本草》收载的"曲双"等。还记载有本品原植物"秦艽"的异名，如《中药志》收载的"大叶龙胆"、"萝卜艽"、"鸡腿艽"、"曲双"、"西大艽"、"左秦艽"、"左扭根"、"山大艽"；也记载有原植物"粗茎秦艽"的异名，如《中药大辞典》收载的"粗茎龙目"；还记载有原植物"小秦艽"的异名，如《中华本草》收载的"兴安龙胆"、"狗尾艽"、"达乌里龙组"；还记载有原植物"麻花秦艽"的异名，如《中华本草》收载的"麻花艽"等。

【基原考证】

《神农本草经》谓其"生飞鸟山谷"。陶弘景说："今出甘松、龙洞、蚕陵。以根作罗文相交，长大黄白色者为佳。"《本草图经》云："其根土黄色而相交纠，长一尺以来，粗细不等，枝干高五六寸。叶婆娑连茎梗，俱青色，如莴苣叶。六月开花，紫色，似葛花，当月结子，每于春秋采根阴干"，并附有秦州秦艽及石州秦艽图。《植物名实图考》记载："秦艽叶如莴苣，梗叶皆青……"从上述描述来看与《中国药典》2015 年版收载相符，即为龙胆科植物秦艽 *G.macrophylla* Pall.、麻花秦艽 *G. straminea* Maxim.、粗茎秦艽 *G. crassicaulis* Duthie ex Burk. 或小秦艽 *G. dahurica* Fisch. 的干燥根。

【产地变迁】

《神农本草经》记载："生山谷"。《名医别录》记载："生飞鸟山谷。"《本草经集注》曰："今出甘松、龙洞、蚕陵。"《新修本草》记载："今出泾州、鄜州、岐州者良"，其中泾州现为甘肃省平凉市泾川县一带，鄜州今陕西富县，岐州约在今关中的岐山县及凤翔县一带。《新唐书·地理志》曰："陇西郡贡秦艽"，陇西郡在现今甘肃陇西地区。《本草图经》曰："今河陕州郡多有之。"至明·《本草纲目》称："秦艽出秦中。"《植物名实图考》称："今山西五台山所产，形状正同。"由此可知本草所记载的秦艽的产地包括甘肃、四川、陕西、山西、山东及河南等省。

5.3.39　升麻基原考证

升麻在各地有很多异物同名品,加之历代本草对其记载又不统一,故升麻的品种较混乱。有些品种虽有升麻之名,但与正品升麻无论是在植物基原方面或是在功效主治方面均有不同。《名方目录》中有5%的方剂使用升麻,如辛夷散、清胃散、济川煎、升陷汤、凉血地黄汤。通过考证《本草经集注》、《本草图经》、《本草纲目》等古代书籍的原植物形态描述及图例,建议使用毛茛科植物大三叶升麻 *Cimicifuga heracleifolia* Kom.、兴安升麻 *C. dahurica*(Turcz.)Maxim.或升麻 *C. foetida* L.的干燥根茎。目前,升麻主产于四川、甘肃、青海、陕西等省;大三叶升麻主产于东北;兴安升麻主产于华北和东北等地。

【名称考证】

升麻始载于《神农本草经》,其后的本草著作均以"升麻"为正名,如魏晋·吴普《吴普本草》,《名医别录》,南北朝·陶弘景《本草经集注》,唐·苏敬等《新修本草》,宋·苏颂《本草图经》、唐慎微《证类本草》,元·王好古《汤液本草》,明·刘文泰《本草品汇精要》、李时珍《本草纲目》,清·陈士铎《本草新编》、张璐《本经逢原》、黄宫绣《本草求真》等。

现代有关著作均以"升麻"作为正名,如《中国药典》、《中药学》、《中药大辞典》、《中药志》、《全国中草药汇编》、《中华本草》等。同时记载有各地俗称,如《中药材手册》收载的"窟窿牙根",《全国中草药汇编》收载的"莽牛卡架"、"龙眼根"等。还记载有原植物"升麻"的异名,如《中药志》收载的"绿升麻"、"西升麻"、"川升麻"、"鸡骨升麻",《中药大辞典》收载的"马尿杆"、"火筒杆";原植物"兴安升麻"的异名,如《中药志》收载的"窟窿牙根"、"牤牛卡根"、"龙眼根"、"北升麻",《中药大辞典》收载的"地龙芽"、"苦龙芽菜"、"达呼尔升麻"、"苦菜秧"、"苦力芽"、"苦壮菜",《中华本草》收载的"地芽龙"、"苦龙芽菜"、"窟窿牙根"等;原植物"大三叶升麻"的异名,如《中药志》收载的"窟窿牙根"、"龙眼根"、"牤牛架根"、"关升麻"等。

【基原考证】

升麻始载于《神农本草经》,但未对原植物进行描述。《本草经集注》记载:"旧出宁州者第一,形细而黑,极坚实,顷无复有。今惟出益州,好者细削,皮青绿色,谓之鸡骨升麻。北部间亦有,形又虚大,黄色。"《本草图经》记载:"春生苗,高三尺以来。叶似麻叶并青色。四月五月着花似粟穗,白色。六月以后结实,黑色。根紫如蒿根,多须。二月八月采,曝干。"《本草品汇精要》曰:"升麻,……有须多孔,其孔如眼。用引诸药上升,故俗谓之鬼眼升麻也。"李时珍《本草纲目》记载:"今人惟取里白外黑而紧实者,谓之鬼脸升麻,去须及头芦,锉用。"据以上本草所述考证可知,古代升麻入药并非一种,《神农本草经》所云"生益州"者,《本草经集注》所云"形细而黑,极坚实"、"出益州"者,《本草品汇精要》所载"鬼眼升麻",以及李时珍所述"鬼脸升麻"等,均为毛茛科植物升麻 *C. foetida* L.及其药材。《本草经集注》所云"北部间亦有,形又虚大,黄色"者似为毛茛科植物兴安升麻 *C. dahurica*(Turcz.)Maxim.。至于《本草图经》所载"叶似麻叶并青色"、"六月以后结实,黑色"者则似毛茛科植物类叶升麻 *Actaea asiatica* Hara。此外,《本草图经》所附"滁州升麻"图,经考证为菊科植物华麻花头 *Serratula chinensis* S. Moore,即1992年版《中药材部颁标准》(第一册)所载的"广升麻"。综上所述,结合上述本草的描述及附图,可认为历史上的升麻的正品来源于毛茛科升麻属 *Cimicfuga* 植物,以升麻 *C. foetida* L.,大三叶升麻 *C. heracleifolia* Kom.和兴安升麻 *C. dahurica*(Turcz.)Maxim.为正品。

【产地变迁】

《神农本草经》和《名医别录》描述均为"生益州"，指出了其具体生境范围，即在四川及汉中一带。南北朝·《本草经集注》描述为"生益州山谷。旧出宁州者第一，今惟出益州，好者细削，皮青绿色，谓之鸡骨升麻。北部间亦有，形又虚大，黄色。建平间亦有，形大味薄"。唐·苏敬等《新修本草》描述为"生益州山谷。二月、八月采根，晒干"，"旧出宁州者第一，形细而黑，极坚实，顷无复有。今惟出益州，好者细削，皮青绿色，谓之鸡骨升麻。北部间亦有，形又虚大，黄色。建平间亦有，形大味薄，青绿色，谓之鸡骨升麻"。与《本草经集注》描述基本一致。宋·唐慎微《证类本草》描述为"旧出宁州者第一，形细而黑，极坚实，顷无复有。今唯出益州，好者细削，皮青绿色，谓之鸡骨升麻。北部间亦有，形又虚大，黄色。建平间亦有，形大味薄，不堪用。升麻，生益州川谷，今蜀汉、陕西、淮南州郡皆有之，以蜀川者为胜"。宋·苏颂《本草图经》记录为"升麻为草部上品之上卷第四，升麻生益州山谷，今蜀汉、陕西、淮南州郡皆有之，以蜀川者为胜"。明·李时珍《本草纲目》中将之前各本草古籍中的产地分布进行了总的归纳。具体描述与之前记载一致。明·陈嘉谟《本草蒙筌》记载："滁州升麻汉州升麻味苦、甘，气平、微寒。气味俱薄，浮而升，阳也。无毒。虽多陕地，惟尚益州。"清·《本草易读》中记载："升麻，蜀汉、陕西、淮南皆有之，以蜀川出者为胜。"清·张志聪《本草崇原》记载："升麻今蜀汉、陕西、淮南州郡皆有，以川蜀产者为胜。"《中华本草》记载："升麻来源升麻、兴安升麻和大三叶升麻，其分布依次为 1.分布于山西、陕西、甘肃、青海、河南西部、湖北、四川、云南、西藏。2.分布于黑龙江、吉林、辽宁、内蒙古、河北、山西、河南、湖北。3.分布于黑龙江、吉林、辽宁。"《中药大辞典》记载："升麻分布云南、贵州、四川、湖北、青海、甘肃、陕西、河南、山西、河北、内蒙古、江苏等地；兴安升麻分布黑龙江、吉林、辽宁、河北、湖北、四川、山西、内蒙古等地。大三叶升麻分布黑龙江、吉林、辽宁等地。"综合以上古文献及现代文献考证，古文献中升麻生长在益州、宁州、北部间、建平间、蜀汉、陕西、淮南州郡等地，并以川蜀者为最优。目前，升麻主产于四川、甘肃、青海、陕西等省；大三叶升麻主产于东北；兴安升麻主产于华北和东北等地。

5.3.40 石膏基原考证

石膏是常用的矿物药之一。《名方目录》中有 5%的方剂使用石膏，如竹叶石膏汤、厚朴麻黄汤、大秦艽汤、玉女煎、清燥救肺汤。通过考证《名医别录》、《本草图经》、《本草纲目》等古代书籍的原植物形态描述及图例，建议使用硫酸盐类矿物硬石膏族石膏，主要是含水硫酸钙（$CaSO_4 \cdot 2H_2O$）。主产于湖北应城、安徽新安、西藏昌都、安徽凤阳等地。

【名称考证】

石膏始载于汉·《神农本草经》，其后的本草著作大多以"石膏"为正名，如《名医别录》，南北朝·陶弘景《本草经集注》，唐·苏敬等《新修本草》，宋·苏颂《本草图经》、唐慎微《证类本草》，元·王好古《汤液本草》，明·陈嘉谟《本草蒙筌》、李时珍《本草纲目》，清·张志聪《本草崇原》、陈士铎《本草新编》、张璐《本经逢原》、黄宫绣《本草求真》等；但也有以"生石膏"为正名的，如明·李中梓《本草征要》等。

现代有关著作均沿用《神农本草经》的记载，以"石膏"作为正名，如《中国药典》、《中药学》、《中药大辞典》、《中药志》、《中药材手册》、《全国中草药汇编》、《中华本草》等。同时记载有各地的俗称，如《中药志》收载的"大石膏"、"玉大石"、"冰石"，《中药材手册》收载的"石羔"、"玉火石"，《中国药材学》收载的"纤维石膏"等。

【基原考证】

石膏始载于汉·《神农本草经》，被列为中品。《名医别录》记载："细理白泽者良，黄者令人淋。生齐山山谷及齐卢山、鲁紫山，采无时。"宋·苏颂《本草图经》记载："石膏自然明莹如玉石，此有异也。"明·李时珍《本草纲目》记载："石膏有软、硬二种。软石膏，大块生于石中，作层如压扁米糕形，每层厚数寸，有红白二色，红者不可服，白者洁净，性善良也，细文短密如针束，烧之即白烂如粉。其中明洁，色带如青，文长细如白丝者，名理石也，与软石膏乃一物二种……硬石膏作块而生，如马齿坚白，击之则段段横解，光亮如云母；另有硬石膏成块，击之块块方解，名方解石也，烧之散，亦不烂，与硬石膏乃一类二种。"根据上述记载的形态等可知，古代医家多将石膏、寒水石、凝水石、理石、方解石等矿物药混用，其中包括《中国药典》收载的硫酸盐类矿物硬石膏族石膏，即含水硫酸钙（$CaSO_4 \cdot 2H_2O$）。

【产地变迁】

石膏始载于《神农本草经》，被列为中品。《名医别录》记载："细理白泽者良，黄者令人淋。生齐山山谷及齐卢山、鲁蒙山，采无时。"唐·苏敬等《新修本草》记载："二郡之山，即青州、徐州也。今出钱塘县，皆在地中，雨后时时自出，取之皆方如棋子，白澈最佳。比难得，皆用虚隐山者。彭城者亦好。"宋·寇宗奭《本草衍义》记载："二书纷辨不决，未悉厥理。详《本经》元无方解石之文，止缘《唐本》注：石膏、方解石大体相似。因此一说，后人遂惑。经曰：生齐山山谷，及齐卢山、鲁蒙山。采无时，即知他处者为非。"清·王翃《握灵本草》记载："石膏生齐州山谷。今钱塘山中甚，浙人呼为寒水石。"综上所述，历代本草记载，石膏主产于山东、江苏等地。《中华地道药材》记载："主产于湖北应城、安徽新安、西藏昌都、安徽凤阳等地。以湖北应城石膏最为著名，为道地药材。此外，四川、甘肃、新疆、贵州、云南也蕴藏有资源。"《新编中药志》记载："石膏主产于湖北省，以湖北应城石膏最为有名，为道地药材。另一主产地是安徽凤阳、河南新安、西藏昌都。此外，山西、甘肃、四川、贵州等亦产。"

5.3.41　贝母基原考证

贝母在我国应用与研究已有两千余年的历史，但其品种较为复杂，除《中国药典》收载的浙贝母、川贝母、平贝母、伊贝母、湖北贝母和土贝母，还有地方习惯用药的东贝母，以及易混品秦贝母、砂贝母、米贝母等。《名方目录》中有5%的方剂使用贝母，如清金化痰汤、桑白皮汤、清肺汤、桑杏汤（象贝）、化肝煎（土贝母）。因此，需要对贝母进行全面的基原考证，以保证用药安全。通过考证《名医别录》、《新修本草》、《本草图经》、《本草纲目》、《植物名实图考》等古代书籍的原植物形态描述及图例，建议象贝使用百合科植物浙贝母 *Fritillaria thunbergii* Miq.的干燥鳞茎，主产于浙江、江苏、安徽、湖南等；贝母除可使用浙贝母外，还可使用下列品种：川贝母，百合科植物川贝母 *F. cirrhosa* D.Don、暗紫贝母 *F. unibracteata* Hsiao et K. C. Hsia、甘肃贝母 *F. przewalskii* Maxim.、梭砂贝母 *F. delavayi* Franch.、太白贝母 *F. taipaiensis* P. Y. Li 或瓦布贝母 *F. unibracteata* Hsiao et K. C. Hsia var. wabuensis（S. Y. Tang et S. C. Yue）Z. D. Liu，S.Wang et S. C. Chen 的干燥鳞茎；伊贝母，百合科植物新疆贝母 *F. walujewii* Regel 或伊犁贝母 *F. pallidiflora* Schrenk 的干燥鳞茎；湖北贝母，原植物来源是百合科植物湖北贝母 *F. hupehensis* Hsiao et K.C.Hsia 的干燥鳞茎。土贝母使用葫芦科植物土贝母 *Bolbostemma paniculatum*（Maxim）Franq. 的干燥块茎。

【名称考证】

贝母原名莔，《说文解字》载："莔，贝母也，莔正字葿，假借字也，根下子如聚小贝。"《诗经·载驰》有"涉彼阿丘，言采其蝱"的诗句。毛傅曰："蝱，贝母，释草。"《官子·地员》亦载："其山之旁有彼黄蝱。"《尔雅》记载：莔，贝母。《说文解字》记载：贝母也，通作蝱，则莔和蝱均相通。陆机《诗疏》云："蝱，今药草贝母也，……四方连累相著，有分解。"汉·《神农本草经》以"贝母"为正名收载，记载："贝母，味辛，平。主伤寒烦热，淋沥，邪气，疝瘕，喉痹，乳难金创，风痉。一名空草"，其后历代本草著作即以"贝母"为正名，如《名医别录》，南北朝·陶弘景《本草经集注》，唐·苏敬等《新修本草》，宋·苏颂《本草图经》、唐慎微《证类本草》，元·王好古《汤液本草》，明·李时珍《本草纲目》，清·陈士铎《本草新编》等。

现代文献大多将贝母分为"川贝母"、"浙贝母"、"土贝母"等介绍，但《中药材手册》仍以"贝母"为正名记载本药。

【基原考证】

贝母入药用，最早见于春秋战国·《万物》，曰："贝母已寒热。"汉·《神农本草经》记载："气味辛、平、无毒。主伤寒烦热。淋沥邪气，喉痹、乳难、金创、风痉。一名空草。"尚志钧等专家经考证认为该书所载的贝母应是葫芦科土贝母 *B. paniculatum*（Maxim）Franq.。《名医别录》记载："贝母，味苦，微寒，无毒。主治腹中结实，心下满，洗洗恶风寒，目眩项直，咳嗽上气，止烦热渴，出汗，安五脏，利筋骨。"从所载内容看，此贝母的性味功效与现代药用的百合科贝母属植物川贝母和浙贝母相近，尤其是"咳嗽上气"的描述，而土贝母没有这个功效。但从"生晋地，十月采根"分析，又与葫芦科土贝母相似，而川贝母、浙贝母主产于长江流域和长江以南地区。结合唐宋时期本草只记载有浙贝母，而未记载川贝母，认为《名医别录》记载的贝母应包括浙贝母和土贝母。南北朝·《本草经集注》记载："今出近道，形似聚贝子，故名贝母。"从产地和形态推断，认为该书记载的应是浙贝母。唐·苏敬等《新修本草》记载："贝母，其叶如大蒜，四月蒜熟时采良。若十月苗枯，根亦不佳也。出润州、荆州、襄州者最佳。江南诸州亦有，味甘苦不辛。"根据上述形态描述、采收时间、产地及性味看，此书的贝母应是现代药用百合科贝母属植物。宋·苏颂《本草图经》记载："贝母，生晋地……根有瓣子，黄白色，如聚贝子，故名贝母。二月生苗，茎细，青色，叶亦青。"根据植物形态描述表明，此处的贝母是百合科贝母属植物。而《证类本草》贝母项下，曾引陆机之言曰："其叶如栝楼而细小，其子在根下，如芋子，正白，四方连累相著，有分解也。"附图与今葫芦科土贝母 *B. paniculatum*（Maxim）Franq.的地下球茎相似。明·倪朱谟《本草汇言》记载："贝母，开郁、下气、化痰之药也。润肺消痰，止咳定喘，则虚劳火结之证，……必以川者为妙。若解痈毒，破癥结，消实痰，敷恶疮，又以土者为佳。然川者味淡性优，土者味苦性劣，二者以区分用。"倪朱谟将浙江本地产的贝母称"土者"，四川产的称"川者"，将川贝、浙贝始以产地冠名划分开来。清·吴仪洛《本草从新》记载："川产开瓣，圆底平者良；浙江产形大，亦能化痰，散结，解毒。"赵学敏《本草纲目拾遗》记载："浙贝出象山，俗称象贝母，皮糙味苦，独颗无瓣，顶圆心斜……"，又引叶暗斋云："宁波象山所出贝母，亦分两瓣。味苦而不甜，其顶平而不尖，不能如川贝之象荷花蕊也。象贝苦寒解毒。利痰开宣肺气。儿肺家挟风火有痰者宜此。"吴其濬《植物名实图考》记载："今川中图者，一叶一茎，叶颇似荞麦叶。大理府点苍山生者，叶微似韭，而开蓝花，正类马兰花，其根则无甚异，果同性耶。"由此可见，清代时药用贝母主要有川贝、西贝和浙贝几类。考张璐和诸家本草所述的川贝，其植物来源同《本草汇言》的川贝，似为暗紫贝母和川贝。至此，川贝与浙贝明确分开。浙贝母的整个历史演进过程可以概括为从初期同名异物逐渐演变为单一类群的植物，继而又根据功效分为川贝母、浙贝母。综合考证历代本草著作可知，魏晋以前药用贝母主要是葫芦科植物土贝母 *B. paniculatum*（Maxim）Franq.。南北朝时开始使用浙贝母，直到明代后期，土贝母和湖北贝母仍占主要地位。明代以后，主要药用品种包括百合科植物属植物浙贝母、川贝母、伊贝母、湖北贝母等，其中浙贝母产于象山者称为象贝，与现今药用贝母种类基本一致。浙贝母原植物来源为百合科植物浙贝母 *F. thunbergii* Miq.；川贝母原植物来源是百合科植物川贝母 *F. cirrhosa* D.Don、暗紫贝母 *F. unibracteata* Hsiao et K. C. Hsia、甘肃贝母 *F. przewalskii* Maxim.、梭砂贝母 *F. delavayi* Franch.、太白贝母 *F. taipaiensis* P. Y. Li 或瓦布贝母 *F. unibracteata* Hsiao et K. C. Hsia var. wabuensis（S. Y. Tang et S. C. Yue）Z. D. Liu，S.Wang et S. C. Chen；伊贝母原植物来源是百合科植物新疆贝母 *F. walujewii* Regel 或伊犁贝母 *F. pallidiflora* Schrenk；湖北贝母原植物来源是百合科植物湖北贝母 *F. hupehensis* Hsiao et K.C.Hsia。

【产地变迁】

《神农本草经》和《名医别录》均记载："贝母生晋地"，经考证此贝母应为土贝母。南北朝·《本草经集注》记载："出近道，形似聚贝子，故名贝母，断谷服之不饥"，近道是指今江苏南京。唐·苏敬等《新修本草》记载："出润州、荆州、襄州者最佳"，分别为今江苏镇江、荆州和襄阳。宋·《本草图经》曰："贝母生晋地，今河中、江陵府、郧、寿、随、郑、蔡、润、滁州皆有之。"明·倪朱谟《本草汇言》记载："贝母，开郁、下气、化痰之药也。润肺消痰，止咳定喘，则虚劳火结之证，……必以川者为妙。若解痈毒，破癥结，消实痰，敷恶疮，又以土者为佳。然川者味淡性优，土者味苦性劣，二者以区分用。"倪朱谟将浙江本地产的贝母称"土者"，四川产的称"川者"，至此，川贝、浙贝始以产地冠名划分开来。清·《本草崇原》记载："贝母，河中、荆、襄、江南皆有，唯川蜀出者为佳。"清·赵学敏《本草纲目拾遗》曰："浙贝出象山，俗称象贝母，……"，又引叶暗斋云："宁波象山所出贝母。"据《浙江旧县志集成》中的《象山县志（中）》记载："贝母乾隆志：邑产之最良者。道光志：象山出者象贝，异他处……近象产甚少，所用浙贝皆鄞小溪产。"道光年间在鄞州鄞县四明山麓樟村、鄞江桥一带贝母大规模种植，使其成为浙贝母的主产地，由此"象贝"改称"浙贝"。清·《植物名实图考》记载："今川中图者，一叶一茎，叶颇似荞麦叶。大理府点苍山生者，叶微似韭而生蓝花，正类马兰花。"虽产自川中，但明显非川贝，可见，到《植物名实图考》尚弄不清川贝的具体性状。民国·《增订伪药条辨》（刊于 1928 年）记载：川贝，四川灌县（都江堰）产者，底平头尖，肉白光洁而坚，味微苦兼甘，为最佳。平藩县产者，粒团质略松，头微尖，肉色白而无神，味亦微苦兼甘，亦佳。叙富（今宜宾）产者，颗大而扁，肉白黄色，质松味淡，为次。鲁京州大白山、松盘等处产者，曰鲁京川，黄白色，头尖，亦次。灌县描述可能是松贝、平藩描述似青贝。《药物出产辨》曰："川贝母，以产四川打箭炉、松潘县等为正地道。其余灌县、大宁府、云南等均可。"《本草药品实际之观察》曰："川贝母是为四川西北部松潘、雅安等县培植品。尤以松潘产者为最佳。二曰炉贝，颗粒不大，产打箭炉。"此处培植品存疑，炉贝颗粒不大亦存疑。赵燏黄先生应未去过产地，当以规格相近作栽培品。《中药材手册》记载：知贝，主产于四川、青海、云南一带，产量极大。松贝，主产于松潘、马尔康等阿坝藏族自治州一带。青贝，主产于青海玉树、云南德钦、贡山独龙族怒族自治县、新疆木垒河、伊犁、四川巫山及甘肃岷县等地。松贝、青贝的名字首次出现。知贝是炉贝。《中药材产销》（2004 年）记载：青贝产于四川的石渠、德格、白玉、巴塘、理塘、康定等地；西藏桑日、加查、朗县、比如、索县、墨竹工卡等地；青海玉树、杂多、称多等；云南德钦、贡山等地。松贝产于四川阿坝州松潘、红原、若尔盖、黑水、金川主产；南坪、平武、马尔康及青海的班玛、久治、达日、甘德等，甘肃玛曲、漳县迭部有少量分布。甘肃贝母：按不同形状分松贝、青贝，甘肃岷县、舟曲、文县等主产，青海东南部、四川西北部，西藏东部也有少量分布，产量很少。炉贝产自四川石渠、德格、白玉，西藏芒康、贡觉、江达、左贡等地；青海玉树、杂多、称多等；云南德钦、贡山等地，产区广、产量大。可见，川贝的三种规格中，松贝一直以四川为主产地，青贝、炉贝产区也较为固定。松贝、青贝可能从明、清本草中的外观描述中偶可印证。而炉贝的规格应在民国左右才出现。川贝的三种规格的名称确立距今不超百年。可能是川贝产区原来交通闭塞，信息不畅，商品较难从西部高原流入东部的缘故。

5.3.42 丹皮、牡丹皮基原考证

牡丹皮为常用中药。《名方目录》中有 6%的方剂使用牡丹皮，如温经汤、清胃散等。但牡丹皮来源复杂，品种较多，医药文献常见有误订品种，值得进一步考证，以正本清源。芍药属 *Paeonia L.*约 35 种，分布于欧、亚大陆温带地区。我国有 11 种，主要分布在西南、西北地区，少数种类在东北、华北及长江两岸各省也有分布。通过考证《本草经集注》、《本草图经》、《本草蒙筌》、《本草纲目》、《本草原始》等古代书籍的原植物形态描述及图例，建议使用毛茛科植物牡丹 *Paeonia suffruticosa* Andr. 的干燥根皮，主产于湖南、湖北、安徽、四川、甘肃、陕西、山东、贵州等地。

【名称考证】

牡丹皮最早以"牡丹"收载于汉·《神农本草经》，又名"鼠姑，鹿韭"，被列为中品。牡丹皮之名始于宋·《本草图经》。"牡丹皮"作为本品正名则始见于元·《汤液本草》。其后历代大多本草著作即沿用《汤液本草》的记载，以"牡丹皮"为正名，如《本草纲目》、《炮炙大法》、《本草备要》、《本草从新》等。同时尚记载有本品异名"牡丹根皮"，如《本草纲目》曰："黄丝绢：煮汁服，止消渴……白牡丹根皮末、白笈末各一钱。"

现代有关著作均沿用元·《汤液本草》的记载，以"牡丹皮"为正名。如《中国药典》、《中药大辞典》、《中国医药百科全书·中医学》等。同时尚记载有各地俗名，如《全国中草药汇编》记载的"粉丹皮"、"条丹皮"，《中药大辞典》记载的"丹根"等。

【基原考证】

《名医别录》记载："生巴郡山谷及汉中。二月八月采根，阴干。"《本草经集注》载："今东间亦有。色赤者为好，用之去心。"《本草图经》曰："花有黄、紫、红、白数色，此当是山牡丹。其茎梗枯燥黑白色，二月于梗上生苗叶，三月开花；其花叶与人家所种者相似，但花只五、六叶耳；五月结子黑色，如鸡头子大；根黄白色，可五、七寸长，如笔管大。"书中绘有滁州牡丹图，如图 1-5-31A 所示，图中花大顶生，与今牡丹一致，花为单瓣，与文字描述相符。《本草衍义》曰："用其根上皮……惟山中单叶花红者为佳，家椑子次之，若移枝接者不堪用，为其花叶既多发，夺根之气也，何以知之？"《本草蒙筌》载："家园花千层，根气发夺无力；山谷花单瓣，根性完具有神。"《本草原始》载："采山中单叶红花牡丹根"；《本草崇原》载："今江北、江南皆有，而以洛阳为盛……入药唯取野生红白单叶者之根皮用之……其千叶五色异种，只供玩赏之品。"表明自宋代开始，医家已经充分意识到栽培观赏牡丹与野生牡丹的药效差异，药用牡丹应选用野生的单瓣花类群，而栽培的观赏牡丹不宜入药。明清时期强调药用牡丹不再强调野生，而是突出单瓣花。如《本草备要》和《本草从新》均强调："单瓣花红者入药，肉厚者佳。"所附图如图 1-5-31B 所示。《植物名实图考》载："入药亦用单瓣者。"如图 1-5-31C 所示。《新版国家药典中药彩色图集》记载牡丹原植物形态特征为：落叶小灌木，高 1～2m；主根粗长；叶为 2 回 3 出复叶，小叶卵形或广卵形，顶生小叶片通常 3 裂；花大型，单生枝顶；萼片 5，花瓣 5 至多数，白色、红色或浅紫色；雄蕊多数；心皮 3～5 枚，离生；聚合蓇葖果，表面密被黄褐色短毛；根皮呈圆筒状或槽状，外表皮灰棕色或紫褐色，有横长皮孔及支根痕；有玫瑰、红、紫、白、黄等颜色；卵圆形，绿色，常五枚聚生，果上有茸毛；去栓皮的外表粉红色，内表面深棕色，并有多数光亮细小结晶（牡丹酚）附着；质硬脆，易折断。综上所述，结合历代本草著

作所附图谱，牡丹皮应为《中国药典》（2015 年版）收录的毛茛科植物牡丹 *P. suffruticosa* Andr. 的干燥根皮。

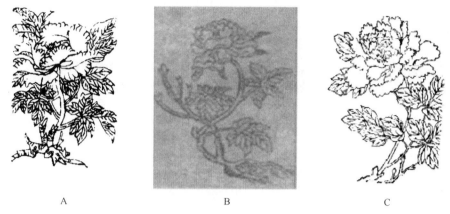

图 1-5-31 本草著作中的牡丹植物图
A.《本草图经》中的滁州牡丹；B.《本草从新》中的牡丹；C.《植物名实图考》中的牡丹

【产地变迁】

《名医别录》载："生巴郡山谷及汉中。二月八月采根，阴干。"《本草经集注》记载："今东间亦有，色赤者为好，用之去心。"唐·《新修本草》记载："生汉中，剑南所出者苗似羊桃……内白皮丹。"《四声本草》记载："今出合州者佳，和州，宣州者并良。白者补，赤者利。"宋·《本草图经》曰："今丹、延、青、越、滁和州山中皆有，但花有黄紫红白数色。此当是山牡丹。其茎梗枯燥，黑白色。"其中安徽的药用牡丹在宋代占据主要地位。《日华子诸家本草》曰："此便是牡丹花根也。巴、蜀、渝和州者上，海盐者次之。"明·《本草纲目》记载："牡丹惟取红白单瓣者入药。其千叶异品，皆人巧所至，气味不纯，不可用。药谱载丹州、延州以西及褒斜道中最多，与荆棘无异，土人取以为薪，其根入药尤妙。"《中药大辞典》记载：生于向阳及土壤肥沃的地方，常栽培于庭园。牡丹皮分布于河北、河南、山东、四川、陕西、甘肃等地，全国各地均有栽培。综上历代牡丹皮主产于湖南、湖北、安徽、四川、甘肃、陕西、山东、贵州等地。此外，云南、浙江亦产。以湖南、安徽产量最大，今安徽为丹皮的主产区，被奉为道地药材，在海内外享有盛誉。近年来安徽南陵、亳州等地大面积栽培牡丹，在中药市场上流通也非常广泛。

5.3.43 桔梗基原考证

桔梗为常用中药。《名方目录》中有 4% 的方剂使用桔梗，如清金化痰汤、托里消毒散、清肺汤、升陷汤。古今处方中桔梗用名均有苦、甜之分，因此，有必要通过考证，以保证桔梗的用药准确性。通过考证《本草经集注》、《新修本草》、《本草图经》、《本草纲目》等古代书籍的原植物形态描述及图例，建议使用桔梗科植物桔梗 *Platycodon grandiflorum*（Jacq.）A.DC.的干燥根。

【名称考证】

桔梗，始载于汉·《神农本草经》，以"桔梗"为正名，以"利如"为异名。其后的本草著作以"桔梗"为正名，如魏晋·吴普《吴普本草》，《名医别录》，南北朝·陶弘景《本草经集注》，唐·苏敬等《新修本草》、孙思邈《千金翼方》，宋·苏颂《本草图经》、唐慎微《证类本草》，金·李杲《珍珠囊药性赋》，元·王好古《汤液本草》，明·刘文泰《本草品汇精要》、李时珍《本草纲目》，清·张志聪《本草崇原》、黄宫绣《本草求真》等。

现代有关著作均以"桔梗"作为正名，如《中国药典》、《中药学》、《中药大辞典》、《中药志》、《中药材手册》、《全国中草药汇编》、《中华本草》等。同时尚记载有各地的俗称，如《中药材手册》记载的"和尚头花根"、"包袱花"，《全国中草药汇编》记载的"铃当花"、"道拉基"，《中医大辞典》记载的"大药"，《中医大辞典·中药分册》记载的"玉桔梗"，《中国药材学》记载的"土人参"、"包袱花根"、"过腰菜根"、"苦菜根"等。还记载有本品原植物"桔梗"的异名，如《中药志》记载的"铃当花"、"包袱花"、"和尚头花"、"道拉基"，《中药大辞典》记载的"四叶菜"、"沙油菜"、"山铃铛花"等。

【基原考证】

《名医别录》云："二、八月采根，暴干。"《本草经集注》云："桔梗，近道处处有，叶名隐忍，二、三月生，可煮食之。桔梗疗蛊毒甚验，俗方用此，乃名荠苨。今别有荠苨，能解药毒，所谓乱人参者便是，非此桔梗，而叶甚相似，但荠苨叶下光明、滑泽、无毛为异，叶生又不如人参相对者尔。"《新修本草》云："人参苗似五加，阔短，茎圆，有三、四桠，桠头有五叶，陶引荠苨乱人参，谬矣。且荠苨、桔梗，又有叶差互者，亦有叶三四对者，皆一茎直上，叶既相乱，惟以根有心无心为别尔。"《本草图经》曰："今在处有之，根如小指大，黄白色，春生苗，茎高尺余，叶似杏叶而长椭，四叶相对而生，嫩时亦可煮食之，夏开花紫碧色，颇似牵牛子花，秋后结子，八月采根，细锉，暴干用。叶名隐忍，其根有心，无心者乃荠苨也。"《本草纲目》将桔梗与荠苨分为两条，认为两者性味功效皆不同。《植物名实图考》曰："桔梗处处有之，三四叶攒生一处，花未开时如僧帽，开时有尖瓣，不钝，似牵牛花。"根据以上本草所述考证可知，古今处方用名均有苦、甜之分，苦桔梗与今用药相符，即桔梗科植物桔梗 *P. grandiflorum*（Jacq.）A.DC. 的干燥根。但甜桔梗则不同，古代使用的甜桔梗是同科沙参属植物荠苨 *Adenophora trachelioides Maxim.* 的干燥根，而现代的甜桔梗则是北方出产的北桔梗，因此，现在市售的苦桔梗与甜桔梗的植物来源相同，只不过产地不同而已。

【产地变迁】

《神农本草经》曰："生山谷。"《名医别录》记载："生嵩高及宛朐。"《吴普本草》载："生嵩山山谷及宛句。"嵩高，即嵩山，在今河南登封市。宛句，今山东菏泽曹县西北。南北朝·陶弘景《本草经集注》载："桔梗，近道处处有。"唐·苏敬等《新修本草》描述为："生嵩高山谷及宛朐。"与《名医别录》的生境描述一致。宋·苏颂《本草图经》描述为："生嵩山山谷及宛句，今在处有之。"唐慎微《证类本草》记载："生嵩高山谷及宛句。"明·朱橚《救荒本草》记载："生嵩高山谷及宛句、和州、解州。今钧州、密县山野亦有之。"增加了安徽和县、山西解县、河南禹州、河南新密等地区。明·陈嘉谟《本草蒙筌》记载："桔梗，嵩山虽盛，近道亦多。"明·卢之颐《本草乘雅半偈》记载："出嵩山山谷及宛句，今在处有之。"清·吴其濬《植物名实图考》记载："桔梗，处处有之。"近代《新编中药志》记载："全国南北各省区均有分布，并有栽培。"《中国植物志》记载："产东北、华北、华东、华中各省以及广东、广西（北部）、贵州、云南东南部（蒙自、砚山、文山）、四川（平武、凉山以东）、陕西。"《中国药材学》记载："生于山坡林下、草丛中。并有栽培。全国大部分地区均产。"古代桔梗记载的产地较多，后期出现了南北分化的现象，如明清时期《药品化义》中记载桔梗："用南产者佳，北方者味甘，但能提载，不能开散，宜辨之"。现今全国大部分地区均产。

5.3.44　山药基原考证

山药为常用的补气药。《名方目录》中有 4% 的方剂使用山药，如保阴煎、固阴煎、易黄汤、完带汤。

但古代薯蓣有数种，值得考证以确定名方使用的品种。通过考证《本草图经》、《救荒本草》等古代书籍的原植物形态描述及图例，建议使用薯蓣科植物薯蓣 *Dioscorea opposita* Thunb.干燥根茎。山药主产于河南、河北、山西、陕西、江苏、浙江等地，以河南为道地产区。

【名称考证】

山药，原名"薯蓣"。因唐代宗名预，避讳改名为薯药，又因宋英宗讳署，改为山药。山药始载于《神农本草经》，被列为上品："薯蓣，味甘温。主伤中，补虚羸。除寒热邪气，补中，益气力，长肌肉。久服耳目聪明，轻身，不饥，延年。一名山芋。生山谷。"此物别名甚多，《山海经》云："景山北望少泽，其草多薯蓣。"郭璞注："今江南单呼为薯。"见于本草，还有土薯、修脆等名。山药之名始见于《本草衍义》，曰："按《本草》上一字犯英廟讳，下一字曰蓣，唐代宗名豫，故改下一字为药，今人遂呼为山药。"

【基原考证】

汉·《神农本草经》云："薯蓣，味甘，温……一名山芋，生嵩高山谷。"按其生境，山药 *D. opposita* Thunb.与野山药 *D. japonica* Thunb.均有分布，当时所用山药为野生品。《本草图经》载："薯蓣……春生苗，蔓延篱援。茎紫叶青，有三尖角似牵牛更浓而光泽。夏开细白花，大类枣花。秋生实于叶间，状如铃。"所谓茎紫，叶青有三尖角，似牵牛，更厚而光泽者即为山药 *D. opposita* Thunb.。《救荒本草》山药项下载："春生苗，蔓延篱援。茎紫色。叶青有三尖角，似千叶狗儿秧叶而光泽。开白花。结实如皂荚子大。其根，皮色黪黄，中则白色。人家园圃种者，肥大如手臂，味美。怀孟间产者，入药最佳。"野山药项下载："其藤似葡萄藤，条稍细，藤颇紫色。其叶似家山药叶而大，微尖。根比家山药极细瘦，甚硬。皮色微赤……怀孟间产者，入药最佳"，即今栽培的怀山药，《本草图经》附图的"滁州薯蓣"亦为此种。《植物名实图考》载："薯蓣，本经上品，即今山药。生怀庆山中者，白细坚实，入药用之。种生者根粗。江西、湖南有一种扁阔者，俗呼脚板薯……《漳浦悬志》有熊掌薯、姜薯、竹根薯；大要皆因形色赋名也。"所谓"脚板薯"、"熊掌薯"和"姜薯"与现时栽培的参薯（脚板薯）*D. alata* L.相当。宋咸淳《临安志》记载："形如手掌名佛手山药"，亦即脚板薯。综合历代本草所述及图例（图1-5-32），古代薯蓣有数种，最早使用的山药为野生山药，古代野生山药很可能兼山药 *D. opposita* Thunb.和野山药 *D. japonica* Thunb.两者而言之，

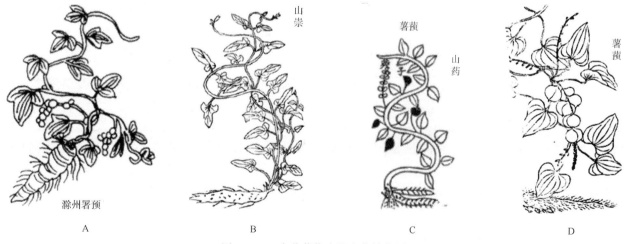

图 1-5-32　本草著作中的山药植物图

A.《本草图经》的滁州署预；B.《救荒本草》的山药；C.《本草纲目》的山药；D.《植物名实图考》的山药

并非指其中一种，至宋至明时期出现栽培品。明代以前，本草认为野生山药较家山药为佳，《救荒本草》则提出入药以怀（今河南怀庆府）孟（孟县）间产者最佳，即怀山药最佳，与现时认为家种的怀山药为山药中之最佳品的论点相符。自明代以来，以河南产"怀山药"（即山药 *D. opposita* Thunb.）质量最佳，系全国著名的四大怀药之一，与现行版药典收录品种一致，即为薯蓣科植物薯蓣 *D.opposita* Thunb.的干燥根茎。

【产地变迁】

山药产地的最早记载见于春秋战国·《山海经》，景山北望少泽，其草多"薯蓣"，景山在今山西闻喜县。宋·《本草图经》认为北都、四明者为佳。明代以后本草对山药产地的记载，转述了前代记述，对于出产"佳"或"良"的产地的记载逐渐集中到河南古怀庆府。如《救荒本草》云："怀孟间产者，入药最佳。"《本草蒙筌》云："南北郡俱产，惟怀庆者独良。"《本草从新》又强调："色白而坚者佳。形圆者为西山药，形扁者为怀山药，入药为胜。俱系家种，野生者更胜。"《本草从新》认识到怀山药入药最好，并提供了鉴别怀山药的方法，与种植的山药相比，野生怀山药药效更好。《植物名实图考》云："生怀庆山中者白细坚实，入药用之。"《本草求真》载："淮产色白而坚者良。"民国·陈仁山《药物出产辨》曰："产河南怀庆府，沁阳、武陟、孟县四省，以温县为最多。"民国时期沁阳、武陟、孟县、温县四地与现今行政区划大致相同，位于怀庆府附近，所产山药以温县者最好。陈存仁《中国药学大辞典》记载山药产河南省怀庆府沁阳、武陟、温县和孟县，以温县为最多。冬季出新。山西太谷已有，但少出。仅供中日餐膳用。肖培根《新编中药志》中收载山药主产于河南新乡地区温县、武陟、博爱，大都集中在河南沁阳市（旧属怀庆府），故名怀山药，产量大，质量优，供销全国并大量出口。此外，河北、陕西、江苏、浙江、江西、贵州、四川等地也有产，但产量较少。

5.3.45 五味子基原考证

五味子为常用中药。《名方目录》中有 4%的方剂使用五味子，如厚朴麻黄汤、地黄饮子、固阴煎、清肺汤。但历史上南、北五味子同作"五味子"药用，本草记载信息常混淆。因此，值得考证，厘清名方中南、北五味子的使用。通过考证《新修本草》、《本草纲目》、《本草蒙筌》等古代书籍的原植物形态描述及图例，建议使用木兰科植物五味子 *Schisandra chinensis*（Turcz.）Baill. 和木兰科植物华中五味子 *S. sphenanthera* Rehd. et Wils. 的干燥成熟果实。

【名称考证】

五味子始载于《神农本草经》，其后本草著作除《吴普本草》以"五味"为正名外，其余均以"五味子"为正名，如《名医别录》，南北朝·陶弘景《本草经集注》，唐·苏敬等《新修本草》，宋·苏颂《本草图经》、唐慎微《证类本草》，元·王好古《汤液本草》，明·刘文泰《本草品汇精要》、陈嘉谟《本草蒙筌》、李时珍《本草纲目》，清·陈士铎《本草新编》、张璐《本经逢原》、黄宫绣《本草求真》等，同时记载有"南五味"、"北五味"等异名，如《本草蒙筌》记载："五味，味厚，降微无毒。江北最多，江南亦有……南北各有所长，藏留切勿相混。风寒咳嗽南五味为奇，损劳伤北五味最妙。"

现代有关著作均以"五味子"作为本品正名，如《中国药典》、《中药学》、《中药大辞典》、《中药志》、《中药材手册》、《全国中草药汇编》、《中华本草》等。同时记载有各地俗称，如《全国中草药汇编》收载的"北五味子"、"辽五味子"，《中药大辞典》收载的"五梅子"，《中国药材学》收载的"山花椒"、"乌梅子"、"软枣子"等；还记载有本品原植物"五味子"的异名，如《中药志》收载的"辽五味"、"山花椒"、

"北五味子",《中药大辞典》收载的"面藤"等。

【基原考证】

《神农本草经》记载:"五味子,味酸,温。主益气,咳逆上气,劳伤羸瘦,补不足,强阴,益男子精。"《名医别录》曰:"一名会及,一名元及。"唐·《新修本草》载:"五味,皮肉甘、酸,核中辛苦,都有咸味,此则五味具也"等。由此可看出,古代本草典籍中未区分南五味子和北五味子。至明代,本草典籍中开始区分两者,如《本草纲目》明确阐明了南北五味子:"五味今有南北之分,南产者色红,北产者色黑。"《本草蒙筌》记载:"南北各有所长,藏留切忽相混。"自此,南五味子以"南产者",北五味子以"北产者"作为区分,为明清众医家广泛认可。综合其产地再结合其所附图谱,古代五味子应包括五味子属 *Schisandra Michx.* 的多种植物。现今所使用的五味子 *S. chinensis*(Turcz.)Baill. 和南五味子 *S. sphenanthera* Rehd. et Wils. 也包含其中。

【产地变迁】

五味子最早载于战国末年·《尔雅》,曰:"菋,荎藸。五味也,蔓生,子丛在茎头,药草也……郭氏以为,五味,今五味子是也。皮肉甘酸,核中辛苦,都有碱味,味既具矣,故其字以味,且能养五脏也……圣贤冢墓记曰:孔子墓上五味木。"地理位置今属山东。《神农本草经》记载:"生山谷。"《名医别录》记载:"生齐山山谷及代郡。"南北朝·陶弘景《本草经集注》记载:"今第一出高丽,多肉而酸甜。次出青州,冀州,味过酸,具核并似猪肾。又有建平者,少肉,核形不相似,味苦,亦良。"唐·苏敬等《新修本草》记载:"出蒲州,蓝田山中。"宋·苏颂《本草图经》曰:"今河东陕西州郡尤多,杭越间亦有之。"《本草衍义》记载:"五味子今华州以西,至秦多产之。"

5.3.46　香附基原考证

香附为常用的疏肝解郁药。《名方目录》中有 5%的方剂使用香附,如乌药汤、宣郁通经汤、清肝止淋汤、身痛逐瘀汤、散偏汤。通过考证《名医别录》、《新修本草》、《本草图经》、《本草衍义》、《本草纲目》等古代书籍的原植物形态描述及图例,建议使用莎草科植物莎草 *Cyperus rotundus* L.的干燥根茎。香附主产于山东、浙江、湖南、河南等地。

【名称考证】

香附,原称"莎草根",始载于《名医别录》。其后的本草著作大多以"莎草根"为正名,如唐·苏敬等《新修本草》,宋·唐慎微《证类本草》;有的以"香附子"为正名,如元·王好古《汤液本草》;有的在"莎草"项下介绍本品,如宋·苏颂《本草图经》等。"香附"之名始见于明·李时珍《本草纲目》。其后的历代重要本草著作大多以"香附"为正名,如明·杜文燮《药鉴》、缪希雍《炮炙大法》、《本草征要》,清·陈士铎《本草新编》、汪昂《本草易读》、张璐《本经逢原》、吴仪洛《本草从新》;但有的以"香附子"为正名,如明·刘文泰《本草品汇精要》、陈嘉谟《本草蒙筌》,清·杨时泰《本草述钩元》、蒋居祉《本草择要纲目》;有的以"莎草"与"香附子"并称为正名,如明·李时珍《本草纲目》;有的以"香附米"为正名,如清·黄宫绣《本草求真》记载:"香附米,(芳草)入肝开郁散滞活血通经 香附米(专入肝胆。兼入肺)";有的以"莎草香附子"为正名,如清·严西亭《得配本草》记载:"莎草香附子,俗呼香附。得芎䓖、苍术、醋、童便良。辛、微苦。入足厥阴及手少阳经气分。通行十二经及奇经八脉气分。通两胁,解诸郁，引血药至气分而生血"等。

现代有关著作均以"香附"作为本品正名，如《中国药典》、《中药学》、《中药大辞典》、《中药志》、《中药材手册》、《全国中草药汇编》、《中华本草》等。同时尚记载有各地的俗称，如《中药材手册》收载的"三棱草根"、"香头草"、"苦羌头"，《全国中草药汇编》收载的"三棱草"、"回头青"、"雀头草"，《中药大辞典》收载的"猪通草茹"等。还记载有原植物"莎草"的异名，如《中药志》收载的"香附"、"香附子"、"香头草"等。

【基原考证】

《名医别录》曰："茎叶都似三棱，根若附子，周匝多毛，交州者最胜。大者如枣，近道者如杏仁许。荆、襄谓之莎草根，合和香用之。"唐·《新修本草》记载："苗叶如薤而瘦，根如箸头大。"宋·《本草图经》曰："用茎做鞋履……采苗及花与根疗病……根如箸头大。"《本草衍义》记载："其根上如枣核者……虽生于莎草根，然根上或有或无。有薄皱皮，紫黑色，非多毛也。刮去皮则色白。"《本草品汇精要》载："根下子，皮黑肉紫。"明·李时珍《本草纲目》记载："其根有须，须下结子一、二枚，转相延生，子上有细黑毛，大者如羊枣而两头尖……其根相附连续而生，可以合香，故谓之香附子……莎叶如老韭叶而硬，光泽有剑脊棱。五、六月中抽一茎，三棱中空，茎端复出数叶。开青花成穗如黍，中有细子。"根据上述本草的描述可知，香附的原植物从古至今都是莎草，较为固定，且基本都沿用其"根"入药，根据现在定义，此药用部位"根"即为其根茎。因此根据记载可以确认古时使用的香附为莎草之根茎，即2015年版《中国药典》收载的香附，本品为莎草科植物莎草 *C. rotundus* L.的干燥根茎。

【产地变迁】

《名医别录》记载："生田野"，未明确具体位置。唐·苏敬等《新修本草》记载："交州者最胜，大者如枣，近道者如杏仁许。荆、襄人谓之莎草根，合香用之"，指出以广东、广西产者质量好。宋·苏颂《本草图经》记载："旧不着所出州土，但云生田野，今处处有之。或云交州者胜大如枣，近道者如杏仁许。今近道生者，苗、叶如薤而瘦，根如箸头大……元生博平郡池泽中……河南及淮南下湿地即有……陇西谓之地根，蜀郡名续根草，亦名水巴戟。今涪都最饶，名三棱草"，描述香附在路边生长的细小。最初在山东省境内生长，现在河南、安徽、甘肃、成都、重庆等地都有出产。明·《本草蒙筌》记载："近道郊野俱生，高州属广东出者独胜"，指出香附在广东茂名出产的质量最佳。明·《本草品汇精要》记载："[地]《图经》曰：生田野，今处处有之。道地：澧州、交州者最胜"，描述香附在很多地区都有生长，而明代时湖南常德、广东、广西产者最佳。明·卢之颐《本草乘雅半偈》记载："生田野下湿地，所在都有，唯陇西、涪都、两浙最饶"，描述香附在田野湿地都可以生长，而只有甘肃陇西县、重庆、江苏省长江以南及浙江省全境生长的最多。清·《本草正义》记载："以浙之金华府属为最伙。巨者如指，即吾吴亦间有之，但形小味薄，不堪入药。前者承山东诸城王肖舫君邮赠一器，据云彼地特产，形色气味皆与兰溪所产无别，则可见出处之广"，指出香附在浙江金华附近出产的最多，山东潍坊出产的与金华出产的质量同样好。清·《植物名实图考长编》记载："唯淮南北产者子小而坚俗谓之香附米者佳"，描述了安徽省淮南淮北一带所产香附，个子小且坚硬，质量上佳。1963年版《中国药典》一部收载香附均系野生，全国各地均有生产，主产于山东、浙江、湖南、河南等地。1993年徐国钧《中国药材学》收载香附分布于全国大部分地区，生于荒地、路边、沟边或田间向阳处。《中华本草》收载香附主产于山东、浙江、福建、湖南、河南等地。此外，湖北、云南、四川、江苏、江西、河北亦产，以浙江、山东质量最佳，销全国。张贵君《现代中药材商品通鉴》收载香附全国大部分省区都有分布，主产于山东、浙江、河南、湖南、广东、广西等地。《中华药海》收载香附分布于全国各地。金世元《金世元中药材传统经验鉴别》收载香附主要来源于野生资源。香附在全国均有分布，主要分布在山东、浙江、湖南、福建、广东、广西、江西、湖北、河北、云南、四川、河南等省份，主产于山东泰安、郯城、莒南、日照、临沂、沂水、菏泽，浙江东阳、义务、缙云、永康、武义、金华、兰溪、嵊州市、新昌、台州，安徽安庆、宁国，河南嵩山、伊川、洛宁、汝阳等地。以山东产质量为最优，故有"东香附"之称。

5.3.47　草果基原考证

草果为常用中药。《名方目录》中有 3% 的方剂使用草果，如实脾散、养胃汤、达原饮。通过考证《本草品汇精要》《本草汇言》等古代书籍的原植物形态描述及图例，建议使用姜科植物草果 *Amomum tsao-ko* Crevost et Lemaire 的干燥成熟果实。草果主产于越南安沛省、莱州省，以及云南滇西、红河、文山。

【名称考证】

草果始载于宋·《大平惠民和剂局方》，称为"草果仁"，"草果"之名始见于宋·陈衍《宝庆本草折衷》。"草果"作为本草正名始见于元·忽思慧《饮膳正要》。其后本草大多以"草果"为正名，如明·刘文泰《本草品汇精要》、陈嘉谟《本草蒙筌》，清·张璐《本经逢原》、吴仪洛《本草从新》、黄宫绣《本草求真》；但清·陈其瑞《本草撮要》以"草果仁"为正名。

现代有关著作均以"草果"为正名。如《中国药典》、《中药学》、《中药大辞典》、《中药志》、《中药材手册》、《全国中草药汇编》、《中华本草》等。同时记载有各地的俗称，如《中华本草》收载的"老蔻"等。还记载有本品原植物"红草果"的异名，如《中药志》收载的"老扣"；原植物"草果"的异名，如《中华本草》收载的"红草果"、"广西草果"、"桂西草果"等。

【基原考证】

草果始载于《太平惠民和剂局方》。《宝庆本草折衷》曰："实熟时采，暴干。"《本草品汇精要》记载："形如橄榄，其皮薄，其色紫，其仁如缩砂仁而大。又云南出者名，云南草果，其形差小耳。"《本草汇言》曰："长大如荔枝，其皮黑厚有直纹，内子大粒成团。"《本草从新》记载："草果，形如诃子，皮黑浓而棱密，子粗而辛臭。"根据以上考证，古代草果与现代用药相符，即为姜科植物草果 *A. tsao-ko* Crevost et Lemaire 的干燥成熟果实。

【产地变迁】

宋·《宝庆本草折衷》记载："草果，或云生广西州郡。"明·《滇南本草》记载："产于宁州薄溪后山。"范洪等抄补《滇南本草图说》记载："产滇中者最效。"《本草品汇精要》记载："草果生广南及海南。又云南出者，名云南草果，其形差小耳。"《本草纲目》认为："草豆蔻、草果虽是一物，然微有不同，今建宁所产豆蔻，滇广所产草果。"记载产地为云南、广西。清·《本草从新》记载："滇广所产名草果。"《本草备要》记载："福建产的叫草蔻，云南、广西所产的称为草果。"《中国药材学》记载："草果产于广西、云南、贵州等地。"《中华本草》记载："草果主产云南（金平、元阳、河口、屏边、绿春、马关、西畴、麻栗坡、盈江、潞西、陇川）；广西（靖西、睦边那坡）等地。近年来，也有越南、老挝边贸输入部分商品。"草果人工种植历史悠久，根据《开化府志》记载草果由瑶族同胞从越南引种于云南的滇南和滇东南地区，至今 300～400 年。近年来，草果主产区已经形成四大板块，一是越南片区，老街省为第一主产地，安培省、莱州省为第二主产地，均在首都河内以北；二是云南滇西片区，包括怒江州、保山、德宏及临界的缅甸八莫一带，其中福贡县、贡山县、盈江县等为主产地；三是云南红河片区，其中金平、绿春、屏边和元阳县等地为主产地；四是云南文山片区，其中马关县至麻栗坡县一带是主产地。

5.3.48 车前子基原考证

车前子为较常用中药。《名方目录》中有 3% 的方剂使用车前子，如清心莲子饮、易黄汤、完带汤。通过考证《本草图经》、《本草纲目》、《本草原始》、《植物名实图考》等古代书籍的原植物形态描述及图例，建议使用车前科植物车前 *Plantago asiatica* L. 的干燥成熟种子。车前子主产于河北正定，淮河流域，陕西、甘肃、宁夏一带，以四川产者质量为好。

【名称考证】

车前子始载于汉·《神农本草经》，以"车前子"为正名，同时记载了"当道"等异名。其后本草著作大多以"车前子"为正名，如《名医别录》，南北朝·陶弘景《本草经集注》，唐·苏敬等《新修本草》，宋·苏颂《本草图经》、唐慎微《证类本草》，元·王好古《汤液本草》，明·刘文泰《本草品汇精要》、陈嘉谟《本草蒙筌》，清·张志聪《本草崇原》、陈士铎《本草新编》、张璐《本经逢原》、黄宫绣《本草求真》等。

现代有关著作均以"车前子"作为本品正名，如《中国药典》、《中药学》、《中药大辞典》、《中药志》、《中药材手册》、《全国中草药汇编》、《中华本草》等。同时记载有各地的俗称，如《中药材手册》记载的"车轮菜子"、"猪耳朵棵子"、"风眼前仁"，《全国中草药汇编》记载的"车轱轳菜"、"猪耳朵草"，《中医大辞典》记载的"车前实"、"虾蟆衣子"、"猪耳朵穗子"，《中国药材学》记载的"车轱辘菜"、"驴耳朵菜"、"蛤蟆草"、"生舌草"、"车轮草"、"猪耳朵棵"等。还记载有本品原植物"车前"的异名，如《中药志》记载的"车轱辘菜"、"驴耳朵菜"、"打官司草"；原植物"平车前"的异名，如《中药志》记载的"车轱辘菜"、"猪耳朵穗"等。

【基原考证】

《神农本草经》云："车前子，味甘寒无毒。主气癃，止痛，利水道小便，除湿痹。久服轻身耐老。"《本草经集注》将其列为草木上品，云："味甘、咸，寒，无毒……五月五日采，阴干。人家及路边甚多，其叶捣取汁服，治泄精甚验。"宋·《本草图经》载曰："春初生苗，叶布地如匙面，累年者长及尺余，如鼠尾。花甚细，青色微赤。结实如葶苈，赤黑色。五月五日采，阴干。今人五月采苗，七月、八月采实"，并绘有"滁州车前子"图（图 1-5-33）。2015 年版《中国药典》收录的车前子基原有两种，即车前 *P. asiatica* L. 和平车前 *P. depressa* Willd.。根据《证类本草》、《救荒本草》、《食物本草》、《本草蒙筌》、《本草纲目》、《本草原始》、《增批本草备要》、《植物名实图考》和《本草新读本》所载车前绘图均为明显的须根系。现代研究表明，车前 *P. asiatica* L. 具须根，而平车前 *P. depressa* Willd. 具直根，证明历代所用车前科原植物为车前 *P. asiatica* L.。由于车前和平车前的种子性状、化学成分相似，用传统方法无法区别，可采用 DNA 条形码进行区分。

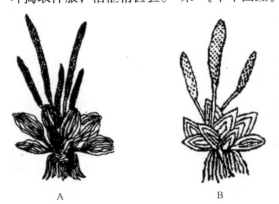

图 1-5-33 本草著作中的车前子植物图

A.《本草图经》的滁州车前子；B.《本草纲目》的车前

【产地变迁】

　　《名医别录》记载："生真定丘陵坂道中。五月五日采，阴干。"《本草经集注》记载："生真定平泽丘陵阪道中，五月五日采，人家及路边甚多。"唐·《新修本草》记载："生真定平泽丘陵阪道中。五月五日采，阴干。人家及路旁甚多。"表明魏晋以前，车前子主产于河北省正定。宋·《本草图经》记载："车前子，生真定平泽丘陵道路中，今江湖、淮甸、近京、北地处处有之。人家园圃中或种之，蜀中尤尚。"明·《本草品汇精要》记载："今人家庭除中多有之，亦可作茹，蜀中尤尚。"明·《救荒本草》记载："生滁州（安徽省滁州市）及真定（即今河北正定）平泽今处处有之。"清·《本草崇原》记载："《诗》名芣，好生道旁及牛马足迹中，故有车前当道，及牛遗马舄之名。江湖淮甸（今陕西、甘肃、宁夏一带）处处有之。"描述了车前子产于河北正定县，淮河流域，陕西、甘肃、宁夏一带，以四川产者质量为好。

　　现代文献中车前子产地分布极广，徐国钧《中国药材学》记载："主产于江西、河南；华北、东北、西南及华北地区亦产。分布几遍全国，生于山坡、路旁、田埂、及河边。"《新编中药志》记载："车前生于山野、路旁、菜圃、沟边、田埂、及河边等地，分布几遍全国各地。主产于江西、河南，此外，东北、华北、西南及华东等地亦产。"

　　综合以上古文献及现代文献所述，车前子产地发生较大范围的变迁，早以河北为主产区，后逐步以四川为主产区，今以江西为主产区，黑龙江和四川为重要产区。

5.3.49　天花粉、瓜蒌实基原考证

　　天花粉、瓜蒌实是来源于同一植物不同部位的药物，天花粉用的是根，瓜蒌实是种子。《名方目录》中有 3% 的方剂使用天花粉，如沙参麦冬汤、二冬汤、地黄汤；3% 的方剂使用瓜蒌实，如瓜蒌薤白半夏汤、枳实薤白桂枝汤、清金化痰汤。栝楼属约 80 种，分布于东南亚及澳大利亚。我国有 34 种和 6 个变种，以华南和西南地区最多。在常用经典名方中，通过考证《本草图经》、《本草蒙筌》、《本草纲目》、《植物名实图考》等古代书籍的原植物形态描述及图例，建议天花粉和瓜蒌实分别使用葫芦科植物栝楼 *Trichosanthes kirilowii* Maxim. 或双边栝楼 *T. rosthornii* Harms 的干燥根和干燥成熟种子。

【名称考证】

　　天花粉始载于汉·《神农本草经》，列为中品，药用根，名栝楼根，一名地楼。"天花粉"一词来源众多。栝楼的根白色，色如白雪，粉性较强，故名天花粉。如《本草纲目》载："其根作粉，洁白如雪，故谓之天花粉。白药，瑞雪，义并近也。"《本草乘雅半偈》载："根亦取大二三围者，去皮、捣烂，以水澄粉。"《本草蒙筌》载："天花粉即栝楼根，挖深土者暴干，刮粗皮净咀片。"《本草求真》载："天花粉即栝楼根也。"《增订伪药条辨》云："花粉即栝楼根。秋后掘者结实有粉，夏日掘者有筋无粉。入土最深，皮黄色白。"栝楼又名"天瓜"，采根可做粉，应为"天瓜粉"，讹为"天花粉"。《中药大辞典》记载的天花粉别名有"栝楼根"（《神农本草经》），"蒌根"（《雷公炮炙论》），"白药"（《本草图经》），"瑞雪"（《本草纲目》），"天瓜粉"（《重庆堂随笔》），"花粉"（《增订伪药条辨》），"屎瓜根"（《四川中药志》），"栝蒌粉"、"蒌粉"（《药材学》）。

　　瓜蒌子原称"栝楼子"，始见于南北朝·雷敩《雷公炮炙论》，其后的本草著作，有的以"栝楼子"为正名，如宋·日华子《日华子本草》；有的在"栝楼"项下介绍"栝楼子"，如唐·孟诜《食疗本草》等。"瓜蒌子"之名始见于元·朱震亨《丹溪心法》。其后的本草著作，有的以"栝楼仁"为正名，如清·吴仪洛《本草从新》、黄宫绣《本草求真》等；有的在"栝楼"项下介绍"栝楼仁"，如清·姚澜《本草分经》等；有的在"栝楼实"项下介绍"栝楼仁"，如清·徐大椿《药性切用》、沈金鳌《要药分剂》等。

现代有关著作有的以"天花粉"和"瓜蒌子"作为正名，如《中国药典》、《中药志》、《中药材手册》、《全国中草药汇编》等；有的以"栝楼子"为正名，如《中药大辞典》、《中华本草》；有的以"瓜蒌仁"为正名，如《中医大辞典·中药分册》、《中国药材学》等。同时尚记载有各地的俗称，如《中华本草》的"瓜米"等。还记载有本品原植物"双边栝楼"的异名，如《中华本草》记载的"中华栝楼"、"芦山龟"；或原植物名称，如《中华本草》记载的"栝楼"等。

【基原考证】

历代本草对栝楼的植物形态有较详细的记载。《毛诗注疏》孔颖达引本草作："栝楼，叶如瓜，叶形两两相值。蔓延，青黑色。六月花，七月实。如瓜瓣是也。"陶弘景曰："出近道。藤生，状如土瓜而叶有叉。"《本草图经》曰："三、四月内生苗，引藤蔓。叶如甜瓜叶，作叉，有细毛。七月开花，似葫芦花，浅黄色。实在花下，大如拳，生青，至九月熟，赤黄色……其实有正圆者，有锐而长者，功用皆同"，附图"衡州栝楼"和"均州栝楼"，前者叶五裂而果圆或稍扁，后者叶三裂而果圆略有尖，对栝楼的形态特征进行了较为详细的描述。《履岩本草》附图叶近卵形不裂，果小梗短。《救荒本草》附图叶浅裂，果宽椭圆形，先端有较长的残柱基。《本草蒙筌》也有附图。《本草纲目》对栝楼的描述更为详细，曰："其根直下生，年久者长数尺。秋后掘者结实有粉……其实圆长，青时如瓜，黄时如熟柿……内有扁子，大如丝瓜子，壳色褐，仁色绿，多脂，作青气。"《植物名实图考》附图二幅，相当精细；图一叶三裂，裂片边缘平直，果椭圆形；图二叶浅裂，果先端有柱基。各本草的形态描述和附图表明，历代所用天花粉的原植物为藤本，有卷须、单叶（裂或不裂）、果多圆形等特征，均应为葫芦科植物，并以栝楼 *T. kirilowii* Maxim. 为主流。但也有使用双边栝楼 *T. rosthornii* Harms 等同科属植物的。

【产地变迁】

《尔雅》郭璞注云："今齐人呼之天瓜。""齐"即今之山东。可见山东产瓜蒌有久远的历史。《神农本草经》列栝楼为中品，并记载："生川谷及山阴。"产地大约在陕西、山西、河南、山东等地。《名医别录》曰："栝楼生弘农川谷及山阴地。"弘农为今之河南灵宝市。《新修本草》曰："今出陕州者，白实最佳。"《千金翼方》载药所出州土曰："栝楼的产地为河南道的陕州及虢州。"《本草品汇精要》中栝楼项下也有："（道地）衡州及均州、陕州者佳。"《本草汇言》记载："苏氏曰栝楼出弘农。陕州。山谷者最胜。今江南、江北、浙江、河南、山野僻地间亦有。"瓜蒌的主产地山东长清、肥城虽未见本草书籍提及，但早在东晋郭璞注解《诗经》时即已提出："今齐人呼之天瓜。"可见山东产瓜蒌有久远历史，原植物亦为此种。肥城县志记载肥城栽培瓜蒌已有三百多年的历史，长清县志记载长清早在清代以前就栽培栝楼。

5.3.50　金银花、银花基原考证

金银花即忍冬花。《名方目录》中有 7% 的方剂使用金银花，如托里消毒散、新加香薷饮、四妙勇安汤、五味消毒饮。通过考证《本草图经》、《新修本草》、《本草蒙筌》等古代书籍的原植物形态描述及图例，建议使用忍冬科植物忍冬 *Lonicera japonica* Thunb. 的干燥花蕾或带初开的花。目前金银花主产于山东、河南和河北。

【名称考证】

金银花始见于宋·苏轼、沈括《苏沈良方》，其后明清的本草著作多以"金银花"作为正名，如明·兰

茂《滇南本草》、李中梓《本草征要》，清·汪昂《本草易读》和《本草备要》、吴仪洛《本草从新》、黄宫绣《本草求真》、陈其瑞《本草撮要》等。本品的原植物"忍冬"始载于《名医别录》，曰："忍冬 味甘，温，无毒。主治寒热、身肿，久服轻身，长年，益寿。十二月采，阴干。"其后的本草著作均以"忍冬"为正名，如南北朝·陶弘景《本草经集注》，唐·苏敬等《新修本草》，宋·唐慎微《证类本草》，明·刘文泰《本草品汇精要》、陈嘉谟《本草蒙筌》、李时珍《本草纲目》，清·蒋居祉《本草择要纲目》、吴其濬《植物名实图考》等。

　　现代有关著作均以"金银花"作为正名，如《中国药典》、《中药大辞典》、《中药学》、《中药志》、《中药材手册》、《全国中草药汇编》、《中华本草》等，同时尚记有本品各地的俗称，如《中药材手册》的"双花"、"二花"、"二宝花"，《中药大辞典》的"苏花"、"金花"、"金藤花"、"双苞花"等。还记载有本品原植物"忍冬"的异名，如《中药志》的"金银花"、"二花"、"二苞花"，《中华本草》的"密银花"、"东银花"、"小山花"；原植物"菰腺忍冬"的异名，如《中药志》的"红腺忍冬"，《中华本草》的"腺叶忍冬"、"盾腺忍冬"、"大银花"、"大金银花"、"大叶金银花"、"山银花"；原植物"华南忍冬"的异名，如《中药志》的"山银花"、"土银花"，《中华本草》的"左缠藤"、"土忍冬"、"大金银花"、"山金银花"等。

【基原考证】

　　金银花药用历史悠久，"忍冬"一词最早源于晋代医学家葛洪的《肘后备急方》，后见于《名医别录》中，"忍冬，味甘温，无毒，列为上品，主治寒热身肿"。"金银花"一词首见于宋·苏轼、沈括《苏沈良方》，"初开白色，数日则变黄，每黄白相间，故名金银花"。《本草纲目》对"金银花"之名进行了详细的注解："花初开者，蕊瓣俱色白，经二三日，则色变黄，新旧相参，黄白相映，故名金银花"。现代医药书籍和商品药材多以金银花为名，并收入《中国药典》。历代本草典籍中关于忍冬植物形态的记载较多，唐·《新修本草》记载："此草藤生，绕覆草木上。苗茎赤紫色，宿者有薄白皮膜之。其嫩茎有毛，叶似胡豆，亦上下有毛，花白蕊紫。今人或以络石当之，非也。"明·《本草蒙筌》记录了金银花的别名及其别名与植株生长习性的关系："蔓延树上，藤多左缠。故又名左缠藤。茎梗方小微紫，叶如薜荔而青。四月开花，香甚扑鼻。初开色白，经久变黄。"清代本草中对金银花形态的记载与明代记载大致相同："忍冬，在处有之。藤蔓左缠，绕覆草木上，或篱落间。茎色微紫，对节叶生。叶似薜荔而青，有涩毛。三四月花初开，蕊瓣俱白；经三日渐变金黄。幽香袭人，燥湿不变。名金银花。"张卫等将历代本草中对金银花的描述和忍冬组 21 种金银花形态和产地进行对比，发现在忍冬科各植物中，仅忍冬科忍冬 *L. japonica* Thunb.符合传统药用金银花的特征。这也与现在使用的金银花品种相符。

【产地变迁】

　　历代本草对于金银花的产地记载较为简单，多为"处处有之"等较概括的词。南北朝·《本草经集注》"今处处有之"；北宋·《墨庄漫录》"傍水依山，处处有之"；北宋·《苏沈良方》"生田野篱落，处处有之"；明·《救荒本草》"旧不载所出州土，今辉县山野中亦有之"；明·《本草纲目》"忍冬在处有之"；明·《本草乘雅半偈》"忍冬，在处有之"；清·《本草述钩元》"忍冬，在处有之"。可见，古代本草中记载的金银花产地为包括河南在内的中国大部分地区。至民国时期，《增订伪药条辨》中对金银花的产地与品质进行了描述："金银花，产河南淮庆者为淮密，色黄白，软糯而净，朵粗长，有细毛者为最佳。禹州产者曰禹密，花朵较小，无细毛，易于变色，亦佳。济南产者为济银，色深黄，朵碎者次。亳州出者朵小性梗，更次。湖北、广东出者，色深黄，梗朵屑重，气味俱浊，不堪入药。"目前山东、河南和河北是金银花的主产区。

5.3.51　荆芥、荆芥穗基原考证

　　荆芥、荆芥穗是来自于同一植物不同部位的药物，荆芥使用的是地上部分，荆芥穗使用的是花穗，《名方目录》中，槐花散、当归饮子、完带汤使用的是荆芥穗，凉血地黄汤使用的是荆芥。通过考证《本草图经》、《本草纲目》、《植物名实图考》等古代书籍的原植物形态描述及图例，建议荆芥、荆芥穗分别使用唇形科植物荆芥 *Schizonepeta tenuifolia* Briq.的干燥地上部分和干燥花穗。

【名称考证】

　　荆芥原名"假苏"，又名"鼠蓂"，始载于汉·《神农本草经》，其后的本草著作大多以"假苏"为正名，如魏晋·吴普《吴普本草》，《名医别录》，南北朝·陶弘景《本草经集注》，唐·苏敬等《新修本草》，宋·苏颂《本草图经》、唐慎微《证类本草》。"荆芥"之名始见于魏晋·吴普《吴普本草》，该书沿用《神农本草经》记以"假苏"为正名，同时又记载有"鼠实"、"姜芥"、"荆芥"三种异名。此后诸家本草多沿用吴普之说，以"荆芥"作为"假苏"的异名，如唐·苏敬等《新修本草》、宋·唐慎微《证类本草》。但唐·陈士良《食性本草》则认为"荆芥"、"假苏"不同，如《证类本草》引《食性本草》曰："荆芥主血劳……假苏又别。按假苏叶锐圆，多野生，以香气似苏、故呼为苏。宋·苏颂《本草图经》据此也认为荆芥、假苏应是二物；医官陈巽处，江左人谓假苏、荆芥，实两物……恭（指苏恭）以本经一名姜芥，姜、荆声近，便为荆芥，非也。"明·李时珍则认为陈士良、苏颂系臆测之词，吴普之言当可信。他说："普乃东汉末人，去《别录》时未远，其言当不谬，故唐人苏恭祖其说。而陈士良、苏颂复启为两物之疑，亦臆说尔。""荆芥"作为正名始见于唐·孙思邈《备急千金要方》，此后不仅有许多医书以"荆芥"为正名组方，而且有不少方书以"荆芥"命名方剂，如宋·王怀隐《太平圣惠方》的"荆芥散"（荆芥、附子、前胡等），宋·陈言《三因极一病证方论》的"荆芥汤"（荆芥、桔梗、甘草）等。"荆芥"作为正名的本草著作始见于宋·《增广太平和剂图本草药性总论》，曰："荆芥，味辛，温，无毒。主寒热，鼠瘘，瘰疬生疮，破结聚气，下瘀血，除湿痹。"此后，大多本草以"荆芥"为名记载，如金·李杲《珍珠囊药性赋》，元·王好古《汤液本草》，明·兰茂《滇南本草》、刘文泰《本草品汇精要》、陈嘉谟《本草蒙筌》，清·张志聪《本草崇原》、张璐《本经逢原》、黄宫绣《本草求真》等。明清时期亦有本草著作以"假苏"为正名，如《本草纲目》、《本草乘雅半偈》等。

　　现代有关著作均以"荆芥"作为正名，如《中国药典》、《中药学》、《中药大辞典》、《中药志》、《全国中草药汇编》、《中华本草》等。同时尚记载有各地的俗称，如《中药志》的"线芥"、"四棱杆蒿"，《全国中草药汇编》的"香荆芥"，《中华本草》的"小茴香"等。还记载有本品原植物"荆芥"的异名，如《中药志》的"线芥"、"四棱杆蒿"，《中华本草》的"裂叶荆芥"、"香荆芥"、"小茴香"等。

【基原考证】

　　《吴普本草》最早记载了荆芥"叶似落藜而细"的形态特征，指出荆芥叶多细长如披针状。有关"落藜"的记载最早出自《诗经》。《本草纲目》载曰："藜处处有之，即灰藋之红心者，茎、叶稍大，河朔人名落藜。"这一论述与现今藜科植物藜 *Chenopodium album* L.相似。宋·苏颂在《本草图经》中亦描述了这一特征。《证类本草》延续了《本草图经》的描述。成州荆芥与荆芥正品裂叶荆芥相近，叶对生，叶裂为羽状深裂，裂片 3～5 片，花序为多数轮伞花序组成的穗状花序；岳州荆芥特点与此相似，但仅有植物茎叶入。《救荒本草》载："茎方窊面，叶似独扫叶而狭小，淡黄绿色，结小穗，有细小黑子，锐圆，多野生。"独扫为地肤别名，其基原是藜科植物地肤 *Kochia scoparia* （L.）Schrad.，叶片多呈狭披针形，《新修本草》形容其"叶细茎赤"。明·许希周《药性粗评》云："叶似苏而尖长，青色，有辛香之气，春时抽叶，长三四尺许，夏开花成穗，结小实，叶盛时亦可作茹。"此处记载的荆芥株高 60～80cm。《本

草纲目》有关荆芥原植物的描述较为细致："荆芥原是野生，今为世用，遂多栽莳。二月布子生苗，炒食辛香。方茎细叶，似独帚叶而狭小，淡黄绿色。八月开小花，作穗成房，房如紫苏房，内有细子如葶苈子状，黄赤色，连穗收采用之。"清·吴其濬《植物名实图考》记载："假苏，《本经》中品，即荆芥也，固始种之为蔬，其气清芳，形状与醒头草无异，唯梢头部红、气味不烈为别。野生者叶尖瘦，色深绿，不中啖，与黄显颡鱼相反。南方鱼乡，故鲜有以作裸者。"《植物名实图考》中的荆芥，叶片呈宽披针形，边缘呈锯齿状，聚伞花序。杨时泰《本草述钩元》载曰："荆芥以二月布子生苗，历夏而至八月方开小花结穗。"此外，《本草图经》还提及"医官陈巽处，江左人谓假苏、荆芥，实两物。假苏叶锐圆，多野生，以香气似苏，故名之。"苏颂认为假苏和荆芥实际是两种植物。李时珍则反驳了这一观点，认为"普乃东汉末人，去《别录》时未远，其言当不谬，故唐人苏恭祖其说。而陈士良、苏颂复启为两物之疑，亦臆说尔。曰苏、曰姜、曰芥，皆因气味辛香，如苏、如姜、如芥也"。综上所述，结合本草文献的记载，荆芥基原植物的基本特征可概括为气味辛香，茎方，部分枝节梢头为红色，叶对生，羽状深裂，裂片 3～5 片且多呈狭长披针形，羽状叶脉，主脉明显，叶片颜色淡黄绿色或深绿色，花序为轮伞花序多轮密集成穗状，农历二月抽叶，农历八月为花期。这些特点与荆芥属裂叶荆芥 *S. tenuifolia* Briq.基本一致，由此可以认为，裂叶荆芥 *S. tenuifolia* Briq.即是历代本草文献中荆芥的基原植物。2015 年版《中国药典》中规定，本品为唇形科植物荆芥 *S. tenuifolia* Briq.的干燥地上部分和干燥花穗。

【产地变迁】

荆芥的生境分布最早记载于《神农本草经》，曰："生川泽。"未写明产地分布。《本草图经》记载："医官陈巽处，江左人谓假苏、荆芥，实两物。假苏叶锐圆，多野生。"江左为今苏南、上海、浙北、赣东北及皖南地区。1963 年版《中国药典》一部收载荆芥主产于江苏、浙江、河北、江西、湖北等地。《中华本草》收载荆芥：裂叶荆芥，主产于河北、江苏、浙江、江西、湖北、湖南等地；多裂叶荆芥，主产于吉林、辽宁、黑龙江、河北等地。综合以上古文献及现代文献所述，荆芥主要产区为河北、江苏、江西。

5.3.52 枇杷叶基原考证

《名方目录》中约 3%的方剂使用枇杷叶，如甘露饮、枇杷清肺饮、清燥救肺汤。枇杷属 *Eriobotrya* Lindl.约有 30 种，分布在亚洲温带及亚热带，我国产 13 种。通过考证《本草图经》、《本草纲目》、《植物名实图考》等古代书籍的原植物形态描述及图例，建议使用蔷薇科植物枇杷 *Eriobotrya japonica*（Thunb.）的干燥叶。枇杷叶主产于广东、江苏、浙江、福建、湖北等地。

【名称考证】

枇杷叶入药始载于《名医别录》，以"枇杷叶"正名。其后的本草著作多沿用《神农本草经》的记载，以"枇杷叶"为正名，如南北朝·陶弘景《本草经集注》、宋·苏颂《本草图经》、元·王好古《汤液本草》、元·陈嘉谟《本草蒙筌》、明·李时珍《本草纲目》、清·吴其濬《植物名实图考》等。

现代有关著作多以"枇杷叶"为正名，如《中国药典》、《中药学》、《中药大辞典》、《中药志》、《中药材手册》、《全国中草药汇编》、《中华本草》等。同时也记载有各地的俗称，如《中药材手册》记载的"杷叶"、"芦桔叶"，《全国中草药汇编》记载的"卢橘"，《中国植物志》记载的"卢桔"等。

【基原考证】

《本草图经》曰："木高丈余。叶作驴耳形，皆有毛。其木阴密，婆娑可爱，四时不凋，盛冬开白花，至三四月而成实。其实作梂如黄梅，皮肉甚薄，味甘，中核如小栗。四月采叶，暴干。"《本草纲目》引郭义恭广志云："枇杷易种，叶微似栗，冬花春实。其子簇结有毛，四月熟，大者如鸡子，小者如龙眼，白者为上，黄者次之。无核者名焦子，出广州。"又杨万里诗云："大叶耸长耳，一枝堪满盘。"《植物名实图考》记载："浙江产者实大核少。"根据上述记载及所附的枇杷图，皆指蔷薇科的枇杷。是因其叶形似琵琶，故名。李时珍指出，"芦桔"应是"金桔"的别名，作为枇杷的别名，是误用。《植物名实图考》载："别录中品，叶为嗽药。浙江产者，实大核少。"《中国植物志》曰："叶片革质，披针形、倒披针形、倒卵形或椭圆长圆形，长 12-30 厘米，宽 3-9 厘米，先端急尖或渐尖，基部楔形或渐狭成叶柄，上部边缘有疏锯齿，基部全缘，上面光亮，多皱，下面密生灰棕色绒毛，侧脉 11-21 对；叶柄短或几无柄，长 6-10 毫米，有灰棕色绒毛；托叶钻形，长 1-1.5 厘米，先端急尖，有毛。圆锥花序顶生……"综上本草著作所述及其附图（图 1-5-34），结合《中国药典》和《中华本草》等综合分析考证，本品为今之蔷薇科植物枇杷 *Eriobotrya japonica*（Thunb.）的干燥叶，与《中国药典》（2015 年版）规定一致。

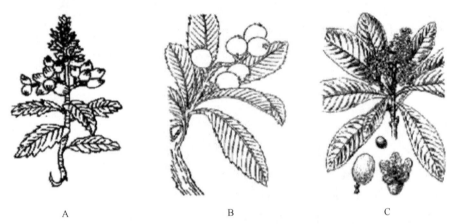

图 1-5-34　本草著作中的枇杷植物图

A.《本草图经》的枇杷；B.《植物名实图考》的枇杷；C.《中华本草》的枇杷

【产地变迁】

枇杷原产我国，栽培历史悠久。宋·《证类本草》曰："生江南山南，今处处有。"《本草图经》曰："今襄、汉、吴、蜀、闽、岭皆有之。"明·《本草纲目》曰："无核者名焦子，出广州。"清·《植物名实图考》载："浙江产者，实大核少。"康熙年间的《莆田县志》（宫北麟）也有枇杷在莆田生产种植的记载。《中国植物志》曰："产甘肃、陕西、河南、江苏、安徽、浙江、江西、湖北、湖南、四川、云南、贵州、广西、广东、福建、台湾。各地广行栽培，四川、湖北有野生者。日本、印度、越南、缅甸、泰国、印度尼西亚也有栽培。"现代主产于广东、江苏、浙江、福建、湖北等地。

5.3.53　沙参基原考证

沙参是常用的养阴清肺、祛痰止咳药。《名方目录》中有 4% 的方剂使用沙参，如沙参麦冬汤、桑杏汤、益胃汤、一贯煎（北沙参）。但自《本经逢原》，沙参分为南、北沙参，因此，需要考证以确认先前沙参使用的品种，以确保用药的准确性。通过考证《本草图经》、《本草纲目》、《本经逢原》、《植物名实图考》等古代书籍的原植物形态描述及图例，建议北沙参使用伞形科植物珊瑚菜 *Glehnia littoralis* Fr. Schmidt ex Miq. 的干燥根，南沙参使用桔梗科植物轮叶沙参 *Adenophora tetraphylla*（Thunb.）Fisch. 或沙参 *A. stricta* Miq. 的干燥根。

【名称考证】

沙参始载于《本草汇言》。"北沙参"作为本品正名始见于清·吴仪洛《本草从新》。其后的本草著作即以"北沙参"为正名记载本品，如清·姚澜《本草分经》、严西亭《得配本草》、陈其瑞《本草撮要》等。古代著作中记载的本品异名有"真北沙参"（《本草汇言》），"白参"、"铃儿参"（《得配本草》）等。如《得配本草》曰："北沙参，一名白参，一名铃儿参。恶防己。"

现代有关著作均以"北沙参"作为本品正名，如《中国药典》、《中药学》、《中药志》、《中药材手册》、《全国中草药汇编》、《全国中药炮制规范》、《中华本草》等。同时尚记载有"东沙参"、"辽沙参"、"莱阳沙参"、"条沙参"（《中药材手册》），"海沙参"（《全国中草药汇编》），银条参、"莱阳参"（《中医大辞典》），"野香菜根"（《中华本草》）等各地的俗称。还记载有本品原植物"北沙参"的异名，如"莱阳沙参"、"海沙参"、"辽沙参"（《中药志》），"珊瑚菜"（《中华本草》）等。

【基原考证】

《吴普本草》云："白沙参……三月生，如葵，叶青，实白如芥，根大白如芜菁。三月采。"《本草图经》云："花白色，根若葵根。"《本草纲目》曰："沙参，处处山原有之。二月生苗，叶如初生小葵叶，而团扁不光。八、九月抽茎，高一二尺。茎上之叶则尖长如枸杞叶而小，有细齿。秋月叶间开小紫花，长二三分，状如铃铎，五出，白蕊，亦有白花者。并结实，大如冬青实，中有细子。霜后苗枯。其根生沙地者长尺余，大一虎口，黄土地者则短而小。根、茎皆有白汁。八九月采者，白而实；春月采者，微黄而虚。"根据以上本草所述考证，与桔梗科沙参属（*Adenophora*）植物形态特征一致。《本草图经》"淄州沙参"图特征：叶轮生，边缘有锯齿。形态与轮叶沙参 *A. tetraphylla*（Thunb.）Fisch.相符。《本草纲目》（金陵本及江西本）和《植物名实图考》的沙参图形态与沙参 *A. stricta* Miq.一致。唐代以前使用的沙参为桔梗科植物南沙参，宋代开始出现伞形科植物北沙参与南沙参同时作为沙参使用的情况，至明清时期的《本草汇言》、《本草从新》、《本草求真》中才逐渐出现有南、北沙参之名。但其大多所述欠详，难以考定其植物来源。《本经逢原》曰："沙参有南北二种，北者质坚性寒，南者体虚力微。"曹炳章在《增订伪药条辨》载："按北沙参，山东日照、故墩、莱阳、海南各县均出。海南出者，条细质坚，皮光洁，色白润泽，为最佳。莱阳出者质略松，皮略糙，白黄色，亦佳。日照、故墩出者，条粗质松，皮糙黄色者次。关东出者，粗松质硬，皮糙杏黄色，更次。其他台湾、福建、湖广出者，粗大松糙，为最次。"根据以上本草所述产地与形态考证，与现今药用北沙参相符。1963 年版《中国药典》之后正式明确北沙参为伞形科植物珊瑚菜 *Glehnia littoralis* Fr. Schmidt ex Miq 的干燥根，南沙参为桔梗科植物轮叶沙参 *A. tetraphylla*（Thunb.）Fisch. 或沙参 *A. stricta* Miq.的干燥根。

【产地变迁】

沙参的生境分布始记载于《神农本草经》，曰：沙参"生川谷"，但未明确具体位置。《名医别录》记载："沙参生河内川谷及冤句、般阳、续山。"《本草经集注》亦有相同记载。《新修本草》记载："今沙参出华州为善。"宋·《本草图经》记载："沙参生河内川谷及冤句、般阳、续山，今出淄、齐、潞、随州，而江、淮、荆、湖州郡或有之。"清·张璐《本经逢原》记载："甘淡微寒，无毒。有南北二种，北者质坚、性寒，南者体虚力微。反藜芦"，首次明确记载南沙参。《本草从新》分别列出了北沙参和南沙参，并记载南沙参功同北沙参而力稍弱。《中药大辞典》记载北沙参生于海边沙滩，或为栽培，分布于辽宁、河北、山东、江苏、浙江、广东、福建、台湾等地，主产于山东、河北、辽宁、江苏等地；南沙参主产于安徽、江苏、浙江、贵州、四川、云南等地。此外，湖南、湖北、江西、福建、河南、青海、陕西等地亦产。以安徽、江苏、浙江所产质量为佳；以贵州产量为大。

5.3.54 桃仁基原考证

《名方目录》中有 3% 的方剂使用桃仁，如桃核承气汤、身痛逐瘀汤、桃红四物汤。通过考证《本草经集注》、《本草衍义》、《本草纲目》等古代书籍的原植物形态描述及图例，建议使用蔷薇科植物山桃 *Prunus davidiana*（Carr.）Franch.的干燥成熟种子。果实成熟后采收，除去果肉和核壳，取出种子，晒干。桃仁原产于我国，各地普遍栽培。生于海拔 800~1200m 的山坡、山谷沟底或荒野疏林及灌丛内，分布于河北、山西、陕西、甘肃、山东、河南、四川、云南等地。

【名称考证】

桃仁，原称"桃核仁"，始载于汉·《神农本草经》。其后本草著作南北朝·陶弘景《本草经集注》则以"核人"为正名；唐·苏敬等《新修本草》、宋·苏颂《本草图经》等沿用《神农本草经》的记载。"桃仁"之名始见于南北朝·雷敩《雷公炮炙论》。"桃仁"作为本品正名始载于金·李杲《珍珠囊药性赋》。其后的本草著作大多以"桃仁"为正名，如元·王好古《汤液本草》，明·《本草征要》，清·张志聪《本草崇原》、吴仪洛《本草从新》、黄宫绣《本草求真》等。古代著作记载的本品异名有"桃核仁"（《神农本草经》），"桃核人"（《本草经集注》）等。

现代有关著作均以"桃仁"作为本品正名，如《中国药典》、《中药大辞典》、《中药志》、《中药材手册》、《全国中草药汇编》、《中华本草》等。同时尚记载有各地的俗称，如《中药材手册》的"大桃仁"、"毛桃仁"，《中国药材学》的"扁桃仁"、"花桃"等。还记载有本品原植物"桃"的异名，如《中药大辞典》的"毛桃"、"白桃"、"红桃"；原植物"山桃"的异名，如《中药志》的"野桃"、"花桃"，《中药大辞典》的"桃"、"山毛桃"等。

【基原考证】

《本草经集注》云："今处处有之……核仁入药……当取解核者种之为佳，……山桃仁不堪用。"宋·《本草衍义》记载："桃品亦多，京畿有白桃，光，小于众桃，不益脾。有赤点斑而光如涂油。山中一种，正是《月令》中桃始华者，但花多子少，不堪啖，惟堪取仁。"《唐文选》谓："山桃，发红萼"者，是矣。又太原有金桃，色深黄。西京有昆仑桃，肉深紫红色。此二种尤甘。又饼子桃，如今之香饼子，如此数种入药，惟以山中自生者为正。明·《本草蒙筌》记载："远近乡落，处处有之。山谷自生者为佳。"李时珍《本草纲目》记载："桃品甚多，易于栽种，且早结实……其花有红、紫、白、千叶、二色之殊，其实有红桃、绯桃、碧桃、湘桃、白桃、乌桃、金桃、银桃、胭脂桃，皆以色名者……惟山中毛桃，即《尔雅》所谓榹桃者，小而多毛，核粘味恶。其仁充满多脂，可入药用，盖外不足者内有余也。"根据本草的形态描述与本草中附图比对，与现时市售商品相近似，功用、炮制方法一致，故确定为 2015 年版《中国药典》所载桃仁品种，即为蔷薇科植物山桃 *P. davidiana*（Carr.）Franch.的干燥成熟种子。果实成熟后采收，除去果肉和核壳，取出种子，晒干。桃仁原产于我国，各地普遍栽培。生于海拔 800~1200m 的山坡、山谷沟底或荒野疏林及灌丛内，分布于河北、山西、陕西、甘肃、山东、河南、四川、云南等地。

【产地变迁】

南北朝·《本草经集注》载："今处处有之。京口者亦好，当取解核种之为佳。又有山桃，其仁不堪用。"宋·《本草图经》谓："京东、陕西出者尤大而美。大都佳果多是圃人以他木接根上栽之，遂至肥美，殊失本性，此等药中不可用之，当以一生者为佳。"北宋·《本草衍义》载："桃品亦多，易于栽种，且早结实……山中一种正是《月令》中桃始华者，但花多子少，不堪啖，惟堪取仁……入药惟以山中自生者为正。"明·《本草纲目》载："桃品甚多，易于栽种，且早结实……惟山中毛桃，即《尔雅》所谓榹桃者，小而多毛，核粘味恶。其仁充满多脂，可入药用，盖外不足者内有余也。"可知古代桃仁来源于桃属多种植物的种子，但以非嫁接的桃和山桃的种子为好，与今桃仁药用情况一致。《中药大辞典》记载：桃在全国各地普遍栽培。山桃多生于石灰岩的山谷中，分布于辽宁、河北、河南、山东、山西、四川、云南、贵州、陕西等地。

5.3.55　天冬基原考证

天冬为常用的养阴清肺药。《名方目录》中有3%的方剂使用天冬，如甘露饮、清肺汤、二冬汤。但历代本草所载的天冬异名较多，极为混乱，值得进一步考证。天门冬属 *Asparagus* L.植物约有300种，除美洲外，全世界温带至热带地区都有分布。我国有24种和一些外来栽培种，分布于全国各地。通过考证《本草图经》、《证类本草》、《本草蒙筌》等古代书籍的原植物形态描述及图例，建议使用百合科植物天冬 *Asparagus cochinchinensis*（Lour.）Merr.的干燥块根。

【名称考证】

天冬，原名天门冬，始载于《神农本草经》。其后的本草著作多以"天门冬"为正名，如《名医别录》，南北朝·陶弘景《本草经集注》，唐·苏敬等《新修本草》，宋·苏颂《本草图经》、唐慎微《证类本草》，元·王好古《汤液本草》，明·兰茂《滇南本草》、陈嘉谟《本草蒙筌》、李时珍《本草纲目》，清·张志聪《本草崇原》、张璐《本经逢原》、严西亭《得配本草》等，此外，不同时期又出现门冬、管松、颠勒、颠棘、天棘、万岁藤等异名。"天冬"之名始见于明·杜文燮《药鉴》，其后的本草著作多以"天冬"为正名，如清·汪昂《本草易读》、姚澜《本草分经》，但也有以"天门冬"为正名的，如清·吴仪洛《本草从新》、严西亭《得配本草》。

现代有关著作有的以"天冬"作为本品正名，如《中国药典》、《中药大辞典》、《全国中草药汇编》；有的以"天门冬"为正名，如《中药学》、《中华本草》等。同时记载有各地的俗称，如《中药志》记载的"明天冬"，《全国中草药汇编》记载的"天冬草"、"丝冬"、"赶条蛇"、"多仔婆"、"倪铃"等。还记载有原植物"天门冬"的异名，如《中药志》的"小叶青"、"三百棒"，《中药大辞典》的"颠勒"、"万岁藤"、"婆罗树"、"天棘"等。

【基原考证】

《桐君药录》记载："天门冬，叶有刺，蔓生，五月花白，十月实黑，根连数十枚。"宋·苏颂《本草图经》记载："天门冬，生奉高山谷，今处处有之。春生藤蔓，大如钗股，高至丈余，叶如茴香，极尖细而疏滑，有逆刺，亦有涩而无刺者，其叶如丝杉而细散，皆名天门冬。夏生白花，亦有黄色者；秋结黑子，在其根枝旁。入伏后无花，暗结子。其根白，或黄紫色，大如手指，长二、三寸，大者为胜，颇与百部根相类，然圆实而长，一、二十枚同撮。"《滇南本草》记载："高尺许，叶细。"从附图（图1-5-35）看，其中建州天门冬根膨大，数十枚着生在根茎上，茎右缠绕，叶状枝细小；汉州天门冬根茎上有众多茎痕，几十枚膨大块根着生其上，茎攀援，叶状枝细小。这些与2015年版《中国药典》规定的品种百合科植物天冬 *A. cochinchinensis*（Lour.）Merr.的干燥块根基本一致。而梓州天门冬（梓州，今四川中部及南部的部分地区）根茎膨大，横走，根细长，于近末端膨大，茎直立，叶状枝细小，与密齿天门冬 *A. meioclados* Levl.相似。

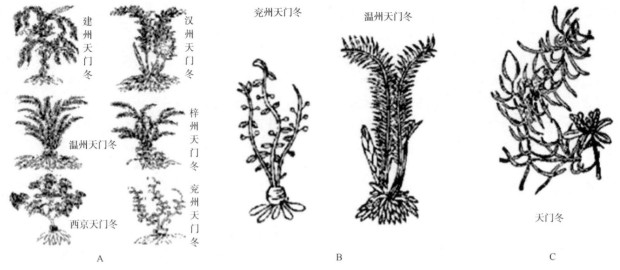

图 1-5-35　本草著作中的天冬植物图

A.《证类本草》的天冬；B.《本草蒙筌》的天冬；C.《本草便读》的天冬

【产地变迁】

南北朝·陶弘景《本草经集注》记载："奉高太山下县名也，今处处有，以高地大根，味甘者为好。"明·朱橚《救荒本草》记载："生奉高山谷及建州、汉州，今处处有之。"《药物出产辨》记载："以产四川为上。"综合上述记载，与现代用的天冬相符，全国几乎都有分布；生长在海拔 350~1600m 的山坡、路旁及疏林下较阴湿的环境。建州，今福建建瓯市。汉州，今四川广汉市。此后，云南、贵州等地开始大量栽培，并多在四川集散，故有"川天冬"之称。川产天冬主产于内江、古蔺等地区。今用天冬主产于贵州、四川、广西等省区，河北、山西、陕西、甘肃、浙江、云南、安徽、湖北、河南、江西、山东等省亦产。其中以贵州产量最大，而且质量亦佳，现代多将本品的道地产区确定为贵州。

5.3.56　远志基原考证

远志为大宗药材之一。《名方目录》中有 3% 的方剂使用远志，如开心散、地黄饮子、固阴煎。我国有远志属植物 42 种 8 变种，且历代本草书籍对远志均有记载。通过考证《本草经集注》、《本草图经》、《新修本草》等古代书籍的原植物形态描述及图例，建议使用远志科植物远志 *Polygala tenuifolia* Willd. 或卵叶远志 *P. sibirica* L. 的干燥根。远志主产于东北、华北、西北及河南、山东、安徽部分地区，以山西、陕西产量最大。

【名称考证】

远志始载于汉·《神农本草经》，并以"远志"为正名，以"棘菀"、"葽绕"、"细草"为异名。其后的本草著作大多以"远志"为正名，如《名医别录》，南北朝·陶弘景《本草经集注》，唐·苏敬等《新修本草》、孙思邈《千金翼方》，宋·苏颂《本草图经》、唐慎微《证类本草》，元·忽思慧《饮膳正要》，明·陈嘉谟《本草蒙筌》、李时珍《本草纲目》，清·张志聪《本草崇原》、陈士铎《本草新编》、张璐《本经逢原》、叶桂《本草经解》、吴仪洛《本草从新》、黄宫绣《本草求真》等。

现代有关著作均沿用《神农本草经》的记载以"远志"作为本品正名，如《中国药典》、《中药学》、《中药大辞典》、《中药志》、《中药材手册》、《全国中草药汇编》、《中华本草》等。同时尚记载有各地的俗称，如《中药材手册》的"小草根"、"小鸡稞",《全国中草药汇编》的"小草"、"细草"、"小鸡腿"、"小鸡根"、"细叶远志"、"线茶",《中药大辞典》的"苦远志",《中医大辞典》的"远志筒",《中华本草》的"小鸡眼"等。还记载有本品原植物"远志"的异名,如《中药志》的"细叶远志"、"小草",《中药大辞典》的"山茶叶"、"光棍茶"、"小鸡稞"、"线茶"、"山胡麻"、"米儿茶"、"燕了草"、"草远志"、"十二月花";原植物"西伯利亚远志"的异名,如《中华本草》的"宽叶远志"、"卵叶远志"等。

【基原考证】

远志始载于《神农本草经》,曰:"今远志也,似麻黄,赤华,叶锐而黄。"南北朝·《本草经集注》记载:"今此药犹从彭城北兰陵来,用之去心取皮,一斤得三两尔,亦入仙方用,小草状似麻黄而青。"宋·苏颂《本草图经》记载:"远志,根黄色,形如蒿根;苗名小草,似麻黄而青,又如荜豆。叶亦有似大青而小者;三月,开花白色;根长及一尺。四月采根、叶,阴、干。今云晒干用。泗州出者花红,根、叶俱大于它处;商州者根又黑色",从根的形状、叶的大小和花的颜色可以看出远志有多种。唐·《新修本草》中对远志的性状描述与《本草经集注》相同。明·《救荒本草》记载:"远志 叶似石竹子,叶又极细,开小紫花,亦有开红白花者,根黄色,形如蒿,根长及一尺许,亦有根黑色者。"明·《本草纲目》记载:"远志有大叶、小叶二种,陶弘景所说者小叶也,马志所说者大叶也,大叶者花红。"根据上述记载可知,古代之药用远志来源有多种,但其主流产品有小叶者即今用的远志科植物远志 *P. tenuifolia* Willd.,大叶者即今用的卵叶远志 *P. sibirica* L.。

【产地变迁】

远志产地始载于《名医别录》,曰:"生太山及宛朐。"南北朝·《本草经集注》记载:"生太山及冤句川谷。"宋·《本草图经》记载:"远志,生泰山及冤句川谷,今河、陕、京西州郡亦有之,泗州出者花红,根、叶俱大于它处;商州者根又黑色。"明·《本草纲目》中记载:"《别录》曰:远志,生太山及冤句川谷……弘景曰:冤句,属兖州济阴郡。今此药犹从彭城北兰陵来……颂曰:今河、陕、洛西州郡亦有之。"清·《本草从新》记载:"山西白皮者佳,山东黑皮者、次之。"清·《植物名实图考》记载:"救荒本草:俗传夷门远志最佳,今蜜县梁家冲山谷间多有之。图经载数种,所谓似大青而小,三月开花白色者,不知何处所产。今太原产者,与救荒本草图同,原图解州远志,不应与太原产迥异。"《中国药材学》收载:"远志分布于东北、华北及山东、陕西、甘肃。主产于山西、河南、河北、陕西;内蒙古、吉林、辽宁、山东、安徽等地亦产。山西、陕西产品销全国,并出口。"《中华本草》收载:"远志分布于东北、华北、西北及山东、江苏、安徽和江西等地。主产于东北、华北、西北以及河南、山东、安徽部分地区,以山西、陕西产量最大。销全国,并出口。"

5.3.57　猪苓基原考证

《名方目录》中涉及猪苓的名方有猪苓汤和泽泻汤等。通过考证《本草经集注》、《本草图经》、《本草纲目》等古代书籍的原植物形态描述及图例,建议使用多孔菌科真菌 *Polyporus umbellatus*(Pers.)Fries 的干燥菌核。四川为道地产区,山东、陕西、河南等地亦产,肉白而实。

【名称考证】

猪苓始载于汉·《神农本草经》,以"猪苓"为正名。其后的本草著作即以"猪苓"为正名。如魏晋·吴普《吴普本草》,《名医别录》,南北朝·雷敩《雷公炮炙论》、陶弘景《本草经集注》,唐·苏敬等《新修本草》、孙思邈《千金翼方》,宋·苏颂《本草图经》、唐慎微《证类本草》、寇宗奭《本草衍义》,金·李杲《珍珠囊药性赋》,元·王好古《汤液本草》,明·刘文泰《本草品汇精要》、陈嘉谟《本草蒙筌》、李时珍《本草纲目》,清·张志聪《本草崇原》、陈士铎《本草新编》、汪昂《本草易读》、张璐《本经逢原》、黄宫绣《本草求真》等。

现代有关著作均沿用《神农本草经》的记载以"猪苓"作为本品正名,如《中国药典》、《中药学》、《中药大辞典》、《中药材手册》、《全国中草药汇编》、《中国药材学》、《中华本草》等。同时尚记载有各地的俗称,如《中药材手册》的"野猪粪",《全国中草药汇编》的"野猪食"、"猪屎苓"、"枫苓",《中药大辞典》的"豨苓"、"豕零",《中国药材学》的"粉猪苓",《中华本草》的"猪茯苓"等。

【基原考证】

《本草经集注》云:"是枫树苓,其皮去黑作块,似猪屎,故以名之,肉白而实者佳,用之削去黑皮乃称之。"《本草图经》记载:"旧说是枫木苓,今则不必枫根下,乃有生土底,皮黑作块似猪屎",并附有龙州猪苓和施州刺猪苓图各一幅。根据以上描述的植物形态、产地,再参照《证类本草》的龙州猪苓图和《本草纲目》的猪苓图,可知古人所指猪苓与今日所用猪苓品种一致,为多孔菌科真菌 *P. umbellatus*（Pers.）Fries 的干燥菌核。

【产地变迁】

《名医别录》记载:"生衡山及济阴、宛朐。"《吴普本草》曰:"如茯苓,或生冤句。八月采。"唐·《新修本草》曰:"生衡山山谷及济阴、冤句。"宋·《本草图经》曰:"猪苓,生衡山山谷及济阴、冤句,今蜀州、眉州亦有之","旧说是枫木苓,今则不必枫根下,乃有生土底,皮黑作块,似猪粪,故以名之。"明·《本草纲目》曰:"生衡山山谷及济阴、冤句,今蜀州、眉州亦有之。"民国·《药材出产辨》曰:"以陕西兴安县、江中府为佳。"

5.3.58 白芥子基原考证

《名方目录》中涉及白芥子的名方有宣郁通经汤、散偏汤。通过考证《本草纲目》、《本草正》、《本草新编》等古代书籍的原植物形态描述及图例,建议使用十字花科植物白芥 *Sinapis alba* L.的干燥成熟种子,主产于安徽、河南等地。

【名称考证】

白芥子始载于唐·苏敬等《新修本草》,以"芥"为正名,以"白芥子"为异名。以"白芥子"为正名收载本品始见于明·缪希雍《炮炙大法·菜部》。此后诸本草均以"白芥子"为正名,如明·李中梓《雷公炮制药性解》和《本草征要》,清·蒋居祉《本草择要纲目》、陈士铎《本草新编》、汪昂《本草易读》、张璐《本经逢原》、吴仪洛《本草从新》、黄宫绣《本草求真》等。

现代有关著作多沿用前代本草记载以"白芥"作为本品正名,如《中药学》、《中医大辞典·中药分册》、《中药大辞典》、《中华本草》等。而《中药志》、《中药材手册》、《中国中医药学主题词表》、《中国药典》则以"介子"为正名记载本品。同时尚记载有各地的俗称,如《中华本草》的"辣菜子"等。还记载有本品原植物"白芥"的异名,如《中药志》的"白芥子"等。

【基原考证】

芥作为一种蔬菜，记载于《名医别录》，曰："芥似菘而又毛，味辣，可生食及作菹，亦生食。其子可藏冬瓜。又有茛，以作菹，甚辣快。"推测其为十字花科 *Brassica* 属植物。唐·苏敬等《新修本草》记载有 3 种："叶大粗者，叶堪食，子入药用，熨恶疰至良；叶小子细者，叶不堪食，其子但堪为齑尔；又有白芥，子粗大白色，如白粱米，甚辛美，从戎中来。"其中大芥为芥 *B. juncea*，小芥可能为细叶芥 *B.cernua*，而白芥应是白芥子属植物白芥 *S. alba*。因白芥子和黄芥子有别，宋·刘翰等《开宝本草》在"芥"项下，分列出"白芥"项。《本草纲目》云："白芥，处处可种，但人知莳之者少尔。以八、九月下种，冬生可食。至春深茎高二、三尺，其叶花而有丫，如花芥叶，青白色，茎易起而中空，性脆，最畏狂风大雪，须谨护之，乃免折损。三月间开黄花，香郁，结角如芥角，其子大如粱米，黄白色。又有一种，茎大而中实者尤高，其子亦大，此菜虽是芥类，迥然别种也，然入药胜于芥子。"《本草正》曰："白芥子，消痰癖疟痞，除胀满极速，因其味厚气轻，故开导虽速，而不甚耗气，既能除胁肋皮膜之痰，则他近处者不言可知。"《本草求真》卷三散剂中，白芥子又名"芥菜"，被列入"温散"一栏下："白芥子，气味辛温，书载能治胁下及皮里膜外之痰，非此不达，古方控涎丹用之，正是此义。盖辛能入肺，温能散表，痰在胁下皮里膜外，得此辛温以为搜剔，则内外宣通，而无阻隔窠囊留滞之患矣。"到了清代，白芥子沿袭古时的情况，仍被认为可温散祛痰。陈士铎《本草新编》记载："白芥子味辛、气温、无毒。入肝脾肺胃心与胞络之经。能去冷气、安五脏，逐膜膈之疾，辟鬼祟之气，消癖化疟，降息定喘，利窍明目，逐瘀止疼，俱能奏效。能消能降，能补能开，助诸补药，尤善收功。"显然自宋代以来，白芥子的功效主治一致，基原单一明确，无混淆品种。因此根据记载可以确认古时使用的白芥子为 2015 年版《中国药典》白芥子，即十字花科植物白芥 *Sinapis alba* L.的干燥成熟种子。

【产地变迁】

《新修本草》记载："白芥从戎中来"，指出是外来植物。《本草拾遗》记载："生太原"，说明当时内地已有种植。《蜀本草·图经》记载："一种叶大，子白且粗，名曰胡芥。"类似白芥，说明五代时四川亦有种植。《药物出产辨》记载："白芥子产中国张家口及绛镇等处。"目前我国辽宁、山西、山东、安徽、新疆、四川等省区均有引种栽培，主产于安徽、河南等地。

5.3.59 菖蒲基原考证

《名方目录》中涉及菖蒲的方剂有开心散和地黄饮子。通过考证《名医别录》、《本草经集注》、《新修本草》等古代书籍的原植物形态描述及图例，建议使用天南星科植物石菖蒲 *Acorus tatarinowii* Schott 的干燥根茎。

【名称考证】

石菖蒲，原称"菖蒲"，以"昌阳"为异名，始载于汉·《神农本草经》。此后的本草著作如魏晋·吴普《吴普本草》、南北朝·陶弘景《本草经集注》、唐·苏敬等《新修本草》等均以"菖蒲"为正名。同时，《吴普本草》曰："菖蒲，一名尧韭，一名昌阳"，首次记载了菖蒲的异名"尧韭"。"石菖蒲"之名始见于宋·苏颂《本草图经》，曰："菖蒲，生上洛池泽及蜀郡严道……又有水菖蒲，……，不堪入药用。"由此可见，苏颂所称的"石菖蒲"，与"水菖蒲"一样，同为"菖蒲"的一个品种。而此前的本草所记载者，均笼统地称为"菖蒲"。此时，苏氏明确提出"此即医方所用石菖蒲也"，肯定了"石菖蒲"为"菖蒲"的道地品种，为后世本草逐步以"石菖蒲"为正名而取代"菖蒲"打下了基础。宋代的本草著作如《证类本草》《本草衍义》等均有关于"石菖蒲"的记载，虽未把"石菖蒲"列为正名，但均认为"石菖蒲"最佳，"入药须此等"，使后世更加重视"石菖蒲"。明清时期对本品正名的记载出现了两种情况：一种是明代著名本草学家陈嘉谟在其所著的《本草蒙筌》中最早将"石菖蒲"作为本品正名收录，曰："石菖蒲，味辛、甘气温。无毒。生石润中为美，一寸九节方灵。"以后的本草著作多以"石菖蒲"为正名，如《药鉴》《本草新编》《本草备要》《本草经解》《本草从新》《本草求真》《本草述钩元》等；另一种是仍有一些本草著作以"菖蒲"为正名，如《本草品汇精要》《本草纲目》《本草征要》《本草乘雅半偈》《本经逢原》等；《生草药性备要》则以"苦菖蒲"为正名记载本品。同时，明清时期尚出现了本品异名"水剑草"，如《本草纲目》。

现代有关著作均沿用以"石菖蒲"作为正名，如《中国药典》《中药学》《中药大辞典》《中药志》《中药材手册》《全国中草药汇编》《中国药材学》《中华本草》等。同时尚记载有各地的俗称，如《中药材手册》的"香菖蒲"，《全国中草药汇编》的"菖蒲叶""山菖蒲""药菖蒲"，《中药大辞典》的"昌羊""尧时薤""九节菖蒲""粉菖""剑草""剑叶菖蒲""溪菖""石蜈蚣""野韭菜""水蜈蚣""香草"，《中国药材学》的"石扁兰"，《全国中草药名鉴》的"水菖蒲""随手香""薄菖蒲"等。还记载有本品原植物"石菖蒲"的异名，如《中药志》的"水剑草""石蜈蚣""水蜈蚣""九节菖蒲""石扁兰""香蒲"等。

【基原考证】

《名医别录》云："菖蒲生上洛及蜀郡严道，一寸九节者良，露根不可用。"陶弘景云："生石碛上，概节为好。在下湿地，大根者名昌阳，不堪服食。"仅就上文所述即可看出，南北朝以前所用的菖蒲明显地包括大根的水菖蒲和细根的石菖蒲两个物种，即《神农本草经》所载的生池泽的菖蒲为水菖蒲，《名医别录》和《本草经集注》所载的菖蒲，为石菖蒲。《汉武帝内传》云："闻中岳有石上菖蒲，食之长生，故来采之。"《抱朴子》云："韩众服菖蒲十年，日视书万言，冬袒不寒。菖蒲须得石上，一寸九节。"此二书讲菖蒲有服食之功，是石菖蒲。陶弘景注云："菖蒲生石碛上，概节为好。在下湿地大根者名昌阳，止主风湿，不堪服食。甚去虫并蚤虱。真菖蒲叶有脊，一如剑刃，四月五月亦作小厘花。止主咳逆。"按陶氏所注，生下湿地的菖蒲根大，止主风湿，应为水菖蒲；生石碛上，叶有脊的为真菖蒲。他还指出，生下湿地者（指水菖蒲）不堪服食。《新修本草》载菖蒲云："味辛，温，无毒。主风寒湿痹，咳逆上气，开心孔，补五脏，通九窍，明耳目，出音声，主耳聋，痈疮，温肠胃，止小便利，四肢湿痹，不得屈伸，小儿温疟，身积热不解，可作浴汤。久服轻身，聪耳明目，不忘，不迷惑，延年，益心智，高志不老。一名昌阳。生上洛池泽及蜀郡严道。一寸九节者良。露根不可用。五月、十二月采根，阴干。"宋·陈承《本草别说》记载："今阳羡山中，生水石间者，其叶逆水而生，根须络石，略无少泥土，根叶极紧细，一寸不啻九节，入药极佳。二浙人家以瓦石器种之，且蓻易水则茂，水浊及有泥滓则萎。近方多用石菖蒲，必此类也。其池泽所生，肥大节疏粗慢，恐不可入药，唯可作果盘，气味不烈而和淡尔。"由以上文字可推断出，古代使用的菖蒲为天南星科植物石菖蒲 *A. tatarinowii* Schott 的干燥根茎。

【产地变迁】

菖蒲产地最早出现于《名医别录》，曰："生上洛及蜀郡严道。"南北朝·陶弘景《本草经集注》记载："石菖蒲上洛郡属梁州，严道县在蜀郡，今乃处处有，生石碛上"，表明石菖蒲不仅产于陕西商洛、四川一带，而且很多地方都有生长。《日华子本草》曰："石菖蒲出宣州，二月，八月采取。"宋·苏颂《本草图经》曰："菖蒲，生上洛池泽及蜀郡严道，今处处有之，而池州、戎州者佳"，所述与《本草经集注》一致，并首次指出安徽池州、四川宜宾等地产的质量较好。宋·陈承《本草别说》记载："今阳羡山中，生水石间者，……二浙人家以瓦石器种之，旦暮易水则茂，水浊及有泥滓则萎。近方多用石菖蒲，必此类也。其池泽所生，肥大节疏粗慢，恐不可入药，唯可作果盘，气味不烈而和淡尔"，表明宋代石菖蒲在江苏、浙江亦有产出。明·《本草蒙筌》记载："池郡最多，各处亦有，生石涧中为美，一寸九节方灵"，表明当时石菖蒲主产地位于安徽、江苏、上海、江西一带，其他地方亦有生产。清·《玉楸药解》曰："生石中者佳。四川道地，莱阳出者亦可用"，指出四川产石菖蒲为道地药材，山东莱阳产的也可以用。综合以上古文献，石菖蒲的产地主要有陕西商洛，四川荥经县、宜宾、南溪、屏山，安徽池州，江苏宜兴，上海，江西婺源，山东莱阳，四川为石菖蒲的道地产区。

5.3.60 川续断基原考证

《名方目录》中涉及川续断的名方有保阴煎和三痹汤。通过考证《本草经集注》、《新修本草》、《本草图经》、《本草纲目》等古代书籍的原植物形态描述及图例，建议使用川续断科植物川续断 *Dipsacus asper* Wall. ex Henry 的干燥根，主产于四川、湖北、湖南、云南、重庆和贵州等地。

【名称考证】

续断始载于汉·《神农本草经》，以"续断"为正名。其后的本草著作大多以"续断"为正名，如《名医别录》，南北朝·雷敩《雷公炮炙论》、陶弘景《本草经集注》，唐·苏敬等《新修本草》、孙思邈《千金翼方》，宋·苏颂《本草图经》、唐慎微《证类本草》，明·兰茂《滇南本草》、刘文泰《本草品汇精要》、陈嘉谟《本草蒙筌》、李时珍《本草纲目》，清·张志聪《本草崇原》、陈士铎《本草新编》、汪昂《本草易读》、张璐《本经逢原》、叶桂《本草经解》、吴仪洛《本草从新》、黄宫绣《本草求真》等。古代著作记载的本品异名有"龙豆"、"属折"（《神农本草经》），"接骨"、"南草"、"槐"（《名医别录》），"接骨草"（《卫生易简方》），"鼓槌草"、"和尚头"（《滇南本草》），"川续断"（《得配本草》），"川断"（《本草述钩元》）等。

现代有关著作多以"续断"作为本品正名，如《中国药典》、《中药学》、《中药大辞典》、《中药志》、《中药材手册》、《中国药材学》、《中华本草》等。亦有以"川续断"为正名者，如《全国中草药汇编》。同时尚记载有各地的俗称，如《中药材手册》的"黑老鸦头"、"六旦"，《全国中草药汇编》的"山萝卜"、"川萝卜根"、"鼓锤草"、"滋油菜"，《中华本草》的"马蓟"、"小续断"等。还记载有本品原植物"川续断"的异名，如《中药志》的"山萝卜根"、"黑老鸦头"，《中药大辞典》的"鼓捶草"、"和尚头"、"滋油菜"、"六汗"，《中华本草》的"苦小草"、"帽子疙瘩菜"等。

【基原考证】

《名医别录》，南北朝·《本草经集注》，唐·《新修本草》，五代·《蜀本草》、《日华子本草》，北宋·《本草图经》等诸家本草均有记载，但从所述形态特征考证，不但来源有变化而且比较复杂。《滇南本草》所载续断与前面本草描述不同，谓："续断，一名鼓槌草……鼓槌草，独苗对叶，苗上开花似槌。"附续断药图。《本草纲目》载："续断之说不一。桐君言是蔓生，叶似荏。李当之、范汪并言是虎蓟。《日华子》言是大蓟，一名山牛蒡。苏恭、苏颂皆言叶似苎麻，根似大蓟……而《名医别录》复出大、小蓟条，颇难依据。但自汉以来，皆以大蓟为续断，相承久矣。究其实，则二苏所云，似与桐君相符，当以为正。今人所用，以川中来，色赤而瘦，折之有烟尘起者为良焉。"可见，历代古本草中，续断基原极其混乱，有菊科的大蓟、唇形科的糙苏和川续断科的川续断等。明代续断以川产者为良，与续断道地产区为四川相符，故有"川续断"一名，由此认为李时珍所谓即今之川续断科植物川续断 *D. asper* Wall. ex Henry。再根据明清本草著作与现代本草专著所绘制的续断附图可知：明清所用续断与今川续断科川续断属植物川续断 *D. asper* Wall. ex Henry 基本一致，亦与现行版《中国药典》收录品种一致。该品种是自明清以来药用续断的主流品种，故本品入药以药典品种入药，即川续断科植物川续断 *D. asper* Wall. ex Henry 的干燥根。

【产地变迁】

《滇南本草》曰："续断，一名鼓槌草，又名和尚头。"又云："鼓槌草，独苗对叶，苗上开花似槌。"该书虽未有产地记载，但所记载为云南分布的药材，可以推测续断在云南有分布。明·《本草纲目》记载："今用从川中来"，表明产地在四川。清·《植物名实图考》记载："今滇中生一种续断，……今所用皆川中产。范汪以为即大蓟根，恐误"，表明川续断在四川和云南有分布。1995 年版《中药材商品规格质量鉴别》记载："以湖北产量大，质量好，尤以鹤峰所产质量佳。"1996 年版《中国药材学》记载："产于湖北、湖南、四川，江西、广东、陕西、云南等地亦产。以湖北产量最大，质量最好。"2010 年版《金世元中药材传统鉴别经验》记载："以五峰、鹤峰产品质优，俗称五鹤续断。"

5.3.61　藁本基原考证

《名方目录》涉及藁本的名方有辛夷散和羌活胜湿汤。通过考证《本草经集注》、《本草图经》等古代书籍的原植物形态描述及图例，建议使用伞形科植物藁本 *Ligusticum sinense* Oliv. 或辽藁本 *L. jeholense* Nakai et Kitag.的干燥根茎和根。

【名称考证】

藁本始载于《神农本草经》，其后的本草即以"藁本"为正名，如《名医别录》，南北朝·陶弘景《本草经集注》，宋·苏颂《本草图经》、唐慎微《证类本草》，金·李杲《珍珠囊药性赋》，元·王好古《汤液本草》等，明·陈嘉谟《本草蒙筌》、李时珍《本草纲目》，清·张璐《本经逢原》、吴仪洛《本草从新》、张志聪《本草崇原》、严西亭《得配本草》等。

现代有关著作均以"藁本"作为本药正名，如《中国药典》、《中药大辞典》、《中药学》、《全国中药炮制规范》、《中国药材学》、《中药志》、《中药材手册》、《全国中草药汇编》、《中华本草》等。同时尚记载有各地的俗称，如《中药材手册》的"香藁本"、"北藁本"、"川藁本"，《中药大辞典》的"藁板"，《中医大辞典·中药分册》的"野芹菜"、"山香菜"，《中国药材学》的"西芎"、"土芎"、"秦芎"等。还记载有本品原植物"藁本"的异名，如《中药志》的"西芎"，《中药大辞典》的"山园荽"；原植物"辽藁本"的异名，如《中药志》的"藁本"、"热河藁本"、"香藁本"、"北藁本"，《中药大辞典》的"家藁本"、"水藁本"等。

【基原考证】

早在春秋战国时期已有记载，《管子·地员篇》云："五臭畴生藁本。"本草书籍始见于《神农本草经》，列为中品，"味辛，温。主妇人疝瘕，阴中寒、肿痛，腹中急，除风头痛，长肌肤，悦颜色。一名鬼卿，一名地新。生山谷。"藁本早期常与蘼芜、白芷、川芎等伞形科植物混淆，如《广雅》云："山芷，蔚香，藁本也。"《荀子·大略篇》云："兰芷藁本，渐于蜜醴，一佩易之。"樊光注《尔雅》云："藁本，一名蘼芜，根名靳芷。归作藁，非。"《本草经集注》载："世中皆用川芎根须，其形气乃相类。而《桐君药录》说川芎苗似藁本，论说花实皆不同，所生处又异"，说明古人已经观察到川芎、白芷、藁本原植物形态十分相似。《本草图经》载："藁本似禾藁，故以名之。五月有白花，七、八月结子，根紫色，正月、二月采根，曝干，三十成。"并州藁本花呈伞形花序，叶为二回羽状复叶，且末回裂片较宽，呈卵圆形，小羽片先端钝或略尖，不呈尾状；茎不呈"之"字形弯曲，结合《本草图经》记载其产地为并州（今为山西太原）；大致可以判断古代藁本原植物有两种，其品种分别为伞形科植物藁本 *L. sinense* Oliv. 或辽藁本 *L. jeholense* Nakai et Kitag.的干燥根茎和根。

【产地变迁】

《神农本草经》曰："生山谷。"隋·《桐君药录》说："今出宕州者，佳也。"《名医别录》记载："生崇山"，指出藁本的产地位于湖南张家界市西南，与天门山相连。《新修本草》云："今出宕州，佳也。"宕州为今甘肃省宕昌县南阳镇。宋·《本草图经》记载：藁本"生崇山山谷，今西川、河东州郡及兖州"。明·《本草蒙筌》记载：藁本"多产河东，亦生杭郡"。明·《本草乘雅半偈》记载："出西川，及河东、兖州、杭州诸处，多生山中。"赵中振、肖培根主编的《当代药用植物典》记载：古代藁本原植物有两种，即分布于黄河上游及长江流域的藁本和黄河流域下游以北地区的辽藁本，与现代所用藁本主流品质一致。

5.3.62　红花基原考证

《名方目录》中涉及红花的名方有身痛逐瘀汤和桃红四物汤。通过考证《本草图经》、《证类本草》、《本草纲目》等古代书籍的原植物形态描述及图例，建议使用菊科植物红花 *Carthamus tinctorius* L.的花，夏季花由黄变红时采摘，阴干或晒干。

【名称考证】

红花，原名"红蓝花"，始载于《金匮要略》。"红花"之名始载于宋·苏颂《本草图经》。"红花"作为正名始见于《珍珠囊药性赋》，其后的本草著作多以"红花"作为正名。如清·汪昂《本草易读》、叶桂《本草经解》、吴仪洛《本草从新》、黄宫绣《本草求真》等；有的以本品原植物"红花菜"为正名，如明·朱橚《救荒本草》。古代著作中记载的本品异名尚有"红兰花"等。

现代有关著作均以"红花"作为本品正名，如《中国药典》、《中药大辞典》、《中药志》、《中药材手册》、《全国中草药汇编》、《中华本草》等。同时尚记载有各地的俗称，如《全国中草药汇编》的"草红花"，《中药大辞典》的"刺红花"，《中国药材学》的"红花樱子"、"杜红花"、"金红花"等。还记载有本品原植物"红花"的异名，如《中药志》的"草红花"、"刺红花"、"红蓝花"、"扎让孜"、"古日古木"，《中药大辞典》的"黄蓝"、"红蓝"、"红花草"，《中华本草》的"红花采"等。

【基原考证】

红花始载于宋·《开宝本草》，曰："味辛，温，无毒。主产后血运口噤，腹内恶血不尽，绞痛，胎死腹中，并酒煮服。亦主蛊毒下血。"《本草图经》记载："红蓝花即红花也，生梁汉及西域，今处处有之，人家场圃所种，冬而布子于熟地，至春生苗，夏乃有花。下作球汇多刺，花蕊出球上，圃人承露采之，采已夏出，至尽而罢。球中结实，白颗如小豆大。其花曝干，以染真红及作燕脂，主产后病为胜。其实亦同叶，颇似蓝，故有蓝名，又名黄蓝。"宋·《证类本草》中记载："红蓝花，味辛，温，无毒。主产后血晕口噤，腹内恶血不尽绞痛，胎死腹中，并酒煮服。亦主蛊毒下血。堪作燕脂。生梁、汉及西域。一名黄蓝。《博物志》云：黄蓝，张骞所得。今仓魏地亦种之。"明·《本草纲目》记载："志曰：红蓝花，即红花也，生梁汉及西域。《博物志》云：张骞得种于西域。今魏地亦种之。颂曰：今处处有之。人家场圃所种，冬月布子于熟地，至春生苗，夏乃有花。花下作球猬多刺，花出球上。圃人乘露采之，采已复出，至尽而罢。球中结实，白颗如小豆大。其花曝干，以染真红，又作胭脂。"时珍曰："红花，二月、八月、十二月皆可以下种，雨后布子，如种麻法。初生嫩叶、苗，亦可食。其叶如小蓟叶。至五月开花，如大蓟花而红色。"结合《本草图经》附图，茎直立、上部分枝、叶卵状披针形或长椭圆形、头状花序多数等特征与红花基本一致，但茎枝上有毛则与红花不符。再与《植物名实图考》所载红花图进行比较，可确定为2015年版《中国药典》所载红花品种，即菊科植物红花 *C. tinctorius* L.的花，夏季花由黄变红时采摘，阴干或晒干。

【产地变迁】

宋·《本草图经》记载："生梁汉及西域，今处处有之，人家场圃所种。"宋·《开宝本草》云："红蓝花生梁、汉及西域"，表明红花最初从西域引种，到宋代已经普遍移栽至园中。明·《本草品汇精要》曰："出梁汉及西域，今仓魏亦种之，（道地）镇江"，表明在明代红花道地产区为江苏镇江。《本草纲目》记载："红花，二月、八月、十二月皆可以下种，雨后布子，如种麻法。初生嫩叶、苗，亦可食。其叶如小蓟叶。至五月开花，如大蓟花而红色。"清·《本草易读》曰："红花，生梁汉及西域，今处处有之。"可知，从明代到清代红花一直被广泛种植，且栽培方法也没有发生变化。通过对历代本草的研究发现，红花自西域引种以来，便被广泛种植。《中国植物志》记载："红花原产中亚地区。苏联有野生也有栽培，日本、朝鲜广有栽培。现时黑龙江、辽宁、吉林、河北、山西、内蒙古、陕西、甘肃、青海、山东、浙江、贵州、四川、西藏，特别是新疆都广有栽培。我国在上述地区有引种栽培外，山西、甘肃、四川亦见有逸生者"，表明现代红花的种植也较为广泛，目前主要有两大主产区，一个是新疆，另一个是云南。

5.3.63　滑石基原考证

《名方目录》中涉及滑石的名方有猪苓汤和除湿胃苓汤。通过考证《本草图经》、《雷公炮炙论》、《本草纲目》、《本经逢原》等古代书籍的原植物形态描述及图例，建议使用硅酸盐类矿物滑石族滑石，为含水硅酸镁[$Mg_3(Si_4O_{10})(OH)_2$]。以山东莱西、栖霞、莱州和江西鹰潭等地所产为佳。

【名称考证】

滑石始载于汉·《神农本草经》，以"滑石"作为正名，其后世本草著作均以"滑石"为正名。如《名医别录》，南北朝·陶弘景《本草经集注》，唐·苏敬等《新修本草》，宋·苏颂《本草图经》、唐慎微《证类本草》，元·王好古《汤液本草》，明·刘文泰《本草品汇精要》、陈嘉谟《本草蒙筌》、李时珍《本草纲目》，清·张志聪《本草崇原》、陈士铎《本草新编》、张璐《本经逢原》、叶桂《本草经解》、黄宫绣《本草求真》等。

现代本草著作如《中国药典》、《中药学》、《中药大辞典》、《全国中草药汇编》、《中华本草》、《中药材手册》、《中药志》等均以"滑石"为正名，同时尚记载有各地俗称，如《中国药材学》的"活石"、"硬滑石"等；原植物名称，如《中药大辞典》的"滑石"等。

【基原考证】

滑石的始载本草为《神农本草经》。《雷公炮炙论》云："其白滑石如方解石，色白，于石上画有白腻文，方使得……若滑石色似冰，白青色，画石上有白腻文者，真也。"《本草经集注》云："滑石，色正白。"《新修本草》云："此石所在皆有，岭南始安出者，白如凝脂，极软滑。其出掖县者，理粗质青白黑点，惟可为器，不堪入药。齐州南山神通寺南谷亦大有，色青白不佳，至于滑腻，犹胜掖县者。"《本草图经》曰："此有二种，道、永州出者，白滑如凝脂……莱、濠州出者，理粗质青，有白黑点，亦谓之斑石。二种皆可作器用，甚精好。"根据以上本草所述考证，可见自古滑石就有两种，即黏土滑石与硅酸盐类滑石。两者混用状况一直沿用至今，现江南多用黏土滑石，习称软滑石；江北多用硅酸盐类滑石，习称硬滑石。《中国药典》确定硅酸盐类矿物滑石为滑石的正品。至于黏土滑石，可作为地区习惯用药。

【产地变迁】

《名医别录》记载："生赭阳山谷，及太山之阴，或技北白山，或卷山。"陶弘景："今出湘州，始安郡诸处。"《新修本草》记载："岭南始安出者，白如凝脂，极软滑。出批县者……不可入药。"苏颂曰："道、永州出者，白如凝脂。"李时珍曰："山东蓬莱县硅府村所出者亦佳。"《药物出产辨》曰："原产四川、云南。"现时以山东莱西、栖霞和江西鹰潭等地所产为佳。

5.3.64　槐花、槐角基原考证

槐花、槐角出自一家，分别为豆科植物槐的花和成熟果实。在《名方目录》中，槐花散使用槐花，而凉血地黄汤使用槐角。通过考证《本草经集注》、《本草图经》、《日华子本草》、《本草衍义》等古代书籍的原植物形态描述及图例，建议槐花、槐角分别使用豆科植物槐 *Sophora japonica* L.的干燥花及花蕾和干燥成熟果实。

【名称考证】

槐花始载于《日华子本草》，并以"槐花"为正名。其后的本草著作大多以"槐花"为正名记载本品，如宋·唐慎微《证类本草》，元·王好古《汤液本草》，明·刘文泰《本草品汇精要》，清·张璐《本经逢原》、叶桂《本草经解》等；但有的在"槐实"下介绍本品，如宋·苏颂《本草图经》，清·陈士铎《本草新编》等；有的则与"槐角"并列介绍本品，如明·兰茂《滇南本草》；有的则以"槐蕊"为正名介绍本品，如明·张景岳《本草正》。古代著作中记载的本品异名有"槐蕊"（《本草正》）、"槐米"（《本草新编》）等。

现代有关著作大多以"槐花"作为本品正名，如《中国药典》、《中药学》、《中药大辞典》、《中药志》、《中药材手册》、《全国中草药汇编》、《中华本草》等；也有以"槐米"作为正名的，如《中国药材学》，同时尚记载有各地的俗称，如《全国中草药汇编》的"金药树"、"护房树"、"豆槐"，《中国药材学》的"槐花米"、"柚花"、"白槐"等。还记载有本品原植物"槐"的异名，如《中药大辞典》的"豆槐"、"白槐"、"细叶槐"、"金药树"、"护房树"等。

槐角始载于汉·《神农本草经》，以"槐实"作为正名，后世本草著作大多以"槐角"为正名。如《名医别录》，南北朝·陶弘景《本草经集注》，唐·苏敬等《新修本草》，宋·苏颂《本草图经》、唐慎微《证类本草》，元·王好古《汤液本草》，明·刘文泰《本草品汇精要》，清·张志聪《本草崇原》、陈士铎《本草新编》、汪昂《本草备要》、张璐《本经逢原》等。

现代本草著作除《中药学》、《全国中草药汇编》分别附于"槐花"条下外，其他如《中国药典》、《中药大辞典》、《中药志》、《中药材手册》、《中华本草》等均以"槐角"为正名，同时尚记载有各地的俗称，如《中药材手册》的"槐连豆"，《中药大辞典》的"槐连灯"、"九连灯"、"天豆"，《中国药材学》的"绿槐角"、"槐母实",《中华本草》的"槐荚"等。还记载有本品原植物"槐"的异名,如《中药志》的"家槐"、"中国槐"、"豆槐"、"白槐"、"细叶槐"等。

【基原考证】

槐角始载于《神农本草经》。《本草经集注》云:"槐子以相连多者为好。"《本草图经》曰:"今处处有之。其木有极高大者……四月五月开花,六月七月结实,七月七日采嫩实,捣取汁作煎。十月采老实入药",并附有"高邮郡槐实"图。《日华子本草》云:"槐花味苦,平,无毒。治五痔,心痛,眼赤;杀腹藏虫及热;治皮肤风并肠风泻血,赤白痢,并炒服。"《本草衍义》曰:"槐花,……治肠风热,泻血甚佳。"据以上本草所述考证,与今豆科植物槐 *S. japonica* L.的干燥花及花蕾相符。槐角,原名槐实,又名槐子。李时珍曰:"其花未开时,状如米粒,炒过煎水染黄甚鲜。其实作荚连珠,中有黑子,以子连多者为好。"根据以上本草图文考证,与今豆科植物槐 *S. japonica* L.的干燥成熟果实相符。

【产地变迁】

由于槐花的原植物分布过广,历代未见对道地产区的记载。目前在中国北部较为集中,北自辽宁、河北,南至广东、台湾,东自山东,西至甘肃、四川、云南。华北平原及黄土高原海拔1000m高地带均能生长,甚至在山区水少的地方都可以生长。主要供货来源集中在河南、河北、安徽、山东、山西、陕西等地。

5.3.65　粳米基原考证

《名方目录》中涉及粳米的名方有竹叶石膏汤、麦门冬汤、泻白散。通过考证《农书》、《本草从新》等古代书籍的原植物形态描述及图例,建议使用黏性中等、胀性小、米粒短而粗的稻谷。

【名称考证】

《说文解字注》曰:"秔,稻属……从禾亢声……粳,俗秔。更声也。"粳同秔,说明"秔"、"粳"、"粳"三者为异体字。并且"粳"在文中首次被释为"有次黏者,粳是也"。

【基原考证】

《农书》言:"南方水稻,其名不一,大概为类有三:早熟而紧细者曰籼,晚熟而香润者曰粳,早晚适中米白而黏者曰糯。"因此,粳米和籼米在生长周期、米粒形态及食用口感上有差异。诗人陆游曾赋诗赞美粳米:"粳香等炊玉,韭美胜炰羔。"《本草从新》中提及粳米的异名有"大米"、"秔"、"嘉蔬",嘉蔬指用于祭祀的稻谷。《罗氏会约医镜》云:"粳,硬也。"因此,粳米又称被之为"硬米"。由于粳米米粒较粗短,广东人称之"肥仔米"。《汉语大词典·米部》曰:"粳,稻之不黏者。今指一种介于籼稻、糯稻之间的晚稻品种,米粒短而粗,米质黏性较强,胀性小。"通过考证历代本草著作显示粳米的别名有"秔"、"粳"、"秔"、"嘉蔬"、"大米"、"白米"、"硬米"、"肥仔米"等,其为一种黏性中等、胀性小、米粒短而粗的稻谷。

5.3.66　菊花、野菊花基原考证

菊花和野菊花两味药同科同属不同种,《名方目录》中清上蠲痛汤、石决明散使用的是菊花,而五味

消毒饮使用的是野菊花。通过考证《本草经集注》、《本草拾遗》、《本草衍义》、《本草纲目》等古代书籍的原植物形态描述及图例，建议菊花使用菊科植物菊 *Chrysanthemum morifolium* Ramat.的干燥头状花序；野菊花使用菊科植物野菊 *C. indicum* L.的干燥头状花序。

【名称考证】

菊花始载于汉·《神农本草经》，并以"菊花"为正名。其后的本草著作大多即以"菊花"为正名记载，如《名医别录》，南北朝·陶弘景《本草经集注》，唐·苏敬等《新修本草》、孙思邈《千金翼方》，宋·苏颂《本草图经》、唐慎微《证类本草》、寇宗奭《本草衍义》、佚名《增广太平和剂图经本草药性总论》，元·王好古《汤液本草》，明·刘文泰《本草品汇精要》，清·张志聪《本草崇原》、严西亭《得配本草》等；有的以"甘菊花"为正名记载本品，如金·李杲《珍珠囊药性赋》，清·吴仪洛《本草从新》、陈其瑞《本草撮要》。

现代有关著作均以"菊花"作为本品正名，如《中国药典》、《中药学》、《中药大辞典》、《中药志》、《中药材手册》、《全国中草药汇编》、《中国药材学》、《中华本草》等。同时尚记载有各地的俗称，如《中药材手册》的"白菊花"，《全国中草药汇编》的"黄甘菊"、"药菊"、"白茶菊"、"茶菊"、"怀菊花"、"滁菊"、"亳菊"、"杭菊"，《中药大辞典》的"家菊"等。还记载了本品原植物"菊"的异名，如《中药志》的"菊花"、"白菊花"、"滁菊花"、"亳菊"、"杭菊花"等。

野菊花始见于金·刘完素《黄帝素问宣明论方》，其后明·李时珍《本草纲目》在"野菊"项下也有关于本品的介绍，"野菊花"作为本品正名始见于《本草正·草部》："野菊花（五一），一名苦薏。根叶茎花皆可同用、味苦辛。大能散火散气，消痈毒疗肿瘰，眼目热痛，亦破妇人瘀血。"其后的著作有的即以"野菊花"为正名，如清·黄宫绣《本草求真》；有的在"甘菊花"或"茶菊"、"野山菊"项下介绍本品，如清·蒋居祉《本草择要纲目》、赵学敏《本草纲目拾遗》、吴其濬《植物名实图考》等。

现代有关著作大多以"野菊花"作为本品正名，如《中国药典》、《中药学》、《中药大辞典》、《中药材手册》、《全国中药炮制规范》、《中国药材学》、《中华本草》；有的以"北野菊"为正名，如《中药志》；有的以"野菊"为名，如《全国中草药汇编》、《中国中医药学主题词》等。同时尚记载有各地的俗称，如《全国中草药汇编》的"野黄菊"，《中国药材学》的"野黄菊花"、"山菊花"、"路边菊"、"甘菊花"、"疟疾草"，《中华本草》的"千层菊"，"黄菊花"等。还记载了本品原植物"野菊"的异名，如《中药志》的"甘野菊"、"岩香菊"、"北野菊"、"野菊花"，《中华本草》的"苦薏"、"野山菊"、"路边菊"、"野黄菊"、"黄菊仔"、"鬼仔菊"、"山九月菊"、"疟疾草"等。

【基原考证】

菊花始载于《神农本草经》，原无家野之分。南北朝·《本草经集注》记载："菊有两种：一种茎紫气香而味甘，叶可作羹食者为真。一种青茎而大，作蒿艾气，味苦不堪食者，名苦薏，非真。其华正相似，唯以甘苦别之尔。"《本草拾遗》谓苦薏曰："花如菊，茎似马兰，生泽畔，似菊，菊甘而薏苦，语曰：苦如薏是也。"《日华子本草》曰："菊有两种：花大气香茎紫者为甘菊；花小气烈青茎小者名野菊，味苦。"《本草衍义》云："菊花，近世有二十余种，惟单叶花小而黄绿，叶色深小而薄，应候而开者是也。《月令》所谓菊有黄花者也。又邓州白菊，单叶者亦入药。"《本草纲目》曰："菊之品凡百种，宿根自生，茎叶花色，品品不同……其茎有株蔓紫赤青绿之殊，其叶有大小厚薄尖秃之异，其花有千叶单叶、有心无心、有子无子、黄白红紫、间色深浅、大小之别，其味有甘苦辛之辨，又有夏菊秋菊冬菊之分。大抵惟以单叶味甘者入药，菊谱所载甘菊、邓州黄、邓州白者是矣。甘菊始生于山野，今则人皆栽植之。其花细碎，品不甚高。蕊如蜂窠，中有细子，亦可撒种……苦薏，处处原野极多，与菊无异，但叶薄小而多尖，花小而蕊多，如蜂窠状，气味苦辛惨烈。"根据以上本草所述"苦薏"、"野菊"考证，与野菊相符，即菊科植物野菊 *C. indicum* L.；所述的甘菊、白菊，与药用菊花相符，即菊科植物菊 *C. morifolium* Ramat.。

【产地变迁】

《神农本草经》记载："一名节华，生川泽及田野。"南北朝·《本草经集注》曰："生雍州川泽及田野……南阳郦县最多，今近道处处有，取种之便得。"宋·《本草图经》曰："生雍州川泽及田野，今处处有之，以南阳菊潭者为佳。"又曰："白菊元生南阳山谷及田野中，颍川人呼为回蜂菊，汝南名茶苦蒿，上党及建安郡、顺政郡并名羊欢草，河内名地薇蒿。诸郡皆有。"明·《本草品汇精要》记载："生雍州川泽及南阳山谷田野中，南京颍川，汝南，上党，建安、顺政郡，河内，今处处有之……南阳菊潭者佳。"明·《本草纲目》记载："大抵惟单叶味甘者入药，菊谱所载甘菊、邓州黄、邓州白者是矣。甘菊始生于山野，今则皆栽植之。"明·《本草乘雅半偈》曰："出川泽田野间，雍州南阳山谷者最胜。"清·《本草从新》云："家园所种，杭产者良。"民国·《增订伪药条辨》云："黄菊，即黄色之茶菊，较家菊朵小、心多而色紫。杭州钱塘所属各乡，多种菊为业……其浙省城头一带所产名城头菊……菊花种类甚杂，惟黄菊产杭州、海宁等处……城头菊，野生城墙阴处，色黄，朵较少，浙名野菊花……白滁菊出安徽滁州者……出浙江德清县者"，"白菊，河南出者为亳菊……苏州浒墅产出为杜菊……海宁出者，名白茶菊……江西南昌府出，名淮菊……厦门出者曰洋菊。"综上所述，菊花自古以怀菊为优，现代因产地和加工方法的不同，又分为亳菊、滁菊、贡菊、杭菊、怀菊、川菊等。野菊花分布于我国东北、华北、华中、华南、华东和西南等地，野生资源丰富，多生于山坡、草地、田边和路旁等处。

5.3.67　蔓荆子基原考证

《名方目录》涉及蔓荆子的名方有羌活胜湿汤和清上蠲痛汤。通过考证《本草经集注》、《新修本草》、《本草图经》、《本草衍义》、《本草纲目》等古代书籍的原植物形态描述及图例，建议使用马鞭草科植物单叶蔓荆 *Vitex trifolia* L.var.*simplicifolia* Cham.或蔓荆 *V. trifolia* L.的干燥成熟果实，单叶蔓荆主产于沿海、沿湖地区，尤以山东胶州湾各县产量最大，质量亦优。三叶蔓荆主产于广西、云南南部。

【名称考证】

蔓荆子始载于汉·《神农本草经》，以"蔓荆实"作为正名。明代以前的本草著作大多沿用《神农本草经》之说，以"蔓荆实"作为正名记载本品。如南北朝·陶弘景《本草经集注》，唐·苏敬等《新修本草》，宋·苏颂《本草图经》、唐慎微《证类本草》、寇宗奭《本草衍义》，明·刘文泰《本草品汇精要》、陈嘉谟《本草蒙筌》、卢之颐《本草乘雅半偈》等。"蔓荆子"之名始见于南北朝·陶弘景《本草经集注》，"蔓荆实，味苦、辛，微寒，平、温，无毒……生益州"。"蔓荆子"作为本品正名记载最早见于元·王好古《汤液本草》，其曰："蔓荆子，气清，味辛温苦、甘，阳中之阴。太阳经药。"明·李中梓《本草征要》及清代本草著作如清·张志聪《本草崇原》、蒋居祉《本草择要纲目》、张璐《本经逢原》、叶桂《本草经解》、吴仪洛《本草从新》、严西亭《得配本草》、黄宫绣《本草求真》等均以"蔓荆子"为正名。

现代本草著作如《中国药典》、《中药学》、《中药大辞典》、《全国中草药汇编》、《中药志》、《中华本草》、《中国药材学》、《中药材手册》、《全国中药炮制规范》等均以"蔓荆子"为正名，以"荆子"为异名。同时尚记载有"京子"、"万京子"、"蔓青子"（《中药材手册》），"白背木耳"、"白背杨"、"水捻子"、"白布荆"（《全国中草药汇编》），"万荆子"（《中药大辞典》），"荆条子"（《中国药材学》）等各地俗称。还记载有本品原植物"单叶蔓荆"的异名"沙荆子"、"灰枣"（《中药志》），"荆条子"、"沙荆"（《中华本草》）等；

原植物"蔓荆"的异名"白背木耳"、"小刀豆藤"、"白背风"、"白背草"(《中药大辞典》),"白布荆"、"海风柳"、"番仔埔姜"、"白背布惊"、"白叶"、"水稔子"(《中华本草》)等。

【基原考证】

蔓荆子以"蔓荆实"之名始载于《神农本草经》,谓"蔓荆实,味苦,微寒,主筋骨间寒热,湿痹拘挛,明目坚齿,利九窍,去白虫。久服轻身,耐老"。《广雅》云:"牡荆,蔓荆也。"《广志》云:"楚,荆也。牡荆,蔓荆也。"可见古人常把蔓荆和牡荆混为一物。《本草经集注》蔓荆实条对牡荆与蔓荆进行了区分,"小荆即应是牡荆,牡荆子大于蔓荆子而反呼为小荆,恐或以树形为言。复不知蔓荆树若高大尔",即认为牡荆与蔓荆的区别主要有 2 点,一是果实的大小:牡荆子大于蔓荆子;二是树的大小:蔓荆树高于牡荆树。故把牡荆称为小荆,主要是从树的大小角度来称谓的。这种说法被后世大多本草书籍所采用。如《救荒本草》荆子条说:"《本草》有牡荆实,一名小荆实,俗名黄荆……今处处有之。"现代植物学认为蔓荆为落叶灌木,罕为小乔木,果实直径约为 5mm;牡荆为落叶灌木或小乔木,果实直径约为 2mm。由于两者都以灌木为主,其树高大小很难明显区分,但从果实大小来说,蔓荆子反而要大于牡荆子,因此,《本草经集注》中的牡荆与蔓荆很有可能与今天所说的牡荆与蔓荆相反。《新修本草》最早对蔓荆子进行了植物形态描述:"蔓荆,苗蔓生,故名蔓荆。生水滨,叶似杏叶而细,茎长丈余,花红白色。今人误以小荆为蔓荆,遂将蔓荆子为牡荆子也。"其植物形态"蔓生"及生境"生水滨",与今单叶蔓荆极为相似。单叶蔓荆以茎匍匐,生于沙滩、海边及湖畔为特点,叶片倒卵形或近圆形亦符合"叶似杏叶而细"的描述;唐代一丈约为 306cm,树高 3m 左右也符合现代单叶蔓荆的特点。因此,《新修本草》所描述的这种蔓荆应为牡荆属植物单叶蔓荆 *V. trifolia* L. var. *simplicifolia* Cham.。但必须提出,《新修本草》中所述蔓荆应非前代本草所说的蔓荆,因为《神农本草经》及《名医别录》中都记载了蔓荆"生高岸或田野中"。《新修本草》提到"今人误以小荆为蔓荆,遂将蔓荆子为牡荆子也"也恰恰说明当时人们并未发现蔓荆和牡荆的鉴别特征,常常将两者混用。其实,唐代人认为蔓荆与牡荆的区别主要在于其为直立而生还是匍匐而生,这从《新修本草》牡荆实的条文描述中可以看出,牡荆实条载:"此即作棰杖荆,是也。实细,黄黑色,茎劲作树,不为蔓生,故称之为牡,非无实之谓也。"棰杖即拷打使用的棍棒。牡荆直立而生,能够制作成拷打所用的棍棒,而茎匍匐而生的蔓荆显然是不行的。这种观点在《蜀本草》中得到了进一步确认,《蜀本草》蔓荆实条载:"蔓生者为蔓荆,树生者为牡荆。蔓生者大如梧子,树生者细如麻子。据今之用,正如梧子而轻虚,则蔓荆是蔓生者明矣。宋·《本草图经》云:"蔓荆实,旧不载所出州土,今近京及秦、陇、明、越州多有之。苗茎高四尺,对节生枝;初春因旧枝而生,叶类小楝,至夏盛茂;有花作穗浅红色,蕊黄白色,花下有青萼;至秋结实,斑黑如梧子许大而轻虚。八月、九月采。一说作蔓生,故名蔓荆。而今所有,并非蔓也。"宋·寇宗奭《本草衍义》载:"诸家所解,蔓荆、牡荆纠纷不一。既言蔓荆,明知是蔓生,即非高木也。既言牡荆,则自是树上生者。又何疑焉?"可见,寇氏的观点仍以是否匍匐茎作为区别蔓荆和牡荆的要点,与《新修本草》相同。明·陈嘉谟《本草蒙筌》云:蔓荆"不拘州土,惟盛水滨。实系蔓生,大如梧子。依时收采,阴干。"从生境、果实性状看,均符合单叶蔓荆的特征。《本草纲目》将其列为木部第三十六卷,释名曰:"其枝小弱如蔓,故曰蔓生。"以上两者所记载的其原植物应为牡荆属植物蔓荆 *V. trifolia* L.,又称三叶蔓荆。总结前代本草内容,卢之颐在《本草乘雅半偈》载:"出汴京、秦、陇、明、越州诸处。生水滨,苗茎蔓延,高丈许。茎中心方,对节生枝,枝小弱如蔓。春因旧枝作小叶,如小楝。五月叶成如杏叶,六月作穗,便出青萼,将开则黄,开时花色红白。九月结实黑斑,大如梧子,极轻虚,实上近蒂处,有白膜盖子,冬则叶凋,茎则耐寒,次年再发。"清·《本草详节》、《本草崇原》、《本草易读》大多引用了前人之言,没有进一步的发展。《本草备要》附图符合蔓荆原植物特征。

综上,古代所有蔓荆子为马鞭草科植物单叶蔓荆 *V. trifolia* L.var.*simplicifolia* Cham.或蔓荆 *V. trifolia* L. 的干燥成熟果实,与今药典所记载基本一致。

【产地变迁】

《名医别录》记载："蔓荆实 生河间、南阳、冤句，或平寿、都乡高岸上及田野中"。从上述描述可知其产地主要有河间、南阳、冤句，或平寿、都乡，分别相当于今河北省河间市，河南省南阳市，山东省菏泽市、潍坊市。《新修本草》记载："生水滨。"苏颂云："近汴京及秦陇、明、越州多有之。"《本草品汇精要》曰："道地眉州。"《药物出产辨》曰："产山东牟平县为多出。"现时沿海、沿湖地区多产单叶蔓荆，尤以山东胶州湾各县产量最大，质量亦优。广西、云南南部所产则为三叶蔓荆果实，多自产自销。

5.3.68　木通、通草基原考证

木通与通草均为常用利水通乳药，但因两者药名中均有"通"字，历代本草中两味药相互混淆，纠葛不清。在《名方目录》中，除湿胃苓汤、辛夷散使用的是木通；当归四逆汤使用的是通草。因此，有必要通过考证，厘清两者古今用药的异同与变化，以保证名方用药的准确性。通过考证《吴普本草》、《新修本草》、《本草图经》、《本草纲目》等古代书籍的原植物形态描述及图例，当归四逆汤中的通草应是今日之木通。建议上述三方均选用木通科植物木通 *Akebia quinata*（Thunb.）Decne.、三叶木通 *A. trifoliata*（Thunb.）Koidz.，或白木通 *A. trifoliata*（Thunb.）Koidz.var.*australis*（Diels）Rehd.的干燥藤茎。秋季采收，截取茎部，除去细枝，阴干。木通主产于江苏、浙江、安徽、江西等省；三叶木通主产于浙江省；白木通主产于四川省。

【名称考证】

木通始载于汉·《神农本草经》，以"通草"作为本草正名，并记载了其异名"附支"。其后有不少本草著作以通草作为正名，如魏晋·吴普《吴普本草》，南北朝·陶弘景《本草经集注》，唐·苏敬等《新修本草》，宋·苏颂《本草图经》、唐慎微《证类本草》，明·陈嘉谟《本草蒙筌》、李时珍《本草纲目》等。还有以"木通"为正名记载。如《药性论》，元·王好古《汤液本草》，明·刘文泰《本草品汇精要》、李中梓《本草征要》，清·张志聪《本草崇原》、汪昂《本草备要》、张璐《本经逢原》、叶桂《本草经解》、吴仪洛《本草从新》、黄宫绣《本草求真》、陈修园《神农本草经读》、陈士铎《本草新编》等。

现代有关著作大多沿用《药性论》的记载以"木通"作为本品正名，如《中国药典》、《中药大辞典》、《中医大辞典·中药分册》、《中国医学百科全书中医学》、《中国中医药学主题词表》、《中药材手册》、《全国中药炮制规范》、《中国药材学》、《中华本草》等；有的把"木通"列入"关木通"下。如《中药学》；有的则以"木通"作为"五叶木通"的别名，如《全国中草药汇编》等。同时尚记载有各地的俗称，如《全国中草药汇编》的"五叶木通"、"羊开口"、"野木瓜"、"预知子"、"八月扎"，《中药大辞典》的"丁父"，《中医大辞典》的"八月炸藤"，《中国医学百科全书·中医学》的"八月札藤"、"细木通"，《中国药材学》的"活血藤"、"海风藤"等。还记载有本品原植物"白木通"的异名，如《中华本草》的"八月瓜藤"、"地海参"、"拿藤"；原植物"木通"的异名，如《中华本草》的"野木瓜"、"五叶木通"、"落霜红"；原植物"三叶木通"的异名，如《中华本草》的"甜果木通"、"三叶拿藤"、"三叶瓜藤"等。

【基原考证】

汉·《神农本草经》记载："通草，味辛……通利九窍，血脉……生山谷。"只对其功效与生境进行了描述，而对植物形态特征并未作出说明。《吴普本草》记载："蒲草，一名丁翁，一名附支，神农黄帝辛，雷公苦，生石城山谷。叶菁蔓延，止汗，自正月采。"南北朝·陶弘景《本草经集注》曰："绕树藤生，汁白，茎有细孔，两头皆通，含一头吹之，则气从彼头出者良。"对其枝叶、茎做出了描述。唐·苏敬等《新修本草》云："通草，大者径三寸，每节有二、三枝，枝头有五叶，其子长三、四寸，核黑穰白，食之甘美。南人谓为燕覆，或名乌覆，今言菖藤，菖覆声相近尔。"以上所述符合木通科木通 A. quinata 的基本特征，表明《新修本草》以前的本草收载的通草是木通。宋·《本草图经》中言："通草……今泽、潞、汉中、江淮、湖南州郡亦有之……枝头出五叶，颇类石韦，又似芍药……三叶相对……今人谓之木通。"所述产地与今川贵、陕西、湖广、江浙的木通分布区相符，形态特征亦同《新修本草》所载。但"颇类石韦，又似芍药"，表明木通不只是一种来源。"三叶相对"与"枝头出五叶"为两种不同的叶型，"三叶相对"即三出复叶，"枝头出五叶"即掌状复叶。通过与《中国高等植物图鉴》所载的木通科三叶木通 A. trifoliata（Thunb.）Koidz.、白木通 Akebia trioliata（Thunb.）Koidz.var. Australis（Diels）Rehd.及木通 A. quinata（Thunb.）Decne.进行比对发现，叶型、叶基、叶缘等主要植物形态特征均较相符。明·李时珍《本草纲目》承袭唐、宋本草描述，且附图一幅，经考证为木通科木通 A. quinata（Thunb.）Decne.。清·《本草疏证》依然以木通 Akebia quinata（Thunb.）Decne.为药材正品来源。在上述本草记载中，未见马兜铃科植物关木通的详细描述，直至《东北药用植物志》一书始有记载。《中国药典》1995 年版只收载了马兜铃科关木通和毛茛科川木通，未收入木通科植物木通，据谢宗万先生意见，造成木通品种变异的原因是药材形状和功能相似而被误认为同物。由于国内外多次报道马兜铃科关木通的肾毒性，提示临床应使用木通科木通，即木通科三叶木通 A. trifoliata（Thunb.）Koidz.、白木通 A. trioliata（Thunb.）Koidz.var. Australis（Diels）Rehd.及木通 A. quinata（Thunb.）Decne.。

通草始载于《神农本草经》，然而《新修本草》及《本草纲目》所载的通草，实为木通科木通。以通脱木为通草始见于《本草拾遗》，陈藏器记述"通脱木生山侧，叶似蓖麻，其茎中空、中有白瓤、轻白可爱……俗名通草"。《本草图经》载："生江南，高丈许，大叶似荷而肥，茎中有瓤正白者是也。"李时珍曰："今之通草，乃古之通脱木也。"据上述的通脱木及《本草图经》的附图，均指本品而言。与《中国药典》所载相同，本品为五加科植物通脱木 Tetrapanax papyrifer（Hook.）K. Koch 的干燥茎髓。清代本草中多描述"通草，色白者良"。《本草害利》中更是明确了用法为"〔修治〕采茎肥大围数寸者，取茎中瓤正白用"。

【产地变迁】

木通的生境分布最早记载于汉·《神农本草经》，记载："生山谷。"魏晋·《吴普本草》记载："蓪草，一名丁翁，生石城山谷，叶菁蔓延，止汗，自正月采。"《名医别录》记载："生石城及山阳，正月采枝，阴干。"北宋·《证类本草》记载："木通，一名丁翁，生石城及山阳，正月采枝。"明·《本草品汇精要》记载："生石城及山阳，正月采枝。"《植物名实图考长编》记载："通草，生山谷……又名丁翁，生石城及山阳。"《中国药材学》记载："白木通主产于四川、湖北、湖南、广西，云南、江西、贵州亦产。"《现代中药材商品通鉴》记载："白木通主产于江苏、浙江、湖北、湖南、陕西、四川等省。"《中国药典》2005版一部描述为："白木通主产于四川省。"《中国植物志》记载："产于长江流域各省区。生于海拔为 300-1500 米的山地灌木丛、林缘和沟谷中。"《金世元中药材传统鉴别经验》记载："本品为木通科植物木通、三叶木通或白木通的干燥藤茎，主产于山西、山东、江苏、安徽、江西、河南、湖北、湖南、广东、四川、贵州等地。"1963 年版《中国药典》载有："均系野生，产于江苏等地。秋季采收，截取茎部，除去侧枝，阴干即得。"此后药典均没有记载木通的具体产地。

5.3.69　青蒿基原考证

青蒿是治疗疟疾的常用药，《名方目录》涉及青蒿的名方有清骨散、清经散。通过考证《蜀本草》、《本草蒙筌》、《本草纲目》等古代书籍的原植物形态描述及图例，建议使用菊科植物黄花蒿 Artemisia annua L. 的干燥地上部分。

【名称考证】

青蒿始载于汉·《神农本草经》，称为"草蒿"，将"青蒿"作为本品别名，其后的本草著作多沿用《神农本草经》记载，如南北朝·陶弘景《本草经集注》，唐·苏敬等《新修本草》等。"青蒿"作为本品正名见于唐·孟诜《食疗本草》。其后的本草著作大多以"青蒿"为正名，如明·兰茂《滇南本草》、李时珍《本草纲目》、李中梓《本草征要》、卢之颐《本草乘雅半偈》，清·陈士铎《本草新编》、汪昂《本草易读》、汪昂《本草备要》、张璐《本经逢原》、吴仪洛《本草从新》、张志聪《本草崇原》、黄宫绣《本草求真》等；也有以"草蒿"为正名，如宋·苏颂《本草图经》、唐慎微《证类本草》、寇宗奭《本草衍义》等。

现代有关著作均沿用《食疗本草》的记载以"青蒿"作为本品正名，如《中国药典》、《中药学》、《中药大辞典》、《中药志》、《中药材手册》、《全国中草药汇编》、《中国药材学》、《中华本草》等。同时尚记载有各地的俗称，如《全国中草药汇编》的"蒿子"、"苦蒿"、"臭青蒿"、"香青蒿"、"细叶蒿"、"细青蒿"、"草青蒿"、"草蒿子"，《中药大辞典》的"三庚草"、"野兰蒿"、"黑蒿"、"白染艮"，《中国药材学》的"黄蒿"，《中华本草》的"香丝草"、"酒饼草"等。还记载有本品原植物"青蒿"的异名，如《中药志》的"臭蒿"、"臭青蒿"、"香青蒿"、"细叶蒿"，《中药大辞典》的"黄花蒿"等。

【基原考证】

《神农本草经》记载："草蒿，一名青蒿。"而青蒿之名最早见于《五十二病方》，该书牝痔方用到青蒿。其后本草书籍如《名医别录》、《本草经集注》、《新修本草》等均记载了此药，但并无该药物植物形态的描述。直到五代韩保昇《蜀本草》对其植物形态进行了描述，记载："叶似茵陈蒿而背不白，高四尺许，四月五月采苗，日干。"宋·《本草图经》记载："草蒿，即青蒿也……春生苗。叶极细，嫩时人亦取杂诸香菜食之，至夏高三、五尺；秋后开细淡黄花，花下便结子，如粟米大，八、九月间采子，阴干。根、茎、子、叶并入药用，干者炙作饮香，尤佳药用。"明·兰茂《滇南本草》记载："青蒿，形似蒿，开黄花，生子如粟米大。"陈嘉谟《本草蒙筌》记载："谚云，三月茵陈四月蒿，人每诵之，只疑两药一种，因分老嫩而异名也。殊不知叶虽近似，种却不同。草蒿叶背面俱青，且结花实；茵陈叶面青背白，花实全无。况遇寒冬，尤大差异。茵陈茎干不凋，至春复旧干上发叶，因干陈老，故名茵陈。草蒿茎干俱凋，至春再从根下起苗，如草重出，乃名草蒿。发旧干者三月可采，产新苗者四月才成，是指采从先后为云，非以苗分老嫩为说也。"明·李时珍《本草纲目》记载："青蒿二月生苗，茎粗如指而肥软，茎叶色并深青，其叶微似茵陈，而面背俱青，其根白硬，七八月间开细黄花，颇香，结实大如麻子，中有细子。"从上述文献对药材青蒿的描述可见，古时所用的青蒿植物形态基本一致，具有根白硬；茎深青如指粗；叶极细，似茵陈而面背俱青；秋后（七八月）开花，淡黄或黄色花，颇香；结实如大麻子，中有细子，如粟米大；植株高三至五尺（相当于现在的 90～160cm）的特点。根据上述特征并结合历代本草所绘青蒿药图（图 1-5-36）发现，现代植物学中的菊科植物黄花蒿 A. annua L.与青蒿 A. carvifolia Buch.-Ham.均符合这些特征。

黄花蒿与青蒿植物形态极其相似，而古代文献并未记载具有鉴定意义的形态特征。黄花蒿花色深黄，青蒿花色淡黄，而《本草图经》载："细淡黄花。"《本草纲目》载："开细黄花。"虽花色不能作为鉴别中药青蒿品种的关键证据，但对花色描述的细微差别，反映出古代本草青蒿存在混用情况。同时，古代医药家已经认识到青蒿的混用情况，并加以区分。宋·沈括《梦溪笔谈》记载："蒿之类至多，如青蒿一类，自有两种，有黄色者，有青色者，《本草》谓之青蒿，亦恐有别也。陕西绥银之间有青蒿，在蒿丛间有一两株，迥然青色，土人谓之香蒿。茎叶与常蒿悉同，但常蒿色绿，而此蒿色青翠，一如松桧之色。至深秋，余蒿并黄，此蒿尤青，气颇芬芳，恐古人所用，以此为胜。"清·张璐《本经逢原》曰："青蒿亦有二种，一种发于早春，叶青如绵茵陈，专泻丙丁之火，能利水道，与绵茵陈之性不甚相远；一种盛于夏秋，微黄如地肤子，专司甲乙之令，为少阳、厥阴血分之药。故茎紫者为良，其治骨蒸劳热，有杀虫之功，而不伤伐骨节中阳和之气者，以其得春升之令最早也，此与角蒿之性大都相类；又能明目，善清在上之虚热。"宋·沈括认为中药青蒿两个品种的区别主要在于两者的颜色，一种为黄色，一种为青色，青色者为青蒿，至深秋植株依然青翠，是正品药材。清·张璐认为中药青蒿两个品种的发芽时间也有所不同：一种发于早春；一种盛于夏秋。清·张璐认为中药青蒿茎紫者良，但是黄花蒿和青蒿的茎幼时均为绿色，后变褐色或红褐色。因此，张璐所说的青蒿两个品种并非指黄花蒿和青蒿，而很有可能指黄花蒿和青蒿的两个不同生长阶段。此外，明·李时珍首次在青蒿条外分出黄花蒿一条，曰："此蒿与青蒿相似，但此蒿色绿带淡黄，气辛臭不可食，人家采以罨酱黄酒曲者是也。"这里的药物黄花蒿虽与现代植物学所说黄花蒿同名，但其具有"气辛臭不可食"的特点，而黄花蒿具有浓烈的挥发性香气，两者气味相悖，显然并非一种。《本草纲目》说黄花蒿又名臭蒿，从其形态及辛臭气味推断，该品种应为现代植物学所说的菊科与黄花蒿同属植物臭蒿 *A. hedinii* Ostenf.et Pauls.。1963 年、1977 年版的《中国药典》规定中药青蒿的植物来源为菊科植物黄花蒿 *A. annua* 及青蒿 *A. apiacea*（*A. apiacea* 为 *A. carvifolia* 的异名）两个物种，而 1985 年至 2015 年版中又将中药青蒿的来源规定为"黄花蒿"一种。1987 年，屠呦呦经过对古医药文献、原植物、资源、化学成分等进行研究，认为中药青蒿的植物来源仅为一种 *A.annua*，中文名为青蒿。2006 年，胡世林经过本草考证，与屠呦呦的观点一致，认为中药青蒿的来源为黄花蒿 *A. annua*；同时认为就算宋代以前包括 *A. annua* 和 *A. carvifolia* 两个物种，也应该有主次、正副之分，*A. annua* 为主，*A. carvifolia* 为辅或者是误用混用。综上，建议使用黄花蒿 *Artemisia annua* L.的干燥地上部分。

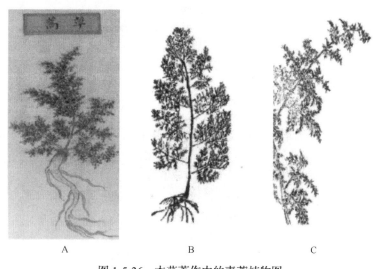

图 1-5-36　本草著作中的青蒿植物图
A.《本草品汇精要》；B.《本草蒙筌》；C.《植物名实图考》

【产地变迁】

青蒿的生境分布最早记载于《神农本草经》，"味苦寒，主疥搔，痂痒，恶疮，杀虫，留热在骨节间。明目。一名青蒿，一名方溃。生川泽"。《名医别录》曰："无毒。生华阴。"南北朝·《本草经集注》云："生华阴川泽。处处有之。"唐·《新修本草》曰："生华阴川泽。处处有之。"明·《本草品汇精要》曰："出华阴川泽今处处有之。道地：汝阴、荆、豫、楚州。"首次以道地的分布来描述青蒿，其道地产地为汝阴、荆州、豫州、楚州，说明了这些为青蒿的道地产区。明·《本草蒙筌》曰："山谷川泽，随处有生。"明·《本草纲目》、《本草乘雅半偈》均记载："生华阴川泽，所在有之。"清·《植物名实图考》记载："湖南园圃中几多，结实如茺实大、北地颇少。"《中国药典》一部（1963 年版）记载："全国大部分地区均生产。"《本草钩沉》记载："我国东北、河北、山东、江苏、安徽、江西、湖北、浙江、福建、广东等省均有分布，多生于海滨沙地、山坡河岸、路旁草丛间。"《中国药材学》记载："主产于湖北、浙江、江苏、安徽；其他地区亦产，多自产自销。"《神农本草经中药彩色图谱》收载黄花蒿全国均有，生长于旷野，山坡、路边、河岸等处。《全国中草药汇编》收载青蒿生于荒野、山坡、路边、河岸等处。分布于我国南北各地。大头黄花蒿产于西南地区。《中华本草》收载青蒿生于旷野、山坡、路边、河岸等处，分布于我国南北各地。《500 味常用中药材的经验鉴别》收载青蒿全国大部分地区均有生产。《中华药海》收载青蒿（黄花蒿）生于荒野、山坡、路边及河岸边，分布遍及全国。

5.3.70　肉苁蓉基原考证

肉苁蓉为常用补肾壮阳药，《名方目录》中涉及肉苁蓉的名方有地黄饮子和济川煎。通过考证《本草经集注》、《本草图经》、《本草衍义》、《本草纲目》等古代书籍的原植物形态描述及图例，建议使用列当科植物肉苁蓉 *Cistanche deserticola* Y. C. Ma 和管花肉苁蓉 *C. tubulosa*（Schenk）Wight 的干燥带鳞叶的肉质茎。肉苁蓉主要分布在内蒙古的阿拉善盟、新疆北部、青海、甘肃、宁夏等地，而管花肉苁蓉在我国仅分布于新疆天山以南塔克拉玛干沙漠周围各县。

【名称考证】

肉苁蓉始载于汉·《神农本草经》，以"肉苁蓉"作为正名，其后的本草著作则多沿用，如魏晋·吴普《吴普本草》，南北朝·陶弘景《本草经集注》，唐·苏敬等《新修本草》，宋·苏颂《本草图经》、唐慎微《证类本草》，明·刘文泰《本草品汇精要》、陈嘉谟《本草蒙筌》、李时珍《本草纲目》，清·张志聪《本草崇原》、蒋居祉《本草择要纲目》、陈士铎《本草新编》、张璐《本经逢原》、黄宫绣《本草求真》等，同时尚记载有"肉松蓉"、"黑司命"等异名。

现代本草著作如《中国药典》、《中药学》、《中药大辞典》、《中药材手册》、《中药志》、《全国中草药汇编》、《中华本草》等均以"肉苁蓉"为正名，以"纵蓉"、"地精"、"马足"、"马芝"为异名。同时尚记载有各地俗称，如《中药材手册》的"大芸"，《全国中草药汇编》的"寸芸"、"苁蓉"，《中药大辞典》的"纵蓉"、"金笋"、"地精"，《中国药材学》的"查干告亚"，《中华本草》的"马足"、"马芝"等。还记载有本品原植物"肉苁蓉"的异名，如《中药志》的"苁蓉"、"大芸"等。

【基原考证】

肉苁蓉始载于《神农本草经》，列为上品。其后历代本草均有记载。《名医别录》记载："肉苁蓉生河西山谷及代郡、雁门，五月五日采，阴干。"《吴普本草》记载："肉苁蓉，一名肉松蓉……长三、四寸，丛生。或代郡、雁门。"陶弘景《本草经集注》记载："代郡、雁门属并州。河南间至多。今第一出陇西，形扁广，柔润多花而味甘；次出北国者，形短而少花。巴东建平间亦有，而不如也。"宋·苏颂《本草图经》记载"今陕西州郡多有之，然不及西羌界中来者肉厚而力紧。旧说是野马遗沥落地所生，今西人云：大木间及土堑垣中多生此，非游牝之所而乃有者，则知自有种类耳……皮如松子，有鳞甲。苗下有一细扁根，长尺余，三月采根，采时掘取中央好者，以绳穿，阴干……西人多用作食品，啖之，刮去鳞甲，以酒净洗，去黑汁，薄切"，并有附图。《日华子本草》记载："采访人方知敬落树下并土堑上。"《本草衍义》记载："图经以谓皮如松子有鳞，子字当为壳。"明·李时珍《本草纲目》记载："此物补而不峻，故有从容之号，知缓之貌。"从以上记载的产地、采收、质量、形态及附图可知，古今所用肉苁蓉基本一致，原植物应为列当科植物肉苁蓉 *C. deserticola* Y. C. Ma。中药肉苁蓉是常用的补肾壮阳中药。但由于长期不合理地采挖利用，其资源濒于枯竭，已被列为国家二级保护植物。本属其他品种如管花肉苁蓉主产于我国新疆，资源比较丰富，为中药肉苁蓉的主要代用品，自 2005 年开始被列入《中国药典》作为肉苁蓉药材进行使用。

【产地变迁】

《神农本草经》有"生山谷"的记载。《名医别录》记载："肉苁蓉生河西山谷及代郡雁门。"魏晋·吴普《吴普本草》记载："生河西山阴地。"南北朝·陶弘景《本草经集注》记载："代郡、雁门属并州，多马处便有之，言是野马精落地所生。芮芮河南间至多。今第一出陇西，形扁广，柔润多花而味甘。次出北地者，形短而少花。巴东建平间亦有，而不嘉也。"首次记载肉苁蓉的道地产区，即现今的阿拉善盟及其周边地区。唐·《千金翼方》记载原州、灵州产苁蓉；兰州、肃州产肉苁蓉。《蜀本草》记载："出肃州禄福县沙中，三月四月掘根，切取中央好者三四寸，绳穿阴干，八月始好，皮如松子鳞甲。"宋·苏颂曰："今陕西州郡多有之，然不及西羌界中来者，肉厚而力紧。"《太平寰宇记》记载："肉苁蓉朔州，云州土产。"元·《大元一统志》谓："肉苁蓉 昆仑崆峒之间所出。巩昌府，会州。"《中药材商品规格质量鉴别》记载："内蒙古肉苁蓉主产于巴彦淖尔盟、阿拉善盟。尤以乌拉特前旗、乌拉特后旗、乌海市、甘肃的张掖和武威产量多和质量好。此外是内蒙古的伊克昭盟。"《新编中药志》记载："肉苁蓉分布于内蒙古、陕西、甘肃、宁夏、青海、新疆等省（自治区）。"综上，本草所载的肉苁蓉产地为山西、陕西、宁夏、内蒙古、甘肃、青海，且以山西、陕西为多，而今山西、陕西基本上不产，肉苁蓉主要分布在内蒙古的阿拉善盟、新疆北部、青海、甘肃、宁夏等地，而管花肉苁蓉在我国仅分布于新疆天山以南塔克拉玛干沙漠周围各县。

5.3.71 山茱萸基原考证

山茱萸是一味既能补益又能收涩的常用中药。《名方目录》中涉及山茱萸的名方有地黄饮子和固阴煎。通过考证《本草经集注》、《本草图经》、《本草品汇精要》等古代书籍的原植物形态描述及图例，建议使用山茱萸科植物山茱萸 *Cornus officinalis* Sieb.et Zucc.的干燥成熟果肉。

【名称考证】

山茱萸始载于《神农本草经》，并以"蜀枣"为异名。其后本草均以"山茱萸"为正名记载本药，如魏晋·吴普《吴普本草》、《名医别录》，南北朝·陶弘景《本草经集注》，唐·苏敬等《新修本草》，宋·苏颂《本草图经》、唐慎微《证类本草》，元·王好古《汤液本草》，明·李时珍《本草纲目》，清·张志聪《本草崇原》、张璐《本经逢原》、吴仪洛《本草从新》、黄宫绣《本草求真》等。同时尚载录有本药的异名"魁实"、"鼠矢"、"鸡足"、"思益"、"蜀酸枣"、"肉枣"、"实枣儿"等。

现代有关著作均沿用"山茱萸"作为本药正名，如《中国药典》、《中药大辞典》、《全国中草药汇编》、《中药志》、《中华本草》等。同时尚记载有各地的俗称，如《中药材手册》的"萸肉"、"枣皮"，《全国中草药汇编》的"药枣"，《中华本草》的"红枣皮"等。还记载有本品原植物"山茱萸"的异名，如《中药志》"萸肉"、"枣皮"、"药枣"。

【基原考证】

山茱萸始载于《神农本草经》，"山茱萸 味酸，平。主心下邪气寒热，温中，逐寒湿痹，去三虫，久服轻身。一名蜀枣"。但没有原植物或药材的形态描述，但可根据"蜀枣"推论其药用部位为果实。魏晋·《吴普本草》云："山茱萸，一名魁实，一名鼠矢，一名鸡足……酸、无毒……叶如梅，有刺毛。二月华，如杏。四月实，如酸枣赤。五月采实。"根据以上记载，与现代药用山茱萸 3～4 月开花、花瓣黄色、10～11月采收果实明显不符。经与《中国高等植物图鉴》(第二册) 对照，并核对标本，确认该植物应为蔷薇科植物毛樱桃 Prunus tomentosa Thunb。而《名医别录》记载："山茱萸，生汉中及琅琊、宛朐、东海、承县。九月、十月采实，阴干。"《本草图经》载文基本与《名医别录》同，只是增加了："今海州也有之。木高丈余，叶似榆，花白。子初熟未干，红色，大如枸杞，亦似胡颓子有核。"《救荒本草》曰："实枣儿树，本草名山茱萸，今钧州、密县山谷中亦有之。木高丈余，叶似榆叶而宽，稍团，纹脉微粗。开淡黄白花，结实似酸枣大，微长，两头尖绌、色赤，即干则皮薄味酸。"《本草品汇精要》记载："春初生叶，九月十月取实。"经考证，这几部文献中所载的山茱萸，确为《中国药典》中规定的山茱萸科植物山茱萸 C. officinalis Sieb.et Zucc.。药用部位为干燥成熟果肉。

【产地变迁】

《神农本草经》记载："生山谷。"《本草经集注》云："山茱萸，味酸，平、微温，无毒。生汉中山谷及琅琊、宛朐、东海承县。九月、十月采实，阴干。"指出其产于陕西西南部及山东一带。宋·《本草图经》记录："山茱萸，生汉中山谷及琅邪、冤句、东海、承县，今海州亦有之。"宋代开始，江苏亦有种植。明·《救荒本草》记载："今钧州、密县山谷中亦有之。"到明朝时，河南开始也有种植。明·《本草乘雅半偈》云："今海州、兖州亦有之。"对植物进行了详尽的描写。清·《本草崇原》记载："山茱萸，今海州、兖州，江浙近道诸山中皆有。"到清朝时，浙江开始有种植。

5.3.72 石斛基原考证

石斛属药材为我国常用中药材，《神农本草经》中即有记载，但由于我国古代植物系统分类学的缺失和石斛属植物的多样性，一直以来石斛药材的基原都没有明确。《名方目录》中涉及石斛的名方有甘露饮和地黄饮子。通过考证《新修本草》、《本草图经》、《本草衍义》、《本草纲目》等古代书籍的原植物形态描述及图例，建议使用兰科植物金钗石斛 Dendrobium nobile Lindl.、鼓槌石斛 D. chrysotoxum Lindl.、流苏石斛 D. fimbriatum Hook.、霍山石斛 D. huoshanense C.Z.Tang et S.J.Cheng、黄花石斛 D. tosaense Makino 及铁皮石斛 Dendrobium officinale kimura et Migo 的新鲜或干燥茎。

【名称考证】

《神农本草经》称其为"林兰"，《名医别录》曰："一名禁生，一名杜兰，一名石遂。"《本草纲目》云："石斛名义未详。其茎状如金钗之股，故又有金钗石斛之称。"说明古时石斛名字较多，且未有对石斛两字的解释。直到清·《本草崇原》才第一次从"石"、"斛"二字所代表的生长环境和功用上对石斛的名字进行了解释。民国时期 (1912～1949 年) 第一次出现了铁皮石斛的名称，并明确为鲜用；同时期的各种石斛的名称大量出现，除了古代已有的名字外，不同产地的川斛、霍山石斛；不同形态特征的金石斛、鲜扁斛等；不同规格的枫斗、鲜石斛、扁石斛、风斗石斛、耳环石斛等及后期长期使用的黄草等名称全部出现。

【基原考证】

陶弘景《本草经集注》记载："今用石斛，出始兴。生石上，细实，桑灰汤沃之，色如金，形似蚱蜢髀者为佳。近道亦有，次宣城间……生栎树上者，名木斛。其茎形长大而色浅。六安属庐江，今始安亦出木斛，至虚长，不入丸散，惟可为酒渍煮汤用尔。"《新修本草》记载："今荆襄及汉中、江左又有二种：

一者似大麦，累累相连，头生一叶，而性冷；一种大如雀髀，名雀髀斛，生酒渍服，乃言胜干者。亦如麦斛，叶在茎端，其余斛如竹，节间生叶也。"《本草图经》记载："多在山谷中，五月生苗，茎似竹节，节节间出碎叶。七月开花，十月结实。其根细长，黄色，七月八月采茎。"《本草衍义》曰："石斛，细若小草，长三、四寸，柔韧，折之如肉而实。"李时珍《本草纲目》记载："石斛名义未详。其茎状如金钗之股，故古有金钗石斛之称。今蜀人栽之，呼为金钗花。盛弘之《荆州记》云：耒阳龙石山多石斛，精好如金钗，是矣。林兰、杜兰，与木部木兰同名，恐误……石斛丛生石上。其根纠结蔡甚繁，干则白软。其茎叶生皆青色，干则黄色。开红花。节上自生根须。人亦折下，以砂石栽之，或以物盛挂屋下，频浇以水，经年不死，俗称为千年润。石斛短而中实，木斛长而中虚，甚易分别。处处有之，以蜀中者为胜。"《本草备要》记载："石斛光泽如金钗，股短而中实，生石上者良，名金钗石斛。长而虚者名水斛，不堪用。"《本草纲目拾遗》记载："霍石斛，出江南霍山，形较钗斛细小，色黄而形曲不直，有成球者，彼土人以代茶茗，云极解暑醒脾，止渴利水，益人气力，或取熬膏饷客，初未有行之者，近年江南北盛行之。有不给，市贾率以风兰根伪充，但风兰形直不缩，色青黯，嚼之不粘齿，味微辛，霍石斛嚼之微有浆，粘齿，味甘微咸，形缩者真。"《植物名实图考》记载"石斛，《本经》上品，今山石上多有之，开花如瓯兰而小。其长者为木斛。又有一种，扁茎有节如竹，叶亦宽大，高尺余，即《竹谱》所谓悬竹，衡山人呼为千年竹，置之筒中，经时不干，得水即活"，并附图。考证上述本草，可知古代所用石斛的种类很复杂，结合石斛属植物的分布、生长环境和《本草衍义》中对石斛的形态描述，可以认定兰科植物金钗石斛 *D. nobile* Lindl.、鼓槌石斛 *D. chrysotoxum* Lindl.、流苏石斛 *D. fimbriatum* Hook.、霍山石斛 *D. huoshanense* C. Z.Tang et S.J.Cheng、黄花石斛 *D. tosaense* Makino 及生于石上而茎较短的铁皮石斛 *Dendrobium officinale kimura et Migo* 均为本草记载的传统药用石斛。

【产地变迁】

石斛入药始载于《神农本草经》，"生山谷"。《名医别录》曰："石斛，生六安山谷水傍石上。"南北朝·《本草经集注》云："生六安山谷水旁石上……今用石斛，出始兴。"唐·《新修本草》曰："今始安亦出……今荆襄及江左又有二种"。宋·《本草图经》云："石斛生六安山谷水傍石上，今荆、湖、川、广州郡及温、台州亦有之，以广南者为佳。"宋《证类本草》沿用上述记载，并列出温州石斛和春州石斛。明·《本草蒙筌》曰："石斛，多产六安，亦生两广。"明·《本草纲目》曰："今蜀人栽之，呼为金钗花……耒阳龙石山多石斛……以蜀中者为胜。"清·《本草纲目拾遗》曰："出江南霍山……系出六安州及颖州府霍山县，名霍山石斛。"清·《本草从新》曰："光泽如金钗，股短中实味甘者良。"表明温州石斛最上，广西石斛略次，广东石斛最下。清·《神农本草经百种录》曰："出庐江六安者色青。"

5.3.73　乌药基原考证

《名方目录》中涉及乌药的名方有暖肝煎和乌药汤。通过考证《本草拾遗》、《本草图经》、《本草纲目》、《本草蒙筌》等古代书籍的原植物形态描述及图例，建议使用樟科植物乌药 *Lindera aggregate*（Sims）Kosterm.的干燥块根。其主产于浙江、安徽、湖南、湖北等地。

【名称考证】

乌药始载于宋·刘翰等《开宝本草》，以"乌药"为本品正名，并记载有"旁其"等异名。其后的本草著作均以"乌药"为正名载录本品，如宋·苏颂《本草图经》、唐慎微《证类本草》，元·王好古《汤液本草》，明·刘文泰《本草品汇精要》、陈嘉谟《本草蒙筌》、李时珍《本草纲目》，清·陈士铎《本草新编》、张璐《本经逢原》、黄宫绣《本草求真》等，同时尚记载有本品的异名"臭牡丹"、"旁其"、"鳑鲏"、"矮樟"等。

现代有关著作均沿用《开宝本草》的记载以"乌药"作为本品正名，如《中国药典》、《中药学》、《中药大辞典》、《中药志》、《中药材手册》、《全国中草药汇编》、《中华本草》等。同时尚记载有各地俗称，如《中药材手册》的"台乌药"、"鳑鲏树根"，《全国中草药汇编》的"天台乌"、"台乌"、"香桂樟"、"钢钱柴"、"班皮柴"，《中国药材学》的"白叶柴"、"千打锤"、"螃皮柴"、"鸡骨香"，《中华本草》的"土木香"、"鲫鱼姜"等。还记载有本品原植物"乌药"的异名，如《中药志》的"矮樟"、"旁其"、"香桂樟"、"白叶柴"，《中药大辞典》的"鳑鲏"、"香叶子树"、"吹风散"、"青竹香"、"钱蜞柴"、"钱柴头"、"盐鱼子柴"，《中华本草》的"独脚樟"。

【基原考证】

唐·《本草拾遗》曰："乌药，树生似茶，高丈余。一叶三丫，叶青阴白。根状似山芍药及乌樟根，色黑褐，作车毂纹，横生。八月采根，直者不用。"苏颂《本草图经》曰："乌药根二种，岭南者黑褐色而坚硬，天台者白而虚软，并八月采根，以作车毂纹，形如连珠状者佳，或云：天台出者，香白可爱，而不及海南者力大。"李时珍《本草纲目》记载："根叶皆有香气，根亦不甚大，才如芍药尔，嫩者肉白，老者肉褐色。其子如冬青子，生青熟紫。"陈嘉谟《本草蒙筌》记载："天台者，香白固优，不及海南者，功力尤大。根采旁附，状取连珠，镯珠连者佳。直根不堪用，有二种，天台者白而虚柔，另为海南者黑褐坚硬。"通过考证上述本草的原植物形态描述，建议使用樟科植物乌药 *L. aggregate*（Sims）Kosterm.的干燥块根。

【产地变迁】

唐·陈藏器《本草拾遗》曰："生岭南、恩州、容州及江南。"苏颂《本草图经》曰："今台州、雷州、衡州皆有之，以天台者为胜。"李时珍《本草图经》曰："吴、楚山中多。"至今仍以浙江金华、台州地区所产为道地货，尤以所加工的"乌药片"，其薄如纸，最为驰名。

5.3.74 紫花地丁基原考证

紫花地丁为临床常用中药，但存在品种复杂和同物异名等问题。通过考证《本草纲目》、《救荒本草》、《本草原始》等古代书籍的原植物形态描述及图例，建议使用堇菜科植物紫花地丁 *Viola yedoensis* Makino 的干燥全草。

【名称考证】

"紫花地丁"作为本品正名始载于明·李时珍《本草纲目》，此后诸家本草著作也多以"紫花地丁"为正名载录本品，如清·王道纯《本草品汇精要续集》、汪昂《本草备要》、汪昂《本草易读》、严西亭《得配本草》等。紫花地丁别名有"野堇菜"、"光瓣堇菜"等。

【基原考证】

紫花地丁之名始载于唐·《备急千金要方》，其后以"地丁"之名散见于唐宋各种本草中。明·李时珍《本草纲目》记载"紫花地丁【释名】箭头草、独行虎、羊角子 其叶似柳而微细，夏开紫花结角。平地生者起茎，沟壑生者起蔓"，首次将紫花地丁单列一条，并对其特征进行描述。明·《救荒本草》以"堇菜"记载："一名箭头草。生田野中。苗初塌地生，叶似铍，箭头样，而叶蒂甚长，其后叶间撺葶，开紫花，结三瓣蒴儿，中有子，如芥子大，茶褐色。味甘。"其特征与堇菜科地丁 *Viola* 相符。明·《本草原始》记载："地丁 苗覆地，春生，叶青、小，花开有紫白二种，根直如钉，入药宜用紫花者，故俗每呼为紫花地丁。"清·吴其濬《植物名实图考》还对紫花地丁进行了附图说明，曰："草本，无地上茎，叶片卵形，叶基心形，边缘有锯齿，花紫色，蒴果三裂。"通过考证上述本草的原植物形态描述及附图，建议使用堇菜科植物紫花地丁 *V. yedoensis* Makino 的干燥全草。

【产地变迁】

明·李时珍《本草纲目》记载："紫花地丁，平地生者起茎，沟壑生者起蔓。"明·《救荒本草》记载："生田野中。"清·吴其濬《植物名实图考》记载："江西、湖南平湿地多有之，或称紫金锁。"目前主产于黑龙江、吉林、辽宁、内蒙古、河北、山西、陕西、甘肃、山东、江苏、安徽、浙江、江西、福建、台湾、河南、湖北、湖南、广西、四川、贵州、云南等。

5.3.75 薤白基原考证

薤白存在不同的原植物，有小根蒜和薤两种。小根蒜与薤虽然亲缘关系很近，但是在生物学习性上存在较大的差异，可以利用这种差异分析历代本草所用薤白的基原植物。通过考证《新修本草》、《蜀本草》、《本草纲目》、《本草崇原》等古代书籍的原植物形态描述及图例，建议使用百合科植物小根蒜 *Allium macrostemon* Bge.的干燥鳞茎，其主产于北方，并以山东所产薤白为道地药材。

【名称考证】

"薤白"之名始见于东汉·张仲景《金匮要略》，"薤白"作为本品正名始见于元·王好古《汤液本草》，其后历代本草学著作，如清·张志聪《本草崇原》、汪昂《本草易读》、姚澜《本草分经》、陈其瑞《本草撮要》等均以"薤白"作为本品正名，并一直沿用至今。

【基原考证】

薤白始载于《神农本草经》，名为薤，列为中品，记载："味辛，温……生鲁山平泽。"鲁山平泽，即今山东，而山东自然分布者为小根蒜。《名医别录》中描述薤的产地"生鲁山"，仍为小根蒜。《新修本草》曰："薤乃韭类，叶不似葱。"说明薤乃韭类，叶不似葱。韭菜叶子扁而葱的叶子圆，可见当时药用的是叶子扁的植物，形态更接近小根蒜（薤的叶子偏圆）。《蜀本草》曰："叶皆冬枯，春秋分莳。"此处首次提到物候。小根蒜与薤最大的区别就是花期不同，春季开花的是小根蒜，秋季开花的是薤。此物候特征符合小根蒜。宋·《本草图经》记载："生鲁山平泽……皆春分莳之，至冬而枯。"无论是产地还是物候皆与小根蒜相符。李时珍《本草纲目》对薤白有了更为详细的描述，曰"薤八月栽根，正月分莳……二月开细花，紫白色"，其中二月开细花亦指小根蒜。《本草崇原》曰："二月开细花紫白色，一茎一根，根如小蒜，叶青根白。"此处提出物候是二月开花，叶似韭，这些都说明是小根蒜。清·《植物名实图考》记载"开花如韭而色紫白，其根层层作皮，与蒜异，炒食用或醋浸，江西湖南极多"，结合产地分布，该处所载为薤。至此薤开始作本草收载。现代研究显示小根蒜与薤的主要区别有以下几点：①鳞茎，小根蒜较圆，薤较狭长；②花期，小根蒜春季开花，薤秋季开花；③分布，小根蒜以北方为主，薤以南方为主。综上所述，利用生物学的差异对薤白进行本草梳理发现，我国历代本草均以百合科植物小根蒜 *A. macrostemon* Bge.作为正品来源。到了清代，薤 *A. chinense* G.Don 开始在南方种植，以食用为主。

【产地变迁】

《神农本草经》记载"生鲁山平泽"，即今山东。《名医别录》中描述薤的产地："生鲁山。"宋·《本草图经》记载："生鲁山平泽。"上述记载的产地均为山东，应为小根蒜的产地。清·《植物名实图考》曰："江西湖南极多。"此处应为薤的产地。上述显示，小根蒜主产于北方，并以山东所产薤白为道地药材，而薤主产于南方。

5.3.76　玉竹基原考证

历代本草描述玉竹品种来源为女萎和葳蕤，常将这两种药物混淆，因此有必要对其进行考证，厘清名方中玉竹的基原。通过考证《新修本草》《本草图经》《本草纲目》《质问本草》等古代书籍的原植物形态描述及图例，建议使用百合科植物玉竹 *Polygonatum odoratum*（Mill.）Druce 的干燥根茎。

【名称考证】

"玉竹"作为"女萎"的别名，始见于魏晋·吴普《吴普本草》。作为本草正名始载于清·姚澜《本草分经·原例》，其后清·张秉成《本草便读》也沿用该书以"玉竹"为正名记载本品。

【基原考证】

女萎始载于《神农本草经》，列为上品，该书仅记载了女萎，未提及葳蕤。葳蕤首载于《名医别录》，陶弘景《本草经集注》中描述女萎、葳蕤形态为："今处处有，今市人别一种物，根形状如续断茎味至苦，乃言是女青根出荆州。"《吴普本草》记载："萎蕤 叶青黄，相值如姜。"唐·《新修本草》记载："葳蕤其根似黄精而小异，根形状如续断茎。"宋·苏颂《本草图经》记载："茎干强直，似竹箭竿，有节，叶狭而长，表白里青，亦类黄精而多须，大如指，长一二尺，或云可啖，三朋开青花，结圆实。"明·李时珍《本草纲目》记载："葳蕤 其根横生似黄精，差小，黄白色，性柔多须，最难燥。其叶如竹，两两相值。亦可采根种之，极易繁也。"清·《质问本草》记载："其根横行多。玉竹茎干强直，似竹箭竿，有节，叶狭而长，表白里青。三月开青花结圆实，其根横生似黄精，差小黄白色。性柔多，发其叶如竹，实是玉竹。观其茎根很似中国之玉竹。细按其实又似黄精，而差小黄白多发，特恐地道不同入药，自宜酌用。玉竹缓脾食胃用根茎叶不同。"明确提出玉竹的形态，将女萎和葳蕤完全区分开。通过考证古本草女萎和葳蕤的形态描述可知，葳蕤为今百合科植物玉竹 *Polygonatum odoratum*（Mill.）Druce 的干燥根茎；女萎为今毛茛科植物女萎 *Clematis apiifolia* 的干燥根茎。

【产地变迁】

《名医别录》记载："生太山山谷及丘陵。"宋·苏颂《本草图经》记载："今滁州、舒州及汉中、扬州皆有之。"由此可见，古代本草记载玉竹最早发现产于山东，后来在安徽、湖北、河南、广东等省发现有分布。目前，我国东北、华北、华东、西北及湖北、湖南等地均有分布，并形成了以湖南为主的玉竹人工栽培产地。在走访调研亳州、荷花池和玉林等药材市场中发现，市面所售玉竹大部分为湘玉竹，且现代文献均表明湖南玉竹产量大、品质佳。

5.3.77　元参基原考证

元参，因元与玄字音相近，故又名玄参。通过考证《开宝本草》、《本草图经》、《本草纲目》、《本草崇原》等古代书籍的原植物形态描述及图例，建议使用玄参科植物玄参 *Scrophularia ningpoensis* Hemsl.的干燥根，其主产于浙江磐安、东阳、杭州等地。

【名称考证】

元参即玄参，元参为玄参的别名。本品始载于汉·《神农本草经》，并以"玄参"为正名收载。其后历代重要本草著作如南北朝·陶弘景《本草经集注》，唐·苏敬等《新修本草》，宋·唐慎微《证类本草》，明·李时珍《本草纲目》，清·张璐《本经逢原》等在收载本品时均以"玄参"为正名，并沿用至今。

【基原考证】

《本草经集注》云："根甚黑。"《开宝本草》曰："茎方大，高四五尺，紫赤色而有细毛，叶如掌大而尖长。根生青白，干即紫黑。"《本草图经》记载"二月生苗，叶似脂麻，又如槐柳，细茎青紫色。七月开花青碧色，八月结子黑色。亦有白花，茎方大，紫赤色而有细毛。有节若竹者，高五六尺。叶如掌大而尖长如锯齿。其根尖长，生青白，干即紫黑。新者润腻。一根可生五七枚"，并附有"衡州玄参"图。明·《本草纲目》曰"花有紫白二种"，并有附图。根据以上本草图文考证，与玄参相符。清·《本草崇原》曰："玄参，近道处处有之，二月生苗，七月开花，八月结子黑色，其根一株五七枚，生时青白有腥气，曝干铺地下，久则黑也。"清·《本草述钩元》曰："茎方作节，紫赤有细毛。叶似芍药。七月开白花，或茄色。花端丛刺，刺端有钩。八月结黑子。宜三八月采根用。"由上可知，明清所用玄参药材有紫花、白花两种，其"茎方"、"叶有锯齿"、"茎紫赤色有细毛"等形态特征与《中国植物志》中玄参属植物一致，而开紫花者原植物应是今所用玄参科植物玄参 *S. ningpoensis* Hemsl.，药用部位为干燥根，与2015年版《中国药典》中玄参一致。

【产地变迁】

《神农本草经》曰："玄参，生川谷。"《吴普本草》记载："生冤句山阳。二月生。"表明玄参产地分布于山东菏泽。《本草经集注》、《新修本草》记载"生河间川谷及冤句……今出近道，处处有"，表明玄参广泛存在。《本草图经》记载："玄参生河间及冤句，今处处有之。"明·刘文泰《本草品汇精要》记载"[地]（图经曰）生河间川谷及冤句，今处处有之〔道地〕江州、衡州、邢州"，说明了玄参的道地药材产于江州、衡州、邢州。明·卢之颐《本草乘雅半偈》记载："生河间川谷，及冤句，山阳近道亦有之。"清·张志聪《本草崇原》记载："玄参近道处处有之。"目前，浙江磐安、东阳、杭州为道地产区，河南、河北等地亦产。

5.3.78　竹茹基原考证

古代竹茹来源于多种竹类竿的中间层，对于多基原药材，需要通过本草考证历代本草，并结合现代药材资源评估来确定基原。通过考证《本草经集注》、《本草图经》、《证类本草》、《本草蒙筌》等古代书籍的原植物形态描述及图例，禾本科植物使用青秆竹 *Bambusa tuldoides* Munro、大头典竹 *Sinocalamus beecheyanus*（Munro）McClure var. *pubescens* P.F.Li 和淡竹 *Phyllostachys nigra*（Lodd.）Munro var. *henonis*（Mitf.）Stapf ex Rendle 茎秆的干燥中间层均作为竹茹药材的原植物，其中淡竹最为常用，淡竹多生于丘陵及平原，分布于黄河流域至长江流域，以及陕西秦岭等地，尤以江苏、浙江、安徽、河南、山东等省较多。

【名称考证】

"竹茹"之名始见东汉·张仲景《金匮要略》，名为"竹皮"，"竹茹"作为正名始见于元·王好古《汤液本草》，其后的本草著作如明·李中梓《本草征要》，清·张志聪《本草崇原》、张璐《本经逢原》等在载录本品时即以"竹茹"作为正名，并一直沿用至今。

【基原考证】

竹茹始载于《金匮要略》，《本草经集注》称之为"青竹茹"，历代本草均有记载，《本草蒙筌》曰："竹茹即竹皮。皮茹削去青色，惟取向里黄皮。"《本草经集注》记载："竹类甚多，此前一条云是篁竹，次用淡苦尔。又一种薄壳者，名甘竹叶，最胜。"《本草图经》记载："竹、淡竹、苦竹……竹之类甚多，而入药者，惟此三种，人多不能尽别。谨按《竹谱》字音斤，其竹坚而促节，体圆而质劲，皮白如霜，大者宜刺船，细者可为笛。苦竹有白有紫。甘竹似篁而茂，即淡竹也……淡竹肉薄，节间有粉，南人以烧竹沥者，医家只用此一品，与《竹谱》所说大同而小异也。"北宋·《证类本草》亦在"淡竹叶"后提及"皮茹"曰："篁竹、淡竹、苦竹，《本经》并不载所出州土，今处处有之。竹之类甚多，而入药者惟此三种，人多不能尽别……甘竹似篁而茂，即淡竹也……淡竹肉薄，节间有粉，南人以烧竹沥者，医家只用此一品，与《竹谱》所说大同小异也。"其中"淡竹肉薄"无从考证，但是"节间有粉"与今青秆竹幼时被白粉特点一致。《本草蒙筌》记载："苦竹、紫竹，苦辣而膻，不堪入药。"由此可见，古代药用的竹为青秆竹和淡竹，且"淡竹肉薄，节间有粉"，与《中国植物志》记载的淡竹"幼竿密被白粉，薄壁"相吻合。2015 年版《中国药典》一部中将禾本科植物青秆竹 *B. tuldoides* Munro、大头典竹 *S. beecheyanus*（Munro）McClure var. *pubescens* P.F.Li 和淡竹 *P. nigra*（Lodd.）Munro var. *henonis*（Mitf.）Stapf ex Rendle 均作为竹茹药材的原植物。目前多数用淡竹 *P. nigra*（Lodd.）Munro var. *henonis*（Mitf.）Stapf ex Rendle 茎秆的干燥中间层。

【产地变迁】

今之淡竹多生于丘陵及平原、分布于黄河流域至长江流域及陕西秦岭等地，尤以江苏、浙江、安徽、河南、山东等省为较多。青秆竹则广泛分布于广东、广西等华南地区，都符合其"南人以（淡竹）烧竹沥"的说法。

5.3.79 鳖甲基原考证

鳖甲为常用滋阴要药，通过考证《本草图经》、《本草蒙筌》、《本草纲目》等古代书籍的形态描述，建议使用鳖科动物鳖 *Trionyx sinensis* Wiegmann 的背甲，南北均有分布。

【名称考证】

"鳖甲"作为本品正名始见于汉·《神农本草经》，其后的本草著作如南北朝·陶弘景《本草经集注》，宋·唐慎微《证类本草》，明·李中梓《本草征要》，清·陈士铎《本草新编》、吴仪洛《本草从新》等在载录本品时即以"鳖甲"作为正名，并一直沿用至今。

【基原考证】

《本草图经》记载："生取甲，剔去肉为好，不用煮脱者。今看有连厌及干岩便好，若上有甲，两边骨出，已被煮也，用之当炙。"《雷公炮制论》记载："凡使，要绿色，九肋，多裙，重七两者为止。"《本草蒙筌》记载："鳖甲，深潭生。岳州胜，绿色七两为佳。裙多九肋盖妙。"《本草纲目》记载："鳖，甲虫也。水居陆生，穿脊连胁，与龟同类，四缘有肉裙。故曰：龟，甲里肉；鳖，肉里甲。"根据以上本草所述，结合我国鳖科现有分布及形态特征可知，古代所用鳖甲与《中国药典》2015年版收载的相符，即为鳖科动物鳖 *T. sinensis* Wiegmann 的背甲。

【产地变迁】

《神农本草经》记载"其生丹阳池泽"，即太湖流域。《千金翼方·药出州土》记载出产鳖甲或鳖头的地方有华州、岳州。《新唐书》记载出产土贡鳖甲者有岳州、广州。《本草图经》记载："以岳州沅江将其甲有九肋者为胜。"《太平寰宇记》记载襄阳出产土贡鳖甲。明·《山堂肆考》指出"沅江鳖甲，九肋者稀"。清·《湖广通志》亦记载岳州府出产鳖甲。《药物出产辨》说法不同，录出备参："鳖甲以产暹罗大只厚甲为正，近日各熟药店所用小只薄甲，乃水龟壳也。中国各省均有，以扬子江一带为多出，功力不及厚甲之佳。"目前，南北均有分布。

5.3.80 槟榔基原考证

槟榔，由宾、郎二字演化而来。通过考证《本草图经》、《海药本草》、《本草纲目》等古代书籍的原植物形态描述及图例，建议使用棕榈科植物槟榔 *Areca catechu* L.的干燥成熟种子，其主产于海南、福建、广西、云南、中国台湾等地。

【名称考证】

本品始载于晋·李当之《药录》，《名医别录》以"槟榔"为正名，此后诸家本草及炮制等著作无一例外均以"槟榔"为正名。如南北朝·陶弘景《本草经集注》，唐·苏敬等撰《新修本草》，宋·唐慎微《证类本草》，明·李时珍《本草纲目》，清·吴仪洛《本草从新》等，并一直沿用至今。

【基原考证】

宋·《本草图经》则对其植物形态描述最为详细，记载："大如桃榔，而高五七丈，正直无枝，皮似青桐，节似桂竹。叶生木巅，大如楯头，又似甘蕉叶，其实作房，从叶中出，旁有刺若棘枝，重叠其下。一房数百实，如鸡子状，皆有皮壳。"唐·《海药本草》曰："（槟榔）树、茎、叶、根、干与大腹小异。"《本草纲目》记载："槟榔树初生若笋竿积硬，引茎直上，茎干颇似桃榔、椰子而有节，旁无枝柯，条从心生。端顶有叶如甘蕉，条派开破，风至则如羽扇扫天之状。三月叶中肿起一房，因自拆裂，出穗凡数百颗，大如桃李。又生刺重累于下，以护卫其实，五月成熟，剥去其皮，煮其肉而干之，皮皆筋丝，与大腹皮同也。"近代孔庆莱《植物学大辞典》将槟榔定名为 *A. catechu*，《中国种子植物科属词典》（修订本）中记载槟榔属，棕榈科，约54种，分布于亚洲热带和澳大利亚北部，其中槟榔 *A. catechu* 在我国广东、海南岛和云南南部、台湾广为栽培。《中国高等植物科属检索表》亦记载到（槟榔属）约 54 种，我国云南南部、广东、台湾栽培 1 种，原产马来西亚。以上记载表明本品指棕榈科植物槟榔 *A. catechu* L.。

【产地变迁】

《名医别录》记载："生南海。"《本草经集注》记载："此有三四种：出交州，形小而味甘；广州以南者，形大而味涩。核亦有大者，名猪槟榔，作药皆用之。"《本草图经》曰："槟榔，生南海。今岭外州郡皆有之。"目前，我国海南南部、福建、台湾、广西、云南等省区均有栽培。

5.3.81　淡香豉基原考证

淡香豉的药名从古至今，几经变化。《名方目录》中涉及淡香豉的名方有藿朴夏苓汤和桑杏汤，《医原》中描述藿朴夏苓汤处方用药时为豆豉，因此判断《重订广温热论》中所述"淡香豉"即为淡豆豉。通过考证《本草纲目》、《本草备要》及《本草从新》等古代书籍的原植物形态描述及图例，建议使用豆科植物大豆 *Glycine max*（L.）Merr. 的成熟种子的发酵加工品。大豆在全国各地均有栽培，以东北大豆最为著名，亦广泛栽培于世界各地。

【名称考证】

"淡豆豉"之名始见于明·倪朱谟《本草汇言》，并作为本品正名记载。其后的历代重要本草著作如明·缪希雍《炮炙大法》，清·蒋居祉《本草择要纲目》、汪昂《本草备要》、吴仪洛《本草从新》、陈其瑞《本草撮要》等在载录本品时即以"淡豆豉"作为正名，并一直沿用至今，别名有香豉、豉、淡豉、大豆豉。

【基原考证】

《本草纲目》记载："造淡豉法，用黑大豆二三斗，六月内淘净，水浸一宿，沥干蒸熟，取出摊席上，候微温，蒿覆。每三日一看，候黄衣上遍，不可太过。取晒簸净，以水拌干湿得所，以汁出指间为准，安瓮中，筑实。桑叶盖，厚三寸，密封泥，于日中晒七日，取出，曝一时，又以水拌入瓮。如此七次，再蒸过，摊去火气，瓮收筑封即成。"清·《本草备要》、《本草从新》记载豆豉制法为"造淡豉法，用黑大豆水浸一宿，淘净蒸熟，摊匀，蒿复，候上黄衣，取晒，簸净，水拌，干湿得所，安瓮中，筑实。桑叶浓盖，泥封。晒七日取出，曝一时，又水拌入瓮。如此七次，再蒸，去火气，瓮收用""造豉法、用黑豆，六月间水浸一宿，淘净蒸熟、摊芦席上，微温，蒿覆五六日后，黄衣遍满为度，不可太过，取晒簸净，水拌干湿得所，以汁出指间为准，筑实瓮中，桑叶浓盖三寸，泥封，晒七日。取出曝一时，又水拌入瓮，如是七次，再蒸过摊去火气，瓮收"。因此判断，淡香豉为《中国药典》中所载的淡豆豉，即豆科植物大豆 *Glycine max*（L.）Merr. 的成熟种子的发酵加工品。

5.3.82　紫苏子基原考证

紫苏子为常用中药，《名方目录》中涉及紫苏子的名方有华盖散和桑白皮汤。通过考证《本草经集注》、《本草图经》、《本草纲目》等古代书籍的原植物形态描述及图例，建议使用唇形科植物紫苏 *Perilla frutescens*（L.）Britt. 的干燥成熟果实。目前主产于江苏、浙江、湖北等长江中下游地区。

【名称考证】

紫苏子，原名"苏"，始载于《名医别录》，列为中品。苏子作为本品正名始见于明·兰茂《滇南本草》。

【基原考证】

《本草经集注》云："叶下紫色，而气甚香，其无紫色、不香似荏者，多野苏，不堪用。"宋·苏颂《本草图经》载："苏，紫苏也。旧不载所出州土，今处处有之。叶下紫色，而气甚香，夏采茎、叶，秋采实。"明·李时珍《本草纲目》曰："紫苏、白苏皆以二三月下种，或宿子在地自生。其茎方，其叶圆而有尖，四围有巨齿，肥地者面背皆紫，瘠地者面青背紫，其面背皆白者，即白苏，乃荏也。紫苏嫩时采叶，和蔬茹之，或盐及梅卤作菹食，甚香，夏月作熟汤饮之。五六月连根采收……八月开细紫花，成穗作房，如荆芥穗。九月半枯时收子，子细如芥而色黄赤，亦可取油如荏油。"《植物名实图考》云："今处处有之，有面背俱紫、面紫背青二种，湖南以为常茹，谓之紫菜。"综合上述描述及所附紫苏图，可以断定古代所用紫苏即为今唇形科植物紫苏 *P. frutescens*（L.）Britt.，与《中国药典》（2015 年版）规定一致。

【产地变迁】

宋·《本草图经》记载："旧不载所出州土，今处处有之。"明·《本草品汇精要》曰："以吴中者佳。"清·《江南通志》记载："《至元嘉禾志》海盐出者佳。"可见自元代起，江、浙一带应是紫苏子的主要产区。目前全国各地广为栽培，主产于江苏、浙江、湖北等长江中下游地区。

5.3.83 白果基原考证

《名方目录》中涉及白果的名方有易黄汤。通过考证《本草图经》、《植物名实图考》等古代书籍的原植物形态描述及图例，建议使用银杏科植物银杏 *Ginkgo biloba* L.的干燥成熟种子。

【名称考证】

白果，原称"银杏"，又称"鸭脚子"，始载于《绍兴本草》。

【基原考证】

《绍兴本草》记载："银杏 世之果实……以其色如银，形似小杏，故以名之。乃叶如鸭脚而又谓之鸭脚子。"《本草纲目》曰："原生江南，叶似鸭掌，因名鸭脚。宋初始入贡，改呼银杏，因其形似小杏而核色白也。今名白果。银杏生江南，以宣城者为胜。树高二三丈。叶薄纵理，俨如鸭掌形，有刻缺，面绿背淡。二月开花成簇，青白色，二更开花，随即卸落，人罕见之。一枝结子百十，状如楝子，经霜乃熟烂，去肉取核为果，其核两头尖，三棱为雄，二棱为雌。其仁嫩时绿色，久则黄。"《植物名实图考》曰："木理坚重，制器不裂。"综上可知，古代药用白果和《中国药典》所载白果为同一物种，为银杏科植物银杏 *G. biloba* L.的干燥成熟种子（图 1-5-37）。

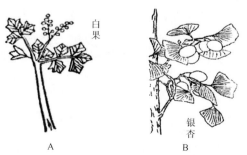

图 1-5-37　本草著作中的白果植物图

A.《本草纲目》；B.《植物名实图考》

【产地变迁】

宋·《绍兴本草》记载："诸处皆产之，唯宜州形大者佳。"明·《本草品汇精要》曰："梅圣俞《诗》云：鸭脚类绿李，其名因叶高，是也。出宣城郡，及江南皆有之。"指出白果产自安徽宣城及江南。同时期的陈嘉谟《本草蒙筌》记载："在处俱产，树大而高。"指出白果各处都有生产。明·《本草纲目》记载："银杏生江南，以宣城者为胜。"同时期的李中立《本草原始》记载"银杏，生江南，以宣城为胜"，皆指出白果生长在江南一带，安徽宣城产的白果最好。清·王启贤《食物须知·诸果》指出："白果，一名银杏，在处俱产，树大而高。"书中指出白果各处都有。

5.3.84　白蒺藜基原考证

蒺藜为散风胜湿常用药，《名方目录》中涉及白蒺藜的名方是当归饮子。商品蒺藜有硬蒺藜与软蒺藜之分，但哪个为药用正品，需要进一步考证。通过考证《本草经集注》《本草图经》《本草纲目》等古代书籍的原植物形态描述及图例，建议使用蒺藜科植物蒺藜 *Tribulus terrestris* L.的干燥成熟果实。其主产于河南、河北、山东、安徽、江苏、四川、陕西等地。

【名称考证】

本品始载于《神农本草经》，"蒺藜"之名始见于《毛诗传》，以"蒺藜"作为本品正名记载始自宋·寇宗奭《本草衍义》，其后大多本草著作如明·李时珍《本草纲目》，清·张志聪《本草崇原》等即以"蒺藜"作为正名，并一直沿用至今。本品又名刺蒺藜、蒺藜子、白蒺藜。

【基原考证】

《本草经集注》记载："多生道上而叶布地，子有刺，状如菱而小。"《本草图经》引《尔雅》郭璞注云："布地蔓生，细叶，子有三角，刺人，是也。"明·李时珍《本草纲目》记载"蒺藜叶如初生皂荚叶，整齐可爱，刺蒺藜状如赤根菜子及细菱三角四刺"，由"叶布地蔓生"可知，其为蔓生草本，"叶如初生皂荚叶"可知其为羽状复叶，"子有刺，状如菱而小"等描述，均与硬蒺藜的蒺藜科蒺藜相符合，而与软蒺藜的豆科刺果粉藜的形态不符。因此，本品原植物应为蒺藜科植物蒺藜 *T. terrestris* L.。

【产地变迁】

历代本草有关蒺藜的产地记载较少。《证类本草》附有"秦州蒺藜子"图，秦州为今甘肃天水。唐·《元和郡县图志》和清·《陕西通志》记载："同州贡蒺藜子。"同州为今陕西大荔，但不确定是蒺藜科还是豆科植物。《药物出产辨》记载："蒺藜产湖北襄阳、樊城，但不及河南怀庆、禹州之多出，秋季新。直隶武城县亦有，山东省曹州府亦有出。"目前全国各地有分布。本品主产于河南、河北、山东、安徽、江苏、四川、陕西等。

5.3.85　白蔻末基原考证

白蔻末是指白豆蔻为末使用，《名方目录》中涉及白豆蔻的名方是藿朴夏苓汤。通过考证《本草图经》、《本草备用》等古代书籍的原植物形态描述及图例，建议使用姜科植物白豆蔻 *Amomum kravanh* Pierre ex

Gagnep. 或爪哇白豆蔻 *A. compactum* Soland ex Maton 的干燥成熟果实。按产地不同分为"原豆蔻"和"印尼白蔻"。前者主产于泰国，我国海南、云南有栽培；后者主产于印度尼西亚，我国海南、云南多有栽培。

【名称考证】

本品始载于《开宝本草》，并以"白豆蔻"作为本品正名记录。其后历代重要本草著作，如宋·苏颂《本草图经》、唐慎微《证类本草》，元·王好古《汤液本草》，明·李时珍《本草纲目》，清·张璐《本经逢原》、叶桂《本草经解》、吴仪洛《本草从新》、杨时泰《本草述钩元》、陈其瑞《本草撮要》等在载录本品时均以"白豆蔻"作为正名。本品别名为多骨（《本草拾遗》）、壳蔻（《本经逢原》）、白蔻仁、豆蔻。

【基原考证】

《开宝本草》记载："白豆蔻出伽古罗国。其草形如芭蕉，叶似杜若，长八九尺而光滑，冬夏不凋，花浅黄色，子作朵如葡萄，初出微青，熟者变白，七月采之。"宋·苏颂《本草图经》记载："白豆蔻出伽古罗国，今广州、宜州宜有之，不及蕃舶者佳。叶似杜若，长八九尺而光滑，冬夏不凋，花浅黄色，子作朵如葡萄，生青熟白，七月采之。""苗类芭蕉，花浅黄色，子作朵如葡萄"的形态特点及《证类本草》所附"广州白豆蔻"图的"花序顶生"特点，与姜科山姜属植物草豆蔻相符。而豆蔻项下所附"宜州豆蔻"近似于 *Amomum* 属植物。明·李时珍《本草纲目》记载："子圆大如牵牛子。其壳白厚。其仁如缩砂仁，入药去皮炒用。"从药材形状描述来看，应为植物白豆蔻 *A. kravanh* Pierre ex Gagnep. 或爪哇白豆蔻 *A. compactum* Soland ex Maton。清·《本草备要》记载："白豆蔻：番舶者良，研细用。"《药笼小品》曰："去衣研。"以上记载均说明，清代使用白豆蔻为去壳研碎用。因此，白蔻末即为白豆蔻为末使用。由上述本草对白豆蔻的形态描述及附图可知，古代白豆蔻原植物形态主要有两类，一类是姜科植物草豆蔻 *Alpinia katsumadai* Hayata，可能是由于古代学者未见过来自伽古罗国的白豆蔻原植物而使用草豆蔻的植物形态替代导致的。另一类是来自国外进口的姜科植物白豆蔻 *A. kravanh* Pierre ex Gagnep. 或爪哇白豆蔻 *A. compactum* Soland ex Maton 的干燥成熟果实，与今用药相符。

【产地变迁】

白豆蔻植物非中国原产。《开宝本草》记载："白豆蔻出伽古罗国。"《本草图经》记载："出伽古罗国，今广州、宜州亦有之，不及蕃舶者佳。"《宋史》记载："（庆远府）贡生豆蔻、草豆蔻。"庆远府即宜州，为今广西宜山，推测宋代时广西部分地区开始引种白豆蔻。民国·《药物出产辨》记载："豆蔻产安南菩萨山、东波山，又名东波蔻，为最正地道。暹罗次之，巨港、井里文所产者为什路蔻，不适用。"目前，白豆蔻在我国广东、云南有栽培。原产于泰国、越南、柬埔寨等国，称为原豆蔻。爪哇白豆蔻在我国海南、云南有栽培。原产于印度尼西亚者，称为印尼白蔻。

5.3.86 百合基原考证

百合为润肺止咳、清心安神药，《名方目录》中涉及百合的名方是百合地黄汤。现代研究认为百合科植物野百合及其变种为中国古代药用百合的正品。自宋代医家寇宗奭开始将百合科植物卷丹作为药用百合品种使用，其后仍有一些明清医家效仿。但绝大多数医家认为其"不堪入药"。因此，有必要通过考证厘清百合基原的变迁。通过考证《本草经集注》、《新修本草》、《本草图经》、《本草纲目》等古代书籍的原植物形态描述及图例，建议使用百合科植物百合 *Lilium brownii* F. E. Brown var. *viridulum* Baker，其分布于河北、山西、陕西、安徽、浙江、江苏、江西、湖南等地。

【名称考证】

本品始载于《神农本草经》，以"百合"为正名，此后诸家本草著作均以"百合"为正名载录本品，如魏晋·吴普《吴普本草》，南北朝·陶弘景《本草经集注》，唐·苏敬等《新修本草》，明·李时珍《本草纲目》及清·张志聪《本草崇原》等，并一直沿用至今。

【基原考证】

百合始载于《神农本草经》。《本草经集注》云："近道处处有。根如胡蒜，数十片相累。"《新修本草》记载："此药有二种，一种细叶，花红白色；一种叶大，茎长，根粗，花白，宜入药用。"《食疗本草》记载："红花者名山丹，不堪食。"宋·苏颂《本草图经》云："百合，生荆州山谷，今近道处处有之。春生苗，高数尺，秆粗如箭，四面有叶如鸡距，又似柳叶，青色，叶近茎微紫，茎端碧白，四、五月开红白花，如石榴嘴而大，根如胡蒜，重叠，生二三十瓣。二月、八月采根，曝干。人亦蒸食之，甚益气。又有一种，花黄有黑斑，细叶，叶间有黑子，不堪入药。"《本草纲目》云："叶短而阔，微似竹叶，白花四垂者，百合也。叶长而狭，尖如柳叶，红花，不四垂者，山丹也。茎叶似山丹而高，红花带黄而四垂，上有黑斑点，其子先结在枝叶间者，卷丹也。"根据以上本草所述考证，可见古代药用的百合来源于百合属多种植物，以野百合及其变种 *L. brownii* var. *viridulum* 为正品百合。《中国药典》2015 年版收载的百合为百合科植物卷丹 *L. lancifolium* Thunb.、百合 *L. brownii* F. E. Brown var. *viridulum* Baker 或细叶百合 *L. pumilum* DC.，但这与古代药用情况不符，古代所用的药用百合以野百合及其变种 *L. brownii* var. *viridulum* 为正品。《本草衍义》及明清一些医书将卷丹 *L. lancifolium* Thunb.错误混入正品百合使用，近年来此品种被大量栽培，资源丰富，但大多数医家仍认为此品种不应作为百合的入药品种；而山丹即细叶百合 *L. pumilum* DC.，从《日华子本草》开始将其作为药用，但主要用于外科，功效与野百合不同。因此，在经典名方开发中，百合应选用百合科植物百合 *L. brownii* F. E. Brown var. *viridulum* Baker。

【产地变迁】

《神农本草经》记载："生荆州川谷。"《吴普本草》记载："生冤句及荆山。"《名医别录》曰："生荆州"。南北朝·《本草经集注》、唐·《新修本草》、宋·《本草图经》、宋·《证类本草》均记载："生荆州川谷。近道处处有。"明·《本草品汇精要》记载："（道地）滁州 成州。"《救荒本草》记载："生荆州山谷。今处处有之。"《本草蒙筌》记载："洲渚山野俱生。"《本草乘雅半偈》记载："核曰：近道虽有，唯荆州（今湖北荆州）山谷者良。"清·《本草崇原》、《本草易读》、《本草害利》等本草记载："近道山谷处处有之。"《植物名实图考》记载："百合近以嵩山产者为良。江西广饶……洵推此种。夷门植此为业，以肥甘不苦者为佳。滇南土沃，乃至采剪如薪，供瓶经夏。山丹，或曰渥丹花……岭南花多朱殷，他处如此炫晃者盖少……群芳谱：根大者供食，味与百合无异。卷丹，京师花圃，艺之为玩，不以入食。滇南谓之倒垂莲，燕蓟谓之虎皮百合。"综合历史及现代文献所述，在元代以前，百合主产地为湖北荆州，元代明确道地产区为安徽省滁州市和甘肃省成县地区，明代仍认为湖北荆州所产为好，清代记载河南嵩山所产质量最好，江西上饶和河南开封为主产区之一，民国至今则形成多个产区，主产于湖南、浙江、江苏等地。总结《中国药材学》、《中华本草》、《现代中药材商品通鉴》、《新编中药志》、《500 味常用中药材的经验鉴别》、《中药大辞典》、《金世元中药材传统鉴别经验》、《全国中草药汇编》等现代专著，发现百合全国大部分地区均产，主产于湖南、浙江、江苏等地。

5.3.87 柏叶基原考证

《名方目录》中涉及柏叶的名方是槐花散。通过考证《本草图经》《本草纲目》等古代书籍的原植物形态描述及图例，建议使用柏科植物侧柏 *Platycladus orientalis*（L.）Franco 的干燥枝梢和叶。全国大部分地区均有分布。

【名称考证】

"柏叶"始载于汉·《金匮要略》。"侧柏叶"之名始见于唐·《药性论》，"侧柏叶"作为本品正名始见于元·王好古《汤液本草》，其后的本草著作多沿载，如明·杜文燮《药鉴》、李中梓《本草征要》，清·吴仪洛《本草从新》、张秉成《本草便读》等。

【基原考证】

《本草图经》中对侧柏的描述为："三月开花，九月结子，候成熟收采蒸曝，春擂取熟人子用，其叶名侧柏，密州出者尤佳。虽与他柏相类，而其叶皆侧向而生，功效殊别。"宋·陆佃《埤雅》记载："柏之指西，犹针之指南也。柏有数种，入药惟取叶扁而侧生者，故曰侧柏。"元·朱丹溪《本草衍义补遗》曰："万木皆向阳，柏独西指，受金之正气，坚劲不凋，多寿之木。"明·李时珍《本草纲目》记载："柏有数种，入药惟取叶扁而侧生者，故曰扁柏。其树耸直，其皮薄，其肌腻，其花细琐，其实成丛，状如小铃。霜后四裂，中有数子，大如麦粒，芬芳可爱。"清·黄宫绣《本草求真》记载："然禀受西金，坚劲不凋。"由上述本草描述的植物形态可知，古代柏叶用药与今相符，即柏科植物侧柏 *Platycladus orientalis*（L.）Franco 的干燥枝梢和叶。

【产地变迁】

《名医别录》记载："柏实生泰山山谷，柏叶尤良，处处有柏，当以太山为佳尔。"唐·苏敬等《新修本草》记载："今太山无复采子，唯出陕州宜州为胜。"宋·苏颂《本草图经》指出："其叶名侧柏，密州出者，尤佳。"宋·寇宗奭《本草衍义》记载："尝官陕西每登高望之虽千尤株皆一西指。"由此可知，古代本草柏叶以"太山"、"密州"为佳，即山东泰山和陕西关中平原一带。现在全国大部分地区均有分布。

5.3.88 草豆蔻仁基原考证

《名方目录》中涉及草豆蔻仁的名方是厚朴温中汤。通过考证《新修本草》《本草图经》《本草纲目》等古代书籍的原植物形态描述及图例，建议使用姜科植物草豆蔻 *Alpinia katsumadai* Hayata 的干燥近成熟种子，其分布于广东、海南、广西等地。

【名称考证】

"草豆蔻"之名始见于南北朝·雷敩《雷公炮制论》，草豆蔻又名草蔻、草蔻仁。"草豆蔻"作为本品正名始见于金·李杲《珍珠囊药性赋》，其后的本草著作如明·陈嘉谟《本草蒙筌》，明·李中梓《本草征要》，清·陈士铎《本草新编》、汪昂《本草备要》、吴仪洛《本草从新》等在载录本品时即以"草豆蔻"作为正名，并一直沿用至今。

【基原考证】

《新修本草》记载："豆蔻，苗似山姜，花黄白，苗根及子亦似杜若。"《海药本草》记载："豆蔻，其根似益智，皮壳小厚，核如石榴，辛且香，蒳草树也。叶如芄兰而小，三月采其叶，细破阴干之，味近苦而有甘。"《本草图经》曰："豆蔻即草豆蔻也，生南海，今岭南皆有之。苗似芦，叶似山姜、杜若辈，根似高良姜，花作穗，嫩叶卷之而生，初如芙蓉，穗头深红色，叶渐展，花渐出，而色渐淡，亦有黄白色者，南人多采以当果实。尤贵其嫩者，并穗入盐同淹治，叠叠作朵不散落。又以朱槿花同浸，欲其色红耳。其作实者，若龙眼子而锐，皮无鳞甲，中子若石榴瓣，候熟，采之暴干，根苗微作樟木气。"《本草纲目》记载："草豆蔻、草果虽是一物，然微有不同。今建宁所产豆蔻，大如龙眼而形微长，其皮黄白，薄而棱峭，其仁大如缩砂仁而辛香气和。滇、广所产草果，长大如诃子，其皮黑厚而棱密，其子粗而辛臭，正如斑蝥之气，彼人皆用笔茶及作食料恒用之物。南人复用一种火杨梅伪充草豆蔻，其形圆而粗，气味辛猛而不和，人亦多用之，或云即山姜实也，不可不辨。"根据以上本草所述考证，古代药用草豆蔻与姜科植物草豆蔻 *A. katsumadai* Hayata 相符。

【产地变迁】

《名医别录》记载："生南海。"宋·《证类本草》记载："生南海，今岭南皆有之。"明·《本草蒙筌》曰："交趾多生，岭南亦有。"明·《神农本草经疏》曰："豆蔻……产闽之建宁者，气芳烈，类白豆蔻，善散冷气，疗胃脘痛，理中焦。产滇、贵、南粤者，气猛而浊，俗呼草果者是也，善破瘴疠，消谷食，及一切宿食停滞作胀闷及痛。"近代文献明确记载了草豆蔻的产地变迁。《中华本草》记载："草豆蔻分布于广东、海南、广西等地"。《中国药材学》记载："草豆蔻主产于海南、广西，销全国并出口。"《现代中药材商品通鉴》注："草豆蔻，主产于海南万宁、陵水、崖州、文昌、屯昌、澄迈，云南临沧、墨江及广西苍梧、容县等地。销全国各地。"

5.3.89　草决明基原考证

"草决明"为"决明子"之别名，为常用清肝明目药。通过考证《本草经集注》、《本草图经》、《本草衍义》、《本草纲目》等古代书籍的原植物形态描述及图例，建议使用豆科植物钝叶决明 *Cassia obtusifolia* L. 及小决明 *C. tora* L.的干燥成熟种子。前者全国大部分地区均有分布，后者主要分布于广西。

【名称考证】

本品始载于《神农本草经》，并以"决明子"作为本品正名记录。其后历代重要本草著作如魏晋·吴普《吴普本草》，南北朝·陶弘景《本草经集注》，唐·苏敬等《新修本草》，宋·唐慎微《证类本草》，明·刘文泰《本草品汇精要》，清·汪昂《本草备要》等在载录本品时均以"决明子"作为正名，并一直沿用至今。

【基原考证】

《本草经集注》记载："叶如茳芒，子形似马蹄，呼为马蹄决明。"《本草图经》记载："决明子，夏初生苗，高三、四尺许，根带紫色。叶似苜蓿而大。七月有花，黄白色。其子作穗，如青绿豆而锐，十月十日采，阴干百日。又有一种马蹄决明，叶如江豆，子形似马蹄，故得此名。又萋蒿子亦谓之草决明，未知孰为入药者。然今医家但用子如绿豆者。其石决明，是蚌蛤类，当在虫兽部中。"宋·《本草衍义》记载："决明高四、五尺，春亦为蔬，深秋结角，其子生角中如羊肾，人湖北人家所种甚多。或在村野成段，蜀本草言其叶如苜蓿而阔大，甚为允当。"明·《本草纲目》记载"决明有两种，一种马蹄决明，叶大如苜蓿，而本小末，昼开夜合，两两相贴，秋夏开淡黄花五出，结角如初生豇豆，长五、六寸，角中子数十粒，参差相连，状如马蹄，青绿色，入眼目药最良。一种茳芒决明，救荒本草谓山扁豆是也，苗茎似马蹄决明，但叶之本小末尖，正似槐叶，夜亦不合，秋开深黄花五出，结角大如小指，长二寸许，角中子成数列，状如黄葵子而扁，其色褐，味甘滑"，并附图。考证上述本草描述及附图，可知古代药用马蹄决明与今豆科植物钝叶决明 *C. obtusifolia* L.和小决明 *C. tora* L.相符；而另一种茳芒决明当是望江南 *C. occidentalis* Linn，但现代研究显示望江南花及荚果有毒，能引起恶心、呕吐、腹泻。

【产地变迁】

《名医别录》记载："决明生龙门川泽。"《本草经集注》记载："龙门乃长安北。"《本草图经》记载："决明子，生龙门川泽，今处处有之，人家园圃所莳。"《本草品汇精要》记载："（道地）广州、桂州。"根据上述记载可知，古代本草记载决明最早发现产于陕西，后在广州、湖南等地也有发现，根据植物自然分布可知，陕西产的是决明，而广州、桂州产的应是小决明。目前，前者全国大部分地区均有分布，后者主要分布于广西。

5.3.90　沉香基原考证

沉香为珍贵药材之一。现时药用沉香有沉香（进口沉香）和白木香（国产沉香）两类，《名方目录》中涉及沉香的名方有暖肝煎，但具体使用的是进口沉香还是国产沉香值得进一步考证。通过考证《新修本草》、《海药本草》、《本草图经》、《本草衍义》等古代书籍的原植物形态描述及图例，建议使用瑞香科植物白木香 *Aquilaria sinensis*（Lour.）Gilg 含有树脂的木材，分布于我国广东、广西、海南、台湾等地。

【名称考证】

"沉香"之名始见于《名医别录》，并作为本品正名记载，其后的本草著作如南北朝·陶弘景《本草经集注》，唐·苏敬等《新修本草》，宋·唐慎微《证类本草》，明·李时珍《本草纲目》，清·汪昂《本草易读》等在载录本品时即以"沉香"作为正名，并一直沿用至今。

【基原考证】

《新修本草》记载："沉香、青桂、鸡骨、马蹄、煎香等同是一树，叶似橘叶，花白，子似槟榔，大如桑椹，紫色而味辛，树皮青色，木似榉柳。"沈怀远《南越志》记载："交州有蜜香树，欲取先断其根，经年后，外皮朽烂，木心与节坚黑沉水者为沉香，浮水面平者为鸡骨，最粗者为栈香。"《海药本草》记载"沉香按正经生南海山谷。"《谈苑》记载："岭南雷州及海外琼崖山中多香树，山民斫采卖与人，其一树出香三等，曰沉香、栈香、黄熟香。"宋·苏颂《本草图经》记载"沉香、青桂香、鸡骨香、马蹄香、栈香，同是一本……其木类椿、榉，多节，叶似橘，花白，子似槟榔，大如桑椹，紫色而味辛，交州人谓之蜜香"，并附"崖州沉香"和"广州沉香"图。寇宗奭《本草衍义》记载："沉香木，岭南诸郡悉有之，旁海诸州尤多，交干连枝，岗岭相接，千里不绝，叶如冬青，大者合数人抱……有香者无一二。盖木得水方结，多在折枝枯干中，或为沉，或为煎，或为黄熟，自枯死者谓之'水盘香'。今南、恩、高、窦等州惟产'生结香' 盖山民入山见香木之曲干斜枝，必刀斫成坎，经年得雨水所渍，遂结香，复以锯取之，刮去白木，其香结为斑点，遂名鹧鸪斑，燔之极清烈，沉之者良。惟在琼崖等州，俗谓之角沉、黄沉，乃枯木中得者，宜入药；依木皮而结者，谓之青桂，气尤清；在土中岁不待刌剔而成者，谓之龙鳞；亦有削之自卷，咀之柔韧者，谓之黄蜡沉，尤难得也。"综上所述，古代沉香用药包括进口沉香和国产的瑞香科植物白木香 *A. sinensis*（Lour.）Gilg。随着加工方法的改进，国产沉香中质量优者可代进口沉香入药。

【产地变迁】

《海药本草》记载："生南海山谷"，即现在的海南、广东部分地区及东南亚国家。《本草图经》云："旧不着所出州土，今惟海南诸国及交、广、崖州有之。"《证类本草》引（通典）云"海南林邑国秦象郡林邑县出沉香、沉木"，引（《谈苑》）曰："岭南雷州及海外琼崖山中多香树。"《博物要览》在沉香条目下载："产天竺国及海南交广州琼崖诸处。"《本草乘雅半偈》云："出天竺，及海南诸国，今岭南州郡悉有，傍海处尤多。"现代文献记载，全世界范围内沉香主要分为三类："惠安沉香，产地为越南、老挝、柬埔寨等地"、"星洲沉香，产地为马来西亚、印度尼西亚、文莱等地"和"海南系沉香，产地中国海南、广东、云南等地"。

5.3.91 川楝子基原考证

川楝子为常用理气药，《名方目录》中涉及川楝子的名方有一贯煎。通过考证《本草图经》、《本草蒙筌》、《本草纲目》等古代书籍的原植物形态描述及图例，建议使用楝科楝属植物川楝 *Melia toosendan* Sieb. et Zucc.的干燥成熟果实，主产于四川、重庆等地。

【名称考证】

《神经本草经》最早以"楝实"称谓本药，金元之前的本草著作也多沿用该书记载，但以"川楝子"为名组方早在宋·王怀隐《太平圣惠方》中就已出现。其后不仅可见以"川楝子"为名组方的著作日渐增多，如宋·苏轼《苏沈良方》等；更出现了以"川楝子"命名的方剂，如宋·王缪《是斋百一选方》的"川楝子丸"等。越来越多的方剂以"川楝子"组方或命名方剂，从一个侧面说明了"川楝子"作为本药正名的发展趋势。

【基原考证】

宋·苏颂《本草图经》记载："木高丈余，叶密如槐而长；三、四月开花，红紫色，芬香满庭间；实如弹丸，生青熟黄。"明·陈嘉谟《本草蒙筌》记载："木高丈余略大，叶密如槐稍长。花红紫甚香，实青黄类弹。"《本草纲目》记载："楝长甚速，三、五年即可作椽。其子正如园枣、以川中者为良。"上述本草所述的川楝子原植物形态与 2015 年版《中国药典》收载的川楝子品种相符，为楝科楝属植物川楝 *M. toosendan* Sieb. et Zucc.的干燥成熟果实。

【产地变迁】

宋·《证类本草》曰："楝实，生荆山山谷，今处处有之，以蜀川者为佳。"所附梓州楝花，楝实图及简州楝子图，说明川楝子产于四川一带。明·《本草纲目》曰："（楝）其子正如圆枣，以川中者良。"说明四川为道地产区。清·《本草求真》中写道："川楝因出于川，故以川名。"说明四川为道地产区。现在，以四川、重庆为主产地。

5.3.92 川郁金、姜黄、莪术基原考证

郁金、姜黄和莪术均为姜科姜黄属植物，药材来源与原植物品种和药用部位互有牵连，实属错综复杂，且古今用药情况又随时代的不同而有所变迁。因此，值得进一步考证，以确保临床用药的准确性。通过考证《新修本草》、《本草图经》、《本草纲目》、《本经逢原》等古代书籍的原植物形态描述及图例，对于郁金，姜科植物温郁金 *Curcuma wenyujin* Y.H. Chen et C. Ling、姜黄 *C. longa* L.、广西莪术 *C. kwangsiensis* S.G.Lee et C.F.Liang 或蓬莪术 *C. phaeocaulis* Val.的干燥块根均可使用，主产地是四川崇州地区。对于姜黄，可使用姜科植物姜黄 *C. Longa* L.的干燥根茎，主要分布于我国福建、台湾、湖北、广东、广西、四川等地；对于莪术，姜科植物蓬莪术 *C. phaeocaulis* Val.、广西莪术 *C. kwangsiensis* S.G.Lee et C.F.Liang 或温郁金 *Curcuma wenyujin* Y.H.Chen et C.Ling 的干燥根茎均可使用。

【名称考证】

郁金始载于唐·《药性论》，并以"郁金"作为本品正名记录。其后历代重要本草著作如唐·苏敬等《新修本草》，宋·唐慎微《证类本草》，明·李时珍《本草纲目》，清·陈士铎《本草新编》在载录本品时均以"郁金"作为正名，并一直沿用至今。

"姜黄"之名始见于唐·苏敬等《新修本草》，并作为本品正名记载。其后的历代重要本草著作如宋·唐慎微《证类本草》，元·忽思慧《饮膳正要》，明·李时珍《本草纲目》，清·吴仪洛《本草从新》、陈其瑞《本草撮要》等在载录本品时均以"姜黄"作为正名，并一直沿用至今。

莪术古名蓬莪茂，首载于《药性论》。古本草多以"蓬莪茂"为正名，如《雷公炮炙论》、《本草拾遗》、《开宝本草》、《本草纲目》等。此外也记载其异名，如《本草拾遗》记载"蓬莪茂，一名蓬莪，黑色；二名蒁，黄色；三名波杀，味甘有大毒"。

【基原考证】

姜黄与郁金均形似姜叶而大，在植物方面最主要区别为花期有秋季与春季之别，以及花序着生的部位有所不同，其一自叶鞘内抽出，另一自根茎直接抽出。《新修本草》论姜黄云："叶根都似郁金，花春生于根与苗出。"而陈藏器对苏恭所述有所怀疑，他说姜黄"与郁金选药相似，如苏（恭）所附，即是蒁药，而非姜黄，苏不能分别二物也"。苏颂《本草图经》曰："谨按郁金、姜黄、选药三物相近，苏恭不细辨，所说乃如一物。"陈藏器云："蒁味苦色青，姜黄味辛温，色黄，郁金味苦寒，色赤，主马热病，三物不同，所用全别。"再按《证类本草》姜黄有"宜州姜黄"和"澧州姜黄"两图，澧州姜黄无花，难断言其为何物，宜州姜黄花茎自叶丛中心抽出，高于叶，似为秋季所生，而根茎分叉如姜，与现时多数地区所售之姜黄甚相吻合，但与苏恭之所云不符，无怪乎后人对苏恭姜黄、郁金等的论说上有所怀疑，是完全有依据的。谨推测古人对姜黄命名之由来，可能即因其根茎形似姜而色金黄之故，尤以鲜者为甚，郁金等根茎则黄色程度不及姜黄鲜艳，顾名思义，再参照宜州姜黄图衡量之，则古代正品药用之姜黄与现时所用之姜黄应为同物，亦即姜科植物姜黄 *C. longa* L 的干燥根茎。

从历代本草对郁金原植物的描述可知，古代郁金药材的原植物应来源于姜黄 *C. longa* L.。根据植物分类学研究，我国产姜黄属 *Curcuma* 植物花序在秋天出自"茎心"并具有"黄赤"根（茎）的，仅有 *C. longa* 1 种。《本草图经》的记载表明，郁金也可能存在其他品种，可能是温郁金。此外，《经史证类备急本草》附"潮州郁金"图，这应该是 *Curcuma* 属植物。物以稀为贵，清朝时期郁金售价提高，出现各种 *Curcuma*

属植物混充郁金。目前，郁金还有黄白丝郁金和白丝郁金品种。1984 年，陈秀香鉴定黄白丝郁金为 *C. sichuannensis* X.X.Chen；四川植物志沿用陈秀香的命名；1990 年，张浩等认为黄白丝郁金原植物来源于 *C. chuanyujin* C.K.Hsich et H.Zhang；1999 年陈毓亨等通过 RAPD 研究认为其学名应为温郁金（别名川郁金）*C. wenyujin* H.Y.Chen et C.Ling；2000 年肖小河等报道川郁金应定为姜黄的栽培变种，即 *C. longa* L. cv. chuanyujin。李敏等也认为黄白丝郁金为黄丝郁金的栽培变种。药用部位方面《新修本草》、《本草图经》等古籍专著中关于郁金药用部位的记载较为粗略，不易判断其药用部位。从宋代至明代，郁金的药用部位是根茎，而非块根。明末清初，有关郁金的描述发生显著变化，其药用部位从根茎转变为块根。

　　对于莪术，宋·《本草图经》记载"三月生苗，五月有花作穗，黄色，头微紫。根如生姜，而茂在根下，似鸡鸭卵，大小不常；九月采，削去粗皮，蒸熟暴干用"，并附温州和端州的蓬莪茂图（图 1-5-38）。与现今福建省使用的蓬莪术与温莪术，从栽种收获季节，植物地下根茎及块根（郁金）形状，以及采收加工方法来看都极其相似。唐·《新修本草》所记之姜黄"叶、根都似郁金，花春生于根，与苗并出，夏花烂，无子，根有黄、青、白三色"。在我国姜黄属植物"根"（包括根茎及根）具黄、青、白三色者则只有蓬莪术 *C. phaeocaulis* val. 相符，其形态、产地及描述与《本草图经》所附的端州蓬莪茂相似。五月从根茎抽出花穗，在同一植物体的根与根茎上这三色齐全者唯今之莪术 *C. phaeocaulis* 能与之相符。从《本草图经》所附温州蓬莪茂图上看，未见花，但叶基宽大，呈鞘状，与温郁金 *C. wenyujin* Y. H. Chen et C. Ling 近乎一致。此外，《本草图经》姜黄项下所附的"宜州姜黄"图与广西莪术 *C. kwangsiensis* S.G.Lee et C.F.Liang 相似，因古时姜黄、莪术不分，宜州姜黄也作莪术入药，且宜州为今广西柳州一带，与今广西莪术产地相同。因此，蓬莪术 *C. phaeocaulis* Val.、广西莪术 *C. kwangsiensis* S.G.Lee et C.F.Liang 和温郁金 *C. wenyujin* Y. H. Chen et C. Ling 自宋以来作为莪术药用来源一直沿用至今，且与今药用莪术的原植物相符。

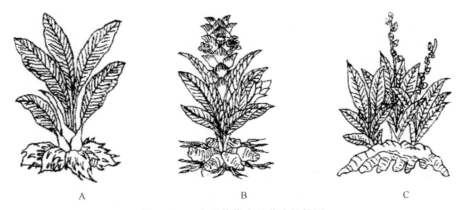

图 1-5-38　本草著作中的莪术植物图

A.《本草图经》的温州蓬莪茂图；B.《本草图经》的端州蓬莪茂图；C.《本草图经》的宜州姜黄图

【产地变迁】

　　对于郁金，《新修本草》记载："生蜀地及西戎。"孙思邈《千金翼方》有"药材所出州土"部分记载，郁金产地为剑南道益州，即为现今的成都地区。唐·《外台秘要》中"药材所出州土"部分记载与《千金翼方》雷同，说明在唐代，四川已经是郁金的主要产区。宋·苏颂《本草图经》记载"今广南、江西州郡亦有之，然不及蜀中者佳"，提示在宋代，已经认识到郁金原植物的产地除四川外，还包括江西等地，但质量以四川产者最佳。明·李时珍《本草纲目》仅引用《新修本草》和《本草图经》，未阐述产地。明·刘文泰《本草品汇精要》是第一部明确提出药材"道地"概念的本草古籍。其记载的郁金道地产地为"蜀州，潮州"，蜀州为现今四川崇州地区，是郁金的道地产地。说明早在唐代，川郁金的道地性已得到了本草学家的认同，而到明朝郁金的主产地已具体定位到四川崇州地区，并延续至今。

对于姜黄，《新修本草》载："生蜀地及西戎。"宋·《本草图经》曰："今广南，江西州郡亦有之，然不及蜀中者佳，四月初生，花白质红，末秋出茎心，无实，根黄赤，取四畔子根去皮火干之。"元·李东垣称："……用蜀中如蝉肚者佳。"明·《本草蒙筌》载："色赤兼黄，生蜀地者胜，体圆有节，类蝉肚者真。"清·《崇庆州志物产》载："……川东三江场一带种植很多。"说明四川自古即为姜黄的主要产地。民国·《药物出产辨》记载："产四川为正地道。"《中华本草》收载姜黄主产于四川、福建、江西等地，此外，广西、湖北、陕西、台湾、云南等地也产。

对于莪术，《本草图经》记载："蓬莪茂生西戎及广南诸州，今江浙或有之。"《新修本草》、《本草纲目》及《植物名实图考》等本草中记载均与《本草图经》相似，均有"浙江或有之"的描述，表明自唐宋以来，福建产的两种莪术品种一直为本草所载并沿用至今。《本草蒙筌》记载："多产广南诸州，或生江浙田野。"《中国植物志》记载其产于我国台湾、福建、江西、广东、广西、四川、云南等省区；栽培或野生于林荫下。印度至马来西亚亦有分布。王家葵《中药材品种沿革及道地性》考证得：蓬莪术主产于四川犍为、沐川、乐山、双流、新津、崇州，福建建阳、安乐等地；桂莪术主产于广西上思、贵县、横县、大新、邕宁等地；温莪术主产于浙江瑞安、温州等地。从本草考证来看，自古以来四川、福建、广西一带均为莪术的主产区，与今用药道地产区完全相同。

5.3.93 代赭基原考证

代赭为常用的矿物药，《名方目录》涉及代赭的名方有旋覆代赭汤。通过考证《名医别录》、《说文解字》等古代书籍的形态描述及图例，建议使用氧化物类矿物刚玉族赤铁矿，其主含三氧化二铁（Fe_2O_3），主产于山西、河北等地。

【名称考证】

"赭石"之名始见于元·危亦林《世医得效方》，此后重要方书在方剂中即多以"赭石"为正名组方，如明·朱橚《普济方》，明·丁凤《医方集宜》。

【基原考证】

《名医别录》曰："一名血师……赤红青色如鸡冠，有泽。染爪甲不渝者良。"唐·苏敬等《新修本草》记载："此石多从代州来，云山中采得，非城门下土也。今齐州亭山出赤石，其色有赤红青者。其赤者亦如鸡冠且润泽，土人惟采以丹楹柱，而紫色且暗，与代州出者相似，古来用之。今灵州鸣沙县界河北，平地掘深四、五尺得者，皮上赤滑，中紫如鸡肝，大胜齐、代所出者。"宋·苏颂《本草图经》记载："今医家所用多择取大块，其上纹头有如浮沤丁者为胜，谓之丁头代赭。"明·李时珍《本草纲目》记载："研之作朱色，可点书，又可罨金益色赤。"《说文解字》云："赭，赤土也。"经考证古今文献及历史沿革，古代所用代赭石的产地及色泽暗红，表面有类圆形突起，习称"钉头"等特征，均与现今所用代赭石相符，为氧化物类矿物刚玉族赤铁矿，主含三氧化二铁（Fe_2O_3）。

【产地变迁】

《名医别录》记载："生齐国。"《本草图经》记载："今河东、京东、山中亦有之。"明·李时珍《本草纲目》记载："处处山中有之，以西北出者为良。"《药物出产辨》记载："产广东顺德龙江、山西五台山。"目前矿藏分布于全国各赤铁矿区，主产于山西、河北等地。

5.3.94　地龙基原考证

通过考证《本草图经》和《本草纲目》等古代书籍的原植物形态描述及图例，钜蚓科动物参环毛蚓 *Pheretima aspergillum*（E. Perrier）、通俗环毛蚓 *P. vulgaris* Chen、威廉环毛蚓 *P. guillelmi*（Michaelsen）或栉盲环毛蚓 *P. pectinifera* Michaelsen 四个品种均可使用。参环毛蚓分布于福建、广东、广西等地；通俗环毛蚓和威廉环毛蚓分布于江苏、浙江、湖北及上海、天津等地，栉盲环毛蚓分布于江苏南部、浙江及上海、南昌等地。

【名称考证】

地龙，原名"白颈蚯蚓"，始载于《神农本草经》，"地龙"之名始见于宋·苏颂《本草图经》。明·兰茂《滇南本草》始将"地龙"作为本品正名，此后的本草著作清·张秉成《本草便读》等也以"地龙"为正名载录本品。《滇南本草》、《本草便读》均为明清较有名的本草著作，对后世有较大的影响。而不少方书也以"地龙"为正名组方运用，如宋·张锐《鸡峰普济方》，元·许国桢《御药院方》，明·董宿《奇效良方》等。

【基原考证】

《本草图经》记载："白颈蚯蚓，生平土，今处处平泽皋壤地中皆有之，白颈是老者耳。三月采，阴干。一云须破去土盐之，日干。方家谓之地龙。"《本草纲目》云："今处处平泽膏壤地中有之。孟夏始出，仲冬蛰结，雨则先出，晴则夜鸣。"根据以上本草所记载的分布及生活习性考证，应包括钜蚓科、正蚓科多种动物，包括《中国药典》2015 年版收载的钜蚓科动物参环毛蚓 *P. aspergillum*（E. Perrier）、通俗环毛蚓 *P. vulgaris* Chen、威廉环毛蚓 *P. guillelmi*（Michaelsen）或栉盲环毛蚓 *P. pectinifera* Michaelsen。

【产地变迁】

宋·《证类本草》记载："蜀州白颈蚯蚓。"明·《本草纲目》记载"经验方云：昔浙江将军张韶病此，每夕蚯蚓鸣于体中"，而郭义恭《广志》云"闽越山蛮啖蚯蚓为馐"，表明在古代即今湖北、安徽、江苏、浙江、广东、广西及福建等地均有蚯蚓分布。明·《本草蒙筌》记载"穴居在泉壤，各处俱有"。1963 年版《中国药典》记载："地龙全国大部分地区多有生产，主产于广东、江苏、山东等地。"《中华本草》记载广地龙主要分布在广西、广东、福建等地；沪地龙主要分布于江苏、浙江、湖北、上海、天津、南昌等地。

5.3.95　地榆基原考证

地榆为常用的凉血止血药，《名方目录》中涉及地榆的名方是凉血地黄汤。通过考证《本草图经》、《本草纲目》、《本草易读》等古代书籍的原植物形态描述及图例，建议使用蔷薇科植物地榆 *Sanguisorba officinalis* L.或长叶地榆 *S. officinalis* L. var. *longifolia*（Bert.）Yü et Li 的干燥根。后者习称"绵地榆"。春季将发芽时或秋季植株枯萎后采挖，除去须根，洗净，干燥，或趁鲜切片，干燥。地榆分布于河南、湖北、湖南、广西等地。

【名称考证】

本品始载于《神农本草经》，以"地榆"为正名，此后诸家本草著作多以"地榆"为正名载录本品，如唐·苏敬等《新修本草》，宋·唐慎微《证类本草》，明·李时珍《本草纲目》，清·张璐《本经逢原》等，并一直沿用至今。

【基原考证】

南北朝·陶弘景《本草经集注》记载："叶似榆而长，初生布地，而花子紫黑色如豉，故名玉豉……一茎长直上。"宋·苏颂《本草图经》记载"宿根，三月内生苗，初生布地。茎直，高三四尺，对分出叶，叶似榆，少狭细长，作锯齿状，青色。七月开花如椹子，紫黑色。根外黑里红，似柳根"，并附有"江宁府地榆"、"衡州地榆"图。此后，《本草纲目》、《本草易读》等本草对地榆的描述与上述本草相似。根据以上本草图文考证，与现今地榆的原植物相符，即蔷薇科植物地榆 *S. officinalis* L.或长叶地榆 *S. officinalis* L. var. *longifolia*（Bert.）Yü et Li 的干燥根。

【产地变迁】

《神农本草经》记载："生山谷。"《本草经集注》记载："今近道处处有。"《本草图经》曰："生桐柏及冤句山谷，今处处有之。"《本草纲目》记载："今蕲州俚人，地榆为酸赭。"《救荒本草校释与研究》曰："今处处有之，密县山野中亦有此。"综上所述，地榆分布区域较广，主产于河南、山东、江苏、湖北等地。

5.3.96　丁香基原考证

《名方目录》中涉及丁香的名方有丁香柿蒂散。通过考证《新修本草》、《开宝本草》、《本草图经》等古代书籍的原植物形态描述及图例，建议使用桃金娘科植物丁香 *Eugenia caryophyllata* Thunb. 的干燥花蕾。目前我国海南、广西和云南南部有引种栽培。

【名称考证】

"丁香"作为本药正名始见于宋·苏颂《本草图经》，其后的本草著作如明·刘文泰《本草品汇精要》、陈嘉谟《本草蒙筌》、李时珍《本草纲目》，清·汪昂《本草备要》、杨时泰《本草述钩元》等在载录或应用本品时均以"丁香"作为正名，并一直沿用至今。

【基原考证】

丁香的花蕾，称公丁香或丁子香，其始载本草为《雷公炮炙论》。丁香的果实，名鸡舌香或母丁香。鸡舌香的始载本草为《名医别录》。《新修本草》记载："鸡舌树，叶及皮并似栗，花如梅花，子似枣核，此雌树也，不入香用。其雄树虽花不实，采花酿之以成香。出昆仑及交、爱以南。"《开宝本草》记载："按广州送丁香图，树高丈余，叶似栎叶，花圆细，黄色，凌冬不凋。医家所用，惟用根子如钉，长三四分，紫色。中有粗大如山茱萸者，俗呼为母丁香。"《本草图经》记载："京下老医或有谓鸡舌香与丁香同种，花实丛生，其中心最大者为鸡舌香，击破有解理如鸡舌，此乃是母丁香。"《本草图经》又曰："今惟广州有之。木类桂，树高丈余，叶似栎，凌冬不凋。花圆细，黄色。其子出枝蕊上，如钉子，长三四分，紫色。其中有粗大如山茱萸者，谓之母丁香。"据以上本草所述考证，与现今药用丁香相符，即桃金娘科植物丁香 *E. caryophyllata* Thunb. 的干燥花蕾。

【产地变迁】

丁香为外来植物。古代本草记载丁香的产地较多，《南方草木状》记载为交趾。《新修本草》记载为昆仑及交州、爱州以南。《海药本草》记载："丁香生东海及昆仑国。"直至宋代《开宝本草》、《本草图经》都指出"生交、广、南番"。由此可知，古代丁香的产地还是比较集中在越南等东南亚地区及我国两广等部分地区。明·《仁寿堂药镜》记载："丁香出广州者佳。"清·屈大均《广东新语》记载："丁香，广州亦有之。"因此，古代丁香以进口为主，后在广东一带有栽培。目前主产于坦桑尼亚的桑吉巴尔岛及马来西亚、印度尼西亚等地，我国海南、广西和云南南部有引种栽培。

5.3.97 杜藿香、藿香叶基原考证

《名方目录》中涉及藿香的名方有养胃汤和藿朴夏苓汤。通过考证《本草图经》、《本草纲目》等古代书籍的原植物形态描述及图例，建议使用唇形科植物广藿香 *Pogostemon cablin*（Blanco）Benth. 的干燥地上部分。其主产于广东、海南、福建等地。

【名称考证】

唐宋元明时期的本草著作及方书在记载和运用本药时均以"藿香"作为正名，清代的本草著作也多沿用古说，以"藿香"为正名收录。"广藿香"一名始见于清·张璐《本经逢原》，其后不久成书的清·徐大椿《药性切用》即将"广藿香"列为本草正名记载，其后的个别方书中也偶有以"广藿香"为正名组方的，如云川道人《绛囊撮要》、赵学敏《串雅内外编》等。

【基原考证】

藿香始载于汉·杨孚《异物志》，其云："蒙香交趾有之。"其后《交州记》（东晋）、《广志》（梁）、《南州异物志》（隋）、《通典》（唐）等历代史志均有记载。据描述当系原产东南亚一带的热带芳香草本植物。关于藿香本草的记载始见于宋·《嘉祐本草》、《本草图经》，前者只收录了《广志》"蠹香出日南诸国"的记载，后者谓"岭南多有之"。其后《本草别说》（宋）、《证类本草》（宋）、《本草品汇精要》（明）等均沿袭了古代史志及《嘉祐本草》、《本草图经》的说法，直至《本草纲目》谓"蒙香方茎有节中虚，叶微似茄叶……唐史云顿逊国（按指马来半岛 Tenasserim）出藿香，插枝便生，叶如都梁者是也"，"都梁"一般认为是泽兰，唐史云"叶如都梁"是因沿袭了隋·《南州异物志》的叙述。观察印尼大学药剂系植物园栽培的腊叶标本，叶缘为锐锯齿状，与唐史所引早期文献的"叶如都梁"的描述接近。我国现在栽培的原植物叶缘为钝锯齿，则与李时珍的"叶微似茄叶"的描述及《重修政和经史证类备用本草》的附图相近。这从产地、性状及栽培方法上均较清楚地说明当时藿香是指古代史志收载的藿香，与现在商品广藿香相符，即唇形科植物广藿香 *P. cablin*（Blanco）Benth 的干燥地上部分。

【产地变迁】

宋·苏颂《本草图经》记载："藿香旧附五香条，不著所出州土，今岭南郡多有之，人家亦多种植。"由此可见宋代藿香的种植，已涵盖广东和广西地区。唐慎微《证类本草》记载："然今南中所有，乃是草类。"明·陈嘉谟《本草蒙筌》记载："岭南郡州，人多种莳，七月收采，气甚芬香。"以上记载从产地等方面都印证了古代所言之藿香即为今所用之广藿香。曹炳章《增订伪药条辨》记载："藿香，本草名兜

娄婆香，产岭南最为道地。在羊城百里内之海南宝岗村及肇庆者，五六月出新，方梗，白毫绿叶，揉之清香气绕鼻而浓厚。味辛淡者，名广藿香。如雷州、琼州等处产者，名海南藿香，即今所谓洋藿香也。"《中国植物志》记载广藿香分布在我国台湾、广东广州、海南、广西南宁和福建厦门等地。1963 年版《中国药典》一部收载广藿香主产于广东等地，徐国钧《中国药材学》收载广藿香主产于海南、广东。《中华本草》收载现在的广藿香主产于广东、海南、福建等地。

5.3.98 杜仲基原考证

《名方目录》中涉及杜仲的名方有三痹汤。通过考证《本草图经》、《本草纲目》、《植物名实图考》等古代书籍的原植物形态描述及图例，建议使用杜仲科植物杜仲 *Eucommia ulmoides* Oliv. 的干燥树皮，其主要分布在长江中下游及南部各地。

【名称考证】

本品始载于《神农本草经》，并以"杜仲"作为本品正名记录。其后历代重要本草著作如魏晋·吴普《吴普本草》，唐·苏敬等撰《新修本草》，宋·唐慎微《证类本草》，明·李时珍《本草纲目》，清·吴仪洛《本草从新》等在载录本品时均以"杜仲"作为正名，并一直沿用至今。

【基原考证】

《名医别录》记载："二月、五月、六月、九月采皮。"《本草经集注》记载："状如厚朴，折之多白丝为佳。"《本草图经》记载："树高数丈。叶似辛夷。折其皮多白绵者好。"明·李时珍《本草纲目》云："其皮中有银丝如绵，故曰木绵。"清·《植物名实图考》又云："树皮中有白丝如胶芽。"上述本草中对杜仲的原植物形态描述与今杜仲原植物相符，即杜仲科植物杜仲 *Eucommia ulmoides* Oliv.。

【产地变迁】

《名医别录》记载："生上虞及上党、汉中。"宋·《本草图经》记载："今商州、成州、峡州，近处大山中亦有之。"《宋史·地理志》记载："杜仲出金州。"清·《本草求真》又载："出汉中厚润者良。"由此可见，陕西是杜仲的原产地之一。本品目前分布于长江中下游及南部各地，河南、陕西、甘肃等地均有栽培。

5.3.99 防己基原考证

《名方目录》中涉及防己的名方有小续命汤。通过考证古今书籍的原植物形态描述及图例，建议使用防己科植物粉防己 *Stephania tetrandra* S. Moore 的干燥根。其分布于陕西、甘肃、湖北、四川等地。

【名称考证】

"防己"始载于《神农本草经》，别名"解离"。其后的本草著作如唐·苏敬等《新修本草》，宋·唐慎微《证类本草》，明·李时珍《本草纲目》，清·汪昂《本草备要》、黄宫绣《本草求真》等在载录本品时即以"防己"作为正名，并一直沿用至今。

【基原考证】

《神农本草经》未对防己的原植物形态进行描述。《名医别录》记载："文如车辐理解者良。生汉中。七月八月采根，阴干。"《范子计然》记载："防己出汉中甸阳。"吴普《吴普本草》记载："木防己，一名解离，一名解燕……如葛茎，蔓延如芄，白根，外黄似桔梗，内黑文如车辐解。二月、八月、十月采根。"根据"生汉中"和"内黑文如车辐解"的特点可知，我国最早使用的防己应为马兜铃科的汉中防己，即异叶马兜铃 *Aristolochia heterophylla* Hemsl.。唐·《新修本草》记载："防己，本出汉中者，作车辐解，黄实而香，其青白虚软者，名木防己，都不任用，陶谓之佳者，盖未见汉中者尔。"宋·苏颂《本草图经》记载："防己生汉中川谷，今黔中亦有之，但汉中出者破之，文作车辐解，黄实而香，茎梗甚嫩，苗叶小，类牵牛，折其茎一头吹之，气从中贯，如木通类。"另《证类本草》附图兴化军防己，推测可能是防己科植物青藤 *Sinomenium acutum*（Thunb.）Rehd. et Wils.，其根确为当今防己的一种，也有称其为汉防己者，但无称其为木防己者。清·《植物名实图考》所附滇防己图今已考证即为此种。《本草图经》中另有一黔州防己图，从其聚球形果及蔓生藤本的特征来看，亦为防己科植物，但所绘叶片似为复叶。《本草纲目》和《植物名实图考》所附防己图基本与其相似，但其叶为浅分裂，与今木防己 *Cocculus orbiculatus* 相符。明·李时珍《本草纲目》记载了明代以前对防己的认识，并附图，但图画过于简单，无法辨认其品种，但从其描述来看，仍沿用的是汉中防己。清·汪昂《本草备要》记载："出汉中，根大而虚通，心有花纹，色黄，名汉防己，黑点黄腥木强者，名木防己，不佳。"指的也是汉中防己。明·《本草品汇精要》谓防己以根大而有粉者为好。而《雷公炮炙论》曰"凡使，勿用木条……惟要心有花文黄色者"，指的可能是粉防己。明末·《本草原始》在汉防己下附有"瓜防己"图，极似粉防己的斜切饮片。很明确这种瓜防己是当时出现的防己新品种，从附图来看，与今粉防己（石蟾蜍）的斜切片极其相似，即防己科植物粉防己 *S. tetrandra* S. Moore 的根。民国·《中国药学大辞典》记载"防己为山野自生之蔓草。蔓茎细小而颇长，呈绿色，具有木质者。叶互生，作心脏形。夏月于叶腋丛生淡绿色小形花。雌雄异株。后结圆形实，作青黑色，大三分许"，并有附图。书中的文字描述和图画跟现代植物分类学中的防己科粉防己相符。由此可知，自民国起，防己科植物粉防己开始作为防己的主要药用来源。新中国成立后，1963 年版以前的《中国药典》、《中药志》和各版本《中药学讲义》大都认为防己的主要来源有三大类，包括防己科粉防己、马兜铃科广防己和马兜铃科汉中防己，其中最主要的是粉防己和广防己。2000 年版以前的《中国药典》都收载有广防己和防己，广防己来源于马兜铃科广防己，而防己则为防己科粉防己。2004 年 8 月 5 日国家食品药品监督管理局取消了广防己药用标准，自 2005 年版《中国药典》则只收载了来源于防己科粉防己的防己。因此，防己品种古今变化较大。明清以前使用的是马兜铃科汉中防己和防己科木防己。明清以后出现了品质更佳的粉防己，与今用药相符，即防己科植物粉防己 *S. tetrandra* S. Moore 的干燥根。

【产地变迁】

由基原考证可知，目前常用的防己与历史上有所不同。《名医别录》、《本草图经》和《本草品汇精要》所载的产于汉中的防己，经考证为马兜铃科植物异叶马兜铃，而非目前所用的防己科植物粉防己。粉防己为明清后出现的新品种，产地分布较广，主产于浙江常山、兰溪、武义、孝丰、建德、淳安、义乌、东阳、天台；江西瑞昌、修水、都昌、湖口、永修、德安；安徽的安庆地区和徽州地区，以及湖北、湖南等地。

5.3.100　干葛基原考证

《名方目录》中涉及干葛的名方有竹茹汤。通过考证《本草图经》、《本草衍义》、《本草纲目》等古代书籍的原植物形态描述及图例，建议使用豆科植物甘葛藤 *Pueraria thomsonii* Benth.或野葛 *P. lobata*（willd.）

Ohwi 的干燥根。

【名称考证】

"葛根"之名始见于《神农本草经》，并作为本品正名记载。其后的历代重要本草著作如南北朝·陶弘景《本草经集注》，唐·苏敬等《新修本草》，宋·唐慎微《证类本草》，明·李时珍《本草纲目》，清·吴仪洛《本草从新》等在载录本品时均以"葛根"作为正名，并一直沿用至今。异名有干葛、甘葛、粉葛等。

【基原考证】

南北朝·陶弘景《本草经集注》记载："即今之葛根，人皆蒸食之，当取入土深大者，破而日干之……多肉而少筋，甘美。但为药用之，不及此间尔。"说明当时药用葛根不止一种，包括可食用和药用两类。唐·《食疗本草》记载："葛根蒸食之，消酒毒。其粉亦甚妙。"陈藏器《本草拾遗》记载："根堪作粉。"上述均指的是可食用的葛根。宋·苏颂《本草图经》记载："春生苗，引藤蔓长一、二丈，紫色，叶颇似楸叶而青，七月着花似豌豆花，不结实，根形如手臂，紫黑色。五月五日午时采根曝干，以入土深者为佳。今人多以作粉，食之甚益人。"其描述的葛根形态特征，与葛属野葛 *P. lobata*（wild.）Ohwi 相符，但提及的食用性，指的又是甘葛藤 *P. thomsonii* Benth.。说明当时医家对葛根品种区别的不是很清楚。宋·寇宗奭《本草衍义》记载："葛根澧、鼎之间，冬月取生葛，以水中揉出粉，澄成垛，先煎汤使沸，后擘成块下汤中，良久，色如胶，其体甚韧，以蜜汤中拌食之。擦少生姜尤佳……彼之人，又切入煮茶中以待宾，但甘而无益。又将生葛根煮熟者，作果卖。虔、吉州、南安军亦如此卖。"此处描述的是甘葛藤的特征。李时珍《本草纲目》记载"葛有野生，有家种，其蔓延长，取治可作乡长缔绤。其根外紫内白，长者七八尺。其叶有三尖，如枫叶而长。面青背淡，其花成穗，累累相缀、红紫色。其荚如小黄豆荚，亦有毛。其子绿色，扁扁如盐梅子核，生嚼腥气，八九月采之"，明确指出葛有野生和家种之分，但未从形态上分别加以描述。清·《植物名实图考》记载"有种生野生两种"，并附有"葛一""葛二"两个图，根据所绘的叶子外形及茎上粗毛的多少来分析，"葛一"图为甘葛，即粉葛；而"葛二"图是野葛。由上述本草描述可知，唐代以前认为野葛入药最好，甘葛主要用作食疗，也可入药，但品质不及野葛。明清以来，甘葛及野葛均可作为葛根入药。《中国药典》2005 年版将甘葛作为粉葛，野葛作为葛根分列收载。因此，葛根的古今药用来源是相符的。

【产地变迁】

《神农本草经》虽记载："生汶山川谷。"但实际上 *Pueraria* 属植物，无论家种、野生资源分布甚广，道地性不强。《新唐书·地理志》土贡葛粉的州郡有越州会稽郡、婺州东阳郡、信州、眉州通义郡、剑州普安郡、龙州应灵郡，《本草图经》记载："今处处有，江浙尤多。"《本草品汇精要》以江浙、南康、庐陵为道地。《植物名实图考》记载"葛有家园种植者，亦有野生者"，又说"今则岭南重之，吴越亦尠，无论燕豫、江西、湖广，皆产葛"。《花镜》云："惟广中出者为最。"因此，干葛没有明显的道地性可言，各地可根据产地适宜进行栽培。

5.3.101　干苏叶基原考证

《名方目录》中涉及干苏叶的名方有半夏厚朴汤。通过考证《本草图经》等古代书籍的原植物形态描述及图例，建议使用唇形科植物紫苏 *Perilla frutescens*（L.）Britt.的干燥叶（或带嫩枝）。全国各地均有栽培。

【名称考证】

"紫苏叶"之名始见于唐·王焘《外台秘要》。"紫苏叶"作为本品正名始见于明·兰茂《滇南本草》，其后的本草著作如清·陈士铎《本草新编》、张秉成《本草便读》等在载录本品时即以"紫苏叶"作为正名，并一直沿用至今。

【基原考证】

南北朝·陶弘景《本草经集注》记载："叶下紫色，而气甚香，其无紫色、不香似荏者，多野苏，不堪用。"宋·苏颂《本草图经》记载："紫苏，叶下紫色，而气甚香，夏采茎叶，秋采实。苏有数种，有水苏、白苏、鱼苏、山鱼苏，皆是荏类。白苏方茎圆叶，不紫，亦甚香，实亦入药。鱼苏似菌陈，大叶而香，吴人以煮鱼者，一名鱼舒。生山石间着名山鱼苏，主休息痢，大小溪频数，干末米饮调服之，效。紫苏别名苏叶。"《植物名实图考》记载："有面背俱紫、面紫背青二种，湖南以为常茹，谓之紫菜。"据上述本草描述及附图，古代所用紫苏与今用紫苏叶原植物基本相符，即唇形科植物紫苏 *P. frutescens*（L.）Britt.的干燥叶（或带嫩枝）。

【产地变迁】

有关紫苏叶的产区，《本草图经》记载："旧不载所出州土，今处处有之。"明·《本草品汇精要》记载以吴中者佳。《浙江通志》云："《至元嘉禾志》海盐出者佳。"可见自元代开始，江、浙一带可能是紫苏叶的主要产区。目前紫苏叶主产于湖北、河南、四川、江苏、广西、广东、浙江、河北、山西等地，以湖北、河南、四川、山东、江苏等地产量大，广东、广西、湖北、河北等地所产者品质佳。

5.3.102 何首乌基原考证

《名方目录》中涉及何首乌的名方有当归饮子。通过考证《何首乌录》、《本草图经》、《本草纲目》等古代书籍的原植物形态描述及图例，建议使用蓼科植物何首乌 *Polygonum multiflorum* Thunb.的干燥块根。主要产区为河南、湖北、广西、广东等省区。

【名称考证】

"何首乌"之名始载于《日华子本草》，"何首乌"作为本品正名始载于宋·刘翰等《开宝本草》，其后历代重要本草著作，如宋·苏颂《本草图经》、唐慎微《证类本草》、寇宗奭《本草行义》，元·忽思慧《饮膳正要》，明·李时珍《本草纲目》，清·陈士铎《本草新编》等在载录本品时均以"何首乌"作为正名，并一直沿用至今。

【基原考证】

始见于唐·李翱《何首乌录》，其后《开宝本草》、《证类本草》、《救荒本草》、《本草纲目》等历代本草均有记载或转载。《何首乌录》记载："有雌雄：雄者苗色黄白，雌者黄赤。"《证类本草》记载："有赤白二种，赤者雄，白者雌。"《日华子本草》云："此药有雌雄，雄者苗叶黄白，雌者赤黄色，凡修合药须雌雄相合吃，有验。"《本草图经》云："此有二种，赤者雄，白者雌。"《本草纲目》曰："秋冬取根，大者如拳，各有五棱瓣，似小甜瓜，有赤、白两种：赤者雄，白者雌。"《救荒本草》记载："有赤、白两种，赤者雄，白者雌。又云雄者苗叶黄白，雌者赤黄色；一云雄苗赤生必相对，远不过三四尺，夜则苗蔓相交或隐化不见。凡修合药须雌雄相合，服有验，宜偶日服，二四六八日是也。"从本草记载可以得出何首乌有赤、白2种；用药时宜雌雄合用。何首乌本身无雌雄，通常人们所说的雌雄何首乌，雌者为萝藦科植物白首乌 Cynanchum bungei Decne.，雄者为蓼科植物何首乌 P. multiflorum Thunb.。周燕华认为："白"何首乌来源单一，为蓼科植物，一直以"何首乌"或"首乌"为名应用至今，其原植物为棱枝何首乌 P. multiflorum var. angulatum。何首乌的赤、白，在于鲜块根的肉色。萝藦科白首乌与何首乌为两种不同的药材。2003 年出版的《中国植物志》英文版把何首乌从蓼属 Polygonum 分出，单列为首乌属 Fallopia，并认为刘寿养发表的棱枝何首乌 P. multiflorum var. angulatum 是种内变异，被归入了原变种中，即 F. multiflora var. multiflora。依据《救荒本草》等经典著作的综合考量，赤何首乌即何首乌 F. multiflora，白何首乌即何首乌原变种 F. multiflora var. multiflora。2015 年版《中国药典》规定本品为蓼科植物何首乌 P. multiflorum Thunb.的干燥块根。

【产地变迁】

《开宝本草》记载："本出顺州南河县，今岭外江南诸州皆有。"《本草图经》谓："今在处有之，以西洛、嵩山及南京柘城县者为胜。"《本草纲目》曰："今在处有之，岭外、江南诸州皆有，以洛西、嵩山及河南柘城县者为胜。"《本草品汇精要》记载："道地怀庆府柘城县。"《救荒本草》记载："以洛西、嵩山、归德、柘城县者为胜，今钧州密县山谷中亦有之。"《药物出产辨》记载："产广东德庆为正。"目前分布范围极广，主要分布于华中、华南、西南、华东等地。野生何首乌主产于河南嵩县、卢氏，湖北建始、恩施，广西南丹、靖西，广东德庆，贵州铜仁、黔南、黔西南，四川乐山、宜宾，江苏江宁、江浦；家种何首乌主产于广东德庆等地。广东德庆何首乌为道地药材。

5.3.103　胡黄连基原考证

《名方目录》中涉及胡黄连的名方有清骨散。通过考证《新修本草》《开宝本草》《晶珠本草》等古代书籍的原植物形态描述及图例，建议使用玄参科植物胡黄连 Picrorhiza scrophulariiflora Pennell 的干燥根茎，本品主产于西藏、青海、云南等地。

【名称考证】

"胡黄连"之名始见于唐·苏敬等《新修本草》，并作为本品正名记载。其后的历代重要本草著作如宋·唐慎微《证类本草》，明·李时珍《本草纲目》，清·张璐《本经逢原》、吴仪洛《本草从新》、严西亭《得配本草》等在载录本品时均以"胡黄连"作为正名，并一直沿用至今。

【基原考证】

胡黄始载于《新修本草》，谓其"出波斯国，生海畔陆地"，又说"苗若夏枯草，根头似鸟觜，折之肉似鸲鹆眼者良"。《开宝本草》云："生胡国，似干杨柳，心黑外黄。一名割孤露泽。"藏医亦使用本品，载《四部医典》，藏名为洪连窍（洪连）。《度母本草》云："生于高山岩石地带，叶状如青稞麦叶；雄者有花有茎，雌者无茎。"《宇妥本草》记载："生于山坡和草甸间，叶厚、叶缘柔锯齿状，花如青稞穗；茎紫色椭圆形，长者约有一卡，短者约有一指；根状如藏雪鸡之粪。"《鲜明注释》云："洪连按种分雌、中、雄三种；按性能又分上、下品；上品产于西藏南方门巴等处，外皮灰白色，内皮褐色；下品产于西藏各地。"《晶珠本草》云："最佳的二类为产于西藏上部高原地区的湿生草类，根茎紫红色，腐烂状；另一类色灰，松软，状如高山辣根菜。"《甘露本草明镜》描述其植物形态"根状如索罗，外皮为褐色的薄皮，有皱纹，内皮淡红色，松软，腐烂状，具相互连接的须根，叶小，蓝绿色，状如剖脉刀，叶背灰绿色，先端急尖或钝圆，上部边缘具锐锯齿；叶基生，叶柄短，各叶互相覆盖，呈莲座状。穗状花序顶生，花小，蓝紫色密集，雌蕊多数，坚硬果实内种子黄紫色多而密集"。根据各地藏医用药，洪连最佳的二类用药是从印度、尼泊尔等地（也即上部高原）出产的进口药，其原植物为印度胡黄连或胡黄连，2015 年版《中国药典》收载胡黄连其来源为后者，即为玄参科植物胡黄连 *P. scrophulariiflora* Pennell 的干燥根茎。

【产地变迁】

唐·苏敬等《新修本草》记载："出波斯国，生海畔陆地。"《开宝本草》记载："生胡国。"《本草图经》记载："今南海及秦陇间亦有之。"综合古文献及现代文献考证，古文献中胡黄连主产于印度、尼泊尔。现代文献中西藏胡黄连主产于西藏南部、云南北部、四川西北部。

5.3.104 胡麻仁、麻仁基原考证

麻仁为火麻仁的别称。胡麻仁和火麻仁的功效较为相近，均有润燥、滑肠、通便的作用。又因胡麻仁、火麻仁仅一字之差，且火、胡谐音，易造成两者混淆。因此，值得考证以保证用药的准确性。《名方目录》中涉及胡麻仁的名方有清燥救肺汤，涉及麻仁的名方有三甲复脉汤。通过考证《本草经集注》、《新修本草》、《本草纲目》、《本草求真》等古代书籍的原植物形态描述及图例，建议胡麻仁使用脂麻科植物脂麻 *Sesamum indicum* L.的干燥成熟种子，其主产于山东、河南、湖北、四川、安徽、江西、河北等地；麻仁使用桑科植物大麻 *Cannabis sativa* L.的干燥成熟果实，其主产于黑龙江、辽宁、吉林、四川、甘肃、云南、江苏、浙江等地。

【名称考证】

胡麻一词始载于《神农本草经》，"胡麻，一名巨胜，一名鸿藏，味甘平无毒。"胡麻又名黑脂麻、巨胜（《神农本草经》），乌麻、乌麻子（《备急千金要方》），黑芝麻（《三元延寿书》）。

"麻仁"为"火麻仁"别称。火麻仁入药始载于《神农本草经》，原称"麻子"。此后本草著作对本药的记载比较混乱。魏晋·吴普《吴普本草》以"麻子中仁"为正名记载；《本草经集注》沿用《神农本草经》之说，以"麻子"为正名；唐宋时期苏敬等《新修本草》、孟诜《食疗本草》、苏颂《本草图经》、唐慎微《证类本草》等把本品（仁）与"麻蕡"（本品原植物的幼嫩果穗）互称或放在同条介绍；明·李时珍《本草纲目》把本品放在"大麻"条下介绍；而宋·寇宗奭《本草衍义》以"大麻子"为正名；元·王好古《汤液本草》、明·李中梓《本草征要》等以"麻仁"为正名；明·陈嘉谟《本草蒙筌》、清·陈士铎《本草新编》以"火麻子"为正名；明·卢之颐《本草乘雅半偈》，清·汪昂《本草易读》及《本草备要》、陈其瑞《本草撮要》、沈金鳌《要药分剂》以"大麻仁"为正名；另外，晋·葛洪《肘后备急方》也以"大麻仁"为名，唐·孙思邈《备急千金要方》以"麻仁"为名记述。同时在古代著作中出现的本品异名尚有"莃"（《说文解字》），"麻仁"（《肘后备急方》），"大麻子"（《本草经集注》），"麻子仁"（《伤寒论》），"冬麻子"（《食医心镜》）等。

【基原考证】

南北朝·陶弘景《本草经集注》记载："八谷之中，惟此胡麻为良，淳黑者名曰巨胜，巨者大也，是为大胜。本生大宛，故名胡麻，又茎方，名巨胜，茎圆名胡麻，其性与茯苓相宜。"初步描述了胡麻的特点。唐·苏敬等《新修本草》记载："此胡麻以角作八棱者为巨胜，四棱者为胡麻，都以乌者良，白者劣尔。"将胡麻分为黑、白两种，以黑者入药为佳。宋·寇宗奭《本草衍义》记载："胡麻，诸家之说参差不一，只是今脂麻，更无他义。盖其种出于大宛，故言胡麻。"明·李时珍《本草纲目》记载："胡麻即脂麻也，有迟早二种，黑白赤三色，其茎皆方，秋开白花，亦有带紫艳者，节节结角，长者寸许，有四棱、六棱者，房小而子少，七棱、八棱者房大而子多，皆随土地肥瘠而然……胡麻取油以白者为胜，服食以黑者为良，胡地者尤妙。又按苏东坡与程正辅书云：凡痔疾宜断酒肉与盐酪酱茶厚味及粳米饭，唯宜食淡面一味，及九蒸胡麻，即黑芝麻，同去皮茯苓少入白蜜，为面而食之，日久气力不衰，百病自去而痔疾自渐退，此乃生长要诀，但易知而难行尔，据此说则胡麻为黑芝麻尤可凭矣……胡麻郎今油麻，更无他论，汉使张骞始自大宛得油麻种来，故名胡麻，以别中国之大麻也……大麻即今火麻，亦曰黄麻，剥麻收子，有雌有雄，雄者为枲，雌者为苴。"对胡麻进行了详细的记述，明确指出胡麻即黑芝麻。同时指出大麻仁即火麻仁。清·黄宫绣《本草求真》记载："火麻仁（专入脾胃大肠）。即今作布火麻之麻所产之子也。与胡麻之麻绝不相似。味甘性平。按书皆载缓脾利肠润燥。"姚可成《食物本草》记载："大麻，一名火麻，一名黄麻。花名麻勃，子名麻蕡。"根据以上本草的描述可知，古代胡麻仁以种子的黑白、茎的方圆及果实的棱数不同分为胡麻、巨麻两种，但据《本草图经》、《本草衍义》和《本草纲目》的论述，实为同物异名，并且所述形态特征与今黑芝麻基本相符，为脂麻科植物脂麻 *S. indicum* L.的干燥成熟种子；麻仁与今火麻仁相符，为桑科植物大麻 *C. sativa* L.的干燥成熟果实。

【产地变迁】

有关胡麻产地的记载，《本草经集注》记载："本生大宛。"《本草图经》曰："胡麻生上党川泽……生中原川谷，今并处处有之。皆园圃所种，稀复野生。"《本草衍义》曰："盖其种出于大宛。"目前黑芝麻主产于山东、河南、湖北、四川、安徽、江西、河北等地。

有关火麻仁产地的记载，《神农本草经》记载："生川谷。"书中只记载了火麻仁的生长环境。唐·《新修本草》云："生太山川谷。"即现在的山东泰山一带。宋·苏颂《本草图经》记载："今处处有，皆田圃所莳。"说明当时大麻种植已相当广泛。明·朱橚《救荒本草》记载："生太山川谷，今皆处处有之。人家园圃中多种植。"李时珍《本草纲目》记载："处处种之。"李中立《本草原始》记载："麻蕡，始生太山川谷。"姚可成《食物本草》记载："大麻处处种之，剥麻收子。"以上书籍中记载火麻仁种植比较广泛。目前全国大部分地区均有分布，主产于黑龙江、辽宁、吉林、四川、甘肃、云南、江苏、浙江等地。

5.3.105　连翘基原考证

《名方目录》中涉及连翘的名方有新加香薷饮。通过考证《新修本草》、《本草图经》、《证类本草》等古代书籍的原植物形态描述及图例，建议使用木犀科植物连翘 *Forsythia suspensa*（Thunb.）Vahl 的干燥果实。其分布于华中、西北及宁夏、山东、江苏、江西、云南等地。

【名称考证】

本品入药始载于《神农本草经》，以"连翘"作为正名。其后历代重要本草著作如宋·苏颂《本草图经》、唐慎微《证类本草》，元·王好古《汤液本草》，明·李时珍《本草纲目》，清·吴仪洛《本草从新》、杨时泰《本草述钩元》等在载录本品时均沿用该书记载。

【基原考证】

唐·苏敬等《新修本草》曰："连翘有两种，大翘、小翘。大翘叶狭长，如水苏，花黄可爱，生下湿地，着子似椿实之未开者，作房翘出众草。其小翘生岗原之上，叶花实皆似大翘而小细，山南人并用之。今京下惟用大翘子，不用茎花也。"宋·苏颂《本草图经》记载："连翘，有大翘、小翘二种。（大翘）生下湿地或山岗上；叶青黄而狭长，如榆叶、水苏辈；茎赤色，高三、四尺许；花黄可爱；秋结实似莲作房，翘出众草，以此得名；根黄如蒿根。八月采房，阴干。其小翘生岗原之上；叶、花、实皆似大翘而细。南方生者，叶狭而小，茎短，才高一、二尺，花亦黄，实房黄黑，内含黑子如粟粒，亦名旱连草，南人用花、叶。中品鳢肠亦名旱莲，人或以此当旱连，非也。"《证类本草》附有五个连翘图，其中"鼎州连翘"基本可确定为金丝桃科植物 *Hypericum ascyron*，为当时连翘的主流品种。《本草图经》除沿用《新修本草》的描述外，还记载："今南中医家说云，连翘盖有两种，一种似椿实之未开者，壳小而外完，无附萼，剖之则中解，气甚芬馥，其实才干，振之皆落，不著茎也。"《本草衍义》记载："亦不至翘出众草，下湿地亦无，太山山谷间数多。今止用其子，折之其间片片相比如翘，应以此得名尔。"《证类本草》所附图似"泽州连翘"，与今用木犀科植物连翘 *F. suspensa*（Thunb.）Vahl 相似，说明从宋代起木犀科植物连翘逐渐取代金丝桃科植物。

【产地变迁】

宋代以前，连翘的品种和用药部位比较多样，其生境为"处处有"、"多生下湿地及山谷间"。《本草图经》是最开始记载木犀科连翘的，"今南中医家说云：连翘盖有两种：一种似椿实之未开者……一种乃如菡萏……今如菡萏者，江南下泽间极多。如椿实者，乃自蜀中来，用之亦胜江南者。"如椿实者为木犀科连翘，如菡萏者为湖南连翘，从此处描述可见湖南连翘以江南为多，木犀科连翘最开始来自蜀中。《本草图经》中所附的 5 幅连翘图中，"泽州连翘"与现今木犀科连翘相一致，"河中府连翘"则与"泽州连翘"较相似，"鼎州连翘"则与湖南连翘相一致，"兖州连翘"和"岳州连翘"则均无从考，与木犀科连翘和湖南连翘均不相似。《本草图经》还对连翘的生境和产地进行了描述"生泰山山谷，今汴京及河中、江宁府、泽、润、淄、兖、鼎、岳、利诸州、南康军皆有之"。据《辞书》记载，汴京即今之河南境地；河中在今山西西南部；泽州在今山西东南部；江宁府、润州均为今江苏境地；淄州、兖州为今山东境地；鼎州、岳州在今湖南境地；利州即今四川境地；南康则为今江西境地。显然，现今的湖南连翘也主产于这些地区。但宋以后的连翘为木犀科连翘而非湖南连翘，故其生境描述为"下湿地亦无，太山山谷间甚多"，随后的《本草品汇精要》认为"产自泽州"的连翘为"道地"。目前连翘主产于山西阳城、沁县，河南辉县、嵩县、陕西宜州、黄龙，湖北郧西、应山，山东淄博、莱芜等。四川、甘肃、河北亦产，以山西、河南产量大。

5.3.106 灵脂基原考证

《名方目录》中涉及灵脂的名方有身痛逐瘀汤。通过考证《本草图经》、《证类本草》、《本草纲目》等古代书籍的原植物形态描述及图例，建议使用鼯鼠科动物复齿鼯鼠 *Trogopterus xanthipes* Milne-Edwards 的干燥粪便。

【名称考证】

"灵脂"为"五灵脂"俗称。"五灵脂"之名始见于《药谱》,"五灵脂"作为本品正名始见于《开宝本草》,其后的本草著作如宋·苏颂《本草图经》、唐慎微《证类本草》,明·李时珍《本草纲目》,清·陈士铎《本草新编》、吴仪洛《本草从新》等在载录本品时即以"五灵脂"作为正名。异名有"药本"、"寒号虫粪"、"寒雀粪"等。

【基原考证】

宋·《开宝本草》记载:"出北地,寒号虫粪也。"《嘉祐补注本草》记载:"寒号虫四足,有肉翅,不能远飞。"宋·苏颂《本草图经》记载:"五灵脂色黑如铁,采无时。"《证类本草》记载:"五灵脂,味甘,温,无毒。主疗心腹冷气,小儿五疳,辟疫,治肠风,通利气脉,女子月闭。出北地,此是寒号虫粪也。(今附)臣禹锡等今据:寒号虫四足,有肉翅不能远飞,所以不入禽部。"明·李时珍《本草纲目》记载:"其状如小鸡,四足有肉翅。夏月毛采五色,自鸣若曰:凤凰不如我。至冬毛落如鸟雏,忍寒而号曰:得过且过。其屎恒集一处,气甚臊恶,粗大如豆。采之有如糊者,有黏块如糖者。"从上述本草对五灵脂原动物形态描述可知,"四足、有肉翅,不能远飞"等特征与鼯鼠类动物相符。"其屎恒集一处,其气臊恶,粒大如豆,采之有如糊者,有黏块如糖者"的药物性状与今药用五灵脂相符。据《本草纲目图鉴》、《中华本草》、《大辞典》等综合分析考证,本品为鼯鼠科动物复齿鼯鼠 *Trogopterus xanthipes* Milne-Edwards 的干燥粪便。《中华本草》、《动物药志》还收载有鼯鼠科动物小飞鼠 *Pteromys volans* Linnaeus(其粪便在东北、新疆地区也作五灵脂使用);但经动物解剖发现与药材相差悬殊,尚待探讨。另外,《动物药志》记载:五灵脂的药材记载比较混乱,吉林产的五灵脂是小飞鼠的粪便,湖北、四川一带所产五灵脂是红白鼯鼠 *Petaurista alborufus*(Milne-Edwards)的粪便,川东产的五灵脂是金龟子科昆虫小青花潜 *Dicranobia potanini*(Kraatz)幼虫的粪便,甘肃、青海等地产的五灵脂为红耳兔鼠 *Ochotona erythrotis* Buchner 和西藏属兔 *O. thibetana* Milne-Edwards 的粪便(即草灵脂);并认为他们不应作为五灵脂入药。

【产地变迁】

《开宝本草》记载:"出北地。"《本草图经》记载:"今惟河东州郡有之。"《本草纲目》记载:"五台诸山甚多。"古之河东州郡、五台诸山为今河北、山西一带,正是今五灵脂之主要产地。本品目前分布于河北、陕西、山西、四川、云南、西藏等地。

5.3.107　芒硝基原考证

朴硝是天然芒硝经加工而得的粗制结晶,芒硝是朴硝再煮炼后而得的精制结晶。《名方目录》中涉及芒硝的名方有桃核承气汤。通过考证《本草经集注》、《新修本草》、《本草纲目》、《本经逢原》等古代书籍的原植物形态描述及图例,建议使用硫酸盐类芒硝族矿物芒硝,经加工精制而成的结晶体,主要成分为含水硫酸钠($Na_2SO_4 \cdot 10H_2O$)。本品主产于内蒙古、河北、天津、山西、陕西、青海等地。

【名称考证】

朴硝始载于《神农本草经》。"芒硝"之名始见于东汉·张仲景《金匮要略》,"芒硝"之名在本草著作中始自《本草蒙筌》,"芒硝"作为本品正名始见于清·陈士铎《本草新编》,此后多数本草著作即沿用此说，以"芒硝"为正名载录本品，如叶桂《本草经解》、姚澜《本草分经》、张秉成《本草便读》等，并一直沿用至今。

【基原考证】

《名医别录》记载："芒硝生于朴消。"南北朝《本草经集注》记载："生山崖上，色多青白，亦杂黑斑。俗人择取白软者以当消石用之，当烧令汁沸出状如矾石。"指出朴硝的形态特征。唐·苏敬等《新修本草》记载："此二石有二种，有纵理、缦理，用之无别。白软者朴消苗也，虚软少力，炼为消石所得不多，以当消石功力大劣也。"《开宝本草》记载："彼人采之，以水淋取汁，煎炼而成朴消也……朴者即未化之义也。以其芒消、英消皆从此生，故为消石朴也。"说明朴硝是初炼所得的粗制品。明·李时珍《本草纲目》记载："（朴消）生于盐卤之地，状似末盐，凡牛马诸皮须此治熟，帮今俗有盐消、皮消之称。煎炼入盆，凝结在下粗朴者为朴消，在上有芒者为芒消，有牙者为马牙消。"清·张璐《本经逢原》记载："朴消……以水煎化，澄去滓，入莱菔自然汁同煮，倾入盆中，经宿结成如冰，谓之盆消。齐卫之消，上生锋芒，谓之芒消；川晋之消，上生六棱，谓之牙消。"由上述本草描述可知，芒硝是朴硝的精制品，即硫酸盐类芒硝族矿物芒硝，经加工精制而成的结晶体，主要成分为含水硫酸钠（$Na_2SO_4 \cdot 10H_2O$）。

【产地变迁】

《神农本草经》曰："朴消，生山谷。"《名医别录》记载："朴消，生益州，有盐水之阳。"南北朝·《本草经集注》曰："朴消，今出益州北部，故汶山郡、西川、蚕陵二县界，生山崖上。"唐·《新修本草》记载："朴消者，亦生山之阴，有盐咸苦之水，则朴消生于其阳。"明·《本草纲目》曰："此物见水即消，又能消诸物，故谓之消。生于盐卤汁地，状似末盐。"清·《本草备药》曰："生于卤地。"依据上述资料，可见较早时期的朴硝产于四川山区、山西等地，到了唐朝以后，其产地逐渐由山区变为盐湖矿床。现产于内蒙古、河北、天津、山西、陕西、青海等地。

5.3.108 没药基原考证

《名方目录》中涉及没药的名方有身痛逐瘀汤。通过考证《本草图经》、《海药本草》、《本草纲目》等古代书籍的原植物形态描述及图例，建议使用橄榄科植物地丁树 *Commiphora myrrha* Engl.或哈地丁树 *C. molmol* Engl.的干燥树脂。本品分布于非洲东北部索马里、埃塞俄比亚和阿拉伯半岛南部等地。

【名称考证】

"没药"之名始见于《药性论》，并作为本品正名记载。其后的历代重要本草著作如唐·李珣《海药本草》，宋·唐慎微《证类本草》，元·王好古《汤液本草》，明·李时珍《本草纲目》，清·陈士铎《本草新编》、吴仪洛《本草从新》等在载录本品时均以"没药"作为正名。

【基原考证】

《本草图经》曰："没药，木之根株，皆如橄榄，叶青而密。岁久者，则有膏液流滴在地下，凝结成块，或大或小，亦类安息香。采无时。今方多用治妇人内伤痛楚，又治血晕及脐腹刺者。"《海药本草》按徐表《南州记》记载没药："生波斯国，是彼处松脂也。状如神香，赤黑色。"《本草纲目》记载："按《一统志》

云，没药树高如松，皮厚一二寸，采时掘树下为坎，用斧伐其皮，脂流于坎，旬余方取之。"按上所述，与今进口没药相符，并综合《本草纲目彩图》、《本草纲目图鉴》等分析考证，建议使用橄榄科植物地丁树 *C. myrrha* Engl.或哈地丁树 *C. molmol* Engl.的干燥树脂。与《中国药典》收载相同，分为天然没药和胶质没药。

【产地变迁】

《本草图经》曰："没药，生波斯国，今海南诸国及广州或有之。"《海药本草》记载："生波斯国。"本品目前分布于非洲东北部索马里、埃塞俄比亚和阿拉伯半岛南部等地。

5.3.109 木瓜基原考证

《名方目录》中涉及木瓜的名方有辛夷散。通过考证《本草图经》、《食物本草》、《本经疏证》等古代书籍的原植物形态描述及图例，建议使用蔷薇科植物贴梗海棠 *Chaenomeles speciosa*（Sweet）Nakai 的干燥近成熟果实。

【名称考证】

"木瓜"之名始载于魏晋·吴普《吴普本草》，并以"木瓜"作为本品正名。其后的本草著作如南北朝·雷敩《雷公炮炙论》、唐·孟诜《食疗本草》、宋·苏颂《本草图经》、元·王好古《汤液本草》、明·李时珍《本草纲目》等大多沿用《吴普本草》记载，明代以后本草著作如清·吴仪洛《本草从新》、严西亭《得配本草》等在载录本品时则均以"木瓜"作为正名。

【基原考证】

《本草图经》载"其木状若奈，花生于春末，而深红色，其实大者如瓜，小者如拳"，同时指出："又有一种榠楂，木、叶、花、实，酷类木瓜，欲辨之，看蒂间别有重蒂如乳者，为木瓜；无此者为榠楂也。"《食物本草》亦记载"其叶光而厚，其实如小瓜而有鼻。津润味不木者为木瓜；圆小于木瓜，味木而酸涩者为木桃；似木瓜而无鼻，又大于木桃，而味涩者为木李"，并说明鼻乃花脱处，非脐蒂也。综上描述其果实形状特征与现代观察描绘的梨果球形或卵形，木质，黄色或带黄绿色特征基本一致。《本经疏证》还记载春末开花深红色，入夏缀实如小瓜。木瓜的原植物多数本草著作描述为：其木状若奈，其叶光而厚。在高等院校教材《中药鉴定学》中，描绘其植物形态："落叶灌木，枝有刺，叶片卵形至椭圆形，两面无毛……花期 3-4 月，果期 9-10 月。"可见所描述的为同一植物，即蔷薇科植物贴梗海棠 *C. speciosa*（Sweet）Nakai 的干燥近成熟果实。

【产地变迁】

《本草图经》记载"今处处有之，而宣城者为佳"，指出安徽宣城产的最佳。清·《江南通志》亦载宣木瓜质优，又载出临淮者佳。另《浙江通志》湖州府志引《太平寰宇记》曰："吴兴土产木瓜，糁煎重，杬子长，《兴县志》，木瓜出长兴者其实大。"《湖广通志》、《江西通志》皆有木瓜所载。可知古代木瓜产地较广，以宣城产者为佳，与今产地相符。目前分布于陕西、甘肃、贵州、云南、广东、湖南、福建、安徽、湖北、四川、浙江、山东等省。以安徽宣城木瓜为上品，现多为栽培品。

5.3.110　蒲公英基原考证

《名方目录》中涉及蒲公英的名方有五味消毒饮。通过考证《新修本草》、《本草图经》、《本草纲目》等古代书籍的原植物形态描述及图例，建议使用菊科植物蒲公英 *Taraxacum mongolicum* Hand.-Mazz.、碱地蒲公英 *T. borealisinense* Kitam.或同属数种植物的干燥全草。

【名称考证】

"蒲公英"之名始见于宋·苏颂《本草图经》，"蒲公英"作为正名始载于明·兰茂《滇南本草》，此后本草著作则多沿用此说，以"蒲公英"为正名载录本品，如明·李时珍《本草纲目》、李中梓《雷公炮制药性解》，清·陈士铎《本草新编》、严西亭《得配本草》等。

【基原考证】

本草记载始见于唐·《新修本草》，原名蒲公草，云："叶似苦苣，花黄，断有白汁，人皆啖之。"宋·《本草图经》曰："春初生苗，叶如苦苣，有细刺，中心抽出一茎，茎端出一花，色黄如金钱，断其茎有白汁出，人亦啖之，俗称为蒲公英，语讹为仆公罂是也。"宋·《本草衍义》曰："蒲公英今地丁（指黄花地丁）也，四时常有花，花罢飞絮，絮中有子，落处即生，所以庭园间亦有者，盖因风而来也。"李时珍在《本草纲目》中将蒲公英由过去本草的草部中移入菜部。茎叶花絮并如苦苣，但小耳，嫩苗可食。"根据上述本草的描述和记载，结合《本草图经》之附图，古代药用蒲公英与今相似，为菊科植物蒲公英 *T. mongolicum* Hand.-Mazz.、碱地蒲公英 *T. borealisinense* Kitam.或同属数种植物的干燥全草。

【产地变迁】

宋·《本草图经》记载："蒲公草旧不著所出州土，今处处平泽田园中皆有之。"明·《本草纲目》曰："地丁，江之南北颇多，他处亦有之，岭南绝无"。明·《救荒本草》曰："生田野中。"明·《野菜谱》曰："一名蒲公英。四时皆有，惟极寒天。"民国·《药物出产辨》载："各省均有，但以江苏省镇江府来着为正。"通过总结《中国植物志》、《中国药材学》、《中华本草》、《现代中药材商品通鉴》、《500 味常用中药材的经验鉴别》、《中药材及原植物彩色图鉴》、《金世元中药材传统鉴别经验》等现代专著，发现蒲公英全国各地均有生产，多自产自销。本品主产于河北、山东、河南等省。

5.3.111　芡实基原考证

《名方目录》中涉及芡实的名方有易黄汤。通过考证《本草图经》、《救荒本草》、《本草纲目》、《植物名实图考》等古代书籍的原植物形态描述及图例，建议使用睡莲科芡 *Euryale ferox* Salisb.的干燥成熟种仁。

【名称考证】

芡实，原名"鸡头实"。入药始载于《神农本草经》，将其列为上品："鸡头实，味甘平。主湿痹，腰脊膝痛。补中，除暴疾，益精气，强志，令耳目聪明。久服轻身，不饥、耐老、神仙。一名雁啄实。生池泽。"《方言》云："茄、芡，鸡头也，北燕谓之茄，青徐淮泗之间，谓之芡。南楚江湘之间，谓之鸡头，或谓之雁头，或谓之乌头。"《经验方》又名水鸡头。"芡实"之名始载于《本草纲目》，"芡可济俭歉，故谓之芡"，并作为本品正名载录本品。

【基原考证】

《本草图经》记载："鸡头实，生水泽中，叶大如荷，皱而有刺，俗谓之鸡头盘。花下结实，其形类鸡头，故以名之。八月采实。服饵家取其实并中子，捣烂，暴干，再捣，下筛。经传谓其子为芡。"并绘有芡实果实图。《救荒本草》曰："鸡头实，生泽中，叶大如荷而皱，背紫，有刺，俗谓之鸡头盘。花下结实，其形类鸡头，故以名之。中有子，如皂荚子大，艾褐色。"《本草纲目》对芡实的叶、花、果等形态作了较详细的描述，"芡茎三月生叶贴水，大于荷叶，皱文如縠，蹙衄如沸，面青背紫，茎、叶皆有刺。其茎长至丈余，中亦有孔有丝，嫩者剥皮可实。五六月生紫花，花开向日结苞。外有青刺，如猬刺及栗球之形。花在苞顶，亦如鸡喙及猬喙。剥开内有斑驳软肉裹子，累累如珠玑。壳内白米，状如鱼目。深秋老时，泽农广收，烂取芡子，藏至困石，以备歉荒"，并附有果实和叶的形态图。《植物名实图考》曰："薅耿叶蹙衄如沸而大，曰芡盘。桩苞吐葩有喙，曰芡嘴。"通过考证可知，古今药用芡实相符，为睡莲科芡 *Euryale ferox* Salisb.的干燥成熟种仁（图 1-5-39）。

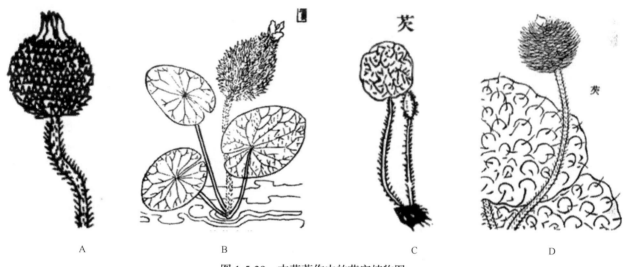

A　　　　　　　　B　　　　　　　　C　　　　　　　　D

图 1-5-39　本草著作中的芡实植物图

A.《本草图经》；B.《救荒本草》；C.《本草纲目》；D.《植物名实图考》

【产地变迁】

《方言》记载本品产地包括北燕，青徐淮泗之间，南楚江湘之间。宋·《证类本草》记载："衍义曰鸡头实，今天下皆有之，河北沿溏泺，居人采得，舂去皮，捣仁为粉，蒸渫作饼，可以代粮，食多不益脾胃气，兼难消化。"芡实的分布为河北沿溏泺。《本草图经》《救荒本草》均记载："生雷泽，今处处有之。"《中药大辞典》记载："生于池塘、湖沼及水田中。分布于华东、华北、东北、中南及西南等地。"1963 年版《中国药典》一部收载芡实，主产于江苏、湖南、湖北、山东等地。《神农本草经彩色图谱》记载："分布我国南北各省区，主产江苏、湖北、湖南等省。生于湖塘池沼中。"《中国药材学》记载："主产于江苏、安徽、湖南、湖北、山东，销全国并出口。福建、河北、河南、浙江、江西、四川、黑龙江、吉林、辽宁等地亦产，多自产自销。"《中华本草》记载："生于池塘、湖沼及水田中。分布于东北、华北、华东、华中及西南等地。"可见芡实全国各地均产。

5.3.112　乳香基原考证

《名方目录》中涉及乳香的名方有蠲痹汤。通过考证《本草蒙筌》、《本草便读》等古代书籍的原植物形态描述及图例，建议使用橄榄科植物乳香树 *Boswellia carterii* Birdw. 及同属植物 *B. bhaw-dajiana* Birdw. 树皮渗出的树脂。本品分布于红海沿岸至比利亚、苏丹、土耳其等地。

【名称考证】

"乳香"之名始见于《名医别录》，"乳香"作为本品正名始见于宋·唐慎微《证类本草》，其后的本草著作如明·刘文泰《本草品汇精要》、陈嘉谟《本草蒙筌》，清·汪昂《本草备要》、吴仪洛《本草从新》、张秉成《本草便读》等在载录本品时即以"乳香"作为正名。

【基原考证】

《本草拾遗》记载："盖薰陆之类也。"《海药本草》记载："乳头香，谨按《广志》云：是波斯松树脂也，紫赤如樱桃者为上。"《梦溪笔谈》记载："薰陆即乳香也，本名'薰陆'，以其滴下如乳头者，谓之'乳头香'，熔塌在地上者，谓之'塌香'，如腊茶之有'滴香'、'白乳'之品，岂可各是一物？"《本草蒙筌》记载："味辛、苦，气温。阳也。无毒。亦出波斯国土，赤松木脂所成。垂滴成珠，缀木未落者，名珠香；滴下如乳，熔榻地面者，名榻香。珠香圆小光明，榻香大块枯黯。"《本草便读》记载："树脂也。辛苦性温，其香润之质。"由上述本草的树脂形态和色泽的描述可知，古代所用乳香与今药用相似，来源于橄榄科乳香属 *Boswellia* 植物，建议使用橄榄科植物乳香树 *Boswellia carterii* Birdw. 及同属植物鲍达乳香树 *Boswellia bhaw-dajiana* Birdw.树皮渗出的树脂；分为索马里乳香和埃塞俄比亚乳香，每种乳香又分为乳香珠和原乳香。

【产地变迁】

《海药本草》记载："生南海。"《本草蒙筌》记载："亦出波斯国土。"《本草便读》记载："乳香出诸番波斯等国，树脂也。"古代本草对乳香产地的记载不够准确。目前乳香树主要分布于红海沿岸至比利亚、苏丹、土耳其等地；鲍达乳香树分布于索马里、埃塞俄比亚及阿拉伯半岛，以及土耳其、利比亚及苏丹等地。

5.3.113　山茵陈基原考证

《名方目录》中涉及山茵陈的名方有甘露饮。通过考证《本草图经》、《本经逢原》、《本草纲目拾遗》等古代书籍的原植物形态描述与图例，可知明代以前山茵陈为菊科植物茵陈蒿，而清代以后使用的是玄参科植物金钟茵陈。甘露饮出自宋·《太平惠民和剂局方》，因此推荐使用菊科植物滨蒿 *Artemisia scoparia* Waldst. et Kit.或茵陈蒿 *A. capillaris* Thunb. 的干燥地上部分。本品主产于安徽、陕西、江西、河北、河南、江苏、浙江、山西、四川、甘肃、福建等省。

【名称考证】

诸家本草记载的山茵陈有异物同名问题。"山茵陈"之名始见于《日华子本草》，其云："石茵陈味苦凉无毒……又名茵陈蒿，山茵陈。"石茵陈和山茵陈均系菊科茵陈蒿而言。

【基原考证】

《名医别录》记载："茵陈 似蓬蒿而叶紧细，秋后茎叶，经冬不死，至春又生。"宋·苏颂《本草图经》载："茵陈蒿……今谓之山茵陈。"《本草衍义》附方即用山茵陈。李时珍说得很清楚，"茵陈昔人多漘为蔬，故入药用，山（野）茵陈，所以别家茵陈也。"据《证类本草》记载，明代以前文献中的山茵陈，实即野生之茵陈蒿。谢宗万先生考证后认为来源于菊科植物滨蒿 *A. scoparia* Waldst. et Kit.和茵陈蒿 *A. capillaris* Thunb.。到了清代，张璐《本经逢原》记载："茵陈有二种，一种叶细如青蒿者名绵茵陈，专于利水，为湿热黄疸要药。一种生子如铃者，名山茵陈又名角蒿，其味辛苦小毒，专于杀虫，治口齿疮绝胜，并入足太阳。"《本草纲目拾遗》亦有类似记载："一种生子如铃者，名山茵陈，即角蒿，其味辛苦，有小毒，专于杀虫，治口齿疮尤妙，今人呼为铃儿茵陈，药肆中俱有之，此不可以不辨而概误用之也。"《植物名实图考》称之为"阴行草"，曰："阴行草产南安，丛生，茎硬有节，褐黑色，有微刺，细叶，花苞似小罂上有歧，瓣如金樱子形而深绿。开小黄花，略似豆花，气味苦寒。"由上述本草考证可知，清代以后的山茵陈皆指玄参科金钟茵陈（阴行草），与菊科茵陈蒿迥别。

【产地变迁】

《名医别录》记载："生太山及丘陵坂岸上。"《本草经集注》记载："今处处有之。"唐·《新修本草》载："生太山及丘陵坡岸上。"说明产地较广泛。宋·苏颂《本草图经》记载："茵陈蒿，生泰山及丘陵坡岸上，今近道皆有之，而不及泰山者佳。"认为山东泰山所产茵陈质量较佳。《证类本草》附有绛州茵陈图。《中华本草》记载："猪毛蒿主产于陕西、河北、山西等省。茵陈蒿主产于山东、江苏、浙江、福建等地。"综合以上古文献及现代文献考证，古代茵陈"生太山及丘陵坡岸上，今处处有"。现在文献中茵陈产地分布极广，主产于安徽、陕西、江西、河北、河南、江苏、浙江、山西、四川、甘肃、福建等省。

5.3.114 生扁豆、鲜扁豆花基原考证

生扁豆、鲜扁豆花分别为扁豆的成熟种子和花。《名方目录》中涉及生扁豆的名方有沙参麦冬汤，涉及鲜扁豆花的名方有新加香薷饮。通过考证《本草纲目》古代书籍的原植物形态描述，建议原植物使用豆科植物扁豆 *Dolichos lablab* L.。我国各地广泛栽培。

【名称考证】

白扁豆原称"藊豆"，始见于《名医别录》，记载："藊豆味甘，微温。主和中，下气。"其后的本草著作大多以"藊豆"为正名，如南北朝·陶弘景《本草经集注》，唐·苏敬等《新修本草》、孟诜《食疗本草》、宋·苏颂《本草图经》、唐慎微《证类本草》，明·刘文泰《本草品汇精要》、李时珍《本草纲目》等；有的以"白藊豆"为正名记载本品，如金·李杲《珍珠囊药性赋》，明·陈嘉谟《本草蒙筌》；有的以"南扁豆"为正名记载本品，如明·兰茂《滇南本草》等。"白扁豆"作为本草正名始见于《药品化义》，其后有的以"白藊豆"为正名，如明·李中梓《雷公炮制药性解》，清·张璐《本经逢原》、徐大椿《药性切用》、吴仪洛《本草从新》、严西亭《得配本草》、杨时泰《本草述钩元》；有的以"藊豆"为正名，如明·李中梓《本草征要》、卢之颐《本草乘雅半偈》；但大多则沿用《药品化义》以"白扁豆"为正名记载本品，如清·陈士铎《本草新编》、汪昂《本草备要》、费伯雄《食鉴本草》、陈其瑞《本草撮要》等。"白扁豆"之

名始见于《本草纲目》，"藊豆（音扁），《别录》中品[释名]沿篱豆（俗）、蛾眉豆。"

【基原考证】

南北朝·陶弘景《本草经集注》记载："人家种之于篱援，其荚蒸食甚美。"宋·苏颂《本草图经》记载："藊豆旧不著所出州土，今处处有之，人家多种于篱援间，蔓延而上，大叶细花，花有紫、白二色，荚生花下。其实亦有黑、白二种，白者温而黑者小冷，入药当用白者。"明·李时珍《本草纲目》记载："扁豆二月下种，蔓生延缠。叶大如杯，团而有尖。其花状如小蛾，有翅尾形。其荚凡十余样，或长或团，或如龙爪、虎爪，或如猪耳、刀镰，种种不同，皆累累成枝……子有黑、白、赤、斑四色。一种荚硬不堪食。唯豆子粗圆而色白者可入药。"《植物名实图考》记载："白藊豆入药用，余皆供蔬。"《本草思辨录》记载："扁豆花白实白，实间藏芽处，别有一条，其形如眉，格外洁白，且白露后实更繁衍。盖得金气之最多者。"从以上历代本草所述的植物形态及"种子色白者入药"的特点，可见古今白扁豆药用情况一致，生扁豆和鲜扁豆花的原植物为豆科植物扁豆 *Dolichos lablab* L.。

5.3.115 生龟板基原考证

《名方目录》中涉及生龟板的名方有三甲复脉汤。通过考证《名医别录》、《蜀本草》、《日华子本草》、《药物出产辨》等古代书籍的原植物形态描述及图例，建议使用龟科动物乌龟 *Chinemys reevesii*（Gray）的背甲及腹甲。本品分布于黄河流域以南、以东地区。

【名称考证】

本品始载于《神农本草经》，并以"龟甲"作为本品正名记录。其后历代重要本草著作如南北朝·陶弘景《本草经集注》，唐·苏敬等《新修本草》，宋·唐慎微《证类本草》，明·陈嘉谟《本草蒙筌》，清·陈士铎《本草新编》等在载录本品时均以"龟甲"作为正名，并一直沿用至今。

【基原考证】

《本草经集注》记载："此用水中神龟，长一尽二寸者，为善。"《蜀本草》曰："骨白而厚，其色分明，并堪卜，其入药者得便堪用。今所在皆有，肉亦堪酿酒也。"明·李时珍《本草纲目》记载："《本经》龟甲止言水中者，而诸注用神龟。然神龟难得，今人惟取水中常龟入药。"又曰："龟甲，古者上下甲皆用之，至《日华子本草》始用龟板，而后人遂主之矣。"从历代本草记载可知，清代以前称为龟甲，以药用水龟为主，上下甲皆可用。不知何故，清代开始，改名"龟板"，遂仅以下甲入药。《中国药典》1963 年版收载的龟板，亦只用乌龟的腹甲，至 1990 年版改为龟甲，即与龟科动物乌龟 *Chinemys reevesii*（Gray）的背甲及腹甲一致。

【产地变迁】

《名医别录》记载："生南海池泽及湖水中。"《蜀本草》记载："湖州、江州、交州者，骨白而厚，其色分明，供卜，入药最良。"《药物出产辨》曰："湖北、安徽、沿汤子江下游一带均有出。"目前主产于江苏、浙江、安徽、湖南、湖北等地。

5.3.116　生牡蛎基原考证

《名方目录》中涉及生牡蛎的名方有三甲复脉汤。通过考证《本草经集注》《本草蒙筌》《雷公炮炙论》等古代书籍的原植物形态描述及图例，建议使用牡蛎科动物长牡蛎 *Ostrea gigas* Thunberg、大连湾牡蛎 *O. talienwhanensis* Crosse 或近江牡蛎 *O. rivularis* Gould 的贝壳。

【名称考证】

本品始载于《神农本草经》，并以"牡蛎"作为药物正名记载。其后历代重要本草著作如魏晋·吴普《吴普本草》，唐·苏敬等《新修本草》，宋·唐慎微《证类本草》，明·李时珍《本草纲目》，清·吴仪洛《本草从新》等在载录本品时均以"牡蛎"作为正名。别名有蛎壳、海蛎子壳、左壳、左牡蛎、蛎蛤。

【基原考证】

《名医别录》曰："一名牡蛤，生东海，采无时。案《说文》云：蚝，蚌属。似螊，微大，出海中，今民食之，读苦赖又云：蜃属，有三，皆生于海，蛤厉，千岁雀所化，秦谓之牡蛎。"《本草经集注》记载："百岁雕所化，以十一月采为好，去肉，二百日成。今出东海，永嘉、晋安皆好，道家方以左顾者是雄，故名牡蛎；右顾则牝蛎尔。生着石，皆以口在上，举以腹向南视之，口邪向东则是。或云以尖头为左顾者，未详孰是？例以大者为好。又出广州，南海亦如此，但多右顾不用尔。丹方以泥釜，皆除其甲口，止取如粉处尔。世用亦如之，彼海人皆以泥煮盐釜，耐水火而不破漏。"《本草蒙筌》中描述："牡蛎（一名蛎蛤）味咸，气平、微寒。无毒。系咸水结成，居海旁不动。小乃，大则崭岩。口向上如房相连，肉藏中随房渐长。海潮辄至，房口悉开。涌入小虫，合以克腹。海人欲取其肉，凿房火迫得之。入药拯，除甲并口。采如粉之处，得左顾大者尤良。"《雷公炮炙论》中也有记载："有石牡蛎、石鱼蛎、真海牡蛎。石牡蛎者，头边背大，小甲沙石，真似牡蛎，只是圆如龟壳；海牡蛎使得，只是丈夫不得服，令人无髭；真牡蛎，火白炮，并用试之，随手走起，可认真是。万年珀，号曰，用之妙。"从以上历代本草的形态描述可见，古代药用牡蛎应该就是今之牡蛎，即牡蛎科动物长牡蛎 *O. gigas* Thunberg、大连湾牡蛎 *O. talienwhanensis* Crosse 或近江牡蛎 *O. rivularis* Gould 的贝壳。

【产地变迁】

牡蛎的生境分布始载于《神农本草经》，"生东海，采无时"。宋·唐慎微《证类本草》记载："生东海池泽。"南北朝·陶弘景《本草经集注》记载："今出东海，永嘉、晋安皆好。"说明当时牡蛎已分布在今山东、浙江温州、福建福州沿海地区。宋·苏颂《本草图经》记载："牡蛎，生东海池泽，今海傍皆有之，而南海、闽中及通泰间尤多"，即今山东、广东、福建沿海地区。宋·唐慎微《证类本草》记录："按《广州记》云：出南海水中。"陈衍《宝庆本草折衷》记载："生东海池泽，附石而生，及南海。即广地。及永嘉、晋安、闽中及通、泰、莱、泉州。"宋代时牡蛎产在今山东、浙江温州、福建、福建、江苏地区、山东莱州、福建泉州沿海地区。明·李时珍《本草纲目》记载："牡蛎《本经》上品　〔集解〕《别录》曰：牡蛎生东海池泽。采无时。弘景曰：今出东海、永嘉、晋安。颂曰：今海旁皆有之，而通、泰及南海、闽中尤多。"李时珍归类记载牡蛎产地也为今山东、广东、浙江温州、福建等沿海地区，并描述在江浙、广东、福建沿海地区牡蛎产量多。清·张志聪《本草崇原》写道："牡蛎出东南海中，今广、闽、永嘉、四明海旁皆有之。"书中描述牡蛎分布地区为今山东、广东、福建、浙江温州、宁波等沿海地区。《中国药典》1963 年版一部所描述，牡蛎养殖或野生，我国沿海各地都有生产。《中国药材学》记载本品主产于广东、福建、辽宁、浙江、江苏等地，尤以福建沿海产量最多；江浙一带以象山与台州所产者为最著名。《山东省中药材标准》记载牡蛎主要分布于山东、辽宁、河北、海南等省沿海一带。《金世元中药材传统经验鉴别》所记："牡蛎我国沿海均产。近江牡蛎产区较广，北起东北，南至海南省沿海；长牡蛎主产于山东以北至东北沿海；大连湾牡蛎主产于辽宁、山东、河北等沿海。"综上，古本草记载的牡蛎产区与现代文献基本一致，产地广泛。古今大致认为牡蛎产地为今山东、广东、江浙、福建等沿海地区；以福建沿海产量多；江浙一带所产者为著名。

5.3.117　生薏苡仁基原考证

《名方目录》中涉及生薏苡仁的名方有藿朴夏苓汤。通过考证《本草图经》、《雷公炮炙论》、《本草纲目》等古代书籍的原植物形态描述及图例，建议使用禾本科植物薏米 *Coix lacryma-jobi* L. var. ma-yuen（Roman.）Stapf 的干燥成熟种仁。

【名称考证】

本品始载于《神农本草经》，并以"薏苡仁"为本品正名。其后本草著作，尤其明清以后的本草著作如明·刘文泰《本草品汇精要》、陈嘉谟《本草蒙筌》、李中梓《雷公炮制药性解》和《本草征要》，清·张志聪《本草崇原》、杨时泰《本草述钩元》等在载录本品时均以"薏苡仁"作为正名。别名有解蠡（《本经》），起实、赣米（《别录》），感米（《千金食治》），薏珠子（《本草图经》），回回米、草珠儿、菩提子、赣珠（《救荒本草》），必提珠（《滇南本草》），芑实（《纲目》），薏米（《药品化义》），米仁（《本草崇原》），薏仁（《本草新编》），苡仁（《临证指南医案》），苡米（《本草求原》），草珠子（《植物名汇》），六谷米（《中药形性经验鉴别法》）。

【基原考证】

薏苡仁最早记载于《神农本草经》，列为上品，说明至少在东汉时期已经开始使用。宋·苏颂《本草图经》曰："薏苡仁，春生苗，茎高三、四尺。叶如黍。开红白花作穗子。五月、六月结实，青白色，形如珠子而稍长，故呼意珠子。小儿多以线穿如贯珠为戏。八月采实，采根无时。今人通以九月、十月采，用其实中仁。"《雷公炮炙论》记载："凡使勿用薏米，棵大无味，其薏米时人呼粳薏是也，若薏苡仁颗小色青味甘，咬着黏人齿，用一两，以糯米一两同熬，令糯米熟，去米取使，若更以盐汤煎之，则是一般修事。"明·李时珍《本草纲目》记载："薏苡人多种之，二三月宿根自生。叶如初生芭茅。五六月抽茎开花结实。有两种：一种粘牙者，尖而壳薄，即薏苡也，其米白色如糯米，可作粥饭及磨面食，亦可同米酿酒；一种圆而壳厚坚硬者，即菩提子也，其米少，即粳糒也。"明·黄仲昭《八闽通志》记载："薏苡春生苗，茎叶如黏。开红白花，作穗，实青白色，形如珠而长。"因此，判定基原与《中国药典》所载薏苡仁相同，为禾本科植物薏苡 *C. lacryma-jobi* L. var. ma-yuen（Roman.）Stapf 的干燥成熟种仁。

【产地变迁】

宋·苏颂《本草图经》记载："薏苡仁，生真定平泽及田野。"明·黄仲昭修纂《八闽通志》："薏苡春生苗，茎叶如黏。开红白花，作穗，实青白色，形如珠而长。福州府，建宁府，邵武府，兴化府，福宁府。"清·吴其濬《植物名实图考》记载江西，湖南所产颇多。北地出一种草籽，即《本草图经》所云：小儿以线穿如贯珠为戏者即雷敩所云糯米也。1963 年版《中国药典》记载本品主产于福建、河北、辽宁。"以粒大，饱满，色白为佳"。1977 年版《中国药典》曰："以粒大，饱满，色白为佳"。《金世元中药材传统鉴别经验》记载本品均来源于栽培品。全国大部分地区均有出产。主要分布于福建、浙江、河北、辽宁、江苏等省。以福建浦城产者，名"浦薏苡"，河北安国（祁州）"祁薏米"，辽宁产者"关薏米"最著名。古代本草较少对薏苡仁的产区作详细说明，多是对其品种及采收时节作一定说明，到明代才记录其产区。全国各地广有分布，多为栽培品。主产于福建、广西、湖北、江苏、河北、辽宁等省区。

5.3.118　石决明基原考证

《名方目录》中涉及石决明的名方有石决明散。通过考证《新修本草》、《开宝本草》、《本草纲目》等古代书籍的形态描述及图例，建议使用鲍科动物杂色鲍 *Haliotis diversicolor* Reeve、皱纹盘鲍 *H. discus* hannai Ino、羊鲍 *H. ovina* Gmelin、澳洲鲍 *H. ruber*（Leach）、耳鲍 *H. asinina* Linnaeus 或白鲍 *H. laevigata*（Donovan）的贝壳。皱纹盘鲍分布于辽宁、山东及江苏连云港等地，为我国鲍属中个体最大，产量最多的良种；耳鲍分布于海南岛和西沙、东沙群岛及台湾海峡等地；羊鲍分布与耳鲍相同，但产量较少。

【名称考证】

本品始载于《名医别录》，并以"石决明"为本品正名记载。其后历代的重要本草著作如南北朝·雷敩《雷公炮炙论》、陶弘景《本草经集注》，唐·苏敬等撰《新修本草》，宋·苏颂《本草图经》、唐慎微《证类本草》，明·李时珍《本草纲目》、缪希雍《炮炙大法》，清·汪昂《本草备要》、徐大椿《药性切用》、吴仪洛《本草从新》、严西亭《得配本草》等在沿载本品时均以"石决明"为正名，别名有鲍鱼壳、九孔螺、千里光等。

【基原考证】

唐·苏敬等《新修本草》记载："此物（石决明）是鳆鱼甲也，附生石，状如蛤，惟一片。无对，七孔者良。"宋·《开宝本草》记载："旧说或以为紫贝，或以为鳆鱼甲……决明壳大如手，小者三、两指，海人亦啖其肉，亦取其壳渍水洗眼。"《本草纲目》沿用了《开宝本草》的描述。明·李时珍《本草纲目》记载："石决明长如小蚌而扁，外皮甚粗，细孔杂杂，内则光耀，背侧一行有孔如穿成者。"根据古代本草的形态描述，"附石生、形如小蚌、内侧耀，背侧有孔 7-9"，可知古代所用石决明主要源于杂色鲍（九孔鲍）和皱纹盘鲍。《中国药典》1963 年版石决明来源收载的是杂色鲍和皱纹盘鲍，遵循了古代传统用药习惯。随着沿海地区的开放及市场经济的发展，许多国外品种进入我国市场，如耳鲍、澳鲍、白鲍等。建议使用《中国药典》收载的鲍科动物杂色鲍 *H. diversicolor* Reeve、皱纹盘鲍 *H. discus* hannai Ino、羊鲍 *H. ovina* Gmelin、澳洲鲍 *H. ruber*（Leach）、耳鲍 *H. asinina* Linnaeus 或白鲍 *H. laevigata*（Donovan）的贝壳。

【产地变迁】

《新修本草》记载："附石生。"《开宝本草》记载："石决明生广州海畔。"《本草图经》记载："石决明，生南海。今岭南州郡及莱州皆有之。"《证类本草》附有雷州石决明图。由上述描述可知，古代石决明在山东和广州沿海均有分布。目前皱纹盘鲍分布于辽宁、山东及江苏连云港等地，为我国鲍属中个体最大，产量最多的良种；耳鲍分布于海南岛和西沙、东沙群岛及台湾海峡等地；羊鲍分布与耳鲍相同，但产量较少。

5.3.119　石莲肉基原考证

石莲肉是莲子的别名。《名方目录》中涉及石莲肉的名方有清心莲子饮。通过考证《名医别录》、《本草拾遗》、《本草图经》等古代书籍的原植物形态描述及图例，建议使用睡莲科植物莲 *Nelumbo nucifera* Gaertn. 的干燥成熟种子。

【名称考证】

莲子，原称"藕实"，始见于《神农本草经》。"莲子"之名始见于南北朝·陶弘景《本草经集注》。"莲子"作为本草正名始见于唐·孟诜《食疗本草》。其后的本草著作有的以"莲子"为正名，如明·陈嘉谟《本草蒙筌》、李中梓《本草征要》，清·陈士铎《本草新编》；有的以"藕实"为正名，如宋·苏颂《本草图经》、唐慎微《证类本草》；有的在"莲藕"项下介绍本品，如明·李时珍《本草纲目》等。

记载的本品异名有藕实、水芝丹（《本经》），莲实（《尔雅》郭璞注），泽芝（《本草纲目》），莲蓬子（《山西中药志》），"泽芝"（《本草纲目》引《古今注》）等。"石莲子"为《本草纲目》引《名医别录》。

【基原考证】

《本草纲目》始载莲子的性味功效，《名医别录》始有石莲子之名，曰："八九月采（莲子）黑坚如石者，千捣破之。"从收集的方法、采集时间的不确定性来分析，古时的石莲子与现代药用莲子的采集情况十分类同，仅使用时不除去果壳。唐·陈藏器《本草拾遗》曰："经秋正黑，名石莲子，入水必沉。"宋·苏颂《本草图经》记载："其药（莲子）至秋黑而沉水，为石莲子。"可见，由梁代至宋代，已给出石莲子的标准，莲子必须色黑，坚硬如石，有沉水的性质。李时珍曰："六七月采嫩者，生食脆美，至秋房枯子黑，其坚如石，谓之石莲子，八九月收之，斫去黑壳，货之四方，谓之莲肉。"指出有壳者名石莲子，无壳者为莲肉。蒋泽述认为，在那个时代及其以往，石莲子与莲肉没有什么区别，仅壳的有无而已，或连壳用或去壳用，与我们现代药用莲子类同，为同一概念。通过上述本草及历代药典的考证，石莲肉即为睡莲科植物莲 *N. nucifera* Gaertn.的干燥成熟种子。

【产地变迁】

《名医别录》记载："生汝南池泽。"李当之曰："所在池泽皆有，豫章、汝南者良。"现时我国南北各省均有，自生或栽培在池塘或水田内。以湖南"湘莲"的产量大。

5.3.120　柿蒂基原考证

《名方目录》中涉及柿蒂的名方有丁香柿蒂散。通过考证《证类本草》、《本经逢原》等古代书籍的原植物形态描述及图例，建议使用柿树科植物柿 *Diospyros kaki* Thunb.的干燥宿萼。

【名称考证】

"柿蒂"作为本品正名始见于日本稻生宣义《炮炙全书》，其后的本草著作如清·张璐《本经逢原》、黄宫绣《本草求真》等在载录本品时即以"柿蒂"作为正名。

【基原考证】

本品始载于《本草拾遗》，《证类本草》引陈藏器云："柿本功外，晒干者温补，多食去面，除腹中宿血。剡县火干者，名乌柿。人服药口苦及欲吐逆，食少许立止。蒂煮服之，止哕气。"其后本草著作多在"柿"项下介绍本品。李时珍就呃逆的治疗有"古方单用柿蒂煮汁饮之"。张璐亦谓"《济生方》治呃逆，专取柿蒂之涩"。可见，柿蒂是治疗呃逆之要药。《本经逢原》也有言："柿之生青，熟赤。生涩，熟甘。浑是阴内阳外之象。独蒂之涩始终不改，故取以治阴内阳外之病。"根据上述本草的形态描述可知，古代所用楋蒂与今柿科植物柿相符，即柿树科植物柿 *D. kaki* Thunb.的干燥宿萼。

【产地变迁】

宋·苏颂《本草图经》记载："今南北皆有之。柿之种亦多，黄柿生近京州郡；红柿南北通有；朱柿出华山，似红柿而皮薄，更甘珍；椑柿出宣、歙、荆、襄、闽、广诸州。"从古代本草记载可知，柿在中国有悠久的栽培史，且分布较广。原产于我国长江流域，现在在辽宁西部、长城一线经甘肃南部，折入四川、云南，在此线以南，东至台湾，各省、区多有栽培。

5.3.121　蜀椒基原考证

《名方目录》中涉及蜀椒的名方有大建中汤。通过考证《本草经集注》《本草图经》《本草纲目》等古代书籍的原植物形态描述及图例，建议使用芸香科植物花椒 *Zanthoxylum bungeanum* Maxim.的干燥成熟果皮。

【名称考证】

蜀椒为药食两用之品，又称川椒，为花椒的一种，作为药物首载于《神农本草经》，分别以"秦椒"与"蜀椒"为正名分两条介绍，蜀椒在《神农本草经》中列为中品，谓其："味辛，温。主邪气、咳逆，温中，逐骨节，皮肤死肌，寒湿痹痛，下气……生山谷。"其后的本草著作有的沿用此记载，对"秦椒"、"蜀椒"分别介绍，有的以"蜀椒"为正名，如《名医别录》中记载"蜀椒生武都山谷及巴郡"，"蜀椒，大热"。

"花椒"作为正名始见于清·姚澜《本草分经·原例》，"花椒，辛、苦，温，散寒燥湿，温中下气，利五脏去老血，杀虫"。现代有关著作均沿用《本草分经》的记载以"花椒"作为本品正名，如《中国药典》、《中华本草》等。

【基原考证】

《范子计然》载："蜀椒，赤色者善。"《本草经集注》云："皮肉厚，腹里白，气味浓……力势不如巴郡巴椒。"宋·苏颂《本草图经》载："高四五尺，似茱萸而小，有针刺……四月结子，无花，但生于叶间，如小豆瓣而圆，皮紫赤色。八月采实，焙干。此椒江淮及北土皆有之，茎实都相类，但不及蜀中者，皮肉厚，腹里白，气味浓烈耳。"唐慎微《证类本草》载："蜀椒，皮紫赤色。实子光黑，宛如人瞳，谓之椒目。"由此可见，"蜀椒"不仅产于陕西武都、四川，而且其周边地区亦多有种植，因各地的生态环境不同而在形态和品质上都有差异，其中蜀中产的蜀椒皮肉厚，腹里白，气味浓烈，质量最好。明·李时珍《本草纲目·果四·蜀椒》记载："蜀椒肉厚皮皱，其子光黑，如人之瞳人，故谓之椒目。"由上述本草的形态描述"果皮表面皮厚，色红赤，味辛香"，与今四川汉源产花椒相符，即芸香科植物花椒 *Z. bungeanum* Maxim.的干燥成熟果皮。

【产地变迁】

自古以巴蜀所产为道地。《名医别录》记载："蜀椒生武都川谷及巴郡。"《范子计然》载："蜀椒出武都。"《本草经集注》云："蜀郡北部人家种之……江阳、晋康及建平间亦有而细赤……力势不如巴郡者。"宋·苏颂《本草图经》载："今归、峡及蜀川、陕洛间人家多作园圃种之……江淮、北土亦有之。"《药物出产辨》记载："产四川者为川椒。"

5.3.122　天麻基原考证

《名方目录》中涉及天麻的名方有半夏白术天麻汤。通过考证《本草图经》《本草衍义》《本草纲目》等古代书籍的原植物形态描述及图例，建议使用兰科植物天麻 *Gastrodia elata* Bl.的干燥块茎。

【名称考证】

《神农本草经》始载本品时以"赤箭"为正名，南北朝·雷敩《雷公炮炙论》始以"天麻"为正名载录本品，宋代至明代重要本草著作如宋·苏颂《本草图经》、唐慎微《证类本草》，明·陈嘉谟《本草蒙筌》、李时珍《本草纲目》等大多沿用《雷公炮炙论》记载，明代以后本草著作如清·吴仪洛《本草从新》、严西亭《得配本草》等在载录本品时则均以"天麻"作为正名。

【基原考证】

天麻以赤箭之名首载于《神农本草经》，列为上品，南北朝·《雷公炮炙论》首载"天麻"之名，并详述了天麻的炮炙方法。宋·《本草图经》出现对原植物形态的记载："春生苗，初出若芍药，独抽一茎直上，高三二尺，如箭杆状，青赤色，故名赤箭脂。茎中空，依半以上，贴茎微有尖小叶，梢头生成穗，开花结子，如豆粒大，其子至夏不落，却透虚入茎中，潜生土内，其根形如黄瓜，连生一二十枚，大者有重半斤，或五、六两，其皮黄白色，名白龙皮，肉名天麻。二月、三月、五月、八月内采，初取得。"宋·《本草衍义》把"赤箭"与"天麻"合为一条，并云："赤箭，天麻苗也，然与天麻治疗不同，故后人分之为二。"《本草纲目》将《神农本草经》"赤箭"与《开宝本草》"天麻"并为一条。根据各家本草所述特征，认为赤箭与天麻为同一种植物，与今用之天麻相符。据谢宗万考证，天麻自汉魏六朝以来，迄今约2000年，一直沿用至今，正品未变。故认为古时天麻的品种，即为现在《中国药典》收录的兰科植物天麻 *Gastrodia elata* Bl.的干燥块茎。

【产地变迁】

《名医别录》记载："生陈仓川谷，雍州及太山少室。"《开宝本草》记载："生郓州、利州、太山、劳山诸处……今多用郓州者佳。"《本草图经》记载："今京东、京西、湖南、淮南州郡皆有之。"明·《本草会编》记载："产不同地者，各有所宜也。"《本草品汇精要》记载："邵州、郓州者佳。"《药物出产辨》记载："四川云南陕西汉中所产者均佳。"目前主产于我国西南诸省，东北、华北亦有分布，云南昭通产者最为驰名。

5.3.123　菟丝子基原考证

《名方目录》中涉及菟丝子的名方有固阴煎。通过考证《本草图经》《本草纲目》等古代书籍的原植物形态描述及图例,建议使用旋花科植物南方菟丝子 *Cuscuta australis* R. Br.或菟丝子 *C. chinensis* Lam.的干燥种子。

【名称考证】

"菟丝子"之名始见于《神农本草经》,并作为本品正名记载。其后的历代重要本草著作如南北朝·陶弘景《本草经集注》,唐·苏敬等《新修本草》,宋·唐慎微《证类本草》,明·李时珍《本草纲目》,清·吴仪洛《本草从新》等在载录本品时均以"菟丝子"作为正名。

【基原考证】

《本草图经》载:"夏生苗,如丝综蔓延草木之上,或云无根,假气而生;六、七月结实,极细如蚕子,土黄色。九月收采,暴干,得酒良。其实有两种:色黄而细者,名赤网;色浅而大者,名菟累。"《本草纲目》云:"多生荒园古道。其子入地,初生有根,及长延草物,其根自断。无叶有花,白色微红,香亦袭人,结实如秕豆而细,色黄,生于梗上尤佳。惟怀孟林中多有之,入药更良。"据上述描述可见,古时对菟丝子已有色黄而细者、色浅而大者的区分。"色黄而细者"与菟丝子 *C. chinensis* Lam.相似,"色浅而大者"与日本菟丝子 *C. japonica* Choisy 相似。由《本草纲目》中以色黄而细者为佳可知,旋花科植物菟丝子 *C. chinensis* Lam.是古代使用的主流品种。目前药典规定的旋花科植物南方菟丝子 *C. australis* R. Br.或菟丝子 *C. chinensis* Lam.的干燥种子相一致。菟丝子商品调查结果表明近代菟丝子的主流品种已由菟丝子 *C. chinensis* Lam.转为南方菟丝子 *C. australis* R. Br.,推测其原因可能为南方菟丝子的寄生能力强于菟丝子。

【产地变迁】

《名医别录》记载:"生朝鲜川泽田野。"宋·《本草图经》描述为"生朝鲜川泽田野,今近京亦有之,以冤句者为胜",认为该地山东西南部所产的菟丝子质量好。明·《本草纲目》记载:"多生荒园古道。"《本草品汇精要》记载:"【地】《图经》曰:生朝鲜川泽田野及近京亦有之。【道地】冤句者为胜。"清·《植物名实图考》记载:"菟丝子,北地至多,尤喜生园圃。"由上述可知,古代菟丝子在陕西、甘肃、宁夏一带分布多。现代文献记载菟丝子产地分布极广,全国大部分地区均产。南方菟丝子主产于东北及内蒙古、宁夏,江苏、浙江、山东、四川等地也有,销全国,并出口。菟丝子主产于东北及山东、河南等地,产量较小。菟丝子药材过去主要以野生为主,近年来以栽培为主,栽培品种主要是南方菟丝子,主产地发生了较大的变化,以内蒙、宁夏为主,次产区有新疆、甘肃、黑龙江、吉林、辽宁,其他如河南、山西产量较少。

5.3.124　吴茱萸基原考证

《名方目录》中涉及吴茱萸的名方有吴茱萸汤。通过考证《本草经集注》《本草拾遗》《本草图经》等古代书籍的原植物形态描述及图例,建议使用芸香科植物吴茱萸 *Euodia rutaecarpa* (Juss.) Benth.、石虎 *E. rutaecarpa* (Juss.) Benth. var. officinalis (Dode) Huang 或疏毛吴茱萸 *E. rutaecarpa* (Juss.) Benth. var. bodinieri (Dode) Huang 的干燥近成熟果实。本品主要分布在贵州、湖北、湖南、江西、广西、浙江、安徽、云南、福建等省。

【名称考证】

在古代本草著作中,称茱萸者不止一种,如吴茱萸、茱萸、食茱萸、山茱萸。"吴茱萸"作为药物正名始载于《神农本草经》。其后历代重要本草著作如南北朝·陶弘景《本草经集注》，宋·苏颂《本草图经》、唐慎微《证类本草》，明·陈嘉谟《本草蒙筌》、李中梓《本草征要》，清·吴仪洛《本草从新》等在载录本品时均以"吴茱萸"作为正名，并一直沿用至今。

【基原考证】

《名医别录》中提到食茱萸的名称，并表明功用全同于吴茱萸。陶弘景在《本草经集注》吴茱萸条下曰："此即食茱萸也。"而《新修本草》中第一次将食茱萸单独列条，记载"味辛苦，大热，无毒，功用与吴茱萸同，少为劣耳，疗水气，用之乃佳。皮薄开口者是，虽名为食而不堪噉"，指出吴茱萸和食茱萸功效相类同。后陈藏器所著《本草拾遗》中食茱萸条下也说明："本经已有吴茱萸，云是口拆者，且茱萸南北总有，以吴地为好，所以有吴之名，两处俱堪入食，若充药者，只可言汉之与吴，岂得云食与不食，其口拆者是晒干，不拆者是阴干，本经云吴茱萸生宛朐，宛朐既非吴地，以此为食者耳，苏重出一条"。宋·《本草图经》记载："食茱萸，旧不载所出州土。云功用与吴茱萸同，或云即茱萸中颗粒大，经久色黄黑，堪噉者。"从上面引证中可以看出，吴茱萸和食茱萸应该是同一物，包括 2015 年版《中国药典》收载的品种，即芸香科植物 *Euodia rutaecarpa*（Juss.）Benth.、石虎 *E. rutaecarpa*（Juss.）Benth. var. officinalis（Dode）Huang 或疏毛吴茱萸 *E. rutaecarpa*（Juss.）Benth. var. *bodinieri*（Dode）Huang。

【产地变迁】

吴茱萸始载于《神农本草经》，其曰："一名𧄤。生川谷。"《名医别录》记载："生上谷及宛朐。"上谷为今山西与河北边境附近，宛朐为今山东菏泽地区。唐·《本草拾遗》在食茱萸项下记载："且茱萸南北总有，以吴为好，所以有吴之名。两处俱堪入食，若充药用，要取吴者。"吴地为今江苏南部、浙江北部、安徽、江西一带。此时，吴茱萸的产地已由北向南转移，并明确了吴茱萸道地药材的历史地位。宋·《本草图经》载："生上谷川谷及宛句。今处处有之，江浙、蜀汉尤多。"江浙指今江苏、浙江等地，蜀汉指今四川及云南、贵州北部、陕西汉中一带，并附临江军吴茱萸图和越州吴茱萸图。明·《本草品汇精要》记载"[道地]临江军越州吴地。"民国·《增订伪药条辨》记载："吴茱萸，上春出新。湖南长沙、安化及广西出者，粒大梗亦多，气味触鼻，皆佳。浙江严州出者，粒细梗少，气味略薄，亦佳。"《药物出产辨》曰："产湖南常德府为最，广西左江亦佳，右江虽略逊，亦作好论。"《中国药材学》、《中华本草》、《常用中药材品种整理和质量研究（南方协作组）》、《500 味常用中药材的经验鉴别》等现代文献表明，吴茱萸主产于我国长江以南地区，其中吴茱萸在我国主要分布于贵州、四川、云南、湖北、湖南、浙江、福建，石虎主要分布于贵州、四川、湖北、湖南、浙江、江西及广西，疏毛吴茱萸主要分布于贵州、江西、湖南、广东及广西。

综合以上古代文献及现代文献所述，吴茱萸最早记载产于河北、山东；南北朝以后产地由北方转移到江浙一带；宋代以后主要产地增加了四川、陕西等地。现在商品以栽培为主，主要分布在贵州、湖北、湖南、江西、广西、浙江、安徽、云南、福建等省，贵州、江西、浙江有大面积栽培。

5.3.125 香薷基原考证

《名方目录》中涉及香薷的名方有新加香薷饮。通过考证《本草经集注》、《证类本草》、《本草乘雅半偈》等古代书籍的原植物形态描述及图例，建议使用唇形科植物石香薷 *Mosla chinensis* Maxim.或江香薷 *M. chinensis* 'Jiangxiangru' 的干燥地上部分。

【名称考证】

"香薷"之名始见于《名医别录》，并作为本品正名记载。其后的历代重要本草著作如唐·苏敬等《新修本草》，宋·苏颂《本草图经》、唐慎微《证类本草》，明·李时珍《本草纲目》，清·吴仪洛《本草从新》等在载录本品时均以"香薷"作为正名。

【基原考证】

《本草经集注》记载："家家有此，惟供生食，十月中取干之，霍乱煮饮，无不差，作煎，除水肿尤良。"宋·苏颂《本草图经》记载："所在皆种，但北土差少，似白苏而叶更细。十月中采，干之，一作香，俗呼香茸。彼间又有一种石上生者，茎、叶更细，而辛香弥甚，用之尤佳。彼人谓之石香薷。"《证类本草》引陶弘景云："家家有此，唯供生食。十月中取，干之，霍乱煮饮，无不瘥。作煎，除水肿尤良。臣禹锡等谨按萧炳云：今新定、新安有石上者，彼人名石香，细而辛，更绝佳。孟诜云：香，温。又云香戎，去热风。生菜中食，不可多食。卒转筋，可煮汁顿服半升，止。"由上述描述可知，古代最先作为药用的香薷可能为唇形科植物香薷 *Elsholtzia ciliate*（Thunb.）Hyland。唐·《四声本草》记载："今新定、新安有，石上者彼人名香石菜，细而辛更绝佳。"新定、新安为今江西吉安，为江香薷主产区。《本草乘雅半偈》曰："生山野间，荆湖南北、二川皆有，中州人作圃种之，呼为香菜，用充蔬品。四月生苗，叶似茵陈，穗似荆芥，花似水苏，气味则迥别也。一种叶大茎方，似牡荆叶而尖小；一种叶最细，仅高数寸，叶似落帚，芬芳转胜，乃石香薷也。九月开花着穗时，采之弥佳。"综合分析考证，古代药用香薷是多来源的，至少包括香薷和石香薷两个品种，并以江西香薷为质优。很多文献认为江香薷原植物为海州香薷 *E. splendens* Nakai ex F. Maekawa，《中国药典》1963 年版、1977 年版、1985 年版和 1990 年版，亦只收载海州香薷一种。经学者实地调查后，现已明确江香薷应是石香薷 *M. chinensis* Maxim.的栽培变种。因此，建议使用唇形科植物石香薷 *M. chinensis* Maxim.或江香薷 *M. chinensis* 'Jiangxiangru'。

【产地变迁】

《本草经集注》记载："家家有之。"宋·苏颂《本草图经》记载："所在皆种，但北土差少。"经考证为唇形科植物香薷，非今药用品种。《四声本草》记载："今新定、新安有，石上者彼人名香石菜，细而辛更绝佳。"《本草品汇精要》记载："江西新定、新安者佳。"说明明代香薷的主产区是江西。目前本品分布于我国华东、中南地区及四川、贵州、台湾等地。江西分宜、新余、宜春最为适宜。

5.3.126　小黑豆基原考证

《名方目录》中涉及小黑豆的名方有清肝止淋汤。通过考证古代书籍的原植物形态描述，建议使用豆科植物大豆 *Glycine max*（L.）Merr. 的干燥成熟种子。

【基原考证】

《本草纲目》曰："皆以夏至前后下种，苗高三四尺，叶团有尖，秋开小白花成丛，结荚长寸余，经霜乃枯。"与现今药用黑豆相符，建议选用《中国药典》黑豆，即豆科植物大豆 *G. max*（L.）Merr. 的干燥成熟种子。

【产地变迁】

明·陈嘉谟《本草蒙筌》云："原产泰山平泽，今则处处有之。"由此可见，黑豆最初产地在山东泰山，后来逐渐在全国广泛种植，而现代我国黑豆产地分布广阔，多分布于河北、山西、陕西等地。

5.3.127 小茴香基原考证

《名方目录》中涉及小茴香的名方有暖肝煎。通过考证《本草图经》、《本草纲目》、《本草汇言》等古代书籍的原植物形态描述，建议使用伞形科植物茴香 *Foeniculum vulgare* Mill.的干燥成熟果实。我国各地多有栽培。

【名称考证】

"小茴香"一名始见于明·陈嘉谟《本草蒙筌》。至清·叶桂《本草经解》始以"小茴香"为正名记载，以后的本草著作则多以此为依据，以"小茴香"为正名，如清·严西亭《得配本草》、黄宫绣《本草求真》、陈修园《神农本草经读》、陈其瑞《本草撮要》等。

【基原考证】

《新修本草》记载："茴香善主一切诸气，为温中散寒、立行诸气之要品。"《本草图经》曰："茴香，《本经》不载所出，今交、广诸蕃及近郡皆有之。入药多用蕃舶者，或云不及近处者有力。三月生叶，似老胡荽，极疏细，作丛，至五月高三、四尺。七月生花，头如伞盖，黄色，结实如麦而小，青色。北人呼为土茴香，茴、蘹声近故云耳。八、九月采实阴干。今近地人家园圃种之甚多。"《本草纲目》记载："小茴香性平，理气开胃，夏月祛蝇辟臭，食料宜之；大茴香性热，多食伤目发疮，食料不宜过用。"《本草汇言》记载："茴香为温中快气之药。"通过考证上述本草的形态和功效描述可知，古今所用小茴香均为伞形科植物茴香 *F. vulgare* Mill.的干燥成熟果实。

【产地变迁】

《本草图经》记载："茴香，《本经》不载所出，今交、广诸蕃及近郡皆有之。"《本草蒙筌》记载："小茴香，家园栽种。"表明茴香最初来自国外，其后全国各地均有栽培。小茴香原产于欧洲地中海地区，目前我国各地多有栽培。

5.3.128 小麦基原考证

《名方目录》中涉及小麦的名方有厚朴麻黄汤。通过考证《本草图经》、《证类本草》、《本草纲目》等古代书籍的原植物形态描述及图例，建议使用禾本科植物小麦 *Triticum aestivum* L 的干燥成熟果实。全国各地均有栽培。

【基原考证】

《证类本草》引陶弘景云：小麦合汤皆完用之，热家疗也。作面则温，明麦亦当如此。今服食家咦面，不及大麦，犹胜于米尔。唐本注云：小麦汤用，不许皮坼，云坼则温，明面不能消热止烦也。小麦曲止痢，平胃，主小儿痫，消食痔。又有女曲、黄蒸。女曲，完小麦为之，一名（音桓）子；黄蒸，磨小麦为之，一名黄衣。并消食，止泄痢，下胎，破冷血也。今按陈藏器本草云："小麦，秋种夏熟，受四时气足，自然兼有寒温，面热麸冷，宜其然也。河、渭以西，白麦面凉，以其春种阙二时气，使之然也。臣禹锡等谨按蜀本云：以作，微寒。主消渴，止烦；以作曲，止痢，平胃，主小儿痫，消食痔。萧炳云：麦酱和鲤鱼食之，令人口疮。

《药性论》云：小麦，臣，有小毒。能杀肠中蛔虫，熬末服。陈藏器云：麸，味甘，寒，无毒。和面作饼，止泄利，调中，去热，健人，蒸热袋盛，熨人。马冷失腰脚，和醋蒸，抱所伤折处，止痛散血。人作面，第三磨者凉，为近麸也。小麦，皮寒肉热。又云：麦苗，味辛，寒，无毒。主酒疸目黄，消酒毒暴热。麦苗上黑霉名麦奴，主热烦，解丹石，天行热毒。又云面，味甘，温。补虚，实人肤体，浓肠胃，强气力，性拥热，小动风气。又云：女曲，一名子，按子与黄蒸不殊。黄蒸，温补，消诸生物。北人以小麦，南人以粳米，皆六、七月作之。苏又云磨破之，谓当完作之，亦呼为黄衣，尘绿者佳。孟诜云：小麦，平，服之止渴。又，作面有热毒，多是陈之色。作粉补中益气，和五脏，调脉。又炒粉一合，和服断下痢。又性主伤折，和醋蒸之，裹所伤处便定。重者，再蒸裹之，甚良。《日华子本草》云：面，养气，补不足，助五脏，久食实人。又云麦黄，暖。温中下气，消食除烦。麸，凉。治时疾，热疮，汤火疮烂，扑损伤折瘀血，醋炒贴。麦苗，凉。除烦闷，解时疾狂热，消酒毒，退胸膈热。患黄疸人绞汁服，并利小肠，作齑吃，甚益颜色。

《本草图经》曰：麦有大麦、小麦、䴬麦、荞麦，旧不着所出州土。苏云大麦出关中，今南北之人皆能种莳。屑之作面，平胃，止渴，消食。水渍之生芽为，化宿食，破冷气，止心腹胀满。

今二种：一种类小麦，一种类大麦，皆比大、小麦差大。凡麦秋种冬长，春秀夏实，具四时中和之气，故为五谷之贵。大、小麦，地暖处亦可春种之，至夏便收。

小麦性寒，作面则温而有毒，作曲则平胃止利。其皮为麸，性复寒，调中去热，亦犹大豆作酱、豉，性便不同也。荞麦实肠胃，益气力，然不宜多食，亦能动风气，令人昏眩也。药品不甚用之。

综合《本草纲目图鉴》、《本草纲目彩图》、《中华本草》、《大辞典》等综合考证分析，本品为禾本科植物小麦 *T. aestivum* L 的干燥成熟果实。

5.3.129　辛夷仁基原考证

《名方目录》中涉及辛夷仁的名方有辛夷散。通过考证《新修本草》、《蜀本草》、《本草衍义》、《本草纲目》等古代书籍的原植物形态描述及图例，建议使用木兰科植物望春花 *Magnolia biondii* Pamp.、玉兰 *M. denudata* Desr. 或武当玉兰 *M. sprengeri* Pamp. 的干燥花蕾去掉外苞片后的内芯。望春花主产于河南、四川、陕西、湖北等地；玉兰主产于浙江、安徽、江西等地；武当玉兰主产于四川、湖北、陕西等。

【名称考证】

"辛夷"之名始见于《神农本草经》，其曰"辛夷，一名辛矧，一名候桃，一名房木"，并将"辛夷"之名作为本品正名记载。其后的历代重要本草著作如魏晋·吴普《吴普本草》，宋·唐慎微《证类本草》，明·李时珍《本草纲目》，清·吴仪洛《本草从新》、严西亭《得配本草》等在载录本品时均以"辛夷"作为正名。《本草拾遗》记载："辛夷花未发时，苞如小桃子，有毛，故名候桃。初发如笔状，北人呼为木笔。其花最早，南人呼为迎春。"《本草纲目》曰："夷者，荑也。其苞初生如荑而味辛也。扬雄《甘泉赋》云：列辛雉于林薄。服虔注云：即辛夷。雉、夷声相近也。"

【基原考证】

南北朝·陶弘景《本草经集注》记载："今出丹阳近道，形如桃子。"《新修木草》记载："其树大连合抱，高数仞，叶大于肺叶，所在皆有。"《蜀本草》记载："树高树仞，叶似肺叶而狭长，正月、二月花似有毛小桃，色白而带紫，花落而无子。夏杪复着花，如小笔。又有一种花叶皆同，但三月花开，四月花落，子赤似相思子，二种所在山谷皆有。"《本草衍义》记载："辛夷有红紫二本，一本如桃花色者，一本紫者，今入药当用紫色者。未开时收之，已开者不佳。"明·李时珍《本草纲目》记载："辛夷花初出枝头，苞长半寸而尖锐，俨如笔头重重，有青黄茸毛顺铺，长半分许，及开则似莲花而小如盏，紫苞红焰作莲及兰花香。亦有白色者，人呼为玉兰。又有千叶者，诸家言苞似小桃者，比类欠当。"由上述描述可知，古代药用辛夷来源不止一种，但均为木兰科木兰属植物。其中"叶似肺叶而狭长，正月、二月开花，花色白带紫"应为木兰科植物望春花 *M. biondii* Pamp.；《蜀本草》描述的另一种三月开花的应为开花稍迟的武当玉兰 *M. sprengeri* Pamp.；《本草经集注》收载的丹阳一带的，应是分布在江南的玉兰 *M. denudata* Desr.。综上，古今辛夷品种变化不大。

【产地变迁】

《名医别录》记载"汉中，魏兴，梁州川谷"，说明辛夷分布在今陕西等地的山川河谷。宋代之后的古本草文献就出现了"处处有之"的记载，如宋·《本草衍义》记载"全国各地"均有辛夷，《证类本草》仍是记载"生汉中川谷"，《本草图经》中初次出现了"人家园庭亦多种植"，表明此时辛夷不仅有野生的，也有栽培的。明·《本草蒙筌》、《本草纲目》、《本草品汇精要》、《本草乘雅半偈》等均记载辛夷"所在有之，人家园庭亦多种植"，表明辛夷很常见，寻常人家的庭院也有种植的。清·《本草崇原》中记载"今近道处处有之"，近道即中原一带，在现代是河南省及其毗邻地区，表明辛夷在河南地区资源丰富。到了现代《本草钩沉》则是"湖北、四川、陕西等省均有野生，江苏、浙江、安徽等省均有栽培。本种喜生于温暖地带，偏向阳性树种"。《新编中药志》记载："原产湖北西部，现秦岭南、北坡均有分布。主产于河南的伏牛山南坡及桐柏山区，陕西甘肃南部也有分布。"《中国药材学》曰："分布于甘肃、陕西、湖北、河南、四川、湖南。"《河南中药手册》中记载辛夷"主产南阳专区南召，西峡，均系野生的小灌木"，说明辛夷主产于南阳市南召县，南召辛夷是国家地理标志产品，而且南召县是辛夷的道地产区。

5.3.130　旋覆花基原考证

《名方目录》中涉及旋覆花的名方有旋覆代赭汤。通过考证《本草图经》、《本草纲目》、《救荒本草》等古代书籍的原植物形态描述及图例，建议使用菊科植物旋覆花 *Inula japonica* Thunb.或欧亚旋覆 *I. britannica* L.的干燥头状花序。本品主产于河南信阳、洛阳，江苏南通、启东，河北保定，浙江杭州、宁波。

【名称考证】

"旋覆花"之名始见于《神农本草经》，并作为本品正名记载，别名金沸草。其后的历代重要本草著作如南北朝·陶弘景《本草经集注》，唐·苏敬等《新修本草》，宋·唐慎微《证类本草》，明·李时珍《本草纲目》，清·吴仪洛《本草从新》等在载录本品时均以"旋覆花"作为正名。

【基原考证】

《名医别录》记载"五月采花。"南北朝·陶弘景《本草经集注》记载："出近道下湿地，似菊花而大。"《蜀本草》记载："叶似水苏黄，花如菊，六月至九月采花。"宋·苏颂《本草图经》记载"二月以后生苗，多近水傍，大似红蓝而无刺，长一二尺已来，叶似柳，茎细，六月开花如菊，小铜钱大，深黄色。上党田野人呼为金钱花，七月、八月采花"，并附有"随州旋覆花"图，其形态特征与旋覆花 *I. japonica* Thunb. 相似。《本草纲目》记载的旋覆花亦为此种。《救荒本草》记载："或者长二三尺已来，叶似柳叶，稍宽大，茎细如蒿杆。开花似菊花，如铜钱大，深黄色。"附图则与欧亚旋覆花 *Inula britannica* L. 相似。经古今文献及历史沿革考证，旋覆花古今药用品种相符，主要为两种基原，即菊科植物旋覆花 *I. japonica* Thunb. 和欧亚旋覆花 *I. britannica* L.。

【产地变迁】

《名医别录》记载："生平泽山谷。"宋·苏颂《本草图经》记载："今所在皆有。"《太平寰宇记》记载河南土产旋覆花，《畿辅通志》引《金史地理志》记载："河间府出。"《湖广通志》记载旋覆花出随州。《元和郡县志》注释云："洪州贡旋覆花。"旋覆花道地性不强，本草古籍记载河南、河北、湖北、江西等省皆有产。目前主产于河南信阳、洛阳，江苏南通、启东，河北保定，浙江杭州、宁波。以河南产量最大，江苏、浙江品质最佳。

5.3.131　银柴胡基原考证

《名方目录》中涉及银柴胡的名方有清骨散。通过考证《本草图经》、《本草原始》、《本草纲目拾遗》等古代书籍的原植物形态描述及图例，建议使用石竹科植物银柴胡 *Stellaria dichotoma* L. var. *lanceolata* Bge. 的干燥根。本品主产于宁夏、内蒙古、河北及青海。

【名称考证】

"银柴胡"之名始见于明·兰茂《滇南本草》，作为本品正名单列始见于清·张璐《本经逢原》。其后的本草著作如清·赵学敏《本草纲目拾遗》、黄宫绣《本草求真》等在载录本品时均以"银柴胡"作为正名。

【基原考证】

银柴胡于本草古籍中列于柴胡项下，并未分条，所述"银州柴胡"、"银夏柴胡"者均指此而言。《雷公炮炙论》记载："凡使，茎长软，皮赤，黄髭须。出在平州平县，即今银州银县也。"《本草别说》记载："柴胡唯银夏者最良，根如鼠尾，长一、二尺，香味甚佳。"《本草图经》描述这种银州出产的柴胡说："二月生苗甚香，茎青紫，叶似竹叶，稍紧，亦有似斜蒿，亦有似麦门冬而短者，七月开黄花。"李时珍曰："银州即今延安府神木县，五原城是其废迹，所产柴胡长尺余而微白且软，不易得也。"又谓"近时有一种根似桔梗、沙参，白色而大，市人以伪充银柴胡，殊无气味，不可不辨"。李中立《本草原始》记载"今以银夏者为佳，根长尺余，色白而软，俗呼银柴胡"，并有附图，图注称"银夏柴胡根类沙参而大，皮皱色黄白，肉有黄纹，市卖皆然"。赵学敏《本草纲目拾遗》始将其独立为专条而论述之，其对银柴胡的形态与产地的描述与前人所言相似。谢宗万先生根据古本草所述银柴胡产于银州及根长尺余、色白而软及其形如黄芪等描述，结合现时地道的银川产的银柴胡原植物鉴定，认为自古传统药用的银柴胡和现时商品银柴胡的主要来源均为石竹科银柴胡 *S. dichotoma* L. var.

【产地变迁】

由于柴胡和银柴胡的混用，最早准确记载银柴胡的是明·李时珍《本草纲目》，其将银柴胡列于柴胡项下，作为柴胡的伪充品被记载，曰："银川，即今延安府神木县，五原城是其废迹。"明·倪朱谟《本草汇言》记载："银柴胡出关西诸路，色白而松，形长似鼠尾……银柴胡清热，治阴虚内热也。"至清·《本草纲目拾遗》单列银柴胡条目，曰："银柴胡出宁夏镇，形如黄芪。"《本经逢原》记载："银川者良，今延安府五原城所产者长尺余，肥白而软。"《药物出产辨》云："银柴胡出银夏旗。银柴胡因产于银夏而得名，一直以来，宁夏陶乐、盐池、灵武、中卫等县为道地产区，甘肃、内蒙古亦产。"因此，古代银柴胡的产地则没有疑问，产于古银州、夏州，即今陕西、宁夏、内蒙古交界处及部分甘肃地区。现代文献中银柴胡产地分布广，主产于宁夏陶乐、盐池、灵武、同心、中卫；内蒙古阿巴嘎旗、鄂托克前旗、苏尼特左旗、乌审旗、鄂托克旗；河北平山、隆化、阜平、迁安、康保、邢台、抚宁及青海门源、循化、民和、乐都，此外西北、华北、东北诸省亦有分布。

5.3.132　郁李仁基原考证

《名方目录》中涉及郁李仁的名方有散偏汤。通过考证《新修本草》、《本草蒙筌》、《植物名实图考长编》等古代书籍的原植物形态描述及图例，建议使用蔷薇科植物郁李 *Prunus japonica Thunb.* 的干燥成熟种子。

【名称考证】

"郁李仁"出自《山海经》，原名栯，馥郁也，花实俱香，故名。《神农本草经》以"郁李仁"作为本品正名记载。其后历代重要本草著作如宋·苏颂《本草图经》、明·兰茂《滇南本草》等在载录本品时均以"郁李仁"作为正名。

【基原考证】

《神农本草经》记载："味酸平。主大腹水肿，面目四肢浮肿，利小便水道。根，主齿龈肿，龋齿。名爵李。生坚齿川谷。"唐·《新修本草》云："李核仁……李类又多，麦秀时熟，小而甜脆，核不入药。今此用姑熟所出南居李，解核如杏子者，为佳。"这说明并非所有李类都可作郁李仁入药，像杏仁一样的南居李效果较好，而麦李则不作为药用。据研究，在生物学特性方面，欧李、郁李、麦李三者表现较近，其中欧李味道好，而郁李和麦李味道较差。麦李成熟又最早，与书中所提"麦秀时熟，小而甜脆，核不入药"为同一植物。清·《植物名实图考长编》谓郁李："许慎曰白棣树也。如李而小，如樱桃，正白，今宫园种之。又有赤棣树亦似白棣，叶似刺榆而微圆，子正赤，如郁李而小，五月始熟。""白棣"即为郁李，"赤棣"类似"白棣"而区分于"白棣"，多产自关西、天水、陇西，与现今多产于秦岭以北、陇西地区的欧李更为相似，故认为"赤棣"为欧李。因此，清朝时，郁李与欧李已被区分对待。清·汪灏《广群芳谱》记载："增乌喇奈塞外红果也，乌喇奈之地大多一名欧李，实似樱桃，味甘微酸。"其为唯一记载"欧李"别称的古籍。"乌喇奈"就是"欧李"，《广群芳谱》也记载了郁李，进一步说明当时人们已区分开来郁李与欧李，也就是说在陈士铎写《辨证录》（1687 年）时，"欧李"之名便已出现。因此，根据记载可以确认古时使用的郁李仁为郁李之仁，即 2015 年版《中国药典》收载的蔷薇科植物郁李 *P japonica Thunb.* 的干燥成熟种子。

【产地变迁】

明·《本草蒙筌》曰："山谷丘陵，每多种植。六月采实，碎核取仁。汤泡去皮，研烂方用。"从该段描述可以看出古之郁李仁多种植在山谷丘陵等地。根据产地分布来看，欧李多分布于北方，如秦岭以北、陇西地区，而郁李南北均有分布，且南方更多。欧李一般长在干旱荒丘上地边、道旁；而郁李和麦李，能够生长在树林和灌丛林中，更符合书中"山谷丘陵"的情况。清·《植物名实图考长编》谓郁李："自关西、天水、陇西多有。"清·《广群芳谱》记载："增乌喇奈塞外红果也，乌喇奈之地大多一名欧李，实似樱桃，味甘微酸。"因为"乌喇"是清朝皇帝派往东北的差役，所以可认为当时的欧李多栽培在北方，陈士铎为浙江山阴（今浙江绍兴）人，所用的郁李应产自南方。

5.3.133　皂角针基原考证

《名方目录》中涉及皂角针的名方有托里消毒散。通过考证《本草经集注》、《新修本草》、《本草图经》等古代书籍的原植物形态描述及图例，建议使用豆科植物皂荚 *Gleditsia sinensis* Lam.的棘刺。

【名称考证】

"皂角刺"之名始载于晋·葛洪《肘后备急方》，作为本品正名始载于明·《医方考》。其后不少本草即沿用《医方考》以"皂角刺"为正名，如清·张志聪《本草崇原》、张璐《本经逢原》。也有以"皂荚刺"为正名，如明·李中梓《本草征要》、清·吴仪洛《本草从新》；或以"皂刺"为正名记载，如清·汪昂《本草易读》等。

古代著作中记载的本品异名尚有"天丁"、"皂角针"、"皂刺"等。如《本草纲目》记载"皂荚，《本经·下品》。[释名]皂角《纲目》、鸡栖子《纲目》、乌犀《纲目》、悬刀"。

【基原考证】

《名医别录》曰："如猪牙者良，九月十月采，阴干。"《本草经集注》记载："长尺二者良。俗人见其皆有虫孔而未尝见虫形，皆言不可近，令人恶病，殊不尔。其虫状如草菜上青虫，荚微欲黑便出，所以难见尔。但取青荚生者看，自知之。"《新修本草》记载："此物有三种：猪牙皂荚最下，其形曲戾薄恶，全无滋润，洗垢不去；其尺二寸者，粗大长虚而无润；若长六、七寸，圆浓节促直者，皮薄多肉，味浓大好。"《本草拾遗》记载："鬼皂荚作浴汤，去风疮疥癣，挪叶去衣垢，沐头长发。生江南泽畔，如皂荚，高一、二尺。"《证类本草》记载："如猪牙者良。九月、十月采荚，阴干（柏实为之使，恶麦门冬，畏空青、人参、苦参）。"上述各本草所描述的植物形态与今用药相符，为豆科植物皂荚 *G sinensis* Lam.的棘刺。

【产地变迁】

《名医别录》曰："生雍州，及鲁邹县。"《本草经集注》记载："今处处有，长尺二者良。"《本草拾遗》记载："生江南泽畔。"《本草图经》记载："皂荚，出雍州川谷及鲁邹县，今所在有之，以怀、孟州者为胜。"《证类本草》记载："生雍州川谷及鲁邹县。"目前产于我国河北、山东、河南、山西、陕西、甘肃、江苏、安徽、浙江、江西、湖南、湖北、福建、广东、广西、四川、贵州、云南等地。

5.3.134　竹叶基原考证

《名方目录》中涉及竹叶的名方有竹叶石膏汤。通过考证《本草经集注》《本草纲目》等古代书籍的原植物形态描述及图例，建议使用禾本科植物淡竹叶 *Lophatherum gracile* Brongn. 的干燥茎叶。

【名称考证】

"淡竹叶"之名始见于明·兰茂《滇南本草》，并作为本品正名记载。其后的本草著作如明·刘文泰《本草品汇精要》、李时珍《本草纲目》、卢之颐《本草乘雅半偈》、严西亭《得配本草》、姚澜《本草分经》等在记载本品时均用"淡竹叶"作为正名。

【基原考证】

陶弘景《本草经集注》记载："竹类甚多，入药用䇳竹，次用淡、苦尔。又一种薄壳者，名甘竹，叶最胜。"以上植物均为禾本科竹亚科植物。现今所用的淡竹叶与古代所用的不同，其属于竹叶的一种，为禾本科植物，是草本淡竹叶，入药较晚，始载于《本草纲目》。李时珍曰："处处原野有之，春生苗，高数寸，细茎绿叶，俨如竹米落地所生细竹之茎叶。其根一窠数十须，须上结子，与麦门冬一样，但坚硬尔。随时采之。八九月抽苗，结小长穗。"李时珍称其甘，寒，无毒。叶去烦热，利小便，清心。根名碎骨子，能堕胎催生。上述各本草所描述的植物形态与 2015 年版《中国药典》收载的淡竹叶一致，即为禾本科植物淡竹叶 *L. gracile* Brongn. 的干燥茎叶。夏季未抽花穗前采割，晒干。

【产地变迁】

古代本草对淡竹叶的产地都没有详细的记载，《本草纲目》《本草汇言》《本草易读》《植物名实图考长编》等均只记载"处处原野有之"。清·《植物名实图考》记载："今江西、湖南原野多有之。"目前，淡竹叶主要生于山坡林下阴湿处，分布于我国长江以南各省区，江苏、安徽、浙江、江西、福建、台湾、湖南、广东、广西、四川、云南等地。

5.3.135　紫背天葵子基原考证

《名方目录》中涉及紫背天葵子的名方有五味消毒饮。通过考证《百草镜》《植物名实图考》等古代书籍的原植物形态描述及图例，建议使用毛茛科植物天葵 *Semiaquilegia adoxoides*（DC.）Makino 的干燥块根。在我国分布于四川、贵州、湖北、湖南、广西北部、江西、福建、浙江、江苏、安徽、陕西南部。

【名称考证】

天葵子原名"千年老鼠屎"，又名"紫背天葵子"。清·赵学敏《本草纲目拾遗》记载："千年老鼠屎，紫背天葵根也。"以"千年老鼠屎"为正名，但自现代中药著作《中药志》以"天葵子"作为本品正名后，2015 年版《中国药典》及辞书类著作《中医大辞典·中药分册》《中药大辞典》《中国医学百科全书·中医学》等均以"天葵子"作为本品正名。已经广泛应用于中医药学文献的标引和检索的《中国中医药学主题词表》也以"天葵子"作为本品的正式主题词。现代本草著作如《中华本草》《中国药材学》《中药材手册》《全国中药炮制规范》等也以"天葵子"作为本品的正名。别名有紫背天葵子（《医宗汇编》），千年老鼠屎（《本草纲目拾遗》），金耗子屎（《贵州民间方药集》），千年耗子屎、地丁子（《贵阳民间药草》），天去子、野乌头子、散血珠（《湖南药物志》），天葵根（《江西草药》）。

【基原考证】

清·赵楷《百草镜》云："二月发苗，叶如三角酸，向阴者紫背为佳，其根如鼠屎，外黑内白，三月开花细白，结角亦细，四月枯。"《植物名实图考》记载"初生一茎一叶，大如钱，颇似三叶酸微大，面绿北紫。茎细如丝，根似半夏而小。春时抽生分枝极柔，一枝三叶，一叶三叉，翩反下垂。梢间开小白花，立夏即枯。按南城县志：夏无踪子名天葵，此草江西抚州、九江近山处有之……春时抽茎开花，立夏即枯，质既柔弱，根亦微细，寻觅极难。秋时复苗，凌冬不萎。土医皆呼为天葵"，并附有天葵图。上述各本草所描述的植物形态及附图特征均与今用药相符，即毛茛科植物天葵 *S. adoxoides*（DC.）Makino 的干燥块根。

参 考 文 献

白华，2015. 亳州桑白皮本草考证[C]. 中国药学会药学史专业委员会//中国药学会药学史专业委员会. 第十八届全国药学史暨本草学术研讨会学术论文集. 合肥：中国药学会：135-137.

蔡少青，王璇，朱姝，等，1997. 中药细辛的本草考证[J]. 北京医科大学学报，（3）：233-235.

曹望弟，陈雪琴，郭耀武，2012. 五灵脂本草考证、养殖和临床应用探讨[J]. 中国药师，15（12）：1803-1804.

陈晨，王鹏，谢欢欢，2018. 中药荆芥的本草考证[J]. 中药材，41（3）：745-748.

陈嘉谟，1988. 本草蒙筌[M]. 北京：人民卫生出版社.

陈仁山，1930. 药物出产辨[M]. 广州：广东中医药专门学校.

陈士林，郭宝林，张贵君，等，2012. 中药鉴定学新技术新方法研究进展[J]. 中国中药杂志，37（8）：1043-1055.

陈士林，林余霖，2008. 中国药材图鉴-中药材及混伪品鉴别[M]. 北京：中医古籍出版社.

陈士林，林余霖，2010. 中华人民共和国药典中药材及原植物彩色图鉴[M]. 北京：人民卫生出版社.

陈士林，刘安，2018. 中药饮片标准汤剂[M]. 北京：科学出版社.

陈士林，庞晓慧，姚辉，等，2011. 中药 DNA 条形码鉴定体系及研究方向[J]. 世界科学技术（中医药现代化），13（5）：747-754.

陈友山，陈玲，1997. 硝石、朴硝（芒硝）的本草考证[J]. 时珍国药研究，（2）：8-10.

陈重明，1981. 枳实的本草考证[J]. 中草药，12（12）：31-35.

陈自明，2019. 外科精要[M]. 北京：中国中医药出版社.

程斌，蒋时红，2019. 薏苡本草考证[J]. 亚太传统医药，15（2）：74-75.

程铭恩，詹志来，张卫，等，2019. 经典名方中黄柏的本草考证[J]. 中国中药杂志，44（21）：4768-4771.

邓铁涛，1981. 学说探讨与临证[M]. 广州：广东科学技术出版社：287.

丁甘仁，1986. 重订本草征要[M]. 北京：北京科学技术出版社.

董辉，梅其春，徐国钧，等，1992. 中药草豆蔻、白豆蔻的本草考证[J]. 中国中药杂志，（8）：451-453+509.

冯佳鑫，葛珈铭，赵容，等，2019. 远志的本草考证[J]. 中国民族民间医药，28（11）：35-39.

冯良，邓德英，2007. "胡麻仁"处方用名考证[J]. 河南中医学院学报，（3）：79.

冯毓秀，李鸣，1993. 黄芪的本草考证[J]. 基层中药杂志，（2）：4-9.

冯毓秀，林寿全，1993. 甘草的本草考证及研究概况[J]. 时珍国药研究，（2）：43-46.

高明秀，郭晓民，1999. 桔梗真伪鉴别及本草考证[J]. 河南科学，（S1）：212.

高晓娟，赵丹，赵建军，等，2017. 甘草的本草考证[J]. 中国实验方剂学杂志，23（2）：193-198.

格小光，蒋超，田娜，等，2019. 基于 DNA 测序技术的市售地龙类药材基原调查与考证研究[J]. 中国现代中药：1-16.

龚慕辛，朱甘培，1996. 香薷的本草考证[J]. 北京中医，（5）：39-41.

龚亚君，张洁，项志南，等，2017. 中药麦冬本草溯源释疑[J]. 中国药师，20（2）：229-231.

关水清，周改莲，周文良，等，200. 地龙的本草考证及现代研究概况[J/OL]. 中国实验方剂学杂志：1-7[2020-02-15]. https：//doi.org/10.13422/j.cnki.syfjx.20200452.

郭黎安，1999. 宋史地理志汇释[M]. 合肥：安徽教育出版社.

郭美丽，张汉明，张美玉，1996. 红花本草考证[J]. 中药材，（4）：202-203.

郭庆梅，周凤琴，李定格，等，2006. 瓜蒌的名称、原植物和产地的本草考证[J]. 中医研究，（3）：28-29.

郭秀芝，于彩娜，2018. 续断药味的本草考证[J]. 亚太传统医药，14（11）：95-96.

国家药典委员会, 2015. 中华人民共和国药典[S]. 北京.

国家中医药管理局《中华本草》编委会, 1998. 中华本草[M]. 上海: 上海科学技术出版社.

杭悦宇, 1989. 山药的本草考证[J]. 中草药, 20 (5): 36-38.

何关福, 1983. 中国植物化学分类学回顾和展望[J]. 植物学通报, 1 (2): 9-15.

何金鸶, 陈家骅, 1992. 小茴香、莳萝与马芹的本草考证[J]. 中药材, (11): 40-42.

胡安徽, 2018. 槐花入药的本草考证[J]. 中成药, 40 (11): 2587-2589.

胡珊梅, 范崔生, 袁春林, 1994. 江香薷的本草考证和药材资源的研究[J]. 江西中医学院学报, (2): 31-34.

胡世林, 1989. 半夏的本草考证[J]. 中国中药杂志, (11): 6-8+61.

胡世林, 1989. 中国道地药材[M]. 哈尔滨: 黑龙江科学技术出版社.

胡世林, 2001. 苍术的本草考证[J]. 中国医药学报, (1): 11-13+81.

胡世林, 2005. 道地药材与中药标准化[J]. 亚太传统医药, 1 (1): 39-42.

胡世林, 2006. 青蒿的本草考证[J]. 亚太传统医药, (1): 28-30.

胡世林, 2009. 防己的本草考证[J]. 现代药物与临床, 24 (5): 286-288.

华佗, 2011. 华氏中藏经[M]. 北京: 中国医药科技出版社.

黄宫绣, 1959. 本草求真[M]. 上海: 上海科学技术出版社.

季宁平, 卢君蓉, 王世宇, 等, 2015. 香附的本草考证[J]. 中药与临床, 6 (3): 56-61.

江苏新医学院, 1977. 中药大辞典[M]. 上海: 上海科学技术出版社: 567.

姜武, 吴志刚, 陶正明, 2014. 铁皮石斛的本草考证[J]. 中药材, 37 (4): 697-699.

蒋超, 罗宇琴, 袁媛, 等, 2017. 多重位点特异性 PCR 鉴别人参、三七、西洋参掺杂[J]. 中国中药杂志, 42 (7): 1319-1323.

金颖慧, 齐德英, 历凯, 等, 2013. 木香、青木香的本草考证及其方药辨析[J]. 中医药信息, 30 (1): 33-35.

寇宗奭, 2019. 本草衍义[M]. 北京: 中国医药科技出版社.

赖祯, 黄国英, 杨滨, 等, 2019. 厚朴不同部位本草考证及研究进展[J]. 亚太传统医药, 15 (1): 69-72.

雷载权, 1995. 中药学[M]. 上海: 上海科学技术出版社: 283.

李成, 马新建, 2011. 道地药材之怀牛膝、川牛膝的本草考证[J]. 中医学报, 26 (11): 1336-1337.

李红念, 梅全喜, 陈宗良, 2013. 沉香本草考证[J]. 亚太传统医药, 9 (5): 30-33.

李会娟, 车朋, 魏雪苹, 等, 2019. 药材南五味子与五味子的本草考证[J]. 中国中药杂志, 44 (18): 4053-4059.

李进, 王均宁, 张成博, 2013. 川楝子本草考证拾遗[J]. 云南中医学院学报, 36 (4): 24-26.

李静, 余意, 张小波, 等, 219. 药用枸杞本草考证[J]. 世界中医药, 14 (10): 2593-2597.

李军德, 徐海宁, 姜凤梧, 1995. 鳖甲、石决明品种考证[J]. 时珍国药研究, (1): 21-22.

李丽霞, 王书林, 王砚, 等, 2013. 泽泻品种的本草考证[J]. 时珍国医国药, 24 (2): 433-434.

李琳, 滕佳林, 王加锋, 2015. 枳实、枳壳本草考证[J]. 西部中医药, 28 (6): 36-38.

李时珍, 1994. 本草纲目[M]. 北京: 中医古籍出版社.

李卫民, 孟宪纾, 高英, 1990. 中药百合的本草考证[J]. 中国中药杂志, (10): 3-4+62.

李向高, 孙桂芳, 王丽娟, 2002. 古代人参原考辨[J]. 中药材, (11): 818-823.

李玉丽, 蒋屏, 杨恬, 等, 2020. 地骨皮的本草考证[J/OL]. 中国实验方剂学杂志: 1-11[2020-02-15]. https://doi.org/10.13422/j.cnki.syfjx.20200511.

李子, 郝近大, 2008. 黄芩本草考证[J]. 中药材, (10): 1584-1585.

梁勇满, 赵容, 许亮, 等, 2017. 中药白头翁本草考证与中国白头翁属植物分类[J]. 中国实验方剂学杂志, 23 (5): 203-209.

林慧彬, 路宁, 王臣臣, 等, 2007. 黄芩的本草考证[J]. 四川中医, (12): 48-51.

林慧彬, 钟方晓, 王学荣, 等, 2005. 菊花的本草考证[J]. 中医研究, (1): 27-29.

刘灿坤, 刘新国, 1995. 桂枝用药部位的本草考证[J]. 中药材, (9): 478-480.

刘尽美, 王清亮, 姚天文, 等, 2014. 甘草应用分布及用量规律研究[J]. 中华中医药学刊, 32 (12): 3021-3024.

刘文泰, 2013. 本草品汇精要[M]. 北京: 中国中医药出版社.

刘晓光, 2012. 基于群体遗传学的黄连属 DNA 条形码研究[D]. 济南: 山东中医药大学.

刘星劢, 张永清, 李佳, 2017. 中药郁李仁本草考证及化学成分研究[J]. 辽宁中医药大学学报, 19 (12): 100-103.

刘洋洋, 冯剑, 陈德力, 等, 2017. 南药巴戟天本草考证[J]. 生物资源, 39 (1): 1-9.

刘永福, 1995. 陕西道地药材杜仲本草考证及资源[J]. 陕西中医, (11): 518-519.

卢进, 丁德容, 1994. 天麻的本草考证[J]. 中药材, (12): 34-36+54.

罗琼, 2007. 《本草纲目》中蔷薇科和百合科药物基原考[D]. 北京: 中国中医科学院.

马蕊, 张飞, 陈随清, 2017. 辛夷 (望春花) 本草考证[J]. 亚太传统医药, 13 (16): 53-56.

马新方, 2010. 地黄的本草考证[J]. 中医研究, 23 (7): 23-24.

马亚民, 杨长江, 王林凤, 2001. 柴胡本草考证[J]. 陕西中医学院学报, (2): 42-43.

孟祥才，陈士林，王喜军，2011. 论道地药材及栽培产地变迁[J]. 中国中药杂志，36（13）：1687-1692.

彭灿，谢晓婷，彭代银，等，2019. 不同产地甘草水提液和醇提液指纹图谱研究[J]. 中草药，50（15）：3569-3574.

彭成，2011. 中华道地药材[M]. 北京：中国中医药出版社.

蒲雅洁，王丹丹，张福生，等，2017. 远志的本草考证[J]. 中草药，48（1）：211-218.

钱卿云，章乃荣，2000. 姜黄类药材的本草考证及药材质量初探[J]. 湖南中医药导报，（3）：38-39.

乔孝伟，李松林，1997. 消风散中胡麻仁之考证[J]. 中国中药杂志，（11）：7-8.

屈杰，王宝家，孔文霞，等，2016. 橘红及化橘红的本草考证[J]. 中华中医药杂志，31（11）：4434-4436.

饶高雄，杨祺，1994. 中药独活、羌活的本草沿革和植物来源[J]. 云南中医学院学报，（4）：11-16.

单锋，郝近大，2011. 川芎（芎藭）的本草源流考[J]. 中国中药杂志，36（16）：2306-2310.

单锋，袁媛，郝近大，等，2014. 独活、羌活的本草源流考[J]. 中国中药杂志，39（17）：3399-3403.

尚志钧，刘晓龙，1994.《本草图经》厚朴的品种考证[J]. 中药材，（4）：42-54.

邵志愿，李露，吴德玲，等，2019. 白术本草考证[J]. 现代中药研究与实践，33（2）：81-86.

沈保安，1988. 细辛的本草考证[J]. 中药通报，（7）：3-6+61.

石青，赵宝林，2013. 半夏的本草考证[J]. 陕西中医学院学报，36（2）：90-92.

石亚娜，金航，杨雁，等，2013. 草果药用本草考证[J]. 中国现代中药，15（10）：913-916.

斯金平，张媛，罗毅波，等，2017. 石斛与铁皮石斛关系的本草考证[J]. 中国中药杂志，42（10）：2001-2005.

宋晶，吴启南，2010. 芡实的本草考证[J]. 现代中药研究与实践，24（2）：22-24.

宋平顺，马潇，张伯崇，等，2000. 芎藭（川芎）的本草考证及历史演变[J]. 中国中药杂志，（7）：50-52+62.

苏敬，1981. 新修本草[M]. 合肥：安徽科学技术出版社.

苏颂，尚志钧，1994. 本草图经[M]. 合肥：安徽科学技术出版社.

孙思邈，2009，千金翼方[M]. 天津：天津古籍出版社.

汤国华，何铸，1989. 五味子的本草考证[J]. 中药材，（4）：47.

汤显祖，2016. 牡丹亭[M]. 西安：三秦出版社.

唐慎微，1991. 证类本草[M]. 上海：上海古籍出版社.

唐仕欢，邵爱娟，林淑芳，等，2011. 中药替代品研究现状与展望[J]. 现代中药研究与实践，25（2）：83-85.

陶弘景，1986. 名医别录[M]. 北京：人民卫生出版社.

陶弘景，1994. 本草经集注（辑校本）[M]. 北京：人民卫生出版社.

屠鹏飞，何燕萍，楼之岑，1994. 肉苁蓉的本草考证[J]. 中国中药杂志，（1）：3-5+61.

屠鹏飞，徐国钧，徐珞珊，等，1991. 沙参和荠苊的本草考证[J]. 中国中药杂志，（4）：200-201+253.

屠呦呦，1987. 中药青蒿的正品研究[J]. 中药通报，12（4）：4-7.

汪冶，文惠玲，1991. 薤白的本草考证[J]. 中国中药杂志，（7）：389-390+446.

王淳，吕署一，宋志前，等，2009. 高分离度快速液相色谱法测定不同产地枳实中主要黄酮类成分的含量[J]. 中国实验方剂学杂志，15（6）：1-3.

王淳，2009. 不同品种产地枳实有效成分的对比分析[D]. 北京：中国中医科学院.

王符，2008. 潜夫论[M]. 郑州：河南大学出版社.

王国强，2016. 全国中草药汇编[M]. 北京：人民卫生出版社.

王汉章，范崔生，邹家林，1993. 中药菖蒲的本草考证[J]. 中药材，（9）：43-44.

王好古，1956. 汤液本草[M]. 北京：人民卫生出版社：37.

王惠民，1994. 茵陈的本草考证[J]. 中药材，（1）：39-41+55-56.

王家葵，王一涛，1991. 续断的本草考证[J]. 中药材，（5）：44-47.

王坚，2012. 陈皮及青皮本草考证[J]. 中国民族民间医药，21（11）：27.

王建华，楼之岑，1983. 中药旋覆花的本草考证和形态组织学研究[J]. 药学学报，（12）：950-964.

王建华，楼之岑，1989. 中药防风的本草考证[J]. 中国中药杂志，（10）：3-5+61.

王晶晶，陈娜，韩雪，等，2016. 人参混伪品发展历史及当前药材市场人参品质调查[J]. 特产研究，38（2）：58-62.

王梦月，贾敏如，2004. 白芷本草考证[J]. 中药材，（5）：382-385.

王宁，1987. 阿胶的本草考证[J]. 中草药，18（4）：31-33.

王宁，2006. 天花粉的本草考证[J]. 中医文献杂志，（3）：19-22.

王宁，2013. 连翘的本草考证[J]. 中药材，36（4）：670-674.

王强，徐国钧，2003. 道地药材图典[M]. 福州：福建科学技术出版社.

王思齐，王满元，关怀，等，2018. 淡豆豉的本草考证[J]. 中国现代中药，20（4）：473-477+488.

王文，刘涵芳，宋玉成，等，1995. 菖蒲的本草考证[J]. 中草药，（5）：263-265+280.

王永炎，梁菊生，2007. 中药名考证与规范[M]. 北京：中医古籍出版社.

王忠壮，苏中武，李承祜，等，1995. 中药独活、九眼独活及羌活的本草考证和资源调查[J]. 中国中药杂志，（9）：515-517+532+574.

卫莹芳，王化东，郭山山，等，2010. 火麻仁品种与药用部位本草考证[J]. 中国中药杂志，35（13）：1773-1776.

吴其濬，1959. 植物名实图考[M]. 北京：商务印书馆.

吴启南，王立新，2002. 中药泽泻的本草考证[J]. 时珍国医国药，（4）：247-248.

向丽，张卫，陈士林，2016. 中药青蒿本草考证及 DNA 鉴定[J]. 药学学报，51（3）：486-495.

肖凌，张飞，康帅，等，2018. 龟甲本草考证及现代药用品种整理[J]. 中药材，41（3）：740-744.

肖培根，陈士林，2018.《本草纲目》全本图典[M]. 北京：人民卫生出版社.

肖小河，1989. 中药材品质变异的生态生物学探讨[J]. 中草药，20（8）：42-46.

肖正国，2010. 石膏本草考证[J]. 中国中医药现代远程教育，8（1）：85-86.

谢志民，王敏春，吕润霞，2000. 贝母类中药品种的本草考证[J]. 中药材，（7）：423-427.

谢宗万，1964. 中药材品种论述[M]. 上海：上海科学技术出版社.

谢宗万，1986. 通草与木通品种的本草考证[J]. 中药通报，（5）：13-15+19.

谢宗万，1988. 茵陈品种的本草考证[J]. 中药材，（2）：50-53.

谢宗万，1990. 论道地药材[J]. 中医杂志，31（10）：42.

谢宗万，2008. 中药品种理论与应用[M]. 北京：人民卫生出版社.

许茹，钟凤林，赖荣才，等，2012. 中药枳实的本草考证[J]. 中药材，35（6）：998-1002.

闫暾，齐海平，李旻辉，等，2019. 肉苁蓉和管花肉苁蓉的对比[J]. 包头医学院学报，35（1）：120-121.

杨冰冰，胡晶红，张芳，等，2016. 地榆本草考证[J]. 山东中医药大学学报，40（5）：412-414.

杨继荣，王艳宏，关枫，2010. 麻黄本草考证概览[J]. 中医药学报，38（2）：51-52.

杨曦亮，张勇慧，阮汉利，等，2006. 中药贝母的本草考证[J]. 亚太传统医药，（7）：69-72.

佚名，2006. 神农本草经[M]. 福建：福建科学技术出版社.

余宙，赵向峰，周蓉，等，2007. 几种中药代用品的研究进展[J]. 中国医院药学杂志，27（5）：656-658.

袁秀荣，常章富，2002. 怀牛膝、川牛膝本草考证[J]. 中国中药杂志，（7）：68.

张超，陈奉玲，汤兴毫，1999. 木瓜的本草考证[J]. 中草药，（12）：943-944.

张红梅，赵志礼，王长虹，等，2011. 吴茱萸的本草考证[J]. 中药材，34（2）：307-309.

张继，徐纪民，赵京春，等，1999. 黄芪的本草考证[J]. 中国药师，（4）：211-213.

张建逵，窦德强，王冰，等，2013. 白术的本草考证[J]. 时珍国医国药，24（9）：2222-2224.

张建逵，窦德强，王冰，等，2014. 茯苓类药材的本草考证[J]. 时珍国医国药，25（5）：1181-1183.

张景岳，2017. 景岳全书系列本草正[M]. 北京：中国医药科技出版社.9：89.

张璐，2017. 本经逢原[M]. 北京：中医古籍出版社.

张卫，黄璐琦，李超霞，等，2014. 金银花品种的本草考证[J]. 中国中药杂志，39（12）：2239-2245.

张卫，王嘉伦，唐力英，等，2019. 经典名方中蔓荆子本草考证[J]. 中国中药杂志，44（24）：5503-5507.

张卫，王嘉伦，杨洪军，等，2018. 经典名方的中药基原考证方法与示例[J]. 中国中药杂志，43（24）：4916-4922.

张卫，王嘉伦，张志杰，等，2019. 经典名方药用百合本草考证[J]. 中国中药杂志，44（22）：5007-5011.

张英，周光雄，2015. 广藿香的本草考证研究[J]. 中药材，38（9）：1986-1989.

张仲景，2018. 伤寒论[M]. 北京：中国医药科技出版社.

赵宝林，刘学医，2013. 黄连的本草考证[J]. 中药材，36（5）：832-835.

赵海亮，2016. 中药材品种本草考证的学术史研究[D]. 北京：北京中医药大学.

赵佳琛，翁倩倩，张悦，等，2019. 经典名方中芍药类药材的本草考证[J]. 中国中药杂志，44（24）：5496-5502.

赵容，许亮，谢明，等，2017. 细辛的本草考证[J]. 中国中医药现代远程教育，15（11）：155-158.

赵容，许亮，谢明，等，2017. 中药玉竹的本草考证[J]. 中国实验方剂学杂志，23（15）：227-234.

赵庶洋，2015. 新唐书·地理志[M]. 南京：凤凰出版社.

赵小勤，黄晓婧，许莉，等，2019. 知母的本草考证和产地调研[J]. 亚太传统医药，15（4）：77-79.

赵友仁，1987. 山茱萸的本草考证[J]. 中药材，（3）：46-47.

赵雨晴，2019. 何首乌的本草考证研究[J]. 哈尔滨医药，39（2）：190-191.

中国医学科学院药物研究所，1993. 中药志[M]. 北京：人民卫生出版社：355.

中华人民共和国卫生部药政管理局，1998. 中药材手册[M]. 北京：人民卫生出版社：70.

钟祖群，龚可，陈蓉，等，2008. 人参固本汤中人参叶替代人参治疗阴虚气弱咳嗽的临床疗效分析[J]. 现代临床医学，34（3）：181-182.

周驰，张启伟，常章富，2010. 紫花地丁的本草考证[J]. 中国中药杂志，35（22）：3086-3088.

周雨枫，董林毅，杨哲萱，等，2019. 三七近红外多指标快速质量评价[J]. 中成药，41（3）：613-619.

朱肱，2012. 伤寒类证活人书[M]. 北京：中医古籍出版社.

Liu Y，Liu Z，Wang C，et al，2014. Study on essential oils from four species of Zhishi with gas chromatography-mass spectrometry[J]. Chem Cent J，8（1）：22-30.

Liu Z L，Liu Y Y，Wang C，et al，2012. Discrimination of Zhishi from different species using rapid-resolution liquid chromatography-diode array detection/ultraviolet（RRLC-DAD/UV）coupled with multivariate statistical analysis[J]. Journal of Medicinal Plants Research，6（5）：866-875.

Petit R J，Aguinagalde I，de Beaulieu J L，et al，2003. Glacial refugia：hotspots but not melting pots of genetic diversity[J]. Science，300（5625）：1563-1565.

Zhang L，Liu Y，Liu Z，et al，2016. Comparison of the roots of Salvia miltiorrhiza Bunge（Danshen）and its variety S. miltiorrhiza Bge f. Alba（Baihua Danshen）based on multi-wavelength HPLC-fingerprinting and contents of nine active components[J]. Anal Methods，8（15）：3171-3182.

6

经典名方炮制考证

第一批发布的经典名方从东汉·张仲景的《伤寒杂病论》至清·祁坤的《外科大成》共100首，炮制方法涵盖净制、切制、炙法等。其跨度从东汉至清代，炮制方法变化多样，为经典名方的开发带来很大难度。本章重点梳理经典名方中的炮制方法，在系统细致考证其发展演变的基础上，甄别炮制方法，为经典名方的高质量开发奠定基础。

6.1　经典名方药味炮制方法

经典名方制剂中的原料是基于炮制后的中药饮片。经梳理，《经典名方目录（第一批）》（简称《名方目录》）中明确标志出炮制方法的有83首，涉及的炮制方法大体为拣净类、捣剉类、水制、火制、水火共制等。

拣净类即现代所说的净制，净是指洁净药材，包括洗净、拣净、筛净、刮净、刷净等，拣是指拣选适宜的药用部位，如拣取、拣去等，也涵盖了去除不同的非药用部位，单用"去"字后缀名词包括去毛、去芦、去心、去皮、去白、去瓢等。

捣剉类多数情况下接近于现代的切制。根据药用部位选择不同的捣剉工具及方法，包括"擘"、"切"、"捣"、"碎"、"研"、"剉"等。

水制是指使用单纯的水来清洗、软化或辅助修治药物的方法，包括浸法、泡法和漂法等。

火制是指直接用火加热或配合各种辅料共同修治药物的方法。明·陈嘉谟将火制分为"煅"、"炮"、"炙"和"炒"四类。

水火共制是指将药物通过水火共同炮制，以改变其性能与形态的一种方法，包括蒸和煮等。水制、火制和水火共制现代统一归于炮炙项下。

《名方目录》收载的炮炙方法具体情况见表1-6-1。由表1-6-1可知，《名方目录》中的炮炙方法以清代最为丰富，宋代净制最多，唐代涉及的炮制方法最少。另有16首方剂未标注炮制方法，包括汉代4首，即苓桂术甘汤、瓜蒌薤白半夏汤、麦门冬汤和泽泻汤；唐代1首，即开心散；宋代1首，即温经汤；金元1首，即三化汤；明代4首，即保元汤、暖肝煎、桑白皮汤和托里消毒散；清代5首，即半夏白术天麻汤、散偏汤、桑杏汤、四妙勇安汤、五味消毒饮。

表 1-6-1　《名方目录》收载炮制方法种类（单位：频次）

朝代	净制	切制	炮炙	洗及酒洗	产地加工	合计	未标注炮制方法
汉代	10	11	14	7	14	56	89
唐代	0	1	1	0	5	7	26
宋代	21	0	21	0	8	50	41
金元	6	0	12	2	5	25	60
明代	14	0	18	1	6	39	99

续表

朝代	净制	切制	炮制	洗及酒洗	产地加工	合计	未标注炮制方法
清代	4	3	43	6	21	77	133
合计	55	15	109	16	59	254	448

《中国药典》（2015 年版）四部收载的炮制方法列于"炮制通则"，分为净制、切制和炮炙三大类。其中净制包括挑选、筛选、风选、水选、剪、切、刮、削、剔除、酶法、剥离、挤压、燀、刷、擦、火燎、烫、撞、碾串等方法。切制包括浸泡、润、漂、切片和粉碎等。炮炙包括炒、炙、制炭、煅、蒸、煮、炖、煨等。基本涵盖了历代经典名方中的炮制方法，为确定古代名家名医处方中的炮制方法提供了可靠的参考。

6.1.1　常用药味炮制方法概况

用药频次排名前 15 的药味分别是甘草、地黄、芍药（包括芍药、白芍、赤芍）、当归、人参、茯苓、姜、桂（包括肉桂、桂枝、官桂和桂心）、半夏、黄芩、麦冬、川芎、白术、厚朴和枣。其中炮制方法较多的药味分别是地黄、芍药、当归、茯苓、黄芩和厚朴，而川芎均未注明炮制方法（表 1-6-2）。

表 1-6-2　《名方目录》收载用药频次居前药味的炮制方法汇总

编号	药味	用药（频数/次）	处方饮片名称（脚注，次）
1	甘草	60	甘草（生，3），生甘草（3）；甘草（炙，23）；炙甘草（4），甘草（炙，剉，1）；甘草（26）
2	地黄	27	大生地（酒炒，1）；大熟地（九蒸，1）；干地黄（1）；生干地黄（1），生地（5），生地黄（3），生地（酒炒，1）；生地黄（酒制，2），生地黄（酒洗，1），生地黄（洗，1）；生地黄汁（1）；熟地（4）；熟地黄（3）；熟地黄（去土，1）；熟干地黄（1）
3	芍药	26	芍药（15）；白芍（4）；白芍（酒炒，5）；白芍（醋炒，1）；赤芍（1）
4	当归	26	当归（16）；当归（酒洗，5）；去芦（1）；当归身（3）；归尾（1）
5	人参	26	人参（24）；去芦（2）
6	茯苓	25	茯苓（14）；茯苓（去皮，3）；赤茯苓（2）；赤茯苓（去皮，1）；白茯苓（4）；白茯苓（去皮，1）
7	姜	21	干姜（8）；干姜（炮，1）；生姜（10）；生姜（切，2）
8	桂	18	桂枝（5）；桂枝（去皮，4）；桂心（5）；肉桂（3）；官桂（1）
9	半夏	17	半夏（10）；洗（5）；汤洗（1）；姜半夏（1）
10	黄芩	16	黄芩（12）；炒黑（1）；酒炒（1）；去朽心（1）；片芩（酒炒，1）
11	麦冬	16	麦冬（6）；去心（7）；不去心（1）；去心，焙（1）；麦冬肉（1）
12	川芎	14	川芎（14）
13	白术	13	白术（11）；土炒（2）
14	厚朴	13	厚朴（8）；姜炒（1）；姜制（1）；去粗皮，姜汁炒（1）；去皮，姜制，炒（1）；炙，去皮（1）
15	枣	12	大枣（4）；大枣（擘，7）；红枣（1）

注：药味括号内只列出数字，表示原处方"未注明炮制方法"。

6.1.2　毒性中药炮制方法概况

毒性中药临床使用历史悠久，可通过炮制和配伍以达到减毒增效的目的。经笔者对《名方目录》中的含毒性药物炮制方法汇总（表 1-6-3），发现附子、半夏、细辛、吴茱萸古代毒性中药炮制方法基本以汤洗、酒洗、炮为主，以降低药物的毒性、达到安全有效的用药目的。但根据《古代经典名方中药复方制剂简化注册审批管理规定》处方中不得含有"剧毒"、"大毒"、"有毒"及现代毒理学证明有毒性的药味，《名方目录》中收载的如含附子、半夏、细辛、吴茱萸等有毒药味的处方，后期开发应注意毒性中药的炮制方法是否得当。

表 1-6-3　《名方目录》中主要毒性中药炮制方法

编号	药味	用药（频数/次）	炮制方法（次数）
1	附子	7	炮（2）；炮，去皮（2）；炮，去皮脐（1）；大者（1）；未注明炮制方法（1）
2	半夏	17	洗（5）；汤洗（1）；姜半夏（1）；未注明炮制方法（10）
3	细辛	6	洗去土、叶（1）；未注明炮制方法（5）
4	吴茱萸	1	洗（1）

6.2　经典名方药味炮制特点

6.2.1　净制方法居多

药味不同，净制方法各异。汉代名方中净制加工包括去皮、去节、去皮尖、去心等 4 种炮制方法。宋代净制方法进一步丰富，增加了去芦，去毛，去皮脐，去根节，去梗，去白，去瓤，去土，洗去土、叶等方法。金元时期净制方法有连瓤等，明代还有去朽心、去皮膜等。清代基本沿用之前的净制方法。由此可见宋代净制种类增多，且大多数净制方法沿用至今，如陈皮去白、茯苓去皮、地龙去土、当归和防风去芦等。

6.2.2　切制方法日臻成型

"擘"、"切"、"捣"、"碎"、"研"等皆是将药材破碎的操作，汉代名方切制加工包括擘（百合、大枣）、切（生姜）、捣（瓜蒌实）、碎（滑石）共 4 种方法，生姜为鲜品易于切制故明确为切，唐代延续了擘（大枣）法，宋代增加了烂杵（柏叶）、细判（桑白皮）方法，明代除判（甘草）法外，还出现了切（苍术）法，清代研法多样，如生研（山栀子）、研泥（桃仁）等。

随着切制工具制造技术的提升，以及饮片对提高汤剂煎出率的影响，经典名方中的切制方法从破碎已发展为真正的有形片型，目前《中国药典》中大多数饮片采用了切制方法，切制品有片、段、块、丝等。规格有极薄片、薄片、厚片、短段、长段、细丝和宽丝之分。不宜切制者，一般临用前应捣碎或碾碎使用。

6.2.3　加辅料炮制应用广泛

从收载的炮制方法看，宋代增加了辅料炮制，辅料种类为蜂蜜、麦麸、姜汁，同时也开始有炮制程度的要求，即麸炒黄和炒黄；金元时期增加了酒制、酒浸；明代增加了米泔水和醋两种辅料；清代炮制辅料的种类增加了土、白面和盐水，炮制程度增加了"炒黑"要求，炮制方法增加了九蒸和煅等。现代仍使用的辅料有麦麸、河沙、蛤粉、米醋、滑石粉、黄酒、食盐、姜汁、炼蜜、羊脂油等。

6.2.4　鲜品入药特色鲜明

《名方目录》中明确标明以鲜品入药的方剂为百合地黄汤、枇杷清肺饮和新加香薷饮，体现了中医临床使用鲜品的历史和用药特色。

6.2.5　生熟异用饮片丰富

《名方目录》中涉及原药 169 个，其中有的原药仅以生品入药，如沉香、川楝子、羌活、大腹子、丁香、冬桑叶、莪术、防己、防风、茯苓等，有的规定以熟品入药，如灵脂（炒）、紫苏子（炒）等。有的原药生品、熟品皆可入药，这一部分饮片涉及生熟异用问题，如甘草、地黄、黄芪、姜、附子、大黄、枳实、厚朴等。

6.2.5.1　生寒熟温

以甘草为例，甘草生用性凉偏于清热解毒；熟用则性温偏于调补。《名方目录》中甘草出现次数最多，经方未注明炮制方法的有除湿胃苓汤、清上蠲痛汤、沙参麦冬汤、宣郁通经汤，其中生甘草具有清热解毒、祛痰止咳、缓急止痛的功效；经方明确注明"炙"法的有半夏泻心汤、当归建中汤、当归四逆汤、当归饮子、甘草泻心汤、固阴煎等，其中炙甘草具有补脾和胃、益气复脉的功效，主要用于脾胃虚弱、倦怠乏力、心动悸、脉结代等。

6.2.5.2　生清熟补

以地黄为例，地黄鲜用，性味甘苦，善于清热生津，凉血止血；生用性味甘凉，善于凉血养阴；熟用则性味甘温，善于温补肝肾。以鲜地黄入药的有百合地黄汤；生地黄入药的有三甲复脉汤、甘露饮等；熟地黄入药的有地黄饮子、金水六君煎、玉女煎等。

6.2.5.3　生峻熟缓

以附子为例，附子生用时药性峻烈，具有回阳救逆等功效，但由于其具有猛悍之气，容易伤正，故须炮制后才能入药，制用时药性缓和，具有温补肾阳、散寒除湿等功效，适用于其他寒证。

6.2.5.4　生散熟守

以姜为例，生姜主要用于解表散寒、降逆止呕、消散水湿；干姜主要用于温中散寒、温肺化饮；炮姜主要用于温阳复气。《名方目录》中含姜经方明确注明生用的有半夏厚朴汤、桂枝芍药知母汤、厚朴七物汤、橘皮竹茹汤、吴茱萸汤、旋覆代赭汤和真武汤等；以干姜入药的有半夏泻心汤、甘草泻心汤、甘姜苓术汤、厚朴麻黄汤、黄连汤等；炮姜使用较少，如实脾散等。由此可见，生姜善入肺、胃经，走而不守；干姜善入肺、脾和肾经，能走能守；炮姜善入脾经，守而不走；体现了姜通过炮制后达到不同的临床功效。

6.3　炮制方法考证面临问题

6.3.1　药味名称对应性问题

《名方目录》中有的药味名称虽然不同，但实际上可视为同一种原药，如《金匮要略》中橘皮竹茹汤、《备急千金要方》中温胆汤及《脾胃论》中升阳益胃汤中的橘皮，在现行《中国药典》2015 年版中未收载，但具体分析橘皮的来源和功效发现橘皮实际上等同于现在的陈皮。橘皮的炮制方法包括连瓤和去白，陈皮的炮制方法为去白，两种方法的最终目的均为去除非药用部位，纯净药材的作用。另外，如藿朴夏苓汤中的真川朴与现今所用的厚朴一致。

《名方目录》中有的药味名称虽然相同，但按现行《中国药典》尚不能确定是否为同一种药材。如芍药，《名方目录》中收载含芍药经方 11 首，分别为保阴煎、达原饮、当归建中汤、当归四逆汤、附子汤、桂枝芍药知母汤、化肝煎、黄芪桂枝五物汤、温经汤、小续命汤和真武汤。而《中国药典》（2015 年版一部）收载了赤芍和白芍两个品种，此处的芍药为白芍还是赤芍需要甄别确定。

6.3.2 炮制方法对应性问题

炙法 是将药物置火上烤，或将药物以液体辅料拌润后翻炒至规定程度的炮制方法。炙的含义历代均有不同。《名方目录》中仅在方剂中标注了"炙"的方剂有 31 首，但未注明具体的炮制操作过程。其中有 12 首来自汉代的《伤寒论》《金匮要略》，1 首来自唐代的《千金翼方》，9 首为宋代的《普济本事方》《严氏济生方》《小儿药证直诀》《太平惠民和剂局方》，3 首来自金元时期的《内外伤辨惑论》，4 首来自明代的《景岳全书》《证治准绳》《普济方》，2 首来自清代的《温病条辨》和《医学心悟》。

《雷公炮炙论》中描述了"炙"药物的过程，即均以辅料涂于药材表面或浸透药材，再以火烤干。和现代"炙"的含义类似，即将药物以液体辅料拌炒的方法。但经学者考证认为《伤寒论》和《金匮要略》中的"炙"法为不加辅料在火上以热气烘烤的方法。张仲景对于炮制需要辅者者，在两书中均明确标注了所用辅料的具体类别，如"苦酒渍乌梅和清酒洗大黄"。因此，推测未注明辅料者用"炙法"炮制的药物，如甘草、厚朴、枳实，其炮制方法为仅用火烘烤药物。

炮法 将药物包裹后烧熟或直接置高温下短时间急剧加热至发泡鼓起，药物表面变焦黑或焦黄色的一种火制方法。《名方目录》中仅在方剂中标注了"炮"的方剂有 6 首，但未注明具体的炮制操作过程。此 6 首方剂分别为真武汤、附子汤、桂枝芍药知母汤、实脾散、地黄饮子和清燥救肺汤。《五十二病方》中"炮"是指把物体裹上泥或其他介质在火上烧烤，《雷公炮炙论》中对炮法的用料和过程均有详细的记载。以"炮法"炮制的中药有附子、乌头、天雄、肉豆蔻等，如炮附子的过程为"于文武火中炮，令皴坼者去之，用刀刮上孕子，并去底尖，微细劈破，于屋下午地上掘一坑，可深一尺，安于中一宿，至明取出，焙于用。夫预炮者，灰火勿用杂木火，只用柳木最妙。用东流水并黑豆浸五日液，然后漉除，于日中晒令干用"。"炮"现代的方法类似于急火炒或砂烫法，如炮姜、炮附子等，多以河沙置于容器中，炒至一定程度后，再加入中药翻炒至鼓起变色。现代的湿面或湿纸包裹等煨法与古代炮法接近。

洗，汤洗，酒洗 用水或液体辅料洗涤药材的方法。《名方目录》中包含洗、汤洗和酒洗的方剂共有 16 首，分别为旋覆代赭汤、竹叶石膏汤、吴茱萸汤、半夏泻心汤、小承气汤、甘草泻心汤、黄连汤、当归饮子、泻白散、升阳益胃汤、当归补血汤、济川煎、养胃汤、宣郁通经汤、清肝止淋汤、桃红四物汤。其中用于纯净环节的方剂有当归饮子、泻白散、济川煎、养胃汤；用于有毒中药炮制的方剂有 7 首，酒洗的方剂有 5 首。"洗"在现代属于切制前的净制或软化方法，即将药材用多量水多次漂洗的方法，多数适用于有毒中药。现代采用汤洗、酒洗方法不多，仅在个别省市炮制规范中收载。

制、姜制、酒制 《名方目录》中包含制、姜制和酒制的方剂共有 4 首，涉及中药饮片为生地、苍术和厚朴。其中清胃散中的地黄在《名方目录》中标记为"生地黄（酒制）"，但是在《脾胃论》和《医宗金鉴》中收录的清胃散中地黄主要用生地黄，取其滋阴凉血清热的作用。完带汤中的苍术仅标记为"制"，未注明用何种辅料炮制。厚朴温中汤的厚朴注明为"姜制"。在《雷公炮炙论》中记载厚朴的炮制方法为"每修一斤，若汤饮中使用自然姜汁八两炙一升为度"。查阅金元时期各医家书籍，当时姜制法是指去皮，姜汁制微炒。因此推测该方厚朴的炮制方法为去皮，姜汁制微炒。因辅料的比例不明，故炮制程度尚不能确定。可参照 2015 年版《中国药典》炮制。

不见火 《名方目录》中炮制方法标注"不见火"的中药为实脾散中的木香，此法和现代的煨法相近。

辅料问题 《名方目录》中炮制方法涉及辅料的方剂有 22 首，辅料包括姜、蜜、米泔水、盐、醋、土、白面和麦麸。其中炮制方法含有姜制的方剂有 5 首，为实脾散、三痹汤、厚朴温中汤、养胃汤、除湿胃苓汤，炮制方法含有蜜炙的方剂有 3 首，为清心莲子饮、枇杷清肺饮、清燥救肺汤，炮制方法含有米泔浸的方剂有清上蠲痛汤和养胃汤，炮制方法含有盐水制的方剂有清经散和易黄汤，炮制方法含有醋制的方剂有清骨散、宣郁通经汤和清肝止淋汤，炮制方法含有土炒的方剂有完带汤和除湿胃苓汤，炮制方法含有白面炒的方剂为清肝止淋汤，炮制方法含有麸炒的方剂有槐花散和甘露饮。其余的方剂均含有酒制。古代名方中的辅料原料与现今辅料存在一定的差别。

6.3.3 较少规定炮制程度

《名方目录》中炮制方法包含炒（辅料炒）的方剂共有 23 首，其中只有 6 首标注了炒制的程度，如固阴煎中的菟丝子（炒香）、益胃汤中的玉竹（炒香）、清燥救肺汤中的杏仁（炒黄）；凉血地黄汤中的黄芩（炒黑）、地榆（炒黑）、荆芥（炒黑）；槐花散中的枳壳（麸炒黄）和泻白散中的桑白皮（炒黄）。其余均未作规定。

《名方目录》中的炮制工艺描述简单，涉及炮制工艺节点的中药较少，如小承气汤中的厚朴，炮制方法为炙，去皮；泻白散中的桑白皮，炮制方法为细到炒黄；甘露饮中的天门冬，炮制方法为去心、焙；枳壳炮制方法为去瓤、麸炒等。体现三个炮制环节的有 5 种，如槐花散中的枳壳，炮制方法为去瓤细切，麸炒黄；实脾散中的厚朴，炮制方法为去皮、姜制、炒；三痹汤中的杜仲，炮制方法为去皮、切，姜汁炒等。但均未对炮制程度及工艺要求做具体规定，因此古法炮制工艺还需要系统研究。

6.3.4 炮制方法未延续至今

《名方目录》中收载的原药的炮制方法有的在现行《中国药典》（2015 年版）中未收载，如清肝止淋汤中醋炒白芍，完带汤和易黄汤中的酒炒车前子，宣郁通经汤和清肝止淋汤中的酒炒香附。大建中汤中的蜀椒去汗，在汉代最早的炮制方法为炒去汗，宋代的《本草衍义》中则以汗出替代，到了明代的《神农本草经疏》中则记载为"用蜀椒去目及闭口者，炒出汗，曝干，捣取红一斤，以生地黄捣自然汁，入砂器中煎至一升，候稀稠得所，和椒末丸梧子大"。现代《中国药典》（2015 年版）则记载花椒应除去椒目、果柄等杂质，但是未见记载炒出汗的操作。

6.4 经典名方药味炮制的考证方法

6.4.1 厘清炮制方法历代变迁情况

以炙甘草为例，不同时期"炙"的含义不同，应根据炮制方法的发展演变情况确定。《名方目录》中甘草共使用 60 频次，甘草的炮制方法共收载 3 种，分别为生甘草、炙甘草和甘草（图 1-6-1）。其中来自汉代 15 首，唐代 4 首，宋代 10 首，金代 5 首，明代 12 首和清代 14 首，明清时期有 6 首明确标明以生甘草入药，分别是保阴煎、清上蠲痛汤、除湿胃苓汤、沙参麦冬汤、枇杷清肺饮和宣郁通经汤。

炙法最早见于《五十二病方》，《说文解字》记载"炙，炮肉也，从肉，在火上"。《伤寒论》和《金匮要略》对"炙"未注明具体的操作过程。因张仲景在两书中均标注了所用辅料的具体类别，如"苦酒渍乌梅和清酒洗大黄"，因此推测《伤寒论》和《金匮要略》中的炙相当于不加辅料仅在火上以热气烘烤。陶弘景在《本草经集注》中提到"甘草，亦有火炙干者，理多虚疏"。

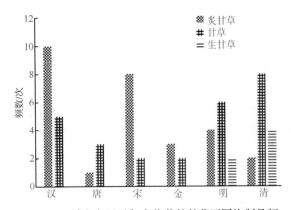

图 1-6-1 《名方目录》中收载的甘草不同炮制品频数汇总

《肘后备急方》第一次引入了"蜜涂微火炙少令变色"，见苏合香的炮制。唐《备急千金要方》第一次引入了蜜炙，如"黄檗根皮，蜜炙令焦"；此外还见附子的炮制，如"附子，破作大片，蜜涂，炙令黄，含咽汁，治喉痒"；甘草在其中收录的方法为炙之。《千金翼方》中收录的甘草的炮制方法有炙、生用或为蜜煎甘草涂之。因孙思邈对于要蜜炙或蜜涂的饮片均作了标注，因此猜测唐代的炙甘草同汉代的炙甘草。

宋·《太平惠民和剂局方》中收录的甘草炮制方法：①燠之；②炒；③蜜炒；④盐汤炙。其中蜜炒和现在的蜜炙有点接近，这也是第 1 次引入对甘草蜜炒的炮制方法。

《小儿药证直诀》中甘草的炮制方法为炙、剉。而该书对于有辅料炮制的中药均标注了辅料的种类，如黄芪，蜜炙。《严氏济生方》中收载的甘草炮制方法为炙，或是炙微赤、剉。书中也标注了辅料的种类，如"桑白皮，蜜水炙，熟地黄，酒浸，蒸"。《普济本事方》中的甘草炮制方法为炙，而对于蜜炙的饮片均标注了蜜炙，如"桑白皮，洗净蜜炙黄"；"黄芪，蜜水涂炙"。综上，推测宋代的炙甘草也为火上烘烤。

金·《脾胃论》中收载的甘草炮制方法为炙、剉炒。书中对有辅料炮制的中药标注了辅料的种类，如枳实，炮制方法为麸炒黄色，去瓤；半夏，炮制方法为姜洗七次焙干。对于未标注辅料的甘草，推测炙甘草同宋代以前的著作。

明·《本草纲目》记载"甘草缓火，去咽痛，蜜炙煎服"，"伤寒咽痛，用甘草二两，蜜水炙过，加水二升，煮成一升半"。此时，书中出现了蜜制甘草，但在使用甘草时，需先称量出所用甘草分量，然后给予蜜制，说明当时的蜜制甘草还仅以小剂量炮制。同时李时珍对历代炙甘草炮制方法进行总结，李时珍曰"方书炙甘草，皆用长流水蘸湿炙之，至熟刮去赤皮，或用浆水炙热，末有酥炙酒蒸者，大抵补中宜炙用，泻火宜生用"。另外《本草纲目》还收录了《雷公炮炙论》中记载的甘草的炮制方法，即雷敩曰"须去头尾尖处，头尾吐人，每用，切长三寸，劈破作六七片使瓷器中盛，用酒浸蒸，从巳至午，取出曝干锉细用，一法，每斤用酥七两，涂尽酥尽为度。又法，先炮令内外赤黄用"。

在《炮炙大法》中出现了甘草切片用蜜水拌炒，即蜜炙甘草的方法。对于《名方目录》中收载来自明代的明确标注炙甘草的固阴煎、金水六君煎和养胃汤中的炙甘草炮制方法是清水蘸炙还是切片用蜜水拌炒，需要根据方解和进一步的文献调研确定。

清代时期蜜炙甘草已经广为应用。清·《医方集解》之消导剂中记载"甘草，中州主药，能补能和，蜜炙为使"，结合蠲痹汤和三甲复脉汤的方解，推测两者中的炙甘草为蜜炙甘草。

目前《中国药典》收载的炙甘草炮制方法即为蜜炙法，"炮制通则"也规定了药蜜用量比例及炒制程度，并建立了炙甘草的质量标准。

由上述甘草的炮制方法演变可知，"炙"在历代含义及对应炮制方法有较大的差异，应根据名方所处时代及方剂配伍需要加以甄别和考证。

6.4.2 根据医家炮制用药特色确定炮制方法

东汉张仲景被世代医家尊称为"医圣"，其开创性地提出了中药炮制理论，将炮制要求以脚注形式显现，应用于临床实践。在其著作中首次提出了甘草要炙。在所用方剂中大部分用炙甘草，如用于健脾利湿的苓桂术甘汤，益气和胃的甘草泻心汤，健脾益气、缓急止痛的芍药甘草汤等，用于咽喉肿痛，热毒疮疡用生甘草，取其泻火之功。如甘草汤、桔梗汤和王不留行散。张仲景还用甘草解百毒，如"凡诸毒……宜煮甘草荠苨汁饮之"，在处方中经常用甘草配伍附子、乌头、细辛、半夏等有毒中药，以此减轻药物的毒副作用。

唐代孙思邈，被人们尊称为"药王"。他的著作《备急千金要方》和《千金翼方》系统地总结了唐代以前的各科医学成就，详细介绍了药名、采药时节、药物产地、用药处方、药物的加工炮制、药物的相克相反、药物的收藏保管等。孙思邈在《备急千金要方》中记载"凡欲食，先取甘草一寸炙熟，嚼咽汁，若中毒，随即吐出"。在《备急千金要方》中记载"阴头生疮，蜜煎甘草末，频频涂之，神效"。这里提到了甘草的2种炮制方法，即炙熟和蜜煎。

金元时期李东垣，首创补养脾胃学说，擅用以味甘性温药物为主组成的方剂，治疗因中气不足或气虚血亏导致的内伤发热病。代表著作为《脾胃论》、《内外伤辨惑论》、《兰室秘藏》等。其代表方剂为补中益气汤、升阳散火汤等。东垣用药忌苦寒之药泻胃土。补中益气汤之用升麻、柴胡，清暑益气汤之用升麻、葛根重在借风药轻扬上浮之性，升提脾胃之气，恢复脾胃升清浊降功能。经典名方升阳益胃汤重用黄芪，并配伍人参、白术、炙甘草补气养胃，柴胡、防风、羌活、独活升举清阳，祛风除湿，半夏、陈皮、茯苓、泽泻除湿清热；白芍养血和营。东垣常用的补中益气健脾的药为炙甘草、黄芪、人参、白术、炒神曲；清热泻火的药有生甘草、黄柏、生地黄、黄芩等。他认为甘草生用则气平，补脾胃不足而大泻心火；炙之则气温，补三焦元气而散表寒，除邪热，去咽痛，缓正气，养阴血。凡心火乘脾，腹中急痛，腹肉急缩者，甘草宜倍用之。按小建中汤治里急腹痛，甘草炙用，病非心火乘脾。生甘草泻心火，而不治心火乘脾之腹痛。既有干姜参术，故加以生甘草之微凉，即别录除烦满，东垣养阴血之谓。以是汤用于胸痹，则生甘草亦因气结在胸，不欲其过守也。

6.4.3　根据炮制作用确定炮制方法

东汉·张仲景在《金匮玉函经》记载"凡草木有根茎枝叶皮毛花实，诸石有软硬消走，诸虫有毛羽甲角头尾骨足之属，有须烧炼炮炙，生熟有定，一如后法……凡㕮咀药，欲如大豆，粗则药力不尽"。由此可以推测他的用药理论，一是原药材一般不宜直接使用，应当炮制后才能调配，以确保安全有效。二是药物的切制与其临床疗效密切相关。该理论是最早的炮制理论，对后世医家使用甘草有启发作用。

药用部位不同则药效差别较大　金元时期的张元素、李东垣等医家倡导"用药分根梢"的理论，"生则分身梢而泻火，炙则健脾胃而和中"。不同药用部位的药效差异也得到后世医家的认可。如清·《长沙药解》中记载"上行用头，下行用梢，熟用甘温培土而补虚，生用甘凉泻火而消满。凡咽喉疼痛，及一切疮疡热肿，并宜生甘草泻其郁火。熟用，去皮，蜜炙"。

《本草从新》中记载甘草头具有消肿导毒的作用，宜入吐药；甘草梢可达茎中，具有止茎中痛的作用。

不同药用部位的炮制方法　为了满足甘草不同药用部位的作用特点，有时需要根据其功效侧重采用不同的炮制方法。如明·《普济方》记载"甘草节，油浸三宿"。清·《本草从新》中提到"补中炙用宜大者，泻火生用宜细者"。《本草图经》记载"甘草，二月、八月除日采根，曝干十日成，去芦头及赤皮，今云阴干用"。《雷公炮炙论》中记载"甘草，凡使，须去头尾尖处，其头尾吐人"。这里记载了甘草的炮制方法为除去芦头及赤皮的理论依据。

炮制方法不同则药效不同　《本草衍义》记载"甘草入药须微炙，不尔，亦微凉，生则味不佳"。金元时期，医家对甘草炮制的认识逐渐明确。金·《珍珠囊药性赋·用药法象》中记载"甘草，阳不足者，补之以甘，甘温能除大热……生用大泻热火，炙之则温，能补上焦、中焦、下焦元气。生之则寒，炙之则温。生则分身梢而泻火，炙则健脾胃而和中"，确立了甘草炮制使药效变化的理论。元·《汤液本草》进一步明确了甘草"生用大泻火热，炙之则温"的药性。

到了明清时期炙甘草温补元气的理论已经在诸多著作中广为引用。如《医学入门》中记载"甘草甘平生泻火，炙之健胃可和中，解毒养血坚筋骨，下气通经消肿红。甘，甜草也。性缓，能解诸急。热药用之缓其热,寒药用之缓其寒。善和诸药,解百药毒。故又名国老。生用消肿导毒,治咽痛;炙则性温,能健脾胃和中"。《本草从新》中记载甘草,生用气平,补脾胃不足,而泻心火,炙用气温,补三焦元气,而散表寒。《本草易读》中记载"甘草,蜜炙补中,生用泻火"。《医学衷中参西录》中记载"甘草,性微温,其味至甘。能解一切毒性。甘者主和,故有调和脾胃之功,甘者主缓,故虽补脾胃而实非峻补。炙用则补力较大,是以方书谓胀满证忌之。若轧末生服,转能通利二便,消胀除满。若治疮疡亦宜生用,或用生者煎服亦可"。

综上,甘草的炮制方法从汉代发展到现在,经历由少到多,由粗到精,最终趋于完善。仅有蜜炙法被传承下来且广泛应用。

6.4.4 根据临床功效及适应证辨别炮制方法

《伤寒论》中,大黄普遍为生用,但亦有数方为酒制,以大承气汤、抵当汤为典型,分为"酒浸"与"酒洗"两种。而调胃承气汤之大黄则要以"清酒洗"。此系因为酒性升提,经酒洗后,大黄方能上能下,无处不到,三焦之热,均可除去。

而桃仁承气汤既不以酒送服,亦不用酒炮制。从方中配伍考虑,已有桂枝通一身之气,又可载药上行,故此则不必用酒矣。而大陷胸汤证,大黄最重,却反未有酒洗,此亦系病位之故也,其证为胸中水热相结,较为局部,故亦不必用。而抵当汤则本身用药已甚峻猛,故可不必配以酒。

以上可知伤寒论大黄之炮制,当以其病机为依,若其热从中焦上攻,上焦热势非常明显,又未有他药截上,则宜酒洗。若病位局限为中下二焦,则不必酒洗。

6.5 经典名方各药味炮制方法考证

6.5.1 甘草炮制考证

6.5.1.1 处方药味名称情况

甘草为经典名方中应用频次最高的药味,处方药味名称有生甘草、炙甘草、甘草(未标注具体炮制方法),以及脚注为"生"、"炙"和"炙,锉"等数种饮片名称和炮制方法表述。

6.5.1.2 炮制方法考证

炙甘草,最早见于东汉·张仲景《伤寒杂病论》,由于该书成书不久即遗失,现存记载见于《金匮要略》和《伤寒论》等。国内学者经考证认为,根据炙甘草的文意,与后世通行的蜜炙不同。《金匮要略》中对当前中药炮制所说的炙,同为"烘烤"。汉代以后,"炙"法炮制甘草见于各种医籍。对于甘草炙法要求首见于汉·张仲景《金匮玉函经》。书中云"炒","炒令黄"。因此,汉代的炙甘草炮制方法应为炒法。

到了唐代,首次出现了蜜煎甘草;对于有蜜煎要求的饮片均作了标注,因此猜测唐代的炙甘草为炒甘草。宋代,甘草的炮制增加了蜜炒的方法,与现在的蜜炙有点接近。关于炙甘草,《太平惠民和剂局方》详细记载了炙的方法,"凡使,先破开,火上微炙,黄赤色,方入药用,如稍只爁炒亦得"。《圣济总录》和《博济方》等书籍还记载了甘草炙的程度,"炙令微紫"和"炙黄色"。不同的书籍对炙甘草的要求不一,由此推测,宋代炙甘草也应为炒甘草。明确提出蜜炙甘草炮制方法者始于明代,如《医学纲目》中记载甘草"去皮蜜炙",有古代炮制专著的《炮炙大法》也收载了蜜炙甘草的炮制方法。由此推测,蜜炙甘草在明代已有应用。

目前,《中国药典》(2015年版)收载的甘草饮片为甘草(即生甘草,润切制)及炙甘草(即蜜炙甘草);此外全国各省市炮制规范还收载有炒甘草、甘草粉等。

6.5.1.3　经典名方中甘草炮制作用

甘草生熟有别,自汉代就已区分开来。甘草味甘,甘者性缓,可使脾胃运化迟缓,导致中焦胀满,所以有"甘能令人满"之说,甘草经过炒制,借真火之气,火性主动,从而在一定程度上防止过服甘草引起的中满之弊。北宋·《本草衍义》中记载"甘草入药须微炙,不尔,亦微凉,生则味不佳"。金元以后日益明确,金·李杲《珍珠囊药性赋》曰:"甘草,味甘平,无毒。生之则寒,炙之则温。生则分身梢而泻火,炙则健脾胃而和中。"

清·《长沙药解》中记载"熟用甘温培土而补虚,生用甘凉泻火而消满。凡咽喉疼痛,及一切疮疡热肿,并宜生甘草泻其郁火。熟用,去皮,蜜炙"。《得配本草》记载:"甘草和中补脾胃,粳米拌炒或蜜炙用。"

6.5.1.4　经典名方中甘草炮制品选择建议

根据甘草炮制方法考证和甘草生、炙不同的炮制作用分析,处方名称为"生甘草"、甘草(生)应为生甘草,可参照《中国药典》(2005年版一部)饮片项下"甘草"的炮制方法。

在《名方目录》中明确生甘草入药始于明代,包括保阴煎、清上蠲痛汤、除湿胃苓汤、沙参麦冬汤、枇杷清肺饮和宣郁通经汤。

对于未标注甘草炮制方法的方剂包括汉代5首即甘姜苓术汤、桂枝芍药知母汤、厚朴七物汤、橘皮竹茹汤和麦门冬汤;唐代3首,即温胆汤、温脾汤和小续命汤;宋代2首,即三痹汤和温经汤;金代2首,即大秦艽汤和乌药汤;明代6首,即保元汤、达原饮、清肺汤、清骨散、清金化痰汤和托里消毒散;清代8首,半夏白术天麻汤、二冬汤、凉血地黄汤、清燥救肺汤、散偏汤、身痛逐瘀汤、四妙勇安汤和完带汤。以上根据甘草的配伍作用及该方药演变配伍的炮制品确定其炮制方法。

6.5.2　地黄炮制考证

6.5.2.1　处方药味名称情况

地黄在经典名方处方药味名称有生地黄汁、生干地黄、熟干地黄、干地黄、生地黄、熟地黄、生地、熟地,以及带有脚注的生地黄(洗)、熟地黄(去土)、生地黄(酒制)、大熟地(九蒸)、生地(酒炒)、大生地(酒炒)、生地(酒洗)等炮制方法描述。炮制方法涉及绞取汁、酒制、酒炒、酒洗及蒸制。炮制品有干地黄、生地黄、熟地黄之分。

6.5.2.2　炮制方法考证

地黄(鲜地黄、生地黄、干地黄)　始载于《神农本草经》,味甘寒,又名地髓、干地黄。二月八月采根,阴干,有"干地黄……生者优良"的记载。古时候受采收季节、地域及储存等条件限制,推测此处"生"是为了区别鲜地黄与干地黄。"生地黄"最早见于张仲景《金匮要略》,"生地黄二斤,咬咀,蒸之如斗米饭久，以铜器盛其汁，更绞地黄汁"，此处生地黄应理解为鲜地黄。百合地黄汤中药味组成明确为"生地黄汁"。因此，仲景时期的生地黄应指鲜地黄。

《本草经集注》中记载"干地黄，味甘，苦，寒，无毒……作干者有法，捣汁和蒸，殊用工意；而此直云阴干，色味乃不相似，更恐以蒸作为失乎？"此处干地黄的炮制方法分为捣汁和蒸两种，前法即指鲜地黄。后世在干地及鲜地的名称上，通常以"生地黄"统而代之。如唐·《备急千金要方》和《千金翼方》中记载为捣绞取汁，或切，熬。《外台秘要》中"打碎，切，汁"。到了宋代，《太平圣惠方》中记载生地黄的炮制方法为细切，烧灰，还有蜜煎，"五斤捣绞取汁，入蜜半斤，以慢火熬成煎"。《阎氏小儿方论》中记载生干地黄的炮制方法为焙和切焙。《太平惠民和剂局方》中记载的生地黄的炮制方法为"净洗，研，以布裂汁留渣，以生姜汁炒地黄渣，各至干，堪为末为度"。明清时期沿用了捣绞取汁的方法。如《普济方》记载生地黄的炮制方法为净洗，木臼内干捣，绞取汁。《医学入门》记载生地黄的炮制方法为"脉洪实热者，生采捣汁服之，脉虚血热者……若犯铜铁器，令消肾白发……又合萝卜食，则能耗诸血"。《证治准绳》中记载生地黄的炮制方法为"洗，研取汁，拌黄连末，和匀晒干用"。《本草便读》中"生地未经蒸晒，即今之所为鲜生地"，证明了当时生地黄涵盖了鲜地黄与干地黄两种概念。"鲜地黄"一药到了明·《本草原始》才得到了正名。

熟地黄 历代本草对熟地黄加工炮制方法的记载很多，"熟地黄"之名虽然到了宋·《本草图经》才正式提出，但汉·《金匮要略》记载了地黄的蒸制方法："咬咀，蒸之如斗米饭久"。晋·《刘涓子鬼遗方》中记载干地黄的炮制方法为切，蒸焙。唐·《外台秘要》中记载细切蒸之极熟。《千金翼方》中记载了熟地黄的炮制方法为"斤数拣择一准生法，浸讫，候好晴日便早蒸之，即暴于日中，夜置汁中以物盖之，明朝又蒸，古法九遍止，今但看尽色熟，蒸三五遍亦得。每造皆须春秋二时，正月九月缘冷寒气方可宿浸，二月八月拌而蒸之"。对其炮制过程要求古法九遍止，现在是蒸三五遍，质量要求色熟。此外，在《食疗本草》中记载地黄的炮制方法为"以少蜜煎成浸食之，或煎汤或入酒饮"。

宋代对熟地黄的蒸制标准提出了进一步的要求，熟干地黄的炮制方法是今干之法，取肥地黄三、二十斤，净洗，更以拣去细根及根节瘦短者，亦得二、三十斤，捣绞取汁，投银铜器中，下肥地黄，浸漉令浃，饭上蒸三、四过，时时浸漉转，蒸讫又暴，使汁尽，其地黄当光黑如漆，味甘如饴糖。对熟地黄炮制品的质量提出了"光黑如漆，味甘如饴糖"的质量标准，该质量标准要求一直沿用至今。

酒制熟地黄是地黄的传统制法之一。南北朝·《本草经集注》采用酒浸法，记载"清酒者良"。南北朝除沿用蒸制外，始创以酒为辅料拌蒸。《雷公炮炙论》中记载干地黄的炮制方法为"采生地黄，去白皮，瓷锅上柳木甑蒸之，摊令气歇，拌酒再蒸，又出令干"。唐·《千金翼方》中记载有绞取汁，汁如尽，以酒投之更捣，绞即引得余汁尽，同时还有《外台秘要》中记载"十斤切，酒二升渍三宿出暴还内酒中取尽暴干"，《银海精微》中记载熟地黄的炮制方法：①酒浸焙干；②酒蒸焙；③酒蒸炒；④酒炒。宋代地黄的酒制法出现了"洗净细切，一斗以好酒一斗浸之经宿即出干，却入酒中浸，又以酒尽为度，候干"，《普济本事方》中记载的熟干地黄的炮制方法为酒洒九蒸九曝焙干。《太平惠民和剂局方》中记载的熟干地黄的炮制方法为净洗酒浸蒸焙。金元时期《汤液本草》中"生地黄酒洗曝干，酒洒蒸如乌金，假酒力则微温，大补，血衰者须用之"，还指出了酒熟地黄的炮制理论为生则性大寒而凉血，熟则性寒而补肾，假火力蒸九数，故能补肾中元气。在《珍珠囊》中同样也指出了酒熟地黄的炮制理论，生地黄凉血补不足血，治脐已上酒浸，但用酒洗过用之以酒热为因也。明清时期仍沿用了酒九蒸的炮制方法，如《本草发挥》中记载"酒洒九蒸，假酒力，则微温补血虚不足，虚损血衰之人，须用善……治外治上，以酒浸之。熟地黄，假火力蒸九次，故能补肾中元气。"《医学入门》中提到"水洗，用生地捣汁，九蒸九晒，或酒，或姜汁俱好"。《炮炙大法》中记载"酒洗晒干，以手擘之有声为度，好酒拌匀置瓷瓮内包固重汤煮一昼夜，胜于蒸者名熟地黄，生者酒洗用"。《证治准绳》中记载的熟地黄的炮制方法为酒蒸焙。采用酒蒸法和酒炖法炮制熟地黄一直沿用至今，成为熟地黄传统炮制的主要方法。

除此之外，还有《阎氏小儿方论》提到的"烧令黑"，《本草纲目》中提到的"近时造法，拣取沉水肥大者，以好酒入缩砂仁末在内，拌匀，柳木甑于瓦锅内蒸令气透，晾干，再以砂仁酒拌蒸（曝），如此九蒸九（曝）乃止。盖地黄性泥，得砂仁之香而窜，合和五脏冲和之气，归宿丹田故也。今市中惟以酒煮熟售者，不可用"。

从熟地黄炮制历史沿革可知，采用蒸制熟地黄和酒蒸制熟地黄应用历史最悠久，无论哪种制法对熟地黄的质量和制作要求基本是一致的。一是要求制品"色黑如漆，味甘如饴"；二是要求炮制时间较长，即"九蒸九晒"。熟地黄的现代炮制方法多沿用传统的清蒸法和酒蒸法。

目前，《中国药典》（2015 年版）收载了鲜地黄（切制）、地黄（即生地黄，润切制）及熟地黄（清蒸法和酒蒸法）；此外全国各省市炮制规范还收载有生地黄炭、炒地黄、酒生怀地黄、熟地黄炭、炒熟地黄、砂仁拌熟地、盐制熟地黄等。

6.5.2.3　地黄的炮制作用及理论

地黄经过不同的炮制方法加工后，其性味、功效发生相应改变。鲜地黄经加工焙干后名干地黄或生地黄，其性寒、味甘，以清热凉血、养阴生津为主。地黄经蒸制为熟地黄，其性由寒转温，其味由苦转甘，其功效由清转补，以滋阴补血、益精填髓为主。

早在《本草经集注》中记载地黄加酒炮制后可起到较好的治疗作用。宋·《重修政和经史证类备用本草》中记载干地黄，《本经》不言生干即蒸干，方家所用二物别，蒸干即温补，生干则平宣，当依此以用之。可见当时已认识到由于炮制方法的不同使药性发生了改变，应该分别应用。

金元时期对地黄炮制目的的认识又有所发展，指出"生则性大寒而凉血，熟则性寒而补肾"。酒洒九蒸，假酒力，则微温补血虚不足，虚损血衰之人，须用善……治外治上，以酒浸之。熟地黄，假火力蒸九次，故能补肾中元气，指出了生地黄、蒸制熟地黄、酒制熟地黄的药性和临床作用有所区别，认为生地黄性大寒而凉血，蒸制熟地黄性寒而补肾，酒制熟地则性微温而补血及治病位在外部或上部的病证。《本草蒙筌》提出了地黄要用姜汁等辅料炮制，"拌姜汁炒不泥膈痰（凡饮酒人服此，必依制之，酒病多痰，恐滞膈作胀满也）如上达补头脑虚，或外行润皮肤燥、必资酒浸、方促效臻"，"酒润蒸黑，名熟地黄"。《本草纲目》中记载"生地黄炒则不妨胃，熟地黄姜汁炒则不泥膈"。《景岳全书》认为"有用姜汁拌炒者，则必有中寒兼呕，而后可有砂仁制者，则必有胀满不行；后可用酒拌炒者，则必有经络壅滞"。《得配本草》记载"鲜用则寒，干用则凉。上升，酒炒，痰膈，姜汁炒。入肾，青盐水炒。阴火咳嗽，童便拌炒。熟地得玄参，纳气归阴；得炒干姜，治产后血块；得丹皮，滋阴凉血；使玄参，消阴火；合当归，治胎痛；加牛膝，治胫股腹痛。和牡蛎，消阴火之痰；痰多，姜汁炒；行血，酒炒；润肠，人乳炒；纳气，理气，砂仁炒。降火，童便煮。摄精，金樱子汁煮，补脾胃，炒炭存性"。

现代认为，清蒸熟地黄滋腻碍胃，加酒蒸制后，则性转温，主补阴血，且可借酒力行散，以行药势，通血脉，更有利于补血，并使之补而不腻。

6.5.2.4　不同炮制品的选择及建议

百合地黄汤，主要由百合和生地黄汁组成，制法为"生地黄汁一升……"，方中生地黄应为鲜地黄。《普济方》记载生地黄的炮制方法为净洗，木臼内干捣，绞取汁。推测该方的地黄为鲜地黄，炮制方法捣绞取汁。甘露饮中包括 2 种地黄入药，熟地黄和生干地黄。其中熟地黄的炮制方法为去土，宋朝及以前收载的熟地黄炮制方法主要为蒸，而生干地黄的炮制方法主要为焙干。推测熟地黄的炮制方法为净洗，蒸。生干地黄的炮制方法为净洗，焙干。

6.5.3　芍药炮制考证

6.5.3.1　处方药味名称情况

芍药在经典名方处方名称有芍药、白芍和赤芍，以及带有脚注的白芍（酒炒）和白芍（醋炒）炮制方法的描述。炮制方法包括酒炒和醋炒（表1-6-4）。

现行2015年版《中国药典》收载了赤芍和白芍2个品种，经典名方中芍药是白芍还是赤芍尚有待确定。

6.5.3.2　炮制历史沿革

芍药始载于《神农本草经》，但是未以白芍、赤芍区分。经魏晋南北朝—隋唐五代—宋金元—明清时期的继承和发展，赤白二芍的区别逐渐被认识。陶弘景的《本草经集注》始有赤白之说。《开宝本草》载："此有两种，赤者利小便下气，白者止痛散血，其花亦有红白二色。"《本草图经》记载"芍药二种，一者金芍药，二者木芍药。救病用金芍药，色白多脂肉，木芍药色紫瘦多脉"，正式将两者区分开来。

赤芍的炮制方法始于唐·《经效产宝》，见香连生化汤中的赤芍（酒炒）。白芍的炮制始于宋·《重修政和经史证类备用本草》中记载"治妇女赤白下，年月深久不瘥者，取白芍药三大两，并干姜半大两，细锉，熬令黄，捣下筛，空肚和饮汁服二钱匕，日再，佳。又金创血不止而痛者，亦单捣白芍药末，敷上即止，良验。白芍药一两，熬令黄，杵令细为散。酒或米饮下二钱并得，初三服，渐加。治咯血衄血，白芍药一两，犀角末一分，为末。新水服一钱匕，血止为限"。此外，在书中还记载"张仲景治伤寒，汤多用芍药，以其主寒热，利小便故也。古人亦有单服食者"。

博济方：治五淋。赤芍药一两，槟榔一个，面裹煨为末，每服一钱匕，水一盏，煎七分，空心服。

"白芍药"作为本品正名记载始于明·刘文泰《本草品汇精要》，"白芍药有小毒丛生，芍药（出《神农本草经》），二月八月取根，曝干，根坚实者为好，类乌药而细白，色白，味苦酸，性平微寒。[名] 白木、余容、犁食、解仓、铤"。

表1-6-4　白芍、赤芍和芍药历代本草炮制方法汇总

白芍		
制法	炮制方法	出处
切制	去芦，锉碎	《世医得效方》
	锉碎用，桶锉，竹筛齐用	《卫生宝鉴》
炒白芍	1. 细锉，熬令黄，捣，下筛；	《重修政和经史证类备用本草》
	2. 熬令黄，杵令细，为散	
	微炒黄色	《外科大成》
	炒	《寿世保元》
	1. 炒；2. 微炒，焙；3. 炒焦黄	《校注妇人良方》
	炒令赤色	《三因极一病证方论》
	炒	《卫生宝鉴》
酒白芍	1. 酒拌炒；2. 酒浸炒；3. 酒炒	《丹溪心法》
	酒浸行经，止中部腹痛	《珍珠囊》
	酒炒	《本草纲目拾遗》、《本草求真》、《寿世保元》、《医学集解》
醋白芍	醋炒	《本草纲目》、《外科大成》
土炒白芍	土炒	《时病论》
白芍炭	煅存性	《医学纲目》
煅白芍	煅	《景岳全书》、《证治准绳》

续表

赤芍		
制法	炮制方法	出处
净制	刮去皮	《金匮玉函经》
	热水泡	《银海精微》
炒赤芍	以竹刀刮去粗皮细剉微炒	《本草品汇精要》
	烧为灰	《太平圣惠方》
	炒	《校注妇人良方》、《外科大成》
	炒黄	《景岳全书》
煨赤芍	煨，去皮	《丹溪心法》
	煨	《景岳全书》
酒炒赤芍	酒炒微平其性，酒浸	《景岳全书》《经效产宝》
	赤芍酒洗	《外科大成》

芍药		
制法	炮制方法	出处
净制	洗净	《类证活人书》
	去皮	《医学纲目》、《汤液本草》
切制	切	《新辑宋本伤寒论》
炒	熬令黄	《备急千金要方》
	1. 炙令黄色；2. 炒黄	《经效产宝》
	炙	《博济方》
	炒	《丹溪心法》、《圣济总录》
	1. 炒；2. 炒成灰；3. 烧灰存性	《丹溪心法》
焙	洗焙	《普济本事方》
	凡使，须剉碎焙干，方可入药用	《太平惠民和剂局方》
	1. 水煮十沸，焙干；2. 剉	《小儿卫生总微论方》
酒制	酒炒	《扁鹊心书》
	酒浸行经，止中部腹痛	《汤液本草》
	酒制	《丹溪心法》
	切片，酒润，覆盖过宿	《本草崇原》
蜜制	凡采得后，于日中晒干，以竹刀刮上粗皮并头土了，锉之，将蜜水拌蒸，从巳至未，晒干用之	《雷公炮炙论》
蒸	采得净刮去皮，以东流水煮百沸，出阴干。停三日，又于木甑内蒸之，上覆以净黄土，一日夜熟，出阴干，捣末	《重修政和经史证类备用本草》

6.5.3.3　炮制作用论述

　　《校注妇人良方》为宋代陈自明所著妇科专书，后经明·薛立斋校注。书中白芍，多用酒拌炒，因白芍之性味酸寒，产后妇人用之于大补、八珍等汤内，以酒拌炒用无妨。凡属脾胃虚寒虚弱面色萎黄者，亦宜酒拌炒用之。

　　明·王肯堂的《证治准绳》中记载芍药，剉片，内热者生用，中寒者酒炒用。李中立的《本草原始》中记载白芍，能补能收，多用酒炒方法。赤芍，能泻能散，多用宜盐。李时珍的《本草纲目》中记载芍药是今人多生用，惟避中寒者以酒炒，入女人血药以醋炒耳；以酒炒补阴。芍药熬黄，为末。朱橚的《普济方》中记载白芍，甘酸，阴中之阳，白补赤散，泻肝补脾胃，酒浸行经，止中部腹痛。《本草蒙筌》中记载白芍能补能收，酒炒才妙（若补阴酒浸日曝，勿见火）。赤芍能泻能散，生用正宜。

贾所学《药品辨义》中记载"白芍生则伐肝，炒则入脾肺，酒炒补肝行经"。清·《得配本草》中记载白芍伐肝生用。补肝炒用。后重生用。血溢醋炒。补脾酒炒。滋血蜜炒。除寒姜炒。多用伐肝，炒用敛阴。

6.5.3.4 不同炮制品的选择与建议

南北朝·陶弘景《本草经集注》对芍药的产地及形态等有所记载，"今出白山，蒋山、茅山最好，白而长大，余处亦有而多赤，赤者小利，世方以止痛"。此处对赤芍和白芍进行了区分。但从主要描述来看，赤芍附于白芍中，可知赤芍作为药用还不普遍。

到唐朝，医家对赤芍、白芍的功效有了更深的认识，在《备急千金要方》中记载"凡茯苓、芍药，补药须白者，泻药须赤者"。在《外台秘要》中记载仲景的真武汤中以白芍入药。

到了宋朝，医家对赤芍、白芍的功效不同有了更深入的认识，在临床用药中注意区分两者。在《开宝本草》、《太平圣惠方》、《本草图经》中均对赤芍、白芍加以区分。由此可推知，到了宋朝赤芍也被广泛用于临床。

张景岳在《景岳全书》中记载："芍药，味微苦微甘略酸，白者味甘，补性多。赤者味苦，泻性多。生者更凉，酒炒微平。认为（白芍药）乃补药中之稍寒者，非若极苦大寒之比，若谓其白色属金，恐伤肝木，寒伐生气，产后非宜，则凡白过芍药，寒过芍药者，又将何如？如仲景黑神散、芍药汤之类，非皆产后要药耶？用者还当详审。若产后血热而阴气散失者，正当用之，不必疑也。"

保阴煎出自《景岳全书》，整方具有滋阴降火、清热凉血的作用，主要用于阴虚血热而致血不循经之证。根据其记载阳证自汗或盗汗者，但察其脉证有火，或夜热烦渴，或便热喜冷之类，皆阳盛阴虚也，宜当归六黄汤为第一，保阴煎亦妙。产后血热而阴气散失者，正当用之，不必疑也。推测保阴煎中芍药为白芍。

化肝煎也出自《景岳全书》，该方善解肝气之郁，平气逆而散郁火，主要治疗怒气伤肝，气逆动火，胁痛胀满，烦热动血等症。《医学集成》中化肝煎经方是以白芍入药。根据白芍的功效主治，具有养血和营、缓急止痛、敛阴平肝的作用，白芍还有伐肝生用的记载。赤芍有散邪行血之意，可血中活滞。推测该方以白芍入药。

达原饮具有开达膜原、辟秽化蚀的作用，主要用于主瘟疫初起，憎寒发热，渐至但热无寒，昼夜发热，头身疼痛等症。在《张氏医通》中该方加芍药以和血，黄芩清燥热之余，甘草为和中之用，以后四味，乃调和之品。这里的芍药起和血的作用，通过方解推测该方以白芍入药。

当归建中汤在《经方实验录》中全方组成为全当归、川桂枝、赤白芍、生甘草、生姜、红枣、饴糖。在方中记载"……白芍不足，故加赤芍。桂枝不足，故加当归"《太平惠民和剂局方》中记载该方的药物组成包括当归、肉桂（去粗皮）、炙甘草和白芍。在《世医得效方》中处方组成为当归、桂心、扬芍药和黄芪。该方在《千金翼方》中由当归、桂心、炙甘草、芍药、生姜和大枣组成。主治产后虚羸不足，腹中疾痛不止，吸吸少气，或若小腹拘急痛引腰背，不能饮食，产后一月，日得服四五剂为善，令人强壮内补方。结合白芍和赤芍的功效，白芍的功效是敛阴止汗，缓中止痛，养血柔肝，主要用于治疗自汗盗汗，阴虚发热，胸腹胁痛，泻痢腹痛，月经不调，崩漏，带下等疾病，赤芍的功效是清热凉血，散瘀止痛。主要用于治疗温毒发斑，吐血，目赤肿痛，经闭痛经，癥瘕腹痛，痈肿疮疡。推测该方以白芍入药。

小续命汤在《汤头歌诀》中记载该方由防风、桂枝、麻黄、人参、白芍（酒炒）、杏仁（炒研）、川芎（酒洗）、黄芩（酒洗）、防己、甘草（炙）、附子、姜、枣组成。在《奇效良方》中记载该方由麻黄（去节）、人参（去芦）、黄芩、芍药、炙甘草、川芎、杏仁（去皮尖，麸炒）、防己、肉桂、防风、附子（炮，去皮脐）组成。主治中风半身不遂，口眼㖞斜，手足震颤。在《太平惠民和剂局方》中该方指出芍药（白者）。《备急千金要方》该方包括麻黄、防己、人参、黄芩、桂心、芍药、川芎、杏仁、附子、防风、生姜。主要治疗中风垂危，身体缓急，口眼㖞斜，舌强不能言语，神情闷乱者。根据白芍内热者生用，中寒者酒炒用。推测该方以酒炒白芍入药。

对于仲景方中所用芍药，到底是白芍还是赤芍？后世医者有不同看法，如朱文浩等根据仲景时代的参考文献，芍药的生长环境及《伤寒杂病论》中芍药的功效考辨，认为仲景所用为现代的赤芍。《本草逢原》谓"白芍酸寒敛津液而护营血……故仲景以为补营首药"。《太平圣惠和剂局方》《医宗金鉴》、孙尚方、许叔微等认为应为白芍，而《太平圣惠方》、李中梓等认为应为赤芍。徐氏等通过研究芍药在《伤寒杂病论》中的配伍应用，提出若痉挛性疼痛，多用白芍；若有血瘀者，多用赤芍。金荟宙认为在调和阴阳、缓急解痉，利小便时多用白芍，而在活血化瘀、清热凉血时则多用赤芍。根据以上理由推测真武汤中是以白芍入药，方中芍药的作用，一是利小便以行气；二是通顺血脉，解痉缓急，破阴结以开水液下行之路；三是柔肝以止腹痛。

6.5.4　人参炮制考证

6.5.4.1　处方药味名称情况

人参在经典名方的处方药味名称为人参，以及带有脚注人参（去芦）炮制方法的描述。

6.5.4.2　炮制历史沿革

人参载于《神农本草经》，列为上品。"人参，味甘，微寒，主补五脏，安魂魄，止惊悸，除邪气，明目，开心，益智"。《名医别录》曰，"二月、四月、八月上旬，采根。竹刀刮，暴干，勿令风见"。《说文解字》中记载"参，人参，药草，出上党"。《范子计然》中记载"人参，出上党，状类人者，善"。《异苑》也同样记载，人参，"名土精，生上党者，人形皆具，能作儿啼"。《本草经集注》中同样记载"二月、四月、八月上旬采根，竹刀刮，暴干，勿令见风"。《雷公炮炙论》中记载"采得阴干，去四边芦头并黑者，剉入药中"。

唐·《外台秘要》中记载人参的炮制方法为"细剉和切"。《新修本草》中也记载"二月、四月、八月上旬采"。《本草图经》中记载人参，"生上党山谷及辽东，春秋采根，不入药，本处人或用之，相传欲试上党人参者，当使二人同走，一与人参含之，一不与，度走三、五里许，其不含人参者，必大喘，含者气息自如者，其人参乃真也"。

《本草发挥》中记载新罗人参的炮制方法为剉薄片，湿纸裹煨。《得配本草》中记载"人参，去芦，隔纸焙熟用。土虚火晒，宜生用，脾虚肺怯，宜熟用"。《本草纲目拾遗》中记载"土人参，须蒸之极透则寒去，切片……用陈绍酒饭上蒸熟"。人参，布包，藏饭锅内蒸烂。《本草从新》中记载"人参，宜隔纸焙用，忌铁"。

6.5.4.3　经典名方中人参作用

《长沙药解》中记载"人参止燥证之渴。人参润金土之燥，蒸清气而为雾，雾气氤氲，甘露自零。麦门冬汤，方在麦冬。竹叶石膏汤，方在竹叶。二方之用人参，清金补水之玉津也。人参，熟用温润，生用清润"。

《汤液本草》中称人参具有"补五脏之阳，调中养气"的功效。这里的"中"特指中焦脾胃，清代医家傅山强调脾胃为后天之本，气血生化之源，提倡治女科，从补脾胃入手。傅山的完带汤中辅以人参益气健脾、运化水湿，配苍术燥湿健脾，和山药、白术四药联用可使脾气健运而湿无由生。

人参归肺经。李东垣曰："人参补肺中之气，肺气旺则四脏之气皆旺，肺主诸气故也。"人参配黄芪补益肺气，助麦冬护诸经之液更养肺阴。《本草汇言》中称人参是助精养神之药，具有益气安神的作用。

6.5.4.4 人参是否去芦炮制方法考证

人参始载于《神农本草经》，而最早记载人参芦头的古籍为《华氏中藏经》。《神农本草经》所载人参，未见有参芦问题，更无参芦催吐作用之说。《华氏中藏经》提出"人参芦头"，并有"吐人"的记载，认为用参入药时应除去芦头，从此，后世一些医药学家相继沿袭此说。在中医药界形成了人参芦"不去者吐人"的印象。在《太平圣惠方》、《伤寒总病论》、《小儿药证直诀》、《类证活人书》、《产育宝庆集》、《普济本事方》、《卫济宝书》、《校注妇人良方》、《济生方》、《陈氏小儿病源方论》、《急救仙方》、《女科百问》、《儒门事亲》、《脾胃论》、《活幼心书》、《瑞竹堂经验方》、《丹溪心法》、《十药神书》、《秘传证治要诀及类方》、《奇效良方》、《女科撮要》、《宋氏女科秘书》、《寿世保元》、《景岳全书》、《炮炙大法》、《本草述》、《得配本草》、《傅青主女科》等 42 种方书中，记载有"去芦"、"去芦头"或"去芦用"。

《雷公炮炙论》中记载"人参凡采得，阴干，去四边芦头并黑者，锉入药中"。《校正集验背疽方》中记载"人参，去顶，细剉焙"。《本草蒙筌》中记载"人参，去芦梗，咀薄才煎"。《医学纲目》中记载"人参，去芦，及去芦须，研为末"。《增补万病回春》中记载"人参治肺须，气短少气，虚喘烦热，去芦用之"。《本草纲目》有"人参芦代瓜蒂"，《重修政和经史证类备用本草》中记载"人参，采根用时，去其芦头，不去者吐人，慎之"。《太平惠民和剂局方》中记载"人参，凡使，先去芦头，剉平称，方入药用，不去芦令人吐，慎之"，《医学入门》中记载"人参，去芦，不令人吐"，《仁术便览》中记载"人参，去芦，芦于参相反，吐药中有用芦者"，《本草通玄》记载"人参……凡用必去芦净，芦能耗气，又能发吐耳"。在查阅到的以上部分古医籍中，均记述人参应去芦用之，以免引起呕吐。此外，还有一部分书籍并无人参去芦问题的描述。

到了现代，关于人参去芦的问题，一直为中药界所关注，但迄今尚无定论。有研究者认为，各种人参的芦头均含大量草酸钙，能与胃酸生成草酸、单酸，有催吐作用，均需去芦。也有研究者认为以草酸钙的含量大来解释人参需要去芦是欠妥的。人参的参体和芦头的成分是一致的，通过动物实验和临床试验也未发现芦头有催吐作用，人参芦头占药材的 12%～15%，可不用去芦头。植物药中的皂苷类成分，一般具有祛痰作用，而参芦中确实含有大量的人参皂苷。因此，参芦的治疗作用是有一定科学依据的。现代研究表明，参芦于人参在主要化学组成上没有质的不同，更没发现参芦有独特的、与催吐作用有关的化学成分，实验药理未证实参芦具有催吐作用，相反，却观察到参芦具有与人参相似的药理作用。因此，在使用人参时可全参入药。

6.5.5 姜炮制考证

6.5.5.1 处方药味名称情况

姜在经典名方处方药味名称有生姜和干姜，以及带有脚注的生姜（切）、干姜（炮）等炮制方法的描述。炮制方法包括切制和炮。炮制品有生姜和干姜之分。

6.5.5.2 炮制历史沿革

隋朝以前 干姜始载于《神农本草经》，"味辛，温。主胸满，欬逆上气，温中止血，出汗，逐风湿痹，生者尤良……"，书中对生姜没有单独的记载，但根据生者尤良，可推断已有生姜的使用，且以生姜为优。生姜始载于汉·《金匮要略》，该书中记载了较多以生姜为名的方剂，如桂枝芍药知母汤。《名医别录》中将干姜与生姜分条论述。南北朝·《本草经集注》中干姜与生姜产地出现了变迁，"蜀汉姜旧制，荆州有好姜，而不能作干者"，认为湖北荆州的姜只能作生姜，不能作干姜。首次记载了干姜的炮制方法："凡作干姜法，水淹三日毕，去皮置流水中六日，更去皮，然后晒干，置瓮缸中，谓之酿也。"炮姜最早记载于《金匮要略》中，曰"甘草干姜汤方，甘草四两，炙，干姜二两，炮"。《金匮要略》中记载的方剂有以干姜命名的，也有以生姜命名的，根据临床功效的不同加以区分。

唐宋时期 《本草图经》中记载了干姜的加工方法。"秋采根，于长流水洗过，日晒为干姜。汉州干姜法，以水淹姜三日，去皮，又置流水中六日，更刮去皮，然后暴之，令干，酿于瓮中，三日乃成也"。该书记载了干姜的两种加工方法，一是普通的干姜由生姜晒干即可，另外一种是汉州干姜炮制加工法，与南北朝时的炮制方法基本一致。

明清时期 《本草品汇精要》记载干姜要"洗净，以湿纸裹，入灰水中炮之令热透，取出，锉碎用"。《本草蒙筌》中记载"北干姜不热，北生姜不润……干则味辛，炮则味苦。气温大热，气味厚多。半浮半沉，阳中阴也……干辛专窜而不收，堪治表，解散风寒湿痹，鼻塞头痛，发热之邪；炮苦能止而不移，可温中，调理痼冷沉寒，霍乱腹痛，吐泻之疾"，并提出了去皮热，留皮凉的理论。

《本草纲目》记载"干姜，以母姜造之。今江西（长江以西地区）、襄（湖北襄阳）、均（湖北丹江口）皆造，以白净结实者为良，故人呼为白姜，又曰均姜。凡入药并宜炮用"。《雷公炮制药性解》中强调"要热去皮，要冷留皮"，"去皮"、"留皮"会改变生姜的药性，这与《本草蒙筌》的观点是一致的。

清·《本草崇原》记载"干姜，以母姜晒干，以肉厚而白净，结实明亮如天麻者为良，故又名白姜"。该书认为干姜是由母姜晒干制成的，与《本草纲目》所述一致。《本草逢原》中记载了"炮姜，即干姜水净炙黄者"，将炮姜单独作为一味药列出。《本草求真》中提到"白净结实者良，母姜晒干为干姜，炒炮为炮姜，炒黑为黑姜"。《本草思辨录》中记载"干姜以母姜去皮依法造之，色黄白而气味辛温，体质坚结，为温中土之专药，理中汤用之，正如其本量。其性散不如守，故能由胃达肺而无泄邪，出汗、止呕、行水之长。炮黑入肾"。

6.5.5.3 不同炮制品的选择

实脾散，来自《严氏济生方》，具有温阳健脾、行气利水的作用。该方中干姜的炮制方法标注为炮，具有温养脾肾的作用。《普济本事方》的实脾散中为干姜（炮）。而在 1957 年出版的《济生方》中干姜的炮制方法为炮去皮。这里的炮与《雷公炮炙论》中炮作用相似，均为去皮等。如炮附子的过程为"于文武火中炮，令皴坼者去之，用刀刮上孕子，并去底尖，微细劈破，于屋下午地上掘一坑，可深一尺，安于中一宿，至明取出，焙干用。夫预炮者，灰火勿用杂木火，只用柳木最妙。用东流水并黑豆浸五日液，然后漉除，于日中晒令干用"。类似于现代的"煨"。而炮姜在清·《本草崇原》中明确单独列出，由干姜作为原料，炮黑加工而成。炮姜具有温经止血、温中止痛的功效。干姜具有温中散寒、回阳通脉、温肺化饮的功效。根据实脾散的临床功效，推测来自《严氏济生方》中实脾散中干姜的炮制方法为现代的"煨"法。

6.5.6 半夏炮制考证

6.5.6.1 处方药味名称情况

半夏在经典名方处方的药味名称有半夏和姜半夏，以及带有脚注的半夏（洗）和半夏（汤洗）的炮制描述。炮制方法包括汤洗和姜制。炮制品有半夏和姜半夏之分。

对于方中半夏未标注炮制方法的处方药物组成进行考证后发现，只有来自东汉的瓜蒌薤白半夏汤和麦门冬汤中未记载与姜同用。现行 2015 年版《中国药典》规定，半夏具一定的毒性，生品多外用，内服一般需炮制，对于经典名方中半夏如何炮制还未有定论。应考虑原书记载，也要根据经典名方半夏的炮制方法及其演变过程，同时参照现代半夏炮制规范和半夏在方中的功效，综合多个方面确定经典名方中半夏炮制品的使用。

6.5.6.2 炮制历史沿革

半夏始载于《神农本草经》，列为下品。历代医药书籍中均记载半夏有毒，故半夏入药多炮制后使用。笔者对不同时期古籍中关于半夏的炮制方法进行整理，发现汉代至晋代，半夏的主要炮制方法为"汤洗"，"汤洗滑尽以去毒"，但未注明具体的操作方法。南北朝·《本草经集注》中对"热汤洗去上滑"规定了具体的操作方法。除此之外，增加了加姜制毒，相畏相杀，是半夏炮制的一大突破。唐代除继承了热汤洗的方法之外，还增加了以糖灰炮之的方法。宋代除继承之前的炮制方法外，还增加了白矾制，白矾+生姜汁浸+焙干，酸浆浸，半夏麹的方法。金元时期，半夏姜制的方法继续保留。到了明代又增加了肥皂角水浸，巴豆肉浸，法制半夏和红半夏的炮制方法。至此，半夏的炮制方法趋于完善。清代基本延续了明代及明代之前的关于半夏的炮制方法（表1-6-5）。

表1-6-5 历代医药书籍中记载的半夏炮制方法汇总

朝代	药味	炮制方法	出处
汉代	半夏	1. 不㕮咀，以汤洗十数度，令水清滑尽，洗不熟有毒也。2. 洗	《金匮玉函经》
	半夏	1. 洗，破如枣核；2. 洗	《新辑宋本伤寒论》
	半夏	1. 洗；2. 汤洗；3. 洗破如枣核大	《注解伤寒论》
晋代	半夏	1. 洗去滑；2. 汤洗去滑干	《肘后备急方》
		生令人吐，熟令人下，用之汤洗令滑尽	《名医别录》
梁代	半夏	1. 有毒，用之必须生姜，此是取其所畏，以相制耳。2. 完以热汤洗去上滑，手挼之皮释随剥去，更复易汤（捶之）令滑尽，不尔戟人咽喉。旧方廿许过，今六七过便足，亦可宜煮之沸，易水如此三过，仍挼洗便毕，讫随其大小破为细片乃称，乃秤以入汤	《本草经集注》
唐代	半夏	1. 热汤洗去上滑，一云十洗四破乃称之，以入汤。若膏酒丸散，皆糖灰炮之。2. 微火炮之，捣末，酒和服如粟米粒大	《备急千金要方》
	半夏	1. 洗；2. 洗去滑	《千金翼方》
宋代	半夏	若修事半夏四两，用捣了白芥子末二两，头醋六两，二味搅令浊，将半夏投于中，洗三遍用之。半夏上有（隙）涎，若洗不净，令人气逆，肝气怒满	《雷公炮炙论》
	半夏	1. 汤洗七遍去滑；2. 为末	《太平圣惠方》
	半夏	1. 汤浸七次，切，焙干。用生薑三钱，同捣成麹，焙干；2. 汤洗薄切，用薑汁浸一宿，焙干炒	《小儿药证直诀》
	半夏	凡汤、酒、丸、散、膏中用半夏，皆且完，用热汤洗去上滑，以手挼之，皮释随剥去，更复易汤，洗令滑尽，不尔戟人咽喉。旧方云二十许过，今六七过便足，亦可煮之，一、两沸一易水，如此三过、四过，仍挼。洗毕便暴干，随其大小破为细片，乃称，以入汤	《重修政和经史证类备用本草》
	半夏	白矾制	《太平惠民和剂局方》
	大半夏	汤浸洗七次，每个切作两片，用白矾末一两，沸汤浸一昼夜漉出。别用汤洗去矾，俟干。一片作两片，再用生姜自然汁于银盂中浸一昼夜。却于汤中顿，令姜汁干尽。以慢火焙燥为细末。再用生姜自然汁搜成饼子，日干或焙干，炙黄勿令色焦	《太平惠民和剂局方》
	半夏	1. 汤泡七次；2. 半夏麹：剉，炒	《严氏济生方》
	半夏	1. 薑制；2. 水浸洗；3. 汤洗七次；4. 洗去滑；5. 薄切片薑汁浸透；6. 细切炒；7. 泡洗炒黄	《校注妇人良方》
	半夏	1. 用之，皆先汤洗十许过，令滑尽，戟人咽喉《陶隐居》；2. 有大毒，汤洗十遍，去涎，方尽其毒《药性论》；3. 采根，以灰裹二日，汤洗暴干《图经曰》；4. 净洗焙干，捣罗为末，以生姜自然汁和为饼子，用湿纸裹，于慢火中煨令香熟《斗门方》；5. 洗过，为末《简要济众》；6. 熟洗，干末之《深师方》；7. 洗，捣末；8.捣筛为末《子母秘录》；9. 捣为末《产书》；10. 酸浆浸一宿，温汤洗五七遍，去恶气，日中晒干，捣为末，浆水搜饼之，日中干之，再为末《御药院》	《重修政和经史证类备用本草》

续表

朝代	药味	炮制方法	出处
金代	半夏	1. 洗；2. 半夏曲	《素问病机气宜保命集》
元代	半夏	1. 汤洗；2. 汤洗七次；3. 姜洗 7 次焙干	《脾胃论》
	半夏	生令人吐，熟令人下，用之汤洗令滑尽	《汤液本草》
明代	半夏	生嚼戟喉，宜沸汤制七次，仍加姜制，才可投瓶。若研末，搀少枯矾（每泡过半夏四两，入枯矾一两共研）拌姜汁捏作小饼，楮叶包裹，风际阴干，此又名半夏麴也，片则力峻、麴则力柔	《本草蒙筌》
	半夏	1. 用汤泡洗去燥性；2. 腊月热水泡洗，置露天，冰过又泡其七次，留久极妙；3. 造麴法	《医学入门》
	半夏	1. 壹升用醋伍升煮干；2. 泡焙；3. 半夏麴，炒；4. 炒黑色；5. 汤洗尽滑，锉细用；6. 炮裂；7. 白矾水煮干为度；8. 汤洗七次，姜汁半盏，浆水一升，煮耗一半；9. 汤洗七遍，去滑，姜制	《证治准绳》
	大半夏	1.陆两分作叁分，一分用肥皂角为末浸水，一分用巴豆肉一百粒为末浸水；2.炒，滚汤浸，晒干又用姜汁浸，晒干又炒	《证治准绳》
	法制半夏	如无，以甘草汤泡柒次，去皮用	《证治准绳》
	半夏	今治半夏惟洗去皮垢，以汤泡浸七日，逐日换汤，晾干，切片，姜汁拌焙入药。或研为末以姜汁入汤澄三日，沥去涎水，晒干用，谓之半夏粉，或研末以姜汁和作饼子，日干用，谓之半夏饼。或研末以姜汁白礬汤和作饼，楮叶包，置篮中待生黄衣，日干用，谓之半夏麴。白飞霞《医通》云，痰分之病，半夏为主，造而为麴尤佳，治湿痰以姜汁白矾汤和之，治风痰，以姜汁及皂角汁和之，治火痰，以姜汁竹叶或荆沥和之，治寒痰，以姜汁矾汤入白芥子末和之，此皆造麴炒妙法也	《本草纲目》
	法制半夏	用大半夏，汤洗七次，焙干再洗，如此七转，以农米泔浸一日夜，每一两用白矾一两半，湿水化浸五日，焙干，以铅白霜一钱，温水化，又浸七日，以浆水慢水内煮沸，焙干收之	《本草纲目》
	红半夏	大半夏，汤浸焙制如上法，每一两入龙脑五分，朱砂为衣染之。先铺灯草一重，约一指重，排半夏于上，再以灯草盖一指厚，以炒豆焙之，候干取出	《本草纲目》
	半夏	1. 煨，研-刘长春经验方；2. 凡用，以汤洗十许过，令滑尽，不尔有毒戟人咽喉。方中有半夏必须用生姜者，以制其毒也-宏景曰；3. 修事半夏四两，用白芥子二两，醋六两，搅浊，将半夏投中，洗三遍用之。若洗涎不尽，令人气逆，肝气怒满	《本草纲目》
	半夏	1. 一两，以生姜汁煮三、五十沸，取出，作块子切，更煮令熟，焙干，捣为细末；2.生姜自然汁一盏，煮干；3.浆水浸一宿，切，汤洗七遍，入粟米一合，同炒黄，去米-御药院方 4.半两，生姜自然汁四两、水一升，于银器内浸，水干，焙；5.一两，盐水洗十次，每个分作两个，以猪苓去皮二两为粗末，同半夏浸，火炒黄，放地方去火毒一宿，不用猪苓-直指方；6.半两，切作小粒，用大猪苓半两同炒色黄，去猪苓；7.一两，用生姜四两研，洗，炒，入罐子内，姜汁并水煮，候劈破，看存二分白心，取半夏细研为膏-卫生家宝方 8.水浸，切作片，用酱水、雪水各半，同煮三、五沸，焙干；9.凡半夏，热汤洗去上滑，一云，十洗四破，乃称之以入汤，若膏酒丸散，皆熸灰炮之-；10.汤洗七遍，去滑；11.浆水煮，焙；12.切片，姜汁和匀，焙干；13.面略炒；14.以醋一升煮，候醋干为度；15.汤洗去滑，捣；16.汤浸七遍，曝干；17.末，姜汁搜为饼子，焙干，研细；18.汤浸七遍，去滑，焙；19.为末，生姜汁作饼，暴干；20.汤洗过，生姜汁浸，为末；21.生切片；22.用酒同生姜自然汁浸四十九日，切破焙干；23.汤浸去，布授洗七次，为末，姜汁作饼，暴；24.切碎，铜器内炒	《普济方》
明代	大半夏	一两，每个切作二块，木猪苓亦作片，水浸同炒燥，不用猪苓	《普济方》
	白羊眼半夏	用百沸汤就桃蘸少顷	《普济方》
	半夏	1. 汤洗七次，生姜汁炙；2. 洗煮，焙干-御药院方；3. 炮七次-卫生家宝；4. 四两，醋一升半，煮尽醋，焙干-本事方；5. 汤洗七次，以生姜四两取汁浸旬日，晒，候汁尽为度；6. 汤洗滑汁尽；7. 汤洗七次令软，每个切四片，姜汁浸一宿-简易方；8. 生姜煎，浸软，切作片子；9. 三两，汤洗净，再用汤一碗，入白矾末一钱，同半夏浸一宿，焙干-杨氏家藏方；10. 汤煮梗，焙干；11. 半夏六两，去脐，浆水五升，生姜半斤，薄切，甘草、桑白皮一两，到，入石铫内，慢火煮一复时，只取半夏，余药不用；12. 汤洗五次，炒干；13.洗净，去脐-保命集方；14. 浆水煮四、五沸，切，焙；15.汤洗七次，细切如豆，不捣	《普济方》

续表

朝代	药味	炮制方法	出处
清代	半夏	1. 时珍曰：今治半夏惟洗去皮垢，以汤泡浸七日，逐日换汤，晾干，切片，姜汁拌焙入药。或研为末以姜汁入汤浸澄三日，沥去涎水，晒干用，谓之半夏粉，或研末以姜汁和作饼子，日干用，谓之半夏饼。或研末以姜汁白矾汤和作饼，楮叶包，置篮中待生黄衣，日干用，谓之半夏麹。白飞霞《医通》云，痰分之病，半夏为主，造而为麹尤佳，治湿痰以姜汁白矾汤和之，治风痰，以姜汁及皂角汁和之，治火痰，以姜汁竹叶或荆沥和之，治寒痰，以姜汁矾汤入白芥子末和之，此皆造麹炒妙法也。2. 若修事半夏四两，用捣了白芥子末二两，头醋六两，二味搅令浊，将半夏投于中，洗三遍用之。半夏上有（隙）涎，若洗不净，令人气逆，肝气怒满	《修事指南》

6.5.6.3 经典名方中半夏炮制方法的演变

经典名方中半夏的炮制方法比较简单，包括汤洗和姜制两种。

汤洗 汉·《伤寒论》、《金匮要略》所载半夏大部分炮制方法为"汤洗"。此炮制方法延续到唐代，如《备急千金要方》记载"凡半夏，热汤洗去上滑，一云十洗四破乃称之，以入汤。若膏、酒、丸、散，皆煻灰炮之"。后世的"汤洗"方法有所改进，用相对简单的汤泡或汤浸代替，如《女科证治准绳》中提到"汤泡"；为了储存，再进行炒干或焙干，如《普济本事方》中记载"汤浸七次，薄切，焙"；《景岳全书》中记载"泡洗，炒黄"，《女科证治准绳》记载"汤泡七次，炒黄"。

姜制 是较为通用的一种半夏炮制方法，始于南北朝时期，如《本草经集注》提到"有毒，用之必须生姜，此是取其所畏，以相制耳"。到了宋朝出现了姜煮，如《圣济总录》中有"一两切生姜十片同水煮过"的记载，金朝发展为姜洗，如《脾胃论》中有"姜洗七次焙干"的记载，元朝为姜泡，如《瑞竹堂经验方》有记载"姜汤泡七次"，明朝在此基础上又发展了姜焙和姜煨，《医学纲目》中记载"汤洗，用生姜捣如泥，堆新瓦上，文武火焙黄"，《本草原始》中记载"半夏净洗焙干，捣罗为末以生姜自然汁和匀为饼子，用湿纸裹于慢火中煨令香熟，水两盏用饼子一块如弹丸大"。到了清朝，出现了姜炙，如《吴鞠通医案》中记载"姜炙"。与姜同用的目的一方面是处方配伍需要；另一方面是防止半夏生品刺激人的咽喉。《伤寒论》和《金匮要略》半夏大多配伍生姜或干姜使用，均为达到以上两个目的。

6.5.6.4 经典名方中半夏炮制作用概述

半夏厚朴汤具有行气散结、降逆化痰的功效。方中半夏与生姜同用，半夏主要起化痰降逆之效，在《仁斋直指附遗方论》该方中半夏标注为汤泡七次，在《齐氏医案》中该方半夏标注为法半夏。

旋覆代赭汤具有降逆化痰、益气和胃的功效，方中半夏起化痰降逆之效。瓜蒌薤白半夏汤具有行气解郁、通阳散结、祛痰宽胸的作用，方中半夏起化痰降逆之效。麦门冬汤具有清养肺胃、降逆下气的作用，方中半夏一则降逆下气，化痰涎；二则开胃行津以润肺；三则使麦冬滋而不腻。厚朴麻黄汤具有宣肺降逆、化饮止咳的功效，方中半夏起化痰温饮止咳作用。竹叶石膏汤具有清热生津、益气和胃的作用，方中半夏一则消温燥之性；二则增强降逆止呕之效；三则使人参、麦冬补而不滞，石膏清而不寒。半夏泻心汤具有寒热平调、消痞散结的作用，方中半夏为君药，具有散结消痞、降逆止呕的作用。甘草泻心汤具有益气和胃、消痞止呕的作用，方中半夏具有降逆消痞的作用。黄连汤具有平调寒热、和胃降逆的作用，方中半夏具有和胃降逆的功效。竹茹汤具有清热解酒、和胃止呕的作用，方中半夏具有和胃降逆止呕的作用。温胆汤具有理气化痰、和胃利胆的作用，方中半夏具有燥湿化痰、和胃止呕的作用。升阳益胃汤具有升阳益胃的作用，方中半夏起补脾燥湿的作用。桑白皮汤具有清肺降气、化痰止嗽的作用，方中半夏主要起燥湿化痰的作用。金水六君煎具有养阴化痰的作用，方中半夏一则降逆化痰；二则制熟地黄滋腻之性。养胃汤具有温中解表，兼能辟山岚瘴气的作用，方中半夏具有降逆止呕的作用。半夏白术天麻汤具有化痰息风、健脾祛湿的作用，方中半夏具有燥湿化痰、降逆止呕的作用。藿朴夏苓汤具有解表化湿的作用，方中姜半夏具有燥湿醒脾的作用。

6.5.6.5　不同炮制品的选择思路与建议

有研究者表明仲景书中所用半夏，应为鲜品。其炮制方法皆为洗。理由为若为干品生半夏，半夏已无黏液，也无须"汤洗令滑尽"。对于鲜半夏的刺激作用，嚼服生姜可立即缓解。对于干半夏，服姜汁和热汤可缓解刺激作用。将干品生半夏开水浸泡、反复漂洗多次后煎煮服用，并未出现消化道刺激感、胸中不适感等副作用。因此，煎煮后半夏刺激性大减，水煎煮半夏是祛除毒性的重要方法。

也有研究者认为对于半夏尽管历代有不同的炮制方法和工艺，但就其炮制目的一致，即通过炮制降低半夏的毒副作用，同时，选用不同的辅料和工艺达到辅助治疗作用。半夏有毒，生品仅供外用。临床上应根据不同炮制品的功效选择入药。清半夏燥湿化痰，以治寒痰见长；姜半夏降逆止呕，可治疗湿痰；法半夏健脾理气，可治风痰眩晕。

半夏为常用中药，但迄今为止对半夏的有效成分和有毒成分的认识尚不清楚。因此只能从药理药效实验、毒理研究及临床观察来认识半夏的毒性作用和制半夏的解毒作用及药理作用。据文献研究发现，生半夏的毒性主要表现为对黏膜的刺激，导致失音、呕吐、水泻等不良反应，直观反应是"戟人咽喉"；对口腔黏膜、舌、喉的麻辣感及刺激性。药理实验证明清半夏、姜半夏、法半夏及改进后的新工艺炮制品，均有良好的解毒效果，同时又保留了半夏的药理作用和临床疗效。例如，生半夏对实验鼠胃黏膜损伤程度大，并使胃液中 PGE_2 含量降低，造成这种内源性胃黏膜保护介质的破坏，这与临床上服用生半夏导致吐泻、胃腹灼痛的中毒现象是一致的。实验也证明，姜制半夏不仅可以消除生半夏对胃肠黏膜的刺激，保护胃黏膜功能，同时又能拮抗生半夏加速胃肠运动导致的吐泻，从而起到了和胃、降逆、止呕的治疗目的，因此，现代药理药效学的研究结果不仅证实了传统炮制饮片的临床有效性，同时也为传统炮制理论提供了科学依据。

6.5.7　厚朴炮制考证

6.5.7.1　处方药味名称情况

厚朴在经典名方中处方药味名称有厚朴和真川朴，以及带有脚注厚朴（姜炒）、厚朴（姜制）、厚朴（去粗皮，姜汁炒），厚朴（去皮，姜制，炒）和厚朴（炙，去皮）等炮制方法的描述。炮制方法包括净制、姜汁炒、炙法和姜制法。炮制品有厚朴、姜汁炒厚朴、姜制厚朴和真川朴之分。

6.5.7.2　炮制历史沿革

唐代及唐代之前厚朴的炮制方法主要是净制去粗皮及辅料姜汁炙法和酥炙法，并对其有较明确的规定，对其炮制目的未有记载。到了宋代，对净制规定了较明确的净制程度。辅料制在这一时期发展也较快，出现了较多创新的炮制方法。如姜汁制、姜煮焙、姜枣制法、糯米粥制法、土姜酒制和姜淹法等。《本草衍义》记载其炮制目的"不以姜制，见棘人喉舌"。金元时期，厚朴的炮制方法多在继承和改进前人的炮制方法，如炒制法、姜制法和盐制法等，在《汤液本草》中对炮制目的又有"腹胀，用姜制厚朴"的记载。明代，厚朴炮制方法是在继承和改进前人炮制法的基础上又有较大的创新和发展。多对辅料用量、炮制程度、炮制工艺等有较详细的记载。此外，还在《医学入门》中提到了"入汤药用生姜汁炒，入丸药用醋炙"

不同用途对应不同炮制方法的理论。清代厚朴的炮制方法多继承前人的方法，并在此基础上有所改进，详细记载了其炮制程度。对炮制目的也未见有新的论述（表1-6-6）。

表1-6-6　厚朴历代炮制方法汇总

朝代	制法	炮制方法	出处
汉	净制	炙去皮	《伤寒论》
南北朝	净制+酥炙+姜汁炙	凡使厚朴，要用紫色，味辛为好，夫或丸散，便去粗皮，用酥炙过，每修一斤，用酥四两炙了，细锉用。若汤中使，用自然姜汁八两炙一升为度	《雷公炮炙论》
唐	姜汁炙	姜汁炙法	《经效产宝》
宋	净制	凡使，先刮去粗皮，令见赤心	《太平惠民和剂局方》
	切制	杵	《卫生家宝产科备要》
	姜制法	1.火上炙令干，又蘸姜汁炙，直待焦黑为度，捣筛如面；2.姜汁炒用	《重修政和经史证类备用本草》
	姜焙法	去粗皮，姜涂焙	《小儿药证直诀》
	净制+姜煮焙或姜汁炙或姜枣制或糯米粥制法	1.去粗皮一斤劈作十六片肥生姜一斤椎碎锅内旋添汤煮姜味淡取出浓朴焙；2.去粗皮，涂生姜汁，炙令香熟；3.半斤去粗皮，生姜半斤，青州枣四两，水三升，同煮水尽为度，去生姜、枣、细锉，焙；4.去粗皮，用糯米粥浸一炊饭久暴干为末	《圣济总录》
	姜汁炒或姜汁炙或土姜酒制法	1.去皮，姜汁制炒；2.去浮皮，蘸生姜自然汁，炙焦黄；3.以陈壁土，生姜二斤，酒一盏，和水五盏，煮令干为度，晒干	《类编朱氏集验方》
	净制+姜罨	去粗皮，姜汁（罨）一宿，滥熟，焙燥	《洪氏集验方》
	姜淹法	去粗皮，以生姜杵碎半两并厚朴半两，淹一宿，炒令黄色	《传信适用方》
金元	炒制	去皮锉炒	《世医得效方》
	姜制法	去皮，姜汁制微炒	《汤液本草》
	盐制法	二两，青盐一两同炒，青盐不见烟为度，不用盐	《瑞竹堂经验方》
明代	姜汁炙或姜汁浸炒或姜甘草同制法	1.入药去粗皮，用姜汁炙或浸炒；2.去皮锉片，用生姜二斤连皮切片，以水五升同煮干，去姜，焙朴；3.以干姜四两，甘草二两，再同厚朴以水五升煮干，去草，焙姜、朴为末	《本草纲目》
	酒制法	1.酒浸炒；2.去皮细锉，酒浸一宿，煮干焙	《医宗必读》
	煅制法或姜蜜制法或姜汁巴豆制法或炒制法或姜枣制法或姜罨或姜煮	1.火煅并研细；2.去粗皮，涂生姜汁，蜜炙；3.姜汁、巴豆两粒，轻手破，同厚朴四两炒热，去巴豆；4.焦炒如煤；5.去粗皮，用生姜二两切片，枣十枚劈破，同煮半日，去姜枣，锉炒；6.削去粗皮，洗制，水煮数十沸，晒干，杵细以姜等分研细拌和，罨两宿，焙干；7.一斤……用生姜二斤不去皮，净洗切片，用水五升同煮，水尽，去姜，只焙干厚朴	《普济方》
清	姜汁制法	去粗皮，用姜汁拌浸，仍用姜渣同炒，以姜渣黑色为度	《本草述钩元》
	姜汁炒或醋炒或炒	1.姜汁炒；2.醋炒；3.炒	《医方集解》

6.5.7.3　不同炮制品的选择建议

实脾散，出自宋·《严氏济生方》，经典名方中厚朴炮制方法包括去皮、姜制、炒。查阅宋朝各医家书籍，当时以火上炙令干，又蘸姜汁炙，直待焦黑为度，捣筛如面；或者是姜汁炒用为主。因此推测该方厚朴的炮制方法为去皮，姜汁制炒。但辅料的比例，炮制程度尚不能确定。可参照2015年版《中国药典》炮制。

厚朴温中汤，出自金·《内外伤辨惑论》，经典名方中厚朴的炮制方法为姜制。查阅金元时期各医家书籍，当时姜制法是指去皮，姜汁制微炒。因此推测该方厚朴的炮制方法为去皮，姜汁制微炒。因辅料的比例，炮制程度尚不能确定。可参照2015年版《中国药典》炮制。

养胃汤，出自明·《证治准绳》，经典名方中厚朴的炮制方法为去粗皮，姜汁炒。查阅明朝时期各医家书籍，当时大部分也尚未规定其炮制辅料比例和程度。只在《普济方》中有"焦炒如煤"的记载。因此，可参照 2015 年版《中国药典》炮制。

除湿胃苓汤，源自清·《医宗金鉴》，经典名方中厚朴的炮制方法为姜炒。结合厚朴清朝炮制方法记载，仅在《本草述钩元》中涉及炮制程度，其他书籍也尚未对辅料比例和炮制程度加以规定。因此，可参照 2015 年版《中国药典》炮制。

6.5.8　附子炮制考证

6.5.8.1　处方药味名称情况

附子在经典名方处方药味名称为附子，以及带有脚注的附子（大者）、附子（炮）、附子（炮，去皮）和附子（炮、去皮脐）等炮制方法的描述。炮制方法包括炮、去皮和去皮脐。

6.5.8.2　炮制历史沿革

南北朝及以前　附子在《金匮玉函经》中炮制方法为"炮去皮，破八片"和"生用去皮破"。在该书中附子皆破解，"不㕮咀，或炮或生，皆去黑皮，刀刮取里白者，故曰中白"。晋·《肘后备急方》中记载"附子，炮，去皮脐和烧"。《刘涓子鬼遗方》中附子为"炮裂"。

《本草经集注》明确提到了附子的炮制方法："天雄，附子，乌头，乌喙、侧子，皆塘灰火炮炙，令微（坼），削去黑皮乃秤之。惟姜附子汤及膏酒中生用，亦削去皮乃秤，直理破作八片。"此外还提到"世方动用附子，皆须甘草、人参、干姜相配者，正以制其毒故"。《雷公炮炙论》中对附子的炮制方法有了更详细的记载："于文武火中炮，令皱坼者去之，用刀刮上孕子，并去底尖，微细劈破，于屋下平地上掘一坑，可深一尺，安于中一宿，至明取出，焙干用。夫预炮者，灰火勿用杂木火，只用柳木最妙。若阴制使，即生去尖皮底了，薄切，用东流水并黑豆浸五日液，然后漉出，于日中晒令干用。凡使须阴制，去皮尖了，每十两，用生乌豆五两，东流水六升。"

唐代　唐·《备急千金要方》中对附子炮制方法的描述同《本草经集注》。《千金翼方》中附子的炮制方法为炮去皮或去皮，蜜涂火炙令干，复涂蜜炙。《银海精微》中首次提到了黑附子，用青盐二钱，以泔水同爽水浸去皮根。《外台秘要》中提到"附子，炮令裂破或生用或烧"。《经效产宝》中记载附子的炮制方法也为炮。

宋代　《太平圣惠方》中收录了 4 条附子的炮制方法，分别为：①附子，每日早以新汲水浸，日一度换水，浸经七日，去黑皮，薄切暴干为末；②附侧子，炮裂去皮脐。③炭火内烧令黑色，勿令药过取出，用盆子盖之候冷细研。烧令黑出。④炮裂去皮脐，切四片，涂蜜炙令微黄。《博济方》中收录了 2 条，分别为：①大附子，炮去皮脐，②去皮脐生切作四块，用生姜半角，以水一碗同煮附子，汁尽为度，取附子焙干为末。此外，书中还提到了新罗白附子，为汤洗去皮。《小儿药证直诀》中提到白附子的炮制方法为炮，刮。黑附子，炮，去皮脐。

金元时期　《汤液本草》中指出附子须炮以制毒也。在治疗经闭时须慢火炮。还提到"附子理中用甘草，恐其气僭上也，调胃承气用甘草，恐其速下也，二药用之非和也，皆缓也"。二药配伍，取长补短，相得益彰，且甘草有补土伏火之功。现代实验证明甘草与附子一起煎煮会使后者毒性大为降低。《丹溪心法》中记载"附子生和炮均去皮脐"，还记载了去皮脐的方法，炮，以盐水浸，再炮，如此七次，去皮脐。

明清时期　《本草纲目》中总结了附子的炮制作用："附子生用则发散，熟用则峻补。生用者，须如阴制之法，去皮脐入药。熟用者，以水浸过，炮令发坼，去皮脐，乘热切片再炒，令内外俱黄，去火毒入药。又法，每一个用甘草二钱，盐水，姜汁，童尿各半盏，同煮熟，出火毒一夜用之，则毒去也。"

《景岳全书》中提到"附子之性急，得甘草而后缓，附子之性毒，得甘草而后解，附子之性走，得甘草而后心脾，附子之性散，得甘草而后调营卫"。郑钦安认为"阳气即回，若无覆之，光焰易熄，虽生不永，故即以甘草之甘，以缓其正气"。

清·《本草正义》指出"附子本是辛温大热，其性善走，故为通行十二经纯阳之要药，外则达皮毛而除表寒，里则达下元而温痼冷，彻内彻外，凡三焦经络，诸脏诸腑，果有真寒，无不可治"。附子因有毒，在临床上很少生用。

6.5.8.3　不同炮制品的选择

真武汤和附子汤，均出自《伤寒论》，两者方中附子均为炮去皮，破八片，但未记载炮的具体操作。《本草经集注》中对附子的炮制方法加以解释，皆熸灰火炮炙，令微（坼），削去黑皮乃秤之。惟姜附子汤及膏酒中生用，亦削去皮乃秤，直理破作八片。因此推测该两方的附子炮制方法类似于现代的煨法。

实脾散，出自《严氏济生方》，该方中记载附子的炮制方法也为炮，去皮脐。具体操作可参照《雷公炮炙论》项下附子的操作。

6.5.9　肉桂炮制考证

6.5.9.1　处方药味名称情况

肉桂在经典名方处方药味名称有桂心、肉桂和官桂。炮制品有桂心、肉桂和官桂之分。

6.5.9.2　炮制历史沿革

桂类药材在历代本草中药名不一，品种也复杂。《神农本草经》记载"牡桂，味辛温……又为木桂，及单名桂者，是也，一名肉桂，一名桂枝，一名桂心"。以"牡桂"作为正名，其后多沿用此说，如《名医别录》、《新修本草》、《证类本草》、《神农本草经读》、《本草述钩元》、《神农本草经赞》等。上述本草著作记载的本品异名有"菌桂"、"厚桂"等，如《神农本草经》记载"菌桂，味辛，温……生山谷"。官桂，又名菌桂。"肉桂"之名始见于唐·《新修本草》，其曰："牡桂味辛，温，无毒……此桂花子与菌桂同，唯叶倍长，大小枝皮俱名杜桂。然大枝皮肌理粗虚如木兰，肉少味薄，不及小枝皮也。小枝皮肉多，半卷。中必皱起，味辛美。一名肉桂，一名桂枝，一名桂心。出州、柳州、交州甚良。"宋代即以"肉桂"作为正名组方运用，如沈括、苏轼《苏沈良方》的肉桂散。"肉桂"作为本药正名单独记载始于清代，如《本草新编》、《本草备要》、《本经逢原》、《本草经解》、《本草求真》、《本草纲目拾遗》等，同时记载有"板桂"、"西桂"等异名，如《本经逢原》记载"肉桂辛甘大温，无毒。去粗皮用。若坚厚味淡者曰板桂，今名西桂，不入汤药。近世舶上人每以丁皮混充，不可不辨"。由此可见，古代本草之菌桂、牡桂、筒桂、板桂、桂心等均与现今之肉桂为同一植物来源，其中部分是商品规格名称。

肉桂的净制方法最早见于《本草经集注》，"皆削去上虚甲错，取里有味者称之"，还包括去皱皮，去粗皮等（《太平圣惠方》）。肉桂的切制包括削（《金匮玉函经》）、捣令碎（《太平圣惠方》）、剉（《卫生家宝产科备要》）、研（《济阴纲目》）、杵末用（《普济方》）等。肉桂的炮制包括酒制、熬制、煅制、炒制、炙制、制炭、焙制、童便制等方法。

6.5.9.3　不同炮制品的选择及建议

根据桂类药材的本草考证可知唐代以前肉桂和桂枝不分。唐·《千金翼方》中提到妊娠忌桂，故熬用之。在《太平惠民和剂局方》中记载"如妇人妊娠药中，仍微炒用为佳"。《本草纲目》中提到桂性辛散，能通子宫而破血，故《名医别录》言其堕胎，庞安时乃云炒过则不损胎也，凡用肉桂，厚而辛烈，去粗皮用，其去内外皮者即为桂心也。《寿世保元》提到"厚者去皮，方能补肾引虚火归源"。

《本草备要》记载"去粗皮用，其毒在皮"。有实验表明，将肉桂的粗皮药材与除去粗皮的药材（内皮）作形性、组织、化学成分比较，肉桂粗皮不含挥发油。虽其粗皮较薄，所占全药材百分率亦低，但历代本草多有去粗皮记载，且去除粗皮可提高药物纯度及质量，保证用药剂量准确，认为除去粗皮是合理的。

6.5.10　当归炮制考证

6.5.10.1　处方药味名称情况

当归在经典名方处方药味名称有当归、当归身、当归尾和归尾，以及带有脚注当归（酒洗）、当归（去芦）炮制方法的描述。

6.5.10.2　炮制历史沿革

当归净制首见于南北朝·《雷公炮炙论》，"先去尘并头尖硬处一分已来"，此外，还有"去芦头"，"去芦洗净砂土"，"去芦须"，"去苗"，"去芦尾"等。洗也有特殊要求，《洪氏集验方》中要求用"温水洗"。

当归的切制首载于唐·《千金翼方》，仅记载"切"，但没有具体的规格要求。宋·《太平圣惠方》中记载"剉"。《苏沈良方》中要求"薄切片"，《洪氏集验方》要求"薄切"。这一切制方法一直沿用至今。目前《中国药典》和多数省市自治区的炮制规范要求"切薄片"。

当归自《刘涓子鬼遗方》中首载"炒"。从南北朝到清末，历代文献记载的炮制方法有25种之多，有常温处理的，有加热处理的，有用辅料的，也有非辅料处理的，热处理的方式主要有清炒、辅料炒、蒸、煮、煨、煅等，所用辅料主要包括酒、醋、盐、米、米泔水、生地汁、吴茱萸、芍药汁、姜汁、黑豆汁、童便、土等，其中酒是应用最广的一种辅料。酒制主要有"酒浸"、"酒洗"、"酒炒"、"酒焙"、"酒蒸"、"酒煮"、"半酒半醋炒"等方法。"酒制"方法不仅历代应用最多，而且经过历代演变一直沿用至今。目前《中国药典》和多数省市的炮制规范均收载了"酒当归"的炮制品。目前，当归的炮制方法包括当归、当归头、当归尾、酒当归、当归身、当归炭。表1-6-7详细描述了关于酒制的炮制方法。

表1-6-7　酒制当归历代炮制方法汇总

制法	炮制方法	出处
酒浸	先去尘并头尖硬处一分已来，酒浸一宿	《雷公炮炙论》
	去芦头酒浸一宿阴干	《仙授理伤续断秘方》
	无灰酒浸一宿，去芦了薄切片子，焙	《苏沈良方》
	酒浸二宿，晒干火焙	《疮疡经验全书》
酒洗	酒洗	《产育保庆集》
酒润	酒洒令润切焙	《圣济总录》
酒炒	去芦头酒浸一宿，剉碎微炒	《卫生家宝产科备要》
酒拌	酒拌	《校注妇人良方》
酒蒸	酒蒸	《本草汇》
酒煮	酒煮	《本草述》

6.5.10.3 不同炮制品作用及炮制理论

全当归，具有补血活血、调经止痛、润肠通便的作用。酒当归，具有活血通经的作用，可加强补血活血的效果。当归尾，具有活血化瘀的功效。当归头，具有补血调经、活血止痛的功效。酒当归可加强当归补血、活血等效果。当归身，主要针对活血祛瘀。

《汤液本草》中记载"病在头面及手梢皮肤者，须用酒炒制借酒力以上腾之。咽之下脐之上须酒洗之。酒浸，助发之意也"。该书明确了用酒之意，此后历代医家对不同的炮制方法也有阐述，如"治上酒浸，治外酒洗，血病酒蒸，痰用姜汁炒"，"体肥痰盛姜汁渍"。发散宜用酒制，酒煮治血虚头痛，酒浸治臂痛。

6.5.10.4 不同炮制品的选择和建议

当归传统按"头"、"身"、"尾"三部分分别入药，具有不同的药用特点，最早记载见于《雷公炮炙论》，"若要破血即使头-节硬实处，若要止痛，止血，即用归尾"。随后历代医家对此则有不同的看法，如《普济方》中记载"头破血，身行血，尾止血"，《汤液本草》中则记载"头止血，身和血，梢破血"，《寿世保元》中则有"身养血，尾破血，全活血"的记载。到了明清时期已进一步明确，认为"当归头止血，身养血，尾破血"。

古文献认为当归的头、身、尾具有不同的功用，故现代有研究者对当归的不同药用部位进行了化学成分的分析，结果为：挥发油含量，头为0.93%，尾为0.92%；糖的含量头尾皆为5.4%；灰分，头为5.4%，尾为5.0%。因此认为基本一致。但另有报道，以阿魏酸、挥发油中藁本内酯为指标，比较当归头、当归身和当归尾的含量，结果为当归尾＞当归身＞当归头。用X线分析测定其金属元素的含量，结果为，当归头中钙、铜、锌含量高，当归尾中钾、铁含量高，且差异明显。采用原子吸收分光光度法测定炮制品中10种无机元素的含量，结果表明当归炮制后铅的含量显著降低，其降低程度为土炒当归＞酒炒当归＞当归炭＞生当归。有研究报道认为，采用酒浸润后再切片，其有效成分损失少，饮片质量好。酒制后水溶物增高，阿魏酸含量不降低。而当归炭中鞣质成分约比生品高2倍。另有文献认为，阿魏酸的含量，随炮制温度的升高而降低，尤以当归炭损失最多。炮制后，当归酰内酯、亚丁基苯酞等成分的提取率明显增加。当归炮制后，其磷脂成分下降4.95%。

根据当归的入药理论，具有止血功效者建议用当归头，具有行血功效者建议用当归身，具有破血功能者建议用当归尾。

由于古代本草著作中对酒洗的具体操作方法未有记载，现代认为酒洗的方法为将白酒倒入搪瓷盆内，然后将药材倒入，用手轻轻搅拌，待灰尘或霉斑脱落后将药材捞起，晾干。因此建议涉及酒洗的名方包括当归补血汤、济川煎、宣郁通经汤、清肝止淋汤和桃红四物汤中当归酒洗的操作可参考以上方法、并经研究确定。

6.5.11 茯苓炮制考证

6.5.11.1 处方药味名称情况

茯苓在经典名方处方药味名称有茯苓、白茯苓和赤茯苓，以及带有脚注的茯苓（去皮）、白茯苓（去皮）和赤茯苓（去皮）炮制方法的描述。炮制方法以去皮为主。

6.5.11.2 炮制历史沿革

茯苓，始载于《五十二病方》，记作"服零"，最早见于《神农本草经》，被列为上品。在东晋前，茯苓一直以整体入药，东汉·《伤寒杂病论》中没有茯神的记载。《华氏中藏经》首次记载以茯苓皮入药的

"五皮散"。直到《肘后备急方》中才有了茯苓和茯神之分，如"治卒得惊邪恍惚方"中以茯神入药。《新修本草》记载"今太山亦有茯苓，白实而块小，而不复采用"。《名医别录》中还记载"茯苓、茯神生太山山谷大松下"，《本草经集注》中记载"其有抱根者，名茯神"。《本草图经》记载"今泰、华、嵩山皆有之。出大松下，附根而生，无苗、叶、花、实，作块如拳，在土底，大者至数斤……皮黑，肉有赤、白二种"。

茯苓的净制首见于《本草经集注》，"削除去黑皮"。此外还有"去茯苓筋"，"去黑皮"，"去毛"，"去粗皮"，"去木"等。如《雷公炮炙论》中记载"凡采得后，去皮心神了，捣令细，于水盆中搅令浊，浮者去之，是茯苓筋，若误服之，令人眼中童子并黑睛点小兼盲目，甚记之"。

茯苓的切制首见于唐·《千金翼方》，"细切"。此外，还有"去黑皮，擘破"，"削去皮，切为方寸块"，"末"，"生研"等切制方法。

茯苓自《新修本草》中首载"煮制"，作丸散者，皆先煎之两三沸乃切曝干。历代在沿用基础上均有发挥，从宋朝到清末，历代文献记载的炮制方法主要包括煮制、炒制和药汁制。所用辅料主要包括猪苓、天花粉、砂仁、雄黄、人乳、桂酒、童便、肉桂酒制、乳制、米泔水、姜和土等。现代茯苓的炮制方法以净制和切制为主。具体炮制方法见表1-6-8。

表 1-6-8　茯苓历代炮制方法汇总

制法	炮制方法	出处
净制	去黑皮	《本草经集注》
	去茯苓筋	《雷公炮炙论》
	去黑皮，去毛	《产育宝庆集》
	去粗皮	《儒门事亲》、《外科精义》
	去木	《瑞竹堂经验方》
	1. 去皮及沙；2. 去黑心；3. 去粗皮	《普济方》
	去皮并赤筋	《本草原始》
	1. 去心木；2. 取黑皮，去赤筋	《寿世保元》
	去筋	《景岳全书》
	去皮木屑，水淘净	《一草亭目科全书》
	细末水澄	《霍乱论》
切制	去皮心神，捣令细	《雷公炮炙论》
	去黑皮，擘破	《千金翼方》
	削去皮，切为方寸块	《苏沈良方》
	末	《重修政和经史证类备用本草》、《洪氏集验方》
	剉焙	《太平惠民和剂局方》
	末，水飞	《传信适用方》
	剉	《卫生家宝产科备要》
	水飞，研	《世医得效方》
	1. 水飞，研；2. 打碎，切；3. 切作片子；4. 为末，飞	《普济方》
	切片	《寿世保元》
	去皮膜	《医宗必读》
	水飞	《本草述钩元》
	连皮	《吴鞠通医案》
	生研	《女科要旨》
煮制	煎两三沸	《新修本草》
炒茯苓	炒	《博济方》
	微炒	《普济本事方》
	炒令黄	《普济方》

续表

制法	炮制方法	出处
猪苓制	猪苓煮	《校注妇人良方》
天花粉制	天花粉煮	《普济方》
砂仁制	砂仁蒸	《外科正宗》
雄黄制	雄黄染黄	《时病论》
人乳制	人乳润蒸	《本经逢原》
桂酒制	桂酒拌晒	《本经逢原》
童便制	童便浸	《本经逢原》
肉桂、酒制	肉桂酒煎汁	《医学从众录》
乳制	乳拌	《扁鹊心书》
	乳制炙	《滇南本草》
	1. 人乳浸；2. 人乳拌蒸	《宋氏女科秘书》
	人乳拌蒸	《炮制大法》
	1. 乳汁浸，晒干，再浸再晒三次；2. 人乳浸过，煮干	《寿世保元》
	乳拌饭上蒸晒干	《医宗必读》
	乳润蒸	《本草汇》
	人乳十碗浸匀	《本草述》
	黑牛乳浸	《嵩崖尊生全书》
	人乳蒸	《霍乱论》
蒸制	同糯米蒸	《儒门事亲》
	蒸	《奇效良方》
	饭上蒸	《景岳全书》
	蒸过晒干	《一草亭目科全书》
	蒸透切	《外科证治全生集》
	曝干蒸	《串雅外编》
焙制	焙干	《世医得效方》、《串雅外编》
	1. 焙；2. 饭上三次焙干	《普济方》
酒制	酒浸	《汤液本草》、《医学纲目》
	酒拌蒸	《景岳全书》
	酒洗	《济阴纲目》
	糯米酒煮	《本草述》
	酒煮	《嵩崖尊生全书》
	酒炒	《幼幼集成》
煨制	面裹煨	《卫生宝鉴》
泔制	米泔净（浸）	《普济方》
姜制	姜制拌蒸	《幼幼集成》
土炒制	土炒	《妇科玉尺》

6.5.11.3 不同炮制品的选择和建议

传统用药将茯苓不同入药部位加工成不同规格的饮片，如茯苓皮、白茯苓片、赤茯苓片、茯神、茯神木等。由于入药部位不同，药效也存在很大差异。《本草经集注》中提到"茯苓，白色者补，赤色者利"。《备急千金要方》中提到"茯苓、芍药，补药须白者，泻药唯赤者"。在《药性论》中还首次记载了茯神木的功效，"其心名黄松节，治中偏风，筋挛不语，心神惊掣，虚而健忘"。可见在唐代，随着人们对白茯苓、赤茯苓、茯神、茯神木功效差别的认识，在用药时已经加以区分。

到宋·《开宝本草》、《本草图经》中明确记载了茯苓"肉有赤、白二种"。在《太平圣惠方》中收载了多个用茯苓类药材的方法。如"补肝白茯苓散"方中用白茯苓，"泻肝前胡散"方中用赤茯苓。金元时期的李东垣总结了茯神、白茯苓、赤茯苓的功效主治，"茯神宁心益智，除惊悸之疴。白茯苓补虚劳，多在心脾，赤茯苓破结血，独利水道以无毒"。同时从法象药理的角度认为白者入膀胱和肾，赤者入小肠和心。但李时珍在《本草纲目》中指出"茯苓、茯神，只当云赤入血分，白入气分"。《神农本草经疏》对比了赤茯苓、白茯苓的功效，提到"白者入气分，赤者入血分，补心益脾，白优于赤，通利小肠，专除湿热，赤亦胜白"。茯苓入脾肾之用多，茯神入心之用多。清代的医家多引述前人文献。《本草求原》中记载"茯苓，白者入肺脾兼心气分，主补阴，赤者入心胃小肠膀胱血分，主泻血分湿热，破结气，利窍行水"。

《药品化义》中提到"白茯苓，味独甘淡，甘则能补，淡则能渗，甘淡属土，用补脾阴，土旺生金，兼益肺气。主治脾胃不和，泄泻腹胀，胸胁逆气，忧思烦满，胎气少安，魂魄惊跳，膈间痰气"。

综上，建议用于补心益脾作用者用白茯苓；用于通利小肠、专除湿热者用赤茯苓。

6.5.12　黄芩炮制考证

6.5.12.1　处方药味名称情况

黄芩在经典名方处方药味名称为黄芩，以及带有脚注的黄芩（炒黑）、黄芩（酒炒）、黄芩（去朽心）等炮制方法的描述。炮制方法包括炒黑、酒炒和去朽心等。

6.5.12.2　炮制历史沿革

黄芩的净制始载于唐代。如《银海精微》中要求"去黑心"，在宋·《太平惠民和剂局方》中要求"去芦"，"去粗皮"，"去土"等。目前对黄芩炮制仍要求去除地上部分，干燥后撞去粗皮等。

黄芩的切制始于晋朝。如《肘后备急方》中记载了"切"。到了唐·《备急千金要方》中有"细切"的记载。此外还有锉、切片、研末、杵末等炮制方法。其中切片一直沿用至今。

黄芩的炮制以炒为主，并配以辅料如酒、醋、姜、猪胆汁等，至清代其炮制方法已达20多种。具体见表1-6-9。

表1-6-9　黄芩历代炮制方法汇总

制法	炮制方法	出处
净制	去皮	《普济本事方》
	去芦	《脾胃论》
	去粗皮及腐烂者	《本草品汇精要》
	剔去内朽，刮净外衣	《本草蒙筌》
	去皮朽枯	《增补万病回春》
切制	切片	《外台秘要》、《幼幼集成》
	（锉）细剉，桶剉，竹筛同用	《太平圣惠方》、《卫生宝鉴》
	杵末	《重修政和经史证类备用本草》
	研末	《普济本事方》
	咀	《本草蒙筌》

续表

制法	炮制方法	出处
酒黄芩	酒浸炒	《校注妇人良方》
	酒拌炒	《疮疡经验全书》
	酒洗炒	《医学从众录》
	酒炒	《景岳全书》、《幼幼集成》、《吴鞠通医案》
	酒浸焙	《卫生宝鉴》
	酒洗	《珍珠囊》
	酒煮	《疮疡经验全书》
	酒浸	《医宗必读》
炒黄芩	炒	《类证活人书》、《卫生宝鉴》、《太平惠民和剂局方》
	炒焦	《校注妇人良方》
	炒半黄	《吴鞠通医案》
黄芩炭	煅	《洪氏集验方》
	炒黑	《济阴纲目》
	烧	《幼科释谜》
醋黄芩	米醋浸，炙	《瑞竹堂经验方》
	醋浸，晒	《普济方》
	醋炒	《寿世保元》
姜汁制	姜汁和	《三因极一病证方论》
	姜汁炒	《丹溪心法》
	淡姜汁炒	《宋氏女科秘书》
	姜汁制	《玉楸药解》
土炒制	土炒	《丹溪心法》、《景岳全书》
童便制	便浸炒	《医学入门》、《本草述》
胆汁制	猪胆汁拌炒	《本草述》
	猪胆汁拌	《医宗说约》
	猪胆汁炒	《寿世保元》
米泔制	米泔浸	《炮炙大法》
药汁制	皂角子仁、侧柏煮，汁干为度，用芩	《外科大成》
	吴茱萸制	《本草述》

6.5.12.3 不同炮制品的选择与建议

《医学入门》中提到了黄芩不同炮制品的应用，"酒炒上行，便炒下行，寻常生用"。《本草正》中提到不同炮制品的目的，"欲其上者酒炒，欲其下者生用"。在《医宗说约》中提到"除风热生用，入血分酒炒"，《本草正义》中记载"清上火酒炒，清下火生用"。

在《汤液本草》中也提到"病在头面及手梢皮肤者，须用酒炒之，借酒力以上腾也。咽之下脐之上须酒洗之，在下生用，大凡生升熟降"。在《珍珠囊》中也同样提到了"酒炒上颈，主上部积血……上焦有疮者，须用黄芩酒洗"。《原机启微》中还有"黄芩除上热，目内赤肿，火炒者妙"。

综上，黄芩清下火时用生品入药，清上火时用酒炒品入药。

6.5.13　黄连炮制考证

6.5.13.1　处方药味名称情况

黄连在经典名方处方药味名称为黄连，以及带有脚注的黄连（炒）的炮制方法的描述。

6.5.13.2　炮制历史沿革

黄连，始载于《神农本草经》。关于其炮制，最早见于《雷公炮炙论》，"凡使黄连，以布拭去肉毛，然后用浆水浸二伏时，漉出，于柳木火中焙干用"。在唐代以前，黄连的炮制只是简单地挑选，洗净。如《备急千金要方》中记载"黄连去毛，去皮，炒"。到了宋代，出现了新的方法，用辅料炮制黄连，如吴茱萸制黄连。金元时期，对其炮制作用在理论上加以探讨，如《汤液本草》中指出黄连要用"酒炒，酒洗"。《珍珠囊》中指出黄连要借酒开腾之力使黄连功用达到头面及手梢皮肤。具体的炮制方法见表 1-6-10。现行 2015 年版《中国药典》收载了生黄连、酒黄连、姜黄连和萸黄连。

表 1-6-10　黄连历代炮制方法汇总

制法	炮制方法	出处
净制	除根毛	《本草经集注》
	拭肉毛	《重修政和经史证类备用本草》
	1.去须；2.去粗皮	《太平圣惠方》
	去须	《普济方》
	去芦刮去黑皮，洗净	《洪氏集验方》、《审视瑶函》
	去须	《普济方》
切制	水润切	《千金翼方》、《仁术便览》
	捣碎	《太平圣惠方》
	剉碎	《太平惠民和剂局方》
	剉	《小儿卫生总微论方》
	细切	《医学纲目》
	切片	《本草原始》
炒黄连	熬（炒）	《千金翼方》
	微炒	《太平圣惠方》
	炒令紫色	《类证活人书》
	炒令焦赤色	《博济方》
酒黄连	酒浸，重汤熬干	《类证活人书》
	酒浸，酒煮	《三因极一病证方论》
	酒浸	《洪氏集验方》
	酒洗	《校注妇人良方》
	酒洗炒	《扁鹊心书》
	酒浸蒸	《丹溪心法》
	无灰酒浸蒸	《医学纲目》
姜黄连	生姜杵，炒令紫色	《旅舍备要方》
	同生姜慢火炒	《重修政和经史证类备用本草》
	生姜同炒	《小儿卫生总微论方》
	姜汁拌炒	《世医得效方》

制法	炮制方法	出处
蜜制	蜜浸一宿，炙香熟	《史载之方》
	蜜拌，慢火炒	《太平惠民和剂局方》
制炭	烧焦	《史载之方》
	炒黑	《济阴纲目》
	烧存性	《幼科释谜》
米泔制	米泔浸	《小儿药证直诀》
麸炒	麸炒	《圣济总录》
药汁制	吴茱萸炒	《圣济总录》
	吴茱萸煎汤炒	《寿世保元》
	巴豆同煮	《小儿卫生总微论方》
	巴豆去壳同炒	《普济方》
	1. 朴硝炒；2. 干漆炒	《本草蒙筌》
	茱萸、益智仁炒	《医学纲目》
	冬瓜汁制	《普济方》
	酒洗，吴茱萸炒	《增补万病回春》
	湿槐花拌炒	《景岳全书》
	入猪大肠煮	《医宗说约》
	黄土、姜汁、酒、蜜四炒	《本草汇》
土制	陈壁土炒	《丹溪心法》
	童便浸一宿晒为末	《原机启微》
	童便浸三宿焙	《普济方》
胆汁制	猪胆汁炒	《本草蒙筌》
	牛胆汁浸	《景岳全书》
乳制	人乳蒸	《本草蒙筌》
醋制	醋炒	《本草蒙筌》
盐制	盐汤制	《本草蒙筌》

6.5.13.3 不同炮制品的选择与建议

《本草蒙筌》中提到黄连的炮制目的，"黄连为治火之主药，治本脏之火则生用之。治肝胆之实火则以猪胆汁浸炒，治肝胆之虚火则以醋浸炒，治上焦之火则以酒炒，治中焦之火，则以姜汁炒，治下焦之火则以盐水或朴硝研细调水和炒，治气分湿热之火则以吴茱萸浸炒，治血分块中伏火则以干漆末调水炒，治食积之火则以黄土研细调水和炒"。《医宗粹言》中也同样记载了黄连不同炮制品的选择。如黄连"酒炒去头目之火，姜汁炒去痰火胃火不伤脾胃，去实火三黄解毒汤中用不必制，只要去毛净"。

综上，经方中选用黄连炮制品时应根据不同的功效选择不同炮制品。建议去头目之火用酒炒黄连，去实火用净制黄连。

6.5.14 麦冬炮制考证

6.5.14.1 处方药味名称情况

麦冬在经典名方处方药味名称有麦冬、麦门冬和麦冬肉，以及带有脚注的麦冬（去心）、麦冬（不去心），麦冬（去心，焙）等炮制方法的描述。炮制方法包括去心和去心焙。炮制品有麦冬和麦冬肉之分。

6.5.14.2　炮制历史沿革

麦冬，始载于《神农本草经》。关于其炮制，最早见于汉·《金匮玉函经》，"皆微润抽去心"。唐代又提出了煮制、取汁和熬制等炮制方法，并提出另煎。如《备急千金要方》中记载"入汤皆切，三捣三绞，取汁。汤成去滓下之，煮五、六沸，依如升数，不可共药煮之"。宋金元时期，净制方面仍沿用去心外，亦有不去心用法，《妇人大全良方》载"去皮"。切制方面，《太平圣惠方》提出"锉碎"。炮炙方面，首次使用液体辅料酒和瓠汁，炮制方法有煮、熬、炒和焙。明代，麦冬炮制方法有很大发展，对软化方法也有明确要求。清代又有姜汁炒、酒浸、米制和药汁制等炮炙方法。至此，麦冬炮制日趋多样化，具体的炮制方法见表1-6-11。

现行2015年版《中国药典》收载的麦冬饮片的炮制方法为除去杂质，洗净，润透，轧扁，干燥。

表1-6-11　麦冬历代炮制方法汇总

制法	炮制方法	出处
净制	皆微润抽去心	《金匮玉函经》
	去皮	《校注妇人良方》
	去芦	《世医得效方》
切制	薄切	《本草经集注》
	剉碎	《太平圣惠方》
	捣膏	《外科正宗》
煮制	入汤皆切，三捣三绞，取汁。汤成取滓下之，煮五六沸	《备急千金要方》
取汁	汁	《备急千金要方》
熬制	去心熬	《外台秘要》
焙制	去心焙	《太平圣惠方》
	滚水润湿，抽去心；或以瓦焙软，乘热去心	《本草纲目》
	瓦上焙热，迎风吹冷，凡五六次，便易燥，且不损药力	《本草乘雅半偈》
	去心锤扁极薄晒干，加隔纸焙焦用	《医学从众录》
炒制	微炒	《太平圣惠方》
	炒焦	《医学从众录》
酒制	酒浸去心	《汤液本草》、《本草纲目拾遗》
	以竹刀连心切薄片，酒浸一宿，连酒磨细，点生姜汁、杏仁末少许，搅数百下，久之澄清去酒，晒干收用	《本草乘雅半偈》
盐炒制	去心盐炒	《寿世保元》（卷一：药性歌400味）
姜制	去心姜汁炒	《医宗说约》
米炒制	去心糯米拌炒	《幼幼集成》
	拌米炒黄	《本草从新》
药汁制	朱砂拌炒	《吴鞠通医案》、《幼幼集成》
	青黛拌	《校注医醇剩义》

6.5.14.3　不同炮制品的选择与建议

麦冬，宋·《证类本草》和清·《医宗说约》中均记述了"温水洗去心用，不令心烦，惟伤寒科带心用"。在《本草述钩元》中提到了"通脉不去心"的用法。《得配本草》也同样提到了"心能令人烦，去心，忌铁，入凉药生用，入补药酒浸"。《本草害利》中记载"麦冬，晒干收之，抽取心用，不尔令人烦，近时多连心用，恐滑肠者用米炒黄"。《本草便读》中记载"麦冬，炒同元米，寒苦堪除，去心用，亦有连心用者，以其心如人之脉络，一棵十余枚，个个贯通，取其能贯通经络之意，故生脉散用之者，以能复脉中之津液也"。

现代研究表明，麦冬肉和麦冬心的成分基本一致，仅麦冬肉的水浸出物高于麦冬心。鉴于麦冬心的重量仅占全麦冬的 3%，且长期在临床上使用带心麦冬，并未发现烦躁的现象，提出临床使用时入煎剂可不去心，压扁即可。另外，麦冬现在切制方法有抽心、轧扁、切片和整粒之分，它们的水溶性物质煎出率不等，轧扁法炮制的饮片质量与是否轧破表面有关，故麦冬的切制方法以轧扁至扁皮略破为宜。

6.5.15　白术炮制考证

6.5.15.1　处方药味名称情况

白术在经典名方处方药味名称为白术，以及带有脚注白术（土炒）的炮制方法的描述。炮制方法主要以土炒为主。

6.5.15.2　炮制历史沿革

白术最早不分白术和苍术，统称为术，始载于《神农本草经》，"术味苦温，主风寒湿痹死肌，痉疸，止汗，除热，消食，作煎饵，久服轻身延年，不饥"，未分白术和苍术。"白术"之称始见于张仲景《伤寒论》。《金匮要略》方中始有"赤术"的记载。即从仲景开始，术有赤白之分。但关于白术炮制的记载，始载于《备急千金要方》，"切"应该是白术最早的切制方法。《千金翼方》中"熬令变色"、"熬黄"的记载，应该是白术最早的炮炙方法。到了宋朝，出现了麸炒、土炒、米泔浸、焙等多种炮制方法。其中关于土炒的方法最早见于《外台秘要》。《寿世保元》中明确用"东壁土炒"。《揣摩有得集》对炮制程度有"土炒黑"的要求。土炒所用的土为陈土、陈壁土、东壁土、高岭土、赤石脂和朝阳土，现代以灶心土代之。宋代有锉碎、炒黄、米泔水浸等方法，米泔水制和土制一直沿用至今。到了明清时期，增加了蜜炒、水煮、绿豆炒等方法，具体的炮制方法见表 1-6-12。

表 1-6-12　白术历代炮制方法汇总

制法	炮制方法	出处
净制	去蒂	《伤寒总病论》
	去皮	《伤寒总病论》
	去芦	《传信适用方》
	刮皮	《本草品汇精要》
	去梗及黑油者	《仁术便览》（卷四：炮制药法）
	去芦油	《增补万病回春》
	去皮梗	《医宗粹言》
切制	切	《备急千金要方》
	捣碎	《卫生宝鉴》
	锉碎	《普济方》
	切薄片	《普济方》
熬	熬黄	《千金翼方》
土制	土炒	《外台秘要》
	土煮，一两切大片，以黄土半两，水一碗，煮一响，须洗去泥焙	《类编朱氏集验方》
	土蒸，米泔水浸，用山黄土拌蒸九次，晒九次，去土切片，焙干	《证治准绳》

续表

制法	炮制方法	出处
火炮	火炮黄色	《博济方》
炒制	剉碎，炒黄	《博济方》
	炒	《史载之方》
	炒焦	《医宗必读》
泔制	米泔浸一宿洗净	《博济方》
	米泔浸一宿，剉碎炒	《疮疡经验全书》、《普济方》
麸制	米泔水浸一宿，切，麸炒黄色	《苏沈良方》
醋制	醋浸一宿炒	《圣济总录》
	醋浸白术擦之	《外科大成》
煨制	煨	《太平惠民和剂局方》
焙制	须剉焙干	《太平惠民和剂局方》
药汁制	黄耆、石斛、牡蛎、麸制。一分用同黄耆同炒，一分用同石斛同炒，一分用同牡蛎炒，一分用同麸皮炒，各微炒黄色，去余药，只用白术研细	《丹溪心法》
	附子、姜、醋制。附子生姜与白术共醋煮，焙干	《奇效良方》
	泔、土、蜜制。米泔水浸，土蒸切片，蜜水拌匀炒令褐色	《医宗必读》
	枳实制。枳实煎水渍炒	《握灵本草》、《本草述钩元》
	土、酒制。土炒微黄，又滋阴药中再用酒拌蒸	《医宗说约》
	麦芽制。米泔浸，去涩水，切片晒干，同麦芽拌炒	《外科大成》
	香附制。香附煎水渍炒	《本草述钩元》
	紫苏、薄荷、芩、桂制。枳术丸用白术须以紫苏、薄荷、黄芩、肉桂汤煮之	《本草述钩元》
	陈皮制。二两，用陈皮五钱煎汁收入，去陈皮	《医学从众录》
蜜制	切薄片，蜜略涂，纸衬，慢火炒	《普济方》
	汤浸半月，切片，用蜜炙香黄色	《普济方》
	蜜水拌蒸	《本经逢原》
煮制	水煮过	《普济方》
绿豆制	一两，细剉，以一合绿豆炒香，去豆	《普济方》
酒制	酒制	《外科理例》
	酒炒	《良朋汇集》
乳制	咀后仁乳汁润之	《本草蒙筌》
	人乳浸，饭上多蒸用	《药品辨义》
生用	生用	《医学入门》
盐制	盐水炒	《寿世保元》
面制	面炒	《景岳全书》
姜制	姜汁炒	《本草通玄》
	姜汁拌晒	《本经逢原》
制炭	烧存性	《本经逢原》
蒸制	饭上蒸数次	《本经逢原》
米制	泔浸切片，隔布上下铺湿米，蒸至米烂，晒干用	《长沙药解》

6.5.15.3　不同炮制品的选择与建议

《疮疡经验集书》中提到白术泻用陈壁土炒。《本草蒙筌》记载"凡用惟白为胜，仍觅歙者尤优，润过陈壁土和炒，窃彼气焉。取向东陈年壁土研细，和炒褐色，筛去土用之。此因脾土受伤，故窃真土气以补助尔。若非脾病不必拘此制。术虽二种，补脾燥湿，功用皆同。但白者补性多，且有敛汗之效；苍者治性多，惟专发汗之能。凡入剂中，不可代用"。《医学入门》记载"泻胃火生用，补胃虚土炒"。《仁术便览》提到土炒的目的"土炒燥湿健脾胃"。《医宗粹言》中也提到"去湿利水用麸炒，补胃用净土炒"。

综上，白术泻胃火时用生品入药，补脾胃时用土炒白术入药。

6.5.16 川芎炮制考证

6.5.16.1 处方药味名称情况

川芎在经典名方处方药味名称为川芎。

6.5.16.2 炮制历史沿革

川芎的净制始于唐代，如"汤泡七次"，"净水洗净"，"去苗芦"，"去净油，米泔水浸洗"等。切制始见于南齐·《刘涓子鬼遗方》，记述为"切"，到了宋代增加了"剉如豆大"，"剉碎"，"薄切片，粟米泔浸，三日换"等。炮制包括不加辅料炮制如"熬"、"炒"、"焙"、"煅"等和加液体辅料炮制，如"醋制"、"米泔水制"、"童便制"、"蜜制"等。历代炮制方法见表1-6-13。其中酒制自宋代提出后，至今仍在应用，但是对于川芎是否酒制，尚存一定争论。现行2015年版《中国药典》仅收载了生川芎。

表 1-6-13 川芎历代炮制方法汇总

制法	炮制方法	出处
净制	汤泡七次	《仙授理伤续断秘方》
	净水洗浸	《证类本草》
	洗	《普济本事方》
	洗去土	《急救仙方》
	去苗芦	《丹溪心法》
	去净油，米泔水浸洗	《本草纲目拾遗》
切制	切	《刘涓子鬼遗方》
	剉如豆大	《苏沈良方》
	剉碎	《小儿药证直诀》、《太平惠民和剂局方》
	薄切片，粟米泔浸，三日换	《重修政和经史证类备用本草》
	二个剉作四片	《普济本事方》
	以细罗罗细	《卫生宝鉴》
	细碎，锤碎，剉片	《普济方》
	切片五分	《增补万病回春》
	为细末	《证治准绳》
	研	《本草纲目拾遗》
熬制	熬	《千金翼方》
	慢火熬熟	《普济方》
炒制	微炒	《博济方》
	炒	《外科理例》
醋制	醋炒	《博济方》
	酿醋炒透候干	《活幼心书》
	醋煮微软，切片	《普济方》
	醋煮	《医学纲目》

续表

制法	炮制方法	出处
米泔制	粟米泔浸	《证类本草》
	米水浸	《普济方》
	米泔水浸洗收干	《本草纲目拾遗》
	泔炒	《世医得效方》
焙制	焙	《普济本事方》
	微焙	《普济方》
	大川芎藏一月，取焙	《串雅外编》
煅制	抚芎，煅过	《传信适用方》
	抚芎，煅研	《本草纲目拾遗》
酒制	酒炒	《扁鹊心书》
	剉，酒煮至酒干为度	《普济方》
	酒洗	《宋氏女科秘书》
	酒浸用	《证类本草》
	酒浸用	《医宗说约》
茶水制	茶水炒	《世医得效方》
童便制	童便浸	《丹溪心法》、《医学从众录》
蒸制	蒸	《医学入门》
盐制	盐水煮，捞起切片五分	《增补万病回春》
盐酒制	盐酒制	《增补万病回春》
	盐酒炙	《一草亭目科全书》
制炭	煅炭	《济阴纲目》
蜜制	蜜炙	《济阴纲目》
白芷制	白芷同蒸，焙干取芎用	《得配本草》

6.5.16.3　不同炮制品的选择与建议

《本草纲目》中斗门方提到"偏头风痛，京芎细剉，浸酒日饮之"。《续十全方》中提到损动胎气时宜以芎为末，酒服方寸匕，须臾一二服，立出。《备急千金要方》中提到"用芎一两，清酒一大盏，煎取五分，徐徐进之"。《孙氏集验方》中提到治疗失血眩晕时，用大芎一个，为末，烧酒服之。

《丹溪心法》中记载"川芎味辛，但能升上而不能下守，血贵宁静而不贵躁动，痈疽诸疮肿痛药中多用之，以其入心而散火邪耳。又开郁行气，止胁痛、心腹坚痛，诸寒冷气疝气，亦以川芎辛温，兼入手、足厥阴气分，行气血而邪自散也"。《医学启源》中提到"川芎补血，可治血虚头痛"。李东垣也指出头痛须用川芎，如不愈，加各引经药。《本草纲目》提到"川芎，燥湿，止泻痢，行气开郁。血中气药也，肝苦急以辛补之，故血虚者宜之"。

综上，川芎可用于治疗血虚头痛，痈疽诸疮肿痛。酒川芎可用于活血行气，祛风止痛。

6.5.17　黄柏炮制考证

6.5.17.1　处方药味名称情况

黄柏在经典名方处方药味名称为黄柏，以及带有脚注黄柏（盐水炒）、黄柏（盐水浸，炒）的炮制方法的描述。炮制方法主要以盐水炒为主。

6.5.17.2　炮制历史沿革

黄柏，始载于《神农本草经》，原名"檗木"，"黄檗"之名首载于《名医别录》，现通常简写成黄柏。黄柏的炮制最早见于《雷公炮炙论》，"凡使檗皮，削去粗皮，用生蜜水浸半日，漉出晒干，用蜜涂，文武火炙，令蜜尽为度"。到宋代，增加了盐水炒、猪胆汁炒、炒炭等方法；金元时期对黄柏炮制也各有论述，明代增加了人乳汁炒、童便炒等方法。清代增加了米泔水制。历代炮制方法见表1-6-14。《中国药典》2015年版收载的炮制品有黄柏生品、盐黄柏和黄柏炭。

表1-6-14　黄柏历代炮制方法汇总

制法	炮制方法	出处
净制	削去上皮，取里好处	《外台秘要》
	去黑皮	《世医得效方》
	去外褐粗糙	《本草蒙筌》
	洗	《医学纲目》
切制	细剉	《肘后备急方》
	细切	《千金翼方》《普济方》
	薄削。干株为末，倒末。切片	《重修政和经史证类备用本草》
	碎剉，桶剉，竹筛齐用	《卫生宝鉴》
	去粗皮，洗切	《医学纲目》
	去粗皮，切片	《增补万病回春》
	以磁锋刮末	《济阴纲目》
	切研	《本草述》
炙制	去粗皮，炙	《备急千金要方》《普济方》
	去粗皮，炙焦	《太平圣惠方》《洪氏集验方》
蜜炙	刀削上粗皮，生蜜水浸半日，漉出，晒干，用蜜涂，文武火炙，令蜜尽为度。凡修事五两，用蜜三两	《雷公炮炙论》
	涂蜜微炙剉	《太平圣惠方》
	以蜜慢火炙紫色	《博济方》
	蜜炙黄紫色	《伤寒总病论》
	涂蜜于慢火上炙焦，捣末	《重修政和经史证类备用本草》
	去外褐粗糙方裂，先渍蜜水，日际曝干，次涂蜜糖，火边炙燥	《本草蒙筌》
	蜜涂炙九次，研末	《外科证治全书》
蜜渍	削上粗皮，取里好处，薄削，以崖蜜渍之一宿	《重修政和经史证类备用本草》
蜜炒	蜜炒令焦	《小儿卫生总微论方》《握灵本草》
	蜜水炒	《寿世保元》
	切片，蜜拌，炒褐色	《先醒斋广笔记》
蜜润	去粗皮，用生蜜润透，烈日下晒干，再涂上蜜，凡经十数次为度	《活幼心书》
醋制	醋渍含之	《食疗本草》
酒浸	细剉，酒拌，阴干	《校注妇人良方》《普济方》
	酒浸曝干	《脾胃论》《汤液本草》
酒洗	去皮酒洗	《脾胃论》
酒炒	酒炒	《丹溪心法》
	去皮，酒拌，炒褐色	《疮疡经验全书》《明医杂录》
	酒炒二次，去皮。酒淬四次，炒四次。酒洗四次，炒黄色	《医学纲目》
	去粗皮净，切片八两，二两酒浸，二两盐水浸，二两人乳浸，二两蜜浸，各一昼夜，晒干，炒褐色	《寿世保元》《审视瑶函》

续表

制法	炮制方法	出处
酒炙	去粗皮，酒浸一日夜，炙焦	《世医得效方》
炒制	去皮，剉，炒	《苏沈良方》、《脾胃论》
	剉，微炒	《小儿卫生总微论方》
	炒焦。去粗皮，细切，炒至赤黑色	《普济方》
	新瓦上炒赤	《女科撮要》
	炒褐色	《增补万病回春》
烧炭	烧灰存性	《小儿卫生总微论方》、《丹溪心法》
炒炭	炒黑色	《校注妇人良方》、《滇南本草》
	炒成灰	《丹溪心法》
	煅炭	《成方切用》
盐炒	去粗皮，切片，盐水浸一昼夜，晒干，炒褐色	《扁鹊心书》、《审视瑶函》
盐酒炒	盐酒拌炒赤色	《疮疡经验全书》、《炮炙大法》
	盐酒炒褐为末	《本草纲目》
	盐酒拌，新瓦上炒褐色	《证治准绳》
胆汁制	去粗皮，猪胆汁润，炙褐色	《疮疡经验全书》
	腊月猪胆炙透明	《仁术便览》
	猪胆炒	《增补万病回春》
	猪胆涂炙七次	《本草纲目拾遗》
药汁炒	葱汁拌炒干	《疮疡经验全书》
	附子汁炙	《本经逢原》
	姜汁炒黑	《本经逢原》、《温热经纬》
	秋石水浸炒	《医学从众录》
乳汁炒	人乳汁炒	《增补万病回春》、《寿世保元》
	人乳浸，晒干，炒赤	《寿世保元》
	乳汁浸一昼夜，晒干，炒褐色	《景岳全书》、《审视瑶函》
	人乳泡透，炒枯	《增广验方新编》
乳汁浸	乳汁浸透	《寿世保元》
乳盐炒	去皮，人乳拌匀，晒干，再用盐水炒	《寿世保元》
乳汁炙	皮刮净，人乳浸透，炙干，切研	《本草述》
乳焙制	为粗末，乳浸一宿，焙干	《外科大成》
童便蒸	童便浸蒸	《医学入门》
童便炒	去粗皮，切片，童便炒或生用	《增补万病回春》
童便浸	童便浸，晒干	《证治准绳》
童便、酒、蜜、盐制	黄蘗一斤，分作四分，用醇酒蜜汤盐水童尿浸洗，晒，炒为末	《本草纲目》
酒、盐、乳、蜜制	去粗皮净，切片八两，二两酒浸，二两盐水浸，二两人乳浸，二两蜜浸，各一昼夜，晒干，炒褐色	《审视瑶函》
米泔制	米泔浸透，炙干，切研	《本草述》

6.5.17.3　不同炮制品的选择与建议

　　关于黄柏不同炮制方法引起的功能变化，明·《本草纲目》中记述"生用降实火，熟用则不伤胃，酒制则治上，盐制则治下，蜜制则治中"。清·《本草从新》中记述了"生用降实火，炒黑止崩带，酒制治上，蜜制治中，盐制治下"。在常用方剂中生品多用于清热剂，酒制多用于清上焦热，蜜制多用于清中焦热，盐制多用于补益剂，炭制多用于固涩剂。

盐制的炮制理论见明·《医宗粹言》、《药品辨义》，"肾家用盐水炒，使咸以入肾，主降阴火，以救肾水"。清·《本草述》中也记载了"资肾水，泻膀胱，必资于盐炒"。

综上，生黄柏主泻实火，清热燥湿，用于足膝痿软，小便赤黄；盐制主降相火，滋肾水，用于阴虚盗汗，梦遗滑精。

6.5.18 防风炮制考证

6.5.18.1 处方药味名称情况

防风在经典名方处方药味名称为防风，以及带有标注的防风（去芦）的炮制方法的描述。

6.5.18.2 炮制历史沿革

防风最早收载于《神农本草经》，"主大风，头眩痛，恶风，风邪，目盲无所见，风行周身，骨节疼痹（御览作痛），烦满。久服轻身。一名铜芸（御览作芒）。生川泽"。《吴普本草》中提到防风又名"回云"、"回草"、"百枝"、"百韭"和"百种"。防风的净制始于唐·《仙授理伤续断秘方》，"去芦并叉枝"，《名医别录》记载了防风的炮制目的，"叉头者令人发狂，叉尾者发痼疾"。宋朝沿用了去芦的方法，在此基础上又增加了洗剉，到了明代，又增加了去皮的方法。切制始于宋朝。炮制始于宋代，如"去芦头，炙赤色，为末"，"酒浸一宿去叉焙"，此外，还有麸炒和焙制。明清时期有蜜炙、炒制和药汁制等炮制方法，防风历代炮制情况见表 1-6-15。现在主要的炮制方法为去芦。《中国药典》2015 年版收录防风为除去须根和泥沙的药材经切制而得。

表 1-6-15 防风历代炮制方法汇总

制法	炮制方法	出处
净制	去芦并叉枝	《仙授理伤续断秘方》、《小儿卫生总微论方》
	去芦	《太平圣惠方》
	凡使，先须去芦及叉头尾者，洗剉焙干，方入药用洗剉	《普济本事方》
	去皮	《普济方》、《医宗必读》
切制	去芦，切	《小儿药证直诀》
焙制	凡使，先须去芦及叉头尾者，洗剉焙干，方入药用	《小儿药证直诀》、《太平惠民和剂局方》
炙制	去芦头，炙赤色，为末	《重修政和经史证类备用本草》
酒制	酒浸一宿去叉焙	《圣济总录》
	酒拌微炒香	《医宗金鉴》
麸炒制	麸炒赤色	《类编朱氏集验方》
蜜炙	蜜炙	《普济方》
	蜜水炒	《外科证治全书》
醋制	醋煮晒干为末	《普济方》
炒制	炒	《外科启玄》
药汁制	黄芪汁拌	《女科要旨》

6.5.18.3 不同炮制品的选择与建议

《本草乘雅半偈》中记载了防风净制目的，"去叉头叉尾及枯黑者，叉头令人发狂，叉尾发人痼疾也"。

《本草述钩元》也提到了"去芦并叉头叉尾及形弯者弗用，能令人吐"。《本草备要》也提到了防风上部用身、下部用梢的理论。

综上，防风在经方入药时为了避免有副作用，应除去芦头。

6.5.19　黄芪炮制考证

6.5.19.1　处方药味名称情况

黄芪在经典名方处方药味名称为黄芪和生黄芪，以及带有标注黄芪（去芦），黄芪（蜜炙）炮制方法的描述。炮制方法包括去芦和蜜炙。

6.5.19.2　炮制历史沿革

黄芪的净制最早见于《金匮要略》，"去芦并叉附不用"。书中还包括"先须去头上皴皮"，"剉去芦头"，"去苗"，"刮皮"等炮制方法。由此可知记载最多的方法为去芦，芦头是指主根顶端短小的根茎，顶端横生皴纹的部位。因此《雷公炮炙论》中"先须去头上皴皮"应该也是指芦头部位。《中国药典》2015 年版收录黄芪药材加工方法为除去须根和根头，与古代记载一致。

黄芪的切制，历代以"剉"最为多见，后面又出现了"薄切"、"细切"等法。药典收录方法为"切厚片"。黄芪炮制如"蒸"和"炒"。明·《普济方》中对炒制程度做了规定，记载为"微炙炒，略炙炒"。蜜制，包括蜜炙、蜜炒、蜜蒸和蜜酒煮等。其中宋·《卫生家宝产科备要》中记载"剉碎，用蜜汤拌，铫内慢火炒，次微焙"。《扁鹊心书》中记载"蜜水拌炒"。此处蜜水拌炒应该更接近于现代的蜜炙法。此外还有盐制、酒制、乳汁制等，但其中多数已淘汰不用，目前只有蜜炙法传承下来且应用广泛，《中国药典》2015 年版收载了蜜炙黄芪。一些地方炮制规范还收载了炒制、盐麸制、米制、酒制，但应用范围较小。具体的炮制方法见表 1-6-16。

表 1-6-16　黄芪历代炮制方法汇总

制法	炮制方法	出处
净制	去芦并叉附不用	《金匮要略》、《校正集验背疽方》
	先须去头上皴皮	《雷公炮炙论》
	洗净	《圣济总录》
	剉去芦头	《卫生家宝产科备要》
	去苗	《普济方》
	刮皮	《奇效良方》
切制	手擘令细，于槐砧上剉用	《雷公炮炙论》
	薄切	《小儿药证直诀》、《圣济总录》
	杵为细末	《重修政和经史证类备用本草》
	洗净，寸截，锤破丝擘	《太平惠民和剂局方》
	细切，或以刀劈开揭薄	《传信适用方》
	剉细	《外科精要》
	去芦皴，剉碎，桶剉，竹筛齐之用	《卫生宝鉴》
蒸制	先须去头上皴皮，蒸半日出，后用手擘令细，于槐砧上剉用	《雷公炮炙论》
	蒸过焙干	《圣济总录》
蜜炙	蜜炙	《小儿药证直诀》
	蜜涂炙	《圣济总录》

续表

制法	炮制方法	出处
蜜炙	先须擘开，涂蜜炙微赤色，却薄切，焙干秤，方入药用	《太平惠民和剂局方》
	秤六两，以刀劈开揭薄，用白沙蜜不酸者一两，微入水少许调解，则易涂蘸，候搓匀，炙之微紫色，候冷剉碎	《传信适用方》
蜜炒	剉碎，用蜜汤拌，铫内慢火炒，次微焙	《卫生家宝产科备要》
	蜜水炒拌	《扁鹊心书》
蜜蒸	去芦并叉附不用，一半生使，细剉焙干；一半炒，作寸长截，捶匾，以蜜水浸润湿，瓦器盛，盖于饭甑上，蒸三次，取出，焙干，剉碎	《校正集验背疽方》
蜜酒煮	去芦头，细剉，焙干，为细末，入白蜜一匙，好酒一升，煮好糊	《普济方》
盐焙制	洗打破手擘如丝，以盐少许和水揉，猛火焙干	《圣济总录》
	洗净，寸截，锤破丝擘，以盐汤润透，用盏盛，盖汤饼上一炊久，焙燥	《太平惠民和剂局方》
	去芦，盐水浸焙	《济生方》
盐浸	擘开，盐汤浸一宿	《三因极一病证方论》、《普济方》
盐蒸	拣不用叉附及蛀者，剉作二寸长，截拍匾，以冷盐汤湿润之，瓦器盛，盖甑，上蒸三次，焙干，剉细用	《校正集验背疽方》
盐炒	盐水拌炒	《校注妇人良方》
盐炙	盐水浸，火炙	《陈氏小儿痘疹方论》、《济阴纲目》
	盐汤润炙	《外科启玄》
	浸洗，寸截，捶碎，擘如丝状，以盐汤浸透，微火炙酥，剉	《普济方》
盐蜜炙	盐蜜水涂炙	《活幼心书》
盐酒炒	盐酒炒	《本草汇》
酒煮	细切，用无灰酒浸，夏月七日冬月十四日，如要急用，将慢火量煮	《传信适用方》
酒炒	酒拌炒	《医学入门》
酒浸	酒浸一宿	《外科证治全书》
炒制	炒	《校注妇人良方》
	微炙炒。略炙炒	《普济方》
姜汁制	姜汁炙	《仁术便览》
米泔制	米泔拌炒	《证治准绳》
	米泔水浸炒	《外科大成》
九制黄芪	每一两，用桂一钱煎汤，将碗盛，饭上蒸熟	《寿世保元》
	一斤，用防风一两，先将防风用水十碗煎数沸，漉去防风之渣，泡黄芪二刻，湿透，以火炒之干，在泡透又炒干，以汁干为度，再用北五味三钱，煎汤一大碗又泡，半干半湿复炒之，火焙干得地气然后用之	《本草新编》
	一两五钱，用川芎一两，酒煎收入，去川芎	《医学从众录》
	二斤，洗净，切片，烘干，第一次用木通二两煎水泡一夜，晒干。二次升麻一两，照前。三次丹皮二两四钱，照前。七次五味二两，照前。八次防风二两，照前。九次蜜糖三两拌炒，制完蒸过，七日可服。每用二钱，水一杯，饭上蒸好，临时对酒少许服，渣再煎服	《增广验方新编》
乳汁制	人乳制七次	《本草纲目拾遗》

6.5.19.3 不同炮制品的选择与建议

明·《本草蒙筌》中记载"黄芪生用治痈疽，蜜炙补虚损"。《医学入门》和《本草述钩元》中也提到"治痈疽生用，治肺气虚蜜炙用，治下虚盐水或蒸或炒用"。《证治准绳》中记载"上部酒拌炒，中部米泔拌炒，下部盐水炒"。《医宗粹言》记载"用蜜水涂之，慢火炙过用，补中益气，如是若实腠理以固表，须酒炒"。《炮炙大法》中提到"黄芪补气药中，蜜炙用，疮疡药中，盐水炒用"。清·《长沙药解》中提到"凡一切疮疡，总忌内陷，悉宜黄芪蜜炙用，生用微凉，清表敛汗宜之"。《药品辨义》中提到"用蜜炙能温中健脾"。这些"生凉熟温，温以补脾"的理论在黄芪的应用中均有所体现。古人也有提出疑义的，如《本草通玄》中记载"古人制黄芪多用蜜炙，愚易以酒炙，既助其达表，又行其泥滞也，若补肾及崩带淋浊药中，须盐水炒之"，认为黄芪酒炙，可助黄芪行气达表，增加其行气之功，同时增加黄芪行气活血的力量，故酒炙法要优于蜜炙法，若用于补肾，则亦用盐水炒。

综上，生黄芪具有补气升阳、固表止汗、利水消肿、生津养血、行滞通痹、托毒排脓、敛疮生肌的作用，可用于治痈疽，助气。蜜炙黄芪可用于益气补中，治肺气虚。

6.5.20　枣炮制考证

6.5.20.1　处方药味名称情况

枣在经典名方中处方药味名称为大枣和红枣，以及带有标注大枣（擘）炮制方法的描述。炮制方法以擘为主。

6.5.20.2　炮制历史沿革

大枣始见于《神农本草经》，"大枣　味甘，平。主心腹邪气，安中养脾，助十二经，平胃气，通九窍，补少气、少津液、身中不足，大惊，四肢重，和百药"。其后历代本草著作多沿用该书记载，以"大枣"为正名。

现代有关著作亦多以"大枣"为正名，如《中国药典》《中药大辞典》《中药志》《中药材手册》《全国中草药汇编》《中华本草》等。同时还记载有各地的俗称，如《中药材手册》记载的"红枣"。

大枣净制最早见于汉·《金匮玉函经》"擘去核"，其后医籍多记载去核，如晋·《肘后备急方》"去核"，明·《寿世保元》"去皮核"，《药品辨义》"去蒂核用"等炮制方法。切制最早始于南北朝·《本草经集注》，"擘破"，还包括元·《活幼心书》中"薄切"，明·《普济方》中"凡汤中用完物皆擘破"，《医宗说约》中"入药煎洗净，打碎，入丸药煮烂，去皮核"。大枣的炮制包括制炭、制膏、蒸制、烧制、煨制、药汁制、酥制、焙制、煮制、酒制、烘制和炒制等炮制方法。如《千金翼方》中"烧灰"，"炙令黑"，研作脂，《三因极一病证方论》中"和核烧灰存性"等。现代《中国药典》2015年版大枣的炮制方法为除去杂质，洗净，晒干，用于破开或去核，和古代净制方法记载一致。

6.5.20.3　不同炮制品选择与建议

《证治准绳》中记载"大枣，其皮利，肉补虚，所以合汤皆擘之也"，说明了大枣煮汤时要擘入药，清·《本草害利》还提到"入和解药姜汁炒香，入醒胃药但去核炒香，糊丸药蒸透乘热去皮核捣烂"。

6.5.21　阿胶炮制考证

6.5.21.1　处方药味名称情况

阿胶在经典名方处方中药味名称为阿胶，以及带有标注阿胶（白面炒）炮制方法的描述。

6.5.21.2 炮制历史沿革

阿胶，始载于《神农本草经》，记载："阿胶 味甘，平。主心腹，内崩，劳极，洒洒如疟状，腰腹痛，四肢酸疼，女子下血安胎。久服轻身益气，一名傅致胶"。其后历代本草著作多以"阿胶"作为正名。

《名医别录》曰"生平东郡煮牛皮作之，出东阿"，记载了阿胶最初来源于牛皮。《本草经集注》也记载了阿胶是出东阿，"今都下能作之，用皮亦有老少，胶则有清浊。凡三种，清薄者，书画用，浓而清者，名为盆覆胶，作药用之，用之皆火炙，丸散须极燥，入汤微炙"。唐·《新修本草》、宋·《经史证类备急本草》同样也记载了阿胶系牛皮所制。表明唐代以前，阿胶的原料是以牛皮为主。陈藏器《本草拾遗》云："阿井水煎成胶，人间用者多非真也。凡胶，俱能疗风止泄补虚，驴皮胶主风为最。"《本草图经》中记载"阿井水煎乌驴皮。如常煎胶法，其井官禁，真胶极难得，都下货者甚多，然恐非真"。寻方书说"所胜诸胶者，大抵以驴皮得阿井水乃佳耳"，又今时方云"家用黄明胶，多是牛皮，《神农本草经》中阿胶，亦用牛皮，是二皮亦通用。然今牛皮胶制作不甚精，但以胶物者，不堪药用之。当以鹿角所煎者，而鹿角胶，《神农本草经》谓之白胶，云出云中，今处处皆得其法，可以作之。但功倍劳于牛胶，故鲜有真者，非自制造，恐多伪耳。"说明宋代时牛皮、驴皮多混用。两者相比，驴皮胶的功效与作用更强。

李时珍《本草纲目》曰："凡造诸胶，自十月至二三月间，用牛、水牛、驴皮者为上，猪、马、骡、驼皮者次之，其旧皮、鞋、履等物者为下……大抵古方所用多是牛皮，后世乃贵驴皮。若伪者皆杂以马皮、旧革、鞍、靴之类，其气浊臭，不堪入药。当以黄透如琥珀色，或光黑如漆者为真。"李时珍认为牛皮和驴皮熬至的胶均可入药，牛皮和驴皮可相互并用，但在总结前人用药经验中发现，牛皮胶与驴皮胶功效与应用上存在着差异。因此又把黄明胶单独正式列出，又名牛皮胶。清·《本草求真》载"阿胶得纯黑补阴之驴皮"。《本草述钩元》曰："煮胶法，必取黑驴皮煮之"。此外，在《伪药条辨》中提到"用寻常之水煮牛皮，并杂它药伪造，色呈明亮，气臭质浊，不堪入药，牛皮制作视为伪品"。由此推断清代常用黑驴皮制作真阿胶。

阿胶的净制始于汉·《金匮玉函经》，"去滓"，还包括"洗"等方法。切制始于唐代，见《食疗本草》中"切作小片子"，还包括捣碎、剉碎和切碎等方法。阿胶的炮炙始于汉·《金匮玉函经》，"炙令尽沸"。此外，还包括炙珠、杵碎炒、炒酥、熬、麸炒制、蛤粉炒制、米炒制、蚌粉炒制、面炒制、蒸制、火炮、酥制、草灰炒制、酒制、葱姜汁制、煮胶法、蒲黄炒、童便制和土炒制等方法。至今，蛤粉炒、蒲黄炒仍在沿用。具体炮制方法见表1-6-17。

表1-6-17 阿胶历代炮制方法汇总

制法	炮制方法	出处
净制	去滓	《金匮玉函经》
	洗	《卫生家宝产科备要》
切制	切作小片子	《食疗本草》
	捣碎	《太平圣惠方》
	剉碎	《苏沈良方》
	切碎	《类证活人书》
炙	炙令尽沸	《金匮玉函经》
	先炙使通体沸起燥，乃可捣	《神农本草经》
	先于猪脂肉内浸一宿，至明出，于柳木火上炙，待泡了，细碾用	《雷公炮炙论》
	炙珠	《外台秘要》
炒制	杵碎炒	《千金翼方》
	炒酥	《普济方》
熬制	熬	《千金翼方》

续表

制法	炮制方法	出处
麸炒制	麸炒	《小儿药证直诀》
蛤粉炒制	蛤粉炒黄去粉	《圣济总录》
米炒制	糯米同炒	《圣济总录》
蚌粉炒制	蚌粉炒成珠	《传信适用方》
面炒制	面炒	《类编朱氏集验方》
蒸制	水浸蒸	《类编朱氏集验方》
火炮	炮	《汤液本草》
酥制	酥炒	《普济方》
草灰炒制	草灰炒成珠研末用	《证治准绳》
酒制	重汤酒顿化	《先醒斋广笔记》
	酒浸溶蜜内	《医宗说约》
牡蛎粉炒制	牡蛎粉炒	《医宗说约》
葱姜汁制	葱姜汁各一晚浸胶过一宿，文火煎胶化	《外科大成》
煮制	必取乌驴皮，牡者，刮净，急流水中浸七日，入大锅七口内，渐增阿井水煮至化，化后每日降序一口，聚其融化之极者，止得一口，熬时入鹿角一片即成胶。调经丸药中用，宜入醋重汤炖化，和药。胃弱作呕者，弗烊化服，打碎同蛤粉、蒲黄、牡蛎粉炒，随宜	《本草述钩元》
蒲黄炒	蒲黄同炒	《嵩崖尊生全书》、《本草备要》
童便制	童便和用	《本草备要》
土炒制	土炒	《叶天士秘方大全》

6.5.21.3 不同炮制品的选择与建议

李时珍《本草纲目》曰"今方法或炒成珠，或以面炒，或以酥炙，或以蛤粉炒，或草灰炒，或酒化成膏，或水化膏，当各从本方。阿胶大要只是补血与液，故能清肺益阴而治诸证"。清·《本草备要》指出"蛤粉炒去痰，蒲黄炒止血"。清·《药品化义》述及"面与蛤粉同炒，则不粘，去痰用。入膏，汤化、酒化"。《得配本草》记载"和血，酒蒸。止血，蒲黄炒。止嗽，蛤粉炒。清火，童便化"。《本草害利》记载"今方法用面炒成珠，化痰蛤粉炒，止血蒲黄炒或童便和化。以解其气。如真阿胶得趋下至静之性，凡血热则沸郁妄行诸见血症，遇此即止。故用水溶化为佳，炒珠恐乱其性也"。

阿胶经麸炒、糯米炒、面炒等可增健脾和胃之功，降低腻滞之性。

6.5.22 苍术炮制考证

6.5.22.1 处方药味名称情况

苍术在经典名方处方药味名称为苍术，以及带有标注苍术（米泔浸），苍术（米泔浸一宿，洗切，炒），苍术（制）和苍术（炒）等炮制方法的描述。炮制方法包括米泔浸，制和炒。

6.5.22.2 炮制历史沿革

南北朝·《本草经集注》首载苍术，"赤术，叶细无桠，根小苦而多膏，可作煎用"。元·《汤液本草》将白术、苍术分条而列，对其功效做出明确划分。苍术的炮制首见于唐·《银海精微》，"用米泔水浸，一日一换，水浸炒干用"，以及标有"削"，"刮去皮"，"竹刀刮去皮"，"轻杵去粗皮"，"铜刀刮去粗皮"等净制法。《仙授理伤续断秘方》又首先记载了醋煮七次加辅料炮制之法。切制始于宋代，如《太平圣惠方》记载了"锉"，《类证活人书》记载了"切片"，《小儿卫生总微论方》记载了"细切"。对切制法有了具体的要求。此外，还包括不加辅料制和加辅料制，如炒黄、炒焦和炒黑等。关于辅料制如《证类本草》记载"用米泔水浸三两日，逐日换水，候满日取出，刮去黑皮，切作片子，暴干，用慢火炒金黄色，细捣末"，《类编朱氏集验方》中记述"苍术四两，米泔水浸七日，逐日换水后，刮去黑皮，细切，入青盐一两炒黄色为度，去盐"等炮制方法。对苍术之米泔水和米泔水盐制之炮制方法记载较详细，并对辅料的用量又有具体的要求。金元时期，增加了"米泔水浸，椒炒，盐炒，醋煮，酒煮，茴香炒、茱萸炒、猪苓炒、米泔浸后酒炒、童便浸、东流水浸焙，粟米泔浸，童便浸再酒浸"多种辅料制方法。如《儒门事亲》以米泔、花椒为辅料和以米泔、醋为辅料制苍术等法。明代，在辅料制方面又增加了油葱炒；米泔浸后用生葱白加盐炒、酒煮、火炮、姜汁炒等方法。清代还增加了米泔浸后麻油拌炒、九蒸九晒、蜜水拌饭上蒸、炒焦、烘制等各类炮制方法，已达近50种之多，历代炮制方法见表1-6-18。现代沿用苍术生品、麸炒品和炒焦品等三种为主。

表 1-6-18　苍术历代炮制方法汇总

制法	炮制方法	出处
净制	刮去皮	《博济方》
	去粗皮	《伤寒总病论》、《世医得效方》
	洗净	《证类活人书》
	刮去黑皮	《圣济总录》
	杵去黑皮	《圣济总录》
	铜刀刮去黑皮	《圣济总录》、《医方丛话》
	竹刀刮去黑皮	《奇效良方》
	去毛净	《串雅外编》
切制	锉	《太平圣惠方》
	切片	《证类活人书》、《圣济总录》
	细切	《小儿卫生总微论方》
	削成小块子	《类编朱氏集验方》
醋制	醋煮七次	《仙授理伤续断秘方》
	醋浸一宿	《瑞竹堂经验方》
炒制	去皮，锉碎，炒黄	《太平圣惠方》、《普济方》
	刮去黑皮，炒黑色	《普济方》
	炒焦	《外科证治全生集》、《外科证治全书》
米泔制	米泔水浸，刮黑皮，切片，炒黄，细捣末	《重修政和经史证类备用本草》
	米泔浸，炒赤	《世医得效方》
	糯米泔浸，去粗皮，切，焙用	《太平惠民和剂局方》、《本草汇》
	泔浸，刮去皮，捣细用	《卫生宝鉴》
	泔水浸，晒露一月	《本经逢原》
	泔浸蒸晒	《医宗必读》
药汁制	米汁浸，削去黑皮锉焙，与麦面同炒，至色黄去麸	《本草衍义》、《校正集验背疽方》
	米泔浸，晒干，再以米醋炒黄	《圣济总录》、《医学纲目》
	同皂荚煮一日，去皂荚，姜苍术刮去皮切片，盐水炒净	《圣济总录》、《类证治裁》
	米泔浸一宿，洗去沙土锉片，用葱白切片罨五宿，日干炒黄	《太平惠民和剂局方》
	米泔浸，刮黑皮，洗切，入青盐炒黄，去盐	《类编朱氏集验方》

续表

制法	炮制方法	出处
药汁制	米泔浸盐水炒	《小儿卫生总微论方》、《明医杂录》、《济阴纲目》
	泔浸后晒干，大麻腐汁浸，入川椒葱白煮黑油洗净焙干	《三因极一病证方论》
	1. 干木瓜加酒煮干；2. 干木瓜加盐煮干；3. 干木瓜加醋煮干；4. 干木瓜加川椒煮干	《类编朱氏集验方》
	1. 米泔水浸，用椒去白炒黄；2. 盐炒黄；3. 醋煮干；4. 酒煮干	《儒门事亲》、《普济方》
	1. 加茴香炒黄；2. 加茱萸炒黄；3. 加猪苓炒黄	《世医得效方》
	米泔浸，酒炒	《世医得效方》
	1. 米泔浸，童便浸，无灰酒浸；2. 泔浸，焙干；真乌头、川楝子炒焦黄。川椒、陈皮、破故纸，酒浸，炒干。于下苍术、川椒炒黄。食盐炒，先下苍术炒熟，次下茴香炒黄。醇酒醋浸苍术令干，炒燥	《瑞竹堂经验方》
	酒浸，焙干，青盐炒黄	《普济方》、《丹溪心法》
	油葱炒赤	《普济方》
	米泔浸，生葱白切碎加盐同苍术炒黄	《普济方》
	酒浸、泔浸、醋浸、盐水浸。椒炒、破故纸炒、黑牵牛炒、茴香炒	《普济方》
	盐水浸、米泔浸、醋浸、葱白炒	《增补万病回春》（卷上：药性歌240味）
	泔浸、牡蛎粉炒	《济阴纲目》
	米泔净洗，拌黑豆蒸，拌蜜酒蒸，拌人乳蒸。烘晒极干	《炮炙大法》、《本草述钩元》
	蜜酒拌蒸晒	《先醒斋广笔记》
	米泔浸，芝麻拌蒸	《本草通玄》
	米泔浸透，以陈壁土水浸润，去皮晒干。苍术与脂麻拌炒。更用粳米糠拌炒	《本草乘雅半偈》
	泔浸麻油拌炒黄	《温热暑疫全书》、《温热经纬》
	泔浸隔布上下铺湿米，蒸之米烂，晒干	《玉楸药解》（黄氏医书八种）
蒸制	蒸烂	《三因极一病证方论》
	九蒸九晒为末	《医方集解》
土制	土炒	《校注妇人良方》
童便制	童便浸	《世医得效方》
盐制	盐水浸	《瑞竹堂经验方》
	盐炒黄	《景岳全书》
焙制	水浸，焙	《世医得效方》
酒制	酒煮	《普济方》
	酒浸，焙干	《鲁府禁方》
	酒浸，炒	《景岳全书》
火炮	坚者炮刮去皮	《奇效良方》、《证治准绳》
姜制	姜汁炒	《仁术便览》（卷四：炮制药法）
油制	麻油浸，去油晒干	《证治准绳》、《先醒斋广笔记》
大茴香制	大茴香炒黄	《景岳全书》
桑葚制	桑葚取汁拌制，晒干	《景岳全书》
乳制	人乳汁炒	《先醒斋广笔记》
糠制	糠炒	《医宗必读》
蜜制	蜜水拌饭上蒸	《本经逢原》
烘制	烘燥	《医方丛话》

6.5.22.3 不同炮制品的选择与建议

关于苍术炮制目的，明·《本草发挥》中有记载"经泔浸火炒，故能发汗"。《医宗粹言》中提到"可羡盐水制过其漂燥之烈性颇纯，不伤真液"。《本草纲目》中也有提到"苍术性燥，故以糯米泔浸，去其油，切片焙干用，亦有同脂麻同炒，以制其燥者"，清·《本草述钩元》中有提到"拌黑豆蒸引之，合水气也，又拌蜜酒蒸，又拌人乳蒸，皆润之使更合于金气而不燥也，凡三次蒸时，须烘晒极干，气方诱，胎中酒蒸，平用泔制"等初步之论述。

苍术生品，温燥而辛烈，燥湿，祛风，散寒力强。本品用于风湿痹痛，肌肤麻木不仁，脚膝疼痛，风寒感冒，肢体疼痛，湿温发热，肢节酸痛等症。制苍术功同生品，但经米泔水浸泡后能缓和燥性，降低辛烈温燥的副作用。麸炒后辛性减弱，缓和燥性，气变芳香，增强了健脾和胃的作用。焦苍术辛燥之性大减，作用以固肠止泻为主。

除湿胃苓汤功能主治脾肺二经湿热壅遏，致生火丹，作烂疼痛。缠腰火丹（俗名蛇串疮）属湿者，色黄白，水疱大小不等，作烂流水，较干者多疼。经方中的苍术推测是麸炒苍术。炮制方法可参考《中国药典》2015 年版"麸炒苍术"。麸炒苍术，是先将锅烧热，撒入麦麸，用中火加热。待冒烟时投入苍术片，不断翻炒，炒至深黄色时，取出，筛去麦麸，放凉。苍术片每 100kg 用麦麸 10kg。

完带汤主要用来治脾虚肝郁，湿浊带下。根据苍术不同炮制品的功效，推测经方中的苍术为焦苍术，江苏、安徽等省炮制规范中均有收载，炒制程度及炮制要求不尽一致。

清上蠲痛汤和养胃汤方中的苍术炮制方法为米泔浸，炒，现代收载于各省市炮制规范中的"制苍术"多为米泔水制苍术。《全国中药炮制规范》（1988 年版）收载"制苍术"炮制工艺：取苍术片，用米泔水浸泡片刻，取出，用文火炒干。

6.5.23 苦杏仁炮制考证

6.5.23.1 处方药味名称情况

苦杏仁在经典名方处方药味为杏仁和光杏仁，以及带有脚注的杏仁（去皮尖）、杏仁（去皮，尖）、杏仁（炮，去皮尖）等炮制方法的描述。炮制方法以去皮尖为主。

6.5.23.2 炮制历史沿革

杏核仁始载于《神农本草经》，"味甘温，主咳逆上气，雷鸣，喉痹下气，产乳，金创，寒心，贲豚，生川谷"。《中药词典》中记载杏仁有甜、苦之分，栽培杏所产者甜的较多，野生的一般均为苦的。从原植物来看，西伯利亚杏、辽杏及野生山杏的杏仁为苦杏仁。参考《本草图经》附图，可知古代药用杏仁来源于杏属多种植物的种仁，并以家种杏的种仁为主，与今用药情况一致。清·《本草崇原》中明确提到"杏入药用苦杏"。《本草新编》中记载"杏仁，味甘苦温，可升可降，有小毒。专入太阴肺经，乃利下之剂，除胸中气逆喘促，止咳嗽，坠痰，润大肠，气闭便难，逐痹散结"。明·《滇南本草》、清·《本草经解》、清·《长沙药解》中均记载"杏仁气温，味甘，有小毒"。与《中国药典》2015 年版中收录的苦杏仁一致。

杏仁的净制始载于汉代。如《伤寒杂病论》中要求"泡去皮"、"汤浸去皮尖"、"汤浸去尖及两仁"，南北朝·《雷公炮炙论》，进一步强调去皮尖前"须以沸汤"来浸泡。及至唐宋时期，继续要求"去皮尖双仁"，同时去皮尖的技术也有了创新，唐代出现了"熬去皮尖"一法，宋代则始有用"炮去皮尖"者。《普济方》中则有"以汤浸去皮，麸炒令黄色，去尖"的记载。至清代，净制的主流方法仍是"汤浸去皮尖"，去皮尖的前处理手段增加了"姜水泡"一法。

杏仁的切制始于汉代。如《伤寒杂病论》中记载了"别捣令如膏，乃稍纳药末中，更下粗罗"、"合皮熟研用"。到了明·《普济方》中有"切碎"之法，《医学纲目》规定"切小片"，这对于提高饮片的外观质量和汤剂的澄明度都是有利的。清代用"捣"、"研"两法，个别文献载为"碾细"。

　　关于杏仁出现"炒"或"熬"法均见于汉代张仲景的著作，载曰："去皮尖炒"、"泡去皮乃熬"。燎烧制苦杏仁最早见于晋·《肘后备急方》，约"烧"。焙制苦杏仁始见于宋·《小儿卫生总微论方》，载曰"焙干"。苦杏仁的煮法始载于宋·《博济方》，载曰"汤洗，去皮尖，烂煮令香，取出，研"。蒸制苦杏仁最早见于宋·《太平圣惠方》，据记载："汤浸去皮尖，细研，以绢袋盛饭甑中蒸，乘热绞取脂"。苦杏仁的辅料始载于《外台秘要》，"去皮尖双人（仁），麸炒黄"。此外辅料还有药汁、童便、蛤蚧粉、蜜等，具体见表1-6-19。

表 1-6-19　杏仁历代炮制方法汇总

制法	炮制方法	出处
净制	1. 汤浸去尖及两仁者；2. 去皮尖	《伤寒杂病论》
	去皮，双人	《刘涓子鬼遗方》
	汤柔，挞去皮	《本草经集注》
	凡使，须以沸汤浸少时，去皮膜，去尖，擘作两片	《雷公炮炙论》
	用之汤浸去赤皮	《新修本草》
	去尖	《经效产宝》
	去皮尖，别研	《颅囟经》
	去皮尖；去双仁、皮尖	《史载之方》
	泡去皮尖	《产育宝庆集》
	不去皮尖	《丹溪心法》
切制	别捣令如膏，乃稍纳药末中，更下粗罗	《金匮玉函经》
	捶碎	《重修政和经史证类备用本草》
	捣烂	《瑞竹堂经验方》
	洁古云须细研之	《本草发挥》
	剉碎	《医学纲目》
熬制	须泡去皮乃熬，勿取两人者，做汤不熬	《金匮玉函经》
	1. 熬黑；2. 熬别作脂	《新辑宋本伤寒论》
	熬	《肘后备急方》
	诸有膏脂药，皆先熬黄黑，别捣令如膏	《本草经集注》
	熬令变色	《千金翼方》
	用之汤浸去赤皮熬令黄	《新修本草》
	去皮熬捣作脂	《食疗本草》
	酥熬	《外台秘要》
	烂煮令香，取出，研	《博济方》
炒制	去皮尖炒	《金匮要略》、《产育宝庆集》
	微炒	《小儿药证直诀》
	炒令香熟	《普济本事方》
	炒令焦	《济生方》
	炒赤	《普济方》
制炭	烧	《肘后备急方》
	烧令黑	《千金翼方》
	烧作灰	《太平圣惠方》
	连皮灯上烧作灰，略存性	《小儿卫生总微论方》
	炒令微黑	《普济方》
	烧存性	《本草纲目拾遗》

制法	炮制方法	出处
药汁制	用白火石并乌豆、杏仁三件于锅子中，下东流水煮，从巳全午，其合仁色褐黄，则去尖，然用，每修一斤用白火石一斤，乌豆三合，水旋添，勿令缺，免反血为妙也	《雷公炮炙论》
	一两用桑根白皮二两切细河水一碗同煮一复时，只用杏仁	《圣济总录》
	一斗汤浸去皮尖双仁，用童子小便三斗煮一日，以好酒二升淘洗，然后烂研如膏，再以清酒三斗并地黄汁三升和杏仁膏银石器内重汤煮一复时稀稠如膏为度盛瓶器密封口	《圣济总录》
	用瓜蒌瓤同炒黄，去瓜蒌瓤	《圣济总录》
	1. 用黄明胶煎黄色，取出细研；2. 入蒜煮研	《普济方》
	每斤用白火石一斤，黑豆三合，以东流水同煮从巳到午，漉出劈开如金色，晒干乃用	《本草乘雅半偈》
油制	油煎令黑捣如膏	《外台秘要》
取汁	研滤取汁	《外台秘要》
	热水泡去皮尖，用砂钵捣烂，又入水同捣，澄去浊渣，用清汁	《寿世保元》
麸炒制	麸炒黄	《外台秘要》、《普济本事方》
	麸炒黄别研	《太平惠民和剂局方》
童便制	汤浸去皮尖双仁，童子小便浸三宿，麸炒微黄	《太平圣惠方》
	童子小便浸一伏时，控干，蜜炒	《普济方》
	便炒	《嵩崖尊生全书》
蒸制	汤浸去皮尖，细研，以绢袋盛饭甑中蒸，乘热绞取脂	《太平圣惠方》
燎制	铜针穿灯上，燎作声为度	《太平圣惠方》
	1. 针扎火上燎令存性；2. 灯上燎熟	《圣济总录》
面炒制	面炒	《脚气治法总要》
	凡使控干用面炒，令黄赤色为度	《太平惠民和剂局方》
蜜制	1. 蜜拌炒黄研；2. 去皮尖童子小便浸一复时控干蜜炒	《圣济总录》
制霜	去皮尖炒令黄黑捣为末，用纸三两重裹压去油，又换纸油尽令如粉白	《圣济总录》
	依巴豆一法去油	《普济方》
	热汤泡去皮，以绵纸包之，木槌缓缓捶去油，此物极难得干，必数十换纸，方得油净，以成白粉为度	《幼幼集成》
火炮	炮去皮尖	《全生指迷方》
泔制	去皮尖米泔浸一宿，取出握干略炒	《三因极一病证方论》
焙制	焙	《世医得效方》
蛤蚧粉炒	蛤蚧粉炒	《普济方》
牡蛎粉炒	用牡蛎煅成粉，与杏仁炒黄色，去牡蛎粉不用	《奇效良方》
姜制	姜水泡去皮尖，焙煎饮	《本草汇》
煨制	去皮面裹作包，糠火煨熟去面，研烂压去油	《本草述》
盐制	盐水润焙	《本草汇》
酒制	酒浸	《本草汇》
醋制	醋煮杏仁二枚，灯上煅，研烂	《幼科释谜》

6.5.23.3 不同炮制品的选择与建议

《本草经集注》中记载"杏仁，味甘、苦，性温，有小毒，得火良"。《本草纲目》中记载"杏仁能散能降，故解肌、散风、降气、润燥、消积，治伤损药中用之。治疮杀虫，用其毒也。治风寒肺病药中，亦有连皮尖用者，取其发散也"。《医学集解》中还记述了杏仁留尖连皮的理论，"不去皮尖……杏仁留尖，取其发，连皮，取其涩"。《本草经解》记载杏仁双仁者大毒勿用，须汤泡去皮尖。

综上，苦杏仁须炮去皮尖入药。

6.5.24　栀子炮制考证

6.5.24.1　处方药味名称情况

栀子在经典名方处方药味名称有山栀、栀子、山栀子和栀皮，以及带有脚注的栀子（炒）炮制方法的描述。炮制品分为山栀子，炒栀子和栀皮。

6.5.24.2　炮制历史沿革

栀子作为果实入药，其炮制方法始于汉·《注解伤寒论》"擘"，以后逐渐发展为烧、炒之用。到了晋·《肘后备急方》中有"烧末"的记载。在南北朝·《雷公炮炙论》中云："凡使，先皮须了，取仁，以甘草水浸一宿，滚出，焙干，捣筛为赤金末用。"

栀子于宋·《疮疡经验全书》和《宋氏女科秘书》中又增加了"去壳，姜汁拌炒"、"酒炒"、"盐水炒黑"等新的炮制方法。其后元·《十药神书》中提到"炒灰存性"，《丹溪心法》中又提到"炒令十分有二分黑"，新增加了炒炭。到明代除了沿用了之前的方法外，还增加了蜜制和童便制，如《寿世保元》中记载"二两去皮，入蜜半两拌和，炒令微焦"和《医学入门》中提到"用仁，去心胸热，用皮去肌表热，寻常生用，虚火童便炒七次至黑"。到清代大部分是沿用了前几代的炮制方法即炒焦、炒黑、去皮、姜汁拌炒、拌姜汁炒黑、酒炒、甘草水浸法，略有不同的是增加了"栀仁，酒炒黑"的方法。

古代对栀子的炮制方法有去皮、捣、炒、烧、煨、蒸、煮等；辅料有甘草水、酒、盐、姜汁、蜜、童便等，具体见表1-6-20。《中国药典》2015年版收载了栀子、炒栀子、焦栀子，而栀子炭、姜栀子及酒栀子、栀子仁、栀子皮等收载于地方炮制规范。

表 1-6-20　栀子历代炮制方法汇总

制法	炮制方法	出处
净制	去皮	《刘涓子鬼遗方》
	去皮须了，取仁	《雷公炮炙论》
	去壳	《伤寒总病论》
	去壳，取仁	《小儿卫生总微论方》
	剥去仁，去仁用壳	《普济方》
	去顶蒂	《奇效良方》
	去皮尖	《外科理例》
	折梗及顶	《本草蒙筌》
	不用皮	《本草述钩元》
	连皮	《医宗金鉴》
	拣净仁	《重楼玉钥》
切制	擘破	《新辑宋本伤寒论》、《本草经集注》
	捣筛为赤金末用	《雷公炮炙论》
	剉，捶碎	《太平圣惠方》
	切碎	《类证活人书》

续表

制法	炮制方法	出处
切制	生捣为末，细末	《重修政和经史证类备用本草》
	株细用	《汤液本草》
	捣细用	《卫生宝鉴》
	研极细末	《十药神书》
	用竹破作两边	《奇效良方》
	打碎	《景岳全书》
	碾细末	《外科正宗》、《重楼玉钥》
	研用	《握灵本草》
制炭	炒炭，烧末	《肘后备急方》
	烧灰	《太平圣惠方》、《重修政和经史证类备用本草》
	烧半过	《苏沈良方》
	烧灰存性，研极细末，用纸包，碗盖于地上一夕，出火毒	《普济本事方》、《十药神书》
	连皮烧半过	《三因极一病证方论》
甘草水制	以甘草水浸一宿，漉出，焙干	《雷公炮炙论》
乌药制	乌药拌炒	《得配本草》
蒲黄制	蒲黄炒	《得配本草》
炙制	炙	《备急千金要方》
	炙酥拌微炒	《太平圣惠方》
炒制	炒香	《圣济总录》
	微炒	《普济方》
	炒透	《医宗必读》
	炒令十分有二分焦黑	《丹溪心法》
	炒焦	《景岳全书》
煨制	钻透入煻灰火焙熟	《圣济总录》
	火煨	《汤液本草》
	用竹破作两边，一边用湿纸裹煨令熟，一边生用，同研为末	《奇效良方》
姜制	姜汁炒焦黄	《经效产宝》
	姜汁炒黑	《本经逢原》
蒸制	蒸	《世医得效方》
煮制	十二两，研五两，余煮用	《普济方》
酒制	酒浸	《外科理例》
	酒洗	《审视瑶函》
	酒炒用	《外科大成》
童便制	童便炒七次至黑色	《医学入门》
盐制	盐水炒黑	《宋氏女科秘书》
蜜制	二两去皮，入蜜半两搅和，炒令微焦	《寿世保元》

6.5.24.3 不同炮制品的选择与建议

元·《汤液本草》中记载了栀子不同药用部位入药的依据，“治心经留热，小便赤涩，去皮，山栀子火煨。用仁去心胸中热，用皮去肌表热"。在明·《医学入门》中也同样记载了"栀子用仁，去心胸热。用皮，去肌表热，寻常生用。虚火童便炒七次至黑色"。《本草纲目》中提到"治上焦中焦连壳用，下焦去壳，洗去黄浆，炒用。治血病，炒黑用"。《本草蒙筌》中也记载了"栀子止血用须炒黑色，去热用但燥而已，留皮除热于肌表，去皮却热于心胸（一说去皮泻心火，留皮泻肺火）"。在清·《本草述钩元》中进一步论述了栀子不同用药部位的用药目的，"栀子胃热病在上者，带皮用。大率治上中焦病，连皮、或生或炒用。下焦病，去皮、洗去黄浆炒用。治血病及开郁止疼，并炒黑用。去心肝血热，酒炒黑用，殊效，不用皮"。《本草备要》中也提到"栀子生用泻火，炒黑止血，姜汁炒止烦呕，内热用仁，表热用皮"。由此，可推测，栀子皮可去肌表热。栀子炒黑品可治血病。栀子生用泻火，内热用仁。

关于栀子炒制目的其他本草也有记载，如《增补万病回春》中提到"栀子清上焦郁热，用慢火炒黑，清三焦实火生用，能清屈曲之火"。《寿世保元》记载"栀子生用清三焦实火，炒黑清三焦郁热"。《药品辨义》中指出栀子炒可去秽气，带性用，不宜太黑。

化肝煎，来自《景岳全书》，主治怒气伤肝，因而气逆动火，致为烦热、胁痛、胀满、动血等症。书中记载"若怒气伤肝，因而动火，以致烦热，胁痛胀满或动血者，宜化肝煎"。属于怒郁，因在古书中记载清郁热，用慢火炒黑，推测该方使用栀子炒制。

6.5.25 泽泻炮制考证

6.5.25.1 处方药味名称情况

泽泻在经典名方处方药味名称为泽泻。

6.5.25.2 炮制历史沿革

泽泻的炮制始载于南北朝时期。如《雷公炮炙论》中记载"细锉，酒浸一宿，漉出，暴干任用"。到了宋代，又增加了净制和切制的种类。对于酒制的操作又增加了焙、蒸等。如《太平惠民和剂局方》中要求"洗，酒浸一宿，炙"。《传信适用方》中记载"酒浸一宿，略蒸"。后面又对蒸的程度进行了规定，如《类编朱氏集验医方》中记载了"泽泻，水洗，切作块，酒湿，蒸五次"。泽泻的炮制在清代以前以酒制为主，还有皂角制、米泔水制、煨制等。到了清代，又增加了盐制。盐制泽泻一直沿用至今。具体炮制方法见表1-6-21。现行《中国药典》2015年版收载了生泽泻和盐泽泻。

表1-6-21 泽泻历代炮制方法汇总

制法	炮制方法	出处
净制	去苗	《伤寒总病论》
	洗净	《圣济总录》
	去毛	《世医得效方》
	去粗皮	《活幼心书》
	去灰土	《奇效良方》
	去芦	《医学入门》
	刮去毛	《仁术便览》
切制	细锉	《证类本草》
	锉极细	《小儿药证直诀》、《本草乘雅半偈》

续表

制法	炮制方法	出处
切制	捣筛取末	《重修政和经史证类备用本草》
	研成块子	《传信适用方》
	剉作块	《校正集验背疽方》
	水洗切作块	《类编朱氏集验方》
	去灰土，切作片，去粗皮	《奇效良方》
	润切	《仁术便览》
酒制	细剉，酒浸一宿，漉出，曝干任用也	《雷公炮炙论》
	洗酒浸一宿炙	《圣济总录》《太平惠民和剂局方》
	用酒浸一宿，漉出焙干用	《太平惠民和剂局方》
	研成块子，酒浸一宿略蒸焙	《传信适用方》
	水洗剉作块，无灰酒湿瓦器盛盖，甑上蒸，五次剉焙	《校正集验背疽方》
	酒炒用	《得配本草》
	酒拌	《本草求真》
	酒拌烘	《女科要旨》
炒制	微炒	《洪氏集验方》
	炒	《儒门事亲》
	炒黄色	《医宗说约》
蒸制	蒸	《世医得效方》
	蒸焙	《外科启玄》
皂角制	刮去毛，水洗润切，有酒浸。有皂角水浸切焙用。夏月频晒不生虫	《仁术便览》
煨制	煨	《景岳全书》
泔制	米泔浸去毛。蒸或捣碎焙	《炮炙大法》
	米泔浸炒	《先醒斋广笔记》
盐制	盐水拌	《本草备要》
	盐水炒焦	《幼幼集成》

6.5.25.3 不同炮制品的选择与建议

《本草纲目》记载"泽泻，气平，味甘而淡，淡能渗泄，气味俱薄，所以利水而泄下。脾胃有湿热，则头重而目昏耳鸣，泽泻渗去其湿，则热亦随去，而土气得令，清气上行，天气明爽，故泽泻有养五脏、益气力、治头旋、聪明耳目之功，若久服则降令太过，清气不升，真阴潜耗，安得不目昏耶？仲景地黄丸，用茯苓、泽泻者，乃取其泻膀胱之邪气，非引接也，古人用补药，必兼泻邪，邪去则补药得力，一辟一阖，此乃玄妙，后世不知此理，专一于补，所以久服必至偏胜之害也。神农书列泽泻于上品，复云久服轻身、面生光，陶、苏皆以为信然，愚窃疑之。泽泻行水泻肾，久服且不可，又安有此神功耶，其谬可知"。《本草正义》记载"泽泻，最善渗泄水道，专能通行小便"。

《本草逢原》中记载"泽泻，利小便生用，入补剂盐酒炒。油者伐胃伤脾，不可用"。在《冯氏锦囊秘录》中提到"泽泻脾胃利水药中宜生用，滋阴，利水药中宜盐水拌炒用，八味温补药中宜盐酒拌炒用"。

综上，脾胃利水药中用泽泻生品入药，滋阴利水药中要以盐泽泻入药。

6.5.26 细辛炮制考证

6.5.26.1 处方药味名称情况

细辛在经典名方处方药味名称为细辛。炮制方法为洗去土。

6.5.26.2 炮制历史沿革

细辛净制方法始见于南北朝·《雷公炮炙论》，"凡使，一一拣去双叶，服之害人"，后历代著作皆可见其踪迹。唐·《仙授理伤续断秘方》"去苗叶"。发展到宋代，细辛净制更加普及，《伤寒总病论》"去苗，洗"，《重修政和经史证类备用本草》"用之去其头节"。到了金元时期，细辛净制方法进一步发展，如《活幼心书》"去叶"，《汤液本草》"去芦头并叶"。至清代，《医宗说约》"去土叶用"，《本草述钩元》"双叶者服之害人，须拣去，洗净泥沙"。细辛的净制历史最长，且多为"去苗叶，洗"，可见细辛在古代的药用部位为根。细辛传统炮制方法较多，历史悠久，除净制与切制外，还有炒、焙、炮等加热炮制及加酒、醋等辅料炮制。具体见表1-6-22。现行《中国药典》2015年版收载细辛的炮制方法为除去杂质，喷淋清水，稍润，切段，阴干。

表 1-6-22 细辛历代炮制方法汇总

制法	炮制方法	出处
净制	拣去双叶……须去头土了，用瓜水浸一宿，至明漉出，曝干	《雷公炮炙论》
	去苗，洗，去叶	《仙授理伤续断秘方》
	去头节	《重修政和经史证类备用本草》
	去土苗，焙干	《太平惠民和剂局方》
	洗去土	《济生方》
	去芦	《女科百问》
	净洗，日干，去叶	《世医得效方》
	去芦头并叶	《汤液本草》
	1.去苗叶；2. 去心	《奇效良方》
	去根土，叶	《婴童百问》
	去上叶	《增补万病回春》
切制	斩折之	《金匮玉函经》
炒制	斩，膏中细剉	《备急千金要方》
	剉焙	《卫生家宝产科备要》
	细用	《卫生宝鉴》
炒制	去苗叶炒	《圣济总录》
	炒焦	《本草纲目拾遗》
焙制	焙	《卫生家宝产科备要》
	焙干	《普济方》
	北细辛焙干	《本草纲目拾遗》
酒制	酒浸	《儒门事亲》
火炮	炮	《奇效良方》
醋制	醋浸，晒干为末	《本草述》

6.5.26.3 不同炮制品的选择与建议

《本草纲目》中记载："细辛，辛温能散，故诸风寒风湿头痛、痰饮、胸中滞气、惊痫者，宜用之。口疮、喉痹、匿齿诸病用之者，取其能散浮热，亦火郁则发之之义也。辛能泄肺，故风寒咳嗽上气者宜用之。辛能补肝，故胆气不足，惊痫、眼目诸病宜用之。辛能润燥，故通少阴及耳窍，便涩者宜用之。"《长沙药解》记载："细辛，敛降冲逆而止咳，驱寒湿而荡浊，最清气道，兼通水源，温燥开通，利肺胃之壅阻，驱水饮而逐湿寒，润大肠而行小便，善降冲逆，专止咳嗽。其诸主治，收眼泪、利鼻壅、去口臭、除齿痛、通经脉，皆其行郁破结，下冲降逆之力也。"

6.5.27 丹皮炮制考证

6.5.27.1 处方药味名称情况

丹皮在经典名方处方药味名称为牡丹皮、丹皮和粉丹皮。

6.5.27.2 炮制历史沿革

牡丹皮是一种传统中药，始载于《神农本草经》，原名牡丹，"主寒热，中风，瘈疭，痉，惊痫，邪气，除症坚，瘀血留舍肠胃，安五脏，疗痈疮"，其中未说明入药部位。据《名医别录》载："牡丹……二月、八月采根，阴干。"应是全根入药。汉·《金匮要略》中的处方用名为牡丹皮。《新修本草》记载"牡丹，生巴郡山谷及汉中，二月……八月采根，阴干"，并在注解中云"今东间亦有，色赤者为好，用之去心"，后世即以"牡丹皮"之名用于临床至今。粉丹皮见于《滇南本草》，"表面稍有粗糙，粉红色，其他均与原丹皮同"。

牡丹皮历代医方本草对其炮制方法和作用的记载较多，记载最多的净制方法是去心，汉·《金匮要略》即出现牡丹皮最早的炮制方法——去心，即净制方法；到了宋代，对去心的研究更加细化。

《雷公炮炙论》最早记载了牡丹皮辅料炮制，曰"根皮，日干，以铜刀劈破去骨了，细锉，如大豆许，用酒细拌，蒸从巳至未，日干用"。唐代主要沿用了《雷公炮制论》中记载的"酒拌蒸"，如《太平惠民和剂局方》载"须净拣，酒拌蒸，细锉晒干，方入药用"，此外《备急千金要方》也载有酒蒸的方法。宋代牡丹皮炮制方法的研究已日趋成熟，并且出现了很多新的炮制方法，如"酒浸"、"焙制"、"炒制"、"煮制"等方法。《传信适用方》有"酒浸一宿晒干"和"焙制"的记载，《集验背疽方》首次提出对牡丹皮的"炒制"。此外还有"煮制"（《女科百问》）。元代，牡丹皮新增炮制品——丹皮炭，如《十药神书》记载："烧灰存性，研极细末，用纸包，碗盖于地上一夕，出火毒"。明·《济阴纲目》沿用酒作辅料，但将工艺改为"酒洗"。《本草汇言》及《本草通玄》都有"酒洗微焙"的记载。同时明代也是应用辅料最多的时期，包括醋、童便等。清代炮制方法基本成熟，《幼幼集成》除有酒炒的记载外还有"将丹皮放盆内，将鲜鳖血注入，搅拌均匀，使药片颜色通红，取出晾干"的记载。《吴鞠通医案》首次有炒焦的记载。此外还有面裹煨熟（《外科证治全生集》）等方法的记载。具体见表1-6-23。

表 1-6-23 牡丹皮历代炮制方法汇总

制法	炮制方法	出处
净制	去心	《金匮要略》
	去骨	《雷公炮炙论》
	洗净	《洪氏集验方》、《活幼心书》
	酒洗去土	《本经逢原》

续表

制法	炮制方法	出处
切制	锤破	《本草经集注》
	铜刀劈破，细剉	《雷公炮炙论》
	切	《传信适用方》
	剉	《卫生家宝产科备要》
	研极细末	《十药神书》
	切片	《本草述钩元》
酒制	清酒拌蒸	《雷公炮炙论》
	酒浸	《传信适用方》
	酒洗	《本草述》
	酒洗焙	《济阴纲目》
	酒炒	《握灵本草》
焙制	洗切焙	《传信适用方》
炒制	剉炒	《校正集验背疽方》
	炒焦	《吴鞠通医案》
煮制	煮	《女科百问》
制炭	烧炭存性，研极细末，纸包，碗盖于地	《十药神书》
醋制	醋浸焙	《仁术便览》（卷四：炮制药法）
童便制	童便浸、炒	《审视瑶函》
煨制	面裹煨熟	《外科证治全生集》

6.5.27.3　不同炮制品的选择与建议

《外科证治全生集》中提到"丹皮，酒拌蒸，产科要药。面裹煨熟，厚大肠"。在《得配本草》中也提到了"胃虚者，酒拌蒸。实热者，生用"。

《本草纲目》中提到"牡丹皮，治手足少阴、厥阴四经血分伏火。盖伏火即阴火也，阴火即相火也，古方惟此治相火，故仲景肾气丸用之。后人乃专以黄蘗治相火，不知丹皮之功更胜也。赤花者利，白花者补，人亦罕悟，宜分别之"。《本草求真》中也提到"世人专以黄柏治相火，而不知丹皮之功更胜。盖黄柏苦寒而燥，初则伤胃，久则伤阳，苦燥之性徒存，而补阴之功绝少，丹皮能泻阴中之火，使火退而阴生，所以入足少阴而佐滋补之用，较之黄柏不啻霄壤矣。"《本草正》中还记载丹皮分赤和白二种，"丹皮，赤者行性多，白者行性缓，总之，性味和缓，原无补性。但其微凉辛，能和血、凉血、生血，除烦热，善行血滞。滞去而郁热自解，故亦退热。用此者，用其行血滞而不峻"。

综上，丹皮可泻相火，赤丹皮行性快，白丹皮行性缓，胃虚者，宜酒拌蒸入药。

6.5.28　大黄炮制考证

6.5.28.1　处方药味名称情况

大黄在经典名方处方名称为"大黄"，"大黄（酒洗）"，炮制方法以酒洗为主。

6.5.28.2 炮制历史沿革

大黄炮制首载于《金匮玉函经》，"……皆去黑皮、或炮或生……"，唐代前有细切、去皮、水渍、酒洗、酒浸、酥炒和蒸等炮制方法。到唐代，炙、米下蒸、醋煎、煨、酒蒸、酒炒和熬令黑等方法相继出现。而至宋代，出现了焙、九蒸九曝干、酒洗蒸、醋炒、醋浸蒸、皂荚水煮、蜜水浸焙、灰火煨等多种方法，炮制多种方法被联合应用，如蒸焙、蒸炒、炙焙的结合。元明时期出现了酒煨、酒浸煨、酒浸炒、酒浸蒸、制炭、酒三棱浸焙、酒和醋煮焙、黄连汁和茱萸汁制等新方法。清代大多沿用前期炮制方法，但也出现了醋浸煨、酒洗煨、韭汁炒和石灰炒等方法。具体见表1-6-24。

表 1-6-24　大黄历代炮制方法汇总

制法	炮制方法	出处
净制	去黑皮	《金匮玉函经》
	去粗皮	《圣济总录》
	汤洗	《医学纲目》
切制	1. 破；2. 薄切	《备急千金要方》
	细剉	《外台秘要》
	竹刀子切	《博济方》
	切	《重修政和经史证类备用本草》
	剉	《圣济总录》
	破	《医宗金鉴》
火炮	炮熟	《金匮玉函经》、《圣济总录》
	煻灰中泡（炮）	《太平惠民和剂局方》
	炮黑黄色	《小儿卫生总微论方》
蒸制	蒸三斗米下	《金匮要略》、《备急千金要方》
	饭下蒸一炊	《太平圣惠方》
	九蒸九曝	《圣济总录》
	湿纸裹甑上蒸	《普济本事方》
	面裹煨	《儒门事亲》
酒制	清酒洗	《新辑宋本伤寒论》
	酒浸	《金匮玉函经》
	酒洗过米下蒸	《小儿药证直诀》
	酒浸蒸熟	《女科百问》
	酒拌九蒸九晒	《鲁府禁方》
	酒蒸九次	《寿世保元》
	1. 酒洗炒；2. 酒浸，炒干	《圣济总录》
	黄酒炒	《吴鞠通医案》
	酒炒三遍	《时方妙用》、《时方歌括》
	酒浸，纸裹火煨	《瑞竹堂经验方》
	酒浸焙	《卫生宝鉴》
	无灰酒慢火煮令酒尽，焙干	《普济方》
	陈酒煮烂	《外科证治全生集》

续表

制法	炮制方法	出处
蜜制	凡使细切，内文如水旋斑紧重，到，蒸从巳至未，晒干，又洒腊水蒸从未至亥，如此蒸七度，（晒）干，却洒薄蜜水，再蒸一伏时。其大黄擘如乌膏样，于日中（晒）干用之为妙	《雷公炮炙论》
	蜜水半盏浸一宿焙	《圣济总录》
炒制	炒微赤	《备急千金要方》、《重修政和经史证类备用本草》
	炒微焦	《景岳全书》
制炭	熬黑	《备急千金要方》
	烧灰	《十药神书》
	面包烧熟	《鲁府禁方》
醋制	醋煎	《食疗本草》
	醋浸，慢火熬	《太平圣惠方》
	醋炒	《圣济总录》
	醋浸，甑上蒸九度研为糊	《博济方》
	醋浸湿纸裹煨	《卫生宝鉴》、《证治准绳》
	醋煮，火焙干	《普济方》
	米醋同煮烂	《医学纲目》
煨制	湿纸裹煨	《颅囟经》
	纸裹煨，慢火煨	《博济方》
	麸煨蒸	《三因极一病证方论》
	面裹煨	《素问病机气宜保命集》
	湿纸煨	《普济方》
童便制	小便浸七日，日一易，以湿纸煨切焙	《苏沈良方》
	童子便浸一宿，腊月阴干	《普济方》
药汁制	酒、巴豆蒸炒	《小儿药证直诀》
	黄连、茱萸制	《寿世保元》
	韭汁拌炒黑	《医宗说约》
	石灰烧	《外科证治全书》
泔水制	米泔水浸，慢炒	《类证活人书》
	泔浸三日，逐日换水焙干为末	《卫生宝鉴》
酥制	和少酥，炒令酥尽	《重修政和经史证类备用本草》
姜制	生姜汁涂炙汁尽，焙干捣末	《圣济总录》

《中国药典》（2015 年版一部）收载了生大黄（切制）、酒大黄、熟大黄、大黄炭等炮制方法。

《上海市中药饮片炮制规范》2008 年版收载了酒洗大黄炮制工艺：将生大黄喷洒黄酒，拌匀，使之吸尽，干燥。每 100kg 生大黄用黄酒 13kg。《河南省中药饮片炮制规范》（2005 年版）收载了酒拌大黄炮制工艺：将大黄片与黄酒拌匀，闷润至酒尽时，取出，晾干。每 100kg 大黄片用黄酒 18kg。

6.5.28.3　不同炮制品的选择与建议

《汤液本草》提到"大黄恐寒则损胃气，须煨"，"酒浸入太阳经，酒洗入阳明经，余经不用酒"，清·《本草备要》提到"有酒浸酒蒸，生熟之不同，生用更峻"，《药品辨义》提到"生用则能速通肠胃，制熟用则性味俱减仅能缓以润肠"，《本草便读》提到"若经酒制蒸炒，则专行小肠膀胱"。

综上，生用大黄较为峻烈，可损胃气，熟大黄较之力缓；酒制大黄则可以借酒力而引药上行。

小承气汤，来自《伤寒论》，主治轻下热结。阳明腑实轻证。谵语潮热，大便秘结，胸腹痞满，舌苔老黄，脉滑而疾；或痢疾初起，腹中胀痛，里急后重者。方中大黄为酒洗，酒性升提，经酒洗后，大黄能上能下，无处不到，三焦之热，均可除去。以酒之温热之性缓和大黄苦寒伤胃之弊，使其达到峻下而不伤胃气之作用，攻邪而不伤正。

6.5.29 沙参炮制考证

6.5.29.1 处方药味名称情况

沙参在经典名方处方中的名称有"沙参"和"北沙参"。

6.5.29.2 炮制历史沿革

沙参最早记载于《神农本草经》，"沙参味苦微寒。主血惊气，除寒热，补中益肺气，久服得利人。一名知母"。书中仅记载其性味和功效，难以推断是北沙参还是南沙参。经本草考证，唐代以前使用的沙参为桔梗科植物南沙参，宋代开始有将北沙参与南沙参同时作为沙参使用的情况，而且一直沿用至清代。两种沙参在实际中已经混用。

南沙参、北沙参分而描述最早见于清·《本经逢原》。"沙参有南北二种，北者质坚、性寒，南者体虚力微。"《本草从新》首次把南沙参与北沙参分别列出。《本草备要》中记载沙参似人参而体轻松，向实者良。生沙地者长大，生黄土者瘦小（北地真者难得。沙参分为南北两种：北者良；南者功用相同而力稍逊）。

关于沙参炮制方法，明·《寿世保元》记载沙参"去芦"，《炮炙大法》称"去芦，白实味甘者良"，清·《本草述》云"捣，筛为末"，《本草述钩元》记载"水洗，去芦用"。此外。还有蜜制、泔制、糖及卤水制的炮制方法。具体方法见表1-6-25。

表 1-6-25　沙参历代炮制方法汇总

制法	炮制方法	出处
净制	去芦头	《太平圣惠方》
	去土苗	《圣济总录》
	洗	《普济本事方》
	去皮	《滇南本草》
	去芦，去浮皮，水洗	《仁术便览》
	水洗，去芦	《本草述钩元》
切制	捣	《重修政和经史证类备用本草》
	水润打扁切片	《本草纲目拾遗》
蜜制	铜锅蜜炒	《滇南本草》
泔制	米泔浸晒	《医学入门》
糖及卤水制	白糖及卤水制透	《本草纲目拾遗》

《中国药典》（2015年版一部）收载有南沙参和北沙参。炮制方法：南沙参，除去根茎，洗净，润透，切厚片，干燥；北沙参，除去残茎和杂质，略润，切段，干燥。

6.5.29.3 不同炮制品的选择与建议

沙参具有养阴清热、润肺化痰、益胃生津的功效，用于阴虚久咳，痨嗽痰血，燥咳痰少，虚热喉痹，津伤口渴。生品味甘质润，偏于养阴益胃生津，鲜用力量更强。如《温病条辨》中治热病伤津及杂病胃阴虚的口干咽燥、舌红少苔的益胃汤；治爆伤肺胃、津液亏损、干咳烦热的沙参麦冬汤。沙参蜜炙后增强润肺化痰作用，用于劳嗽痰血，燥咳痰少；糯米拌炒，可增强益脾养胃作用。

南沙参为桔梗科植物轮叶沙参或沙参的干燥根。春、秋二季采挖，除去须根，洗后趁鲜刮去粗皮，洗净，干燥。本品具有养阴清肺、益胃生津、化痰、益气的功效，用于肺热燥咳，阴虚劳嗽，干咳痰黏，胃阴不足，食少呕吐，气阴不足，烦热口干。

北沙参为伞形科植物珊瑚菜的干燥根。夏、秋二季采挖，除去须根，洗净，稍晾，置沸水中烫后，除去外皮，干燥。或洗净直接干燥。本品具有养阴清肺、益胃生津的功效，用于肺热燥咳，劳嗽痰血，胃阴不足，热病津伤，咽干口渴。

结合本草考证，两者的功效基本相同，古书记载南沙参力稍逊于北沙参。

6.5.30 桂枝炮制考证

6.5.30.1 处方药味名称情况

桂枝在经典名方处方中的名称为"桂枝"。炮制方法以去皮为主。

6.5.30.2 炮制历史沿革

由桂类药材本草考证可知，唐代本草记载，桂枝与肉桂是同一种药物的两种称谓，都是用树皮入药，唐代以前肉桂和桂枝不分。宋·《本草别说》中记载"仲景《伤寒论》发汗用桂枝，桂枝者，枝条，非身干也。取其轻薄而能发散，今又有一柳桂，乃桂之嫩小枝条也，尤宜治上焦药也"。宋·寇宗奭在《本草衍义》中则明确指出，仲景之桂枝者，取枝上皮也。李时珍谓牡桂曰"此即木桂也。薄而味淡，去粗皮用，其最薄者为桂枝。枝之嫩小者为柳桂"。明·李时珍《本草纲目》袭用唐宋本草旧说。清·《本草备要》曰："枝上嫩皮，为桂枝。"到了清代初年，才开始把柳桂当作桂枝的正品，根据以上本草所述考证，自清代始桂枝即肉桂的嫩枝皮。

桂枝的炮制方法最早见于汉·张仲景《金匮要略》，其中有桂枝"去皮"方法的描述，即去除外层的粗皮（药用部位还是树皮），因此此处桂枝应为肉桂。自汉代到元代一直局限在"去皮"或"去粗皮"等炮制方法。在《卫生宝鉴》中有"以侧碎用"的记载。直至明·陈嘉谟的《本草蒙筌》中开始有对桂枝进行干燥的规定，即"收必阴干，勿见火日，用旋咀片，余剩须密纸重裹，犯风免辛气泄扬"，此外还详细记载了"柳桂系至软枝梢，肉桂指至浓脂肉"。桂枝枝梗小条，非身干粗浓之处，桂心近木黄肉，但去外甲错粗皮，明确记录了柳桂、桂皮、桂枝、桂心的入药部位。《医学纲目》中有"去皮"的记载。在《幼幼集成》中明确提出了"焙"的炮炙方法，炮制辅料的种类也有所增加。在《得配本草》中首次提出用辅料炮制的方法，提出了"甘草汁浸，焙干用"。在《本草害利》和《时病论》中分别提到了"蜜炙用"和"蜜水炒"的炮制方法。

明·《证治准绳》中首次阐述了桂枝去皮的目的，"桂之毒在皮，故方中皆去皮用"。

6.5.30.3 不同炮制品的选择及建议

张仲景时代一直到明清，桂枝药材沿用的是比较大的肉桂树的树皮，树皮表面有栓皮，比较粗糙需刮掉。陶弘景也指出"所谓去皮者，乃是去皮上虚软甲错处"，此处虚软甲错即指栓皮。故《伤寒杂病论》中所用桂枝应为肉桂。但也有学者指出由于桂枝药材来源已逐渐演变为肉桂的干燥嫩枝，没有栓皮，故无须去皮，应为现今所用桂枝。

6.5.31 地骨皮炮制考证

6.5.31.1 处方药味名称情况

地骨皮在经典名方处方中的名称为"地骨皮"。炮制方法以"洗去土，焙"为主。

6.5.31.2 炮制历史沿革

我国最早的中药炮制学专著《雷公炮炙论》始载地骨皮炮制，曰："凡使根，掘得后，以东流水浸，以物刷上土了，然后待干，破去心，以熟甘草汤浸一宿，焙干用。"《本草乘雅半偈》（第一帙）亦言"东流水浸一宿，刷去土，甘草汤又浸一宿，焙干用"。《本草择要纲目》载"凡使根掘得，以东流水浸刷，去土，捶去心，以熟甘草汤浸一宿焙干"。《本草备要》《本草从新》《得配本草》等古籍中亦载"甘草水浸"的炮制方法，但现代已很少使用此种炮制法。宋·《太平惠民和剂局方》中"治男子、妇人上热下虚之疾"的秘传降气汤中地骨皮的炮制要求是"炒黄"，这是目前最早记载炒地骨皮的古籍，后世古籍鲜有此记载，但此种炮制法在部分地区仍在使用。明清时期，随着医家对地骨皮的了解及使用逐渐增多，对地骨皮炮制方法也呈现多样化。明·《景岳全书》中"大补元气"的还元丹中地骨皮取"童便浸晒"用，童便炮制增强地骨皮滋阴之功。除此之外，清·《本草述钩元》《本草求原》还收载了酒蒸、酒浸的炮制法。《本草述钩元》言："恐其太寒，以酒蒸用。根多不能得河西者，必以醇酒浸，近火处顿干，（不可令熟）如此三次，老人方可服。"《本草求原》载："土产地骨皮，宜酒浸，焙干三次，不可令熟，方可入清补之剂。"历代古籍记载地骨皮多去骨（即去心）用，但在很多方剂中并未注明是否去心，如出自《小儿药证直诀》的泻白散，《太平惠民和剂局方》的清心莲子饮，《证治准绳》的清骨散，《傅青主女科》的清经散和两地汤。由上可知，古籍记载地骨皮从宋代开始有甘草汤制、去心、焙制的炮制方法，而后又出现了炒黄、童便制、酒浸和酒蒸等炮制方法。历代地骨皮炮制法归纳见表1-6-26。

表 1-6-26 地骨皮历代炮制方法汇总

制法	炮制方法	出处
净制	洗净沙土	《本草通元》
	去骨用皮	《医学启源》
	去心	《雷公炮炙论》
	去骨	《本草品汇精要》
	清流水洗净，刷去土，去心用	《本草汇言》
	去粗皮	《医学入门》
	去内骨及土	《药品化义》
切制	捶	《本草择要纲目》
焙制	焙	《医学入门》
炒制	炒黄	《太平惠民和剂局方》
酒制	酒蒸	《本草述钩元》
	酒浸	《本草求原》

续表

制法	炮制方法	出处
药汁制	熟甘草汤浸	《雷公炮炙论》
	甘草水浸用	《本草汇纂》
童便制	童便浸晒	《景岳全书》

6.5.32　知母炮制考证

6.5.32.1　处方药味名称情况

知母在经典名方处方中的名称为"知母"。

6.5.32.2　炮制历史沿革

知母炮制在《雷公炮炙论》中记载"凡使，先于槐砧上细锉，焙干，木臼杵捣，勿令犯铁器"，此书中记载了知母的治削方法"锉"。《本草纲目》《得配本草》又提出去毛，"拣肥润里白者，去毛，铜刀切开"，《汤液本草》则首先提到去皮用。知母古代主要有酒制、盐制、蜜炙、姜汤浸等。《本草品汇精要》首先提到"酒为之使"，"上行须酒炒"。《汤液本草》记载"知母下部药也，久弱之人，须合用之者，酒浸暴干，恐寒伤胃气也"，"咽之下脐之上，须酒洗之"，而《本草纲目》曰"引经上行则用酒浸焙干"，《增注本草从新》亦曰"得酒良，上行酒浸"。知母盐水制始载于《本草蒙筌》中，"益肾滋阴，盐炒便入"，《本草纲目》记载"下行，则用盐水润焙"，《本草备要》《本草从真》《本草求真》皆曰"下行，盐水拌"，可见古代知母炮制品种类较多。具体见表1-6-27。

知母在经方中未标注炮制方法，可参照《中国药典》(2015年版一部)饮片项下"知母"。

表1-6-27　知母历代炮制方法汇总

制法	炮制方法	出处
净制	去毛	《本草纲目》
切制	1.于槐砧上细锉；2.木臼杵捣	《雷公炮炙论》
	切	《本草纲目》
	铜刀切片	《得配本草》
焙制	焙干	《雷公炮炙论》
	盐水润焙	《本草纲目》
	盐水拌焙	《本草害利》
	酒浸焙	《本草纲目》
炒制	略炒	《药义明辨》
	酒炒	《雷公炮制药性解》
	咸酒炒	《本草通玄》
	盐炒	《药鉴》
	盐水炒	《本草经解》
	盐、硼砂	《炮炙全书》
酒制	酒浸	《药鉴》
	酒炙	《本草易读》
其他	曝	《名医别录》
	盐炙	《本草易读》

6.5.33　桑白皮炮制考证

6.5.33.1　处方药味名称情况

桑白皮在经典名方处方中的名称为"桑白皮"、"桑皮"，以及带有脚注的桑白皮（细剉炒黄），桑白皮（炙）和桑白皮（鲜白者佳）等炮制方法的描述。炮制方法包括细剉炒黄和炙。

6.5.33.2　炮制历史沿革

桑白皮的炮制始见于《金匮要略》，曰："烧灰存性，勿令灰过。"南北朝有焙法，唐代有炙令黄黑，宋代有微炙、炒、蜜炙、豆腐制、豆煮等法。明代有酒炒、麸炒、蜜蒸等法。清代在炮制作用方面有进一步说明，如"桑白皮须蜜酒相和，拌令湿透，炙熟用。否则伤肺泻气，大不利人"。在古代使用的炮制品有生桑白皮、炒桑白皮、桑白皮炭、蜜桑白皮、酒桑白皮、麸桑白皮、米泔制桑白皮等数种。现代主要沿用生桑白皮和蜜桑白皮两种。具体的炮制方法见表1-6-28。

《中国药典》2015年版收载了桑白皮（切制）和蜜桑白皮。《浙江省中药炮制规范》（2003年版）、《上海市中药饮片炮制规范》（2008年版）收载了炒桑白皮，炮制要求将桑白皮丝炒至微具焦斑。而《江西省中药饮片炮制规范》（2008年版）收载的炒桑白皮为：取桑白皮丝，用麦麸或谷糠炒至黄色为度。每100kg桑白皮用麦麸或谷糠20kg。

表 1-6-28　桑白皮历代炮制方法汇总

制法	炮制方法	出处
净制	铜刀剥上青黄薄皮一重，只取第二重白嫩青涎者	《雷公炮炙论》
	去粗皮	《急救仙方》
	去黄皮	《疮疡经验全书》
	去骨，铜刀刮去薄皮	《医学入门》
	竹刀或铜刀刮去黄粗皮	《炮炙大法》
	米泔浸三宿刮去黄皮	《本草述》
切制	细切	《肘后备急方》
	于槐砧上用铜刀剉了	《重修政和经史证类备用本草》
	剉碎	《太平圣惠方》、《太平惠民和剂局方》
	以铜刀剥去上粗皮，取其里白切	《重修政和经史证类备用本草》
	手折成丝	《炮炙大法》
制炭	烧灰存性，勿令灰过	《金匮要略》
	烧为灰	《肘后备急方》
	煅过存性	《医方丛话》
焙制	焙令干	《雷公炮炙论》
	铜刀刮去黄皮切焙干用	《本草原始》
	取白肉切焙	《外科证治全生集》
炙制	切，入地三尺者，炙令黄黑	《千金翼方》
	微炙	《太平圣惠方》
	炙令黄色	《普济方》
炒制	炒	《博济方》
	微炒	《全生指迷方》
	炒黄	《卫生宝鉴》

续表

制法	炮制方法	出处
蜜炙	蜜炒微赤再泔浸一宿焙	《太平惠民和剂局方》
	蜜炙三度白泔浸一宿控干	《三因极一病证方论》
	用蜜涂，慢火炙黄色为度	《儒门事亲》
	皮取近木洗净，留白去青片用，并用铜刀咀成，恶铅忌铁，稀蜜拌透，文火炒干	《本草蒙筌》
	蜜蒸	《医学入门》
豆制	以水二升同豆煮候豆烂，滤取汁	《圣济总录》
麸制	麸炙	《奇效良方》
酒制	刮去红皮，切碎用酒炒微黄色为度	《医宗粹言》

6.5.33.3　不同炮制品的选择与建议

明·《医学入门》注明桑白皮"利水生用，咳嗽蜜蒸或炒"。《寿世保元》中提到风寒新嗽生用，虚劳久嗽，蜜水拌炒用。清·《得配本草》中提到桑白皮，疏散清热，生用，入补肺药，蜜水拌炒。《本草辑要》中提到桑白皮，刮去外皮，取白用，如恐其泻气，用蜜炙用之。

历代古籍记载泻白散中桑白皮的炮制方式大多为炒黄，《幼幼集成》中记载"桑白皮，取桑皮片，用微火炒至黄色或微焦即可"。泻白散中桑白皮的炮制方法为细剉炒黄，可参照《上海市中药饮片炮制规范》（2008 年版）、《浙江省中药饮片炮制规范》（2005 年版）"炒桑白皮"的炮制工艺。

6.5.34　陈皮炮制考证

6.5.34.1　处方药味名称情况

陈皮在经典名方处方中的名称为"陈皮"、"橘皮"、"橘红"和"青皮"，以及带有脚注的陈皮（去白），橘皮（连瓤）和橘皮（去白）等炮制方法的描述。炮制方法包括去白和连瓤。炮制品有"陈皮"、"橘皮"、"橘红"和"青皮"之分。

6.5.34.2　炮制历史沿革

陈皮本指陈久的橘皮。古人认为陈久者燥气全消，温中而不燥，行气而不峻。宋代有焙制、醋炒、去白炒黄、麸炒、去白炒香熟、米醋熬、黑豆煮、炒令紫黑色、炙、盐水浸焙干等炮制方法。元代有制炭、醋煮的方法。明代有去白麸炒、醋炙、巴豆炒、酒浸去白焙、米泔水浸、炒焦、微熬、盐水洗、盐煮去白、米炒、去白盐水炒、面炒等法。清代有姜汁炒、童便浸晒、炒、焙、土炒、蜜水炒等炮制方法。陈皮历代炮制方法很多，所用辅料也很广泛。现今，陈皮的众多炮制方法已基本上被淘汰，《中国药典》2015 年版只有生用，个别地区还保留了一种或两种方法，但仍以生用为主。值得注意的是，古法中多有去白的要求，并认为"去白者理肺气，留白者和胃气，不见火则力全"，"留白甘而缓，去白辛而速"。故过去根据不同用途，在处方中有橘红、橘白分用者。具体炮制方法见表 1-6-29。

表 1-6-29　陈皮历代炮制方法汇总

制法	炮制方法	出处
净制	去白	《产宝杂录》
	去瓤	《博济方》
	洗去蒂	《太平惠民和剂局方》
	洗净，去白	《传信适用方》
	温水略洗，刮去瓤	《校正集验背疽方》
	汤洗，去白	《瑞竹堂经验方》
	去灰土	《普济方》
	去白膜一重，锉细，以鲤鱼皮裹一宿，至明取用	《本草纲目》
切制	细切	《博济方》
	去白膜，重剉细	《食物本草会纂》
	去白，切作条子	《传信适用方》
	剉大块	《类编朱氏集验方》
	剉碎	《普济方》
	为末	《寿世保元》
	切丝	《寿世保元》
炒制	去白炒令匀	《博济方》
	去白炒令黄色	《太平惠民和剂局方》
	去白，炒令香熟	《小儿卫生总微论方》
	去瓤炒	《传信适用方》
	剉大块，慢火炒令变紫黑色	《类编朱氏集验方》
	一斤，去白，湿秤，生姜净洗，与陈皮对下切片，如伏中，二味晒炒	《普济方》
	热锅内炒焦	《医学纲目》
醋制	去白，细切醋炒	《博济方》
	米醋熬	《三因极一病证方论》
	各剉，醋煮，焙干	《瑞竹堂经验方》
	剉碎，醋炙，焙干	《普济方》
焙制	洗焙干	《太平圣惠方》
	浸去瓤焙	《博济方》
	汤浸去瓤，焙为末	《重修政和经史证类备用本草》
	瓦焙干枯为末	《洞天奥旨》
麸炒	以汤浸，磨去瓤，曝干麸炒，入药用或急用，只焙干亦得	《太平惠民和剂局方》
	去白，麸炒	《普济方》
黑豆制	黑豆煮	《传信适用方》
盐制	用盐水浸，焙干	《类编朱氏集验方》
	盐水洗，去白者，以白汤入盐洗润透，刮去筋膜，晒干用	《本草纲目》
	盐煮去白	《证治准绳》
	去白盐水炒	《鲁府禁方》、《济阴纲目》
制炭	灯上烧黑，为末	《世医得效方》
巴豆炒	用巴豆炒焦，不用巴豆	《普济方》
酒浸	酒浸去白焙	《奇效良方》
米泔水浸	泔浸一周时，去白	《奇效良方》

续表

制法	炮制方法	出处
熬制	微熬，为末	《本草纲目》
法制陈皮	广陈皮一斤，青盐，五味子，甘草各四两，山茱萸去核，乌梅去核各二两。将将皮在温水浸一宿取出，将内白刮去晒干，将青盐等五味置砂锅底，陈皮在上，水可满陈皮，用文武火烧干	《鲁府禁方》
	陈皮一斤，清水泡七日去净白，台党、甘草各六两，同煮一日，去参草，留陈皮。加川贝母两半研细，青盐三两，拌匀，再慢火煮一日夜，以干为度	《增广验方新编》
米炒	用陈老米先炒黄色，方入同炒，微燥勿焦	《外科正宗》
面炒	去白，干面炒黄为末	《济阴纲目》
姜汁炒	治痰积，姜汁炒	《本草备要》
童便制	治痰咳，童便浸晒	《本草备要》
土炒	土炒黄皮起疱为粉	《外科证治全生集》
香附炒制	香附炒	《时方妙用》、《时方歌括》
蜜制	蜜水炒	《时病论》

6.5.34.3　不同炮制品的选择与建议

元·《汤液本草》中提及陈皮，若补脾胃不去白，若理胸中肺气须去白。明·《本草纲目》中提到"凡橘皮入和中理胃药则留白，入下气消痰药则去白。去白者，以白汤入盐洗润透，刮去筋膜，晒干用。亦有煮焙者，各随本方"。《仁术便览》中提到"去白利痰用，连白入脾胃"。《医宗粹言》中提到"消痰理气用福州红色者，谓之橘红，其味辛而性燥，要去白穰净而力愈大，若和中补脾胃不必去白，惟去粗穰而已……炒则气耗而力微"。《本草通玄》中提到"去白者理肺气，留白者和胃气，筋膜及蒂并去之，芳香之品，不见火则力全也"。《医宗说约》中提到"甘温顺气宽膈留白，和脾消痰去白"。《本草备要》中提到"入补养药则留白，入下气消痰药则去白"。《本草正义》中提到"散气消痰，留白甘而缓，去白辛而速"。《药品辨义》中提到"留白，取其入肺，取其陈久，燥气全消，温中而不燥，行气而不峻，故曰陈皮"。

现今，因用药量大，橘皮既不能久贮。故临床上若需燥湿化痰力强则生用；若要燥性缓和，用于理气和胃，降逆止呕，则用炒制品，以降低其辛燥之性。炒法中又似以麸炒为佳。

6.5.35　枳实炮制考证

6.5.35.1　处方药味名称情况

枳实经典名方处方中的名称为"枳实"，以及枳实（炙）炮制方法的描述。炮制方法以炙为主。

6.5.35.2　炮制历史沿革

枳实最早的炮制方法出自汉代的"去瓤炒"和"炙"，此外在《金匮要略》中还记载了"烧令黑勿太过"的烧制法；唐代又出现了熬制、炒黄等方法；到宋代才出现了沿用至今的麸炒炮制方法"麸炒微黄色"，面炒、醋炒和醋制膏等炙法，"薄切"和"切片"等切制方法也在此时期提出。至明代增加了加辅料炙法；清代还增加了酒炒和土炒等方法。具体见表1-6-30。

《中国药典》2015年版收载了麸炒枳实，各地还收录了蜜枳实、炒枳实、焦枳实、枳实炭、砂烫枳实等炮制品。

表 1-6-30　枳实历代炮制方法汇总

制法	炮制方法	出处
净制	去穣	《金匮玉函经》
	去其核止用皮	《本草经集注》
	用当去核及中穣乃佳	《新修本草》
	凡使，要陈者，先以汤浸，磨去瓤，焙干	《太平惠民和剂局方》
	去白	《女科百问》
	枳实采破令干，除核，微捶令香	《本草纲目》
切制	细切	《备急千金要方》
	细剉	《外台秘要》
	剉	《重修政和经史证类备用本草》
	水渍软切片	《增补万病回春》
	切片	《本草汇》
	打碎	《吴鞠通医案》
炒制	去穣炒	《金匮玉函经》
	炒黄	《外台秘要》
炙制	水浸炙令黄。炙。破水渍炙干	《金匮要略》、《伤寒论》
	去其核止用皮，亦炙之	《本草经集注》
制炭	烧令黑勿太过	《金匮要略》
	炒令黑，拗破看内外相似	《颅囟经》
	炒令黑勿太过	《济阴纲目》
熬制	细切，熬令黄	《备急千金要方》
麸炒制	麸炒微黄色	《太平圣惠方》
	麸炒去穣	《苏沈良方》
	汤浸洗去穣薄切麸炒	《普济本事方》
	以汤浸，磨去瓤，焙干，以麸炒焦，候香熟为度	《太平惠民和剂局方》
	麸炒炭用	《得配本草》
面炒制	面炒黄，切片	《史载之方》、《世医得效方》
	半面炒	《明医杂录》
醋制	去瓤麸炒捣末米醋二升别煎为膏	《圣济总录》
	醋炒	《校注妇人良方》
熅制	熅	《太平惠民和剂局方》
泔制	米泔浸，去瓤麸炒	《普济本事方》
蜜制	以蜜炙用，则破水积以泄气，除内热	《本草纲目》
姜制	面炒，若恶心加姜汁炒	《证治准绳》
蒸制	饭上蒸	《景岳全书》
焙制	焙	《审视瑶函》
酒制	酒炒	《幼幼集成》
土炒制	土炒	《医方丛话》

6.5.35.3　不同炮制品的选择与建议

枳实生品较峻烈，长于破气化痰，用于痰滞气阻胸痹，痰饮咳喘、眩晕；近年亦用于胃下垂。炒后可缓和烈性，长于消积化痞，用于食积胃脘痞满，积滞便秘，湿热泻痢。

历代医家对小承气汤中枳实炮制规格的描述最多的就是《伤寒论》原文中的"炙"。炙法现今一般是指将药物以液体辅料拌炒，而有些学者认为，"炙"的本身含义不包括添加辅料的炮制方法，最初的炙法相当于炒法。且《伤寒论》中凡需要特殊辅料炮制的，均注明所用辅料的具体类别，如"清酒洗"、"以苦酒渍乌梅一宿"。因而推测，《伤寒论》中为注明辅料的"炙"法，应为清炒法。河南、内蒙古等地方炮制规范中收载了枳实炒制品。

6.5.36 枳壳炮制考证

6.5.36.1 处方药味名称情况

枳壳在经典名方处方中的名称为"枳壳"，以及枳壳（去瓤细切，麸炒黄），枳壳（去瓤，麸炒）等炮制方法的描述。炮制方法包括"去瓤细切，麸炒黄"和"去瓤，麸炒"。

6.5.36.2 炮制历史沿革

枳壳的炮制方法始载于《雷公炮炙论》，"凡用时，先去瓤，以麸炒过，待麸焦黑，遂出，用布拭上焦黑，然后单捣如粉用"，首次提出去瓤、捣粉、麸炒的炮制方法，其中去瓤和麸炒作为枳壳主流炮制工艺在历代本草医籍中均有记载，并一直沿用至今；而在枳壳切制方法方面，此后历代文献记载多以剉、切为大块或薄片为主，未沿用捣粉这一工艺。历代文献还记载有清炒、炒焦、炒炭、炮、煨、蒸、面炒、米炒、醋制、盐制、蜜制、浆水制、米泔制、药汁制等17种炮制方法，关于枳壳炮制的历史沿革简况见表1-6-31。

枳壳古代炮制方法很多，尤其是辅料制的方法应用较普遍，工艺较繁杂。去瓤和麸炒的方法出现早，并为历代采用，亦为近代主要的炮制方法，被《中国药典》2015年版和地方炮制规范收载。在古方和近代的中成药方中，亦以麸炒枳壳应用广泛。各省市炮制规范尚有炒枳壳、焦枳壳、枳壳炭、蜜枳壳、盐枳壳等。

表 1-6-31 枳壳历代炮制方法汇总

制法	炮制方法	出处
净制	去瓤	《雷公炮炙论》
	去瓤子皮膜	《博济方》
	去白瓤	《世医得效方》
	去壳	《活幼心书》
切制	薄切	《传信适用方》
	剉小块	《卫生家宝产科备要》
	剉大块	《类编朱氏集验方》
	剉碎	《济阴纲目》
	浸软剉	《重修政和经史证类备用本草》
炒制	炒焦黄	《经效产宝》
	炒熟	《重修政和经史证类备用本草》
	汤浸	《三因极一病证方论》
	麸炒	《雷公炮炙论》
	慢火炒紫黑色	《类编朱氏集验方》
	熬炒微黄	《儒门事亲》
炙制	炙去瓤	《经效产宝》
醋制	米醋熬	《太平圣惠方》
	醋炒	《医宗金鉴》

制法	炮制方法	出处
制炭	烧黑灰	《博济方》
	1.炭火烧；2.二两烧一两	《太平惠民和剂局方》
	焚皮烧	《外科大成》
	炒黑	《本草便读》
酒制	酒浸	《圣济总录》
	火酒煮	《医学从众录》
	酒炒	《本草述》
浆水制	浆水浸煮烂	《圣济总录》
泔制	米泔浸，麸炒	《圣济总录》
	米泔水浸，面炒	《保婴撮要》
火炮	炮	《类编朱氏集验方》
煨制	煨	《世医得效方》
	面裹煨	《瑞竹堂经验方》
	热水浸，晾干，慢火煨	《医宗粹言》
米炒制	1. 陈粟米炒黄；2. 糯米浸，炒赤	《普济方》
药汁制	萝卜汁浸炒	《奇效良方》
	巴豆同炒	《婴童百问》
	巴豆入内缚定，醋煮	《鲁府禁方》
	1. 苍术同炒黄；2. 萝卜子同炒黄；3. 干漆同炒黄；4. 茴香同炒黄；	《医学纲目》
	槐花同炒	《先醒斋广笔记》
蒸制	蒸、饭上蒸	《良朋汇集》
蜜制	蜜水炒	《校注医醇剩义》

6.5.36.3 不同炮制品的选择与建议

据文献报道，近年的实验研究证明枳壳去瓤和麸炒是有科学道理的。传统炮制枳壳需去瓤入药。实验以挥发油为指标，对枳壳及其果瓤和中心柱等不同药用部位进行分析比较。结果表明，三者均含挥发油、柚皮苷及具有升压作用的辛弗林和 N-甲基酪胺，但果瓤和中心柱挥发油含量甚少，且不含柠檬烯。枳壳瓤占枳壳重量的 20%，易霉变和虫蛀，水煎液极为苦酸涩，不堪入口。因此，前人将枳壳瓤作为质次部分和非药用部分是有科学道理的。采用薄层色谱法和高效液相色谱法对枳壳麸炒前后所含新橙皮苷和柚皮苷进行定性和定量分析比较，麸炒前后各 6 个供试品甲醇提取液色谱行为基本一致；麸炒枳壳与生枳壳比较，新橙皮苷减少 1.80%～13.70%，柚皮苷减少 1.53%～13.82%，说明枳壳经麸炒加热过程，对黄酮苷含量有一定影响。又有研究表明，枳壳通过炒制，虽然挥发油含量有所减少，但使植物组织受到严重破坏，提高了挥发油的提出百分含量；挥发油的颜色、比重、折光率及成分组成也发生了变化。生品较辛燥，作用较强，偏于理气宽中，麸炒可缓和峻烈之性，长于理气消食。

《医宗粹言》提及枳壳消食去积滞用麸炒，不尔气刚，恐伤元气。可参照《中国药典》2015 年版项下麸炒枳壳方法。

6.5.37 柴胡炮制考证

6.5.37.1 处方药味名称情况

柴胡在经典名方处方中的名称为"柴胡"。

6.5.37.2　炮制历史沿革

柴胡净制主要以去苗、去芦及去髭洗净为主。南北朝·《雷公炮制论》提到柴胡净制要求"凡采得后，去髭并头，用银刀削上赤薄皮少许，却以粗布拭了"。宋·《疮疡经验全书》中有"硬柴胡去芦，软柴胡去芦水洗"的记载，《普济本事方》中有"去苗洗净"的记载，明·《证治准绳》中有"去毛芦洗"的记载等。

南北朝·《雷公炮制论》中始见柴胡切制，"去须并头，细搓"，宋·《太平惠民和剂局方》中提到"去芦头，洗剉"，清·《外科证治全生集》提到"去皮切"。

柴胡现代的炮制方法有生用、酒制、醋制、蜜制、鳖血制等。据文献记载，柴胡经酒制后可使其药物作用上升，并能引药入血分，以清抑郁之气，而血虚之热自退。柴胡蜜制的目的在于缓和药性。

6.5.37.3　不同炮制品的选择与建议

柴胡入药，历来用根。但目前有些地区（如江、浙、皖等地）除以根入药外，也有以柴胡带有地上部分的幼苗称竹叶柴胡或春柴胡入药的。研究证明，柴胡根和茎叶的主要成分不一样，根含柴胡皂苷而茎叶不含柴胡皂苷；根与茎叶的挥发油含量也不一样，叶含挥发油量多，约为根的 3 倍，其组分也有不同，说明根与茎叶的质量有差异。带茎叶的柴胡不能替代柴胡根，它既不符合中医的传统用药习惯，也不符合药典的规定。

6.5.38　麻黄炮制考证

6.5.38.1　处方药味名称情况

麻黄在经典名方处方中的名称为"麻黄"，以及麻黄（去节），麻黄（去根、节）等炮制方法的描述。

6.5.38.2　炮制历史沿革

汉代有去节、碎剉和煮数沸等炮制方法。宋代增加了杵末、酒煎、清炒、沸汤泡、蜜炙等法。元代又有炒黄、烧炭之法。明代增有炒焦和姜汁浸制、炒黑、沸醋汤浸、酒蜜拌炒焦等法。清代有酒洗、酒煮等炮制方法，共计 20 余种。具体见表 1-6-32。

表 1-6-32　麻黄历代炮制方法汇总

制法	炮制方法	出处
净制	去节	《金匮要略》
	去根节	《仙授理伤续断秘方》
	去根不去节	《圣济总录》
	水洗净，去土	《普济方》
切制	折去节，令通理寸剉之，不若碎剉，如豆大为佳	《金匮玉函经》《本草衍义》
	去节，杵末	《重修政和经史证类备用本草》
	切细	《普济方》
	去节，微捣	《普济方》
	去芦及根节，剉细	《证治准绳》
	去节，根，切断用之	《医宗说约》

续表

制法	炮制方法	出处
煮制	皆先煮数沸	《金匮玉函经》
	去节水煮少时，去沫焙	《脚气治法总要》
	去节，煮三二沸，去上沫	《汤液本草》
酒制	五两去根节，捣碎，以酒五升煎取一升，去滓熬成膏	《太平圣惠方》
	去节，酒洗	《温热暑疫全书》
	酒煮炒黑煎服	《得配本草》
炒制	去根节炒	《博济方》
	去根节，微炒，去汗	《瑞竹堂经验方》
	去节，炒黄	《卫生宝鉴》
	去根，不去节，炒焦黄	《普济方》
	切细，炒黄色	《普济方》
	为粗末，炒黑	《一草亭目科全书》
焙制	去节，沸汤泡去黄水，焙干	《苏沈良方》
	剉碎，汤泡过，焙干	《活幼新书》
	沸汤泡三沸，焙干	《普济方》
蜜制	剪去节半两，以蜜一匙同炒良久	《本草衍义》
	去节合蜜炒	《本草品汇精要》
	蜜炙	《医宗金鉴》
煅制	烧灰	《卫生宝鉴》
	捣，略烧存性	《婴童百问》
姜制	以热汤浸软，用姜汁浸半日	《普济方》
醋制	去节，先滚醋汤略浸，片时捞起，以备后用	《仁术便览》、《证治准绳》
炙制	麻黄根，慢火炙，拭去汗	《证治准绳》
	微炙	《医宗必读》
蜜酒制	连根节，酒蜜拌，炒焦	《景岳全书》
	去根节，用蜜	《幼幼集成》

6.5.38.3　不同炮制品的选择与建议

《伤寒论》方中记载了麻黄去节，陶弘景在增订《肘后备急方》的序中也说"麻黄皆去节"。以后诸家皆宗其说。有人认为麻黄去节实指去根，因为麻黄的根和茎之间的"根基部"生长得像节一样，须要摘除，故称"去节"。查考历代本草，确有指麻黄茎间之节者。如宋·《太平惠民和剂局方》中就有"凡使……麻黄……寸剉令理通"。亦有去根不去节者，如宋·《圣济总录》荆芥汤中，麻黄去根。亦有不去根节者，如清·《医方丛话》中有麻黄不去根节，汤浴过，治喘。其目的正如黄元御所说："用根节止汗，发表去其根节，敛汗用其根节。"临床实践表明，麻黄与麻黄根作用不同，麻黄能升高血压，具有发汗作用，麻黄根能降血压，具有止汗作用。经药理实验证明，麻黄根能使离体心脏收缩力减弱，血压下降，呼吸幅度增大，并使末梢血管扩张、子宫及肠管等平滑肌收缩，其活性成分为麻黄根素（麻黄考宁）和麻黄新碱A、B、C，所以麻黄茎和根应该分别入药。麻黄所含生物碱主要存在于麻黄茎的髓部，节部生物碱为节间的 1/3，而节仅为全草的 3%，且有报道经节、全节和节间三者小鼠毒性试验证实，以节的毒性最大，特别是小鼠出现惊厥现象。近来日本学者笠原义正等的药理研究表明，麻黄节也呈现麻黄节间相似的作用，只是作用弱或无作用，而未见相反作用。麻黄自古以来须去节使用，在理论上是有根据的，但在实际操作中的确费时，难以执行。

麻黄"去节"的炮制方法，最早始载于《金匮玉函经》，后世对"去节"的部位与"去节"的作用颇有争议。关于"去节"的部位有的认为是"去根"，还有认为是去"茎节"，也有人推论张仲景所谓的"去节"是指同时去"茎间节"和"根节"。如《名医别录》中对麻黄只采其茎，说明是去除了"根节"的。

华盖散来源于《太平惠民和剂局方》，该方明确了麻黄"去根节"而非去"茎节"的炮制方法，张锁庆认为《太平圣惠方》中对麻黄"去根节"的净制方法等同于去除根部膨大如"节"状的木质茎。据现代研究证实，其根节和麻黄根一样，确有敛汗的作用，故认为古方"去根节"的炮制方法同 2015 年版《中国药典》麻黄饮片"除去木质茎、残根及杂质，切段"的制法一致。

6.5.39　升麻炮制考证

6.5.39.1　处方药味名称情况

升麻在经典名方处方中的名称为"升麻"。

6.5.39.2　炮制历史沿革

晋·《肘后备急方》记载有炙制、蜜煎的方法。《雷公炮炙论》记载有黄精汁制法。宋代有煅炭、酒炒等方法。明代增加了炒制、盐水炒、醋拌炒炮制方法。清代又增加了蜜炒、土炒、蒸制、炒黑、姜汁拌炒等炮制方法（表 1-6-33）。《本草述》提出补中酒炒、止咳汗蜜炒的理论。现代沿用炒制和蜜制两种。

表 1-6-33　升麻历代炮制方法汇总

制法	炮制方法	出处
净制	去芦洗	《普济本事方》
	去黑皮并腐烂者	《汤液本草》
	水洗去须土	《仁术便览》
切制	切	《仁术便览》
	碎剉	《卫生宝鉴》
	1.捣碎；2.㕮咀	《小儿药证直诀》
炙制	炙	《肘后备急方》
蜜制	蜜煎	《肘后备急方》
	蜜炒	《本草述钩元》
	蜜炙	《医宗金鉴》
药汁制	黄精制	《雷公炮炙论》
炭制	入瓶子内固济留一孔烧令烟绝	《圣济总录》
	炒黑	《类证治裁》
酒制	酒炒	《宋氏女科秘书》
盐制	盐水炒	《景岳全书》
醋制	醋拌炒	《炮炙大法》
	醋炒绿色	《本草述钩元》
炒制	炒	《普济方》
土制	土炒	《医宗金鉴》
蒸制	蒸暴	《本草求真》
姜制	姜汁拌炒	《类证治裁》

6.5.39.3 不同炮制品的选择与建议

升麻临床上以生用为多。生品以升散解表，透疹清热力胜。炒制和蜜制后，缓和辛散之性，并减少其对胃的刺激性，有升脾阳之功，用于中气虚弱之症。

升麻生品可参照 2015 年版《中国药典》升麻项下炮制方法。

6.5.40 牛膝炮制考证

6.5.40.1 处方药味名称情况

牛膝在经典名方处方中的名称为"牛膝"。

6.5.40.2 炮制历史沿革

晋代有酒渍服的炮制方法。南北朝有黄精自然汁浸制的方法。唐代有用生牛膝汁入汤酒用、酒浸焙等方法。宋代增加了烧为灰、微炙、生地黄汁制、浆水浸、酒煮、酒浸熬膏、慢火炒制、酒拌炒、酒洗、盐水炒等方法。元代增加了茶水炒、焙制的方法。明清时期增加了酒拌、酒拌蒸、酒浸拌蒸、盐酒炒、炒炭、酒炒炭等炮制方法。现代多沿用生切制、酒制、盐制等法。具体见表 1-6-34。现行 2015 年版《中国药典》收录了生牛膝和酒牛膝的炮制方法。

表 1-6-34　牛膝历代炮制方法汇总

制法	炮制方法	出处
净制	去芦头	《雷公炮炙论》
	去苗	《太平圣惠方》
	1. 去芦；2. 去苗头	《博济方》
	水洗	《普济本事方》
	去老梗	《疮疡经验全书》
	拣去芦头并细梢	《普济方》
	去芦并泥沙	《得配本草》
	去心	《增广验方新编》
切制	冶	《五十二病方》
	细剉为末	《雷公炮炙论》
	1. 拍碎；2. 切细段	《备急千金要方》
	㕮咀	《外台秘要》
	寸剉	《洪氏集验方》
	捣	《瑞竹堂经验方》
	折，截	《博济方》
	末	《本草便读》
酒制	酒浸	《肘后备急方》
	入汤酒	《备急千金要方》
	酒浸焙	《仙授理伤续断秘方》
	无灰酒浸	《传信适用方》
	1. 温酒浸；2. 酒蒸	《普济方》

续表

制法	炮制方法	出处
酒制	黄酒浸	《沈氏女科辑要笺正》
	1. 无灰酒煮；2. 用酒慢火熬膏	《博济方》
	酒浸，煮沸，熬膏	《普济方》
	烧酒泡，熬	《增广验方新编》
	酒拌炒	《校注妇人良方》
	酒洗	《扁鹊心书》
	酒拌	《外科理例》
	酒拌蒸	《景岳全书》
	酒浸拌蒸	《本草汇》
取汁	生牛膝汁	《备急千金要方》
	土牛膝和醋捣绞取汁	《本经逢原》
炭制	烧末	《太平圣惠方》
	烧黑	《本草述》
	1.炒炭；2.酒炒炭	《类证治裁》
炙制	微炙	《太平圣惠方》
药汁制	生地黄汁浸曝干	《太平圣惠方》
	黄精自然汁浸，焙干	《重修政和经史证类备用本草》
	茶水炒	《世医得效方》
	盐酒炒	《嵩崖尊生全书》
炒制	慢火炒，焙干	《卫生家宝产科备要》
	微炒	《普济方》
	炒香为末	《本草便读》
焙制	焙	《瑞竹堂经验方》

6.5.40.3　不同炮制品的选择与建议

《本草纲目》中记载"今唯以酒浸入药，欲下行则生用，滋补则焙用，或酒拌搅蒸过用"。《本草通玄》提到"欲下行则生用，滋补则酒炒"。《握灵本草》记载"所主之病，大抵得酒则能补肝肾，生则恶血"。《本草辑要》中提到"酒蒸则益肝肾强筋骨……生用则散恶血破癥结"。

现代研究认为，牛膝生品具有活血祛瘀、补肝肾、强筋骨、利尿通淋、引血下行之功效。酒制后增强活血祛瘀、通经止痛作用。盐炙后能引药入肾，增强补肝肾、强筋骨的作用。

经方中牛膝多为生品，可参照 2015 年版《中国药典》牛膝项下炮制方法。

6.5.41　山药炮制考证

6.5.41.1　处方药味名称情况

山药在经典名方处方中的名称为"山药"。炮制方法以"炒"为主。

6.5.41.2　炮制历史沿革

《雷公炮制论》记载有蒸法，唐·《食疗本草》记载有熟者和蜜法，宋·《普济本事方》增加了姜炙、《校注妇人良方》增加了炒黄、酒浸，《类编朱氏集验医方》增加了酒蒸等法。金元时期，《儒门事亲》记载有白矾水浸焙，此外还有酒浸、火炮法。明、清时代又增加了姜汁浸炒、乳汁浸、葱盐炒黄，姜汁拌蒸、酒炒、乳汁拌微焙、醋煮、乳汁蒸、炒焦、土炒、盐水炒等炮制方法。具体见表 1-6-35。现代多用生切制、土炒及麸炒等法。2015 年版《中国药典》收载了山药和麸炒山药。

表 1-6-35　山药历代炮制方法汇总

制法	炮制方法	出处
净制	去赤皮	《雷公炮炙论》
	去皮	《食医心鉴》
	去黄皮	《重修政和经史证类备用本草》
	去黑皮	《活幼心书》
切制	拍碎	《食医心鉴》
	切片	《传信适用方》
	捣细，筛粉	《重修政和经史证类备用本草》
	捣末	《太平圣惠方》
	剉	《校正集验背疽方》
	打糊	《世医得效方》
蜜制	熟者和蜜	《食疗本草》
姜制	姜炙	《普济本事方》
	姜汁浸炒	《普济方》
	姜汁拌，蒸熟，去皮	《寿世保元》
	生姜汁拌炒	《时方妙用》、《时方歌括》
	用干姜煎汁收入	《医学从众录》
炒制	半生半炒黄	《三因极一病证方论》
	炒黄	《普济方》
	慢火炒	《活幼心书》
	炒	《丹溪心法》
	微炒	《疮疡经验全书》
	炒焦	《吴鞠通医案》
酒制	酒炒	《景岳全书》
	1.酒浸；2.酒蒸	《类编朱氏集验方》
	酒拌蒸	《审视瑶函》
药汁制	酥、酒制	《履巉岩本草》
	酒、五味子制	《瑞竹堂经验方》
	同葱、盐炒黄	《寿世保元》
	矾水煮	《握灵本草》
火炮	炮	《瑞竹堂经验方》
乳制	乳汁浸	《滇南本草》
	乳汁拌	《外科正宗》
	乳浸晒	《本草述》
	乳汁蒸晒	《幼幼集成》
醋制	醋煮	《先醒斋广笔记》
烘制	烘干	《审视瑶函》
焙制	微焙	《本经逢原》
蒸制	蒸	《雷公炮炙论》

6.5.41.3 不同炮制品选择与建议

《本草纲目》记载"山药，入药贵生干之，故古方皆用干山药，盖生则性滑，不可入药，熟则滞气，则堪啖耳"。《仁术便览》记载"山药，焙，夏日晒不生虫"。《炮炙大法》提到"补益药及脾胃中熟用，外科生用"。《本草述钩元》则记载"理脾，可用姜汁炒过"。《得配本草》提到"入补药微炒，入补肺药拌蒸。治阴火生用"。《本草求真》记载"入滋阴药中宜生用，入补脾内宜炒黄用"。《本草害利》则指出"入脾胃土炒，入肾盐水炒"。

山药有补脾养胃、生津益肺、补肾涩精的功能，现代临床应用大多以生用为主，广泛应用于脾胃虚弱、肺虚喘咳、阴虚消渴及肝肾阴虚等证的方剂配伍中。而在脾虚久泻、泄泻便溏时才偶见以麸山药、炒山药入药。

6.5.42 桃仁炮制考证

6.5.42.1 处方药味名称情况

桃仁在经典名方处方中的名称为"桃仁"，以及带有脚注桃仁（去皮尖），桃仁（去皮尖研泥）等炮制方法的描述。炮制方法包括"去皮尖"和"去皮尖研泥"。

6.5.42.2 炮制历史沿革

汉代有去皮尖和熬法。南北朝用白术乌豆制。南齐有去皮炒切的方法。唐代有"去皮尖炒熟研如膏"的记载。宋代有去皮尖麸炒、面炒去皮尖、去皮尖熬令黑烟出、去皮尖微炒、盐炒等炮制方法。元代有去皮尖焙、去皮尖麸炒的方法。明代有吴茱萸炒、酒制、烧存性、"水浸去皮，焙"等法。清代有干漆炒、童便酒炒、制炭、去皮尖炒等方法。具体炮制方法见表1-6-36。

桃仁古代文献记载的炮制方法虽然较多，但去皮尖和炒法为历代常用，麸炒法应用亦较普遍，且为近代沿用。近代的制霜、蜜制、甘草水制为新发展起来的方法。现今只保留了燀去皮和单炒的方法；制霜法虽已基本不用，但有研究的价值，该炮制品主要是为了满足血瘀而脾虚便溏者的用药需求。

表1-6-36　桃仁历代炮制方法汇总

制法	炮制方法	出处
净制	去皮尖	《金匮玉函经》
	汤柔，挒去皮	《本草经集注》
	汤浸去皮尖，双仁	《太平圣惠方》
	汤浸去皮	《普济方》
	水浸去皮	《证治准绳》
切制	别捣令如膏，乃稍纳药末中，更下粗罗	《金匮玉函经》
	破研	《肘后备急方》
	去皮捣	《肘后备急方》
	捣令极细	《重修政和经史证类备用本草》
	捶	《儒门事亲》
	研碎	《外科理例》
	去皮捶碎	《医学纲目》

制法	炮制方法	出处
熬制	须泡去皮乃熬	《金匮玉函经》
	去尖皮者，熬令黑烟出，热研，捣如脂膏	《重修政和经史证类备用本草》
炒制	去皮炒切之	《刘涓子鬼遗方》
	去皮尖，炒熟研如膏	《经效产宝》
	去皮尖微炒	《普济本事方》
白术、乌豆制	凡使，须择去皮，浑用白术、乌豆二味和桃仁同于埚子中煮一伏时后，漉出，用手攀作两片，其心黄如金色任用之	《雷公炮炙论》
吴茱萸炒	半斤，用（吴）茱萸四两炒桃仁令紫色，去茱萸，令碾桃仁为细末	《普济方》
干漆炒	干漆拌炒	《本经逢原》

6.5.42.3 不同炮制品的选择与建议

目前对桃仁去皮与不去皮、生用与炒用仍有不同看法。有人认为，桃仁燀去皮是必要的，一方面可洁净药物，另一方面桃仁去皮后，既有利于有效成分煎出，又可避免发生中毒事故。也有些人认为，桃仁与杏仁用途不同，桃仁主要功效是活血祛瘀，故苦杏仁苷不应作为有效成分，而应视为毒性成分。由于桃仁生用保存了苦杏酶的活性，故可使苦杏仁苷在水煎过程中或粉碎后水解成氢氰酸而挥发掉，从而降低其毒性；桃仁皮虽对有效成分的溶出有一定影响，但捣碎即可解决。动物实验也从药效学方面支持了以桃仁宜净制后捣碎生用为主流的看法。

《本草纲目》记载"行血宜连皮尖生用；润燥活血，宜汤浸去皮尖炒黄用"。《药品辨义》指出"若连皮研碎，多用，藉其赤色，以走肝经，至破蓄血，逐月水，及遍身疼痛，四肢木痹，左半身不遂，左足痛甚者，以舒筋活血行血，有去瘀生新之功……若去皮捣碎，少用，取其纯白，以入大肠，治血枯便闭，血燥便难，以濡润凉血和血，有开结通滞之力"。《医林纂要》认为桃仁"炒用则甘多而缓，能润；去皮尖研治血热，皮肤燥痒。生用则苦辛而行，善攻；连皮尖捣泥治血痢、燥粪、血块、发狂、血秘"。

燀桃仁的炮制方法可参照《中国药典》2015年版。

6.5.43 车前子炮制考证

6.5.43.1 处方药味名称情况

车前子在经典名方处方中的名称为"车前子"。炮制方法以酒炒为主。

6.5.43.2 炮制历史沿革

车前子炮制历史悠久，《华氏中藏经》首次记载"炒"法。唐代出现酒浸、酒洗的方法。宋代增加了酒浸炒、酒浸焙、酒蒸等炮制方法；明代增加了米泔水浸蒸法；清代不仅强调入汤液炒，入丸散酒浸，再蒸熟等，还首次出现了用盐炒的方法。车前子的炮制方法历来一直注重炒法，多使用酒制，而米泔水、盐为较后期出现的炮制辅料。具体见表1-6-37。

近代以盐制和炒法较常用，1985年以后的《中国药典》则只收载了盐制方法。酒炒法鲜见应用。

表 1-6-37 车前子历代炮制方法汇总

制法	炮制方法	出处
净制	水淘洗	《卫生家宝产科备要》
	布裹水洗，漉出	《普济方》
	去泥沙	《本草纲目》
	去土	《仁术便览》
	去壳	《寿世保元》
	米泔水淘	《炮炙大法》
切制	纱裹揉去泥土	《本草通玄》
	末	《重修政和经史证类备用本草》
	剉	《全生指迷方》
	捣	《卫生宝鉴》
	碾破	《世医得效方》
	研	《普济方》
	研烂，作饼	《本草纲目》
	捣碎	《医学入门》
焙制	瓦焙	《卫生家宝产科备要》
蒸制	蒸	《儒门事亲》
酒制	酒浸	《圣济总录》
	酒浸焙	《本经逢原》
	酒蒸	《济生方》
	酒拌蒸曝	《医宗必读》
	酒煮	《审视瑶函》
	酒炒	《医宗金鉴》
炒制	微炒	《太平惠民和剂局方》
	隔纸炒	《卫生家宝产科备要》
	青盐水炒	《幼幼集成》
泔制	米泔水浸蒸	《先醒斋广笔记》

6.5.43.3 不同炮制品的选择与建议

《本草纲目》中提到"车前子，入丸散，则以酒浸一夜，蒸熟研烂，作饼晒干"。《本草备要》记载"酒蒸捣饼，入滋补药；炒研，入利水泄泻药"。《本草求真》有"车前子熟地黄酒蒸三两，菟丝子酒浸五两，蜜丸"的记载。古代文献没有车前子酒炒的具体方法，尚需结合文献考证进行研究。

6.5.44 天冬炮制考证

6.5.44.1 处方药味名称情况

天冬在经典名方处方药味名称为"天冬"和"天门冬"。炮制方法包括"去心，焙"和"去心"。

6.5.44.2 炮制历史沿革

汉代有去心用（《注解伤寒论》）。南北朝有酒蒸（《雷公炮炙论》）法。唐代有捣汁（《千金翼方》）、蜜煮（《食疗本草》）法。宋代有蒸制（《重修政和经史证类备用本草》）、焙制（《太平惠民和剂局方》）法。元代增加了炒制（《丹溪心法》）法。明、清时代又增加了慢火炙、煮制（《普济方》）、酒浸（《医学入门》）、姜汁浸（《仁术便览》）、盐炒（《寿世保元》）、甘草蜜糖共制（《本草新编》）、熬膏（《本草求真》）等炮制方法。具体见表1-6-38。现代多生切制或蒸制。

表1-6-38 天冬历代炮制方法汇总

朝代	炮制方法	出处
东汉	去心	《注解伤寒论》
南北	凡使，去上皮一重，劈破去心	《雷公炮炙论》
南北	门冬蒸剥去皮，食之甚甘美，止饥。虽曝干，犹脂润，难捣。必须薄切，曝于日中，或火烘之也	《本草经集注》
唐	洗净，去心皮	《备急千金要方》
宋	以水渍漉使，周润，渗入肌，俟软，缓缓擘取，不可浸出脂液。其不知者，乃以汤浸一、二时，柔即柔矣，然气味都尽	《证类本草》
宋	四破之，去心，先蒸半炊间，曝干，停留久仍湿润	《本草图经》
明	水润，略蒸，去心	《仁术便览》
清	蒸剥去皮，四破去心，必须曝于日中，或火烘干用	《本草害利》
清	焙热去心	《本经逢原》
清	去心皮。酒蒸用	《本草求真》
清	凡使，去皮心	《本草详节》
清	去心皮。酒蒸。熬膏良	《本草从新》
清	去心皮，酒蒸	《本草备要》

6.5.44.3 不同炮制品的选择与建议

《本草纲目》记载"蒸剥去皮食之，甚甘美，止饥。虽曝干，犹脂润难捣，必须曝于日中或火烘之"。《仁术便览》记载"有酒浸，姜汁浸，免恋膈，伏日洗，抽心极妙"。《医宗粹言》指出"入丸药酒浸极烂，捣如泥，调和众药"。古代习用蒸制，经蒸软后去其外皮和心，此乃非药用部位，经蒸制后，也能缓和大寒之性，并减轻苦味，更有利于在临床应用时与人参、生地、麦冬等配伍使用，治疗气阴两伤病证。天冬为滋腻之品，酒制、姜制之目的，一则以温热之品，缓和其苦寒，二则也"免恋膈"，有益于脾胃也。

天冬产地加工时已于沸水中微煮，或蒸至透心，便于除去外皮，干燥，减少黏腻之性。

6.5.45 远志炮制考证

6.5.45.1 处方药味名称情况

远志在经典名方处方药味名称为"远志"。炮制方法包括"去心"和"炒"。

6.5.45.2 炮制历史沿革

南齐时代就有去心用。至南北朝时期提出"用时须去心，若不去心，服之令人闷"。用熟甘草汤浸，此法沿用至今。此外宋代增加了炒黄、甘草煮、生姜汁炒，酒浸、焙制、酒洒蒸，姜汁淹、酒蒸炒等方法。

明、清时代又增加了小麦炒、干姜汁蘸焙，灯心煮，甘草、黑豆水煮后姜汁炒，猪胆汁煮过，晒干，姜汁制，米泔浸、米泔煮，微炒，甘草汁浸后蒸，炙制，炒炭等炮制方法。现代沿用生远志、远志筒（肉）、甘草制、蜜制、朱砂制等。具体炮制方法见表 1-6-39。

表 1-6-39　远志历代炮制方法汇总

制法	炮制方法	出处
净制	去心	《刘涓子鬼遗方》
	捶破去心	《千金翼方》
	去心取上粗皮用	《博济方》
	用之打去心，取皮	《重修政和经史证类备用本草》
	去苗，去心	《全生指迷方》
	剉洗	《普济本事方》
	去苗骨	《陈氏小儿病源方论》
	去心取肉	《普济方》
	洗去土，捶去心	《普济方》
	去木	《医宗必读》
切制	捶破	《本草经集注》
	去心，为末	《外科大成》
甘草制	用熟甘草汤浸宿，漉出，曝干用之也	《雷公炮炙论》
	用甘草煮三四沸，去芦骨	《普济本事方》
	甘草水煮	《小儿卫生总微论方》
	甘草汁浸，蒸晒干	《先醒斋广笔记》
姜汁制	生姜汁炒	《普济本事方》
	姜汁淹	《三因极一病证方论》
	干姜汁蘸焙	《普济方》
	姜汁焙	《奇效良方》
	姜制取肉炒	《保婴撮要》
甘草、黑豆、姜制	先用甘草、黑豆水煮去骨，后用姜汁炒	《医学入门》
灯心煮	灯心煮	《奇效良方》
炒制	炒黄色	《普济本事方》
	去心炒	《三因极一病证方论》
	小麦炒	《普济方》
	微炒	《外科正宗》
焙制	去心焙干	《太平惠民和剂局方》
酒制	酒洒蒸	《太平惠民和剂局方》
	酒蒸炒干	《三因极一病证方论》
	酒洒蒸一饭久	《普济方》
	去心，春秋三日，夏二日，冬四日，用酒浸令透，易为剥皮	《瑞竹堂经验方》
	酒浸半日，新布裹，捶取肉，焙	《普济方》
	酒浸	《类证治裁》
泔制	泔浸	《证治准绳》
	油煮	《证治准绳》
胆汁制	二两猪胆汁煮过，晒干，用姜汁制	《增补万病回春》
蒸制	甘草汁浸，蒸晒干	《先醒斋广笔记》
炙制	炙	《医宗金鉴》
制炭	炒炭	《类证治裁》

6.5.45.3 不同炮制品的选择与建议

《备急千金要方》指出"远志、牡丹、巴戟天、远志、野葛等，皆捶破去心"。《千金翼方》指出"远志，味苦，温，无毒。主咳逆伤中，补不足，除邪气，利九窍，益智慧，耳目聪明，不忘，强志倍力，利丈夫，定心气，止惊悸，益精，去心下膈气，皮肤中热，面目黄"。

《重修政和经史证类备用本草》指出远志"凡使，先须去心，若不去心，服之令人闷"。《太平惠民和剂局方》记载"如不去心，令人烦闷"。《药品辨义》指出"生用戟人之咽，梗不去，令人烦闷"。《本草害利》记载"去骨取皮用，否则令人烦闷，甘草汤渍一宿，因苦下行，以甘缓之，使上发也，漉出曝干，制过不可陈久，久则油气戟人咽喉为害"。远志历代要求"去心"、"去骨"、"去梗"，均指除去木质心。这一方法一直沿用到现代。因为讲究药效，故应除去质次的非药用部分。远志的主要活性成分为皂苷类，该类成分具有祛痰作用和镇静作用。而生远志中引起"麻喉"副作用的成分尚待深入研究。

对远志主要有效成分皂苷的含量进行测定，结果发现远志肉为 12.1%，远志心为 0.482%，相差达 25 倍，证明我国自古重用远志皮有其科学依据。但从主要药效学如小鼠酚红测定祛痰作用、催眠镇静毒性作用等试验认为远志去心似无必要。另有报道，对远志炮制前后作层析比较，并对阈下催眠剂量异戊巴比妥钠的协同作用、祛痰作用进行实验，结果表明生远志、蜜炙远志、甘草水制远志与对照组比较均有非常显著的镇静、祛痰作用，而生与制在药理和层析结果上无显著差别，临床上多用蜜炙、甘草水制远志，其目的是减轻对胃肠道的刺激作用。

"固阴煎"中的远志，处方原文标注为"炒"。在宋·《普济本事方》（公元 1132 年）载有"去心剉洗，炒黄色"，不仅记述了炒法，还提出了炒黄的具体要求。明·《外科正宗》（公元 1617 年）记载要"微炒"。根据古籍记载，推断该处方中的炒应为清炒，方法可参考《中国药典》（2015 年版）炒黄法。

6.5.46 桔梗炮制考证

6.5.46.1 处方药味名称情况

桔梗在经典名方处方药味名称为"桔梗"。炮制方法以"去芦"为主。

6.5.46.2 炮制历史沿革

桔梗的炮制，最早见于晋·葛洪的《肘后备急方》，在书中载有"烧末"的炮制方法。南北朝·雷敩在所著的《雷公炮炙论》中对桔梗炮制有着详细的记载，"凡使，去头上尖硬二三分已来，并两畔附枝子，于槐砧上细剉，用百合水浸一伏时，漉出，缓火熬令干用"，又有"每修事四两，用生百合五分捣作膏，投入水中浸"。唐·蔺道人在《仙授理伤续断秘方》中记载"去芦，去苗"。其去芦的方法在后代医籍中都可觅其踪迹。

宋代不仅增加了桔梗炮制方法，唐慎微《重修证和经史证类备用本草》中有"剉碎"和"捣罗为散"的记载。许叔微在《普济本事方》中首次提出了用姜汁浸，炒桔梗的炮制方法，即"切作小块，姜汁浸，炒"。《小儿卫生总微论方》中记述有"去芦，米泔水浸一宿，焙干用"。庞安时在其所著《伤寒总病论》中提出了炒、微炒的炮制方法，是桔梗炮制的一大进步。洪遵在其所辑的《洪氏集验方》中记载有"洗净，去头尾，薄切，焙燥"的炮制方法，并提出桔梗炮制除去芦外，还应去尾即须根。《圣济总录》中载有"剉碎，炒焦为度"。朱佐在《类编朱氏集验医方》中论述道"剉大块，慢火炒令变紫黑色"，即现在的炒焦。至此，桔梗炒焦的炮制方法已逐步详细清晰化，其炮制方法逐步开始复杂化。

金元时期，除沿用前人的炮制方法之外，首次提出蜜制的炮制方法。元·曾世英在其编撰的《活幼心书》中指出"用蜜水浸透","蜜水炒锉用"。罗天益在《卫生宝鉴》中除了记述有去芦、炒、微炒的炮制方法外，还提出"蜜拌，甑蒸"，"去芦，米泔水浸一宿，焙干用"的炮制方法。朱丹溪在《丹溪心法》中记载有"去芦苗，炒黄色"的方法。明清时代又增加了一些新的炮制方法并逐步发展至成熟。明·朱橚等编《普济方》中首次提出酒炒的炮制方法，并对炮制程度提出具体要求"去芦头，切碎，酒炒至金黄色"，"切，用蜜拌，于饭上蒸三日"；"剉碎，炒微焦为度"；"净洗，去头，薄切，焙干"。明·方贤在其所著的《奇效良方》中增加了麸炒、醋炒的方法。陈嘉谟在《本草蒙筌》中指出"入药芦苗去净，泔渍洗，米泔渍一宿，焙干"。明·李时珍在《本草纲目》中则提出"今但刮去浮皮，米泔水浸一夜，切片，微炒用"，首次明确提出桔梗炮制要去浮皮。明·王肯堂在《证治准绳》中提出"炒黄"和"剉片蜜水炒过"的炮制方法；缪希雍在《先醒斋广笔记》中提出要"去芦，米泔浸，蒸"炮制桔梗，至此桔梗的炮制方法已达最多。清代，在严西亭等撰写的《得配本草》中记载有"刮去浮皮，米泔浸，微炒"的炮制方法。由此可见清代以后桔梗的炮制方法发展至成熟，炮制方法逐渐减少，多是去芦，去皮，米泔水浸，多炒用，生用较少，运用辅料炮制的已逐渐减少，仅有个别医家运用百合、蜜做辅料炮制桔梗，如郭佩兰在其《本草汇》中用百合制，祁坤在《外科大成》里用到蜜炙，其他辅料已基本不用。近代，桔梗的炮制方法可归纳为去芦、去皮、清炒、酒炒、蜜炙。但现代多生用，2015 年版《中国药典》规定桔梗饮片为，除去杂质，洗净，润透，切厚片，干燥，临床应用时基本只用生品，其他炮制品已基本不用。由此可见，桔梗的炮制，经过一个长时期的实践发展，又从繁杂到简单。

6.5.46.3 不同炮制品的选择与建议

桔梗"去芦"，始于唐代。现代研究证明桔梗芦头中也含有一定量的桔梗皂苷，据此，有人建议桔梗连芦头一起作药用。也有人建议将桔梗芦头单独作为药材使用。如李时珍提到桔梗的芦头可"吐上膈风热痰实"，用法为"生研末，白汤调服一二钱，探吐"。《中药大辞典》将"桔梗芦头"列为第 3644 味中药。桔梗的药效成分不仅仅是其皂苷一种，因此将芦头作为另一味中药较妥。

桔梗的传统炮制方法多为去其芦头。现代研究表明，桔梗的芦头和根中的成分基本一致，而芦头中皂苷的含量比根多 20%～30%。芦头在桔梗生药中占 16%～17%的比例，按此折算，45kg 带芦头的桔梗相当于 50kg 桔梗根所含的皂苷量。因此，从桔梗皂苷这一化学成分的角度来看，桔梗可不去芦头。

"升陷汤"、"清金化痰汤"和"托里消毒散"原方使用"桔梗"，未见其标注特殊炮制要求，推测应为"生桔梗"，《本草图经》曰"八月采根，细锉，曝干用"，此制法与今类似"切制，干燥"。因此，其炮制方法可参考 2015 年版《中国药典》要求，于春、秋二季采挖，除去杂质，洗净，润透，切厚片，干燥，呈椭圆形或不规则厚片。

6.5.47 五味子炮制考证

6.5.47.1 处方药味名称情况

五味子在经典名方处方药味名称为"五味子"。

6.5.47.2 炮制历史沿革

五味子始载于《神农本草经》，本草中也同时出现有"南五味"、"北五味"等名称。

五味子炮制南北朝时期用蜜浸蒸（《雷公炮炙论》）。宋代有炒、酒浸（《圣济总录》）等法。元代有酒浸和火炮（《丹溪心法》）的方法。明代则有糯米炒（《普济方》）、蜜拌蒸（《仁术便览》）、麸炒（《济阴纲目》）

等炮制方法。清代炮制方法较多，有酒拌蒸（《握灵本草》）、蜜泔水制（《本草汇》）、炒炭（《本草新编》）、蜜浸蒸（《本草备要》）、焙制（《本草逢原》）、盐水拌蒸（《外科证治全生集》）、制（《吴鞠通医案》）、盐水浸炒（《时方妙用》《时方歌括》），酒蜜拌蒸（《医家四要》）等方法。明清两代对炮制作用也有较多的论述。

现今《中国药典》收载五味子（北五味子）和南五味子。炮制方法为净制及醋蒸法，但醋制品在古代文献中鲜有记载，这是近代炮制方法的发展。

6.5.47.3　不同炮制品的选择与建议

《本草述钩元》提到"入药不去核，必打碎，方五味备"。《本草述》记载"水洗去核取肉"。《得配本草》记载"滋补药用熟，治虚火用生；敛肺少用，滋阴多用；止泻捶碎，益肾勿碎；润肺滋水，蜜可拌蒸"。

五味子的醋制品与生品的功用基本一致，只是醋制品收敛作用更强，更适用于久病滑脱不禁或肺气耗散的纯虚之证；生品作适当配伍可用于外感咳嗽，醋五味子则不宜；蜜制品润肺补虚作用较强，适于肺虚久咳少痰或肾虚气喘，呼多吸少之证。酒制品则与生品有一定差异，一方面五味子其性敛涩，另一方面酒又辛热行散，故酒五味子敛涩作用弱于生品，而温补作用却强于生品，可用于虚中夹滞的患者或用于温补剂中，对遗精而又阳痿者选用本品更恰当。

6.5.48　桑叶炮制考证

6.5.48.1　处方药味名称情况

桑叶在经典名方处方中的名称为"冬桑叶"和"桑叶"。

6.5.48.2　炮制历史沿革

唐代有烧灰法（《食疗本草》）。宋代有微炒法（《太平圣惠方》）。明代有烧存性、蒸熟（《本草纲目》），焙、蜜炙（《证治准绳》），九蒸九晒、酒拌蒸（《先醒斋广笔记》）等法。清代有蜜水拌蒸（《本草逢原》）、炒（《嵩崖尊生全书》）、焙（《串雅外编》）、芝麻研碎拌蒸（《得配本草》）等法。近年来各地炮制规范中收载的大多是生桑叶和蜜炙桑叶。《中国药典》2015年版仅收载生桑叶。

6.5.48.3　不同炮制品的选择与建议

桑叶的采集时间，自古以来习惯在秋季霜降后采收，认为桑叶以老而经霜者为佳，故入药用冬桑叶，亦称"霜桑叶"或"经霜桑叶"。现代也要求桑叶在10～11月经霜后采收。桑树的叶生长期较长，每年4月有嫩叶长出，至霜后11月开始落叶，每年霜期约在10月底，霜后20天开始落叶，因此若按传统习惯以霜后叶片尚未脱落时采收为佳。但实验表明，霜前桑叶中芸香苷含量比经霜桑叶中芸香苷含量高；经霜后桑叶其芸香苷含量明显降低。故认为桑叶经霜后采收似不妥，自然脱落叶则不宜入药。因该结果仅限于芸香苷的含量变化，桑叶尚含多种成分，这些成分在经霜前后有何变化，还有待于进一步研究。

6.5.49　石膏炮制考证

6.5.49.1　处方药味名称情况

石膏在经典名方处方药味名称为"石膏"。炮制方法以"煅"为主。

6.5.49.2　炮制历史沿革

汉代多见"碎"（《金匮玉函经》），"研"、"打碎"（《千金翼方》）。南北朝有甘草水飞：凡使之，先于石臼中捣成粉，以夹物罗过，生甘草水飞过了，水尽令干，重研用之（《雷公炮炙论》）。唐代有"煅"、"黄泥固封煅过"（《仙授理伤续断秘方》）。宋代有"炒"（《全生指迷方》）；煅：细研入坩埚子内火煅过，飞去石末（《类编朱氏集验医方》）；火煅醋淬法：火煅，醋淬七遍，捣碎水飞令极细，方入药用（《太平惠民和剂局方》）。明代还有火炮：湿纸裹，炮令透，为末（《普济方》）；雪水浸：碾，用蜡入水或雪水浸三日（《奇效良方》）；糖拌炒过（《本草纲目》）等。清代多沿用煅、炒、煨等方法。

6.5.49.3　不同炮制品的选择与建议

石膏，与现在使用的纤维石膏不同，诸家多认为是硬石膏，而《名医别录》记载的为纤维石膏，后世与理石、长石、寒水石、方解石混为一谈。《本草纲目》记载有软、硬两种，硬石膏包括长石、方解石。

生石膏，味甘、辛，性大寒，具有清热泻火、除烦止渴的作用，用于外感热病，高热烦渴，肺热喘咳，胃火亢盛，头痛，牙痛。煅石膏，味甘、辛、涩，性寒。长于清热力较缓，而收湿、生肌、敛疮、止血力强，外用于溃疡不敛，湿疹瘙痒，水火烫伤，外伤、出血。

6.5.50　金银花炮制考证

6.5.50.1　处方药味名称情况

金银花在经典名方处方药味名称为"金银花"。

6.5.50.2　炮制历史沿革

宋代有酒制（《疮疡经验全书》）。明代沿用酒制法。清代有焙黄（《良朋汇集》）、炒（《吴鞠通医案》）、炒黑（《温病条辨》）等法。近年来各地的炮制规范及《全国中药炮制规范》收载的大多是生品净制和制炭品两种饮片规格。《中国药典》2015年版只收载了生金银花。

6.5.50.3　不同炮制品的选择与建议

《本草正义》记载"善于化毒……或用酒煮服，或捣汁挽酒顿饮，或研烂拌酒厚敷"。《本草通玄》指出"金银花，主胀满下痢，消痈散毒，补虚疗风，世人但知其消毒之功，昧其胀利风虚之用，余于诸症中用之，屡屡见效"。生金银花常用于外感风热，温病发热，肺热咳嗽，喉痹，疔疮痈肿诸毒，热毒下痢等。炒炭后寒性减弱，并具涩性，有止血作用，多用于血痢、崩漏，亦可用于吐血、衄血。

6.5.51　枇杷叶炮制考证

6.5.51.1　处方药味名称情况

枇杷叶在经典名方处方药味名称为"枇杷叶"，以及带有脚注的枇杷叶（刷去毛），枇杷叶（刷去毛，蜜炙）和枇杷叶（刷去毛，蜜涂炙黄）等炮制方法的描述。炮制方法包括"刷去毛"，"刷去毛，蜜炙"和

"刷去毛，蜜涂炙黄"。

6.5.51.2 炮制历史沿革

晋代载有去毛炙法（《肘后备急方》），《吴普本草》载"温水浸，刷去毛，焙"。以后历代文献都有类似记载。南北朝时期有甘草汤洗后酥炙法（《雷公炮炙论》）。唐代有蜜炙法（《外台秘要》）。宋代《证类本草》记载"用叶需火炙，布拭去毛，不尔射人肺，令咳不已"。《圣济总录》记载"拭去毛蜜涂炙，去毛涂蜜慢火炙"。《普济本事方》记载"温水浸，刷去毛"。《小儿卫生总微论方》记载"洗，刷去毛净，涂蜜，炙焦黄色"。元·《卫生宝鉴》记载"去毛尖"。《活幼心书》中记载"净刷去叶后毛，锉碎"。明清时代基本沿用前法。《奇效良方》记载"去毛，姜汁炙黄"。《瑞竹堂方》记载"去毛阴干"。《本草纲目》指出"凡用拭去毛，甘草汤洗再拭。治胃病，以姜汁炙，肺病以蜜水涂炙"。《本草备要》记载"叶湿重一两，干重三钱为气足，拭净毛（毛射肺，令人咳）。治胃病，姜汁炙；治肺病，蜜炙"。《滇南本草》记载"凡用刮去背上细毛，净尽，著蜜抹匀，火烘"。《中国药典》2015 年版收载有生枇杷叶和蜜枇杷叶。

6.5.51.3 不同炮制品的选择与建议

历代本草书籍均认为枇杷叶必须去毛，若去毛不尽，能令人咳。为此，有人对枇杷叶的绒毛与叶的化学成分进行了比较。结果表明，枇杷叶的绒毛与叶的化学成分基本相同，绒毛中并不含有能致咳或产生其他副作用的特异化学成分，只是叶中皂苷的含量明显高于绒毛中的含量。所以古代本草书籍所谓"去毛不净，射入肺令咳不已"，主要是由于绒毛从呼吸道直接吸入刺激咽喉黏膜而引起咳嗽。

枇杷叶在煎煮过程中，绒毛并不易脱落。通过加强过滤，即可避免绒毛的刺激。因此，有学者认为枇杷叶在入汤剂时要加强过滤，可以不刷毛，若作细粉原料及入丸散时，则仍需刷净绒毛，以免直接刺激咽喉而引起咳嗽。

6.5.52 芡实炮制考证

芡实在经典名方处方中的名称为"芡实"。炮制方法以"炒"为主。

唐代有蒸后晒干去皮取仁的方法（《食疗本草》）。宋代仍为蒸法（《严氏济生方》）。明代则用炒制（《景岳全书》）和防风汤浸（《本草纲目》）的方法。清代仍沿用炒法（《医宗说约》），并有"甘平炒温"（《本草正义》）的记载。芡实的炮制方法简单，始用蒸法，主要目的是为了去壳，兼为熟用。明代才有炒法，近代发展了麸炒，个别地区还有土炒、盐制的方法。但目前主要的炮制方法是麸炒和清炒。土炒虽仅个别地区用，但对增强芡实补脾止泻的功效似有一定作用。

芡实在临床上用于遗精和带下，不必过于拘泥于生用与炒用，应根据生、炒品的特点和用药目的及处方的组合情况而定。清炒品和麸炒品功用一致，用清炒或麸炒多属地区习惯。但一般脾虚泄泻可选麸炒品；精关不固的滑精不止可选用清炒品。

生品性平，涩而不滞，补脾肾而兼能祛湿，常用于遗精，带下，白浊，小便不禁，兼有湿浊者尤宜。炒后性偏温，补脾和固涩作用增强，适用于纯虚之证和虚多实少者；清炒芡实和麸炒芡实功效相似，均以补脾固涩力胜。主要用于脾虚泄泻和肾虚精关不固的滑精；亦可用于脾虚带下。

易黄汤处方中用的芡实为"炒芡实"，未指明具体的"炒"法，全国各地的炮制规范除了天津地区保留了"清炒芡实"以外，基本上均采用"麸炒芡实"。在炮制方法方面，麸炒的方法比较一致。在炮制作用方面，"清炒芡实"和"麸炒芡实"功效相似，均以补脾固涩力胜，主要用于脾虚泄泻和肾虚精关不固的滑精；亦可用于脾虚带下。

6.5.53　白果炮制考证

白果在经典名方处方中的名称为"白果"。炮制方法以"碎"为主。

炮制首见于明·《滇南本草》。历代白果炮制法有"同糯米蒸"(《滇南本草》);"火煨去壳用"(《本草品汇精要》);"去壳,切碎"(《万病回春》),"去壳,切碎,炒"(《景岳全书》);"去壳,切碎,炒黄色"(《证治准绳》);"去皮心煮熟蜜钱"《本草纲目拾遗》;"香油浸两三年……去壳用肉(治肺痈)"(《医方丛话》)。2015年版《中国药典》收载了"白果仁"和"炒白果仁"。

白果生品有毒,服后易致腹胀气闷,只宜小剂量服用,多服易中毒。目前临床上白果又主要是内服,用于喘咳、带下、尿频等证,故宜炒用为主,不但能增强收敛作用,又能减毒,用量可以稍大,以提高疗效。

易黄汤处方中用的白果为"碎白果",没有标注炮炙方法,可参照《中国药典》(2015年版)白果项下生白果仁炮制方法。

6.5.54　独活炮制考证

独活在经典名方处方药味名称为"独活"。

南北朝时期有淫羊藿制(《雷公炮炙论》)的方法。明代增加了盐水浸焙(《普济方》)、炒制(《外科理例》)、焙制(《本草纲目》)、酒洗(《增补万病回春》)等方法。清代又增加了酒炒(《串雅外编》)、酒浸(《妇科玉尺》)等炮制方法。现代应用以生品为主。在中医临床中,作为祛风湿药物的独活被广泛地应用于类风湿关节炎、强直性脊柱炎等病证的治疗,药理实验也证明该药有抗炎、镇痛的作用,这与传统临床应用相一致。

独活味辛、苦,性微温,归肾经、膀胱经,具有祛风除湿、通痹止痛、解表的功能,用于风寒湿痹,腰膝疼痛,少阴伏风头痛,风寒表证,兼有湿邪等。

独活临床多生用。软化切片,便于调剂与制剂。药性较缓和善治下部之痹痛,用于腰腿疼痛,两足痿痹不能行走等。

经方中独活可参照《中国药典》2015年版独活项下炮制。

6.5.55　羌活炮制考证

羌活在经典名方处方中的名称为"羌活"。

炮制方法以"去芦头"为主。羌活的炮制始见于《雷公炮炙论》,云"拌淫羊藿蒸二日"等。历代使用的羌活炮制品有生羌活、炒羌活、酒羌活、蜜羌活、淫羊藿制羌活、莱菔子制羌活等。现今临床常用生羌活配方入药。

羌活,其性味辛、苦,温,归膀胱,肾经,具有散寒、祛风、除湿、止痛的功能,用于风寒感冒头痛,风湿痹痛,肩背酸痛。如治外感表证属风寒夹湿的羌活胜湿汤。酒炙羌活,酒善通行血脉,酒炙羌活能加强羌活祛风除湿、通经止痛的作用,提高羌活治风湿痹痛的疗效。

6.5.56　白芷炮制考证

白芷在经典名方处方药味名称为"白芷"和"吴白芷"。

南北朝时期有用黄精制(《雷公炮炙论》)的炮制方法。宋代有炒黄、湿纸裹煨(《博济方》)、焙制(《类证活人书》)、醋浸焙干(《圣济总录》)、米泔浸(《急救仙方》)、斑蝥,酒制(《疮疡经验全书》)等方法。

元代有盐水炒、醋炒(《世医得效方》)的方法。明代增加了酒炒(《滇南本草》)、炒黑用(《本草蒙筌》)、烧存性(《医学入门》)、面裹煨(《证治准绳》)、酒浸(《外科启玄》)等方法。清代又增加了蒸制(《本草汇》)、煅制(《成方切用》)、萝卜汁浸(《类证治裁》)、酒洗(《增广验方新编》)、酒蒸(《校注医醇剩义》)等多种炮制方法。

白芷的临床应用,历代均以生用为主,取其芳香通窍、散风止痛之作用。白芷味辛,性温,具有散风除湿、通窍止痛、消肿排脓的功能,用于感冒头痛,眉棱骨痛,鼻塞,鼻渊,牙痛,白带,疮疡肿痛等。

6.5.57　木香炮制考证

木香在经典名方处方药味名称为"木香"。炮制方法以"不见火"为主。

宋代有炙微赤锉(《太平圣惠方》)、面裹煨熟(《苏沈良方》)、火炮(《史载之方》)、吴茱萸制(《圣济总录》)、湿纸裹煨、炒制(《普济本事方》)等方法。明代增加了炒令黄、酥炙、焙制、茶水炒、黄连制(《普济方》)、水磨汁(《仁术便览》)、酒制(《寿世保元》)等法。清代又增加了酒磨汁、姜汁磨(《医宗说约》)、蒸制(《本草备要》)等炮制方法。现代木香炮制方法主要有切片生用、煨制,麸炒是煨制的发展和替代方法。

生木香气芳香而辛散温通,擅长调中宣滞,行气止痛,尤对脘腹气滞胀痛之证效果较佳,为常用之品,用于脾胃气滞所致的食欲不振、食积不化、脘腹胀痛,或用于脾运失常,导致肝失疏泄,证见胁肋胀痛等。煨木香,除去部分油质,增强实肠止泻的作用,多用于脾虚泄泻、肠鸣腹痛等。麸炒木香,炮制作用同煨木香。

经方中木香的炮制方法为"不见火",推测为煨木香,可参照2015年版《中国药典》煨木香炮制。

6.5.58　香附炮制考证

香附在经典名方处方中的名称为"香附"。

炮制方法以"酒炒"为主。唐代有微炒(《仙授理伤续断秘方》)的炮制方法。宋代有胆汁制(《圣济总录》),蒸制(《洪氏集验方》),水煮(《传信适用方》),制炭(《济生方》),酒炒、生姜汁泡后甘草浸焙、米泔浸后蒜仁煮、酒便浸、石灰炒、童便浸后醋炒(《类编朱氏集验医方》),童便、醋、盐水制(《疮疡经验全书》)等方法。元代有醋煮(《活幼心书》),麸炒(《瑞竹堂经验方》),童便浸、淡盐水浸炒(《丹溪心法》)等法。明清时代增加了醋炒、盐炒焦、巴豆制、生姜汁浸炒(《普济方》),皂角水浸(《奇效良方》),米泔浸炒(《婴童百问》),醋浸焙、童便浸炒(《万氏女科》),火炮(《医学入门》),童便浸(《宋氏女科秘书》),蜜水煮和醋童便酒汤各浸后烘干(《寿世保元》)、酒醋浸烘(《景岳全书》)等方法。清代除又增加了蜜水炒、醋洗焙(《本草述》),童便酒炒(《医方集解》),童便浸后醋盐水拌炒(《外科证治全生集》),童便醋浸后和熟艾加醋炒(《妇科玉尺》),人乳拌(《女科要旨》)等炮制方法外,更突出的是明清时代在辅料制方面增加较多,如四制香附有酒浸、醋浸、童便浸、盐水浸之别,俱炒干(《仁术便览》),酒、醋、童便、盐各浸后焙(《万氏女科》),醋、童便、酒、汤各浸后焙(《增补万病回春》),酒、醋、童便、山栀煎汁各浸后炒(《证治准绳》),酒、醋、姜、童便各炒(《串雅内编》)等;五制香附有酒、醋、酥、盐水、姜汁制(《炮炙大法》),童便、酒、醋、盐、姜制(《类证治裁》)等;六制香附有艾、醋、盐、酥、童便、乳制(《先醒斋广笔记》),艾、醋、酒、盐、酥、童便制(《证治准绳》);七制香附有童便浸,好酒浸,醋浸,盐水浸,茴香汤浸,益智仁汤浸,萝卜汤浸,制毕焙干(《滇南本草》),当归酒浸、蓬术童便浸、丹皮艾叶米泔浸、乌药米泔浸、川芎延胡水浸、三棱柴胡醋浸、红花乌梅盐水浸后晒干只取香附为末(《妇科玉尺》),一制淘米水泡,二制陈酒泡,三制童便泡,四制盐水泡,五制牛乳泡,六制小扁黑豆煮,七制真茯神为末,炼蜜为丸(《增广验方新编》);八制香附有酒、姜、土、醋、盐、童便、甘草、乳汁逐次制过(《本草纲目拾遗》)等辅料制,共有近50种之多。现代沿用生香附、醋香附、酒香附、香附炭及四制香附等。2015 年版《中国药典》收载了香附和醋香附。

《本草纲目》记载"生则上行胸膈外达皮毛，熟则下走肝肾外彻腰足，炒黑则止血，便制则入血补虚，盐炒则入血润燥，酒炒则行经络，醋炒则消积聚，姜汁炒则化痰"。《医宗说约》记载"椿（桩）去毛，发散消食生用。入血分酒炒。软坚止痛盐水炒。降虚火童便浸。开郁醋炒。止血童便浸炒黑。温经艾汁炒。消痰姜汁炒"。

香附生品能上行胸膈，外达肌肤，故多入解表剂，以理气解郁为主，用于风寒感冒、胸膈痞闷、胁肋疼痛等。醋炙后，能专入肝经，增强疏肝止痛作用，并能消积化滞，用于伤食腹痛、血中气滞、寒凝气滞、胃脘疼痛等。酒炙后，能通经脉，散结滞，多用于疝疝胀痛、小肠气，以及瘰疬流注肿块等证。四制香附，以行气解郁、调经散结为主，多用于胁痛、痛经、月经不调、妊娠伤寒、恶寒发热、中虚气滞的胃痛等证。香附炭，味苦涩，能止血，用于妇女崩漏不止等。

6.5.59 草果炮制考证

草果在经典名方处方药味名称为"草果仁"和"草果"，以及带有脚注草果（去皮膜）炮制方法的描述。炮制方法以"去皮膜"为主。

草果炮制宋代有面裹煨（《太平惠民和剂局方》）、火炮（《小儿卫生总微论方》）、"去壳炒"（《扁鹊心书》）等方法。明代有"炒存性"（《奇效良方》）、麝香制（《医学纲目》）、面裹煨（《医学入门》）、焙制（《仁术便览》）和茴香制（《证治准绳》）等炮制方法。清代则有炒黄（《温热暑疫全书》）、醋煮（《嵩崖尊生全书》）和姜制（《幼幼集成》）等法。草果古代炮制方法较少，以煨法应用普遍，在古方中，除生用外亦以煨用较常见。炒法、煨法和姜制为近代沿用。姜制为《中国药典》规定的炮制方法，临床最常用。

草果气猛燥烈，燥湿散寒之力甚强。但因气浊，故临床多用姜制品，既可矫正不良气味，又可增强温中止呕的作用，所以作为常规给药。

《得配本草》记载"草果，面裹，煻火煨熟，去皮研用"。对草果不同部位的生品、炮制品中挥发油进行含量测定，结果表明，草果仁＞姜炙草果仁＞清炒草果，草果＞姜炙草果。经方中以草果仁入药。

6.5.60 猪苓炮制考证

猪苓在经典名方处方药味名称为"猪苓"。炮制方法以"去皮"为主。汉代有去黑皮炮制法（《注解伤寒论》）。南北朝时有升麻叶蒸制（《雷公炮炙论》）。宋代增加了醋炒法（《疮疡经验全书》）。明代有单蒸（《炮炙大法》）、木通同炒（《普济方》）。清代新增了炒法（《幼幼集成》）。历代均以生用为多见，尤其行湿，生用更佳。现行 2015 年版《中国药典》仅收载生品。《本草纲目》记载"猪苓取其行湿，生用更佳"。

猪苓味甘、淡，性平，归肾经、膀胱经，具有利水渗湿的功能，用于小便不利、水肿、泄泻、淋浊带下等症。切制成厚片，便于药效成分的煎出，便于调剂和制剂。

6.5.61 贝母炮制考证

贝母在经典名方处方药味名称为"贝母"。炮制方法以"去心"为主。

贝母明代始有糯米拌炒、米熟去米用（《医宗必读》）的方法。清代增加了炒制（《痧胀玉衡》）、药汁制，采用四制法（第 1 次用大附子、童便、烧酒、韭菜汁制，第 2 次用雪蛤蟆，亦有酒韭汁制，第 3 次用吴茱萸、酒韭汁制，第 4 次用公丁香、酒韭汁制，共分 4 次制完）（《本草纲目拾遗》）、面炒黄（《增广验方新编》）、蒸制（《笔花医镜》）等炮制方法。现代大多用生品。《得配本草》记载"去时感火痰，去心，糯米拌炒，米熟为度，去米用。胃寒者，姜汁炒"。

川贝母具有清热润肺、化痰止咳、散结消痈的作用，用于肺热燥咳、干咳少痰、阴虚劳嗽、痰中带血、瘰疬、乳痈、肺痈等症。川贝母临床多生用，除去杂质，使药材洁净，捣碎，便于有效成分煎出，研末，便于冲服，便于制剂。

参 考 文 献

白宇明，郝近大，2017. 芍药的炮制历史沿革与古方中芍药给付品种相关性研究[J]. 西部中医药，30（7）：138-142.

陈传蓉，2016. 张仲景姜草枣用法用量研究[D]. 北京：北京中医药大学.

陈红，张振凌，2003. 怀牛膝产地加工炮制研究概况[J]. 中药研究与信息，5（7）：17-19.

陈康，林励，林文津，等，2005. 麻黄炮制历史沿革研究[J]. 现代中药研究与实践，19（1）：35-37.

陈丽名，傅延龄，2013. 从张仲景用炙甘草论其补益功效[J]. 环球中医药，6（8）：54-56.

陈树和，2017. 乌头类中药炮制历史沿革及发展概况[J]. 湖北中医杂志，39（11）：58-61.

陈耀璋，1985. 桂心与肉桂的区别[J]. 四川中医，（2）：46.

程黎晖，2009. 苦杏仁炮制的历史沿革探讨[J]. 海峡药学，21（4）：84-86.

程铭恩，詹志来，张卫，等，2019. 经典名方中黄柏的本草考证[J]. 中国中药杂志，44（21）：4768-4771.

丛月珠，1986. 对人参不必去芦的刍议[J]. 中成药，（9）：41.

代云桃，靳如娜，吴治丽，等，2020. 基于标准汤剂（物质基准）的经典名方制备工艺和质量标准研究[J]. 中国实验方剂学杂志，26（2）：164-174.

邓亮，2014.《伤寒杂病论》中半夏用法的相关研究[D]. 太原：山西中医学院.

丁毅，2012. 经方50味常用药物在宋朝用量研究[D]. 北京：北京中医药大学.

董丽萍，赵家莹，詹梁，等，2019. 经典名方温胆汤中枳实模拟古法的炮制工艺与质量控制研究[J]. 上海中医药杂志，53（10）：90-96.

董自亮，2016. 经典名方华盖散标准颗粒的研制及评价[D]. 成都：成都中医药大学.

凡若楠，张依欣，于武华，等，2019. 附子炮制的研究进展[J]. 江西中医药，50（10）：66-70.

甘友清，张南方，2013. 厚朴的传统炮制方法[J]. 河南中医，33（10）：1798.

葛洪，1956. 肘后备急方[M]. 北京：人民卫生出版社.

顾林融，张小仙，1998. 白果的炮制法小议[J]. 时珍国药研究，9（1）：67.

顾正位，2013. 黄芩炮制沿革及炮制品现代研究进展[J]. 山东中医杂志，32（3）：211-212.

郭萍，肖健，2002. 麦冬炮制法的沿革与现状[J]. 山西中医，18（5）：7.

国家药典委员会，2015. 中华人民共和国药典[M]. 北京：中国医药科技出版社.

国家药品监督管理局，2018. 关于发布古代经典名方中药复方制剂简化注册审批管理的规定的公告.

韩秀玲，2018. 当归的炮制方法及药效[J]. 智慧健康，4（17）：76-77.

何广益，田杨，张诗晗，等，2017. 李东垣《兰室秘藏》妇科学术思想与用方用药探析[J]. 长春中医药大学学报，33（6）：861-864.

胡子贤，2019. 细辛临床用量历史及其毒性研究[D]. 北京：北京中医药大学.

黄元御，2016. 长沙药解[M]. 北京：中国医药科技出版社.

季宁平，卢君蓉，王世宇，等，2015. 香附的本草考证[J]. 中药与临床，6（3）：56-61.

蒋俊，贾晓斌，薛璟，等，2010. 黄连的炮制历史沿革及其炮制品现代研究进展[J]. 中国医院药学杂志，30（2）：156-158.

蒋以号，陈志坚，曹旻旻，等，2011. 枳壳炮制历史沿革研究[J]. 中华中医药杂志，26（2）：387-391.

蒋以号，刘伟，曹晖，等，2011. 山药炮制历史沿革研究[J]. 中国中医药信息杂志，18（9）：108-110.

焦红红，陈杰，白德涛，等，2018. 黄芪炮制历史沿革研究[J]. 中国现代中药，20（7）：899-905.

焦念风，蒋纪洋，2002. 厚朴古今炮制研究概况[J]. 时珍国医国药，13（4）：241-242.

金洁，金传山，吴德玲，等，2012. 白芷炮制历史沿革及其炮制品的现代研究进展[J]. 安徽医药，16（1）：4-7.

金京美，2013. 白术的炮制历史沿革及现代研究概况[J]. 中国医药指南，11（36）：200-201.

金玲，居明秋，居明乔，2000. 桑白皮历代炮制沿革与功效[J]. 基层中药杂志，14（2）：39-40.

孔雪，张莉，李永攀，等，2019. 桑叶炮制历史沿革及国医大师徐经世炒桑叶应用医案举隅[J]. 中医药临床杂志，31（10）：1820-1822.

寇宗奭，1990. 本草衍义[M]. 北京：人民卫生出版社.

李兵，曾琪，马安献，等，2019. 经典名方地黄饮子片的制备工艺[J]. 生物化工，5（5）：39-41+50.

李梴，2006. 医学入门[M]. 北京：人民卫生出版社.

李东垣，1963. 珍珠囊补遗药性赋[M]. 上海：上海科学技术出版社.

李东垣，2007. 脾胃论[M]. 北京：中国中医药出版社.

李果，张的凤，王文凯，等，2008. 车前子炮制历史沿革[J]. 中药材，31（5）：776-779.

李红波，杨勇，2018. 孙思邈治疗肝脏相关病症方药运用特色 [J]. 中医学报，33（1）：88-90.

李红峰，赵丹，高宾，2011. 知母的炮制加工[J]. 首都医药，18（3）：51.

李会娟，车朋，魏雪苹，等，2019. 药材南五味子与五味子的本草考证[J]. 中国中药杂志，44（18）：4053-4059.

李嘉，陈锋，张颖，等，2016. 广西道地药材肉桂的加工炮制[J]. 广西林业科学，45（1）：93-96.

李锦开，1991. 中药炮制名词术语辞典[M]. 广州：广东科技出版社.

李筠，范欣生，钱大玮，等，2015. 附子、半夏同方应用规律文献研究[J]. 中医杂志，56（22）：76-79.

李琳，滕佳林，王加锋，2015. 枳实、枳壳本草考证[J]. 西部中医药，28（6）：36-38.

李陆杰，陈仁寿，施铮，等，2020. 经典名方中半夏炮制品的使用刍议[J]. 中国实验方剂学杂志，26（7）：1-7.

李瑞，付艳阳，吴萍，等，2019. 半夏历代炮制方法考证[J]. 中国实验方剂学杂志，25（22）：201-212.

李时珍，1994. 本草纲目[M]. 北京：中医古籍出版社.

李爽，吴国学，2011. 草果炮制历史沿革及现代研究[J]. 中国卫生产业，8（7）：107-108.

李硕，李敏，2013. 炮制对当归质量影响的研究概述[J]. 时珍国医国药，24（12）：2986-2989.

李微微，2010. 《傅青主女科》组方用药特点研究[D]. 哈尔滨：黑龙江中医药大学.

李卫民，2009. 影响方剂中地黄功效发挥方向的诸因素研究[D]. 成都：成都中医药大学.

李向高，张福仁，1981. 人参不应去芦[J]. 吉林医学，（1）：60.

李向高，张福仁，1981. 人参芦头有效成分的研究[J]. 中药材科技，（4）：21-22.

李喆，牛莉娜，2017. 香附的炮制及临床应用研究[J]. 世界最新医学信息文摘，17（94）：96+102.

林桂梅，贾天柱，2011. 枳实炮制的历史沿革与现状研究[J]. 时珍国医国药，22（2）：460-461.

林振邦，2012. 《伤寒论》中大黄的应用规律研究[D]. 北京：北京中医药大学.

刘爱社，2007. 部分常用中药加工炮制的改进[J]. 实用中医药杂志，23（2）：134.

刘德鹏，王云，张雪，等，2019. 柴胡产地加工及炮制方法研究进展[J]. 中国实验方剂学杂志，25（19）：204-211.

刘德文，龚千锋，刘强，等，2018. 泽泻的采收、产地加工、炮制及质量评价研究概况[J]. 中国实验方剂学杂志，24（16）：203-211.

刘梦迪，2017. 天冬饮片产地加工与炮制一体化工艺研究[D]. 合肥：安徽中医药大学.

刘新胜，成晋辉，2012. 黄芩炮制的研究进展[J]. 内蒙古中医药，31（23）：124-126.

刘艳，章军，杨林勇，等，2019. 经典名方物质基准研制策略及关键问题分析[J]. 中国实验方剂学杂志，26（1）：1-9.

刘杨珍，2012. 杏仁的加工炮制工艺及现代药理研究[J]. 大家健康（学术版），6（17）：35-37.

刘元芬，李祥，2005. 煅石膏应用沿革及现代研究述要[J]. 中医药学刊，23（1）：47-50.

刘振丽，宋志前，李林福，等，2006. 枳实炮制前后化学成分含量的变化[J]. 中成药，28（8）：1148-1150.

刘忠全，2015. 酒炙法炮制川芎增强疗效的研究[J]. 甘肃医药，34（9）：707-709.

娄志华，2000. 关于几种中药是否去核使用的商榷[J]. 中草药，31（12）：958-959.

陆维承，2001. 《伤寒论》和《金匮要略》方中厚朴功效之探讨[J]. 中国药业，10（3）：50-51.

吕辰子，张晓燕，王勃，等，2019. 栀子炮制的现代研究进展[J]. 药物评价研究，42（6）：1245-1249.

毛福英，赵云生，王建寰，2010. 远志炮制历史沿革及研究进展[J]. 亚太传统医药，6（10）：148-150.

缪希雍，2012. 炮炙大法[M]. 北京：中国医药科技出版社.

彭诗涛，张先灵，袁金凤，等，2018. 基于张仲景学术思想的炮附子 4 种炮制方法的比较研究[J]. 世界科学技术-中医药现代化，20（5）：716-721.

蒲雅洁，王丹丹，张福生，等，2017. 远志的本草考证[J]. 中草药，48（1）：211-218.

朴持炫，2010. 桂枝文献的研究[D]. 北京：北京中医药大学.

强小娟，尹玎，朱智慧，2017. 细辛炮制历史沿革和研究进展[J]. 中国中医药信息杂志，24（10）：130-132.

曲缘章，马生军，朱广伟，等，2020. 芍药甘草汤的历史沿革与现代研究[J]. 中国实验方剂学杂志，26（6）：216-225.

尚景盛，2005. 半夏泻心汤配伍规律数据挖掘方法初探[D]. 北京：北京中医药大学.

宋洪伟，2015. 甘草的文献研究[D]. 济南：山东中医药大学.

宋洋，2018. 经典名方通幽汤的组方及功能考证研究[D]. 哈尔滨：黑龙江中医药大学.

苏颂，1994. 本草图经[M]. 合肥：安徽科学技术出版社.

孙冬梅，2010. 中药枳壳的炮制方法研究概况[J]. 中国医学创新，7（12）：171-172.

孙红祥，漏新芬，1994. 麦冬炮制历史沿革研究[J]. 山东中医学院学报，18（1）：59-60.

孙加矿，张永清，1996. 金银花炮制方法历史沿革[J]. 基层中药杂志，10（2）：16-17.

孙思邈，2011. 备急千金要方[M]. 北京：中国医药科技出版社.

万德光，陈林，刘友平，等，2005. 远志炮制沿革考[J]. 中药材，28（3）：233-236.

汪昂，2007. 医方集解[M]. 北京：中国中医药出版社.

汪讱庵，1987. 本草易读[M]. 北京：人民卫生出版社.

王海波，李忠保，李振国，2008. 山药炮制历史沿革的研究[J]. 中医研究，(6)：22-25.

王家琪，王彩霞，2017. 金元时期脾胃学说相关理论的研究[J]. 中国老年学杂志，37（15）：3871-3873.

王均秀，吴鹏，张学兰，等，2016. 苦杏仁炮制的现代研究进展[J]. 山东中医杂志，35（9）：840-842.

王其献，朱满洲，庞国兴，等，1998. 陈皮炮制的历史沿革研究[J]. 中药材，21（3）：127-129.

王羽超，华浩明，2007. 浅析张仲景对甘草的运用 [J]. 河南中医，27（11）：4-5.

王祝举，唐力英，宋秉生，等，2010. 当归炮制历史沿革研究[J]. 中国实验方剂学杂志，16（3）：135-138.

王尊龙，2017.《伤寒杂病论》中姜之应用规律研究[D]. 沈阳：辽宁中医药大学.

文旺，李莉，李德坤，等，2019. 经典名方的"遵古"研发思路探讨——以泻白散为例[J]. 中国实验方剂学杂志，25（23）：196-201.

闻永举，杨云，2005. 黄芩的炮制沿革及研究[J]. 河南中医学院学报，(6)：75-78.

吴萍，张志国，郭爱枝，等，2019. 炙甘草历代炮制方法考证[J]. 中华中医药杂志，34（12）：306-310.

吴婷，鄢连和，朱美晓，2015. 栀子的炮制沿革及炮制品现代研究进展[J]. 中国药师，18（6）：1011-1014.

吴仪洛，2013. 本草从新[M]. 北京：中国中医药出版社.

席啸虎，王世伟，仝立国，等，2017. 山药产地初加工及炮制工艺研究[J]. 时珍国医国药，28（3）：613-616.

夏梦雨，张雪，王云，等，2020. 白果的炮制方法、化学成分、药理活性及临床应用的研究进展[J]. 中国药房，31（1）：123-128.

肖占宜，许华宁，2012. 当归炮制的历史探讨[J]. 中医临床研究，4（6）：31-32.

小熊亮子，2004. 古代本草著作中白芍、赤芍之研究[D]. 北京：北京中医药大学.

谢仲德，易东阳，方应权，等，2012. 川芎炮制历史沿革及现代研究[J]. 中国实验方剂学杂志，18（9）：290-293.

徐德春，蒋纪洋，沈俊美，2001. 苍术古今炮制研究初探[J]. 时珍国医国药，12（3）：257-258.

徐丽莉，袁久林，2011. 黄芪炮制历史沿革及现代研究思路[J]. 中华中医药学刊，29（9）：2071-2073.

许亚韬，孙飞，孟江，等，2014. 桃仁燀制机制探讨[J]. 中国实验方剂学杂志，20（22）：1-4.

颜冬兰，谢安，袁莉，等，2019. 茯苓加工炮制、成分分析及体内代谢研究进展[J]. 亚太传统医药，15（9）：176-179.

燕娜娜，熊素琴，陈鸿平，等，2018. 阿胶炮制历史沿革与现代研究进展[J]. 中药材，41（12）：2948-2952.

阳强，于欢，龚千峰，2017. 柴胡炮制历史沿革及现代研究[J]. 江西中医药大学学报，29（4）：121-124.

杨海玲，张振凌，许丹妮，等，2015. 桂枝炮制历史沿革研究[J]. 亚太传统医药，11（4）：3-4.

杨金燕，林朝展，祝晨蔯，等，2007. 麻黄蜜炙前后麻黄碱和伪麻黄碱含量的变化[J]. 华西药学杂志，22（5）：559-561.

杨清林，顾月翠，姜荣兰，1995. 川麦冬及其炮制品总黄酮和微量元素的比较[J]. 华西药学杂志，10（2）：77-80.

杨泽民，1994. 麦冬的炮制沿革[J]. 中药材，17（2）：31-32.

于江泳，张村，2016. 全国中药饮片炮制规范辑要[M]，北京：人民卫生出版社.

于文敏，李红峰，高宾，2009. 苍术的采收、炮制与伪品鉴别[J]. 首都医药，16（7）：50.

于永明，贾天柱，梁武学，等，2005. 白术炮制的历史沿革[J]. 辽宁中医学院学报，7（6）：635-636.

袁惠南，李老占，吴建平，等，1987. 人参去芦问题的文献研究[J]. 中药通报，12（5）：60-64.

袁惠南，李老占，吴建平，等，1988. 对人参入药不需去芦的建议[J]. 中国药学杂志，23（10）：629-631.

岳北阳，2009. 浅谈苦杏仁炮制的历史沿革[J]. 临床医药实践，18（29）：717-718.

张保国，2003. 阿胶的现代炮制研究[J]. 河南大学学报（医学科学版），22（2）：1-4.

张春凤，张永清，2003. 黄芩加工炮制考证[J]. 现代中药研究与实践，(5)：26-28.

张大永，范文翔，吴纯洁，等，2018. 桔梗炮制的历史沿革及现代研究进展[J]. 中药与临床，9（4）：46-50.

张迪，陈萌，张冬梅，等，2019.《伤寒论》中炙甘草应为今之炒甘草[J]. 环球中医药，12（11）：62-64.

张慧蕊，2015. 现存宋代伤寒著作文献研究[D]. 北京：北京中医药大学.

张家楠，解育静，汤丹，等，2019. 附子古今不同炮制方法分析比较[J]. 广东化工，46（9）：21-23.

张静，1997. 厚朴、川芎传统炮制法介绍[J]. 基层中药杂志，11（4）：23-24.

张苗海，2008. 对麻黄"去节 先煮 去上沫"的认识与研究[J]. 辽宁中医药大学学报，10（11）：11-12.

张锡纯，2007. 医学衷中参西录集要[M]. 沈阳：辽宁科学技术出版社.

张旭，侯影，贾天柱，2012. 木香炮制历史沿革及现代研究进展[J]. 辽宁中医药大学学报，14（4）：36-39.

张依欣，谭玲龙，于欢，等，2018. 陈皮的炮制研究进展[J]. 江西中医药，49（7）：66-69.

张煜鑫，陈建逢，赵妍，等，2017.《伤寒论》中甘草方剂应用特点及配伍应用的规律探讨[J]. 现代生物医学进展，17（4）：773-776+605.

张仲景，2005. 金匮玉函经[M]. 北京：学苑出版社.

赵佳琛，翁倩倩，张悦，等，2019. 经典名方中芍药类药材的本草考证[J]. 中国中药杂志，44（24）：5496-5502.

赵学龙，丁安伟，张丽，2008. 牡丹皮炮制历史沿革的研究[J]. 中华中医药学刊，26（9）：1907-1910.

甄淑贤，2011. 张仲景运用麻黄的规律研究[D]. 广州：广州中医药大学.

郑文杰，2016.《本草纲目》中"修治"术语的探讨[D]. 北京：中国中医科学院.

中华人民共和国中医药管理局，2018. 国家中医药管理局关于发布《古代经典名方目录（第一批）》的通知.

中医研究院中药研究所，1973. 历代中药炮制资料辑要[M]. 北京：中医研究院中药研究所.

钟恋，2015. 基于"性状"和化学成分的清蒸九制地黄过程研究[D]. 成都：成都中医药大学.

钟凌云，龚千锋，祝婧，2008. 麻黄炮制历史沿革分析[J]. 中成药，30（12）：1822-1825.

周献词，2013. 当归的炮制及有效成分研究[J]. 中国医药指南，11（23）：677-678.

周岩，1982. 本草思辨录[M]. 北京：人民卫生出版社.

周玉波，曾怡，王赛男，等，2019. 比较麦冬·去心麦冬及炮制品中多糖和总黄酮的含量[J]. 安徽农业科学，47（22）：181-183+186.

周志敏，2017. 地黄的质量评价和炮制方法研究[D]. 郑州：河南中医药大学.

朱㭎，1960. 普济方[M]. 北京：人民卫生出版社.

朱莉红，2010. 浅议生熟地黄炮制方法与临床功效[J]. 中国中医药现代远程教育，8（13）：100-101.

朱伟，2002. 黄芩炮制沿革的研究[J]. 时珍国医国药，（2）：112-113.

朱雅凡，孙紫薇，屈会化，等，2018. 张仲景所用"火制"炮制法原貌的考证[J]. 中医杂志，59（24）：2155-2157.

朱雅凡，2019. 仲景"炙"法原貌考证及炙甘草抗溃疡作用的研究[D]. 北京：北京中医药大学.

朱耀，2015.《伤寒杂病论》中"半夏"的运用规律及其学术探讨[D]. 昆明：云南中医学院.

朱跃华，王辉，2000. 麦冬不同加工方法对其成分浸出速度的影响[J]. 基层中药杂志，14（3）：32.

祝婧，叶喜德，吴江峰，等，2019. 枳壳炮制历史沿革及炮制品现代研究进展[J]. 中国实验方剂学杂志，25（20）：191-199.

祝之友，2018. 张仲景应用黄连情况[J]. 中国中医药现代远程教育，16（18）：20.

7

经典名方安全性考量

传统中药方的使用是中医防病治病的重要手段。经过长期临床实践检验和经验积累，疗效差及安全性不好的药方逐渐被淘汰，而疗效确切和相对安全的经典药方则被沿用至今。为了使经典名方能够更好地服务患者，2008 年国家食品药品监督管理局发布了《关于印发中药注册管理补充规定的通知》，提出来源于古代经典名方的中药复方制剂，在符合相关要求的条件下"可仅提供药学和非临床安全性研究资料，并直接申报生产"。2016 年通过的《中华人民共和国中医药法》规定："生产符合国家规定条件的来源于古代经典名方的中药复方制剂，在申请药品批准文号时可以仅提供非临床安全性研究资料"。2017 年国家食品药品监督管理总局发布了"公开征求《中药经典名方复方制剂简化注册审批管理规定（征求意见稿）》及申报资料要求（征求意见稿）意见"，对经典名方复方制剂简化注册审批管理的具体要求和规定征求意见。2018 年 4 月，国家中医药管理局会同国家药品监督管理局公布了第一批《古代经典名方目录》。2018 年6 月，国家药品监督管理局发布了《古代经典名方中药复方制剂简化注册审批管理规定的公告》（2018 年第 27 号），明确了"对满足规定要求的经典名方制剂申请上市，可仅提供药学及非临床安全性研究资料，免报药效学研究及临床试验资料"。中药经典名方简化注册审批的办法有利于推动传统中医药的发展。然而，有人担忧实施经典名方复方制剂简化注册审批管理可能降低对药物安全性的要求，从而导致用药风险。本章结合国际上主要国家或地区关于传统草药的管理办法，对我国将实施的中药经典名方复方制剂简化注册中的安全性管理和质量要求进行简要阐述，为中药经典名方制剂的安全性研究提供参考。

7.1 经典名方简化注册审批的安全性考量

中药经典名方来源于古代医籍记载，具有很长时间的临床应用基础，安全性和有效性已基本得到了实践的证实，对其实施简化注册管理方法是合理的。为了避免经典名方简化注册审批带来的安全性问题，原国家食品药品监督管理总局在制定规定时对药方选择、制备方法、给药途径、用药剂量、功能主治表述、适用人群、生产企业资质等多方面进行了限定。另外，每个经典名方制剂均需开展遵循 GLP 规范的非临床安全性研究，系统、客观、全面地评价中药的安全性，以保证临床用药安全。

7.1.1 经典名方的选择范围规定

适用于简化审批的经典名方具有严格的选定标准，只有被列入《古代经典名方目录》的中药复方制剂可以实行。根据 2017 年 3 月国家中医药管理局发布的"古代经典名方目录制定的遴选范围和遴选原则"征求意见的通知，入选目录的药方应满足"目前仍广泛应用、疗效确切、具有明显特色及优势；古代中有较多记载及医案证据，现代文献中有较多临床及实验研究报道；得到中医临床进一步凝练、权威专家广泛认可；各类中医药教材中广为收录等"要求。因此，《古代经典名方目录》是经过国家药品监督管理局和国家中医药管理局组织专家组，对清代及清代以前有代表性的经典古医籍（1911 年前出版）进行深入的文献研究和广泛的现代临床应用调研后严格遴选的。入选的经典名方均出自古代经典医籍或有代表性的古医籍，为各代医家长期使用并沿用至今，且在现代临床仍然广泛应用，有较多现代临床研究报道，并在前期问卷调查中得到临床专家的普遍认可。同时，根据《古代经典名方中药复方制剂简化注册审批管理规定的公告》，处方中不能含有配伍禁忌或药品标准中标识有"剧毒"、"大毒"及现代毒理学证明有毒性的药味；所有药味及所涉及的药材均有国家药品标准；制备方法与古医籍记载基本一致；除汤剂可制成颗粒剂外，剂型应当与古代医籍记载一致；给药途径与古代医籍记载一致，日用饮片量与古代医籍记载相当；功能主治应当采用中医术语表述，与古代医籍记载基本一致；适用范围不包括传染病，不涉及孕妇、婴幼儿等特殊用药人群。所有组方中药的制备方法需与典籍记载基本一致，避免出现由于药材炮制、处理不当而导致的安全性问题；而用药剂量和给药途径与古代医籍记载一致，则可防止出现剂量和暴露量过高或组方药味配伍不当所造成的安全风险；同时，存在较高安全性争议的中药注射剂、吸入剂等相对较新的非古籍记载剂型不会入选目录。

7.1.2　经典名方临床的使用安全

《古代经典名方中药复方制剂简化注册审批管理规定的公告》中指出：申请注册的经典名方功能主治应当采用中医术语表述，与古代医籍记载一致。药材品种误用、炮制不当、不合理长期服药、配伍不当、药证不符等是造成近年来中药群体不良反应的重要原因。例如，20 世纪 90 年代发生的比利时妇女在服用减肥药后出现严重肾脏毒性，其原因主要是由于防己科"防己"被错误地用成了马兜铃科"广防己"；而毛茛科"川木通"被错误地用成了未经合理炮制的马兜铃科"关木通"。以上是造成国内龙胆泻肝丸肾毒性事件的主要原因；近年来发生的何首乌肝毒性事件被认为主要是由于炮制工艺不规范、用药剂量过大、用药周期过长及不合理配伍引起的；20 世纪 90 年代日本发生的小柴胡汤引起间质性肺炎、肝硬化及肝癌患者病情加重的事件则与不按照传统辨证施治而单纯套用西医用药有关。因此，严格遵照古代医籍记载进行经典名方复方制剂的制备和使用，是保证其安全性的重要基础。目前已公布的第一批古代经典名方目录含来源于汉代至清代的 37 本古代医籍的 100 个代表方，包括汤剂、煮散、散剂和膏剂 4 种经典的中药剂型，其中对所选复方的来源、处方、制法及用法皆有按古籍记载的详细介绍，最大限度地降低了由于处理和使用不当导致不良反应发生的可能性。

7.1.3　经典名方注册对安全要求

根据《药品注册管理办法》和《古代经典名方中药复方制剂简化注册审批管理规定的公告》，申请注册的经典名方制剂需开展遵循 GLP 规范的非临床安全性研究，安全性评价的内容和技术要求除不包含非临床药代动力学试验资料和文献资料及复方制剂中多种成分药效、毒性、药代动力学相互影响的试验资料和文献资料外，其他与化学药品一样。在已有充分临床实践经验的基础上，通过非临床安全性研究，系统、客观地评价经典名方复方制剂的安全性，进一步保证临床用药安全。

7.2　药学研究与安全性

中药经典名方制剂简化注册的药学研究中对制剂的研制有严格要求，包括"经典名方物质基准"研制与制剂研制两个阶段。首先，要按照《古代经典名方目录》公布的处方和制法研制"经典名方物质基准"；其次，根据"经典名方物质基准"开展经典名方制剂的研究，保证两者关键质量属性一致。

7.2.1 物质基准研究与安全性

"经典名方物质基准"是衡量是否与古代医籍中记载的经典名方在临床使用时的药用物质一致的标准参照，是在传统中药的大生产过程中，为保证临床疗效不降低、毒性不增加而设计的一个中间过渡对照物。其不以某些成分高低论质量，强调传统的才是最佳的选择。"经典名方物质基准"对药材来源、饮片炮制、配伍比例、制剂生产及使用等方面进行了限定，要求除成型工艺外的制备工艺与古代医籍记载基本一致。建立从药材源头到饮片、中间体、制剂全链条的质量控制措施，通过物质基准的深入研究，保障经典名方的稳定性和安全性。

"经典名方物质基准"的研究其实是基于整体质量可控和安全的探讨。因此，在药材选择上，建议原料来源于药材的道地产区或主产区，质量符合《中国药典》、部颁标准和地方标准，并制定标准化的出膏率、指纹图谱或特征图谱、有效成分含量及有毒有害物质的限量范围，规定药材混批调配的投料方法，保证批次之间的均一。在制备工艺上，保证原料前处理、炮制、煎煮等步骤符合国家的相关标准，操作与古代医籍记载基本一致，并实施规范化管理；同时，在固液分离、浓缩等步骤摸索以保证关键质量属性不受影响为前提的现代设备批量生产条件；在可实现的情况下开展生物活性检测的探索，以尽可能全面反映"经典名方物质基准"的整体质量和安全状况。

7.2.2 制剂质量控制与安全性

经典名方制剂药品标准的制定应与"经典名方物质基准"作对比研究，通过专属性鉴别和多成分整体质量控制，系统开展药材、饮片、中间体、"经典名方物质基准"所对应实物及制剂的质量研究，确定关键质量属性，建立相应的质量评价指标和评价方法。制剂生产企业可根据自身产品的特点及国家或行业的相关要求，采用"原料-中间体-制剂"全过程质量控制技术，保证产品的各项药效学指标与"经典名方物质基准"一致，同时保证各批次产品质量均一。在《古代经典名方中药复方制剂简化注册审批管理规定的公告》中还提出，鼓励 DNA 条形码检测和生物活性检测在制剂质量控制中的应用，并参照国际上质量控制的先进理念，引入"质量属性"方面的要求。申请人需要对影响药品安全性、有效性或一致性的物理、化学、生物活性等质量属性进行研究，并据此选择评价指标。

7.2.3 经典名方安全性研究方法

根据《国家食品药品监督管理局关于印发中药注册管理补充规定的通知》（国食药监注[2008]3 号）第七条要求：来源于古代经典名方的中药复方制剂，是指目前仍广泛应用、疗效确切、具有明显特色与优势的清代及清代以前医籍所记载的方剂，该条第二项指出：符合相关条件的该类中药复方制剂，可仅提供非临床安全性研究资料，并直接申报生产。第十六条又明确指出：非临床安全性试验所用样品，应采用中试或中试以上规模的样品。因此，结合《中药注册管理补充规定》及经典名方相关政策条款规定，尽管古代经典名方经历数千年临床应用，安全性已经十分明确，但是在现代条件下，为了最大程度确保患者用药安全，经典名方的安全性研究是必不可少的，研究流程也非常清晰。

按照中药 6.1 类新药申报资料的要求及经典名方相关政策规定，毒理学研究需要提供以下项目的实验研究及材料：①毒理研究资料综述；②急性毒性试验资料及文献资料；③长期毒性试验资料及文献资料。按照相关要求，一般情况下，需要根据研究项目的具体情况酌情考虑是否需要提供以下材料：④过敏性（局部、全身和光敏毒性）、溶血性和局部（血管、皮肤、黏膜、肌肉等）刺激性、依赖性等主要与局部、全身给药相关的特殊安全性试验资料和文献资料；⑤遗传毒性试验资料及文献资料；⑥生殖毒性试验资料及文献资料；⑦致癌试验资料及文献资料。考虑到经典名方本身的特性及严格的筛选程序，一般情况下，仅需进行 1～3 项的研究，如有必要，可以补充 4～7 项的个别项或全部资料。以上各项的具体研究流程可以参考中药、天然药物相关指导原则进行。

7.2.4　经典名方安全性研究意义

历史的长期应用过程已经对中药经典名方的安全性和有效性进行了一定程度的临床实践检验；在此基础上，基于特定标准和专家经验筛选出的药方才有可能被纳入《古代经典名方目录》；而列入目录的品种仍需要经过严格的药学研究，通过全过程质量控制技术使其达到很高的质量标准；同时在符合 GLP 标准的条件下开展临床前安全性评价研究。只有满足这些严格条件要求的制剂才能按照免除临床试验的简化注册审批办法进行审批。因此，经典名方简化注册审批政策的实施，是在充分考虑到药品质量与安全性的前提下，降低药品研发成本、加快药品上市速度的举措。对经典名方采取简化注册的方法符合国际上对传统植物药实施简化注册的一般惯例，将有利于患者从中药经典名方中获益，并降低国家与家庭的医疗负担。

7.3　国际上对传统草药注册的管理

世界卫生组织（WHO）《世卫组织 2014—2023 年传统医学战略》中指出，世界上几乎每个国家都可找到传统和补充医学，而且对它的服务需求正在不断增长。质量可靠、安全有效的传统医学有助于实现确保人人获得卫生保健的目标。在卫生保健和疾病预防与治疗方面，尤其针对慢性病，传统医学有很长的历史。草药是传统医学的重要实施凭借，由于其安全性和有效性在应用历史中已经得到一定程度的证实，因此，很多国家和地区都根据各自的情况，对传统草药的注册申请给予了一定的简化要求或放宽标准。

7.3.1　日本

日本汉方医学是中医学由中国传入日本后经过不断实践和发展形成的日本传统医学。汉方制剂主要分为"医用汉方制剂"和"一般用汉方制剂"。其中，医用汉方制剂须由医生开具处方，在医院的药局或调剂药局买药；一般用汉方制剂由民众在各类药局自行购买使用。绝大多数医用汉方制剂亦可作为一般用汉方制剂流通。汉方药的审批主要基于《一般用汉方制剂承认基准》，市售所有汉方制剂的处方基本来源于此。《一般用汉方制剂承认基准》最初由日本厚生劳动省组织行业专家确定备选处方，经过日本中央药事委员会讨论、征求意见后于 1975 年颁布，经过 2012 年的最近一次增补后，目前共收录处方 294 个。这些处方绝大多数出自《伤寒论》《金匮要略》《太平惠民和剂局方》《万病回春》《外台秘要方》《备急千金要方》等中医经典名著，同时也收录了少量日本当地的临床经验方。《一般用汉方制剂承认基准》是日本汉方药研究及生产的基础，在只以水为提取溶剂的前提下，任何企业可在基准规定药材配伍量的范围内自主确定药材配伍量、选择剂型、制定工艺及质量标准，并免除药理和临床研究而直接申请生产。对于未收录进《一般用汉方制剂承认基准》内的，于 1968～2015 年批准生产的汉方制剂，其他企业申请生产时只需要进行工艺和质量标准研究，在不增添水以外的提取溶剂时，也无须提供药理和临床研究资料。

7.3.2　欧盟

2004 年，欧盟议会和理事会根据传统草药的特点和传统草药在欧盟国家的使用情况，颁布了主要针对传统草药注册管理的第 2004/24/EC 号法令。该法令是对欧盟人用药品第 2001/83/EC 号法令的修订和补充，主要提出了对满足要求的传统草药实施简化注册的管理规定和技术要求。法令中规定对于不必医生诊断、处方、监督，并按一定的规格和剂量使用的口服、外用或吸入传统草药制剂，满足申请注册条件前已有至少 30 年的药用历史，其中包括在欧共体内已有至少 15 年的使用历史的，可证明产品传统使用的数据充分、特定条件下应用产品安全可靠、药理作用或疗效比较明确等条件时，欧共体内部的注册登记企业在申请该传统草药注册时可减免进行临床和临床前实验。此外，欧洲药品管理局（European Medicines Agency，EMA）2010 年发布的《植物药品行动计划 2010-2011》（*Action Plan for Herbal Medicines 2010-2011*）中提出建议将简化注册扩展至其他传统产品，包括一些动物来源的药品。

7.3.3　美国

美国食品药品监督管理局（Food and Drug Administration，FDA）于 2004 年发布了《植物药产品工业指南》（*Guidance for Industry Botanical Drug Products*），指出：对在美国有较长使用时间的一些植物药产品（包括源自植物、藻类、大型真菌类及这些组合的产品），在其安全性和有效性得到认可的条件下，可以在非处方药（over-the-counter，OTC）专论体系下或新药申报（new drug applications，NDAs）体系下申报。2016 年，FDA 药品审评和研究中心（Center for Drug Evaluation and Research，CDER）发布了《植物药研发行业指南》（*Botanical Drug Development Guidance for Industry*），旨在对植物药的注册技术要求进行修改和细化。在该版指南中，植物药的定义中增加了"含有动物或动物部位和/或矿物的产品，如果它们在传统植物产品中是微量成分（如中医药学、印度传统医学），则不在排除之列"的规定。根据指南要求，植物药在 OTC 专论体系下和 NDA 申报体系下的上市申请均需要提供临床研究数据。其中，申报前植物药的人用史（包括作为食物或食品补充剂的历史）所提供的安全性信息应给予考虑。FDA 针对植物药的特点，将申请初期临床试验（Ⅰ期和Ⅱ期临床试验）的技术要求适当降低，即对于大多数植物药在该阶段不要求必须保证其特征（化学、制造、控制）；同时，对于之前在美国以食品补充剂身份合法上市的植物产品，在没有任何已知安全性问题，且剂量与当前使用剂量大致相同时，可以在申请初期临床试验时不提供更多的临床前药理、毒理研究材料。

7.4　经典名方安全性评价内容

尽管经典名方具有长期的临床应用基础，通过合理的配伍，使毒性减轻，作用相对温和，但由于现代中药制剂运用了大量的新技术甚至新的理论，与传统中药相比，剂型、物质基础和给药方式可能有明显改变，而有些改变带来的结果又是未知的，特别是当某些成分的含量明显提高后，其药理作用可能会明显增强，毒性反应也可能明显增大。因此，经典名方复方制剂进行安全性评价试验研究十分必要，包括急性毒性研究和长期毒性研究。

7.4.1　现阶段关于经典方毒性研究一些具体要求

《国家药品监督管理局关于发布古代经典名方中药复方制剂简化注册审批管理规定的公告》（2018 年第 27 号）附件 2 关于《古代经典名方中药复方制剂简化注册审批管理规定》的起草说明（四）关于非临床安全性研究明确："经典名方虽然有着长期的人用史，但一直缺乏系统的非临床安全性研究；科技部'十二五'有关专项在非临床安全性研究中已发现个别经典名方出现明显安全性风险，也说明经典名方制剂有必要进行非临床安全性研究；此外，一些药材存在多基原的现象，而不同基原的使用可能带来不同的安全风险。因此从保证公众安全用药出发，规定每个经典名方制剂申请人均需系统、深入地开展非临床安全性研究。"其后在国家中医药管理局古代经典名方中药复方制剂及其物质基准的申报资料要求公开征求意见稿中对非临床安全性研究要求进行了说明："经典名方制剂的非临床安全性研究应参照现行中药复方制剂非临床安全性研究的技术要求，在通过《药物非临床研究质量管理规范》（GLP）认证的机构进行，应严格执行 GLP 规范要求。应对所进行的非临床安全性研究进行综合分析和评价。出现毒性时应结合处方组成、临床应用经验、相关文献资料、功能主治、应用人群等进行详细分析，并将非临床安全性评价结果作为上市后风险控制计划和上市后临床安全性评价的参考信息。此外，应提供非临床安全性试验用样品的批生产记录（包括所用药材、饮片信息、详细工艺等）及检验报告。根据所进行的毒理研究资料撰写说明书【药理毒理】项毒理研究内容，为临床应用提供非临床安全性信息参考。"中药经典名方需在上述法规文件的要求下基于产品本身的特点有针对性进行临床安全性研究，为临床应用提供全面的非临床安全性信息参考。

中药经典名方源自古代经典医籍，为各代医家长期使用，并沿用至今，具有较好的前期应用基础，是基于临床应用的药物开发，不属于完全意义上的"新药"，其临床前安全性评价的具体研究内容可根据药物本身的具体情况有选择地开展，如安全药理学试验可根据需要进行，单次给药毒性可进行一种动物的单次给药毒性试验，重复给药毒性先进行一种动物（啮齿类）重复给药毒性试验，当发现明显毒性时，为进一步研究毒性情况，再进行第二种动物（非啮齿类）的重复给药毒性试验。特殊毒性实验如遗传毒性试验、生殖毒性试验资料及文献资料、致癌试验、依赖性试验均是在有证据表明有必要（前期实验结果和文献报道）时开展。这就要求在进行研究之前对处方已有的安全性信息进行系统的总结评估，在此基础上针对处方特点进行实验设计，制定研究方案。

中药经典方临床治疗病证是以中医术语表述，其在临床实际应用中往往能够治疗多种疾病，在进行长期毒性实验设计中要以临床应用的最长用药周期设置给药时间，如果药物需要反复长期应用，则长期毒性研究需要开展最长期限的给药，即大鼠 6 个月，犬 9 个月连续给药。中药经典方剂处方药物较多，药物制备采用是传统的提取工艺，处方未进行提纯精制，在进行长期毒性研究中为了能够达到较高的给药剂量往往采用最大给药容量和较高浓度的混悬液给药，因此在进行毒性评价中应该关注因大剂量高浓度给药或者药物本身的理化性质对动物产生的影响。在进行安全性评价研究中有些实验为体外实验如遗传毒性实验、生殖毒性实验等，因经典方剂多为粗制剂其溶解度差、pH 值等问题往往难以进行，则需要选择更多更适合的体内实验，但必须充分说明选择的依据和理由。国家药品监督管理局在制定规定时对药方选择、制备方法、给药途径、用药剂量、功能主治表述、适用人群、生产企业资质等多方面进行了限定，在进行药物安全性评价中除了具体的实验结果外还需要结合处方组成、临床应用及相关文献资料等综合评价。

7.4.2 根据中药天然药物注册分类及申报资料要求中药经典名方安全性评价研究内容

7.4.2.1 急性毒性

（1）基本信息：急性毒性是指药物在单次或 24h 内一次或者多次（2～3 次）给予后一定时间内（一般 14 天）所产生的毒性反应及其程度及死亡情况。

急性毒性试验对初步阐明药物的毒性作用和了解其毒性靶器官具有重要意义。单次给药毒性试验所获得的信息对重复给药毒性试验的剂量设计和某些药物临床试验起始剂量的选择具有重要参考价值，并能提供一些与人类药物过量所致急性中毒相关的信息。

（2）研究方法

1）实验样品：研究样品应采用工艺路线及关键工艺参数确定后的工艺制备，一般应为中试或中试以上规模的样品，否则应有充分的理由。实验中建议现用现配，否则应提供数据支持配制后受试物的质量稳定性及均匀性。如果由于给药容量或给药方法限制，可采用原料药进行试验。

2）根据我国新药临床前药理毒理学评价指导原则的要求，可选择啮齿类和（或）非啮齿类动物进行试验。经典方需要进行至少一种动物主要啮齿类（小鼠或者大鼠）的急性毒性研究。

3）给药途径：一般采取与临床拟用途径相同或者相近。

4）实验动物：通常采用健康成年动物进行试验，需两种性别的动物进行试验，雌雄各半。如果受试物拟用于或可能用于儿童，必要时应采用幼年动物进行试验。

5）观察时间：给药后，一般连续观察至少 14 天，尤其是给药后 4h 内应该密切观察，如果毒性反应出现较慢或恢复较慢，应适当延长观察时间。

6）观察指标：临床症状（如动物外观、行为、饮食、对刺激的反应、分泌物、排泄物等）、死亡情况（死亡时间、濒死前反应等）、体重变化（给药前、观察期结束时各称重一次，观察期间可多次称重，动物死亡或濒死时应称重）等。记录所有的死亡情况，出现的症状及症状的起始时间、严重程度、持续时间、体重变化等。所有的试验动物应进行大体解剖，记录病变情况，当组织器官出现体积、颜色、质地等改变时，应进行组织病理学检查。

7）常用急性毒性测试方法：根据药物急性毒性大小可测定最大给药量、最大耐受量、半数致死量、最大无毒性反应剂量等来确定药物的死亡严重毒性反应和无毒反应剂量。

（3）方法评价：急性毒性实验是单日给药产生的毒性反应，多为急性反应，其得到的毒性信息有限不能全面反映药物的毒性信息。急性毒性实验不仅仅得出动物死亡的严重毒性剂量，毒性反应的特征如毒性强弱、毒性靶器官等应该是关注的重点。经典方剂采用传统制备工艺，药物往往难以完全溶解，多以混悬液给药，因此需要关注因给药剂量或者药物本身的理化性质对于动物的影响。

7.4.2.2 长期毒性试验资料

（1）基本信息：长期毒性实验（重复给药毒性试验）是指动物连续给药后观察药物是否发生毒性反应、毒性反应的性质、严重程度和毒性反应的可逆性。明确毒性的靶器官或者靶组织为临床拟定安全剂量和临床毒性反应的监护及相关指标的检测提供依据。

长期毒性实验的主要目标：①预测受试物可能引起的临床不良反应，包括不良反应的性质、程度、量效和时效关系，以及可逆性等；②判断受试物重复给药的毒性靶器官或靶组织；③如果可能，确定未观察到临床不良反应的剂量水平；④推测第一次临床试验的起始剂量，为后续临床试验提供安全剂量范围；⑤为临床不良反应监测及防治提供参考。

实验动物一般选择两种动物进行，一种啮齿类，常用大鼠；另外一种是非啮齿类常用 Beagle 犬，必要时可选择其他动物，如皮肤长期毒性常选择与人类皮肤更接近的小型猪。经典方可选择开展一种动物（常选用啮齿类，大鼠）的长期毒性实验，如实验中发现有明显毒性时需进一步研究毒性情况，开展非啮齿类动物（常选用犬）的毒性研究。

（2）研究方法

1）实验样品：研究样品应采用工艺路线及关键工艺参数确定后的工艺制备，一般应为中试或中试以上规模的样品，否则应有充分的理由。实验中建议现用现配，否则应提供数据支持配制后受试物的质量稳定性及均匀性。如果由于给药容量或给药方法限制，可采用原料药进行试验。

2）实验动物：一般选择正常、健康、性成熟动物，应根据试验期限和临床拟用人群确定动物年龄。

3）给药剂量：重复给药毒性试验原则上至少应设低、中、高 3 个剂量组，以及 1 个溶媒（或辅料）对照组，必要时设立空白对照组和（或）阳性对照组；高剂量原则上使动物产生明显的毒性反应，低剂量原则上相当或高于动物药效剂量或临床使用剂量的等效剂量，中剂量应结合毒性作用机制和特点在高剂量和低剂量之间设立，以考察毒性的剂量-反应关系。如果小鼠急性毒性实验结果未能观察到明显毒性，LD_{50}

或者口服给药剂量大于 5g/kg，未见明显毒性反应可设置大鼠高剂量组为拟用临床剂量的 50 倍以上，犬高剂量为临床拟用剂量的 30 倍以上。复方中药由于给药浓度和体积限制达不到高剂量的倍数，可选用动物长期给药适宜浓度的最大剂量给药。

　　4）给药途径：原则上应与临床拟用途径一致，如不一致则应说明理由。

　　5）试验期限：试验期限的选定可以根据拟定的临床疗程、适应证、用药人群等进行设计。如有必要可分阶段进行重复给药毒性试验以支持不同期限的临床试验。一般重复给药毒性试验的试验期限与所支持的临床试验及上市申请的关系见表 1-7-1，表 1-7-2。

表 1-7-1　支持药物临床试验

最长临床试验期限	重复给药毒性试验的最短期限	
	啮齿类动物	非啮齿类动物
≤2 周	2 周	2 周
2 周至 6 个月	同临床试验	同临床试验
>6 个月	6 个月	9 个月

表 1-7-2　支持药物上市申请

临床拟用期限	啮齿类动物	非啮齿类动物
≤2 周	1 个月	1 个月
2 周至 1 个月	3 个月	3 个月
1~3 个月	6 个月	6 个月
>3 个月	6 个月	9 个月

　　6）检测指标

临床观察：外观、体征、行为活动、腺体分泌、呼吸、粪便性状、给药局部反应、死亡情况等。

摄食量、体重、眼科检查（非啮齿动物）。

体温和心电图检测（非啮齿动物）。

血液学检测：红细胞计数、血红蛋白、红细胞容积、平均红细胞体积、平均红细胞血红蛋白、平均红细胞血红蛋白浓度、网织红细胞计数、白细胞计数及其分类、血小板计数、凝血酶原时间、活化部分凝血活酶时间等。

血液生化学检测：天冬氨酸氨基转移酶、丙氨酸氨基转移酶、碱性磷酸酶、肌酸磷酸激酶、尿素氮（尿素）、肌酐、总蛋白、白蛋白、血糖、总胆红素、总胆固醇、三酰甘油、γ-谷氨酰转移酶、钾离子浓度、氯离子浓度、钠离子浓度。

尿液观察和分析：尿液外观、比重、pH 值、尿糖、尿蛋白、尿胆红素、尿胆原、酮体、潜血、白细胞。

组织病理学检查的脏器组织：需称重并计算脏器系数的器官有脑、心脏、肝脏、肾脏、肾上腺、胸腺、脾脏、睾丸、附睾、卵巢、子宫、甲状腺（含甲状旁腺）（仅在非啮齿类动物称重）。需进行组织病理学检查的组织或器官有肾上腺、主动脉、骨（股骨）、骨髓（胸骨）、脑（至少 3 个水平）、盲肠、结肠、子宫和子宫颈、十二指肠、附睾、食管、眼、胆囊（如果有）、哈氏腺（如果有）、心脏、回肠、空肠、肾脏、肝脏、肺脏（附主支气管）、淋巴结（一个与给药途径相关，另一个在较远距离）、乳腺、鼻甲（针对吸入给药的给药制剂）、卵巢和输卵管、胰腺、垂体、前列腺、直肠、唾液腺、坐骨神经、精囊（如果有）、骨骼肌、皮肤、脊髓（3 个部位：颈椎、中段胸椎、腰椎）、脾脏、胃、睾丸、胸腺（或胸腺区域）、甲状腺（含甲状旁腺）、气管、膀胱、阴道、所有大体观察到异常的组织、组织肿块和给药部位。

针对处方中毒性药材/成分或者在临床应用出现的毒性报道增加相应的指标观察。

7）观察时间：在结束后对动物进行安乐死时做一次全面检测；当试验期限较长时，应根据受试物的特点及相关信息选择合适的时间点进行阶段性检测；试验期间对濒死或死亡动物应及时采集标本进行检测，分析濒死或死亡的原因；恢复期结束时进行一次全面的检测。给药期间，根据试验期限的长短和受试物的特点确定检测时间和检测次数。原则上应尽早发现毒性反应，并反映出观测指标或参数变化与试验期限的关系。给药结束后，继续观察恢复期动物，以了解毒性反应的可逆性和可能出现的迟发毒性；应根据受试物代谢动力学特点、靶器官毒性反应和恢复情况确定恢复期的长短，一般情况下应不少于4周。

（3）方法评价：长期毒性实验除观察药物对于动物一般外在特征表现影响外，需对机体主要功能指标进行测记及组织病理学检查，符合临床连续用药的特点，所提供的信息比较全面客观，是临床前安全性评价的重点内容。

中药复方受试物需使用中试样品，实验样品需和药效、急性毒性、药代动力学等研究相同的质量标准。

重视毒性评价，综合实验数据、相关的历史数据对药物可能毒性进行系统客观评价，明确药物安全剂量、中毒剂量、毒性表现、靶器官及其可逆程度等。经典方剂往往药味较多，给药容量大，药物多以混悬液给药，应关注由于给药容量或者药物本身理化性质导致非药物的毒性反应。

长期毒性实验周期长，工作量大，如有不慎不仅会造成人力、物力、财力的极大浪费，而且会影响药物研发的进度。因此要充分认识到长期毒性实验的重要性，科学合理地进行长期毒性的实验设计。

7.4.2.3　安全性药理研究

安全药理学主要是研究药物在治疗范围内或治疗范围以上的剂量时，潜在的不期望出现的对生理功能的不良影响，即观察药物对中枢神经系统、心血管系统和呼吸系统的影响。根据需要进行追加和（或）补充的安全药理学研究。如果对已有的动物和（或）临床试验结果产生怀疑，可能影响人的安全性时，应进行追加的安全药理学研究，即对中枢神经系统、心血管系统和呼吸系统进行深入的研究。补充的安全药理学研究：评价药物对除中枢神经系统、心血管系统和呼吸系统以外的器官功能的影响，包括对泌尿系统、自主神经系统、胃肠道系统和其他器官组织的研究。

安全药理学的研究目的包括以下几个方面：确定药物可能关系到人安全性的非期望药理作用；评价药物在毒理学和（或）临床研究中所观察到的药物不良反应和（或）病理生理作用；研究所观察到的和（或）推测的药物不良反应机制。

药物的安全性评价研究必须执行《药物非临床研究质量管理规范》（GLP）。安全药理学研究原则上须执行GLP。对一些难以满足GLP要求的特殊情况，也要保证适当的试验管理和数据保存。核心组合试验应执行GLP。追加的和（或）补充的安全药理学研究应尽可能地最大限度遵循GLP规范。

基于处方实际情况根据需要进行安全药理学试验。可以用文献综述代替试验研究。

7.4.2.4　遗传毒性

遗传毒性是指受试物对基因组的损害能力，包括对基因组的毒性作用引起的致突变及其他各种不良效应。致突变是指受试物引起遗传物质发生的改变能力，包括基因突变和染色体畸变，这种改变可随细胞分裂而传递。

常用实验内容：包括鼠伤寒沙门氏菌恢复突变实验（Ames试验）、小鼠骨髓细胞微核试验、体外细胞培养染色体畸变实验、小鼠淋巴瘤tk基因突变试验。遗传毒性实验方法有多种，但是没有任何一种单一实验方法能够检测出所有遗传毒性物质，因此通常采用体外和体内异常毒性实验组合的方法。现有遗传毒性标准组合中多数为体外实验，由于经典方制剂采用传统指标工艺，药物多为粗制剂，成分复杂，溶解度差及 pH 值等问题难以进行体外实验，可选择更多更适合的体内实验，但必须充分说明选择的依据和理由。

若重复给药毒性试验中发现有异常增生、处方中含有高度怀疑的遗传毒性的药味或成分等，应根据具体情况提供相应的遗传毒性研究资料。

7.4.2.5 生殖毒性试验

生殖毒性研究是通过动物试验反映受试物对哺乳动物生殖功能和发育过程的影响，预测其可能产生的对生殖细胞、受孕、妊娠、分娩、哺乳等亲代生殖功能的不良影响，以及对子代胚胎-胎儿发育、出生后发育的不良影响。生殖毒性研究在限定临床研究受试者范围、降低临床研究受试者和药品上市后使用人群的用药风险方面发挥重要作用。

常用实验内容：体内研究通常采用三段生殖毒性试验方法，包括一般生殖毒性试验（生育力和早期胚胎发育毒性试验）、致畸敏感期生殖毒性试验（胚胎-胚胎发育毒性试验）和围生期生殖毒性试验（围生期发育包括母体功能毒性试验）。体外培养包括全胚胎培养、组织培养和细胞培养。目前生殖毒性研究以整体动物试验为主，体外研究方法主要用于机制研究。

现有研究资料表明产品中含有遗传毒性成分或者药味，或者长期毒性试验中发现有异常，怀疑有遗传毒性，需要开展生殖毒性试验。

7.4.2.6 致癌试验

致癌试验是指通过给药使动物或者细胞在正常生命周期的大部分时间内反复接触受试物，观察药物对实验动物的致癌作用，评估药物对人的相对危险性，为人体长期接触该物质是否引起肿瘤提供资料。

实验内容：致癌试验包括哺乳动物培养细胞恶性转换试验和体内致癌试验（长期啮齿类动物致癌试验和其他中短期致癌试验）。

在长期毒性或者其他研究中发现产品有细胞毒性或者对脏器生长有异常促进作用及遗传毒性结果阳性，需要开展致癌试验。

7.4.2.7 依赖性试验

药物依赖性是指药物长期与机体相互作用，使机体在生理功能、生化过程和（或）形态学发生特异性、代偿性和适应性改变的特性，停止用药可导致机体的不适和（或）心理上的渴求。依赖性可分为躯体依赖性和精神依赖性。躯体依赖性主要是机体对长期使用依赖性药物所产生的一种适应状态，包括耐受性和停药后的戒断症状。精神依赖性是药物对中枢神经系统作用所产生的一种特殊的精神效应，表现为对药物的强烈渴求和强迫性觅药行为。非临床药物依赖性研究可为临床提供药物依赖性倾向的信息，获得的非临床试验数据，有利于指导临床研究和合理用药，警示滥用倾向。

药物依赖性内容：研究一般包括神经药理学试验、躯体依赖性试验和精神依赖性试验三部分内容。

对具有依赖倾向的药物需要开展依赖性试验。

7.4.2.8 过敏性、溶血性和局部刺激性等主要与局部、全身给药相关的特殊安全性试验

过敏反应又称超敏反应、变态反应，机体受到同一抗原刺激后产生的一种表现为组织损伤或者生理功能紊乱的特异性免疫反应，是异常病理性的免疫反应。溶血性是指药物制剂引起的溶血和红细胞凝聚等反

应。溶血性试验是观察受试药是否能够引起溶血和红细胞凝聚等反应。刺激性试验是指非口服给药的制剂给药后对给药部位产生的可逆的炎症反应。

若制剂为经皮肤、黏膜、腔道等非口服途径给药，需要根据给药途径及制剂特点提供相应的特殊安全性试验资料，如研究药物对用药局部产生的毒性（如刺激性、局部过敏性等）、对全身产生的毒性（如全身过敏性、溶血性等）。

参 考 文 献

陈畅，程锦堂，刘安，2017. 经典名方研发策略 [J]. 中国中药杂志，42（9）：1814-1818.

陈奇，1993. 中药药理研究方法学[M]. 北京：人民卫生出版社：112-119.

陈士林，刘安，李琦，等，2016. 中药饮片标准汤剂研究策略[J]. 中国中药杂志，41（8）：1367-1375.

陈雪梅，蔡秋杰，张华敏，2018. 日本汉方药概况及其对我国中医古代经典名方制剂研发的启示[J]. 中国中医药图书情报杂志，42（2）：1-4.

崔鹤蓉，柏兆方，宋海波，等，2016. 从古今炮制方法演变探讨何首乌毒性的潜在影响因素[J]. 中国中药杂志，41（2）：333-339.

窦金辉，2017. 美国《植物药指南》和植物药发展简介[J]. 世界科学技术-中医药现代化，19（6）：936-940.

李曼，王忠，荆志伟，等，2012. 龙胆泻肝丸所致肾毒性不良反应及其影响因素分析[J]. 中国执业药师，9（5）：47-49.

秦伯益，1998. 新药评价概论（第二版）[M]. 北京：人民卫生出版社：163-176.

粟岛行春，2002. "小柴胡汤副作用引起死亡"事件的真相[J]. 天津中医学院学报，21（1）：47-48.

王智民，刘保延，王海南，等，2017. 对美国 FDA 最新版《工业界植物药研发指南》的评述[J]. 中国药学杂志，52（11）：905-909.

王智民，刘菊妍，刘晓谦，等，2017. 谈经典名方的化学、生产和质量控制研究和监管[J]. 中国中药杂志，42（10）：1819-1824.

翁新愚，2004. 欧盟传统草药法令[J]. 国外医学（中医中药分册），26（4）：195-199.

徐男，时海燕，李晓宇，等，2017. 何首乌制剂不良反应研究进展与成因分析[J]. 中国实验方剂学杂志，23（4）：208-214.

徐叔云，2002. 药理实验方法学[M]. 北京：人民卫生出版社：227-231.

薛斐然，周贝，2017. 日本汉方制剂对我国经典名方注册监管的启示[J]. 世界科学技术：中医药现代化，19（4）：587-589.

杨瑾，加茂智嗣，能濑爱加，2016. 汉方药在日本的发展现状[J]. 中草药，47（15）：2771-2774.

杨立伟，王海南，耿莲，等，2018. 基于标准汤剂的中药整体质量控制模式探讨[J]. 中国实验方剂学杂志，24（8）：1-6.

叶祖光，苏钢强，2006. 欧洲传统草药产品注册的简化申请——《欧洲议会和理事会 2004/24/EC 指令》解读[J]. 中国中医药信息杂志，13（2）：1-3.

袁伯俊，王治乔，1997. 新药临床前安全性评价与实践[M]. 北京，军事医学科学出版社：22.

袁伯俊，王治乔，1997. 新药临床前安全性评价与实践[M]. 北京：军事医学科学出版社：43-62.

张水寒，梁雪娟，刘浩，等，2017. 中药标准煎液科学问题的探讨[J]. 中国中药杂志，42（17）：3275-3281.

张晓东，成龙，李耿，等，2017. 刍议 FDA 植物药指南对我国中药新药研发的启示[J]. 中药药理与临床，33（4）：214-217.

张晓东，成龙，李耿，等，2017. 从 FDA《植物药指南》（修订稿）探讨临床研究的重点与难点[J]. 药学学报，52（4）：505-509.

Cyranoski D，2017. China to roll back regulations for traditional medicine despitesafety concerns[J]. Nature，551（7682）：552-553.

EMEA CPMP，2000. Note for guidance on repeated dose Toxicity.

Ioset J R，Raoelison G E，Hostettmann K，2003. Detection of aristolochic acid in Chinese phytomedicines and dietary supplements used as slimming regimens[J]. Food Chem Toxicol，41（1）：29-36.

Louis C D，Hayes A W，2001. Acute toxicity and eye irritancy. In：Hays A Wedited，Principles and methods of toxicology. Fourth edition：853-916.

Yu F，Takahashi T，Moriya J，2017. 中医与汉方医学古今溯源[J]. 亚太传统医药，13（20）：1-2.

各　论

1

桃核承气汤　汉·《伤寒论》

【处方沿革】

本方出自汉·张仲景的《伤寒论》：太阳病不解，热结膀胱，其人如狂，血自下，下者愈。其外不解者，尚未可攻，当先解其外；外解已，但少腹急结者，乃可攻之，宜桃核承气汤。桃仁五十个（去皮尖），大黄四两，桂枝二两（去皮），甘草二两（炙），芒硝二两。上五味，以水七升，煮取二升半，去滓，内芒硝，更上火，微沸下火，先食温服五合，日三服。

【基原考证】

桃仁　始载于《神农本草经》，作桃核仁，列为果部下品。《本草经集注》云："今处处有，京口[今江苏镇江市]者亦好。当取解核种之为佳。"《新修本草》中记载：桃核仁，味苦、甘，平，无毒。主瘀血，血闭瘕邪气，杀小虫。止咳逆上气，消心下坚，除猝暴击血，破癥瘕，通月水，止痛。七月采取仁，阴干。宋·《本草衍义》记载：桃品亦多，京畿有白桃，光，小于众桃，不益脾。有赤点斑而光如涂油。山中一种，正是《月令》中桃始华者，但花多子少，不堪啖，惟堪取仁。《唐文选》谓"山桃，发红萼"者，是矣。又，太原有金桃，色深黄。西京有昆仑桃，肉深紫红色。此二种尤甘。又饼子桃，如今之香饼子，如此数种入药，惟以山中自生者为正。明·《本草蒙筌》记载："远近乡落，处处有之。山谷自生者为佳。"根据本草的形态描述与本草中附图比对，与现时市售商品相近似，功用、炮制方法一致，故确定为2015年版《中国药典》所载桃仁品种，即为蔷薇科植物山桃 *Prunus davidiana*（Carr.）Franch.的干燥成熟种子。果实成熟后采收，除去果肉和核壳，取出种子，晒干。桃仁原产于中国，各地普遍栽培。生于海拔800～1200m的山坡、山谷沟底或荒野疏林及灌丛内，分布于河北、山西、陕西、甘肃、山东、河南、四川、云南等地。

大黄　最早记载于《神农本草经》，而最早记录其形态的是魏晋·《吴普本草》，记载："或生蜀郡北部，或陇西，二月卷生，生黄赤叶，四四相当，黄茎高三尺许，三月华黄，五月实黑，三月采根，根有黄汁。"汉末·《名医别录》中只记载了大黄的产地为"河西山谷及陇西"，没有对其形态进行描述。唐·苏敬《新修本草》对大黄的植株形态进行了描述："叶、子、茎并似羊蹄，但粗长而厚，其根细者，亦似宿羊蹄，大者乃如碗，长二尺"。宋·苏颂等《本草图经》作了更详细的描述："二月内生青叶，似蓖麻，大者如扇，根如芋，傍生细根如牛蒡，小者亦如芋，四月开黄花，亦有青红似荞麦花者，茎青紫色，形如竹。"明·李时珍《本草纲目》的"金陵版"是第一个画出茎、茎生叶和花序中的大黄图，很有学术价值。1848年吴其濬《植物名实图考》中的大黄图，基生叶全缘广披针状，另有作掌状，与掌叶大黄近似，根茎则较实物出入较多。以上本草的大黄图，虽然精粗不同，有的可能有所失真，但仍然可看到以下特征：①除个别的以外，基生叶有明显的掌状缺裂；②有巨大的块状根茎。由于上述特征，很容易判断我国古代的大黄，主要应属掌叶组，其中"叶似蓖麻，根如芋，开黄花者"，与药用大黄 *Rheum officinale* Baill.相似；"青红似荞才知道花者"，与掌叶大黄 *Rheum palmatum* L.相似。因此，古今所用正品大黄是一致的，且正品大黄的品种是多基原的，建议使用《中国药典》收载的蓼科植物掌叶大黄 *Rheum palmatum* L.、唐古特大黄 *Rheum tanguticum* Maxim. ex Balf. 或药用大黄 *Rheum officinale* Baill.。

桂枝 桂枝之名始见于汉·张仲景《伤寒杂病论》，对于该书所用桂枝究竟为何物，后世曾有不同认识。《神农本草经》所载有牡桂、菌桂，而无桂枝之名。《新修本草》云："牡桂嫩枝皮，名为肉桂，亦名桂枝。"《新修本草》又云："古方亦用木桂，或云牡桂，即今木桂及单名桂者是也。此桂花、子与菌桂同，惟叶倍长，大小枝皮俱名牡桂。然大枝皮肌理粗虚如木兰，肉少味薄，不及小枝皮也。小枝皮肉多，半卷。中必皱起，味辛美。一名肉桂，一名桂枝，一名桂心。出融州、柳州、交州甚良。"《蜀本草》引《新修本草图经》谓牡桂云："叶狭长于菌桂叶一二倍。其嫩枝皮半卷，多紫，肉中皱起，肌理虚软，谓之桂枝，又名肉桂，削去上皮，名曰桂心，药中以此为善。其厚皮者名曰木桂。二月八月采皮，曰干之。"《本草别说》云："仲景《伤寒论》发汗用桂枝。桂枝者，枝条，非身干也。取其轻薄而能发散。今又有一种柳桂，乃桂之嫩小枝条也，尤宜入治上焦药用也。"《本草别说》又云："仲景又言桂枝者，盖亦取其枝上皮。其木身粗厚处亦不中用。"李时珍谓牡桂曰："此即木桂也。薄而味淡，去粗皮用，其最薄者为桂枝。枝之嫩小者为柳桂。"《本草备要》曰："色紫、肉厚、味辛甘者，为肉桂，入肝肾命门。去粗皮用，其毒在皮，去里外皮，当中心者，为桂心，入心。枝上嫩皮，为桂枝，入肺、膀胱及手足。"据以上本草所述考证，桂枝即肉桂的嫩枝皮。《伤寒论》所加注的"去皮"和《新修本草》所述的"削去上皮"，均是指除去其枝皮的表层栓皮（表皮）。至于古代本草所载的"柳桂"，才是带皮的嫩枝，即现今所用的桂枝。正如寇宗奭《本草衍义》所言："《本经》只言桂，仲景又言桂枝者，盖亦取其枝上皮"。由此看来，桂枝茯苓方中所用的桂枝，实为肉桂的枝皮。这与当今肉桂来源"为樟科植物肉桂 *Cinnamomum cassia* Presl 的干皮和枝皮"及其修治方法"除去杂质及粗皮（木栓皮）"相仿。再者，按现代的用药习惯，肉桂具补火助阳、引火归原、温通经脉、散寒止痛之功，桂枝则轻扬升散，长于发表。因此，可推测《伤寒论》和《金匮要略》方中使用的桂枝应为肉桂。根据本草著作的原植物形态及《中国药典》和《中华本草》等综合分析考证，本品基原为樟科植物肉桂 *Cinnamomum cassia* Presl。分布于云南、广东、广西、福建、海南、台湾等地。

甘草 汉·《神农本草经》和汉末·《名医别录》均没有原植物描述。宋·苏颂《本草图经》记载，"春生青苗，高一二尺，叶如槐叶，七月开紫花似奈冬，结实做角子如毕豆。根长者三四尺，粗细不定，皮赤色，上有横梁，梁下皆根也"，对甘草的植物形态进行了描述，并附"汾州甘草"及"府州甘草"图。宋·寇宗奭《本草衍义》记载，"枝叶悉如槐，高五六尺，但叶端微尖而糙涩，似有白毛。实作角生，如相思角，作一本生。子如小扁豆，齿啮不破"，进一步对枝叶和种子进行了描述。清·吴其濬《植物名实图考》记载，"梦溪笔谈谓甘草如槐而尖，形状极准"，指出甘草叶片的形状。此外，明·陈嘉谟《本草蒙筌》和明·李时珍《本草纲目》均附有原植物图。近现代著作《全国中草药汇编》记载，甘草为豆科甘草属植物甘草 *Glycyrrhiza uralensis* Fisch. 的根和根状茎，原形态为多年生草本，高 30～100cm。根粗壮，呈圆柱形，味甜，外皮为红棕色或暗棕色。茎直立，基部带木质，被白色短毛和刺毛状腺体。单数羽状复叶互生，卵状椭圆形。《中国药典》和《中华本草》记载，甘草为豆科植物甘草 *Glycyrrhiza uralensis* Fisch.、胀果甘草 *Glycyrrhiza inflata* Bat. 或光果甘草 *Glycyrrhiza glabra* L. 的干燥根和根茎，并对 3 个品种的原植物形态进行了描述。通过对原植物形态描述及图例考证，并考虑到资源情况，本品宜选择豆科植物甘草 *Glycyrrhiza uralensis* Fisch.。其分布于新疆、内蒙古、甘肃、黑龙江、吉林、河北等地。

芒硝 《名医别录》记载："芒硝生于朴消。"南北朝·《本草经集注》记载："生山崖上，色多青白，亦杂黑斑。俗人择取白软者以当消石用之，当烧令汁沸出状如矾石。"指出朴硝的形态特征。唐·苏敬等《新修本草》记载："此二石有二种，有纵理、缦理，用之无别。白软者朴消苗也，虚软少力，炼为消石所得不多，以当消石功力大劣也。"《开宝本草》记载："彼人采之，以水淋取汁，煎炼而成朴消也……朴者即末化之义也。以其芒消、英消皆从此生，故为消石朴也。"说明朴消是初炼所得的粗制品。明·李时珍《本草纲目》记载："[朴消]生于盐卤之地，状似末盐，凡牛马诸皮须此治熟，帮今俗有盐消、皮消之称。

煎炼入盆，凝结在下粗朴者为朴消，在上有芒者为芒消，有牙者为马牙消。"清·张璐《本经逢原》记载："朴消……以水煎化，澄去滓，入莱菔自然汁同煮，倾入盆中，经宿结成如冰，谓之盆消。齐卫之消，上生锋芒，谓之芒消；川晋之消，上生六棱，谓之牙消。"由上述本草描述可知，芒硝是朴消的精制品，即硫酸盐类芒硝族矿物芒硝经加工精制而成的结晶体，主要为含水硫酸钠（$Na_2SO_4 \cdot 10H_2O$）。

【炮制方法】

桃仁（去皮尖）　即用燀桃仁，按照燀法去皮，用时捣碎。

大黄　原方中大黄未作特殊炮制要求，故用生大黄饮片，药材切厚片或块，即得。

桂枝（去皮）　即用肉桂，除去杂质及粗皮，用时捣碎。

甘草　国内学者经考证认为，《金匮要略》中对当前中药炮制所说的"炙"意为"烘烤"；"炒"意为"于锅中干炒"。载于汉·《金匮玉函经》，云"炙焦为末，蜜丸"，与现代蜜炙法不同，古代很多医籍中单独记载的炙主要为用火直接烘烤。根据甘草炮制方法衍变考证，本方中甘草的炮制方法应为炒法，即炒甘草。可参照 2015 年版《浙江省中药炮制规范》炮制，炒甘草的炮制方法为，取甘草饮片，照清炒法至表面深黄色，微具焦斑时，取出，摊凉。如果考虑到后世及现代临床甘草多用蜜炙，本方选择蜜炙甘草亦有一定的道理。

芒硝　取天然产之不纯芒硝加水溶解，放置，使杂质沉淀，过滤，滤液加热浓缩，放冷后即析出结晶，取出晾干，如结晶不纯，可重复处理，至得洁净的芒硝结晶。

【剂量考证】

汉代剂量考证存在两种参考方案，即：①参考度量衡考证，1 两等于 13.8g；②参考"十三五"规划教材《方剂学》以及现今临床常用剂量，1 两等于 3g。

本案例参考度量衡考证，汉代 1 两等于 13.8g，桃仁一枚按 0.26g 计，则 50 枚约 13g。实际称量 50 枚桃仁重约 15g，与考证结果较为吻合，则本方剂量为：桃仁五十个（15g），大黄 55.2g，桂枝 27.6g，炙甘草 27.6g，芒硝 27.6g。

【物质基准（标准汤剂）】

制备方法

上述 5 味，取除芒硝的其余 4 味，以水 1400ml，煎煮至 500ml（约 60min），除去药渣，加入芒硝，加热至微沸，即得。

质量标准

1. 出膏率　取 100ml 汤液，真空冷冻干燥，称量冻干粉重量，根据出膏率公式计算。20 批桃核承气汤出膏率波动范围在 18.7%～23.2%，均值为 20.9%。

2. 定量物质筛选　以 2015 年版《中国药典》中的含量测定成分为基础，首选含量高、性质稳定且易于检测的物质作为定量成分，同时兼顾各检测波长下的色谱峰形状及保留时间，确定合适的定量物质。本方可选择苦杏仁苷、总蒽醌、甘草酸作为定量指标成分。

3. 含量测定　照高效液相色谱法（《中国药典》2015 年版通则 0512）测定。

苦杏仁苷含量测定：以十八烷基硅烷键合硅胶为填充剂；以乙腈为流动相 A，以 0.2%磷酸溶液为流动相 B，柱温为 20℃；流速为 0.4ml/min；检测波长为 210nm。20 批桃核承气汤对应实物的苦杏仁苷含量均值为 0.53%。

总蒽醌含量测定：以十八烷基硅烷键合硅胶为填充剂，以乙腈为流动相 A，以 0.1%磷酸溶液为流动相 B；柱温为 30℃；流速为 0.8ml/min；检测波长为 254nm。以芦荟大黄素、大黄酸、大黄素、大黄酚、大黄素甲醚为对照品。20 批桃核承气汤对应实物的总蒽醌含量均值为 0.23%。

甘草酸含量测定：以十八烷基硅烷键合硅胶为填充剂；以乙腈为流动相 A，以 0.05%磷酸溶液为流动相 B；柱温为 25℃；流速为 0.8ml/min；检测波长为 250nm。20 批桃核承气汤对应实物的甘草酸含量均值为 0.76%。

4. 特征图谱 照高效液相色谱法（《中国药典》2015 年版通则 0512）测定。

色谱条件与系统适用性试验：以十八烷基硅烷键合硅胶为填充剂（Waters CORTECS T3 柱，柱长 150mm，内径为 2.1mm，粒径为 1.6μm）；以甲醇为流动相 A，以 0.2%磷酸溶液为流动相 B，按表 2-1-1 中的规定进行梯度洗脱；柱温为 38℃；流速为 0.3ml/min；进样量 1μl，检测波长 0～30min 为 220nm，30.01～45min 为 290nm，45.01～80min 为 260nm。

表 2-1-1 梯度洗脱表

时间/min	流动相 A/%	流动相 B/%	时间/min	流动相 A/%	流动相 B/%
0～5	1→8	99→92	45～51	55→65	45→35
5～21	8→23	92→77	51～56	65→83	35→17
21～35	23→31	77→69	56～65	83→100	17→0
35～45	31→55	69→45			

分别精密吸取 15 批标准汤剂供试品溶液注入高效液相色谱仪，记录色谱峰信息，生成的对照特征图谱为图 2-1-1。

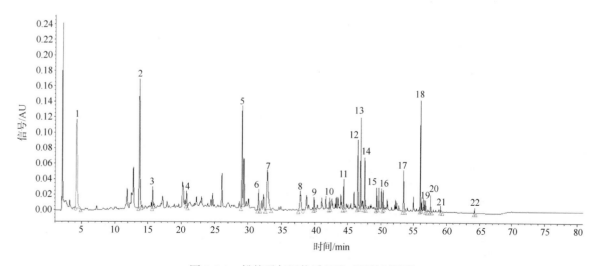

图 2-1-1 桃核承气汤物质基准对照特征图谱

峰 1：没食子酸；峰 2：儿茶素；峰 3：苦杏仁苷；峰 4：表儿茶素；峰 5：甘草苷；峰 6：甘草苷元-7-O-D-芹糖-4-O-D 葡萄糖苷；峰 7：桂皮醛；峰 8：肉桂酸；峰 9：异甘草苷；峰 10：甘草素；峰 11：大黄素-8-O-β-葡萄糖苷；峰 12：大黄酸-8-O-β-D 葡萄糖苷；峰 13：番泻苷 A；峰 14：大黄酚-1-O-β-D-葡萄糖苷；峰 15：大黄酚-8-O-β-葡萄糖苷；峰 16：大黄素甲醚-1-O-β-葡萄糖苷；峰 17：芦荟大黄素；峰 18：甘草酸；峰 19：大黄酸；峰 20：大黄素；峰 21：大黄酚；峰 22：大黄素甲醚

【服用方法】

原方云：先食温服五合，日三服。因而本方每次服用 100ml，每日 3 次，饭前服用。

【临床定位】

传统功能主治

（1）《伤寒论·辨太阳病脉证并治》："太阳病不解，热结膀胱，其人如狂，血自下，下者愈。其外不解者，尚未可攻，当先解其外。外解已，但少腹急结者，乃可攻之，宜桃核承气汤。"

（2）方论选录。柯琴《伤寒来苏集·伤寒附翼》卷下："若太阳病不解，热结膀胱，乃太阳随经之阳热瘀于里，致气留不行，是气先病也。气者血之用，气行则血濡，气结则血蓄，气壅不濡，是血亦病矣。小腹者，膀胱所居也，外邻冲脉，内邻于肝。阳气结而不化，则阴血蓄而不行，故少腹急结；气血交并，则魂魄不藏，故其人如狂。治病必求其本，气留不行，故君大黄之走而不守者，以行其逆气；甘草之甘平者，以调和其正气；血结而不行，故用芒硝之咸以软之；桂枝之辛以散之；桃仁之苦以泄之。气行血濡，则小腹自舒，神气自安矣。此又承气之变剂也。此方治女子月事不调，先期作痛，与经闭不行者最佳。"

现代临床应用

妇科产科病、心血管疾病、急性感染性疾病、急腹症、泌尿系疾病、骨伤科疾病等。

【不良反应】

原方云：先食温服五合，日三服，当微利。说明本方服用后可能有轻度腹泻。此外本方中大黄和芒硝泻下作用均明显。

通过急毒预试验，对 SD 大鼠 1 天内 3 次灌胃给予桃核承气汤，最大给药量为 54.6g/kg，相当于成人临床拟用剂量的 85.31 倍，未见该剂量对大鼠产生明显的急性毒性反应。

（研究人员：魏 梅 鲁 云 张际庆 朱广伟 等）

参 考 文 献

寇宗奭，1957. 本草衍义[M]. 上海：商务印书馆.

李斌斌，高音来，方坤炎，等，2019. 桃核承气汤研究进展[J]. 辽宁中医药大学学报，21（11）：109-111.

李时珍，2016. 图解本草纲目[M]. 崇贤书院，释译. 合肥：黄山书社.

李中立，1754. 本草原始上[M]. [出版地不详]：存诚堂.

刘文泰，1982. 本草品汇精要[M]. 北京：人民卫生出版社.

苏敬，等，1981. 唐·新修本草[M]. 尚志钧，辑校. 合肥：安徽科学技术出版社.

徐成贺，刘素文，1999.《金匮要略》药物炮制方法探讨[J]. 国医论坛，14（6）：1-3.

2

旋覆代赭汤　汉·《伤寒论》

【处方沿革】

出自汉·张仲景《伤寒论》。《伤寒论》第 161 条言："伤寒发汗，若吐若下，解后，心下痞硬，噫气不除者，旋复代赭汤主之。"旋覆代赭汤乃仲景为心下痞硬，按之不痛，噫气不除，或呕吐而设。伤寒吐下后发汗，则表里之气俱虚，虚烦，脉微甚，为正气内虚，邪气独在。至七八日，正气当复，邪气当罢，而心下痞，胁下痛，气上冲咽喉，眩冒者，正气内虚而不复邪气留结而不去。经脉动惕者，经络之气虚极，久则热气还经，必成痿弱。其治以旋覆代赭汤补中降逆，化痰下气。方中：旋覆花（味苦、辛、咸，性微温）三两，人参（味甘微苦，性微温）二两，生姜（味辛，性微温）五两，代赭（味苦，性寒）一两，甘草（味甘，性平）三两（炙），半夏（味辛，性温）半升（洗），大枣（味甘，性温）十二枚（擘）。方解：硬则气坚，咸味可以软之，旋覆之咸，以软痞硬。虚则气浮，重剂可以镇之，代赭石之重，以镇虚逆。辛者散也，生姜、半夏之辛，以散虚痞。甘者缓也，人参、甘草、大枣之甘，以补胃弱。

上七味，以水一斗，煮取六升，去滓，再煎取三升，温服一升，日三服。

【基原考证】

旋覆花　汉末·《名医别录》记载："五月采花。"南北朝·陶弘景《本草经集注》记载："出近道下湿地，似菊花而大。"《蜀本草》记载："叶似水苏黄，花如菊，六月至九月采花。"宋·苏颂《本草图经》记载："二月以后生苗，多近水傍，大似红蓝而无刺，长一二尺已来，叶似柳，茎细，六月开花如菊花，小铜钱大，深黄色。上党田野人呼为金钱花，七月、八月采花。"并附有"随州旋覆花"图，其形态特征与旋覆花 *Inula japonica* Thunb.相似。《本草纲目》记载的旋覆花亦为此种。《救荒本草》记载："或者长二三尺已来，叶似柳叶，稍宽大，茎细如蒿秆。开花似菊花，如铜钱大，深黄色。"附图则与欧亚旋覆花 *Inula britannica* L.相似。经古今文献及历史沿革考证，旋覆花古今药用品种相符，主要为两种来源，即菊科植物旋覆花 *Inula japonica* Thunb.和欧亚旋覆花 *Inula britannica* L.，二者极近似，前者常被视为后者的一个变种（var. *japonica* Franch.）或亚种（ssp. *japonica* Kitam.），仅以叶形和毛茸为区别。我国通称的旋覆花应是旋覆花 *Inula japonica* Thunb.此种。所以确定旋覆花 *Inula japonica* Thunb.为旋覆花药材的基原植物。经古今文献及历史沿革考证，确定旋覆花为菊科植物旋覆花 *Inula japonica* Thunb.的干燥头状花序。主产于河南、江苏、山东等地。

代赭石　基原单一，为氧化物类矿物刚玉族赤铁矿，主含三氧化二铁（Fe_2O_3）。《名医别录》曰："一名血师。生齐国。赤红青色如鸡冠，有泽。染爪甲，不渝者，良。采无时。此石多从代州来，云山中采得，非城门下土也。今齐州亭山出赤石，其色有赤红青者。其赤者亦如鸡冠且润泽，土人惟采以丹楹柱，而紫色且暗，与代州出者相似，古来用之。今灵州鸣沙县界河北，平地掘深四五尺得者，皮上赤滑，中紫如鸡肝，大胜齐、代所出者。"《说文解字》云："赭，赤土也。"《中国药典》自 1963 年版至今，均规定代赭石为氧化物类矿物刚玉族赤铁矿。经古今文献及历史沿革考证，确定代赭石的基原为氧化物类矿物刚玉族赤铁矿，主含 Fe_2O_3，主产于山西、河北等地。

甘草　《本草图经》、《本草衍义》及《植物名实图考》指出甘草叶片的形状。此外，《本草蒙筌》和《本草纲目》均附有原植物图。通过对原植物形态描述及图例考证，可以看出，古时甘草一直以豆科 *Glycyrrhiza* 属为正品，叶为单数羽状复叶、总状花序、蝶形花等特征，与现今所用甘草基本一致，为豆科植物甘草 *Glycyrrhiza uralensis* Fisch.、胀果甘草 *Glycyrrhiza inflata* Bat. 或光果甘草 *Glycyrrhiza glabra* L. 的干燥根和根茎，其中甘草 *Glycyrrhiza uralensis* Fisch.（乌拉尔）为主要使用基原。建议本方的甘草选用豆科植物 *Glycyrrhiza uralensis* Fisch.的干燥根和根茎。主产于新疆、内蒙古、甘肃、宁夏、山西等地。

生姜　首载于汉·《金匮要略》，该书中记载了许多以生姜为名的方剂，如"当归生姜羊肉汤"。唐·《新修本草》（657～659 年）中对生姜的记载与《本草经集注》基本一致。《千金翼方·药出州土》（682 年）记载泉州（今福建泉州）、益州（今四川成都）产生姜。《中国药典》自 1963 年版至今，均规定生姜为姜科植物姜 *Zingiber officinale* Rosc.的新鲜根茎。经上述文献考证，生姜为姜科植物姜 *Zingiber officinale* Rosc.的新鲜根茎。主产于山东、四川、云南等地。

人参　汉末·《名医别录》："如人形者有神。生上党及辽东。二月、四月、八月上旬采根，竹刀刮，曝干，无令见风。"指出了上党和辽东为人参的产地。南北朝·陶弘景《本草经集注》："上党在冀州西南，今魏国所献即是，形长而黄，状如防风，俗乃重百济者，形细而坚白，气味薄于上党者，次于高丽者，形大而虚软，百济今臣属高丽，考高丽所献，兼有两者，实用并不及上党者。"即东汉及魏晋时期，人参的产区主要在上党和辽东（高丽）。宋·苏颂《本草图经》："春生苗，多于深山中背阴，近椵漆下湿润处。初生小者，三、四寸许，一桠五叶。中心生一茎，俗名百尺杆。三月、四月有花，细小如粟，蕊如丝，紫白色；秋后结子，或七、八枚，如大豆，生青熟红，自落。"结合产地及描述，人参原植物为五加科人参属植物人参 *Panax ginseng* C.A.Mey.。清·《皇朝通志》卷 125 所言"人参，三桠五叶，间成人形，产辽阳深山中，为医经上品"，为五加科人参属植物人参 *Panax ginseng* C.A.Mey.的干燥根和根茎。道地产区为辽东地区。《中国药典》自 1963 版至今，均规定人参为五加科植物人参 *Panax ginseng* C. A. Mey. 的干燥根和根茎。经上述文献考证，人参为五加科植物人参 *Panax ginseng* C.A.Mey.的干燥根和根茎。主产于吉林、黑龙江等地。

半夏　始见于《礼记·月令》："仲夏之月，鹿角解，蝉始鸣，半夏生，木董荣……五月半夏生。盖当夏之半也，故名。"郑玄注："半夏，药草。"至魏晋·《吴普本草》云："生微丘，或生野中，叶三三相偶，二月始生，白华圆上。"其描述较为简单，也未见地下药用部分记载，但是"叶三三相偶，二月始生，白华圆上"已经基本符合今用天南星科半夏 *Pinellia ternata*（Thunb.）Breit.的特征。结合《证类本草》、《御制本草品汇精要》、《本草纲目》、《植物名实图考》附图，自魏晋以来本草对半夏形态的描述与现时半夏品种应该完全一致。目前半夏地方习用品较多。结合文献考证，半夏为天南星科植物半夏 *Pinellia ternata*（Thunb.）Breit.的干燥块茎。主产于甘肃、四川、江苏、贵州等地。

大枣　始载于东汉·《神农本草经》："大枣，味甘平，主心腹邪气，安中养脾肋十二经……，生平泽。"《齐民要术》引《广志》说："河东安邑枣；东郡谷城紫枣，长二寸；西王母枣，大如李核，三月熟；河内汲郡枣，一名墟枣；东海蒸枣；洛阳夏白枣；安平信都大枣；梁国夫人枣。大白枣，名曰蹙咨，小核多肌；三星枣；骈白枣；灌枣。又有狗牙、鸡心、牛头、羊矢、猕猴、细腰之名。又有氐枣、木枣、崎廉枣，桂枣，夕枣也。"明·李时珍《本草纲目》："枣木赤心有刺，四月生小叶，尖觥光泽。五月开小花，白色微青。南北皆有，唯青、晋所出者肥大甘美，入药为良。其类甚繁，……密云所出小枣，脆润核细，味亦甘美，皆可充果食，不堪入药，入药须用青州及晋地晒干大枣为良。"《中国药典》自 1963 年版至今，均规定大枣为鼠李科枣属植物枣 *Ziziphus jujuba* Mill.的干燥成熟果实。经上述文献考证，大枣为鼠李科枣属植物枣 *Ziziphus jujuba* Mill.的干燥成熟果实。主产于山西、山东、河北等地。

【炮制方法】

原方对旋覆花、代赭石、人参、大枣、生姜均未有明确炮制要求，因此按照《中国药典》（2015年版）方法炮制即可。

炙甘草 "炙"或"炒"法作为甘草炮制的经典方法最早源于东汉·张仲景的《伤寒杂病论》，根据甘草炮制方法考证，汉代处方中甘草标注为"炙"，应为炒法，即炒甘草。可参照2015年版《浙江省中药炮制规范》炮制，炒甘草的炮制方法为，取甘草饮片，照清炒法炒至表面深黄色，微具焦斑时，取出，摊凉。如果考虑到后世及现代临床甘草多用蜜炙，本方选择蜜炙甘草亦有一定的道理。

汤洗半夏 半夏入药始见于《黄帝内经》，其炮制方法最早可见于汉·《金匮玉函经》"不咀，以汤洗十数度，令水清滑尽，洗不熟有毒也"，可见当时人们已认识到生半夏的毒性。晋·《肘后备急方》提出"汤洗去滑"，《雷公炮炙论》记载了具体的方法，"若修事，半夏四两，用捣了白芥子末二两，头醋六两，二味搅令浊，将半夏投于中，洗三遍用之"，并指出炮制目的是"半夏上有隙涎，若洗不净，令人气逆，肝气怒满"。汤洗作为半夏炮制的主要方法一直延续到唐代。因此本方中半夏为汤洗半夏。

【剂量考证】

汉代剂量考证存在两种参考方案，即：①参考度量衡考证，1两等于13.8g；②参考"十三五"规划教材《方剂学》以及现今临床常用剂量，1两等于3g。

本案例参考"十三五"规划教材《方剂学》及临床常用剂量，一两等于3g，一斗等于2000ml，一升等于200ml。本方取旋覆花9g，人参6g，生姜15g，代赭石3g，甘草9g（炙），半夏12g（洗），大枣12g（4枚，擘）。

【物质基准（标准汤剂）】

制备方法

称取旋覆花9g，人参6g，生姜15g，代赭石3g，甘草9g（炙），半夏12g（洗），大枣12g（4枚，擘），加水2000ml，煎至1200ml，过滤去渣，煎至600ml。

质量标准

1. 定量物质筛选 以2015年版《中国药典》中的含量测定成分为基础，首选含量高、性质稳定且易于检测的物质作为定量成分，同时兼顾各检测波长下的色谱峰形状及保留时间，最终确定甘草苷、甘草酸、人参皂苷 Rb_1、人参皂苷 Rg_1+Re 总量、6-姜辣素为定量物质。

2. 含量测定 照高效液相色谱法（《中国药典》2015年版通则0512）测定。

色谱条件与系统适用性试验：以十八烷基硅烷键合硅胶为填充剂（柱长为250mm，内径为4.6mm，粒径为5μm）；以0.05%磷酸溶液为流动相A，乙腈为流动相B，按照梯度洗脱；流速为1ml/min；柱温为30℃。

3. 特征图谱 照高效液相色谱法（《中国药典》2015年版通则0512）测定。

色谱条件与系统适用性试验：同含量测定，精密吸取旋覆代赭汤供试品溶液注入高效液相色谱仪，记录色谱峰信息。见图2-2-1。

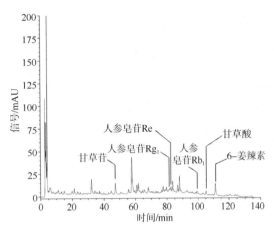

图 2-2-1　旋覆代赭汤物质基准对照特征图谱

【临床定位】

传统功能主治

（1）《伤寒论·辨太阳病脉证并治》：具有降逆化痰、益气和胃之功效。主治胃虚痰阻气逆证。胃脘痞闷或胀满，按之不痛，频频嗳气，或见纳差、呃逆、恶心，甚或呕吐，舌苔白腻，脉缓或滑。

（2）方论选录：许宏《金镜内台方议》卷8："汗吐下后，大邪虽解，胃气已弱而未和，虚气上逆，故心下痞硬，而噫气不除者。与旋覆花下气除痰为君，以代赭石为臣，而镇其虚气；以生姜、半夏之辛，而散逆气，除痞散硬为佐；人参、大枣、甘草之甘，而调缓其中，以补胃气而除噫也。"

现代临床应用

目前临床主要用于治疗消化系统疾病。在治疗反流性食管炎、顽固性呃逆、胆汁反流性胃炎、化疗后呕吐、糖尿病胃轻瘫、慢性咽炎、梅尼埃综合征等方面已取得了良好的临床疗效。

（1）用方要点：本方为治胃虚痰阻，气逆不降的代表方，以心下痞，呕吐，噫气，苔白滑，脉弦虚为辨证要点。

（2）现代应用：本方常用于治疗浅表性胃炎、胃神经官能症、慢性胃炎、胃扩张、胃及十二指肠溃疡、幽门不全梗阻、神经性呃逆等属胃虚痰阻者。

（3）使用注意：代赭石性寒而沉降，易伤胃气，中焦虚寒不宜重用。

（研究人员：谢　辉　曾海松　毛　靖　朱广伟　等）

参 考 文 献

程先宽，2006.《伤寒杂病论》方剂剂量折算标准研究[D]. 北京：北京中医药大学.

葛洪，等，1955. 肘后备急方[M]. 北京：商务印书馆.

韩冰，韩凌，2001. 旋覆代赭汤防治呕吐研究进展[J]. 内蒙古中医药，（2）：40-41.

郝万山，2005. 汉代度量衡制和经方药量的换算[J]. 中国中医药现代远程教育，3（3）：48-51.

贾锐馨，李国永，董瑞臣，等，2012. 旋覆代赭汤治疗脾胃虚弱型糖尿病胃轻瘫量-效关系临床研究[J]. 浙江中医药大学学报，36（4）：375-376.

柯雪帆，赵章忠，张玉萍，等，1983.《伤寒论》和《金匮要略》中的药物剂量问题[J]. 上海中医药杂志，（12）：36-38.

雷敩，1985. 雷公炮炙论[M]. 张骥，补辑. 南京：江苏科学技术出版社.

李冀，2012. 方剂学[M]. 9 版. 北京：中国中医药出版社.

李青，2009. 旋覆代赭汤治疗脑卒中后顽固性呃逆[J]. 山西中医，25（7）：11.

李时珍，1998. 本草纲目[M]. 北京：中国中医药出版社.

刘敏，郭明章，李宇航，等，2010. 仲景方中半夏用药剂量及配伍比例研究[J]. 北京中医药大学学报，33（6）：365-368.

刘启鸿，黄文彬，2018. 柯晓主任运用旋覆代赭汤加味治疗反流性食管炎经验[J]. 福建中医药，49（3）：60-61.

丘光明，2002. 中国古代度量衡标准[J]. 考古与文物，（3）：89-96.

杨继洲，1955. 针灸大成[M]. 北京：人民卫生出版社.

姚莉，2012. 旋覆代赭汤加减治疗胆汁反流性胃炎 30 例[J]. 中医临床研究，4（7）：107.

张仲景，1955. 金匮玉函经[M]. 北京：人民卫生出版社.

3

竹叶石膏汤　汉·《伤寒论》

【处方沿革】

出自汉·张仲景《伤寒论》。《伤寒论》396条云："伤寒解后，虚羸少气，气逆欲吐，竹叶石膏汤主之。"方以竹叶、石膏、半夏、麦冬、人参、甘草、粳米七药组成。竹叶二把，石膏一斤，半夏半升（洗），麦门冬一升（去心），人参二两，甘草二两（炙），粳米半斤。

上七味，以水一斗，煮取六升，去滓，内粳米，煮米熟，汤成去米，温服一升，日三服。方中竹叶、石膏清热除烦为君；人参、麦冬益气养阴为臣；半夏降逆止呕为佐；甘草、粳米调养胃气为使。诸药合用，使热去烦除，气复津生，胃气调和，诸症自愈。

【基原考证】

竹叶　陶弘景《本草经集注》记载："竹类甚多，入药用䇹竹，次用淡、苦尔。又一种薄壳者，名甘竹，叶最胜。"以上植物均为禾本科竹亚科植物。现今所用的淡竹叶与古代所用的不同，其属于竹叶的一种，为禾亚科植物，是草本淡竹叶，入药较晚，始载于《本草纲目》。李时珍曰"处处野有之，春生苗，高数寸，细茎绿叶，俨如竹米落地所生细竹之茎叶。其根一案数十须，须上结子，与麦冬一样，但坚硬尔。随时采之。八九月抽苗，结小长穗"。李时珍称它甘、寒、无毒。叶去烦热，利小便，清心。根名碎骨子，能堕胎催生。据查证，竹叶石膏汤中的竹叶即为本品。上述各本草所描述的植物形态与 2015 年版《中国药典》收载的淡竹叶一致，即为禾本科植物淡竹叶 *Lophatherum gracile* Brongn. 的干燥茎叶。夏季未抽花穗前采割，晒干。

粳米　《农书·卷二》言："南方水稻其名不一，大概为类有三：早熟而紧细者曰籼，晚熟而香润者曰粳。"因此，粳米和籼米在生长周期、米粒形态以及食用口感上有差异。诗人陆游曾赋诗赞美粳米："粳香等炊玉，韭美胜炮羔。"《本草从新》中提及粳米的异名有"大米"、"稌"、"嘉蔬"（嘉蔬指用于祭祀的稻谷）。《罗氏会约医镜·卷十七》云："粳，硬也。"因此，粳米又称被之为"硬米"。由于粳米米粒较粗短，广东人称之"肥仔米"。《汉语大词典·米部》曰："粳，稻之不黏者。今指一种介于籼稻、糯稻之间的晚稻品种，米粒短而粗，米质黏性较强，胀性小。"考证历代本草著作显示粳米的别名有秔、粇、稌、嘉蔬、大米、白米、硬米、肥仔米等，其为一种黏性中等、胀性小、米粒短而粗的稻谷。

石膏　始载于汉·《神农本草经》，列为中品。汉末·《名医别录》记载："细理白泽者良，黄者令人淋。生齐山山谷及齐卢山、鲁紫山，采无时。" 宋·苏颂《本草图经》记载："石膏自然明莹如玉石，此有异也。"明·李时珍《本草纲目》记载："石膏有软、硬二种。软石膏，大块生于石中，作层如压扁米糕形，每层厚数寸，有红白二色，红者不可服，白者洁净，性善良也，细文短密如针束，烧之即白烂如粉。其中明洁，色带如青，文长细如白丝者，名理石也，与软石膏乃一物二种。……硬石膏作块而生，如马齿坚白，击之则段段横解，光亮如云母；另有硬石膏成块，击之块块方解，名方解石也，烧之散，亦不烂，与硬石膏乃一类二种。"根据上述记载的形态等可知，古代医家多将石膏、寒水石、凝水石、理石、方解石等矿物药滥用，其中包括《中国药典》收载的硫酸盐类矿物硬石膏族石膏，即含水硫酸钙（$CaSO_4 \cdot 2H_2O$）。

半夏 为天南星科植物半夏 *Pinellia ternata*（Thunb.）Breit.的干燥块茎。始见于《礼记·月令》："仲夏之月，鹿角解，蝉始鸣，半夏生，木堇荣……五月半夏生。盖当夏之半也，故名。"郑玄注："半夏，药草。"至魏晋·《吴普本草》云："生微丘，或生野中，叶三三相偶，二月始生，白华圆上。"其描述较为简单，也未见地下药用部分记载，但是"叶三三相偶，二月始生，白华圆上"已经基本符合今用天南星科半夏 *Pinellia ternata*（Thunb.）Breit. 的特征。结合《证类本草》、《御制本草品汇精要》、《本草纲目》、《植物名实图考》附图，自魏晋以来本草对半夏形态的描述与现时半夏品种应该完全一致。目前半夏地方习用品较多。结合文献考证，半夏为天南星科植物半夏 *Pinellia ternata*（Thunb.）Breit.的干燥块茎。主产于甘肃、四川、江苏、贵州等地。

麦冬（去心） 魏晋·《吴普本草》云："生山谷肥地，叶如韭，肥泽，丛生。采无时，实青黄。"汉末·《名医别录》曰："麦冬叶如韭，冬夏长生。"唐·陈藏器《本草拾遗》曰："出江宁小润，出新安大白。其大者苗如鹿葱，小者如韭叶，大小有三四种，功用相似，其子圆碧。" 宋·苏颂《本草图经》曰："今所在有之，叶青似莎草，长及尺余，四季不凋，根黄白色，有须根，作连珠形，似扩麦颗，故名麦门冬。四月开淡红花如红蓼花，实碧而圆如珠。江南出者，叶大者苗如鹿葱，小者如韭。大小有三四种。功用相似，或云吴地者尤胜。"并附"随州麦门冬"、"睦州麦门冬"图。明·李时珍《本草纲目》曰："古人惟用野生者，后世所用多是种莳而成。……浙中来者甚良，其叶似韭而多纵纹且坚韧为异。"根据以上本草所述及附图考证，可见古代药用麦冬不止一种，"叶如韭者"可能包括沿阶草属（*Ophiopogon*）和山麦冬属（*Liriope*）这两种植物，"叶大者苗如鹿葱"可能是阔叶麦冬或土麦冬，"小者如韭"可能指麦门冬（沿阶草）或小麦冬。李时珍所述产于浙江人工栽培的麦门冬与《中国药典》和《中华本草》记载的麦冬 *Ophiopogon japonicus*（L.f）Ker-Gawl.相符。

人参 为五加科植物人参 *Panax ginseng* C.A.Mey.的干燥根和根茎。汉末·《名医别录》："如人形者有神。生上党及辽东。二月、四月、八月上旬采根，竹刀刮，曝干，无令见风。"指出了上党和辽东为人参的产地。南北朝·陶弘景《本草经集注》："上党在冀州西南，今魏国所献即是，形长而黄，状如防风，俗乃重百济者，形细而坚白，气味薄于上党者，次于高丽者，形大而虚软，百济今属高丽，考高丽所献，兼有两者，实用并不及上党者。"即东汉及魏晋时期，人参的产区主要在上党和辽东（高丽）。宋·苏颂《本草图经》："春生苗，多于深山中背阴，近椴漆下湿润处。初生小者，三、四寸许，一桠五叶。中心生一茎，俗名百尺杆。三月、四月有花，细小如粟，蕊如丝，紫白色；秋后结子，或七、八枚，如大豆，生青熟红，自落。"结合产地及描述，人参原植物为五加科人参属植物人参 *Panax ginseng* C. A. Mey.。清·《皇朝通志》卷125 所言"人参，三桠五叶，间成人形，产辽阳深山中，为医经上品"，为五加科人参属植物人参 *Panax ginseng* C. A. Mey.的干燥根和根茎。道地产区为辽东地区。《中国药典》自1963年版至今，均规定人参为五加科植物人参 *Panax ginseng* C.A.Mey.的干燥根和根茎。经上述文献考证，人参为五加科植物人参 *Panax ginseng* C.A.Mey.的干燥根和根茎。主产于吉林、黑龙江等地。

甘草 《本草图经》、《本草衍义》及《植物名实图考》指出甘草叶片的形状。此外，《本草蒙筌》和《本草纲目》均附有原植物图。通过对原植物形态描述及图例考证，可以看出，古时甘草一直以豆科 *Glycyrrhiza* 属为正品，叶为单数羽状复叶、总状花序、蝶形花等特征，与现今所用甘草基本一致，为豆科植物甘草 *Glycyrrhiza uralensis* Fisch.、胀果甘草 *Glycyrrhiza inflata* Bat. 或光果甘草 *Glycyrrhiza glabra* L. 的干燥根和根茎，其中甘草 *Glycyrrhiza uralensis* Fisch.（乌拉尔）为主要使用基原。建议本方的甘草选用豆科植物 *Glycyrrhiza uralensis* Fisch.的干燥根和根茎。主产于新疆、内蒙古、甘肃、宁夏、山西等地。

【炮制方法】

原方对竹叶、石膏、人参均未有特殊炮制方法说明，因此按照《中国药典》方法炮制即可。具体如下：

竹叶 除去杂质，切段。

粳米 唐·昝殷所撰《经效产宝·卷之上》载"治妊娠痢白脓"，粳米应"炒令黄色"。宋·《本草衍义·卷之二十》言粳米："稍生则复不益脾，过熟则佳。"《法古录·谷部》认为粳米炒食则温。清代医家王孟英在《随息居饮食谱·谷食类》中谓："炒米虽香，性燥助火，非中寒便泻者忌之。"

石膏 打碎，粉碎成粗粉。

半夏 原方脚注为"洗"，半夏有毒，《伤寒论》和《金匮要略》所载含半夏的方剂中半夏大多使用了"洗"、"汤洗"等炮制方法。《金匮玉函经》："凡半夏不㕮咀，以汤洗十数度，令水清滑尽，洗不熟有毒也。"明确了半夏炮制要求及目的，首先是用"汤"来洗，《说文解字》："汤，热水也。"即用热水泡洗。其次要"洗"十数次，以半夏本身的黏稠涎液完全除去，水液清澈为标准。"洗"的目的是通过水洗去除半夏的毒性，保证临床用药安全。后世医家在半夏的炮制方法上进行改进，2015年版《中国药典》收载的清半夏、姜半夏、法半夏3种炮制品均是在传统"汤洗"与简单"姜制"为主的炮制方法基础上衍生出来的。根据本方中半夏的炮制方法，目前对于遵循半夏汤洗，还是以药典收载的炮制品代之观点不一致。根据经典名方研究原则要求，应对半夏"洗"法炮制工艺规范进行研究，通过与半夏药典炮制品，以及在复方配伍中研究，确定炮制方法。

麦冬 宋·《重修政和经史证类备用本草》和清·《医宗说约》中均记述了"温水洗去心用，不令心烦，惟伤寒科带心用"。《本草述钩元》中提到了"通脉不去心"的用法。《得配本草》也同样提到了"心能令人烦，去心，忌铁，入凉药生用，入补药酒浸"。《本草害利》中记载"麦冬，晒干收之，抽取心用，不尔令人烦，近时多连心用，恐滑肠者用米炒黄"。《本草便读》中记载"麦冬，炒同元米，寒苦堪除，去心用，亦有连心用者，以其心如人之脉络，一棵十余枚，个个贯通，取其能贯通经络之意，故生脉散用之者，以能复脉中之津液也"。

现代研究表明，麦冬去心及炮制后对麦冬多糖的含量有影响，麦冬去心后，多糖含量有一定增加，麦冬生品及炮制后，多糖含量均有所减少。多糖主要具有抗心肌缺血、增强免疫力、降血糖、抗氧化、抗肿瘤等药理作用。黄酮类成分具有抗肿瘤、抗病毒、抗炎、抗氧化、抗衰老、抗心脑血管疾病、镇痛等药理作用。麦冬在竹叶石膏汤中主要为补益作用，因此，建议麦冬去心入药。

人参 润透，切薄片，干燥，或用时粉碎、捣碎。

甘草 "炙"或"炒"法作为甘草炮制的经典方法最早源于东汉·张仲景的《伤寒杂病论》，根据甘草炮制方法衍变考证，本方中甘草的炮制方法应为炒法，即炒甘草。可参照2015年版《浙江省中药炮制规范》炮制，炒甘草的炮制方法为，取甘草饮片，照清炒法至表面深黄色，微具焦斑时，取出，摊凉。

【剂量考证】

汉代剂量考证存在两种参考方案，即：①参考度量衡考证，1两等于13.8g；②参考"十三五"规划教材《方剂学》以及现今临床常用剂量，1两等于3g。

（1）按照汉代度量衡考证，《中国度量衡史》中汉一斤为16两，1两合今之13.8g。折算剂量为竹叶20g，石膏220g，半夏42g，麦门冬90g，人参、甘草各27.6g，粳米110g。

（2）按照"十三五"规划教材《方剂学》以及现今临床常用剂量，一两折合3g，1把折合10g，半夏一升折合84g，麦门冬一升折合90g，一斤折合220g。折合为竹叶20g，石膏220g，半夏42g，麦门冬90g，人参、甘草各6g，粳米110g。

【物质基准】

制备方法

称取本方，加水 2000ml，煮取 1200ml，去滓，加入粳米，煮米熟，汤成去米，温服一升，日三服。

质量标准

1. 定量物质筛选　以 2015 年版《中国药典》中的含量测定成分为基础，首选含量高、性质稳定且易于检测的物质作为定量成分，同时兼顾各检测波长下的色谱峰形状及保留时间，选择合适的定量物质。

2. 出膏率　取 100ml 汤液，真空冷冻干燥，称量冻干粉重量，根据出膏率公式计算。

3. 含量测定　照高效液相色谱法（《中国药典》2015 年版通则 0512）测定。

色谱条件与系统适用性试验：以十八烷基硅烷键合硅胶为填充剂；选择合适的流动相、柱温、流速。

4. 特征图谱　照高效液相色谱法（《中国药典》2015 年版通则 0512）测定。

色谱条件与系统适用性试验：同含量测定，分别精密吸取 15 批竹叶石膏汤标准汤剂供试品溶液注入高效液相色谱仪，记录色谱峰信息，生成对照特征图谱。

【临床定位】

传统功能主治

此方具有清热生津、益气和胃之功效。主治伤寒、温病、暑病余热未清，气津两伤证。身热多汗，心胸烦热，气逆欲呕，口干喜饮，气短神疲，或虚烦不寐，舌红少苔，脉虚数。

现代临床应用

现代临床主要用于治疗急性放射性食管炎、小儿口疮、病毒性心肌炎、糖尿病、小儿急性肾炎、复发性口腔溃疡等病证。临床报道也见于治疗急性热病恢复期、无名低热、癌性发热、流行性出血热、小儿夏季热等多种疾病辨证属于"余热未尽，气阴两伤，胃失和降"者，同时在预防放射性食管炎方面效果理想。

（研究人员：梁丛莲 等）

参 考 文 献

何璠，2016. 竹叶石膏汤治疗不寐验案 1 则[J]. 江西中医药，47（9）：64.

潘凤芝，2002. 竹叶石膏汤临床验案举隅[J]. 辽宁中医杂志，（11）：687.

王诗卉，姬中现，李君依，2018. 竹叶石膏汤方证分析及临床运用举隅[J]. 中国民间疗法，26（12）：47-49.

王友川，2004. 淡竹叶查考[J]. 中国药店，35（2）：88.

杨宪煌，2007. 竹叶石膏汤浅议[J]. 光明中医，（10）：50.

张保国，刘庆芳. 2013. 竹叶石膏汤临床新用[J]. 中成药，35（6）：1296-1299.

张仲景，2005. 伤寒论[M]. 北京：人民卫生出版社.

麻黄汤 汉·《伤寒论》

【处方沿革】

《古代经典名方目录（第一批）》中，给出了麻黄汤出处，来源于《伤寒论》（汉·张仲景）。《伤寒论》是主要阐述外感疾病的治疗规律的专著。该书在流传过程中因战乱频仍，社会动荡，丧失严重，今世所传之宋刊本《伤寒论》十卷，实际为明万历二十七年（1599年）虞山赵开美依照宋原书的复刻本，该书刊年较早，是研究、校勘《伤寒论》最重要之典籍。麻黄汤来源于汉·张仲景《伤寒论》，其原文："麻黄三两（去节）、桂枝二两（去皮）、甘草一两（炙）、杏仁七十个（去皮尖）。右四味，以水九升，先煮麻黄减二升，去上沫，内诸药，煮取二升半，去滓，温服八合，复取微似汗，不须啜粥，余如桂枝法将息。"

"麻黄汤"历代医籍皆有收载，记载剂量、组方略有不同，由于历代医籍繁多，列举部分具有代表性医籍中麻黄汤组方，如表2-4-1所示：

表2-4-1 历代医籍记载的麻黄汤组方

古代依据	组 方	所属时代及作者
《伤寒论》	麻黄三两（去节），桂枝二两（去皮），甘草一两（炙），杏仁七十个（去皮尖）	汉·张仲景
《千金翼方》	麻黄（去节，三两），桂枝（二两），甘草（一两，炙），杏仁（七十枚，去皮尖两仁者）	唐·孙思邈
《太平惠民和剂局方》	麻黄（去节）三两，甘草（炙）一两，肉桂（去粗皮）二两，杏仁（七十枚，去皮尖，炒，别研膏）	宋·太平惠民和剂局所
《小儿药证直诀》	麻黄（去节三钱，水煮去沫，漉出晒干），肉桂（二钱）甘草（炙一钱），杏仁（七个去皮尖麸炒黄研膏）	宋·钱乙
《伤寒明理论》	麻黄（君三两去节），桂枝（臣二两去皮），甘草（佐使二两炙），杏仁（佐使七十枚去皮尖）	金·成无己
《奇效良方》	麻黄（三钱），桂枝（二钱），杏仁（去皮尖，一钱），甘草（炙，一钱）	明·方贤
《伤寒贯珠集》	麻黄（三两去节），桂枝（三两去皮），甘草（一两炙），杏仁（七十个去皮尖）	清·尤怡

【基原考证】

麻黄 始载于本草学专著《神农本草经》，麻黄功效为"发表出汗，止咳逆上气"，在使用上，陶弘景提出"先煮一二沸，去上沫，沫令人烦"，这些描述都与麻黄碱发汗平喘、兴奋中枢的活性相符合，由此可以得出古用麻黄即是含麻黄碱的 *Ephedra* 属植物。根据王家葵、杨继荣等本草考证，古用麻黄一直为麻黄科 *Ephedra* 属植物，其中草麻黄（*Ephedra sinica*）应该是药用主流。因此，麻黄汤处方中"麻黄"建议仍选用麻黄科植物草麻黄 *Ephedra sinica* Stapf 作为其药味基原。*Ephedra* 属植物分布较广，现代主产于山西、河北、甘肃、辽宁、新疆、陕西等省区。

桂枝 现今版本《伤寒论》中涉及的桂类药物中桂枝的数量最多，但唐以前本草著作中却查无此名，据真柳诚考证桂枝皆是宋·林亿等校正医书时所改。汉代用桂枝来源于肉桂树的枝皮或干皮，与 2015 年版《中国药典》收录的桂枝（肉桂的干燥嫩枝）描述不一致。通过专家考证，发现麻黄汤中桂枝原本应是"肉桂"，但随朝代更替及医书的转载，"肉桂"逐渐演变为现今的"桂枝"。从近代临床上应用及研究情况来看，麻黄汤中用"桂枝"占 99%之多；从功效和药理作用来看，在发汗解表方面"桂枝"更优于"肉桂"。因此本研究案例中麻黄汤处方的"桂枝"选用今 2015 年版《中国药典》中收载的"桂枝"，樟科植物肉桂 *Cinnamomum cassia* Presl 的干燥嫩枝。桂枝主产于广西、广东、福建等地。

杏仁　参考《本草图经》，可知古代药用杏仁均来源于杏属 *Prunus* L.多种植物的种仁，并以家种的杏仁为主。肖培根认为现今药用不分家栽、野生，均以苦杏仁入药。因此，本研究案例中苦杏仁选用 2015 年版《中国药典》收载的苦杏仁入药，基原可为蔷薇科植物山杏 *Prunus armeniaca* L.var. *ansu* Maxim.、西伯利亚杏 *Prunus sibirica* L.、东北杏 *Prunus mandshurica*（Maxim.）Koehne 或杏 *Prunus armeniaca* L. 的干燥成熟种子。本方选用蔷薇科植物山杏 *Prunus armeniaca* L.var. *ansu* Maxim.的干燥成熟种子。现在苦杏仁主产于内蒙古、吉林、辽宁、河北、山西、陕西、山东等地。

甘草　药用甘草一直以豆科 *Glycyrrhiza* 属为正品，主要使用基原为 *Glycyrrhiza uralensis*。从《植物名实图考》、《证类本草》附图可以看出，古时甘草叶为单数羽状复叶、总状花序、蝶形花等特征，与现今所用甘草基本一致。在产地方面：从《名医别录》、《本草经集注》中可知，古代甘草的主产地是山西、陕西、内蒙古、青海、甘肃等省区，与现今乌拉尔甘草（*Glycyrrhiza uralensis*）的主要分布区相一致。经过以上本草研究，建议麻黄汤中的甘草选用 2015 年版《中国药典》中豆科植物甘草 *Glycyrrhiza uralensis* Fisch.（乌拉尔）作为基原，主产于新疆、内蒙古、甘肃、宁夏、山西等地。

【炮制方法】

麻黄　原籍《伤寒论》麻黄汤方中对麻黄的炮制描述为"麻黄三两（去节）"。对于麻黄"去节"的描述，最早见于张仲景《金匮玉函经》曰："麻黄，折去节，令通理，寸剉之，寸剉不如碎剉，如豆大为佳。"又云："折之，皆先煮数沸，生则令人烦，汗出不可止，折节益佳。"对麻黄"去节"的部位有两种说法，去根节和去茎节。《伤寒论》中并没有明确指出麻黄节的具体部位，但从一些与仲景时期年代相近的药物学文献里，可以看出"去节"是指去茎间节和根节。而北宋《太平圣惠方》、《太平惠民和剂局方》所用麻黄均是去茎间小节。现代研究结果表明：麻黄节与麻黄节间的化学成分相同，药理作用基本一致；还有临床学者观察认为"去不去节"对临床疗效影响并不明显，故现在应用时不去茎节是可行的。因此，本研究中麻黄按照《中国药典》（2015 年版）规定的方法进行炮制：除去木质茎、残根及杂质，切段。

桂枝　虽然原籍《伤寒论》麻黄汤方中对桂枝的炮制描述为"桂枝二两（去皮）"，但由于种种历史原因，现今用的"桂枝"选用的是 2015 年版《中国药典》中收载的"桂枝"品种，即为肉桂树的嫩枝，因此，可按其收录的方法进行炮制，即除去杂质，洗净，润透，切厚片，干燥。

苦杏仁　原籍《伤寒论》麻黄汤方中对杏仁的炮制描述为"杏仁七十个（去皮尖）"。《伤寒论》中有"汤浸去皮尖及两仁者"的记载。对照 2015 年版《中国药典》，苦杏仁的炮制有焯苦杏仁、炒苦杏仁。其中焯苦杏仁与汉代去皮尖的处理方式相似。因此按照 2015 年版《中国药典》的焯杏仁炮制方法炮制，取净苦杏仁，照焯法（通则 0213）去皮。用时捣碎。

甘草　原籍《伤寒论》麻黄汤方中对甘草的炮制描述为"甘草一两（炙）"。根据甘草炮制方法衍变考证，现今常用的蜜炙甘草起源于宋代。因此，本方中甘草的炮制方法应为炒法，即炒甘草。又因为现代临床和药理药效研究麻黄汤及麻黄汤加减方中甘草的应用情况，发现以使用"蜜炙"甘草为主。因此本研究中麻黄汤中的炙甘草，参照 2015 年版《中国药典》的蜜炙方法进行炮制。

【剂量考证】

汉代剂量考证存在两种参考方案，即：①参考度量衡考证，1两等于13.8g；②参考"十三五"规划教材《方剂学》以及现今临床常用剂量，1两等于3g。

《本草纲目》、《长沙方歌阔》认为："今古异制，古之一两，今用一钱。"《伤寒论释义》认为，"关于剂量之标准，古今不一，汉时以六铢为一分，四分为一两，即二十四铢为一两。凡论中云一两者，折今约一钱"，据此一两折合今一钱约3g。另外，"十三五"规划教材《方剂学》及《现代日本汉方处方手册》等均按照1两等于3g折算。因此综合考虑，本案例麻黄汤物质基准中涉及各味药材的剂量选用为麻黄9g，桂枝6g，炙甘草3g，燀杏仁6g，总方剂量为24g。

麻黄汤原文描述的用法为："温服八合，复取微似汗，不须啜粥，余如桂枝法将息。"汉代一合为20ml，温服八合，即一次温服160ml。因此用法为：温服160ml药液，然后盖上衣被微微出汗，不必要喝粥，病好即可停药，若没有效果则继续服药。

其他临床使用剂量参考：

若从考古实物佐证、史料记载等全面、综合、真实地考证东汉度量衡史，本方应按照一两折合为13.8g折算，得到麻黄汤处方量为麻黄41.4g，桂枝27.6g，炙甘草13.8g，燀杏仁27.6g，总方剂量为110.4g。

【物质基准（标准汤剂）】

制备方法

物质基准对应实物的具体制备方法、加水量等应与传统工艺基本一致。汉代一升为200ml。麻黄汤煎煮法为：用水1800ml，先加入麻黄煎煮，蒸发掉400ml，去掉上沫，再加入其他三种药，煎煮液得量（500±100）ml。为便于物质基准实物后期保存和检测，建议煎液经减压浓缩、真空冷冻干燥，制成冻干粉。

质量标准

1. 定量物质筛选 以配伍药材及饮片在2015年版《中国药典》中的含量测定成分为基础，首选君药、含量高、性质稳定、专属性强且易于检测的物质作为定量成分，同时兼顾各检测波长下的色谱峰形状及保留时间，最终确定盐酸麻黄碱、盐酸伪麻黄碱、苦杏仁苷为定量物质。

2. 水分 不得过12%（《中国药典》2015年版通则0832第二法）。

3. 出膏率 取100ml汤液，真空冷冻干燥，称量冻干粉重量，根据出膏率公式计算，出膏率范围为12%～24%。

4. 鉴别 同特征图谱项。

5. 含量测定 照高效液相色谱法（《中国药典》2015年版通则0512）测定。见图2-4-1。

（1）色谱条件与系统适用性试验：以极性乙醚连接苯基键合硅胶为填充剂；以0.15%磷酸溶液为流动相A，以乙腈为流动相B；流速为0.6ml/min；检测波长为207nm。理论板数按盐酸麻黄碱峰计算应不低于3000。

（2）对照品溶液的制备：精密称取盐酸麻黄碱、盐酸伪麻黄碱、苦杏仁苷对照品适量，加甲醇定容制成含盐酸麻黄碱、盐酸伪麻黄碱、苦杏仁苷的溶液作为混合标准品溶液。

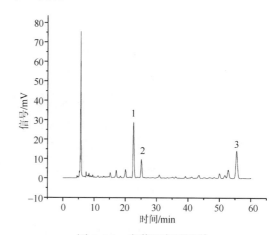

图2-4-1 麻黄汤定量图谱

峰1：盐酸麻黄碱；峰2：盐酸伪麻黄碱；峰3：苦杏仁苷

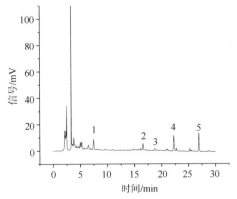

图 2-4-2 麻黄汤物质基准对照特征图谱

峰 1：甘草苷；峰 2：甘草；峰 3：桂枝；峰 4：肉桂酸；
峰 5：甘草酸

（3）供试品溶液的制备：同特征图谱项。

（4）测定法：分别精密吸取参照物溶液与供试品溶液各10μl，注入液相色谱仪，测定，即得。

6. 特征图谱 照高效液相色谱法（《中国药典》2015 年版通则 0512）测定。见图 2-4-2。

（1）色谱条件与系统适用性试验：以十八烷基硅烷键合硅胶为填充剂（柱长为 250mm，内径为 4.6mm，粒径为 5 μm）；以 0.15%磷酸溶液为流动相 A，以乙腈为流动相 B；流速为1.0ml/min；柱温为 35℃；检测波长为 254nm。理论板数按甘草苷峰计算应不低于 5000。

（2）参照物溶液的制备：取甘草苷对照品、肉桂酸对照品、甘草酸对照品适量，加甲醇配制成溶液，即得。

（3）供试品溶液的制备：取麻黄汤冻干粉，精密称定，置具塞锥形瓶中，精密加 50%甲醇溶解，加中性氧化铝，密塞，超声 20min，放冷，摇匀，滤过，取续滤液，即得。

（4）测定法：分别精密吸取参照物溶液与供试品溶液各 20μl，注入液相色谱仪，测定，即得。

供试品特征图谱中应有 5 个特征峰，其中有 3 个峰应分别与相应的参照物峰保留时间相同，与肉桂酸参照物相应的峰为 S 峰，除峰 4 外，计算特征峰 1～峰 5 与 S 峰的相对保留时间，相对保留时间在规定值的±5%之内。规定值为：0.34（峰 1）、0.74（峰 2）、0.84（峰 3）、1.00（峰 4）、1.21（峰 5）。

本品按干燥品计算，每袋含盐酸麻黄碱（$C_{10}H_{15}NO \cdot HCl$）和盐酸伪麻黄碱（$C_{10}H_{15}NO \cdot HCl$）的总量应为 21.00～39.00mg；含苦杏仁苷（$C_{20}H_{27}NO_{11}$）的量应为 20.50～38.10mg。

【临床定位】

传统功能主治

《伤寒论》中麻黄汤主要治疗太阳伤寒证，可治疗太阳病日久表实证仍在者，可治疗太阳阳明合病病情偏重太阳之表证者，可治疗太阳表证邪郁不解致衄者，可发汗疏通营卫治疗阳明表证者。张仲景用麻黄汤治疗外感风寒表实证，并对其有一定的化裁，形成麻黄汤类方。唐·《千金翼方》："脉浮热数者，可发其汗，宜麻黄汤。伤寒，脉浮紧，不发其汗，因致衄，宜麻黄汤。脉浮而紧，浮则为风，紧则为寒，风则伤卫，寒则伤荣，荣卫俱病骨节烦疼，可发其汗，宜麻黄汤。太阳病下之微喘者，外未解故也，宜麻黄汤。"《太平惠民和剂局方》："治伤寒头痛，发热恶风，骨节疼痛，喘满无汗。"《小儿药证直诀》："治伤风发热、无汗、咳嗽、喘急。"《伤寒明理论》："按太阳病之主麻黄汤。总以脉浮无汗而喘，为对证之药，其有太阳与阳明合病。喘而胸满者，邪结上焦，不可妄下，治不从阳明而从太阳，仍宜麻黄汤也。"《奇效良方》："伤寒病头痛发热，身痛恶风，恶汗而喘者。"《伤寒贯珠集》："太阳病，头痛发热，身疼腰痛，骨节疼痛，恶风无汗而喘者，麻黄汤主之。" 综上所述，古籍记载麻黄汤的功用为发汗解表，宣肺平喘，主治风寒束表，肺气失宣证。恶寒发热、头疼身痛，无汗而喘，舌苔薄白，脉浮紧。

现代临床应用

麻黄汤是治疗太阳伤寒最基本的方剂。在历版《方剂学》中麻黄汤的功效描述为发汗解表、宣肺平喘，主治外感风寒表实证。表现为恶寒发热，头身疼痛，舌苔薄白，无汗而喘，脉浮紧。但通过近几十年来的临床报道可以看到后世医家大大拓展了麻黄汤及其类方的临床应用范围，古今以麻黄汤加减方达 40 首，广泛应用于治疗中西医各种疾病中，并在内、外、妇、儿等临床各科取得了较好的治疗效果。比如内科的风湿性疾病、循环系统疾病、呼吸系统疾病、消化系统疾病、神经系统疾病、泌尿系统疾病，外科的乳腺导管闭塞、脉管炎，儿科的小儿遗尿等。

《现代日本汉方处方手册》中将麻黄汤用于感冒初期，恶寒发热，头痛，身痛，骨节疼痛，但身体虚弱之人不可使用。

（研究人员：杨林勇　张国媛　邸继鹏　刘　艳　章　军　等）

参 考 文 献

戴松铭，2006. 麻黄汤辨证加减治疗类风湿关节炎 182 例[J]. 中国民间中医，14（4）：35.

顾关云，1985. 麻黄节间和节共用、茎和根分用的依据——麻黄的成分和药理作用[J]. 中成药研究，（10）：20-21.

郭大礼，张国印，1997. 麻黄汤加味治愈脉管炎 1 例[J]. 江西中医药，28（4）：30.

李世太，李敬兰，1997. 经典名方新用 3 则[J]. 河南中医，17（6）：335.

李世云，2008. 麻黄汤加减联合西药治疗肝硬化腹水 30 例[J]. 上海中医药杂志，42（11）：39.

林祥启，孙开芹，2000. 麻黄汤治疗小儿遗尿证 56 例[J]. 实用中医药杂志，16（1）：24-25.

马友全，白锋，刘占萍，等，2011. 麻黄汤治疗太阳伤寒证的对照研究[J]. 中医临床研究，3（7）：34-35.

王维澎，2000. 麻黄汤新用[J]. 新中医，32（1）：53.

肖培根，2002. 新编中药志（第二卷）[M]. 北京：化学工业出版社.

张树峰，宋素英，1987.《伤寒论》甘草炙法探讨[J]. 河南中医，（6）：13.

真柳诚，1995. 中国 11 世紀以前の桂類薬物と薬名-林億らは仲景医書の桂類薬物をに統一した[J]. 藥史学雑誌，30（2）：96-115.

钟凌云，龚千锋，祝婧，2018. 麻黄炮制历史沿革分析[J]. 中成药，30（12）：1822-1825.

5

吴茱萸汤　汉·《伤寒论》

【处方沿革】

吴茱萸汤出自汉·张仲景《伤寒论》。由吴茱萸、人参、生姜、大枣 4 味药物组成。《伤寒论》原著中采用吴茱萸汤论治的条文共有 3 处，分别为第 243 条治疗阳明病"食谷欲呕"，第 309 条治疗"少阴病，吐利，手足厥逆，烦躁欲死"，第 378 条治疗厥阴病"干呕吐涎沫，头痛"。排除与《伤寒论》中重复的条文，《金匮要略》中采用吴茱萸汤论治的条文为："呕而胸满"。《金镜内台方议》："干呕，吐涎沫，头痛，厥阴之寒气上攻也。吐利，手足逆冷者，寒气内盛也；烦躁欲死者，阳气内争也。食谷欲呕者，胃寒不受也。此以三者之症，共用此方者，以吴茱萸能下三阴之逆气为君，生姜能散气为臣，人参、大枣之甘缓，能和调诸气者也，故用之为佐使，以安其中也。"

【基原考证】

吴茱萸　明·李时珍《本草纲目》记载："茱萸枝柔而肥，叶长而皱，其实结于梢头，累累成簇而无核，与椒不同。一种粒大，一种粒小，小者入药为胜。"结合其他本草著作等综合分析考证，本品为芸香科植物吴茱萸 *Euodia rutaecarpa*（Juss.）Benth.，南北都有，因吴地所产为好，故有吴茱萸之称。吴茱萸主要分布在贵州、湖北、湖南、江西、广西、浙江、安徽、云南、福建等省区，贵州、江西、浙江有大面积栽培。

人参　《本草纲目》记载："人参体实有心而味甘，微带苦，自有余味，俗名金井玉阑也。"结合其他本草著作等综合分析考证，古今人参的品种没有发生变化。因此，建议人参选用《中国药典》人参，即为五加科植物人参 *Panax ginseng* C. A. Mey. 的干燥根和根茎，主产于辽宁、吉林、黑龙江、河北、山东、山西等地。

生姜　《名医别录》中将生姜作为单独一味药物列入，并详细记载了它的功效主治："归五脏，除风邪寒热，伤寒头痛鼻塞，咳逆上气，止呕吐，去痰下气。"结合其他本草图文所述，表明"古今姜之原植物品种一致"，为姜科植物姜 *Zingiber officinale* Rosc. 的新鲜根茎。王家葵等《中药材品种沿革及道地性》：南方各省都适合药用姜的生长，而以四川犍为、浙江台州历史最为悠久，习惯上亦认为此两处所出最良。

大枣　《本草图经》曰："大枣，干枣也。今近北州郡皆有，而青、晋、绛州者特佳。江南出者坚燥少脂。"并附有"大枣"图。结合其他本草图文所述考证，与现今药用大枣相符，建议大枣选用《中国药典》大枣，即为鼠李科植物枣 *Ziziphus jujuba* Mill. 的干燥成熟果实，主产于新疆、山西、宁夏、甘肃、陕西、山东、河北、浙江、湖南等地。

【炮制方法】

吴茱萸　方注中"洗"的意义应与现代不同，其目的不只是使药材清洁，而是加以炮制。洗与浸泡互有异同。浸泡是将药物放入溶液（一般用水）淹没适当时间，一遍即可，而洗则是不断更换新鲜溶液，反复冲洗，故有吴茱萸"汤沸七通"之说。《伤寒论》中像吴茱萸注洗制者，还有半夏一药，余皆不注，说明洗为炮制方法。正如清·张睿生在《制药指南》中说："洗者取其中正之意，还说吴茱萸洗制，抑苦寒扶胃气。"医圣用吴茱萸不畏其量之大，洗法使然。

人参 原方对人参未有炮制说明，因此按照《中国药典》方法炮制即可。即润透，切薄片，干燥，或用时粉碎、捣碎。

生姜 方注中"切"即按照《中国药典》方法炮制即可，除去杂质，洗净，用时切厚片。

大枣 原方脚注为"擘"，"擘"即掰开。由于大枣角质层较厚，完整入药不利于有效成分煎出，且煎煮过程产生大量的泡沫，将大枣掰开提高了有效成分的煎出率。关于"擘"的具体要求，《金匮玉函经》在"方药炮制"中明确指出"大枣擘去核"。后历代有打碎、制炭、蒸制等炮制方法。本方中大枣的炮制方法与《中国药典》（2015 年版一部）大枣项下饮片"大枣"的炮制方法基本一致，即取大枣药材，除去杂质，洗净，晒干。用时破开或去核。

【剂量考证】

原文记载"吴茱萸一升（洗），人参三两，生姜六两（切），大枣十二枚（擘）"。

（1）根据度量衡考证，汉代 1 两折合为 13.8g，原方折算为吴茱萸一升（70g），人参三两（41.4g），生姜六两（82.8g），大枣十二枚（30g）。

（2）根据目前临床常用剂量及"十三五"规划教材《方剂学》，1 两折合为 3g，则本方剂量为：吴茱萸一升（15.2g），人参三两（9g），生姜六两（18g），大枣十二枚（6.5g）。

（3）参照古方药量考证文献，东汉 1 两按照现代 3g 折算，吴茱萸按照一升约 70g 计，大枣按照每枚 2.5g 至 3g 计较为合理。综合现代临床应用剂量情况及历版《中国药典》对吴茱萸、大枣等的用药剂量要求，日用吴茱萸 70g、大枣 30～36g 已远超出规定用量要求。为此，我们认为吴茱萸、大枣用量过大，参照《方剂学》教材所载"吴茱萸汤"的方剂量，更符合现代应用实际。《方剂学》（第七版）所载吴茱萸汤：吴茱萸一升，洗（9g），人参三两（9g），生姜六两（18g），切，大枣十二枚（4 枚），擘。为此，在物质基准制备中我们将吴茱萸汤剂量拟定为：吴茱萸 9g、人参 9g、生姜 18g、大枣 4 枚（12g）。

【物质基准】

制备方法

取吴茱萸 9g，生姜 18g，人参 9g，大枣 12g，置于煎药壶中，加水 1400ml 浸泡 30min，武火（5 档 2.0kW）加热至沸腾后，调至文火（4 档 1.5kW）煎煮至药液体积为 400ml，200 目筛网滤过，药液冷却至室温，60℃真空减压浓缩至原体积一半，冷冻干燥（冻干参数：–55～–67℃预冻 4 小时，升华时间 24 小时），即吴茱萸汤物质基准。

质量标准

1. 定量物质筛选 以 2015 年版《中国药典》中的含量测定成分为基础，首选含量高、性质稳定且易于检测的物质作为定量成分，同时兼顾各检测波长下的色谱峰形状及保留时间，最终确定吴茱萸碱、吴茱萸次碱、柠檬苦素、6-姜辣素为定量物质。

2. 出膏率 取 100ml 汤液，真空冷冻干燥，称量冻干粉重量，根据出膏率公式计算。出膏率应为 17.33%～32.19%。

3. 水分 不得过 5.0%（《中国药典》2015 年版通则 0832 第三法）。

4. 含量测定 照高效液相色谱法（《中国药典》2015 年版通则 0512）测定。

吴茱萸碱和吴茱萸次碱含量测定：以十八烷基硅烷键合硅胶为填充剂；以[乙腈-四氢呋喃（25：

15)]-0.02%磷酸溶液（37∶63）为流动相；柱温为25℃；流速为1.0ml/min；226nm和345nm双波长检测。理论板数按吴茱萸碱峰计算应不低于20 000。本品含吴茱萸碱（$C_{19}H_{17}N_{3}O$）和吴茱萸次碱（$C_{18}H_{13}N_{3}O$）应为0.055%～0.10%。

柠檬苦素含量测定：以十八烷基硅烷键合硅胶为填充剂；以[乙腈-四氢呋喃（25∶15）]-0.02%磷酸溶液（30∶70）为流动相；柱温为25℃；流速为1.0ml/min；检测波长为215nm。理论板数按柠檬苦素峰计算应不低于5000。本品含柠檬苦素（$C_{26}H_{30}O_{8}$）应为0.078%～0.14%。

6-姜辣素含量测定：以十八烷基硅烷键合硅胶为填充剂；以乙腈-水（40∶60）为流动相；柱温为25℃；流速为1.0ml/min；检测波长为282nm。理论板数按6-姜辣素峰计算应不低于3000。本品按每剂计算，含6-姜辣素（$C_{17}H_{26}O_{4}$）应为0.045%～0.083%。

5. 特征图谱 照高效液相色谱法（《中国药典》2015年版通则0512）测定。

（1）色谱条件与系统适用性试验：以十八烷基硅烷键合硅胶为填充剂（PhenomeneX C18色谱柱，250×4.6mm，粒径为5μm，保护柱：Phenomennex part No：AJ0-7596）；以乙腈-四氢呋喃（25∶15）为流动相A，以0.02%磷酸溶液为流动相B，按表2-5-1中的规定进行梯度洗脱；流速为1.0ml/min；柱温为25℃；检测波长0～68min为210nm，68.01～95min为226nm；理论板数按去氢吴茱萸碱峰计算应不低于10 000。

表2-5-1 梯度洗脱表

时间/min	流动相A/%	流动相B/%	时间/min	流动相A/%	流动相B/%
0～5	5	95	42～52	19→31	81→69
5～25	5→17	95→83	52～75	31→50	69→50
25～30	17→19	83→81	75～95	50→50	50→50
30～42	19→19	81→81			

（2）参照物溶液制备：取去氢吴茱萸碱对照品适量，精密称定，加甲醇制成每1ml含0.30mg的溶液，即得。

（3）供试品溶液制备：取吴茱萸碱和吴茱萸次碱含量测定项供试液，作为供试品溶液。

（4）测定法：分别吸取参照物溶液5μl，供试品溶液12μl，注入液相色谱仪，测定，记录色谱图，即得，见图2-5-1。

供试品色谱图应与对照特征图谱基本一致，有相对应的12个特征峰；其中有1个峰应与相应的参照峰保留时间相同。与参照物峰相应的峰为S峰，计算各特征峰与S峰的相对保留时间，应在规定值的±10%之内。相对保留时间规定值为：0.27（峰1）、0.33（峰2）、1.00（峰3）、1.19（峰4）、1.49（峰5）、1.99（峰6）、3.44（峰7）、3.55（峰8）、3.75（峰9）、3.86（峰10）、3.98（峰11）、4.01（峰12）。

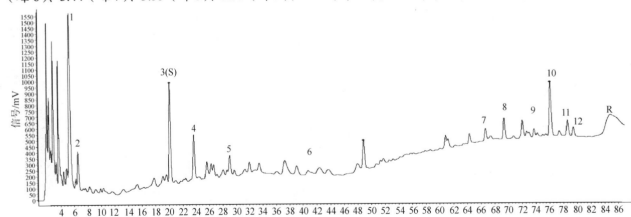

图2-5-1 吴茱萸汤物质基准对照特征图谱

峰3（S）：去氢吴茱萸碱

积分参数：斜率灵敏度为20，峰宽为0.02，最小峰面积为50，最小峰高为5

【临床定位】

传统功能主治

此方为温里剂，具有温中补虚、降逆止呕之功效。主治肝胃虚寒，浊阴上逆证。食后泛泛欲吐，或呕吐酸水，或干呕，或吐清涎冷沫，胸满脘痛，巅顶头痛，畏寒肢冷，甚则伴手足逆冷，大便泄泻，烦躁不宁，舌淡苔白滑，脉沉弦或迟。临床常用于治疗慢性胃炎、妊娠呕吐、神经性呕吐、神经性头痛、耳源性眩晕等属肝胃虚寒者。

现代临床应用

1. 对心脑血管疾病的治疗作用 有人采用吴茱萸汤或加味吴茱萸汤治疗偏头痛、经行头痛及高血压头痛等疾病，结果显示吴茱萸汤或加味吴茱萸汤对偏头痛、经行头痛、高血压头痛的总有效率分别达到93.78%、94.1%、45.45%。

2. 对消化系统疾病的治疗作用 潘守杰等用吴茱萸汤治疗肝胃虚寒型晚期胃癌呕吐，取得显著疗效。廖久兴以吴茱萸汤加减治疗脾胃虚寒型神经性呕吐，临床症状明显缓解，精神恢复良好，复发率低。运用吴茱萸汤或加味吴茱萸汤治疗慢性浅表性胃炎、老年胃食管反流病及功能性消化不良等疾病的研究显示，吴茱萸汤或加味吴茱萸汤对慢性浅表性胃炎、老年胃食管反流病、功能性消化不良的总有效率分别为93.3%、93.0%、93.5%。

3. 对神经系统疾病的治疗作用 曹金婷运用吴茱萸汤随证加减治疗神经官能症，在100例患者参与的临床研究中，有效率为87%。梅尼埃综合征临床表现为发作性眩晕，常伴有恶心、呕吐、耳鸣及听力减退。王翠芬用吴茱萸汤随证加减治疗梅尼埃综合征40例，有效率为95%。范志强运用吴茱萸汤加减治疗60例眩晕症患者，治愈49例，显效10例，疗效显著。

（研究人员：梁丛莲 尚 强 刘和平 李 东 郑文林 等）

参 考 文 献

曹金婷, 2008. 吴茱萸汤治疗神经官能症100例[J]. 河南中医学院学报, 23（2）: 70.

范志强, 2007. 吴茱萸汤加减治疗眩晕症60例[J]. 中医药导报, 13（7）: 66-79.

李季委, 李凌霞, 2007. 枳术吴茱萸汤治疗老年胃食管反流病28例探讨[J]. 中医药信息, 24（1）: 31-32.

李季委, 李凌霞, 2008. 加味吴茱萸汤治疗功能性消化不良31例[J]. 中国中医药科技, 15（3）: 283.

李明懋, 2008. 加味吴茱萸汤治疗高血压病患者的达标率分析[J]. 成都中医药大学学报, 31（1）: 11-12.

廖久兴, 1996. 吴茱萸汤加减治疗神经性呕吐68例[J]. 湖南中医杂志, 12（5）: 21-22.

潘守杰, 殷常春, 丰育来, 2009. 吴茱萸汤治疗晚期胃癌呕吐32例临床观察[J]. 辽宁中医杂志, 36（9）: 1519-1520.

王翠芬, 2005. 吴茱萸汤治疗梅尼埃病40例[J]. 河南中医, 25（3）: 20.

张仲景, 2005. 伤寒论[M]. 北京: 人民卫生出版社.

郑逢民, 2004. 吴茱萸汤治疗肝寒犯胃型慢性浅表性胃炎150例[J]. 浙江中医杂志, 3（4）: 153.

芍药甘草汤　汉·《伤寒论》

【处方沿革】

出自汉·张仲景《伤寒论》。原文："伤寒脉浮，自汗出，小便数，心烦，微恶寒，脚挛急，反与桂枝汤，欲攻其表，此误也。得之便厥、咽中干，烦躁吐逆者，作甘草干姜汤与之，以复其阳。若厥愈足温者，更作芍药甘草汤与之，其脚即伸。"（明·赵开美刻印版）。白芍药四两，味苦酸微寒，甘草四两，炙，味甘平。芍药白补而赤泻，白收而赤散也。酸以收之，甘以缓之，酸甘相合，用补阴血。上两味，以水三升，煮取一升五合，去渣，分温再服。

宋·庞安时《伤寒总病论》，芍药、甘草各一两半，用于脚挛急。吴彦夔《传信适用方》，一名"中岳汤"，赤芍六两，甘草半两（炙），用于腿脚赤肿疼痛。魏岘《魏氏家藏方》，一名"六半汤"，白芍一两，甘草半两（炙），用于湿热脚气，不能步行。朱佐《类编朱氏集验医方》，一名"去杖汤"，赤芍六两，甘草半两，用于脚弱无力，行步艰难。

明·许宏《金镜内台方议》，白芍四两，甘草四两（炙），用于脚挛急。虞抟《医学正传》，白芍药（酒炒），甘草（炙），用于腹痛。王肯堂《幼科证治准绳》，芍药，甘草（炙，各一钱）。徐彦纯《玉机微义》，芍药，甘草（炙，各四钱）。李中梓《医宗必读》，芍药（四钱），甘草（二钱）。汪机《医学原理》，白芍（苦酸寒，煨，二两），甘草（炙，甘温，一两）。

清·程国彭《医学心悟》，白芍药（酒炒）三钱，甘草（炙）一钱五分，止腹痛如神。刘鸿恩《医门八法》，一名"白芍甘草汤"，白芍一两（醋炒），甘草三钱，用于胃气痛。骆登高《医林一致》，芍药（四钱），甘草（二钱）。吴仪洛《成方切用》，白芍药、甘草（炙）各四两。

近代曹颖甫《经方实验录》，赤白芍各一两，生甘草八钱，用于足肿痛。

日本明治维新时期，汤本求真《皇汉医学》，芍药、甘草各 14.5g，用于腹痛，四肢挛急，脏器组织之紧缩急剧。

【基原考证】

芍药　《本草经集注》记载："今出白山、蒋山、茅山最好，白而长大，余处亦有而多赤，赤者小利。世方以止痛"。《千金要方·论和合第七》记载"凡茯苓、芍药、补药须白者，泻药须赤者"。到了宋代，医家对赤白芍的功效的不同有了普遍与深入的认识，在临床用药注意区分二者。刘翰等《开宝本草》指出："芍药有赤白两种，其花亦有赤白二色，赤者利小便下气，白者止痛散血。"另外，《太平圣惠方》中引用安期生服芍药法："芍药有二种，一者金芍药，二者木芍药，救病金芍药，白色多脂肉，木芍药色紫瘦多脉。"从上可知，秦汉时期民间对赤白芍早已有区分，而治病一般用白芍。通过考证，建议本方选用白芍药，即毛茛科植物芍药 *Paeonia lactiflora* Pall.的干燥根，主产于安徽、山东、四川、浙江、湖南等地。

甘草　药用甘草一直以豆科 *Glycyrrhiza* 属为正品，主要使用基原为 *Glycyrrhiza uralensis*。从《植物名实图考》、《证类本草》附图可以看出，古时甘草叶为单数羽状复叶、总状花序、蝶形花等特征，与现今所用甘草基本一致。在产地方面，从《名医别录》、《本草经集注》中可知，古代甘草的主产地是山西、陕西、内蒙古、青海、甘肃等省区，与现今乌拉尔甘草（*Glycyrrhiza uralensis* Fisch.）的主要分布区相一致。经过以上本草研究，建议芍药甘草汤中的甘草选用 2015 年版《中国药典》中豆科植物甘草 *Glycyrrhiza uralensis* Fisch.（乌拉尔）作为基原，主产于新疆、内蒙古、甘肃、宁夏、山西等地。

【炮制方法】

白芍 《神农本草经》已有芍药性味功效的记载，但未见有炮制方面的记述。《金匮玉函经》首见"刮去皮"。《伤寒类证活人书》载："洗净。"《本草图经》曰："采得净，刮去皮。"《本草汇》曰："拣白者刮去皮。"从"刮去皮"可以看出，古代对白芍的产地加工与现今相吻合。因此参考 2015 年版《中国药典》为夏、秋二季采挖，洗净，除去头尾和细根，至沸水中煮后除去外皮或去皮后再煮，晒干。

甘草 原方脚注为"炙"，根据甘草炮制方法衍变考证，现今常用的蜜制甘草起源于宋代。因此，本方中甘草的炮制方法应为炒法，即炒甘草。可参照 2015 年版《浙江省中药炮制规范》炮制，炒甘草的炮制方法为，取甘草饮片，照清炒法至表面深黄色，微具焦斑时，取出，摊凉。

【剂量考证】

汉代剂量考证存在两种参考方案，即：①参考度量衡考证，1 两等于 13.8g；②参考"十三五"规划教材《方剂学》以及现今临床常用剂量，1 两等于 3g。

案例 1：按照"十三五"规划教材《方剂学》中一两折合 3g，一斗折合 2000ml，一升折合 200ml。得到芍药甘草汤处方量为白芍 12g，炙甘草 12g。总方药量为 24g。

案例 2：从考古实物佐证、史料记载等考证东汉度量衡史，一两折合为 13.8g，得到芍药甘草汤处方量为白芍 55.2g，炙甘草 55.2g。总方药量为 110.4g。

其他临床实践剂量参考：

《临证实验录》记载芍药甘草汤：白芍 15g，炙甘草 15g。

《现代日本汉方处方手册》记载芍药甘草汤的用量为芍药 3~6g，甘草 3~6g。

【物质基准（标准汤剂）】

制备方法

称取本方，加水 600ml，煎至 300ml，即得标准煎液，后制成冻干粉（对应实物）。

质量标准

1. 定量物质筛选 以 2015 年版《中国药典》中的含量测定成分为基础，首选含量高、性质稳定且易于检测的物质作为定量成分，同时兼顾各检测波长下的色谱峰形状及保留时间，最终确定芍药苷、甘草苷、甘草酸为定量物质。

2. 出膏率 取汤液，真空冷冻干燥，称量冻干粉重量，根据公式计算出膏率。案例 1：出膏率范围为 23.16%~33.20%。案例 2：出膏率范围为 14%~27%。

3. 水分 冻干粉水分不得超过 14%。

4. 鉴别　取冻干粉适量，加溶剂处理，作为供试品溶液。另取白芍、炙甘草对照物，同法制成对照溶液。照薄层色谱法（通则0502）试验，分别点于同一薄层板上。以展开剂展开，取出，晾干，供试品色谱中，在与对照物色谱相应的位置上，显相同颜色的斑点。

5. 含量测定　照高效液相色谱法（《中国药典》2015年版通则0512）测定。见图2-6-1。

色谱条件与系统适用性试验：

案例1：以十八烷基硅烷键合硅胶为填充剂（柱长为150mm，内径为2.1mm，粒径为2.6μm）；以0.1%甲酸溶液为流动相A，以乙腈为流动相B，按照梯度洗脱；流速为0.4ml/min；柱温为30℃。汤剂中定量成分范围应为：芍药苷0.54～0.83mg/ml，甘草苷0.13～0.32mg/ml，甘草酸0.33～0.60mg/ml。

案例2：以十八烷基硅烷键合硅胶为填充剂，以乙腈为流动相A，磷酸溶液为流动相B，按照梯度洗脱，检测波长为235nm。

理论板数以芍药苷峰计，应不低于2000。每一日剂量芍药甘草汤物质基准中含芍药苷（$C_{23}H_{28}O_{11}$）不得少于406mg，甘草苷（$C_{21}H_{22}O_9$）不得少于116mg，甘草酸（$C_{42}H_{62}O_{16}$）不得少于115mg。

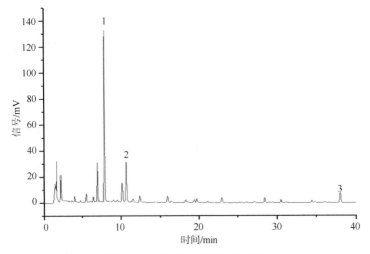

图2-6-1　芍药甘草汤定量图谱

峰1：芍药苷；峰2：甘草苷；峰3：甘草酸

6. 特征图谱　照高效液相色谱法（《中国药典》2015年版通则0512）测定。

色谱条件与系统适用性试验：同含量测定，分别精密吸取15批芍药甘草汤标准汤剂供试品溶液注入高效液相色谱仪，记录色谱峰信息，生成的对照特征图谱见图2-6-2和图2-6-3，图2-6-2共有14个峰，指认6个，以峰7为参照峰。图2-6-3共有13个峰，指认5个，以峰5为参照峰。

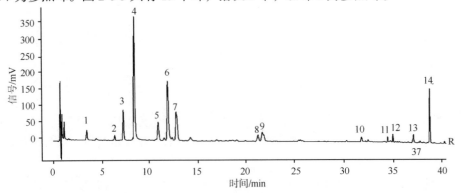

图2-6-2　案例1芍药甘草汤物质基准对照特征图谱

峰3：芍药内酯苷；峰4：芍药苷；峰6：甘草苷；峰7：芹糖基甘草苷；峰9：甘草素；峰14：甘草酸

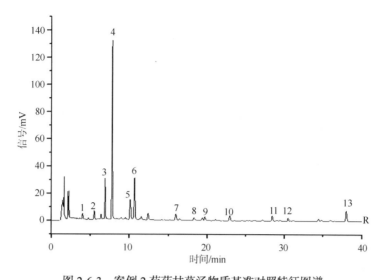

图 2-6-3　案例 2 芍药甘草汤物质基准对照特征图谱

峰 3：芍药内酯苷；峰 4：芍药苷；峰 5：新甘草苷；峰 6：甘草苷；峰 13：甘草酸

【临床定位】

传统功能主治

《伤寒论》中"芍药甘草汤"具有"酸甘相合，用补阴血"，主治误汗亡阳，阳复后的脚挛急证。用于"伤寒脉浮，自汗出，小便数，心烦，微恶寒，脚挛急，与桂枝欲攻其表此误也，得之便厥，……，若厥愈足温者更作芍药甘草汤与之，其脚即伸"。

后世诸多医家进行传承如《阴证略例》、《伤寒瘟疫条辨》、《伤寒指掌》、《尚论后篇》，《医法圆通》曰"因误汗而致者，由其发汗太过，血液骤伤，火动于中，筋脉失养，故筋挛。法宜扶阴，如仲景之芍药甘草汤是也"，也用于津液受损，筋脉失濡。《类聚方广义》载：芍药甘草汤治腹中挛急而痛者，小儿夜啼不止，腹中挛急甚者奇效。《方极》载：芍药甘草汤治拘挛急迫者。《古今医统》载：芍药甘草汤治小儿热腹痛，小便不通，及痘疹肚痛。《医宗必读》、《古今名医汇粹》、《玉机微义》(卷 26～卷 50)、《医方集略》均表明芍药甘草汤用于治疗肚疼腹痛。

现代临床应用

（1）《临证实验录》：本方用于治疗腹痛。

（2）《中国百年百名中医临床家丛书·胡天雄》：治疗腹部肌肉痉挛。

（3）《处方解说》：本方用于发汗过多之后邪气内迫、肌肉拘急、腰脚挛急等。若以缓解挛急和疼痛为目的则可顿服。本方的应用范围：腓肠肌痉挛、坐骨神经痛、风湿性肌肉痛、胃痉挛、肾结石疼痛、痉挛性咳嗽、膀胱痛、小儿腹痛等。

（4）芍药甘草汤用于治疗肌痉挛：同心用芍药甘草汤治疗肌痉挛；韩国首尔庆熙大学东方医学院研究表明芍药甘草汤具有镇痛和抗痉挛作用；吉日木图、高凤兰用芍药甘草汤治疗腓肠肌痉挛；芍药甘草汤对脑血管障碍所致的腓肠肌痉挛有效。孙珉丹等人用芍药甘草汤治疗血液透析患者出现的肌痉挛，效果显著。芍药甘草汤治疗糖尿病患者腓肠肌痉挛，效果显著。

（5）芍药甘草汤用于多种疼痛：大阪齿科大学疼痛门诊用芍药甘草汤治疗非典型颜面痛、舌痛症、三叉神经痛、下颌关节病。李军军等人应用芍药甘草汤治疗急诊科疼痛性疾病患者，疗效显著。葛平玉等人用芍药甘草汤治疗慢性骨盆疼痛综合征（CPPS）的临床疗效确切。单鸣用芍药甘草汤治疗胆绞痛，取得较好疗效。芍药甘草汤可以除去尿路结石引起的肾绞痛。

（6）综述所述、现在著作及文献研究表明：芍药甘草汤调和肝脾，缓急止痛。用于血虚津伤所致多种痉挛和疼痛。

（7）《现代日本汉方处方手册》：本方用于四肢疼痛、痉挛、胃痉挛、腹痛，主治急剧的肌肉痉挛性疼痛，还用于排尿时剧烈疼痛、小儿夜啼症等。顿服可用于剧烈疼痛。

（研究人员：关　斌　朱广伟　肖惠琳　杨林勇　阳丽华　刘　艳　等）

参 考 文 献

葛平玉，常青，许灌成，2011. 芍药甘草汤治疗慢性骨盆疼痛综合征疗效观察[J]. 新中医，43（12）：70-71.

韩国首尔庆熙大学东方医学院心血管病与神经疾病科（卒中中心），2004. 临床评估芍药甘草汤对肌肉痉挛和疼痛的有效性和安全性[J]. The American journal of Chinese medicine，32（4）：611-20.

吉日木图，高凤兰，1999. 芍药甘草汤治疗腓肠肌痉挛[J]. 内蒙古中医药，（S1）：16.

李军军，魏凌雪，路国锋，2017. 芍药甘草汤在急诊科的应用[J]. 中国中医药现代远程教育，15（3）：126-127.

单鸣，1994. 经典名方治疗急难症举隅[J]. 中国中医急症，（4）：159.

孙珉丹，迟宝荣，朱昆，2004. 芍药甘草汤治疗慢性血液透析患者肌痉挛三例[J]. 中国全科医学，（22）：1708.

同心，2001. 双盲对照试验证实芍药甘草汤对肌痉挛有治疗作用[J]. 国外医学（中医中药分册），（2）：123.

佚名，1996. 芍药甘草汤提取剂对脑血管障碍引起的腓肠肌痉挛的疗效[J]. 国外医学（中医中药分册），（2）：20.

佚名，2001. 芍药甘草汤对糖尿病性神经障碍引起的疼痛性肌痉挛的疗效[J]. 国外医学（中医中药分册），（1）：14.

7

半夏泻心汤 汉·《伤寒论》

【处方沿革】

出自汉·张仲景《伤寒论》。原文："伤寒五六日，呕而发热者，柴胡汤证具，而以他药下之，柴胡证仍在者，复与柴胡汤。此虽已下之，不为逆，必蒸蒸而振，却发热汗出而解。若心下满，而硬痛者，此为结胸也，大陷胸汤主之；但满而不痛者，此为痞，柴胡不中与之，宜半夏泻心汤。"（明·赵开美刻印版）。半夏（洗，味辛平）半升，黄芩（味苦寒）、干姜（味辛热）、人参（味甘温）各三两，黄连（味苦寒）一两，大枣（擘，味温甘）十二枚，甘草（炙，味甘平）三两。辛入肺而散气，半夏之辛，以散结气；苦入心而泄热，黄芩、黄连之苦，以泄痞热；脾欲缓，急食甘以缓之，人参、甘草、大枣之甘，以缓之。

上七味，以水一斗，煮取六升，去滓，再煎取三升。温服一升，日三服。

【基原考证】

半夏 文献记载有旱半夏、水半夏两种。旱半夏（即半夏）别名三叶半夏、水玉、地文、三步跳、麻芋果等。水半夏别名戟叶半夏、土半夏、田三七、疯狗薯等，又称"犁头尖"。《神农本草经》卷一："一名地文，一名水玉。生川谷。"《证类本草》卷第十："一名守田，一名地文，一名水玉，一名示姑。"《吴普本草·草木类》："一名和姑。"因此，根据记载可以确认古时使用的半夏为旱半夏，即2015年版《中国药典》半夏，为天南星科植物半夏 Pinellia ternata（Thunb.）Breit. 的干燥块茎。主产于陕西、山东、四川、贵州、湖北、河南、安徽等地。

黄芩 从《本草经集注》到《本草图经》考证表明，药用黄芩品种变化不大，基本是唇形科 Scutellaria 属。结合《证类本草》所绘"耀州黄芩"、"潞州黄芩"药图，大致可以认为今用正品 Scutellaria baicalensis 一直是药用主流品种。从历代的本草著作中可见，正品黄芩与 2015 年版《中国药典》收载的相符，为唇形科植物黄芩 Scutellaria baicalensis Georgi 的干燥根，主产于内蒙古、黑龙江、吉林、辽宁、河北、山东、山西、陕西、甘肃等地。

干姜 东汉《神农本草经》以前，生姜、干姜效用不分，干姜是作为姜的一个别名；东汉末至明·《本草纲目》刊行之前，生姜晒干做干姜入药；明·《本草纲目》认为"干姜以母姜造之"，清·《本草思辨录》认为"生姜是老姜所生之子姜，干姜则老姜造成者"，更进一步对生姜和干姜的药用部位作了更细的说明。因此，可以看出，半夏泻心汤所用干姜与2015年版《中国药典》收载的相符，即干姜为姜科植物姜 Zingiber officinale Rosc. 的干燥根茎，主产于四川、贵州、湖北、广东、浙江、山东、湖南、广西、江西、福建等地。

甘草 《本草图经》、《本草衍义》及《植物名实图考》指出甘草叶片的形状。此外，《本草蒙筌》和《本草纲目》均附有原植物图。通过对原植物形态描述及图例考证认为，本方记载甘草为乌拉尔甘草，即豆科植物甘草 Glycyrrhiza uralensis Fisch.的干燥根和根茎，主产于新疆、内蒙古、甘肃、宁夏、山西等地。

人参 《本草图经》记载："其根形如防风而润实"，"根如人形者神"，并附有"潞州人参"图。《本草纲目》记载："人参体实有心而味甘，微带苦，自有余味，俗名金井玉阑也。"根据考证，历代本草记载的人参原植物形态描述与《中国药典》和《中华本草》记载的五加科植物人参 *Panax ginseng* C.A.Mey.一致。因此，建议人参选用《中国药典》人参，即为五加科植物人参 *Panax ginseng* C. A. Mey. 的干燥根和根茎，主产于辽宁、吉林、黑龙江、河北、山东、山西等地。

黄连 《本草从新》载："黄连，种类甚多。雅州连细长弯曲，微黄无毛，有硬刺；马湖连，色黑有细毛，绣花针头硬刺，形如鸡爪；此二种最佳。"《本经逢原》卷一载："黄连，产川中者，中空，色正黄。"根据本草所述药材产地和形态特征考证，本品为毛茛科植物黄连 *Coptis chinensis* Franch.、三角叶黄连 *Coptis deltoidea* C. Y. Cheng et Hsiao。综合产业化考虑，建议本处方的黄连使用当前市场上主流产品味连，即毛茛科植物黄连 *Coptis chinensis* Franch.的干燥根茎。主产于重庆、湖北，多为栽培。

大枣 《本草图经》曰："大枣，干枣也。……今近北州郡皆有，而青、晋、绛州者特佳。江南出者坚燥少脂。"并附有"大枣"图。李时珍曰："枣木赤心，有刺。四月生小叶，尖觥光泽。五月开小花，白色微青。南北皆有，惟青、晋所出者肥大甘美，入药为良。"根据以上本草图文所述考证，与现今药用大枣相符，建议大枣选用《中国药典》大枣，即为鼠李科植物枣 *Ziziphus jujuba* Mill. 的干燥成熟果实，主产于新疆、山西、宁夏、甘肃、陕西、山东、河北、浙江、湖南等地。

【炮制方法】

《伤寒论》半夏泻心汤原方对黄芩、人参、黄连、干姜的炮制未作特殊阐述，因此按照 2015 年版《中国药典》方法炮制，即，人参，润透，切薄片，干燥，或用时粉碎、捣碎；黄连，除去杂质，润透后切薄片，晾干，或用时捣碎；干姜，除去杂质，略泡，洗净，润透，切厚片或块，干燥。黄芩片，除去杂质，置沸水中煮 10min，取出，闷透，切薄片，干燥，或蒸半小时，取出，切薄片，干燥（注意避免暴晒）。

半夏 原方脚注为"洗"，半夏有毒，《伤寒论》和《金匮要略》所载含半夏的方剂中半夏大多使用了"洗"、"汤洗"等炮制方法。《金匮玉函经》："凡半夏不㕮咀，以汤洗十数度，令水清滑尽，洗不熟有毒也。"明确了半夏炮制要求及目的，首先是用"汤"来洗，《说文解字》："汤，热水也"，即用热水泡洗。其次要"洗"十数次，以半夏本身的黏稠涎液完全除去，水液清澈为标准。"洗"的目的是通过水洗去除半夏的毒性，保证临床用药安全。后世医家在半夏的炮制方法上进行改进，2015 年版《中国药典》收载的清半夏、姜半夏、法半夏 3 种炮制品均是在传统"汤洗"与简单"姜制"为主的炮制方法基础上衍生出来的。根据本方中半夏的炮制方法，目前对于遵循半夏汤洗，还是以药典收载炮制品代之观点不一致。综合经典名方使用沿革及安全性考虑，本方半夏的炮制选择姜半夏，即按照 2015 年版《中国药典》进行炮制。如有必要，也可选择"汤洗"半夏。

甘草 原方脚注为"炙"，根据甘草炮制方法衍变考证，现今常用的蜜制甘草起源于宋代。古代很多医籍中单独记载的炙主要为用火直接烘烤。宋·《日华子本草》中亦提出甘草"入药炙用"。后来随着历史演变和发展，对炙法有了新认识，大多采用加辅料炙，且出现了蜜炙和中健脾的理论，至今蜜炙仍为甘草发挥止咳平喘作用的主要炮制方法。根据甘草炮制方法衍变考证，本方中甘草的炮制方法应为炒法，即炒甘草。可参照 2015 年版《浙江省中药炮制规范》炮制，炒甘草的炮制方法为，取甘草饮片，照清炒法至表面深黄色，微具焦斑时，取出，摊凉。如果考虑到后世及现代临床甘草多用蜜炙，本方选择蜜炙甘草亦有一定的道理。

大枣 用时按照 2015 年版《中国药典》方法破开，不去核。

【剂量考证】

汉代剂量考证存在两种参考方案，即：①参考度量衡考证，1 两等于 13.8g；②参考"十三五"规划教材《方剂学》以及现今临床常用剂量，1两等于3g。

本案例参考"十三五"规划教材《方剂学》及临床常用剂量，一两等于 3g，一斗等于 2000ml，一升等于 200ml。本方取姜半夏 12g，黄芩 9g，干姜 9g，人参 9g，黄连 3g，炙甘草 9g，大枣 4 枚，通过多次测量取均值法计算 4 枚大枣约 22g。

如参考度量衡考证结果，即一两等于 13.8g，成药性可能存在问题，应酌情考虑。

国内外临床实践剂量参考：

《伤寒论方证辨证》记载半夏泻心汤，半夏 10～15g，黄芩 6～12g，干姜 6～10g，人参 6～10g，炙甘草 6～10g，黄连 3～6g，大枣 4 枚（劈）。

《现代日本汉方处方手册》记载半夏泻心汤，用量为半夏 4～5g，黄芩 2.5～3g，干姜 2～2.5g，人参 2.5～3g，甘草 2.5～3g，大枣 2.5～3g，黄连 1g。

【物质基准（标准汤剂）】

制备方法

称取本方，加水 2000ml，煎至 1200ml，去渣，继续煎煮至 600ml，即得。

质量标准

1. 定量物质筛选 以 2015 年版《中国药典》中的含量测定成分为基础，首选含量高、性质稳定且易于检测的物质作为定量成分，同时兼顾各检测波长下的色谱峰形状及保留时间，最终确定甘草苷、黄芩苷、小檗碱为定量物质。

2. 出膏率 取 100ml 汤液，真空冷冻干燥，称量冻干粉重量，根据出膏率公式计算，结果为 22.88%～42.50%。

3. 含量测定 照高效液相色谱法（《中国药典》2015 年版通则 0512）测定。

色谱条件与系统适用性试验：以十八烷基硅烷键合硅胶为填充剂（柱长为 100mm，内径为 2.1mm，粒径为 1.8μm）；以磷酸二氢钾为流动相 A，以乙腈为流动相 B，按照梯度洗脱；流速为 0.4ml/min；柱温为 30℃。

定量成分范围应为：甘草苷 0.06～0.12mg/ml，黄芩苷 0.76～1.42mg/ml，小檗碱 0.13～0.24mg/ml。

4. 特征图谱 照高效液相色谱法（《中国药典》2015 年版通则 0512）测定。

色谱条件与系统适用性试验：同含量测定，分别精密吸取 15 批半夏泻心汤标准汤剂供试品溶液注入高效液相色谱仪，记录色谱峰信息，生成的对照特征图谱见图 2-7-1，共有峰 18 个，指认 7 个。以峰 14 为参照峰。

【临床定位】

传统功能主治

本方具有寒热平调，消痞散结之功效。用于寒热互结之痞证。心下痞，但满而不痛，或呕吐，肠鸣下利，舌苔腻而微黄。

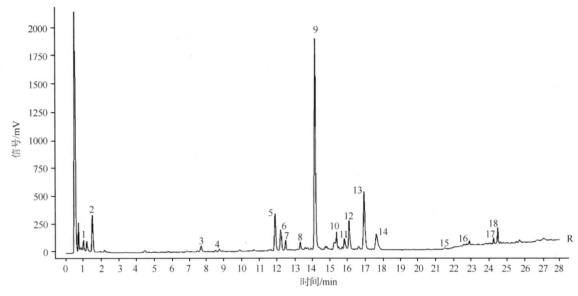

图 2-7-1 半夏泻心汤物质基准对照特征图谱

峰 5：甘草苷；峰 6：芹糖基甘草苷；峰 9：黄芩苷；峰 13：汉黄芩苷；峰 14：小檗碱；峰 16：甘草酸；峰 18：6-姜辣素

现代临床应用

（1）《伤寒论方证辨证》：本方广泛应用于消化道疾病，为湿热壅阻所致的呕吐、痞满、腹泻的经典方证。多用于胃炎、肠炎、胆囊炎、结肠炎、口腔溃疡、湿疹等。

（2）《现代日本汉方处方手册》：本方主治心下痞、恶心、呕吐、食欲不振、肠鸣、便溏或下利，用于急慢性胃肠炎、消化不良性下利、消化不良、胃下垂、神经性胃炎、胃功能减弱、醉酒、嗳气、胸闷、口腔炎、神经症。

（研究人员：孙 博 杨林勇 周 欣 朱广伟 等）

参 考 文 献

梁爱华，韩佳寅，陈士林，等，2018. 中药经典名方的质量与安全性考量[J]. 中国食品药品监管，173（6）：6-12.

卢红阳，蔡菊芬，杜灵彬，等，2012. 半夏泻心汤对伊立替康致小细胞肺癌荷瘤鼠胃损伤的改善作用[J]. 中华中医药学刊，30（6）：1289-1291.

童荣生，李晋奇，彭成，等，2011. 半夏泻心汤及其苦降药组 HPLC 指纹图谱的比较研究[J]. 中华中医药学刊，29（7）：1578-1581.

王惠英，曹圣荣，2017. 半夏泻心汤方证探微[J]. 实用中医内科杂志，31（9）：76-79.

王瑞，王志刚，2018. 半夏泻心汤治疗痞证验案举隅[J]. 中国民族民间医药，27（16）：74-75.

王智民，刘菊妍，刘晓谦，等，2017. 谈经典名方的化学、生产和质量控制研发和监管[J]. 中国中药杂志，42（10）：1819-1824.

闫利利，史家文，王金芳，等，2013. 基于 UPLC/Q-TOF-MS^E 方法分析半夏泻心汤的化学成分[J]. 药学学报，（4）：526-531.

张嘉鑫，顾然，郭宇，等，2018. 半夏泻心汤之方药考[J]. 长春中医药大学学报，34（1）：182-185.

8

真武汤 汉·《伤寒论》

【处方沿革】

出自汉·《伤寒论》一书，由茯苓、芍药、生姜、白术、附子五味药组成。原文："太阳病，发汗，汗出不解，其人仍发热，心下悸，头眩，身瞤动，振振欲擗地者，真武汤主之"（辨太阳病脉证并治中第六中的第 82 条）；"少阴病，二三日不已，至四五日，腹痛，小便不利，四肢沉重疼痛，自下利者，此为有水气，其人或咳，或小便利，或下利，或呕者，真武汤主之"（辨少阴病脉证并治第十一中的第 316 条）。茯苓三两，芍药三两，生姜（切）三两，白术二两，附子（炮，去皮，破八片）一枚。附子熟用，大辛大热，温肾暖土，峻补元阳，茯苓甘淡渗利，健脾渗湿；生姜之辛散，散水宣肺走上焦，既助附子以温阳祛寒，又助茯苓以温散水气；白术之健脾祛湿补中焦，健运中土，则水有所制；芍药可恢复肝木之疏泄功能以利小便，柔肝息风以舒筋和止痛，与附子相配，防止伤阴。

以上五味，以水八升，煮取三升，去滓，温服七合，日三服。

【基原考证】

茯苓 始载于《神农本草经》，列为上品。古代生长于千年松或老松下，松之灵气、松脂及松根这三种都是古人对茯苓来源的认识。《本草纲目》曰："茯苓，盖松之神灵之气，伏结而成，大如拳者，佩之令百鬼消灭，则神灵之气，亦可征矣。"《史记·龟策列传》曰："伏灵者，千岁松根也，食之不死。"《通典》曰："松脂沦入地，千岁为茯苓，又千岁为琥珀。"其产地最早记载于《神农本草经》："生太山山谷[今山西太原]。"《博物志》与《名医别录》均记载茯苓"生于太山"，《本草经集注》论及茯苓"今出郁州"（今江苏连云港附近云台山）。《大观本草》云："茯苓出嵩高三辅。"《本草图经》曰："生泰山山谷。"《植物名实图考》中写道："茯苓今以滇[云南]产为上。"经文献考证可得古代（包括东汉时期）所用茯苓与现代药典上所用品种一致，为多孔菌科真菌茯苓 *Poria cocos*（Schw.）Wolf 的干燥菌核，主产于云南、安徽、湖北、湖南等地。

芍药 始载于《神农本草经》，列为中品。陶弘景始分赤、白两种，云："今出白山、蒋山、茅山最好，白而长大。余处亦有而多赤，赤者小利。"唐宋金元时期的本草著作中明确指出芍药有赤、白芍之分，它们在植物形态及功效上有所区别。明代李时珍"根之赤白，随花之色也"，足可见芍药花色有赤白之分，这个时期白芍与赤芍真正在临床上区分使用。仲景时代，芍药并未有赤芍和白芍之分，《太平惠民和剂局方》、《医宗金鉴》、《伤寒论注》、许叔微、孙尚方等注为白芍；《医宗必读》、《伤寒九十论》、《太平圣惠方》、李中梓等以为是赤芍。《神农本草经》记载："芍药气味苦，平。主邪气腹痛，除血痹，破坚积，寒热疝瘕，止痛，利小便，益气。"因此根据其作用本方选用白芍。其基原与品种没有发生改变，《中药大辞典》记载："白芍主产浙江、安徽、四川等地……安徽产者称为亳白芍，产量最大。"《本草钩沉》云："芍药分布，主产于浙江、安徽、山东、四川等省。"经文献考证可得：古代（包括东汉时期）所用白芍与现代药典上所用白芍的品种一致，为毛茛科植物芍药 *Paeonia lactiflora* Pall.的干燥根，主产于安徽亳州、浙江磐安、四川中江和山东菏泽等。

生姜 始载于《神农本草经》，列为中品。太平洋群岛是生姜原产地，而我国也是姜的原产地，《礼记》中描述的"楂梨姜桂"是关于此的最早文字记载。现今生姜在全国范围内均有栽培，而古籍中提及姜的产地主要分布在长江及其以南的地区，北方不是姜的原产地。《吕氏春秋》云"阳朴之姜"，是最早提到姜产地的本草，阳朴在今四川。《名医别录》记载"生犍为及荆州、扬州"（犍为、荆州与扬州在古代与现代的名称一致，犍为在今四川、荆州在今湖北、扬州在今江苏），《本草图经》记载生姜的道地产区为汉（今四川广汉）、温（今浙江温州）和池州（今安徽池州）等地。明·李时珍编著的《本草纲目》中记载"干姜以母姜造之。今江西[今长江以西地区]、襄[今湖北襄阳]、均[今湖北丹江口]皆造，以白净结实者为良……凡入药并宜炮用"，据考证，其基原与品种没有发生改变。经文献考证可得：古代（包括东汉时期）所用生姜与现代药典上所用生姜的品种一致，为姜科植物姜 *Zingiber officinale* Rosc.的新鲜根茎。其产地为浙江、四川、安徽、湖北等。

白术 始载于《神农本草经》，列为上品，无苍术、白术之分，自北宋后逐渐分开。其基原与品种并未发生改变。东汉·张仲景《伤寒论》原书中提及的正是白术。历代本草中的白术产地与《中药志》记载的白术主产地浙江嵊县、东阳、昌化、仙居，安徽歙县、黄山、宁国，以及笔者实地调查的白术主产区大致相符。白术原生于山区丘陵地带，但由于野生资源的逐步匮乏，其以栽培品种居多，目前长江以南的区域广为栽培。以浙江白术栽培的数量最多，主产分布于浙江天台、磐安、嵊县、新昌、於潜、东阳、仙居等地；歙术也是比较出名的，根据《歙县志·物产》记载："术所出之州七，歙与焉，产大洲源及陔源一带，……为邑药材出品大宗，亦为邑第一良药"，安徽歙县栽种白术，歙县至今为止都是白术的道地产区。经文献考证可知：古代所用白术与现代药典上所用白术的品种一致，为菊科植物白术 *Atractylodes macrocephala* Koidz.的干燥根茎，主产于浙江、安徽等。

附子 始载于《神农本草经》，列为下品。基于文献考证，乌头本名为堇，它又称建、垩、茛、耿、茇等，秦汉之前多数称乌头为堇，之后名称逐渐演变为乌头。《国语·晋语》曰："骊姬受福，乃鸩于酒，堇于肉。"《吴普本草》曰："乌头，一名茛……所畏、恶、使，尽与乌头同。"附子的原植物是乌头，其基原与品种并没有发生改变。《神农本草经》云："生山谷。"《名医别录》谓之"生犍为山谷及广汉"。《证类本草》云："其种出于龙舟。"《本草纲目》云："宋人杨天惠著《附子记》甚悉，今撮其要，读之可不辩而明矣。其说云：绵州乃故广汉地，领县八，惟彰明出附子。彰明领乡二十，惟赤水、廉水、昌明、会昌四乡产附子，而赤水为多。"犍为、广汉、龙州、绵州彰明县均是如今江油、绵州一带，可见江油等地的附子栽培已有上千年历史，与现今附子的情况相符。而清代古籍《本经逢原》明确说明陕西也是附子的主要产区，但质量不如四川江油所产附子。经文献考证，古代（包括东汉时期）所用附子与现代药典上所用附子的品种一致，为毛茛科植物乌头 *Aconitum carmichaelii* Debx.的子根的加工品，主产于四川、陕西、云南等。

【炮制方法】

按照现行药典的方法对茯苓、芍药、生姜、白术进行炮制。

茯苓 取茯苓个，浸泡，洗净，润后稍蒸，及时削去外皮，切制成块或厚片，晒干。

芍药 洗净，润透，切薄片，干燥。

生姜 除去杂质，洗净，用时切厚片。

白术 除去杂质，洗净，润透，切厚片，干燥。

附子 来自《伤寒论》，方中附子均为炮去皮，破八片，而在汉代附子的炮制方法为不咬咀，或炮或生，皆去黑皮，刀刮取里白者，故曰中白。未指出炮的具体操作，而在《本草经集注》中对附子的炮制方法加以解释，皆煻灰火炮炙，令微（坼），削去黑皮乃秤之。惟姜附子汤及膏酒中生用，亦削去皮乃秤，直理破作八片……。因此推测该方的附子炮制方法类似于现代的煨法。也有认为当前附子在产地均采用胆巴或食盐炮制，虽然这些方法能起到减毒的效果，但它们都属于水制法。汉代首创火炮，火炮附子具有明显的优势，炮熟性缓而补阳，且能减弱其毒性，有学者建议可参照砂烫法炮制。

【剂量考证】

汉代剂量考证存在两种参考方案，即：①参考度量衡考证，1 两等于 13.8g；②参考"十三五"规划教材《方剂学》以及现今临床常用剂量，1 两等于 3g。

本案例参考度量衡考证，一两等于 13.8g。经文献考据将仲景时期的附子一枚约定为 15g 为宜。本方折算剂量为：茯苓 41.4g，芍药 41.4g，生姜 41.4g，白术 27.6g，附子 15g。

【物质基准（标准汤剂）】

制备方法

称取本方，加水 1600ml 煎煮，过滤放凉后调整水煎液体积至 600ml，即得。

质量标准

1. 定量物质筛选 以 2015 年版《中国药典》中的含量测定成分为基础，首选含量高、性质稳定且易于检测的物质作为定量成分，确定芍药苷、6-姜辣素为定量物质。

2. 出膏率 取 300ml 汤液，浓缩后真空干燥 72 小时，称量干浸膏重量，根据出膏率公式计算，结果为 8.31%～19.60%。

3. 含量测定 照高效液相色谱法（《中国药典》2015 年版通则 0512）测定。

色谱条件与系统适用性试验：以十八烷基硅烷键合硅胶为填充剂（4.6mm×250mm，5μm）；芍药苷以乙腈为流动相 A，0.1%磷酸溶液为流动相 B；6-姜辣素以乙腈为流动相 A，甲醇为流动相 B，水为流动相 C，按照梯度洗脱；流速为 1ml/min；柱温为 30℃；检测波长：230nm、280nm。

定量成分范围应为：芍药苷 0.59～0.86mg/ml，6-姜辣素 0.016～0.026mg/ml。

4. 特征图谱 照高效液相色谱法（《中国药典》2015 年版通则 0512）测定。

色谱条件与系统适用性试验：以十八烷基硅烷键合硅胶为填充剂（4.6mm×250mm，5μm）；乙腈为流动相 A，0.1%磷酸溶液为流动相 B，按照梯度洗脱；流速为 1ml/min；柱温为 30 ℃；检测波长为 230nm。精密吸取真武汤标准汤剂供试品溶液注入高效液相色谱仪，记录色谱峰信息，生成的特征图谱见图 2-8-1，全方水煎液中有 23 个色谱峰，共指认出 8 个特征峰。

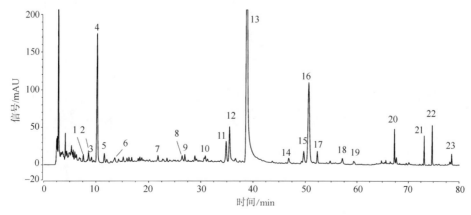

图 2-8-1 真武汤物质基准对照特征图谱

峰 4：没食子酸；峰 12：芍药内酯苷；峰 13：芍药苷；峰 16：苯甲酸；峰 20：苯甲酰芍药苷；峰 21：6-姜辣素；峰 22：白术内酯Ⅲ；峰 23：白术内酯Ⅱ

【临床定位】

传统功能主治

本方具有温阳利水的功效，主治脾肾阳虚，水气内停证。对胃寒肢冷，小便不利，四肢沉重疼痛，或头目眩晕，心下悸，或浮肿，腹痛下利，或咳喘呕逆等，具有强心、利尿、降脂、抗氧化、改善肾功能和平衡水液代谢等诸多功效。

现代临床应用

本方多用于慢性肾炎、肾病综合征、尿毒症、肾积水等证属阳虚水饮内停者。在肾病方面，治疗以慢性肾功能衰竭、糖尿病肾病、慢性肾小球肾炎、肾病综合征等以水肿为主症的肾阳虚型疾病。除此之外，还被广泛应用于心血管、泌尿、消化、神经等系统的疾病。

（研究人员：杜守颖　白　洁　陆　洋　朱广伟　等）

参 考 文 献

陈卫东，彭　慧，王妍妍，等，2017. 茯苓药材的历史沿革与变迁[J]. 中草药，48（23）：5032-5038.

国家药典委员会，2015. 中华人民共和国药典（2015年版一部）[S]. 北京：中国医药科技出版社.

江苏新医学院，1977. 中药大辞典[M]. 上海：上海人民出版社：706.

林伟刚，巩昌镇，2013. 难病奇方系列丛书：真武汤[M]. 北京：中国医药科技出版社.

彭华胜，王德群，2004. 白术道地药材的形成与变迁[J]. 中国中药杂志，29（12）：1133-1135.

吴其濬，1963. 植物名实图考[M]. 北京：中华书局.

侠名，2007. 神农本草经[M]. 顾观光，辑. 杨鹏举，校注. 3版. 北京：学苑出版社：149.

杨家驹，1991. 古今中药炮炙经验[M]. 长沙：湖南科学技术出版社：84.

叶桔泉，1960. 本草钩沉[M]. 北京：中国医药科技出版社：143.

张世臣，李可，2013. 中国附子[M]. 北京：中国中医药出版社：1-9.

赵文斌，2017. 古代三次变法与度量衡发展[J]. 中国计量，（8）：90-92.

9

猪苓汤 汉·《伤寒论》

【处方沿革】

猪苓汤处方首载于东汉·张仲景所著的《伤寒杂病论》。该书约成于东汉建安十年，在流传过程中经晋·王叔和整理编次，更名为《伤寒论》，收载于其所著的《脉经》中。后经唐代孙思邈和王焘加以整理。至北宋治平二年，校正医书并雕版刊行，形成《伤寒论》的第一次印刷体，也是现存《伤寒论》版本中最重要的版本。但宋代的原刻本已不可见，今世所传之宋刊本《伤寒论》十卷，实为明万历二十七年（1599年）虞山赵开美依照宋原书的复刻本，简称赵本。1955年重庆中医学会依据赵本校印校订、重庆人民出版社出版形成《新辑宋本伤寒论》，其中记载猪苓汤处方为"猪苓（去皮） 茯苓 泽泻 阿胶 滑石（碎）各一两"。

张仲景所著《伤寒杂病论》被后世称为"方书之祖"，其中的组方在历代医籍皆有收载，不同医籍记载剂量、组方略有不同。由于历代医籍繁多，列举部分具有代表性的医籍中猪苓汤组方，如表2-9-1所示：

表2-9-1 历代医籍记载的猪苓汤组方

古代医籍	组 方	所属时代及作者
《伤寒论》	猪苓（去皮）、茯苓、泽泻、阿胶、滑石（碎）各一两	东汉·张仲景
《千金翼方》	猪苓（去黑皮）、茯苓、泽泻、阿胶、滑石（碎）各一两	初唐·孙思邈
《类证活人书》	猪苓（去黑皮）一两，赤茯苓一两，泽泻一两，阿胶（捣碎炒令微黄）一两，滑石一两	宋·朱肱
《妇人大全良方》	猪苓、赤茯苓、泽泻、阿胶（炒）、滑石各半两	宋·陈自明
《广嗣全诀》	猪苓、白茯苓、泽泻、阿胶、滑石各一钱	明·陈文治
《四圣心源》	猪苓三钱，茯苓三钱，泽泻三钱，滑石三钱，阿胶三钱	清·黄元御（1753年）
《伤寒缵论》	猪苓（去皮）、茯苓、泽泻、阿胶、滑石（碎）各一两	清·张璐（1677年）

【基原考证】

猪苓 《本草经集注》云："是枫树苓，其皮去黑作块，似猪屎，故以名之，肉白而实者佳，用之削去黑皮乃称之。"《本草图经》曰："猪苓，生衡山山谷及济阴冤句，今蜀州、眉州亦有之。旧说是枫木苓，今则不必枫根下，乃有生土底，皮黑作块似猪粪。"并附有龙州（今四川江油）猪苓和施州（今湖北恩施）刺猪苓图各一幅。根据古代本草对猪苓生活环境和形态的描述，并参考《本草图经》和《本草纲目》猪苓附图，证明古代所用猪苓即多孔菌科真菌猪苓 *Polyporus umbellatus*（Pers.）Fries 之菌核，其与2015年版《中国药典》中描述基本一致。四川为道地产区，山东、四川、陕西、河南等地皆产，以肉白而实者佳。

茯苓 《史记·龟策列传》曰："所谓伏灵者，在菟丝之下，状似飞鸟之行。"似《名医别录》云："生太山山谷大松下，二月、八月采，阴干。"陶弘景云"自然生成者，如三四升器，外皮黑细皱，内白坚，形如鸟兽龟鳖者良。"《新修本草》云："今太山亦有茯苓，白实而块小，而不复采用。第一出华山，行极粗大。雍州南山亦有，不如华山者。"《蜀本草》云："生枯松树下，形块无定，以似人龟鸟行者佳，今所在大松处皆有，惟华山最多。"根据形态描述，茯苓原植物为多孔菌科真菌茯苓 *Poria cocos*（Schw.）Wolf 的菌核，与 2015 年版《中国药典》收录的茯苓品种基原一致。仲景时代多以太山为产地，唐代及五代以华山为道地产区，明清野生品以云贵特别是云南产茯苓为道地，栽培品以安徽产量大，湖北、贵州、四川、广西等地皆产。

泽泻 《本草图经》云："春生苗，多在浅水，叶似牛舌草，独茎而长，秋时开白花作丛，似谷精草。"并附有邢州泽泻、齐州泽泻及泽泻三幅药图。《本草纲目》、《植物名实图考》亦绘有泽泻的原植物图。由上所述再参照附图可判断古今泽泻用药一致，为泽泻科植物泽泻 *Alisma orientale*（Sam.）Juzep.，药用部位为干燥块茎。与 2015 年版《中国药典》中记载的泽泻一致。《药物出产辨》记载："福建省建宁府上。"因此，福建为道地产区，河南、山东、河北、江苏、甘肃、陕西等省亦有产，且以个大、体坚实、光滑、色黄白、粉足为佳。

阿胶 "阿胶"一名形成于南北朝时，经考证可以推测南北朝时期及以前，阿胶的原料是多样化的，并以牛皮为主。随着对胶药用价值的研究，唐·陈藏器《本草拾遗》称"凡胶俱能疗风，止泄，补虚，驴皮胶主风为最"，肯定了驴皮胶的药用功效。自唐末至宋代阿胶原料用皮由牛皮为主转变为驴皮为主。到宋代，因牛皮制胶不堪药用，驴皮便成为制作阿胶的唯一原料。明清时期，《本草纲目》确定阿胶的原料为驴皮。因此，建议本研究案例阿胶采用驴皮制胶，为马科动物驴 *Equus asinus* L.的干燥皮或鲜皮经煎煮、浓缩制成的固体胶，与 2015 年版《中国药典》中描述一致。《证类本草》专门绘有"阿井图"，《本草图经》也说"以阿县城北井水作煮为真"。所以，阿胶以山东省东阿县为道地产区，河北、甘肃等地亦产，以色如莹漆，光透如琥珀，经夏不软，硬而脆，含而可化为佳。

滑石 古代记载滑石有软硬两种，硬滑石即矿物学之滑石（talc），为单斜晶系的硅酸盐矿物，主要成分为含水硅酸镁[Mg_3（Si_4O_{10}）（OH）$_2$]，现 2015 年版《中国药典》收载硬滑石作为正品滑石，另有陶弘景形容"初取软如泥，久渐坚强"，其实为黏土性滑石，或称为"软滑石"，化学组成大致为 $Al_2O_3 \cdot 2SiO_2 \cdot 2H_2O$。日本正仓院藏有唐代滑石标本，化学分析证实也是软滑石。经考证，汉代药用滑石以硬滑石为主；南北朝时期软滑石软硬兼用，品种复杂，自唐代开始软滑石一直是药用主流。猪苓汤为汉方，故本方滑石应为硬滑石，与 2015 年版《中国药典》中相符，主产于山东、辽宁、山东、河南等地。呈乳白色，其硬度使用指甲即可划破，且有滑腻感。

【炮制方法】

猪苓 《伤寒论》记载猪苓汤中猪苓需"去皮"。《新修本草》云："用之削去黑皮。"《本草图经》曰："削去皮。"经药材考察后，发现猪苓表面黑皮为猪苓菌核外部菌丝分化而成，与内部结构贴合紧密，在猪苓汤现代临床应用中，猪苓均未作去皮处理，猪苓汤依然保持良好功效。因此，建议猪苓汤炮制时可不去皮，炮制方法参照 2015 年版《中国药典》中猪苓饮片，为除去杂质，浸泡，洗净，润透，切厚片，干燥。

茯苓 《伤寒论》记载的猪苓汤中的茯苓未标明炮制方法。《史记》记载："取白茯苓五斤，去黑皮，捣筛，以熟绢囊盛，于三斗米下蒸之，米熟即止，暴干又蒸，如此三过。"《吴普本草》云："二月、七月采。阴干。"《本草经集注》中记载："削除黑皮……作丸散者，皆先煮之两三沸，乃切，暴干。为末。研末丸服，赤筋尽淘，方益心脾，不损眼目。"《苏沈良方》记载："削去皮，切为方寸块。"考证茯苓药材历史沿革，结论表明古代茯苓的炮制多将外皮削去，煮熟后晒干以作药用或食用，与 2015 年版《中国药典》记载的"茯苓块，为去皮后切制的茯苓，呈立方块状或方块状厚片，大小不一"基本一致。由于市场上茯苓药材皆为茯苓块或茯苓片，因此，茯苓饮片炮制为挑拣，筛去灰屑。

泽泻 《伤寒论》记载的猪苓汤中的泽泻未标明炮制方法。历代记载猪苓汤中泽泻未见特殊炮制方式，因此泽泻炮制方法参考 2015 年版《中国药典》，为去杂质，稍浸，润透，切厚片，干燥。

阿胶 《伤寒论》记载猪苓汤中阿胶为"烊化"加入。未见其他炮制方式，因此，阿胶炮制方法参照 2015 年版《中国药典》，为捣成碎块。

滑石 《伤寒论》记载猪苓汤中滑石为"碎"后使用。《雷公炮炙论》曰："凡使，先以刀刮，研如粉。"《医宗粹言》："捡去粗者，择细腻者研为极细末，水飞入药，今粗入煎汤皆不作效。"因此，滑石饮片炮制方式为除去杂石，洗净，砸成碎块，粉碎成细粉。

【剂量考证】

从考古实物佐证、史料记载等全面、综合、真实地考证东汉度量衡史，确定东汉时期的量制和衡制与现代的换算关系，其重量建议按照一两折合为 13.8g，一升折合为 200ml，得到本研究案例的猪苓汤处方量为猪苓、茯苓、泽泻、阿胶、滑石各 13.8g，总方为 69g。《伤寒论》原文明确记载猪苓汤用法用量为"右五味，以水四升，先煮四味，取二升，去滓，内阿胶烊消。温服七合，日三服"。汉代度量衡"十合为一升"，"温服七合，日三服"，一日共服约二升，为一剂猪苓汤。因此，猪苓汤处方为一日用量，一天三服，每服折合生药量 23g。

其他临床使用剂量参考：

"十三五"规划教材《方剂学》、《现代日本汉方处方手册》记载的猪苓汤，按照 1 两等于 3g 折算，即猪苓、茯苓、泽泻、阿胶、滑石各 3g，总方为 15g。

【物质基准（标准汤剂）】

制备方法

猪苓汤煎煮剂型为汤剂，原文记载："右五味，以水四升，先煮四味，取二升，去滓，内阿胶烊消。温服七合，日三服。"原文明确记载了加水量、煎液量和煎煮次数，其中，加水量为"四升"，根据搜集到两汉时的量器实测容量折算，汉代每升厘定为 200ml。因此，每剂猪苓汤加水量为 800ml，煎液得量为 400ml。为便于物质基准实物后期保存和检测，建议煎液经真空冷冻干燥，制成冻干粉。

质量标准

1. 定量物质筛选 以配伍药材及饮片在 2015 年版《中国药典》中的含量测定成分为基础，首选含量高、性质稳定、专属性强，检测误差小的物质作为定量成分，最终确定 L-羟脯氨酸、甘氨酸、丙氨酸、脯氨酸为定量物质。

2. 水分 不得过 6.0%。

3. 出膏率 取一剂汤剂，真空冷冻干燥，称量冻干粉重量，根据出膏率公式计算，结果为 19%～24%。

4. 鉴别 取本品粉末适量，加入乙醚，超声处理，过滤，滤液蒸干，残渣加甲醇 1ml 溶解，得供试品溶液，取猪苓对照药材、茯苓对照药材，同法制成对照品溶液。照薄层色谱法（通则 0502）试验，吸取供试品溶液和对照品溶液，分别点于同一硅胶 G 薄层板上，以展开剂展开，取出，晾干，喷以显色剂溶液，晾干，检视。供试品色谱中，在与对照药材色谱相对应位置上，显相同颜色斑点。

5. 特征图谱 照高效液相色谱法（通则 0512）测定。

（1）色谱条件及系统适用性试验：以十八烷基硅烷键合硅胶为填充剂，以乙腈为流动相 A，0.2%磷酸溶液为流动相 B，梯度洗脱，检测波长为 208nm，柱温为 30℃。理论板数按泽泻醇 B 峰计算应不低于 4000。

（2）参照物溶液的制备：取泽泻醇 A、泽泻醇 B、23-乙酰泽泻醇 B 适量，精密称定，加乙腈溶解，制混合溶液，即得。

分别精密吸取 15 批猪苓汤供试品溶液，注入液相色谱仪，记录色谱峰信息，生成的对照图谱见图 2-9-1。供试品特征图谱中应有 8 个特征峰，其中 3 个峰应分别与相应的参照物峰保留时间相同，与泽泻醇 B 参照物峰相应的峰为 S 峰，计算各特征峰与 S 峰的相对保留时间，其相对保留时间应在规定值的±5%之内，规定值为：0.61（峰 1）、1.00（峰 2）、1.28（峰 3）、1.31（峰 4）、1.34（峰 5）、1.52（峰 6）、1.56（峰 7）、1.81（峰 8）。

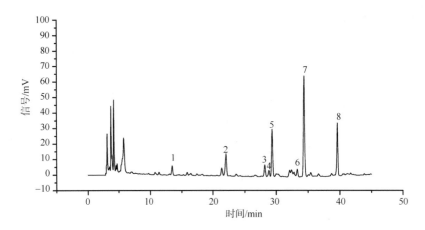

图 2-9-1　猪苓汤物质基准对照特征图谱

峰 1：泽泻醇 A；峰 2：泽泻醇 B；峰 3：23-乙酰泽泻醇 B

6. 含量测定　阿胶：照高效液相色谱法（通则 0512）测定。

同 2015 年版《中国药典》阿胶项下【含量测定】

测定 15 批猪苓汤供试品溶液，结果显示每一日剂量猪苓汤物质基准中含阿胶以 L-羟脯氨酸计应为 1.04～1.29g，以甘氨酸计应为 2.14～2.56g，以丙氨酸计为 0.87～1.05g，以脯氨酸计为 1.21～1.49g。

【临床定位】

传统功能主治

《伤寒论》猪苓汤的作用原文记载："若脉浮发热，渴欲饮水，小便不利者，猪苓汤主之"、"少阴病，下利六七日，咳而呕渴，心烦不得眠者，猪苓汤主之"。汉·《金匮要略》中记载说"夫诸病在脏，欲攻之，当随其所得而攻之，如渴者，与猪苓汤，余皆仿此"、"脉浮发热，渴欲饮水，小便不利，猪苓汤主之"。元·《丹溪手镜》中说："猪苓汤通调水道。"明·《本草纲目》曰："伤寒口渴，邪在脏也，猪苓汤主之。猪苓、茯苓、泽泻、滑石、阿胶各一两。以水四升，煮取二升。每服七合，日三服。呕而思水者，亦主之。"明·《景岳全书》曰："猪苓汤：治伤寒下后，脉浮发热，渴欲饮水，小便不利，及少阴病下利，咳而呕渴，心烦不得眠者。"清·《四圣心源》曰："治上消下淋者。"由以上分析，猪苓汤在传统应用中主要功用为利水，养阴，清热，主治水热互结证。用于小便不利，发热，口渴欲饮，或心烦不寐，或兼有咳嗽，呕恶，下利，舌红苔白或微黄，脉细数。又治血淋，小便涩痛，点滴难出，小腹满痛者。

现代临床应用

　　猪苓汤是治疗泌尿系统疾病的代表方剂，猪苓汤及其加减方在现代临床应用中对泌尿系统结石、泌尿系统感染、肾病综合征、肾炎、糖尿病肾病等具有良好的治疗作用。

　　小林信之等临床研究表明，猪苓汤使用大剂量组结石自排率相应增高，尤其是 15g 用量组全部病例均排石。铃木明选择输尿管结石长径在 10mm 以下患者，用药后多数受试者表现为无症状的自然排石。刘云等用猪苓汤治疗泌尿系结石患者，效果显著。赖真等采用猪苓汤治疗泌尿系结石，提示猪苓汤可能有溶石作用。猪苓汤在泌尿系统感染治疗中具有促进作用，段苇等将反复发作的尿路感染 126 例女性患者随机分为中医组和西医组各 63 人，分别予以猪苓汤加减和左氧氟沙星片治疗 3 周，结果，两组患者治疗后症状均较前明显缓解，且治疗后与治疗结束后第 6 个月随访时中医组疗效均优于西药组，差异均具有统计学意义（$P<0.05$）。表明，猪苓汤加减治疗女性反复尿路感染优势明显。赵波治疗组采用加味猪苓汤治疗反复发作性泌尿系统感染 64 例，同时与 50 例服用诺氟沙星的对照组对比。结果显示治疗组总有效率为 92.2%，对照组总有效率为 70%，两组对比总有效率存在显著差异（$P<0.01$）。表明猪苓汤治疗反复发作性泌尿系统感染可明显促进疗效。

　　《现代日本汉方处方手册》中收录的"猪苓汤"用于小便量少，小便难，主治尿少、尿涩、尿痛、尿后余沥不尽。除具有利尿效果外，还对尿路有消炎作用，是用于泌尿系统的代表方剂。该书还收录"猪苓汤合四物汤"主治排尿困难、尿痛、尿后余沥不尽、尿频，并见有皮肤枯燥、气色不佳而胃肠功能正常者。

（研究人员：齐晓丹　王春艳　张　淹　于学龙　刘　艳　等）

参 考 文 献

段苇，黄秀贞，董彬，2017. 猪苓汤加减治疗女性反复尿路感染疗效观察[J]. 云南中医学院学报，40（2）：58-61.

黄元御，2009. 四圣心源[M]. 孙治熙，校注. 北京：中国中医药出版社：83.

赖真，王沙燕，耿小茵，1999. 猪苓汤治疗泌尿系结石 40 例分析[J]. 暨南大学学报（医学版），20（6）：75-76.

铃木明，1995. 猪苓汤对输尿管结石的排石效果[J]. 日本东洋医学杂志，45（4）：877-879.

刘云，孙安兵，2009. 猪苓汤加减治疗泌尿系结石 102 例[J]. 现代中西医结合杂志，18（19）：2312-2313.

沈括，苏轼，2003. 苏沈良方[M]. 杨俊杰，王振国，点校. 上海：上海科学技术出版社：4.

宋经中，文小平，1997. 伤寒论的流传及版本浅析[J]. 上海中医药大学上海市中医药研究院学报，11（2）：60-62.

小林信之，李群，1985. 关于肾输尿管结石诱导法中猪苓汤用量的探讨[J]. 中医药信息（1）：24.

张景岳，2011. 景岳全书[M]. 北京：中国医药科技出版社：709.

张仲景，2013. 金匮要略[M]. 北京：中国医药科技出版社：4.

赵波，2007. 加味猪苓汤治疗反复发作性泌尿系统感染 64 例[J]. 陕西中医，28（5）：529.

10

小承气汤　汉·《伤寒论》

【处方沿革】

出自汉·张仲景《伤寒论》。原文：①阳明病脉迟，虽汗出不恶寒者，其身必重，短气，腹满而喘，有潮热者，此外欲解，可攻里也。手足濈然而汗出者，此大便已硬也，大承气汤主之。若汗多，微发热恶寒者，外未解也，其热不潮，未可与承气汤。若腹大满不通者，可与小承气汤，微和胃气，勿令至大泄下。②下利谵语者，有燥屎也，宜小承气汤。③若不大便六七日，恐有燥屎，欲知之法，少与小承气汤，汤入腹中，转矢气者，此有燥屎也，乃可攻之。若不转矢气者，此但初头硬，后必溏，不可攻之，攻之必胀满，不能食也，欲饮水者，与水则哕。其后发热者，大便必复硬而少也，以小承气汤和之。不转矢气者，慎不可攻也。

大黄四两（酒洗）、厚朴二两（炙，去皮）、枳实三枚（大者，炙），上三味，以水四升，煮取一升二合，去滓，分温二服。初服汤当更衣，不尔者，尽饮之，若更衣者，勿服之。

【基原考证】

大黄　《新修本草》对大黄的植株形态进行了描述："叶、子、茎并似羊蹄，但粗长而厚，其根细者，亦似宿羊蹄，大者乃如碗，长二尺"。《本草图经》作了更详细的描述："二月内生青叶，似蓖麻，大者如扇，根如芋，傍生细根如牛蒡，小者亦如芋，四月开黄花，已有青红似荞麦花者，茎青紫色，形如竹"。《本草纲目》的"金陵版"是第一个画出茎、茎生叶和花序中的大黄图，很有学术价值。确定小承气汤中使用的大黄基原为蓼科植物药用大黄 *Rheum officinale* Baill. 的干燥根和根茎，主产于四川东北部、陕西南部与湖北西北部。

厚朴　《名医别录》载："厚朴生交趾[今越南]、宛句[今山东菏泽]。"到了南北朝时期，陶弘景云"厚朴出建平、宜都[今四川东部、湖北西部]，极厚，肉紫色为好"，与现在四川、湖北生产的厚朴紫色而油润是一致的，为现在所用的正品厚朴。而宋·《本草图经》除摘引《名医别录》产地外，还记载了植物形态，确定小承气汤中厚朴的基原为木兰科植物厚朴 *Magnolia officinalis* Rehd. et Wils. 的干燥干皮、根皮及枝皮，主产于湖北西部、四川南部、陕西南部及甘肃南部。

枳实　根据《本草经集注》、《新修本草》、《本草图经》和《本草纲目》等古籍描述可知，六朝以前的本草所载之枳实原植物为枸橘 *Poncirus trifoliata*（L.）Raf.，至唐代一直沿用枸橘作为枳实正品入药。宋代枳实的品种来源开始发生变化，酸橙逐渐加入到枳实的来源。明清以后，酸橙 *Citrus aurantium* L.成为枳实的正品，而枸橘已变为枳实的伪品。小承气汤出自汉·《伤寒论》，其枳实应来源于枸橘，但考虑到目前临床用药经验和《中国药典》规定，建议选用芸香科植物酸橙 *Citrus aurantium* L.的干燥幼果，主产于湖南、四川、江西等地。

【炮制方法】

大黄　大黄的炮制方法最早可见于汉代著名医家张仲景所作《金匮玉函经》，如"皆破解，不㕮咀或炮或生，皆去黑皮，刀取里白者，故曰中白；去皮，酒洗酒浸"，连最初的修事和制法一并说明；在《伤寒论》不同方剂中，大黄分别采取了"去皮"、"酒洗"和"酒浸"三种不同的炮制方法。在另一部华佗所著的《华氏中藏经》一书中则首提大黄的炮制用"煨"法，如"湿纸煨令香熟切作片子，煨炒取末"等。经过数百年历史的沉淀，发展至唐代及以后的明清时期，大黄炮制的发展有了很大的变化，不但沿承了唐代以前的细切，去皮、水渍，酒洗、酥炒等，而且新增了随后的米共制，熬令黑，醋煎等大黄的炮制方法。基于大黄可"酒洗入阳明经"的炮制作用以及尊古的原则，确定大黄的炮制规格为酒洗大黄。可参照《上海市中药饮片炮制规范》2008 年版第 37 页"酒洗大黄"炮制，即将生大黄喷洒黄酒，拌匀，使之吸尽，干燥。每生大黄 100kg，用黄酒 13kg。

厚朴　厚朴的炮制早在汉代的《金匮要略》和《伤寒论》中就已提出"炙"、"去皮"。在南北朝时期的《雷公炮炙论》中，除净制方法去粗皮外，还出现了加辅料制的酥炙法和姜汁制法。唐代多沿用前代的炮制方法，宋代厚朴的炮制方法发展较快，对姜制法进行了扩充且记载详细，姜炒、姜焙、姜煮焙和姜枣制等炮制方法相继出现。金元明时期，除继承前人对于厚朴的炮制方法外，又有了较大的创新，如提出炒法、盐制法。由于姜制厚朴可以消除"棘人喉舌"的副作用，历代医家在对小承气汤的记载中也多明确其炮制规格为姜制，因此确定厚朴的炮制规格为姜厚朴。

枳实　最早的炮制方法出自汉代的"去瓤炒"和"炙"，此外《金匮要略》中还记载了"烧令黑勿太过"的烧制法；唐代又出现了熬制、炒黄等方法；到宋代才出现了沿用至今的麸炒炮制方法——"麸炒微黄色"，面炒、醋炒和醋制膏等炙法，"薄切"和"切片"等切制方法也在此时期提出。至明代增加了加辅料炙法；清代还创新了有酒炒和土炒等方法。历代医家对小承气汤中枳实炮制规格的描述最多的就是《伤寒论》原文中的"炙"。炙法现今一般是指将药物以液体辅料拌炒，而有些学者认为，"炙"的本身含义不包括添加辅料的炮制方法，最初的炙法相当于炒法。且《伤寒论》中凡需要特殊辅料炮制的，均注明所用辅料的具体类别，如"清酒洗"、"以苦酒渍乌梅一宿"，因而推测，《伤寒论》中未注明辅料的"炙"法，应为清炒法，故最终确定小承气汤中枳实的炮制规格为"清炒枳实"。

【剂量考证】

汉代剂量考证存在两种参考方案，即：①参考度量衡考证，1 两等于 13.8g；②参考"十三五"规划教材《方剂学》以及现今临床常用剂量，1 两等于 3g。

本案例参考度量衡考证，一两等于 13.8g，枳实大者一枚等于 13g，一升等于 200ml，一合等于 20ml。本方取酒大黄 55.2g，厚朴 27.6g，枳实 39g。

国内外临床实践剂量参考：《现代日本汉方处方手册》记载小承气汤，用量为大黄 2～4g，枳实 2～4g，厚朴 2～3g。

【物质基准（标准汤剂）】

制备方法

称取本方，加水 800ml，煎至 240ml，去渣，即得。

质量标准

1. 定量物质筛选　以 2015 年版《中国药典》中的含量测定成分为基础，首选性质稳定且易于检测的物质作为定量成分，同时兼顾各检测波长下的色谱峰形状及保留时间，最终确定大黄素、大黄酚、大黄素甲醚、和厚朴酚、厚朴酚为定量物质。

2. 出膏率 取100ml汤液，真空冷冻干燥，称量冻干粉重量，根据出膏率公式计算，结果为7.60%~15.54%。

3. 含量测定

色谱条件与系统适用性试验：以十八烷基硅烷键合硅胶为填充剂（柱长为250mm，内径为4.6mm，粒径为5μm）；以乙腈为流动相A，以0.1%甲酸溶液为流动相B，按照梯度洗脱；流速为0.1ml/min；柱温为30℃。

定量成分范围应为：大黄素 11.50~21.36μg/ml，大黄酚 25.17~46.75μg/ml，大黄素甲醚 4.27~7.93μg/ml，和厚朴酚 513.47~953.59μg/ml，厚朴酚 63.14~117.26μg/ml。

4. 特征图谱 照高效液相色谱法（《中国药典》2015年版通则0512）测定。

色谱条件与系统适用性试验：同含量测定，分别精密吸取15批小承气汤标准汤剂供试品溶液注入高效液相色谱仪，记录色谱峰信息，生成的对照特征图谱见图2-10-1，共有峰22个，指认7个。以峰19为参照峰。

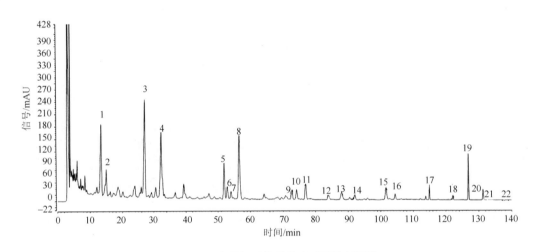

图2-10-1 小承气汤物质基准对照特征图谱

峰13：芦荟大黄素；峰15：大黄酸；峰18：大黄素；峰19：和厚朴酚；峰20：大黄酚；峰21：厚朴酚；峰22：大黄素甲醚

【临床定位】

传统功能主治

小承气汤的功用为轻下热结，主要治疗阳明邪热与肠中糟粕互结但燥结不甚之证，即阳明腑实轻证。

现代临床应用

《现代日本汉方处方手册》：主治便秘。

（研究人员：杜守颖 陆 洋 李鹏跃 朱广伟 等）

参 考 文 献

华佗，2007. 中藏经[M]. 农汉才，点校. 北京：学苑出版社：73.

姜建国，2004. 伤寒论[M]. 北京：中国中医药出版社：189.

李时珍，2006. 本草纲目（中）[M]. 呼和浩特：内蒙古人民出版社：1277.

吕志杰，2003. 金匮要略注释[M]. 北京：中医古籍出版社：522.

苏敬，等. 1981. 唐·新修本草（辑复本）[M]. 尚志钧，辑校. 合肥：安徽科学技术出版社：247.

苏颂，1994. 本草图经[M]. 合肥：安徽科学技术出版社：244.

陶弘景，1994. 本草经集注（辑校本）[M]. 北京：人民卫生出版社：276.

陶弘景，2013. 名医别录[M]. 尚志钧，辑校. 北京：中国中医药出版社：125.

王奇，2013.《伤寒论》方中炙甘草炮制方法探析[J]. 河北中医，35（11）：1654-1655.

吴其濬，1963. 植物名实图考（下册）[M]. 北京：中华书局：827.

11

甘草泻心汤　汉·《伤寒论》

【处方沿革】

出自汉·张仲景《伤寒论》。原文："伤寒中风，医反下之，其人下利日数十行，谷不化，腹中雷鸣，心下痞硬而满，干呕心烦不得安，医见心下痞，谓病不尽，复下之，其痞益甚，此非结热，但以胃中虚，客气上逆，故使硬也，属甘草泻心汤。"（明·赵开美刻印版）。甘草（炙，味甘平）四两，黄芩（味苦寒）三两，干姜（味辛热）三两，大枣（擘，味温甘）十二枚，半夏（洗，味辛平）半升，黄连（味苦寒）一两。方以甘草命名者，取和缓之意也。用甘草、大枣之甘，补中之虚，缓中之急。半夏之辛，降逆止呕。芩、连之苦，泻阳陷之痞热。干姜之热，散阴凝之痞寒。

制法：上六味，以水一斗，煮取六升，去滓，再煎取三升，温服一升，日三服。

【基原考证】

甘草　《本草纲目》："甘草枝叶悉如槐，高五、六尺，但叶端微尖而糙涩，似有白毛，结角如相思角，作一本生，至熟时角拆，子扁如小豆，极坚，齿啮不破。"王家葵等《中药材品种沿革及道地性》经考证认为药用甘草一直以豆科 *Glycyrrhiza* 属为正品。本方取 2015 年版《中国药典》甘草，即豆科植物甘草 *Glycyrrhiza uralensis* Fisch.、胀果甘草 *Glycyrrhiza inflata* Bat. 或光果甘草 *Glycyrrhiza glabra* L. 的干燥根和根茎。主要产地为山西、陕西、甘肃、内蒙古、宁夏、新疆。

黄芩　《本草纲目》曰："宿芩乃旧根，多中空，外黄内黑，即今所谓片芩。故又有腐肠、妒妇诸名。妒妇心黯，故以比之。子芩乃新根，多内实，即今所谓条芩。或云西芩多中空而色黔，北芩多内实而深黄。"结合其他本草记载及《中国药典》和《中华本草》等综合分析考证，认为本品为唇形科植物黄芩 *Scutellaria baicalensis* Georgi。分布于我国北方各地。

干姜　宋·苏颂《本草图经》记载："苗高二三尺，叶似箭竹叶而长，两两相对，苗青，根黄，无花实。"明·李时珍《本草纲目》曰："初生嫩者其尖微紫，名紫姜；或作子姜，宿根谓之母姜也。"清·《植物名实图考》记载："性畏日喜阴，亦有花，而抽茎长尺余。"综合分析考证，本品为姜科植物姜 *Zingiber officinale* Rosc.。除我国东北外，其他大部分地区均有栽培。

大枣　《本草图经》曰："大枣，干枣也。今近北州郡皆有，而青、晋、绛州者特佳。江南出者坚燥少脂。"并附有"大枣"图。结合其他本草图文所述考证，与现今药用大枣相符，建议大枣选用《中国药典》大枣，即为鼠李科植物枣 *Ziziphus jujuba* Mill. 的干燥成熟果实，主产于新疆、山西、宁夏、甘肃、陕西、山东、河北、浙江、湖南等地。

半夏　文献记载有旱半夏、水半夏两种。《神农本草经》卷一："一名地文，一名水玉。生川谷。"《证类本草》卷第十："一名守田，一名地文，一名水玉，一名示姑。"《吴普本草·草木类》："一名和姑。"根据记载可以确认古时使用的半夏为旱半夏，即 2015 年版《中国药典》半夏，为天南星科植物半夏 *Pinellia* *ternata*（Thunb.）Breit. 的干燥块茎。主产于陕西、山东、四川、贵州、湖北、河南、安徽等地。

黄连 《本草从新》载："黄连，种类甚多。雅州连细长弯曲，微黄无毛，有硬刺；马湖连，色黑有细毛，绣花针头硬刺，形如鸡爪；此二种最佳。"《本经逢原》卷一载："黄连，产川中者，中空，色正黄。"根据以上本草所述药材产地和形态特征考证，建议本方选用 2015 年版《中国药典》黄连，即毛茛科植物黄连 *Coptis chinensis* Franch. 的干燥根茎，主产于四川、贵州、湖南、湖北、陕西、重庆、陕西等地。

【炮制方法】

甘草 原方脚注为"炙"，意为"烘烤"，"炒"意为"于锅中干炒，根据甘草炮制方法衍变考证，现今常用的蜜制甘草起源于宋代。因此，本方中甘草的炮制方法应为炒法，即炒甘草。

黄芩 原方没有标注炮制方法，具体方法可参照《中国药典》（2015 年版一部）黄芩项下"黄芩片"，即取黄芩药材，除去杂质，置沸水中煮 10min，取出，闷透，切薄片，干燥；或蒸半小时，取出，切薄片，干燥（注意避免暴晒）。

干姜 原方没有脚注，可参照《中国药典》（2015 年版一部）干姜项下饮片"干姜"，即取干姜药材，除去杂质，略泡，洗净，润透，切厚片或块，干燥。本品呈不规则片块状，厚 0.2～0.4cm。含挥发油不得少于 0.8%（ml/g），含 6-姜辣素（$C_{17}H_{26}O_4$）不得少于 0.6%。

大枣 原方脚注为"擘"，"擘"即掰开。由于大枣角质层较厚，完整入药不利于有效成分煎出，且煎煮过程产生大量的泡沫，将大枣掰开提高了有效成分的煎出率。关于"擘"的具体要求，《金匮玉函经》在"方药炮制"中明确指出"大枣擘去核"。后历代有打碎、制炭、蒸制等炮制方法。本方中大枣的炮制方法与《中国药典》（2015 年版一部）大枣项下饮片"大枣"的炮制方法基本一致，即取大枣药材，除去杂质，洗净，晒干。用时破开或去核。

半夏 原方脚注为"洗"，半夏有毒，《伤寒论》和《金匮要略》所载含半夏的方剂中半夏大多使用了"洗"、"汤洗"等炮制方法。《金匮玉函经》："凡半夏不㕮咀，以汤洗十数度，令水清滑尽，洗不熟有毒也。"明确了半夏炮制要求及目的，首先是用"汤"来洗，《说文解字》："汤，热水也。"即用热水泡洗。其次要"洗"十数次，以半夏本身的黏稠涎液完全除去，水液清澈为标准。"洗"的目的是通过水洗去除半夏的毒性，保证临床用药安全。后世医家在半夏的炮制方法上进行改进，2015 年版《中国药典》收载的清半夏、姜半夏、法半夏 3 种炮制品均是在传统"汤洗"与简单"姜制"为主的炮制方法基础上衍生出来的。根据本方中半夏的炮制方法，目前对于遵循半夏汤洗，还是以药典收载炮制品代之观点不一致。根据经典名方研究原则要求，应对半夏"洗"法炮制工艺规范进行研究，通过与半夏药典炮制品以及在复方配伍中研究，确定炮制方法。

黄连 原方无脚注，本方出自汉代并为汤剂，黄连应为生用（切制），可参照《中国药典》（2015 年版一部）黄连项下饮片"黄连片"的炮制方法，即取黄连药材，除去杂质，润透后切薄片，晾干，或用时捣碎。

【剂量考证】

汉代剂量考证存在两种参考方案，即：①参考度量衡考证，1 两等于 13.8g；②参考"十三五"规划教材《方剂学》以及现今临床常用剂量，1 两等于 3g。

本案例参考"十三五"规划教材《方剂学》以及现今临床常用剂量，一两等于 3g，一斗折合 2000ml，一升折合 200ml 计，本方取炒甘草 12g，黄芩 9g，干姜 9g，大枣 12g，半夏 12g，黄连 3g。

本案例也参考了《现代日本汉方处方手册》记载的甘草泻心汤，用量为半夏 4～5g，黄芩 2.5～3g，干姜 2～2.5g（生姜不可），人参 2.5g，甘草 3～4.5g，大枣 2.5g，黄连 1.0g。

【物质基准（标准汤剂）】

制备方法

称取本方，加水 2000ml，煎至 1200ml，去渣，继续煎煮至 600ml，即得。

【临床定位】

传统功能主治

本方具有益气和胃，消痞止呕之功效。治伤寒中风，医反下之，以致胃气虚弱，其人下利日数十行，完谷不化，腹中雷鸣，心下痞硬而满，干呕，心烦不得安。

现代临床应用

《金匮要略》甘草泻心汤临床应用：本方广泛应用于白塞病、结节性红斑、干燥综合征、复发性口腔溃疡、口腔黏膜白斑、咳嗽、手足口病、真菌性食管炎等。

《现代日本汉方处方手册》：本方主治胃肠炎、口腔炎、口臭、神经衰弱、神经官能症见有心下痞者。

（研究人员：张　村　王　云 等）

参 考 文 献

冯红，潘桂湘，2012. 高分辨质谱在中药化学成分分析中的应用[J]. 辽宁中医药大学学报，14（8）：40-42.

梁爱华，韩佳寅，陈士林，等，2018. 中药经典名方的质量与安全性考量[J]. 中国食品药品监管，173（6）：6-12.

刘念，刘锋，许彬，等，2008. 生物组织质谱成像方法的建立及其在微波辐射后大鼠海马组织的蛋白组分析中的应用[J]. 分析化学，（4）：421-425.

王智民，刘菊妍，刘晓谦，等，2017. 谈经典名方的化学、生产和质量控制研发和监管[J]. 中国中药杂志，42（10）：1819-1824.

12

黄连汤 汉·《伤寒论》

【处方沿革】

出自汉·张仲景《伤寒论》。原文："伤寒胸中有热，胃中有邪气，腹中痛，欲呕吐者，黄连汤主之。湿家下后，舌上如苔者，以丹田有热，胸中有寒，是邪气入里，而为下热上寒也；此伤寒邪气传里，而为下寒上热也。胃中有邪气，使阴阳不交，阴不得升，而独治于下，为下寒腹中痛；阳不得降而独治于上，为胸中热，欲呕吐。与黄连汤，升降阴阳之气。"（明·赵开美刻印版）。黄连（味苦寒）、甘草（炙，味甘平）、干姜（味辛热）、桂枝（去皮，味辛热）各三两，人参（味甘温）二两，半夏（洗，味辛温）半升，大枣（擘，味甘温）十二枚。

上七味，以水一斗，煮取六升，去滓，温服一升，日三服，夜二服。

【基原考证】

黄连 《本草从新》载："黄连，种类甚多。雅州连细长弯曲，微黄无毛，有硬刺；马湖连，色黑有细毛，绣花针头硬刺，形如鸡爪；此二种最佳。"《本经逢原》卷一载："黄连，产川中者，中空，色正黄。"根据以上本草所述药材产地和形态特征考证，本品为毛茛科植物黄连 *Coptis chinensis* Franch.、三角叶黄连 *Coptis deltoidea* C. Y. Cheng et Hsiao。综合产业化考虑，建议本方的黄连使用当前市场上主流产品味连，即毛茛科植物黄连 *Coptis chinensis* Franch.的干燥根茎。主产于重庆、湖北，多为栽培。

甘草 《本草图经》、《本草衍义》及《植物名实图考》指出了甘草叶片的形状。《本草蒙筌》和《本草纲目》均附有原植物图。通过对原植物形态描述及图例考证，建议本方的甘草选用豆科植物甘草 *Glycyrrhiza uralensis* Fisch.（乌拉尔）作为基原，主产于新疆、内蒙古、甘肃、宁夏、山西等地。

干姜 干姜入药，大体可分为 3 个时期：东汉·《神农本草经》以前，生姜、干姜效用不分，干姜是作为姜的一个别名；东汉末至明·《本草纲目》刊行之前，生姜晒干做干姜入药；明·《本草纲目》认为"干姜以母姜造之"，清·《本草思辨录》认为"生姜是老姜所生之子姜，干姜则老姜造成者"。通过考证，建议本方选用 2015 年版《中国药典》干姜，即姜科植物姜 *Zingiber officinale* Rosc. 的干燥根茎，主产于四川、贵州、湖北、广东、浙江、山东、湖南、广西、江西、福建等地。

桂枝 据真柳诚考证桂枝皆是宋代林亿等校正医书时所改，汉代用桂枝来源于肉桂树的枝皮或干皮，随朝代更替及医书的转载由"肉桂"逐渐演变为现今的"桂枝"，从功效和药理作用来看，在发汗解表方面"桂枝"更优于"肉桂"，综合其他本草考证和临床用药经验，建议本方选用 2015 年版《中国药典》桂枝，即樟科植物肉桂 *Cinnamomum cassia* Presl 的干燥嫩枝。分布于云南、广东、广西、福建、海南、台湾等地。

人参 《本草图经》记载"其根形如防风而润实，春生苗……根如人形者神"，并附有"潞州人参"图。《本草纲目》记载："人参体实有心而味甘，微带苦，自有余味，俗名金井玉阑也。"通过考证，建议本方选用 2015 年版《中国药典》人参，即五加科植物人参 *Panax ginseng* C. A. Mey. 的干燥根和根茎，主产于辽宁、吉林、黑龙江、河北、山东、山西等地。

半夏 文献记载有旱半夏、水半夏两种。《神农本草经》卷一："一名地文，一名水玉。生川谷。"《证类本草》卷第十："一名守田，一名地文，一名水玉，一名示姑。"《吴普本草·草木类》："一名和姑。"根据记载可以确认古时使用的半夏为旱半夏，即 2015 年版《中国药典》半夏，为天南星科植物半夏 *Pinellia ternata*（Thunb.）Breit. 的干燥块茎。主产于陕西、山东、四川、贵州、湖北、河南、安徽等地。

大枣 《本草图经》曰："大枣，干枣也。……今近北州郡皆有，而青、晋、绛州者特佳。江南出者坚燥少脂。"并附有"大枣"图。李时珍曰："枣木赤心，有刺。四月生小叶，尖觥光泽。五月开小花，白色微青。南北皆有，惟青、晋所出者肥大甘美，入药为良。"通过考证，建议本方选用 2015 年版《中国药典》大枣，即为鼠李科植物枣 *Ziziphus jujuba* Mill. 的干燥成熟果实，主产于新疆、山西、宁夏、甘肃、陕西、山东、河北、浙江、湖南等地。

【炮制方法】

《伤寒论》黄连汤原方对黄连、干姜、人参三味药材未在脚注标记特殊炮制工艺，因此，建议按照 2015 年版《中国药典》炮制。即黄连：除去杂质，润透后切薄片，晾干，或用时捣碎。干姜：除去杂质，略泡，洗净，润透，切厚片或块，干燥。人参：润透，切薄片，干燥，或用时粉碎、捣碎。

半夏 原方脚注为"洗"，半夏有毒，《伤寒论》和《金匮要略》所载含半夏的方剂中半夏大多使用了"洗"、"汤洗"等炮制方法。《金匮玉函经》："凡半夏不㕮咀，以汤洗十数度，令水清滑尽，洗不熟有毒也。"明确了半夏炮制要求及目的，首先是用"汤"来洗，《说文解字》："汤，热水也。"即用热水泡洗。其次要"洗"十数次，以半夏本身的黏稠涎液完全除去，水液清澈为标准。"洗"的目的是通过水洗去除半夏的毒性，保证临床用药安全。后世医家在半夏的炮制方法上进行了改进，2015 年版《中国药典》收载的清半夏、姜半夏、法半夏 3 种炮制品均是在传统"汤洗"与简单"姜制"为主的炮制方法基础上衍生出来的。根据本方中半夏的炮制方法，半夏（洗），汤洗作为半夏炮制的主要方法从汉代一直延续到唐代，因此本方采用汤洗半夏。

甘草 《伤寒论》、《金匮要略》等医籍中单独记载的"炙"主要为用火直接烘烤。根据甘草炮制方法衍变考证，现今常用的蜜制甘草起源于宋代。因此，本方中甘草的炮制方法应为炒法，即炒甘草。可参照 2015 年版《浙江省中药炮制规范》炮制，炒甘草的炮制方法为，取甘草饮片，照清炒法至表面深黄色，微具焦斑时，取出，摊凉。如果考虑到后世及现代临床甘草多用蜜炙，本方选择蜜炙甘草亦有一定的道理。

桂枝 虽然原籍《伤寒论》黄连汤方中对桂枝的炮制描述为"桂枝（去皮）"，但由于种种历史原因，现今用的"桂枝"选用的是 2015 年版《中国药典》中收载的"桂枝"品种，即为肉桂树的嫩枝，因此，可按其收录的方法进行炮制，即除去杂质，洗净，润透，切厚片，干燥。

大枣 原方对大枣的炮制描述为"大枣（擘）"，与 2015 年版《中国药典》大枣炮制基本吻合，即除去杂质，洗净，晒干。用时破开或去核。本方大枣破开即可，未去核。

【剂量考证】

汉代剂量考证存在两种参考方案，即：①参考度量衡考证，1 两等于 13.8g；②参考"十三五"规划教材《方剂学》以及现今临床常用剂量，1 两等于 3g。

本案例参考"十三五"规划教材《方剂学》及现代临床用药经验以及 2015 年版《中国药典》用法用量范围，1 两等于 3g。半夏（半升）实际称取汤洗半夏 12g，则本方取黄连 9g，炙甘草 9g，干姜 9g，桂枝 9g，人参 6g。大枣通过多次测量取平均值法折算，12 枚大枣重约 12g。参考《中国科学技术史·度量衡卷》(丘光明，2001)中附录的《中国历代度量衡值表》，以及颜文强考证的《中国历代度量衡换算简表》，一斗等于2000ml，一升等于200ml。

国内外临床实践剂量参考：

《临证实验录》记载黄连汤，黄连4.5g，党参10g，桂枝4.5g，炙甘草4.5g，干姜4.5g，半夏15g，大枣6枚。

肖琢如治疗外感加腹胀而呕用黄连汤，黄连3g，法半夏9g，干姜3g，桂枝3g，党参9g，甘草3g，大枣6g。

《现代日本汉方处方手册》记载黄连汤，用量为黄连3g，甘草3g，干姜1～3g，人参2～3g，桂枝3g，大枣3g，半夏5～6g。

【物质基准（标准汤剂）】

制备方法

称取本方，加水2000ml，煎至1200ml，去渣即得。

质量标准

1. 定量物质筛选　以2015年版《中国药典》中的含量测定成分为基础，首选含量高、性质稳定且易于检测的物质作为定量成分，同时兼顾各检测波长下的色谱峰形状及保留时间，最终确定小檗碱、甘草苷、6-姜辣素、桂皮醛为定量物质。

2. 干膏得率　取10ml汤液，置干燥至恒重的蒸发皿中，水浴蒸干后，于105℃干燥1小时，称重，根据干膏得率公式计算，结果为15.96%～29.64%。

3. 含量测定　照高效液相色谱法（《中国药典》2015年版通则0512）测定。

色谱条件与系统适用性试验：以十八烷基硅烷键合硅胶为填充剂；以磷酸二氢钾为流动相A，以乙腈为流动相B，按照梯度洗脱；流速为1ml/min；柱温为25℃。

定量成分范围应为：小檗碱0.17～0.32mg/ml，甘草苷0.03～0.05mg/ml，6-姜辣素0.02～0.03mg/ml，桂皮醛0.01～0.02mg/ml。

4. 特征图谱　照高效液相色谱法（《中国药典》2015年版通则0512）测定。

色谱条件与系统适用性试验：同含量测定，分别精密吸取15批黄连汤标准汤剂供试品溶液注入高效液相色谱仪，记录色谱峰信息，生成的对照特征图谱见图2-12-1，共有峰20个，指认8个。以峰14为参照峰。

【临床定位】

传统功能主治

本方具有寒热并调，和胃降逆之功效。用于胃热肠寒证。症见腹中痛，欲呕吐者。

（1）《医方考》：伤寒胸中有热而欲呕，胃中有寒而作痛者，与此汤以升降阴阳。黄连之苦，以泄上热而降阳；

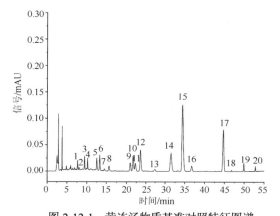

图2-12-1　黄连汤物质基准对照特征图谱

峰6：甘草苷；峰10：表小檗碱；峰12：黄连碱；峰14：巴马汀；峰15：小檗碱；峰17：桂皮醛；峰18：甘草酸；峰20：6-姜辣素

姜、桂、半夏之辛，以散中寒而升阴；人参、甘草、大枣之甘，可缓中急而益胃。是方也；以黄连之寒，佐以姜、桂之辛，则寒者不滞；以姜、桂之热，君以黄连之苦，则热者不燥。寒热之相用，犹奇正之相倚耳。况夫人参、甘草之益胃，又所以宰中而建招摇矣乎！

（2）《王旭高医书六种》：黄连汤即半夏泻心汤加黄连二两，并以黄芩易桂枝而成。本方证为上热下寒、胃热则欲呕、肠寒则腹痛，故用黄连清胃热，干姜、桂枝温肠寒，配伍半夏和胃降逆，参、草、大枣补虚缓急。全方温清并用，补泻兼施，使寒散热清、上下调和、升降复常，故腹痛、呕吐自愈。

现代临床应用

（1）临床医案：病者胃脘痞痛牵引右胁下痞满不舒，食后腹胀，有时大便溏软，厌油，腹泻稀溏，失于寒温则呕吐，痞满更甚，经钡餐透视除外溃疡病，又作胆囊造影，证实为慢性胆囊炎。脉象弦缓，舌质淡红，苔白黄腻。拟用黄连汤加味：黄连 6g，干姜 6g，法半夏 9g，党参 12g，炙甘草 6g，桂枝 6g，大枣3 枚，瓜蒌壳 15g，郁金 9g。服三剂药后痞满大减，舌转为薄白微黄而润，再进五剂，饮食增加，厌油好转，继服原方至 20 余剂，病告痊愈。

（2）《现代日本汉方处方手册》：本方与半夏泻心汤相似，用于腹痛或心下痞满、重压感、食欲不振、恶心呕吐、口臭，或腹泻，或便溏，舌苔黄。常见于胃肠炎、单纯性胃炎。

（研究人员：陆兔林　侯金才　张科卫　朱广伟 等）

参 考 文 献

秦彩玲，刘君英，1994. 黄连汤对实验性胃粘膜损伤的保护作用及镇吐作用的研究[J]. 中国中药杂志，19（7）：427-430.

王峰，2015. 三七黄连汤联合西药治疗慢性萎缩性胃炎随机平行对照研究[J]. 实用中医内科杂志，29（1）：105-106.

吴瑞贤，赵冠英，1991. 小柴胡加黄连汤治疗慢性浅表性胃炎[J]. 中医杂志，（4）：31-32.

赵健樵，2011. 加减黄连汤治疗消化性溃疡[C]//中华中医药学会. 第四次全国民间传统诊疗技术与验方整理研究学术会论文集. 开封：中华中医药学会：71-73.

当归四逆汤 汉·《伤寒论》

【处方沿革】

出自汉·张仲景《伤寒论》。原文："手足厥寒，脉细欲绝者，当归四逆汤主之。下利脉大者，虚也，以强下之故也。设脉浮革，因尔肠鸣者，属当归四逆汤。"当归三两，桂枝三两（去皮），芍药三两，细辛三两，甘草二两（炙），通草二两，大枣二十五枚（擘）。以水八升，煮取三升，去滓，温服一升，日三服。方中用当归为主药，甘温以补血养血，辅药为白芍、桂枝，桂枝宣通阳气，鼓舞血行，温经以通脉；白芍益阴和营。当归配桂枝辛甘化阳，使血脉温通畅行，阳气得充。桂枝与白芍相配，调和营卫，又内疏厥阴，以达阴阳调和之功。佐药细辛，温少阴肾阳，外温经脉，内温五脏，通达上下表里，以散寒邪。通草通利降火，可防细辛鼓动阳气太过而妄动，又可通利血脉四肢，本方中使药为甘草、大枣，补益脾胃，使药物之精华得以充分吸收，运化其药力而发挥作用。诸药合用，肝血受补不滞，阳气动而不亢，经脉温而寒邪去，共达温经通脉，养血活血之功。

【基原考证】

当归 《新修本草》云："当归苗有二种：于内一种似大叶芎；一种似细叶芎䓖，惟茎叶卑下于芎䓖也，……细叶者名蚕头当归。大叶者名马尾当归。今用多是马尾当归。蚕头者不如此，不复用。"根据考证建议本方选用的当归为伞形科植物当归*Angelica sinensis*（Oliv.）Diels的干燥根。主产于四川、贵州、湖北、陕西、甘肃等地。

桂枝 《伤寒论》所加注的"去皮"和《新修本草》所述的"削去上皮"，均是指除去其枝皮的表层栓皮（表皮）。《本草衍义》所言："《本经》只言桂，仲景又言桂枝者，盖亦取其枝上皮。"由此看来，此方中所用的桂枝，实为肉桂的枝皮。这与当今肉桂来源"为樟科植物肉桂*Cinnamomum cassia* Presl的干皮和枝皮"及其修治方法"除去杂质及粗皮（木栓皮）"相仿。根据考证建议本方中选用的桂枝为樟科植物肉桂*Cinnamomum cassia* Presl的干燥树皮。主产于云南、广东、广西、福建、海南、台湾等地。

芍药 《本草经集注》记载："生中岳川谷及丘陵。今出白山、蒋山、茅山最好，白而长大，余处亦有而多赤，赤者小利。世方以止痛。"《千金要方》记载："凡茯苓、芍药、补药须白者，泻药须赤者。"《开宝本草》指出："芍药有赤白两种，其花亦有赤白二色，赤者利小便下气，白者止痛散血。"通过考证，本方中的芍药为白芍，即毛茛科植物芍药 *Paeonia lactiflora* Pall.的干燥根。主产于安徽、山东、四川、浙江、湖南等地。

细辛 《吴普本草》载："细辛如葵叶，赤黑，一根一叶相连。"《名医别录》载："生华阴山谷，二月八月采根，阴下。"《本草经集注》载："今用东阳、临海者，形段乃好，而辛烈不及华阴、高丽者。"《本草纲目》载："叶似小葵，柔茎细根，直而色紫，味极辛者，细辛也。"通过对原植物形态描述及图例考证可知，历代本草记载的细辛主要品种为产于我国陕西、浙江等地的华细辛 *Asarum sieboldii* Miq.，以及产于东北及朝鲜的北细辛 *Asarum heterotropoides* Fr. Schmidt var. *mandshuricum*（Maxim.）Kitag.或汉城细辛 *Asarum sieboldii* Miq. var. *seoulense* Nakai。传统经验认为，北细辛质量最优，华细辛次之。本方中细辛选用马兜铃科植物北细辛 *Asarum heterotropoides* Fr. Schmidt var. Mandshuricum（Maxim.）Kitag.的干燥根和根茎。北细辛主产于东北地区。

通草 《本草纲目》中明确指出："有细孔，两头皆通，故名通草，即今所谓木通也。今之通草，乃古之通脱木也……古方所用通草，皆今之木通。"《中药大辞典》记载："通草为五加科植物高大灌木通脱木的茎髓，甘淡性凉，归肺胃经，有利小便、下乳汁之功，多用于小便不利或乳汁不通等。而木通则为木通科缠绕灌木白木通或三叶木通，木通的木质茎，味苦性凉，归经心与小肠、膀胱，有泻火行水、通利血脉之功。"通过考证，本方中的通草是今日之木通。建议本方选用木通科植物木通 *Akebia quinata*（Thunb.）Decne.的干燥藤茎。主产于江苏、浙江、安徽、江西等省。

甘草 《本草图经》记载："春生青苗，高一二尺，叶如槐叶，七月开紫花似奈冬，结实做角子如毕豆。根长者三四尺，粗细不定，皮赤色，上有横梁，梁下皆根也。"详细描述了甘草的植物形态。《植物名实图考》记载"梦溪笔谈谓甘草如槐而尖，形状极准"，指出甘草叶片的形状。通过考证建议本方选用的甘草为豆科植物甘草 *Glycyrrhiza uralensis* Fisch.的干燥根和根茎，主产于新疆、内蒙古、甘肃、宁夏、山西等地。

大枣 《本草图经》载："大枣，干枣也。……今近北州郡皆有，而青、晋、绛州者特佳。江南出者坚燥少脂。"《本草纲目》载："枣木赤心，有刺。四月生小叶，尖觥光泽。五月开小花，白色微青。南北皆有，惟青、晋所出者肥大甘美，入药为良。"根据考证，建议本方选用的大枣为鼠李科植物枣 *Ziziphus jujuba* Mill.的干燥成熟果实。主产于新疆、山西、宁夏、甘肃、陕西、山东、河北、浙江、湖南等地。

【炮制方法】

原方对当归、芍药、细辛、通草均未特别标注。因此，本方中可按照《中国药典》（2015 年版）规定的炮制方法炮制。

当归 除去杂质，洗净，润透，切薄片，晒干或低温干燥。

桂枝 当归四逆汤方中对桂枝的炮制描述为"桂枝（去皮）"。此方中的"桂枝"为樟科植物肉桂 *Cinnamomum cassia* Presl 的干燥树皮，炮制方法参考 2015 年版《中国药典》要求，多于秋季剥取，阴干，除去杂质及粗皮，用时捣碎。

芍药 洗净，润透，切薄片，干燥。

细辛 除去杂质，喷淋清水，稍润，切段，阴干。

通草 除去杂质，水浸泡，泡透后捞出，切片，干燥。

甘草 《金匮要略》中对当前中药炮制所说的"炙"意为"烘烤"，"炒"意为"于锅中干炒"。根据甘草炮制方法衍变考证，现今常用的蜜制甘草起源于宋代。因此，本方中甘草的炮制方法应为炒法，即炒甘草。可参照 2015 年版《浙江省中药炮制规范》炮制，炒甘草的炮制方法为，取甘草饮片，照清炒法至表面深黄色，微具焦斑时，取出，摊凉。

大枣 原方对大枣的炮制描述为"大枣（擘）"，与 2015 年版《中国药典》大枣炮制基本吻合，即除去杂质，洗净，晒干。用时破开或去核。本方大枣破开即可，未去核。

【剂量考证】

汉代剂量考证存在两种参考方案，即：①参考度量衡考证，1 两等于 13.8g；②参考"十三五"规划教材《方剂学》以及现今临床常用剂量，1两等于3g。

本案例参考"十三五"规划教材《方剂学》以及临床常用剂量，一两折合3g。得到当归四逆汤处方量为当归9g，桂枝（去皮）9g，白芍9g，细辛9g，甘草（炙）6g，通草6g，大枣约25g。

国内外临床实践剂量参考：

《中医方剂诠解》记载当归四逆汤，当归9g，桂枝9g，白芍9g，细辛3g，甘草6g，木通6g，大枣8枚。

《现代日本汉方处方手册》记载当归四逆汤，用量为当归3~4g，桂枝3~4g，芍药3~4g，木通2~3g，细辛2~3g，甘草2~2.5g，大枣3~6.5g。

【物质基准（标准汤剂）】

制备方法

称取本方，当归9g，桂枝（去皮）9g，白芍9g，细辛9g，甘草（炙）6g，通草6g，大枣25g，加水1600ml，煎至600ml，去渣，即得。

质量标准

1. 定量物质筛选 以2015年版《中国药典》中的含量测定成分为基础，首选含量高、性质稳定且易于检测的物质作为定量成分，同时兼顾各检测波长下的色谱峰形状及保留时间，最终确定芍药苷、阿魏酸、甘草苷、肉桂酸、细辛脂素为定量物质。

2. 含量测定 照高效液相色谱法（《中国药典》2015年版通则0512）测定。

色谱条件与系统适用性试验：以十八烷基硅烷键合硅胶为填充剂（柱长为250mm，内径为4.6mm，粒径为5μm）；以0.05%磷酸溶液为流动相A，以乙腈为流动相B，按照梯度洗脱；流速为1ml/min；柱温为30℃。指纹图谱见图2-13-1。

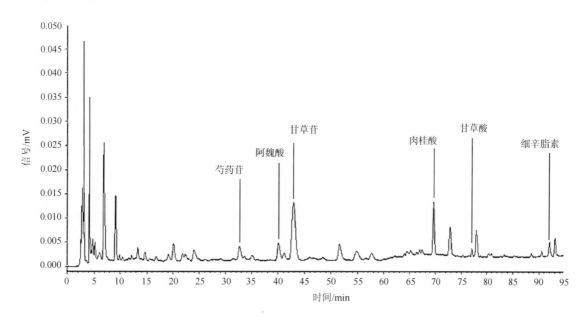

图 2-13-1 当归四逆汤指纹图谱

【临床定位】

传统功能主治

本方具有温经散寒，养血通脉之功效，主治血虚寒厥证。手足厥寒，或腰、股、腿、足、肩臂疼，口不渴，舌淡苔白，脉沉细或细而欲绝。

现代临床应用

（1）《伤寒论译释》：本方应用于：①手足寒，脉细欲绝。②治寒入营络，腰股腿足痛甚良。③治寒凝气滞的月经期腹痛及手足冻疮等疾患。

（2）《现代日本汉方处方手册》：本方主治冻疮、下腹部疼痛、腰痛、腹泻、痛经、阳虚证而手足不温者。

（3）临床应用：当归四逆汤传统用于营血亏虚、寒邪凝敛、阻滞脉络、血行不畅、手足厥寒、四肢麻木、冷痛、脉微细或沉细而涩。该方虽年代久远，但现代临床仍应用不衰，如今在内科、外科、妇科等疾病上都有广泛的临床应用。内科疾病主要应用于心血管系统疾病、末梢血液循环障碍性疾病和糖尿病并发症；外科疾病主要用于类风湿性关节炎、强直性脊柱炎、关节僵硬、足胫肿、腰椎间盘突出症、肥大性脊椎炎、骨质增生症，以及在预防下肢创伤骨折术后深静脉血栓的形成、骨折后期肢端肿胀、骨折延期愈合等方面也有确切疗效；妇科疾病主要应用于痛经和慢性盆腔炎等疾病。

（研究人员：毛春芹　姚仲青　赵晓莉　李孟芝　董林林　等）

参 考 文 献

戴明，曾宪玉，周小勇，2015. 当归四逆汤古今方论及在皮肤科的应用[J]. 新中医，47（9）：247-249.

樊效鸿，余洋，黄勇，2012. 加味当归四逆汤治疗膝骨性关节炎76例[J]. 辽宁中医杂志，39（11）：2184-2186.

富同义，1997. 细辛的商品规格及经验鉴别[J]. 时珍国药研究，8（2）：155.

韩红伟，张尊如，2009. 当归四逆汤中的通草是木通[J]. 中国中医基础医学杂志，15（5）：380.

侯树德，陈德强，2012. 当归四逆汤化裁治疗荨麻疹200例[J]. 湖南中医杂志，5：70-71.

旷惠桃，潘远根，1995. 仲景药物炮制中火制法考疑[J]. 湖南中医学院学报，（3）：4-5.

彭蕴茹，窦昌贵，2000. 当归四逆对大鼠离体子宫肌收缩活动的影响[J]. 中药药理与临床，16（5）：11-12.

向珍蜳，茅建春，徐先国，2012. 膝骨关节炎中医证型分布的流行病学研究[J]. 上海中医药杂志，46（12）：5-8.

徐成贺，刘素文，1999.《金匮要略》药物炮制方法探讨[J]. 国医论坛，14（6）：1-3.

张树峰，宋素英，1987.《伤寒论》甘草炙法探讨[J]. 河南中医，（6）：13.

14

附子汤 汉·《伤寒论》

【处方沿革】

出自汉·张仲景《伤寒论》。首见于张仲景《伤寒论·辨少阴病脉证并治》，304 条云："少阴病，得之一二日，口中和，其背恶寒者，当灸之，附子汤主之。"305 条又指出："少阴病，身体痛，手足寒，骨节痛，脉沉者，附子汤主之。"又见于《金匮要略·妇人妊娠病脉证并治》，曰："妇人怀妊六七月，脉弦发热，其胎愈胀，腹痛恶寒者，少腹如扇，所以然者，子脏开故也，当以附子汤温其脏。"《医宗金鉴》：少阴为寒水之脏，故寒伤之重者，多入少阴，所以少阴一经最多死证。方中君以附子二枚者，取其力之锐，且以重其任也，生用者，一以壮少火之阳，一以散中外之寒，则身痛自止，恶寒自除，手足自温矣。以人参为臣者，所以固生气之原，令五脏六腑有本，十二经脉有根，脉自不沉，骨节可和矣。更佐白术以培土，芍药以平木，茯苓以伐水，水伐火自旺，旺则阴翳消，木平土益安，安则水有制，制则生化，此诚万全之术也。附子二枚（炮，去皮，破八片），茯苓三两，人参二两，白术四两，芍药三两。上五味，以水八升，煮取三升，去滓，温服一升，日三服。

【基原考证】

附子 《本草纲目》载："初种为乌头，象乌之头也。附乌头而生者为附子，如子附母也。乌头如芋魁，附子如芋子，盖一物也。"通过考证建议本方中所选用的附子为毛茛科植物乌头 *Aconitum carmichaelii* Debx.子根的加工品。主产于四川、陕西等省。

茯苓 《新修本草》记载："今太山亦有茯苓，白实而块小，而不复第一出华山，形极粗大。雍州南山亦有，不如华山者。"《本草图经》云："茯苓生泰山山谷，今泰有树下，附根而花实，作块如拳在土底，大者至数斤，似人形、龟形者佳，皮黑，内有赤、白二种。"《本草纲目》曰："茯苓有大如斗者，有坚如石者，绝形，其轻虚者不佳，盖年浅未坚故也。根据考证建议本方选用的白茯苓为多孔菌科真菌茯苓 *Poria cocos*（Schw.）Wolf 的干燥菌核。主产于湖北、安徽、云南和贵州等地。

人参 《本草图经》载："其根形如防风而润实。春生苗，多于深山中背阴，近椴漆下湿润处。初生小者，三、四寸许，一桠五叶；四五年后生两桠五叶，末有花茎；至十年后，生三桠；年深者生四桠，各五叶。中心生一茎，俗名百尺杆。三月、四月有花，细小如粟，蕊如丝，紫白色；秋后结子，或七、八枚，如大豆，生青熟红，自落。"通过考证建议本方中选用的人参为五加科植物人参 *Panax ginseng* C. A. Mey. 的根和根茎。主产于吉林、辽宁、黑龙江等省。

白术 陶弘景《本草经集注》载："术有两种：白术叶大有毛而作桠，根甜而少膏，可作丸散用；赤术叶细无桠，跟小苦而多膏，可作煎用。"《本草图经》云："今白术生杭[今浙江余杭]越[今浙江绍兴]舒[今安徽潜山]宣[今安徽宣城]州高岗上，叶叶相对，上有毛，方茎，茎端生花、淡紫碧红数色，根作桠生。二月、三月、八月、九月采根，暴干，以大块紫花者为胜，又名乞力伽。"根据描述，白术原植物为菊科植

物白术 *Atractylodes macrocephala* Koidz., 与 2015 年版《中国药典》收录的白术品种基原一致。主要产地为浙江、安徽、湖北、湖南、江西、四川。

芍药 《本草经集注》记载："生中岳川谷及丘陵。今出白山、蒋山、茅山最好，白而长大，余处亦有而多赤，赤者小利。世方以止痛。"《千金要方》记载"凡茯苓、芍药、补药须白者，泻药须赤者。"《开宝本草》指出："芍药有赤白两种，其花亦有赤白二色，赤者利小便下气，白者止痛散血。"通过考证，本方中的芍药为白芍，即毛茛科植物芍药 *Paeonia lactiflora* Pall.的干燥根。主产于安徽、山东、四川、浙江、湖南等地。

【炮制方法】

原方对茯苓、人参、白术、芍药均未有特别标注。因此，本方中可按照《中国药典》（2015 年版）规定的方法进行炮制。

附子 附子汤自《伤寒论》，方中附子均为炮去皮，破八片，而在汉代附子的炮制方法为不咬咀，或炮或生，皆去黑皮，刀刮取里白者，故曰中白。未指出炮的具体操作，而在《本草经集注》中对附子的炮制方法加以解释，皆煻灰火炮炙，令微（坼），削去黑皮乃秤之。惟姜附子汤及膏酒中生用，亦削去皮乃秤，直理破作八片……。因此推测该方的附子炮制方法类似于现代的煨法。

茯苓 取茯苓个，浸泡，洗净，润后稍蒸，及时削去外皮，切制成块或切厚片，晒干。

人参 润透，切薄片，干燥，或用时粉碎、捣碎。

白术 除去杂质，洗净，润透，切厚片，干燥。

芍药 洗净，润透，切薄片，干燥。

【剂量考证】

汉代剂量考证存在两种参考方案，即：①参考度量衡考证，1 两等于 13.8g；②参考"十三五"规划教材《方剂学》以及现今临床常用剂量，1 两等于 3g。

（1）参考度量衡考证，汉代 1 两折合为 13.8g。则本方剂量为：附子二枚（30g），茯苓 41.4g，人参 27.6g，白术 55.2g，芍药 41.4g。

（2）参考目前临床常用剂量及"十三五"规划教材《方剂学》，1 两可折合为 3g，则本方剂量为：附子 4.3g，茯苓 9g，人参 6g，白术 12g，芍药 9g。

【物质基准】

制备方法

原文记载"上五味，以水八升，煮取三升"。汉代一升约合 200ml，因此，制备方法为取本方，加水 1600ml，煎煮至 600ml。

【临床定位】

传统功能主治

此方具有温经散寒之功效。主治少阴病，得之一二日，口中和，其背恶寒者，少阴病，身体痛，手足寒，骨节痛，脉沉者。

现代临床应用

现代临床常用本方及其加减方治疗风湿性关节炎、类风湿关节炎之关节痛等属阳虚寒盛类疾病；亦可用于慢性心功能不全、慢性肾炎、肝炎、慢性肠炎、盆腔炎、带下病、月经后期及某些功能减退引起的脏器下垂（胃下垂、子宫脱垂）等属脾肾阳虚、寒湿内阻类疾病。

（研究人员：李孟芝　董林林 等）

参 考 文 献

包发来，1999. 李中梓医学全书[M]. 北京：中国中医药出版社：597.

陈嘉谟，1988. 本草蒙筌[M]. 北京：人民卫生出版社：79.

寇宗奭，2019. 本草衍义[M]. 北京：中国医药科技出版社.

孙思邈，2009. 千金翼方[M]. 天津：天津古籍出版社.

王国强，2016. 全国中草药汇编[M]. 北京：人民卫生出版社.

王洪海，2011.《伤寒论》附子汤研究述要[J]. 山东中医杂志，6（30）：445.

张志聪，1992. 本草崇原[M]. 刘小平，点校. 北京：中国中医药出版社：61.

赵庶洋，2015. 新唐书·地理志[M]. 南京：凤凰出版社.

中华人民共和国卫生部药政管理局，1998. 中药材手册[M]. 北京：人民卫生出版社：70.

15

桂枝芍药知母汤　汉·《金匮要略》

【处方沿革】

出自汉·张仲景《金匮要略·中风历节病脉证并治》。原文："诸肢节疼痛，身体魁羸，脚肿如脱，头眩短气，温温欲吐，桂枝芍药知母汤主之。"桂枝四两，芍药三两，甘草二两，麻黄二两，生姜五两，白术五两，知母四两，防风四两，附子二两（炮）。上九味，以水七升，煮取二升，温服七合，日三服。

后世医家对桂枝芍药知母汤的主治病症进行补充说明。如《类聚方广义》记载："治风毒肿痛，憎寒壮热，渴而脉数，欲成脓者；治痛风，走注，骨节疼痛，手足挛痛者，龣宾丸；痘疮其贯脓不足，或过期不结痂，憎寒身热，一身疼痛，而脉数者。"《皇汉医学·别论》云："此方治谓以魁羸身体为目的，治历节经数日，骨节如本之疣而肿起；两脚有微肿而疼痛，因而上逆为头眩、干呕等证者；又用于腰痛、鹤膝风等，又俗称脚气，此方有效，脚肿如脱者，谓足肿如脱，不能步也。"《金匮玉函经二注》记载："此风寒湿痹其荣卫、筋骨，三焦之病。头眩短气，上焦痹也；温温欲吐，中焦痹也；脚肿如脱，下焦痹也；诸肢节疼痛，身体魁羸，筋骨痹也……然湿多则肿，寒多则痛，风多则动，故用桂枝治风，麻黄治寒，白术治湿，防风佐桂枝，附子佐麻黄、白术；其芍药、生姜、甘草亦和发其荣卫，如桂枝汤例也。知母治脚肿，引诸药祛邪益气力，附子行药势为开痹大剂。然分量多而水少，恐分其服而非一剂也。《三因方》云：每服四钱。"

【基原考证】

桂枝　《本草乘雅半偈》所言："牡桂。枝皮为桂枝；干皮薄者为桂皮，厚者为桂……菌桂。亦以一皮之厚薄，分桂枝、桂心之差等。"考清代前本草文献，均言明：桂枝者乃今之肉桂。《伤寒发微论·论桂枝肉桂》中再次重申了肉桂、桂枝皮功用不同的观点，通过考证，本方桂枝为樟科植物肉桂 *Cinnamomum cassia* Presl 的干燥树皮。但从近代临床上应用及研究情况来看桂枝芍药知母汤中均使用"桂枝"，因此，本方中桂枝选用 2015 年版《中国药典》中收载的桂枝，即樟科植物肉桂 *Cinnamomum cassia* Presl 的干燥嫩枝。桂枝主产于广西、广东、福建等地。

芍药　《本草经集注》记载："今出白山、蒋山、茅山最好，白而长大，余处亦有而多赤，赤者小利。世方以止痛。"秦汉时期民间对赤白芍早已有区分，只是治病一般用白芍。通过考证，建议本方选用白芍药，即毛茛科植物芍药 *Paeonia lactiflora* Pall. 的干燥根，主产于安徽、山东、四川、浙江、湖南等地。

甘草　《本草图经》、《本草衍义》及《植物名实图考》指出了甘草叶片的形状。此外，《本草蒙筌》和《本草纲目》均附有原植物图。通过对原植物形态描述及图例考证，可以看出，古时甘草一直以豆科 *Glycyrrhiza* 属为正品，叶为单数羽状复叶、总状花序、蝶形花等特征，与现今所用甘草基本一致，为豆科植物甘草 *Glycyrrhiza uralensis* Fisch.、胀果甘草 *Glycyrrhiza inflata* Bat. 或光果甘草 *Glycyrrhiza glabra* L. 的干燥根和根茎，其中甘草 *Glycyrrhiza uralensis* Fisch.（乌拉尔）为主要使用基原。建议本方的甘草选用豆科植物 *Glycyrrhiza uralensis* Fisch. 的干燥根和根茎。主产于新疆、内蒙古、甘肃、宁夏、山西等地。

麻黄 《本草图经》云："苗春生，至夏五月则长及一尺已来。梢上有黄花，结实如百合瓣而小，又似皂荚子，味甜，微有麻黄气，外红皮，里仁子黑，根紫赤色。俗说有雌雄二种，雌者于三月四月内开花，六月内结子，雄者无花，不结子。"其所附同州、茂州麻黄图与今之草麻黄 *Ephedra sinica* Stapf 较接近。根据考证，古用麻黄一直为麻黄科 *Ephedra* 属植物，其中草麻黄（*Ephedra sinica*）应该是药用主流。因此，本方中麻黄建议选用麻黄植物草麻黄 *Ephedra sinica* Stapf 的干燥草质茎。

生姜 《本草图经》记载："苗高二三尺，叶似箭竹叶而长，两两相对，苗青，根黄，无花实。"《本草纲目》记载："初生嫩者其尖微紫，名紫姜；或作子姜，宿根谓之母姜也。"《植物名实图考》记载："性畏日喜阴，亦有花，而抽茎长尺余。"综合分析考证，本品为姜科植物姜 *Zingiber officinale* Rosc.。除我国东北外，其他大部分地区均有栽培。

白术 "术"始载于汉·《神农本草经》，列为上品。《本草纲目》所载"白术……根如指大，状如鼓槌，亦有大如拳者"与现代本草著所记载的白术"根茎肥厚，略呈拳状，有不规则分枝"相符。以上本草所述均与今用之白术相符，即《中国药典》收录的菊科植物白术 *Atractylodes macrocephala* Koidz. 的干燥根茎。

知母 明·李时珍《本草纲目》记载："宿根之旁，初生子根，状如蚔蝱之状，故谓之蚔母，讹为'知母'。"清·吴其濬《植物名实图考》记载："今药肆所售，根外黄，肉白，长数寸，原图三种，盖其韭叶者。"根据上述本草的原植物描述及附述可知，形似韭叶者与《中国药典》和《中华本草》所载的知母原植物相符，为百合科植物知母 *Anemarrhena asphodeloides* Bge. 的干燥根茎。

防风 《本草经集注》云："惟实而脂润，头节坚如蚯蚓头者为好。"《新修本草》云："叶似牡蒿、附子苗等。……子似胡荽而大。"《本草图经》曰："根土黄色，与蜀葵根相类。茎叶俱青绿色，茎深而叶淡，似青蒿而短小，初时嫩紫，作菜茹极爽口。五月开细白花，中心攒聚作大房，似莳萝花。实似胡荽子而大。"通过考证建议本方选用的防风为伞形科植物防风 *Saposhnikovia divaricata*（Turcz.）Schischk. 的干燥根。主产于东北及内蒙古东部。

附子 《本草图经》载："五者今并出蜀土，都是一种所产，……其苗高三四尺，茎作四棱，叶如艾，其花紫碧色作穗，其实细小如桑椹状，黑色，本只种附子一物，至成熟后乃有四物，以长二三寸者为天雄，割削附子旁尖角为侧子，附子之绝小者亦名侧子，元种者为乌头，其余大小者皆为附子，以八角者为上。"《本草纲目》载："初种为乌头，象乌之头也。附乌头而生者为附子，如子附母也。乌头如芋魁，附子如芋子，盖一物也。"通过考证建议本方中所选用的附子为毛茛科植物乌头 *Aconitum carmichaelii* Debx. 子根的加工品。四川、陕西为主要栽培产区。

【炮制方法】

桂枝 原处方关于桂枝并没有特别标注，经考证，本方中"桂枝"选用今药典中收载的"桂枝"，即肉桂树的嫩枝更合理。因此，本研究中桂枝可按照《中国药典》（2015 年版）规定的方法进行炮制，即除去杂质，洗净，润透，切厚片，干燥。

芍药 原处方关于芍药并没有特别标注，经考证，本方选用白芍，按照《中国药典》（2015 年版）规定的方法进行炮制：洗净，润透，切薄片，干燥。

甘草 原处方关于甘草并没有特别标注，现代临床应用时亦多以甘草生品为主。因此，建议桂枝芍药知母汤中甘草使用生甘草饮片，可按照《中国药典》（2015 年版）所载生甘草饮片方法炮制。

麻黄 原处方关于麻黄并没有特别标注，因此，本研究中麻黄按照《中国药典》（2015 年版）规定的方法进行炮制：除去木质茎、残根及杂质，切段。

生姜 原处方关于生姜并没有特别标注。明·《本草品汇精要》记载："洗去土。入药切片或捣汁用。"《中华本草》记载："挖起根茎，去掉茎叶、须根。"《中国药典》（2015 年版）记载："生姜除去杂质，洗净。用时切厚片。"因此，古今生姜饮片的炮制均一致为取新鲜根茎，洗净。本研究中生姜按照《中国药典》（2015

年版）规定的方法进行炮制：除去杂质，洗净。用时切厚片。

白术 原处方关于白术并没有特别标注，因此，本研究中白术可按照《中国药典》（2015 年版）规定的方法进行炮制：除去杂质，洗净，润透，切厚片，干燥。

知母 原处方关于知母并没有特别标注，因此，本研究中知母可按照《中国药典》（2015 年版）规定的方法进行炮制：除去杂质，洗净，润透，切厚片，干燥，去毛屑。

防风 原处方关于防风并没有特别标注，因此，本研究中防风可按照《中国药典》（2015 年版）规定的方法进行炮制：除去杂质，洗净，润透，切厚片，干燥。

附子 原处方记载："附子二两（炮）。"此方出自汉·张仲景《金匮要略》，其炮制方法是"炮"，即将整块药物置于火灰或热砂、热土中焙炒，待其发出爆炸声为度的一种炮制方法。《金匮玉函经》记载："炮去皮，破八片。"晋·葛洪《肘后备急方》记载："炮，炮去皮脐，烧。"南北朝·雷敩《雷公炮炙论》记载："修治十两，于文武火中炮令皱坼者去之，用刀刮（去）上孕子，并去底尖，微细劈破，于屋下平地上掘一坑可深一尺，安于中一宿，至明取出，焙干用。夫欲炮者，灰火勿用杂木火，只用柳木最妙。"南北朝·陶弘景《本草经集注》记载："凡用三建[附子、乌头、天雄]，皆热灰微炮令坼，勿过焦。"因此推测该方的附子炮制方法类似于现代的煨法。有学者建议可参照砂烫法炮制。

【剂量考证】

汉代剂量考证存在两种参考方案，即：①参考度量衡考证；②参考"十三五"规划教材《方剂学》以及现今临床常用剂量。

本案例参考《方剂学》教材，一两折合 3g，一斗折合 2000ml，一升折合 200ml。本方取桂枝 12g，芍药 9g，甘草 6g，麻黄 6g，生姜 15g，白术 15g，知母 12g，防风 12g，附子 6g。

【物质基准（标准汤剂）】

制备方法

称取本方，加水 1400ml，煎至 400ml，即得。

质量标准

1. 定量物质筛选 以 2015 年版《中国药典》中的含量测定成分为基础，首选含量高、性质稳定且易于检测的物质作为定量成分，同时兼顾各检测波长下的色谱峰形状及保留时间，最终确定芒果苷、芍药苷、升麻苷和甘草苷为定量物质。

2. 出膏率 取 100ml 汤液，真空冷冻干燥，称量冻干粉重量，根据出膏率公式计算，结果为 24%~35%。

3. 含量测定 照高效液相色谱法（《中国药典》2015 年版通则 0512）测定。

色谱条件与系统适用性试验：以十八烷基硅烷键合硅胶为填充剂（柱长为 250mm，内径为 4.6mm，粒径为 5μm）；以 0.01%甲酸溶液为流动相 A，以乙腈为流动相 B，按照梯度洗脱；流速为 1.0ml/min；柱温为 30℃。

4. 特征图谱 照高效液相色谱法（《中国药典》2015 年版通则 0512）测定。

色谱条件与系统适用性试验：同含量测定，分别精密吸取 15 批桂枝芍药知母汤标准汤剂供试品溶液注入高效液相色谱仪，记录色谱峰信息，生成的对照特征图谱见图 2-15-1，共有峰 15 个，指认 7 个。以峰 1 为参照峰。

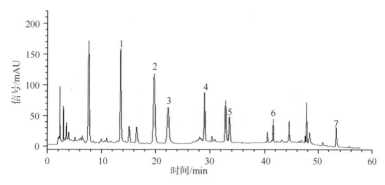

图 2-15-1 桂枝芍药知母汤物质基准对照特征图谱

峰 1：芒果苷；峰 2：芍药苷；峰 3：升麻素苷；峰 4：甘草苷；峰 5：5-O-甲基维斯阿米醇苷；峰 6：异甘草苷；峰 7：甘草酸铵

【临床定位】

传统功能主治

本方具有通阳行痹，祛风逐湿，和营止痛之功效。清热，散寒，通络，活血，补虚。主诸肢节疼痛，身体尪羸，脚肿如脱，头眩短气，温温欲吐。风毒肿痛，憎寒壮热，渴而脉数；痘疮将欲成脓而不能十分贯脓，或过期不结痂。

现代临床应用

目前临床报道将该方应用于治疗类风湿关节炎、痛风性关节炎、糖尿病周围神经病变、膝骨关节炎。此外，有医家以桂枝芍药知母汤为基础方，辨证与辨病结合考虑，并将其应用于治疗慢性腰腿痛、肩周炎、坐骨神经痛、梨状肌综合征等，扩大了经方的运用范围。

（研究人员：王 淳 宋志前 宁张弛 等）

参 考 文 献

何庭槐，陈丹，2013. 针刺配合桂枝芍药知母汤治疗慢性腰腿痛 60 例临床观察[J]. 实用中西医结合临床，13（4）：30-31.

裴海泉，胡梦月，2004. 桂枝芍药知母汤加味治疗坐骨神经痛 35 例[J]. 中国实用乡村医生杂志，11（1）：33.

唐圣，李江，2012. 针刀配合桂枝芍药知母汤治疗肩周炎 120 例[J]. 按摩与康复医学（下旬刊），3（12）：408.

邢越，邢锐，张瑀，等，2011. 桂枝芍药知母汤结合针刺治疗坐骨神经痛 30 例临床观察[J]. 黑龙江中医药，40（6）：46-47.

张慧英，2001. 桂枝芍药知母汤加减治梨状肌综合征 96 例[J]. 江西中医药，32（2）：14.

张建功，王兴凯，2005. 加味桂枝芍药知母汤治疗坐骨神经痛 62 例临床报告[J]. 时珍国医国药，16（9）：907-908.

16

黄芪桂枝五物汤　汉·《金匮要略》

【处方沿革】

出自汉·张仲景《金匮要略·血痹虚劳病脉证并治》。原文："血痹，阴阳俱微，寸口关上微，尺中小紧，外证身体不仁，如风痹状，黄芪桂枝五物汤主之。"黄芪三两，芍药三两，桂枝三两，生姜六两，大枣十二枚。主治病证为血痹，亦可治疗风痹。阴阳俱微，外证肌肤麻木不仁，如风痹状。寸口关上微，尺中小紧，脉微涩而紧。方中以黄芪为君药甘温补气，且补在表之卫气。桂枝、芍药为臣，前者散风寒而温经通脉，后者养血和营而通血痹。生姜大量为佐药，取其辛温，疏散风邪。大枣为使药，甘温，养血益气。

上五味，以水六升，煮取二升，温服七合，日三服。

【基原考证】

黄芪　《植物名实图考》载："黄芪有数种，山西、蒙古产者最佳。"并有附图。根据本草图文及《中国药典》和《中华本草》等综合分析考证，本品为豆科植物蒙古黄芪 *Astragalus membranaceus*（Fisch.）Bge. var. *mongholicus*（Bge.）Hsiao。蒙古黄芪分布于内蒙古、黑龙江、吉林、河北、山西等地。

肉桂　《本草乘雅半偈》所言："牡桂。枝皮为桂枝；干皮薄者为桂皮，厚者为桂……菌桂。亦以一皮之厚薄，分桂枝、桂心之差等。"考清代前本草文献，均言明：桂枝者乃今之肉桂。《伤寒发微论·论桂枝肉桂》中再次重申了肉桂、桂枝皮功用不同的观点，通过考证，本方桂枝为樟科植物肉桂 *Cinnamomum cassia* Presl 的干燥树皮。多于秋季剥取，阴干。

赤芍　《神农本草经》："芍药，味苦，平。主邪气腹痛，除血痹，破坚积、寒热、疝瘕，止痛，利小便，益气……生川谷及丘陵。二月、八月采根，曝干。"《注解伤寒论》"白补而赤泻，白收而赤散"之理，结合现代药理学：赤芍，"性微寒，味苦，归肝经。清热解毒，散瘀止痛"。白芍，"性微寒，味苦、酸，归肝脾经。平肝止痛，养血调经，敛阴止汗"，根据黄芪桂枝五物汤主要治疗血痹，应该符合赤芍之"泻，散"之功效，因此，判断黄芪桂枝五物汤中的芍药应为赤芍，确定赤芍基原为毛茛科植物芍药 *Paeonia lactiflora* Pall.的干燥根。主产区分布于东北及河北、山西等地。

生姜　出自《本草经集注》，别名姜根、百辣云、勾装指、因地辛、炎凉小子、鲜生姜、蜜炙姜、生姜汁、姜（《中华本草》）。《本草图经》："苗高二三尺；叶似箭竹叶而长，两两相对；苗青；根黄；无花实。秋采根。"通过考证，本方所用生姜为姜科植物姜 *Zingiber officinale* Rosc.的新鲜根茎。主产于四川、湖南、河南、贵州等地。

大枣　《本草图经》曰："大枣，干枣也。……今近北州郡皆有，而青、晋、绛州者特佳。江南出者坚燥少脂。"并附有"大枣"图。李时珍曰："枣木赤心，有刺。四月生小叶，尖觥光泽。五月开小花，白色微青。南北皆有，惟青、晋所出者肥大甘美，入药为良。"通过考证，建议本方选用 2015 年版《中国药典》大枣，即为鼠李科植物枣 *Ziziphus jujuba* Mill. 的干燥成熟果实，主产于新疆、山西、宁夏、甘肃、陕西、山东、河北、浙江、湖南等地。

【炮制方法】

原方对黄芪、肉桂、芍药、生姜、大枣未在脚注标明特殊炮制方法，因此按照 2015 年版《中国药典》方法炮制即可。

黄芪　除去须根和根头。除去杂质，大小分开，洗净，润透，切厚片，干燥。

肉桂　经考证，本方肉桂实为现今的桂枝。取原药材，除去杂质，洗净，润透，切厚片，干燥。

赤芍　经考证，本方选用赤芍，取原药材，除去杂质，分开大小，洗净，润透，切厚片，干燥。

生姜　除去杂质，洗净。用时切厚片。

大枣　在本方中标明为生用，故采用生品作为方中原料，具体方法：除去杂质，洗净，晒干。用时破开或去核。

【剂量考证】

汉代剂量考证存在两种参考方案，即：①参考度量衡考证，1 两等于 13.8g；②参考"十三五"规划教材《方剂学》以及现今临床常用剂量，1 两等于 3g。

本案例参考丘光明编著的《中国历代度量衡考》的考证，东汉时期（25～220 年），1 斤折合克数为 220g，1 斤为 16 两，东汉的计量为：1 两=13.75g，因此黄芪桂枝五物汤处方剂量为：黄芪（三两）41.25g、赤芍（三两）41.25g、肉桂（三两）41.25g、生姜（六两）82.5g、大枣（十二枚）42g。

【物质基准（标准汤剂）】

制备方法

称取本方，黄芪（三两，41.25g）、赤芍（三两，41.25g）、肉桂（三两，41.25g）、生姜（六两，82.5g）、大枣（十二枚，42g），加入水 1200ml 浸泡 30min，煮沸后，文火维持 50min，滤过，去渣，滤液浓缩，冷冻干燥，即得。

质量标准

1. 定量物质筛选　处方中大枣在 2015 年版《中国药典》中没有含量测定指标，黄芪中有黄芪甲苷和毛蕊异黄酮葡萄糖苷，但是冻干粉在测定时未测到黄芪甲苷，所以确定测定冻干粉中的毛蕊异黄酮葡萄糖苷。肉桂在 2015 年版《中国药典》中的含量测定指标为桂皮醛，但是桂皮醛随着煎煮含量会降低很多。因此本实验增加了肉桂的含量测定指标肉桂酸，并在药材、饮片和冻干粉中进行了相应测定。处方中芍药的含量测定指标确定为芍药苷。因此，本处方确定 3 个含量测定指标，分别为毛蕊异黄酮葡萄糖苷、肉桂酸和芍药苷。

2. 出膏率　真空冷冻干燥，称量冻干粉重量，根据出膏率公式计算，结果为 12.52%～15.41%。

3. 含量测定　照高效液相色谱法（《中国药典》2015 年版通则 0512）测定。

色谱条件与系统适用性试验：以十八烷基硅烷键合硅胶为填充剂（柱长为 250mm，内径为 4.6mm）。①肉桂酸：乙腈-0.1%甲酸溶液（23∶77）为流动相，检测波长为 285nm。②芍药苷：乙腈-水（15∶85）为流动相，检测波长为 230nm。③毛蕊异黄酮葡萄糖苷：以乙腈为流动相 A，0.1%甲酸溶液为流动相 B，梯度洗脱，检测波长为 260nm，流速为 0.9ml/min；肉桂酸和芍药苷流速为 1.0ml/min；柱温为 35℃。

黄芪桂枝五物汤基准物按干燥品计算，含肉桂酸（$C_9H_8O_2$）0.0206%～0.0391%，含芍药苷（$C_{23}H_{28}O_{11}$）1.361%～2.451%，含毛蕊异黄酮葡萄糖苷（$C_{22}H_{22}O_{10}$）0.0102%～0.0296%。

4. 特征图谱 照高效液相色谱法（《中国药典》2015 年版通则 0512）测定。见图 2-16-1。

供试品特征图谱（280nm）中应呈现 12 个特征峰，以峰 6 为 S 峰，相对保留时间（min）分别为：1-0.305；2-0.452；3-0.572；4-0.590；5-0.758；6-0.834；7-1.000（S）；8-1.200；9-1.353；10-1.407；11-1.456；12-1.632。

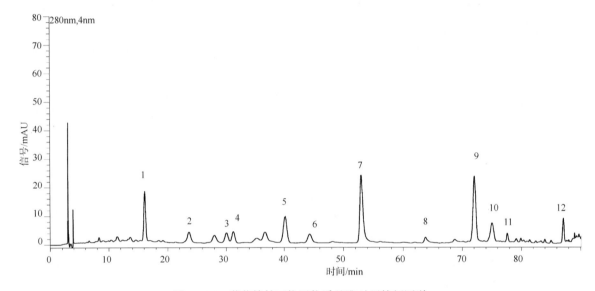

图 2-16-1 黄芪桂枝五物汤物质基准对照特征图谱

峰 1：芍药苷；峰 2：赤芍成分；峰 3：毛蕊异黄酮葡萄糖苷；峰 4：毛蕊异黄酮；峰 5：熊竹素；峰 6：肉桂成分；峰 7：没食子酰芍药苷；峰 8：芒柄花苷；峰 9：肉桂酸；峰 10：桂皮醛；峰 11：芒柄花素；峰 12：6-姜辣素

【临床定位】

传统功能主治

主治血痹，亦可治疗风痹，具有调养荣卫，祛风散邪和益气温经，和血通痹之功效。全方旨在用益气方法来补虚行气，温煦活血，共奏益气通阳温脉、调畅营卫气血之功，气行血行，则血痹自愈。

现代临床应用

通过对近年来有关黄芪桂枝五物汤的文献检索，对其临证应用及实验研究进行了综述，发现此方在中医辨证的基础上可加减运用于中风后遗症、冠心病、颈椎病、多发性硬化、肩周炎、风湿骨病、糖尿病并发症、胃病、皮肤病，以及妇科、儿科等疾病。所治疾病都是由营卫不合，脏腑经络失调，气痹血痹所致的一系列病理变化。

（1）干预糖尿病周围神经病变：糖尿病周围神经病变属中医"消渴"范畴，气虚血瘀为其病机关键。着眼脾肾，强调治本，标本兼施，三因制宜，治以益气活血、化瘀通络之法，兼顾脾肾，辨证施治，活用黄芪桂枝五物汤，每获良效，方中黄芪、桂枝益气通阳，芍药养血合营，姜枣调和营卫，诸药合用使邪去痹自通。

（2）太阴中风证：太阴中风是具有太阴病特点的中风证，即在"里虚水饮"的病机基础上，感受风邪而形成的证候。另一方面，血痹病黄芪桂枝五物汤证是太阴体质"里虚水饮"的尊荣人"加被微风"遂得之。两者病因病机相同、脉症相符，药物功用主治相合，故可证黄芪桂枝五物汤是太阴中风证的主方。

（3）类风湿关节炎：治疗风寒痹阻型类风湿关节炎。《金匮要略方论本义》中提到："黄芪桂枝五物汤，固本培元，祛风驱寒，痹并可除。黄芪祛风驱寒，配之大枣；桂枝协调阴阳，配之生姜；芍药疏通气血，共成厥美内调外理。五物内外兼理，阴阳调和，于患者之大药也。"

（4）骨伤科：原方只为血痹而设，但是通过后世医家反复实践证明，临床凡因气虚血凝或外感风寒湿等邪气，导致的经气运行不畅、经脉痹阻等引起筋脉失荣等症状均可以运用此方，正体现着中医异病同治的思想。

（研究人员：周严严　王宏洁　周勤文 等）

参 考 文 献

边洪荣，潘海宇，黄木土，2006. 黄芪桂枝五物汤及单味药材中多糖成分的含量测定[J]. 华北煤炭医学院学报，8（2）：149-150.

陈斌，袁普卫，康武林，等，2015. 黄芪桂枝五物汤在骨伤科的应用进展[J]. 中国中医骨伤科杂志，23（5）：71-74.

丁欣悦，2018. 王凡教授活用黄芪桂枝五物汤治疗糖尿病周围神经病变临证经验[J]. 亚太传统医药，14（4）：126-127

胡增峣，徐岚，闫蓉，等，2013. 芍药苷作用于神经系统的研究进展[J]. 中国中药杂志，38（3）：297-301.

李冀，孙新雨，毕珺辉，2014. 黄芪桂枝五物汤的临证应用及实验研究进展[J]. 中医药学报，42（5）：108-111.

李杰辉，雒晓东，2017. 基于黄煌医案的黄芪桂枝五物汤方证研究[J]. 中医杂志，58（3）：217-219.

林红强，杨娜，王涵，等，2018. 黄芪的化学成分、药理活性及临床应用研究进展[J]. 世界最新医学信息文摘，18（38）：45-49.

刘佳佳，林树元，曹灵勇，2018. 试论太阴中风证及主治方药黄芪桂枝五物汤[J]. 中华中医药杂志，33（4）：1291-1293.

阮金兰，赵钟祥，曾庆忠，等，2003. 赤芍化学成分和药理作用的研究进展[J]. 中国药理学通报，19（9）：965-970.

王红，韩兆莹，吕佳奇，等，2014. 黄芪桂枝五物汤临床应用研究[J]. 中医药学报，42（1）：105-107.

王丽岩，肖洪彬，赵锐，2009. 芍药基原植物考证与药源调查研究[J]. 中医药信息，26（1）：32-33.

温燕梅，2006. 黄芪的化学成分研究进展[J]. 中成药，28（6）：879-883.

吴修红，孙晓兰，胡妮娜，等，2017. 赤芍功效物质基础研究进展[J]. 中医药信息，34（2）：120-122.

许源，宿树兰，王团结，等，2013. 桂枝的化学成分与药理活性研究进展[J]. 中药材，36（4）：674-678.

杨俏雯，李秀兰，黄清春，等，2018. 黄芪桂枝五物汤治疗类风湿关节炎患者的疗效[J]. 世界中医药，13（4）：861-864.

张敬一，张威，田书慧，等，2014. 黄芪桂枝五物汤治疗糖尿病周围神经病变临床进展[J]. 辽宁中医药大学学报，16（8）：122-124.

张蓓，高文远，满淑丽，等，2012. 黄芪中有效成分药理活性的研究进展[J]. 中国中药杂志，37（21）：3203.

张颖，关皎，刘爽爽，等，2018. 黄芪桂枝五物汤的化学成分和药理作用研究进展[J]. 吉林医药学院学报，39（4）：295-297.

中国中医药学会，湖南电子音像出版社，嘉鸿科技开发有限公司，2004.《中华医典》. 长沙：湖南电子音像出版社.

庄正文，2018. 黄芪桂枝五物汤临床应用心得[J]. 中西医结合心血管病杂志，6（5）：37-40.

ZHANG X J，LI Z，LEUNG W M，et al，2008. The analgesic effect of paeoniflorin on neonatal maternal separation-induced visceral hyperalgesia in rats[J]. J Pain，9（6）：497-505.

17

半夏厚朴汤　汉·《金匮要略》

【处方沿革】

出自汉·张仲景《金匮要略》。原文："妇人咽中如有炙脔，半夏厚朴汤主之。"半夏一升，厚朴三两，茯苓四两，生姜五两，干苏叶二两。上五味，以水七升，煮取四升，分温四服，日三夜一服。本方功在行气散结，降逆化痰。适用七情郁结，痰涎凝聚。症见咽中如有物阻、咯吐不出、吞咽不下、胸胁满闷、咳或呕等，苔白润或白滑，脉弦缓或弦滑。因其组方极其精炼巧妙，名为经方，也被教材录用，令后学者割舍不下而喜用之。

徐彬《金匮要略论注》卷22："炙脔譬如干肉也，《千金》所谓咽中帖帖，如有炙肉，吐之不出，吞之不下，状如炙脔。……此病不因肠胃，故不碍饮食二便。不因表邪，故无骨痛寒热。乃气为积寒所伤，不与血和。血中之气溢而浮于咽中，得水湿之气而凝结难移。妇人血分受寒，多积冷结气，最易得此病。而男子间有之。药用半夏厚朴汤，乃二陈汤去陈皮、甘草，加厚朴、紫苏、生姜也。半夏降逆气，厚朴兼散结，故主之。姜、苓宣至高之滞而下其湿，苏叶味辛气香，色紫性温，能入阴和血而兼归气于血。"

吴谦等《医宗金鉴·订正仲景全书·金匮要略注》卷23："咽中如有炙脔，谓咽中有痰涎，如同炙肉，咯之不出，咽之不下者，即今之梅核气病也。此病得于七情郁气，凝涎而生。故用半夏、厚朴、生姜，辛以散结，苦以降逆，茯苓佐半夏，以利饮行涎，紫苏芳香，以宣通郁气，俾气舒涎去，病自愈矣。此证男子亦有，不独妇人也。"

【基原考证】

半夏　汉·《神农本草经》只简单描述了半夏的性味功效，未对植物形态进行描述。清·吴其濬《植物名实图考》记载："半夏，所在皆有，有长叶、圆叶二种，同生一处，夏亦开花，如南星而小，其梢上翘似蝎尾。半夏，一茎三叶，诸书无异词。"现代文献记载，半夏分为旱半夏、水半夏两种，旱半夏，俗称半夏，为天南星科植物半夏的块茎。水半夏，为天南星科植物鞭檐犁头尖的块茎。因此，结合各本草古籍所述形态及附图及《中国药典》和《中华本草》等综合分析考证，本品为天南星科植物半夏*Pinellia ternata*（Thunb.）Breit.的干燥块茎。

厚朴　《本草衍义》曰："厚朴，今西京伊阳县及商州亦有，但薄而色淡，不如梓州者厚而紫色有油，味苦。不以姜制则棘人喉舌。"据本草所述考证，可知厚朴来源有多种。其中"极厚，肉紫色为好"者，"厚而紫色有油"者，与现今厚朴药材特征相符。《本草图经》附"商州厚朴"图，本品为木兰科植物厚朴*Magnolia officinalis* Rehd. et Wils.、凹叶厚朴*Magnolia officinalis* Rehd. et Wils. var. *biloba* Rehd. et Wils.的干燥干皮、根皮及枝皮。

茯苓　汉末·《名医别录》云："茯苓、茯神生太山山谷大松下，二月采，阴干"。《本草经集注》云："自然生成者，如三四升器，外皮黑细皱，内白坚，形如鸟兽龟鳖者良。"根据古代本草的原植物描述、附图与《中国药典》和《中华本草》等综合分析考证，本品为多孔菌科真菌茯苓 *Poria cocos*（Schw.）Wolf 的干燥菌核。

生姜 宋·苏颂《本草图经》记载："苗高二三尺，叶似箭竹叶而长，两两相对，苗青，根黄，无花实。"明·李时珍《本草纲目》曰："初生嫩者其尖微紫，名紫姜；或作子姜，宿根谓之母姜也。"清·《植物名实图考》记载："性畏日喜阴，亦有花，而抽茎长尺余。"综合分析考证，本品为姜科植物姜 *Zingiber officinale* Rosc.的新鲜根茎。

干苏叶 南北朝·陶弘景《本草经集注》记载："叶下紫色，而气甚香，其无紫色、不香似荏者，多野苏，不堪用。"宋·苏颂《本草图经》记载："紫苏，叶下紫色，而气甚香，夏采茎叶，秋采实。苏有数种，有水苏、白苏、鱼苏、山鱼苏，皆是荏类。白苏方茎圆叶，不紫，亦甚香，实亦入药。鱼苏似茵陈，大叶而香，吴人以煮鱼者，一名鱼舒。生山石间着名山鱼苏，主休息痢，大小溪频数，干末米饮调服之，效。紫苏别名苏叶。"《植物名实图考》记载："今处处有之，有面背俱紫、面紫背青二种，湖南以为常茹，谓之紫菜。"据上述描述，古代所用紫苏与今用紫苏叶原植物基本相符，即唇形科植物紫苏 *Perilla frutescens*（L.）Britt.的干燥叶（或带嫩枝）。全国各地均有栽培。

【炮制方法】

原方没有规定半夏、厚朴、茯苓、生姜、干苏叶的炮制方法，因此按照《中国药典》方法切制即可。

半夏 该方中含有生姜，生姜可解半夏毒，该方的半夏选择生半夏，用时捣碎。

厚朴 刮去粗皮，洗净，润透，切丝，干燥。

茯苓 取茯苓个，浸泡，洗净，润后稍蒸，及时削去外皮，切制成块或切厚片，晒干。

生姜 切片。

干苏叶 除去杂质，洗净，干燥。

【剂量考证】

汉代剂量考证存在两种参考方案，即：①参考度量衡考证，1 两等于 13.8g；②参考"十三五"规划教材《方剂学》以及现今临床常用剂量，1 两等于 3g。

（1）参考汉代度量衡考证，《中国度量衡史》中汉一斤为 16 两，1 两合今之 13.8g。故处方量为半夏 84g，厚朴 41.4g，茯苓 55.2g，生姜 69g，干苏叶 27.6g。

（2）参考"十三五"规划教材《方剂学》以及现今临床常用剂量，一两折合 3g。因此，处方量为半夏 18g，厚朴 9g，茯苓 12g，生姜 15g，干苏叶 6g。

国内外临床实践剂量参考：

《基于系统评价的半夏厚朴汤剂量折算验证》，半夏15g，厚朴9g，茯苓12g，生姜15g，苏叶6g。

《现代日本汉方处方手册》，用量为半夏 3g，厚朴 1.5g，茯苓 2.5g，生姜 0.5g，紫苏叶 1.0g。

【物质基准（标准汤剂）】

制备方法

称取本方，加水 1400ml，煎煮至 800ml，即得。

【临床定位】

传统功能主治

本方具有行气散结，降逆化痰之功效。用于梅核气。咽中如有物阻，咯吐不出，吞咽不下，胸胁满闷，或咳或呕，舌苔白润或滑腻，脉滑或弦。若气郁较甚者，可酌加香附、郁金助行气解郁之功；胁肋疼痛者，酌加川楝子、延胡索以疏肝理气止痛；咽痛者，酌加玄参、桔梗以解毒散结，宣肺利咽。

现代临床应用

（1）本方常用于治疗癔症、胃神经官能症、慢性咽炎、咽部异感症、慢性支气管炎、食管痉挛等属气滞痰阻者。

（2）《现代日本汉方处方手册》：用于中等体力，情绪郁结、咽喉或食道有异物感、时伴随心悸、眩晕、恶心等的人群的以下各种症状，焦虑性神经症、神经性胃炎、孕吐、咳嗽、声音沙哑、咽中如有物阻。

（研究人员：邬 兰 等）

参 考 文 献

李坤，李明花，秦文杰，等，2019. 半夏厚朴汤标准汤剂质量标准研究[J].亚太传统医药，15（9）：49-52.

施铮，陈仁寿，韩江，等，2020. 基于系统评价的半夏厚朴汤剂量折算验证[J].中国实验方剂学杂志，26（6）178-184.

瓜蒌薤白半夏汤　汉·《金匮要略》

【处方沿革】

出自汉·张仲景《金匮要略》。原文："胸痹不得卧，心痛彻背者，瓜蒌薤白半夏汤主之。"瓜蒌实一枚，薤白三两，半夏半斤，白酒一斗。上四味，同煮，取四升，温服一升，日三服。瓜蒌薤白半夏汤通阳散结，行气祛痰，是治疗胸阳不振、痰浊痹阻之胸痹的代表方。瓜蒌甘寒入肺，善于涤痰散结，理气宽胸。薤白辛温，通阳散结，行气止痛。二药相配，化上焦痰浊，散胸中阴寒，宣胸中气机，为治胸痹要药。半夏助瓜蒌、薤白通阳散结，祛痰宽胸之力。方中白酒意在使药势直驱上焦，助诸药温通阳气。

【基原考证】

瓜蒌实　栝楼始载于《神农本草经》。《本草纲目》曰："栝楼即果裸二字音转也，亦作，后人又转为瓜蒌，愈转愈失其真矣。"结合其他本草考证，本方取 2015 年版《中国药典》收载瓜蒌，即为栝楼 *Trichosanthes kirilowii* Maxim.或双边栝楼 *Trichosanthes rosthornii* Harms 的干燥成熟果实。本方中瓜蒌实选用主流品种栝楼 *Trichosanthes kirilowii* Maxim.的干燥成熟果实。主产于山东、河南、河北等地。

薤白　始载于《神农本草经》，名为薤，列为中品，附于葱实条下。《名医别录》曰："味苦，无毒……生鲁山。"结合其他本草考证，本方取 2015 年版《中国药典》薤白，即为百合科植物小根蒜 *Allium macrostemon* Bge.的干燥鳞茎。主产于东北、河北、江苏、湖北等地。

半夏　《神农本草经》卷一："半夏，味辛，平。主伤寒寒热，心下坚，下气，喉咽肿痛，头眩胸胀，咳逆肠鸣，止汗。一名地文，一名水玉。生川谷。"《证类本草》卷第十："半夏，……生令人吐，熟令人下。用之汤洗令滑尽。一名守田，一名地文，一名水玉，一名示姑。"结合其他记载可以确认古时使用的半夏与 2015 年版《中国药典》半夏一致，为天南星科植物半夏 *Pinellia ternata*（Thunb.）Breit. 的干燥块茎。主产于陕西、山东、四川、贵州、湖北、河南、安徽等地。

白酒　《中国药典》0213 炮制通则中规定，"除另有规定外，一般用黄酒"。

【炮制方法】

原方对瓜蒌实、薤白、半夏均未作说明，因此按照 2015 年版《中国药典》炮制即可。

瓜蒌实　秋季果实成熟时，连果梗剪下，置通风处阴干。压扁，切丝或切块。

薤白　夏、秋二季采挖，洗净，除去须根，蒸透或置沸水中烫透，晒干。

半夏　方中半夏未记载炮制方法，笔者认为既要考虑原书记载，也要根据经典名方半夏的炮制方法及其演变过程，同时参照现代半夏炮制规范和半夏在方中功效。因方中无生姜，为了避免生半夏的刺激性作用，方中半夏须用开水浸泡，反复漂洗多次后煎煮服用。

【剂量考证】

汉代剂量考证存在两种参考方案，即：①参考度量衡考证，1 两等于 13.8g；②参考"十三五"规划教材《方剂学》以及现今临床常用剂量，1 两等于 3g。

（1）按照汉代度量衡考证以及《中国度量衡史》，一斤为 16 两，1 两合今之 13.8g，一斗折合 2000ml，1 升合今之 200ml。折合瓜蒌实 70g，薤白 41.4g，半夏 110g，白酒 2000ml。

（2）按照"十三五"规划教材《方剂学》以及临床常用剂量，一两折合 3g，一斗折合 2000ml，一升折合 200ml。折合瓜蒌实 15.2g，薤白 9g，半夏 24g，白酒 2000ml。

【物质基准】

制备方法

略。

质量标准

1. 定量物质筛选 以 2015 年版《中国药典》中的含量测定成分为基础，首选含量高、性质稳定且易于检测的物质作为定量成分，同时兼顾各检测波长下的色谱峰形状及保留时间，选择合适的定量物质。

2. 出膏率 取 100ml 汤液，真空冷冻干燥，称量冻干粉重量，根据出膏率公式计算。

3. 含量测定 照高效液相色谱法（《中国药典》2015 年版通则 0512）测定。

色谱条件与系统适用性试验：以十八烷基硅烷键合硅胶为填充剂；选择合适的流动相、柱温、流速。

4. 特征图谱 照高效液相色谱法（《中国药典》2015 年版通则 0512）测定。

色谱条件与系统适用性试验：同含量测定，分别精密吸取 15 批瓜蒌薤白半夏汤标准汤剂供试品溶液注入高效液相色谱仪，记录色谱峰信息，生成对照特征图谱。

【临床定位】

传统功能主治

瓜蒌薤白半夏汤通阳散结，行气祛痰，是治疗胸阳不振、痰浊痹阻之胸痹的代表方。瓜蒌甘寒入肺，善于涤痰散结，理气宽胸。薤白辛温，通阳散结，行气止痛。

现代临床应用

1. 用于冠心病和心绞痛 张志强观察瓜蒌薤白汤临床应用疗效，治疗组服用加味瓜蒌薤白汤加硝酸异山梨酯片适量，结果治疗组有效率为 96.67%，对照组有效率为 86.67%。说明加味瓜蒌薤白汤有抗心绞痛作用。苗桂珍给 39 例冠心病患者服用瓜蒌薤白半夏汤加减，总有效率为 89.7%。

2. 用于心律失常、心力衰竭 张月等运用瓜蒌薤白合桂枝加黄芪汤治疗冠心病频发性室性期前收缩，有良好疗效。杨柄权等对 68 例窦性心动过速、房性期前收缩、房颤和阵发性心动过速患者，以瓜蒌薤白半夏汤为主和精制红花注射液治疗。用药 2 周，结果显效 61.7%，有效 29.4%，无效 8.9%。

（研究人员：梁丛莲 等）

参 考 文 献

苗桂珍，1997. 瓜蒌薤白半夏汤加减治疗冠心病[J]. 北京中医药大学学报，20（5）：57.

杨丙权，李勇，2002. 瓜蒌薤白汤合红花注射液治疗心律失常 68 例[J]. 现代中西医结合杂志，11（12）：2235.

张月，何庆勇，2009. 经方叠用治疗心系疾病举隅[J]. 中国中医药信息杂志，16（3）：84.

张志强，朱文宗，2003. 加味瓜蒌薤白半夏汤治疗冠心病心绞痛 60 例[J]. 浙江中西医结合杂志，13（4）：246.

张仲景，2013. 金匮要略[M]. 北京：中国医药科技出版社：4.

19

苓桂术甘汤 汉·《金匮要略》

【处方沿革】

苓桂术甘汤处方首载于东汉·张仲景所著的《金匮要略》。《金匮要略》为仲景《伤寒杂病论》十六卷中的另一部分，约成书于东汉建安十年。经晋·王叔和整理后，其古传本之一名《金匮玉函要略方》，共 3 卷。上卷为辨伤寒，中卷则论杂病，下卷记载药方。后北宋校正医书局林亿等人根据当时所存的蠹简文字重予编校，取其中以杂病为主的内容，仍厘订为 3 卷，改名《金匮要略方论》。其书中记载苓桂术甘汤处方为"茯苓四两，桂枝、白术各三两，甘草二两"。

《金匮要略》被古今医家赞誉为方书之祖、医方之经，治疗杂病的典范，该书已经由学苑出版社编辑出版并发行。其中的组方在历代医籍皆有收载，多沿用原方，但也有少数医籍记载剂量、组方略有不同。现列举记载剂量、组方略有不同的医籍中苓桂术甘汤组方，如表 2-19-1 所示：

表 2-19-1 历代医籍记载苓桂术甘汤处方

古代依据	组方	所属时代及作者
《金匮要略》	茯苓四两，桂枝、白术各三两，甘草二两	东汉·张仲景
《绛雪园古方选注·上卷》	茯苓四两，桂枝（去枝）三两，白术三两，甘草（炙）二两	清·王子接
《血证论》	茯苓五钱，桂枝三钱，白术五钱，甘草（炙）三钱	清·唐宗海（1884 年）

【基原考证】

茯苓 《史记·龟策列传》曰："所谓伏灵者，在菟丝之下，状似飞鸟之行。"似《名医别录》云："生太山山谷大松下，二月、八月采，阴干。"陶弘景云"自然生成者，如三四升器，外皮黑细皱，内白坚，形如鸟兽龟鳖者良。"《新修本草》云"今太山亦有茯苓，白实而块小，而不复采用。第一出华山，行极粗大。雍州南山亦有，不如华山者。"《蜀本草》云"生枯松树下，形块无定，以似人龟鸟行者佳，今所在大松处皆有，惟华山最多。"根据形态描述。茯苓原植物为多孔菌科真菌茯苓 *Poria cocos*（Schw.）Wolf，与2015 年版《中国药典》收录的茯苓品种基原一致。仲景时代多以太山为产地，唐代及五代以华山为道地产区，明清野生品以云贵特别是云南产茯苓为道地，栽培品以安徽产量大，湖北、贵州、四川、广西等地皆产。

桂枝 现今版本《伤寒论》中涉及的桂类药物中桂枝的数量最多，但《神农本草经》、唐以前本草著作中却查无此名，据真柳诚考证桂枝皆是宋代林亿等校正医书时所改。汉代用桂枝来源于肉桂树的枝皮或干皮，与 2015 年版《中国药典》收录的桂枝（肉桂的干燥嫩枝）描述不一致。通过专家考证，从功效和药理作用来看，在发汗解表方面"桂枝"更优于"肉桂"，因此本研究中苓桂术甘汤处方中"桂枝"选用今药典中收载的"桂枝"，即肉桂 *Cinnamomum cassia* Presl 的嫩枝更合理，与2015 年版《中国药典》收录的桂枝品种基原一致。《神农本草经》、《名医别录》谓牡桂"生南海山谷"，菌桂"生交趾、桂林山谷岩崖间"，桂"生桂阳"。与今桂枝主产于广西、广东、福建等地基本一致。

白术 陶弘景《本草经集注》载："术有两种：白术叶大有毛而作桠，根甜而少膏，可作丸散用；赤术叶细无桠，根小苦而多膏，可作煎用。"《本草图经》云："今白术生杭[今浙江余杭]越[今浙江绍兴]舒[今安徽潜山]宣[今安徽宣城]州高岗上，叶叶相对，上有毛，方茎，茎端生花、淡紫碧红数色，根作桠生。二月、三月、八月、九月采根，暴干，以大块紫花者为胜，又名乞力伽。"根据描述，白术原植物为菊科植物白术 *Atractylodes macrocephala* Koidz.，与 2015 年版《中国药典》收录的白术品种基原一致。主要产地为浙江、安徽、湖北、湖南、江西、四川。

甘草 《本草纲目》："甘草枝叶悉如槐，高五、六尺，但叶端微尖而糙涩，似有白毛，结角如相思角，作一本生，至熟时角拆，子扁如小豆，极坚，齿啮不破。"赵燏黄《中国新本草图志》认为甘草 *Glycyrrhiza uralensis* Fisch. 是国产甘草主流品种。《本草品汇精要》、《本草纲目》、《本草原始》和《植物名实图考》均对甘草植物形态进行详细描述，古时甘草叶为单数羽状复叶、总状花序、蝶形花等特征，与现今所用甘草基本一致，《中药材品种沿革及道地性》经考证认为药用甘草一直以豆科 *Glycyrrhiza* 属为正品，主要使用基原为乌拉尔甘草 *Glycyrrhiza uralensis* Fisch.，与 2015 年版《中国药典》收录的豆科植物甘草 *Glycyrrhiza uralensis* Fisch. 一致。主要产地为山西、陕西、甘肃、内蒙古、宁夏、新疆。

【炮制方法】

茯苓 原文中茯苓未标明炮制方法。《史记》记载："取白茯苓五斤，去黑皮，捣筛，以熟绢囊盛，于三斗米下蒸之，米熟即止，暴干又蒸，如此三过。"《吴普本草》云："二月、七月采。阴干。"《本草经集注》中记载："削除黑皮……作丸散者，皆先煮之两三沸，乃切，暴干。为末。研末丸服，赤筋尽淘，方益心脾，不损眼目。"《苏沈良方》记载："削去皮，切为方寸块"，考证茯苓药材历史沿革，结论表明古代茯苓的炮制多将外皮削去，煮熟后晒干以作药用或食用。与 2015 年版《中国药典》记载"茯苓块，为去皮后切制的茯苓，呈立方块状或方块状厚片，大小不一"基本一致。由于市场上茯苓药材皆为茯苓块或茯苓片，因此，茯苓饮片炮制为挑拣，筛去灰屑。

桂枝 原文中桂枝未标明炮制方法。桂枝最早的炮制方法见于汉·张仲景《金匮要略》，其中有桂枝"去皮"炮制方法的描述，且《金匮要略》书中其他组方用到桂枝这味药的如有特殊要求，会明确指出，如小青龙汤方中桂枝（去皮）。故本方中所用桂枝应为生品，其炮制方法参考 2015 年版《中国药典》要求，除去杂质，洗净，润透，切厚片，干燥。

白术 原文中白术未标明炮制方法。关于白术炮制方法的记载，唐·孙思邈《备急千金要方》出现"切"的制法，应该是白术最早的切制方法。《千金翼方》中有"熬令色变"、"熬黄"的记载，应该是白术最早的炮制方法。故本方中所用白术应为生品，其炮制方法参考 2015 年版《中国药典》要求，除去杂质，洗净，润透，切厚片，干燥。

甘草 原文中甘草未标明炮制方法。且《金匮要略》书中其他组方用到甘草这味药的如有特殊要求，会明确指出是炙甘草，故推断本方中所用甘草为生甘草。而且从临床文献报道来看，生甘草的临床应用较为广泛，因此，此方选用为生甘草。炮制方法参考 2015 年版《中国药典》要求，除去杂质，洗净，润透，切厚片，干燥。

【剂量考证】

汉代剂量考证存在两种参考方案，即：①参考度量衡考证，1 两等于 13.8g；②参考"十三五"规划教材《方剂学》以及现今临床常用剂量，1 两等于 3g。

本案例按照一两折合为 13.8g，本研究案例苓桂术甘汤处方量为茯苓 55.2g，桂枝 41.4g，白术 41.4g，甘草 27.6g，总方为 165.6g。《金匮要略》原文明确记载苓桂术甘汤用法用量为"上四味，以水六升，煮取三升，去滓，分温三服"。因此，苓桂术甘汤处方为一日用量，一天三服，每服折合生药量 55.2g。

其他临床使用剂量参考：

《现代日本汉方处方手册》中各药味用量分别为茯苓 6g，桂枝 4g，白术 3g，甘草 2g，总方为 15g。

【物质基准】

制备方法

称取本方，加水 1200ml，煎煮至 600ml，即得。

质量标准

1. 定量物质筛选 以 2015 年版《中国药典》中的含量测定成分为基础，首选含量高、性质稳定且易于检测的物质作为定量成分，同时兼顾各检测波长下的色谱峰形状及保留时间，最终确定桂皮醛、甘草苷、甘草酸为定量物质。

2. 出膏率 取 300ml 汤液，浓缩至稠膏后真空干燥 72 小时，称量干膏重量，根据出膏率公式计算，出膏率范围应为 8.49%～15.77%。

3. 含量测定 照高效液相色谱法（《中国药典》2015 年版通则 0512）测定。

色谱条件与系统适用性试验：以十八烷基硅烷键合硅胶为填充剂（柱长为 250mm，内径为 4.6mm，粒径为 5μm）；在进行桂皮醛含量测定时，以乙腈为流动相 A，以水为流动相 B；在进行甘草苷、甘草酸含量测定时，以乙腈为流动相 A，以 0.05%磷酸溶液为流动相 B，按照梯度洗脱；流速为 1.0ml/min；柱温为 30℃。

定量成分范围应为：桂皮醛 0.04～0.08mg/ml，甘草苷 0.12～0.22mg/ml，甘草酸 0.27～0.49mg/ml。

4. 特征图谱 照高效液相色谱法（《中国药典》2015 年版通则 0512）测定。

色谱条件与系统适用性试验：同含量测定，分别精密吸取 10 批苓桂术甘汤标准汤剂供试品溶液注入高效液相色谱仪，记录色谱峰信息，生成的对照特征图谱见图 2-19-1，共有峰 19 个，指认 3 个。

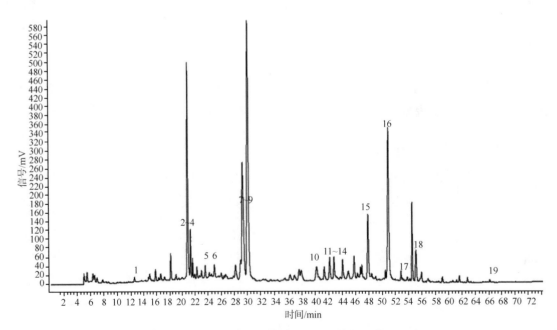

图 2-19-1　苓桂术甘汤物质基准对照特征图谱

峰 9：甘草苷；峰 16：桂皮醛；峰 18：甘草酸

【临床定位】

传统功能主治

《伤寒论》第67条云："伤寒若吐，若下后，心下逆满，气上冲胸，起则头眩，脉沉紧，发汗则动经，身为振振摇者，茯苓桂枝白术甘草汤主之。"《金匮要略》苓桂术甘汤的作用原文记载：① "心下有痰饮，胸胁支满，目眩，苓桂术甘汤主之"；② "夫短气有微饮，当从小便去之，苓桂术甘汤主之"。由上分析，苓桂术甘汤在传统应用中主要功用为温阳化饮，健脾利水。用于胸胁支满，目眩心悸，短气而咳，舌苔白滑，脉弦滑或沉紧。

现代临床应用

现代临床研究表明，苓桂术甘汤可用于治疗冠心病、心绞痛、心力衰竭、心律失常等心血管疾病，慢性支气管炎、支气管哮喘等呼吸系统疾病，消化系统疾病，泌尿系统疾病及神经系统疾病。

苓桂术甘汤加减方是治疗痰饮病的有效方剂，同时其在现代临床应用对胃潴留、哮喘、心律失常、小儿狐疝、小儿过敏性鼻炎等也具有良好的治疗作用。

张清河等临床分析研究表明，苓桂术甘汤加减治疗胃潴留总有效率达99%。廖习清等研究发现加减苓桂术甘汤组、苓桂术甘汤组及心宝组均明显降低兔的体重，减慢心率，提高心脏功能，降低血浆心钠素水平，尤其以加减苓桂术甘汤组效果明显。于明来用苓桂术甘汤加味治疗小儿支气管肺炎恢复期150例。结果：痊愈136例，好转12例，无效2例，总有效率98.5%，且组间疗效及总体疗效均明显优于用西药头孢唑林钠、哌拉西林钠治疗的对照组（$P<0.05$）。

《现代日本汉方处方手册》中收录的"苓桂术甘汤"用于眩晕、身体动摇、直立性头晕、小便不利、足冷、腹部软弱、胃内停水或胀满，主治神经质、神经官能症等见有眩晕、动悸、气短、头痛，或步履蹒跚、尿量减少者。

（研究人员：杜守颖　陆　洋　白　洁　刘　艳　肖惠琳　等）

参 考 文 献

冯毓秀，林寿全，1993. 甘草的本草考证及研究概况[J]. 时珍国药研究，（2）：43-46.

金京美，2013. 白术的炮制历史沿革及现代研究概况[J]. 中国医药指南，11（36）：200-201.

廖习清，耿小茵，魏合伟，等，2005. 加减苓桂术甘汤对心力衰竭兔心钠素及心功能的影响[J]. 中西医结合心脑血管病杂志，3（5）：409-410.

沈括，苏轼，2003. 苏沈良方[M]. 杨俊杰，王振国，点校. 上海：上海科学技术出版社：4.

司马迁，2016. 史记全本：下[M]. 沈阳：北方联合出版传媒（集团）股份有限公司：312.

陶弘景，1994. 本草经集注（辑校本）[M]. 尚志钧，尚元胜，辑校. 北京：人民卫生出版社：188.

于明来，2001. 苓桂术甘汤加味治疗小儿支气管肺炎恢复期150例[J]. 山东中医杂志，（8）4：466-467.

张清河，贾红旗，伊文仙，1993. 苓桂术甘汤加减治疗胃潴留170例临床分析[J]. 黑龙江中医药，（5）：38.

赵燏黄，2006. 中国新本草图志[M]. 赵爱华，点校. 福州：福建科学技术出版社：32-38.

真柳诚，1995. 中国11世紀以前の桂類薬物と薬名-林億らは仲景医書の桂類薬物をに統一した[J]. 薬史学雑誌，30（2）：96-115.

20

泽泻汤 汉·《金匮要略》

【处方沿革】

泽泻汤，来源于汉·张仲景《金匮要略》。"心下有支饮，其人苦冒眩，泽泻汤主之"。组方为泽泻和白术，具有渗利水饮、健脾和胃之功，主治痰饮所导致的疾病。临床多用于治疗梅尼埃病、良性阵发性位置性眩晕、椎基底动脉供血不足等眩晕病，以及高血脂、中耳炎等疾病。病性复杂者可在原方基础上加味治疗。

泽泻五两，白术二两。上二味，以水二升，煮取一升，分温再服。

【基原考证】

泽泻 《本草图经》："春生苗，多在浅水，叶似牛舌草，独茎而长，秋时开白花作丛，似谷精草。"并附有邢州泽泻、齐州泽泻及泽泻三幅药图。《本草纲目》《植物名实图考》亦绘有泽泻的原植物图。与2015年版《中国药典》中记载的泽泻一致，为泽泻科植物泽泻 *Alisma orientale*（Sam.）Juzep.，药用部位为干燥块茎。主产于福建、河南、山东、河北、江苏、甘肃、陕西等省。

白术 《本草图经》："叶叶相对，上有毛，方茎，茎端生花、淡紫碧红数色，根作桠生。二月、三月、八月、九月采根，暴干，以大块紫花者为胜，又名乞力伽。"根据描述，白术原植物为菊科植物白术 *Atractylodes macrocephala* Koidz.，与2015年版《中国药典》收录的白术品种基原一致。主要产地为浙江、安徽、湖北、湖南、江西、四川。

【炮制方法】

原方对泽泻、白术并没有特别标注。因此，本方中可按照《中国药典》（2015年版）规定的方法进行炮制。

泽泻 除去杂质，稍浸，润透，切厚片，干燥。
白术 除去杂质，洗净，润透，切厚片，干燥。

【剂量考证】

汉代剂量考证存在两种参考方案，即：①参考度量衡考证，1两等于13.8g；②参考"十三五"规划教材《方剂学》以及现今临床常用剂量，1两等于3g。

本案例按照"十三五"规划教材《方剂学》以及现今临床常用剂量，一两折合3g，因此，处方量为泽泻15g，白术6g。

【物质基准（标准汤剂）】

制备方法

泽泻汤煎煮剂型为汤剂，原文记载："上二味，以水二升，煮取一升，分温再服。"

原文明确了加水量、煎煮量和煎煮次数，其中加水量为"二升"，根据搜索宋代时的重量器实测容器折算，宋代每升定为 200ml。因此，每服泽泻汤加水量为 400ml，煎液得量为 200ml。

质量标准

1. 定量物质筛选 以 2015 年版《中国药典》中的含量测定成分为基础，首选含量高、性质稳定且易于检测的物质作为定量成分，同时兼顾各检测波长下的色谱峰形状及保留时间，最终确定 23-乙酰泽泻醇 B 为定量物质。

2. 出膏率 照醇溶性浸出物测定法（《中国药典》2015 年版通则 2201）项下的热浸法测定，不得少于 35.0%。

3. 含量测定 按照高效液相色谱法（《中国药典》2015 年版通则 0512）测定。

色谱条件与系统适用性试验：以十八烷基硅烷键合硅胶为填充剂（柱长为 250mm，内径为 4.6mm，粒径为 5μm）；以乙腈为流动相 A，以水为流动相 B，流速为 1.0ml/min；柱温为 30℃；检测波长为 208nm。理论板数按 23-乙酰泽泻醇 B 峰计算应不低于 10 000。

定量成分范围应为：本品每处方含泽泻以 23-乙酰泽泻醇 B（$C_{32}H_{50}O_5$）计，不得少于 1.03mg。

4. 特征图谱 照高效液相色谱法（《中国药典》2015 年版通则 0512）测定。

色谱条件与系统适用性试验：同含量测定，分别精密吸取 15 批泽泻汤标准汤剂供试品溶液注入高效液相色谱仪，记录色谱峰信息，生成的对照特征图谱见图 2-20-1，共有峰 12 个，指认 5 个。以峰 10 为参照峰。

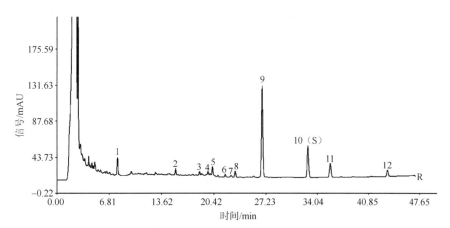

图 2-20-1 泽泻汤物质基准对照特征图谱

峰 2：白术内酯Ⅲ；峰 5：泽泻醇 A；峰 7：白术内酯Ⅰ；峰 9：泽泻醇；峰 10（S）：23-乙酰泽泻醇 B

【临床定位】

传统功能主治

主治痰饮所导致的疾病；亦可用于治疗由脾胃虚弱、不能运化水湿、饮邪停于心中，上乘清阳之位所导致的眩晕症。

现代临床应用

临床多用于治疗梅尼埃病、良性阵发性位置性眩晕、椎基底动脉供血不足等眩晕病，以及高血脂、中耳炎等疾病。病性复杂者可在原方基础上加味治疗。

（研究人员：尉广飞 等）

参 考 文 献

安平祥，孙向毓，2012. 泽泻汤加味治疗梅尼埃病 38 例临床观察[J]. 西部中医药, 25（7）: 51-52.

刘春兰，2015. 不同配比泽泻汤治疗痰浊型眩晕的量效相关性研究[J]. 亚太传统医药, 11（20）: 136-137.

吕少锋，曹克强，王培杨，2005. 泽泻汤加味治疗高脂血症 120 例临床观察[J]. 中医药临床杂志, 17（5）: 454.

王慧玲，2006. 重用泽泻汤治疗内耳性眩晕病[J]. 新疆中医药, 24（4）: 102 -103.

张世中，严道南，2006. 干祖望运用仲景方治疗耳鼻喉科疾病小结[J]. 中医耳鼻喉科学研究,（3）: 41-46.

赵润生，邢玉敏，张永志，等，2015. 泽泻汤加味治疗痰浊阻遏型高脂血症 55 例临床观察[J]. 甘肃中医学院学报,（4）: 42-45.

朱广伟，张贵君，汪萌，2015. 不同配伍比例的泽泻汤降血脂作用研究[J]. 中华中医药学刊, 33（1）: 189.

朱荣强，尤企新，2002. 泽泻汤加味治疗渗出性中耳炎 86 例[J]. 实用中医药杂志, 18（11）: 19.

百合地黄汤　汉·《金匮要略》

【处方沿革】

出自东汉·张仲景所著《金匮要略》，原文为："百合病，不经吐、下、发汗，病形如初者，百合地黄汤主之。百合七枚（擘），生地黄汁一升。上以水洗百合，渍一宿，当白沫出，去其水，更以泉水二升，煎取一升，去滓，内地黄汁，煎取一升五合，分温再服。中病，勿更服，大便当如漆。"

【基原考证】

百合　《吴普本草》记载了百合的产地，冤句即现代山东菏泽，荆山即现代湖北荆州。《本草经集注》云："近道处处有。根如胡蒜，数十片相累。"首次记载了植物形态，"根如胡蒜，数十片相累"，证实了古代药用百合为具有鳞茎的百合。《蜀本草》云："此药有二种：一种细叶，花红白色。一种叶大茎长，根粗花白，宜入药用。"《食疗本草》载："红花者名山丹，不堪食。"说明药用百合不宜用细叶、红花者，而宜用叶大茎长开白花的百合。这里所说的细叶、红花者，在《食疗本草》中名为山丹，正是现代植物学细叶百合（*Lilium pumilum* DC.）的特点，不作为药用百合使用。《中国药典》（2015 年版）记载百合为百合科植物卷丹 *Lilium lancifolium* Thunb.、百合 *Lilium brownii* F.E.Brown var. *viridulum* Baker 或细叶百合 *Lilium pumilum* DC.的干燥肉质鳞叶。卷丹作为《中国药典》收载品种之一，其 3 种甾体皂苷含量在《中国药典》收载的 3 个品种中均较高，故其苦味明显，现代研究报道甾体皂苷类为中药百合的主要活性成分，《中华本草》、《金世元中药材传统经验鉴别》等文献也记载百合以"味苦者为佳"。因此，本方建议采用百合科植物卷丹 *Lilium lancifolium* Thunb. 的干燥肉质鳞叶。自古百合产区比较固定，大致分布在山东省菏泽、湖北荆州、安徽省东部苏皖交界，以及甘肃省成县、西和县、礼县、徽县、两当县和康县部分地区。

地黄　《本草纲目》记载："《本经》所谓干地黄者，乃阴干、日干、火干者，故又云生者尤良。《别录》复云生地黄者，乃新掘鲜者，故其性大寒。其熟地黄乃后人复蒸晒者。"通过考证，现代习称的"鲜地黄"应为《名医别录》所载的"生地黄"；现代习称的"生地黄"实为《神农本草经》和《名医别录》所载的"干地黄"；"熟地黄"古今认识一致，均指地黄之炮制（蒸制）加工品，通过考证，本品为玄参科植物地黄 *Rehmannia glutinosa* Libosch.。主产于河南、河北、山东、山西等地。

【炮制方法】

原方在煎服法部分载明"上以水洗百合，渍一宿，当白沫出，去其水，更以泉水二升，煎取一升，去滓，内地黄汁，煎取一升五合，分温再服"。

百合　在《伤寒总病论》中，对百合炮制有更具体的描述："去心，如入汤用，则水浸一宿，拍碎，去白沫"。据此，建议百合地黄汤中所用百合为"鲜百合"。

地黄　因原方中有明确的"生地黄汁"，建议百合地黄汤中采用"鲜地黄"。

【剂量考证】

汉代剂量考证存在两种参考方案，即：①参考度量衡考证，1 两等于 13.8g；②参考"十三五"规划教材《方剂学》以及现今临床常用剂量，1 两等于 3g。

本案例按照汉代度量衡考证，《中国度量衡史》中汉代一升约为 200ml，七枚百合约为 226.8g（每枚 32.4g），生地黄汁为 200ml。

【物质基准（标准汤剂）】

制备方法

原方煎服法为"以泉水二升，煎取一升，去滓，内地黄汁，煎取一升五合，分温再服。中病，勿更服，大便当如漆"。东汉 1 升约为 200ml，1 升等于 10 合。因此，翻译为现代的煎煮法即为：先用 400ml 水煎百合至 200ml 时，去掉百合渣滓，再放入 200ml 地黄汁共同煎煮，煎煮至 300ml 时煎煮完毕，为 2 次的服用量（分温再服）。

【临床定位】

传统功能主治

功能：养阴清热，补益心肺。主治：百合病，不经吐、下、发汗，病形如初者。症见神志恍惚，意欲饮食复不能食，时而欲食，时而恶食；沉默寡言，欲卧不能卧，欲行不能行，如有神灵。

百合地黄汤所治为百合病未发生变证时的正病。所谓百合病，其表现为"意欲食，复不能食，常默然，欲卧不能卧，欲行不能行，饮食或有美时，或有不欲闻食臭时，如寒无寒，如热无热，口苦，小便赤，诸药不能治，得药则吐利，如有神灵者，身形如和，其脉微数"（《金匮要略》）。

现代临床应用

百合地黄汤应用的范围广，所治病种较多，疗效可靠，临床上多以百合地黄汤为基础方进行加味，辨证论治，取得良好治疗效果。治疗病症以精神疾病（抑郁、焦虑等）、更年期综合征、失眠等病为主。多篇研究文献认为百合地黄汤治疗抑郁、焦虑、神经衰弱临床疗效良好，且安全可靠，具有临床应用价值，百合地黄汤对更年期综合征有明显疗效，与小剂量雌激素联用效果更佳。

（研究人员：张志杰　张　卫　姚仲青　李　鹏　赵　静　等）

参 考 文 献

陈微，赵树华，许淑芬，等，2004. 百合地黄汤治疗脑卒中后抑郁症的疗效观察[J]. 中国老年学杂志，（5）：417-418.

陈玉星，2012. 百合地黄汤加味治疗绝经前后诸症 46 例临床观察[J]. 中医临床研究，4（6）：101-102.

李丽娜，高凌云，2014. 百合地黄汤加味治疗抑郁症 34 例[J]. 河南中医，34（5）：803-804.

王昌华，舒抒，银福军，等，2018. 药用百合正源考证研究[J]. 中国中药杂志，43（8）：1732-1736.

徐文君，吴国伟，胡云英，2001. 百合地黄汤加减治疗老年抑郁症 32 例[J]. 浙江中西医结合杂志，（3）：28-29.

闫福庆，2004. 百合地黄汤加味治疗广泛性焦虑 52 例[J]. 中国疗养医学，（3）：30-31.

张卫，王嘉伦，张志杰，等，2019. 经典名方药用百合本草考证[J]. 中国中药杂志，44（22）：5007-5011.

周欣，李健，王正琴，等，2015. 百合地黄汤对更年期女性内分泌及免疫功能的调节研究[J]. 现代生物医学进展，15（25）：4908-4911.

枳实薤白桂枝汤 汉·《金匮要略》

【处方沿革】

枳实薤白桂枝汤,来源于汉·张仲景《金匮要略》。"胸痹心中痞,留气结在胸,胸满,胁下逆抢心,枳实薤白桂枝汤主之。"组方为枳实、厚朴、薤白、桂枝、瓜蒌,主治胸阳不振、痰浊阻滞的胸痹。本方证因胸阳不振,痰浊中阻,气结于胸所致。胸阳不振,津液不布,聚而成痰,痰为阴邪,易阻气机,结于胸中,则胸满而痛,甚或胸痛彻背;痰浊阻滞,肺失宣降,故见咳唾喘息、短气;胸阳不振则阴寒之气上逆,有气从胁下冲逆,上攻心胸之候,治宜通阳散结,祛痰下气。

枳实四枚,厚朴四两,薤白半斤,桂枝一两,瓜蒌实一枚(捣)。上五味,以水五升,先煮枳实、厚朴,取二升,去滓,内诸药,煮数沸,分温三服。

【基原考证】

枳实 根据《本草经集注》、《新修本草》、《本草图经》和《本草纲目》等古籍描述可知,六朝以前的本草所载之枳实原植物为枸橘 *Poncirus trifoliata*(L.)Raf.,至唐代一直沿用枸橘作为枳实正品入药。宋代枳实的品种来源开始发生变化,酸橙逐渐加入到枳实的来源。明清以后,酸橙 *Citrus aurantium* L.成为枳实的正品,而枸橘已变为枳实的伪品。枳实薤白桂枝汤出自汉·《金匮要略》,其枳实应来源于枸橘,但考虑到目前临床用药经验和《中国药典》规定,建议选用芸香科植物酸橙 *Citrus aurantium* L.的干燥幼果,主产于湖南、四川、江西等地。

厚朴 《本草图经》:"木高三四丈,径一二尺。春生叶如槲叶,四季不凋,红花而青实,皮极鳞皱而厚,紫色多润者佳,薄而白者不堪。"并附有"商州厚朴"和"归州厚朴"图。综合其他本草考证和"商州厚朴"附图,本方取 2015 年版《中国药典》厚朴,即木兰科植物厚朴 *Magnolia officinalis* Rehd. et Wils. 的干燥干皮、根皮及枝皮。分布于广西、湖南、湖北、四川、贵州、云南、陕西、甘肃等地。

薤白 《本草纲目》:"薤八月栽根,正月分莳……二月开细花,紫白色。"其中二月开细花亦指小根蒜。《本草崇原》:"二月开细花紫白色,一茎一根,根如小蒜,叶青根白。"根据记载,古时使用的薤白为小根蒜,与 2015 年版《中国药典》收载的相符,为百合科植物小根蒜 *Allium macrostemon* Bge.的干燥鳞茎,主产于北方,并以山东所产薤白为道地药材。

桂枝 据真柳诚考证桂枝皆是宋代林亿等校正医书时所改,汉代用桂枝来源于肉桂树的枝皮或干皮,随朝代更替及医书的转载由"肉桂"逐渐演变为现今的"桂枝",从功效和药理作用来看,在发汗解表方面"桂枝"更优于"肉桂",综合其他本草考证和临床用药经验,建议本方选用 2015 年版《中国药典》桂枝,即樟科植物肉桂 *Cinnamomum cassia* Presl 的干燥嫩枝。分布于云南、广东、广西、福建、海南、台湾等地。

瓜蒌实 栝楼始载于《神农本草经》,《本草纲目》曰"栝楼即果裸二字音转也,亦作,后人又转为瓜蒌,愈转愈失其真矣"。结合其他本草考证,本方取 2015 年版《中国药典》收载的瓜蒌,即为栝楼

Trichosanthes kirilowii Maxim.或双边栝楼 *Trichosanthes rosthornii* Harms 的干燥成熟果实。主产于山东、河南、河北等地。本方中瓜蒌实选用主流品种栝楼 *Trichosanthes kirilowii* Maxim.的干燥成熟果实。主产于山东、河南、河北等地。

【炮制方法】

原方对枳实、厚朴、薤白、桂枝、瓜蒌并没有特别标注。因此，本方中可按照《中国药典》（2015 年版）规定的方法进行炮制。

枳实　除去杂质，洗净，润透，切薄片，干燥。

厚朴　刮去粗皮，洗净，润透，切丝，干燥。

薤白　夏、秋二季采挖，洗净，除去须根，蒸透或置沸水中烫透，晒干。

桂枝　除去杂质，洗净，润透，切厚片，干燥。

瓜蒌实　秋季果实成熟时，连果梗剪下，置通风处阴干。压扁，切丝或切块。

【剂量考证】

汉代剂量考证存在两种参考方案，即：①参考度量衡考证，1 两等于 13.8g；②参考"十三五"规划教材《方剂学》以及现今临床常用剂量，1 两等于 3g。

（1）根据非标准重量单位计量药物实物考证文献《经方剂量揭秘》，枳实一枚等于 20g；瓜蒌一枚等于 70g；按照"十三五"规划教材《方剂学》，一斤为 50g，一两等于 3g。处方量为枳实 80g，厚朴 12g，薤白 24g，桂枝 3g，瓜蒌实 70g。

（2）按照汉唐各时期衡量值考证，《中国度量衡史》中认为汉一斤为 16 两，1 两合今之 13.8g，一斗等于 2000ml，1 升合今之 200ml。处方量为枳实 80g，厚朴 55.2g，薤白 110.4g，桂枝 13.82g，瓜蒌实 70g。

本案例考虑到枳实和瓜蒌药材的个体（枚）重量差异很大，结合现今临床常用剂量，最后将处方量定为枳实 9g，厚朴 12g，薤白 24g，桂枝 3g，瓜蒌实 12g。

【物质基准（标准汤剂）】

制备方法

枳实薤白桂枝汤煎煮剂型为汤剂，原文记载："上五味，以水五升，先煮枳实、厚朴，取二升，去滓，内诸药，煮数沸，分温三服。"

原文明确了加水量、煎煮量和煎煮次数，其中加水量为"五升"，根据搜索宋代时的重量器实测容器折算，汉代每升定为 200ml。因此，每服枳实薤白桂枝汤加水量为 1000ml，煎液得量为 400ml。

根据处方量，制备方法最终定为：取枳实 9g，厚朴 12g，按药材总量 7 倍加水 420ml，先浸泡枳实、厚朴 1 小时，武火煮沸，文火煎煮至煎液体积为 170ml，100 目筛网滤过，煎液中加入薤白 24g、瓜蒌 12g 和桂枝 3g，文火煎煮至三沸，100 目筛网滤过，得汤液约 120ml，冷冻干燥，即得。

质量标准

1. 定量物质筛选　以 2015 年版《中国药典》中的含量测定成分为基础，首选含量高、性质稳定且易于检测的物质作为定量成分，同时兼顾各检测波长下的色谱峰形状及保留时间，最终确定厚朴酚、和厚朴酚、桂皮醛、辛弗林、柚皮苷、新橙皮苷、鸟苷、腺苷为定量物质。

2. 出膏率 称量真空冷冻干燥粉末重量，根据出膏率公式计算，结果为 17.25%～20.83%。

3. 含量测定 照高效液相色谱法（《中国药典》2015 年版通则 0512）测定。

（1）厚朴酚及和厚朴酚

1）色谱条件与系统适用性试验：以十八烷基硅烷键合硅胶为填充剂（柱长为 100mm，内径为 2.1mm，粒径为 1.8μm）；以甲醇-水（78：22）为流动相；流速为 0.3ml/min；柱温为 40℃；检测波长为 294nm。

2）供试品溶液制备：取本品适量，研细，取约 0.4g，精密称定，精密加入甲醇 10ml，超声处理 70min，放冷，再称定重量，用甲醇补足减失的重量，摇匀，滤过，即得。

（2）桂皮醛

1）色谱条件与系统适用性试验：以十八烷基硅烷键合硅胶为填充剂（柱长为 100mm，内径为 2.1mm，粒径为 1.8μm）；以乙腈-水（32：68）为流动相；流速为 0.3ml/min；柱温为 40℃，检测波长为 290nm。

2）供试品溶液制备：取本品适量，研细，取约 0.2g，精密称定，精密加入 60%甲醇 15ml，超声处理 40min，放冷，再称定重量，用 60%甲醇补足减失的重量，摇匀，滤过，即得。

（3）辛弗林

1）色谱条件与系统适用性试验：以十八烷基硅烷键合硅胶为填充剂（柱长为 100mm，内径为 2.1mm，粒径为 1.8μm）；以甲醇-磷酸二氢钾溶液（取磷酸二氢钾 0.6g，十二烷基磺酸钠 1.0g，冰醋酸 1ml，加水溶解并稀释至 1000ml）（44：56）为流动相；流速为 0.25ml/min；柱温为 45℃，检测波长为 275nm。

2）供试品溶液制备：取本品适量，研细，取约 0.2g，精密称定，精密加入纯水 15ml，超声处理 10min，放冷，再称定重量，用纯水补足减失的重量，摇匀，滤过，即得。

（4）柚皮苷及新橙皮苷

1）色谱条件与系统适用性试验：以十八烷基硅烷键合硅胶为填充剂（柱长为 100mm，内径为 2.1mm，粒径为 1.8μm）；以乙腈（A）-0.1%磷酸溶液（B）为流动相，按照梯度洗脱（0～7min：15%～25%A；7～10min：25%～28%A）；流速为 0.25ml/min；柱温为 40℃，检测波长为 283nm。

2）供试品溶液制备：取本品适量，研细，取约 0.1g，精密称定，精密加入 80%甲醇 25ml，超声处理 40min，放冷，再称定重量，用 80%甲醇补足减失的重量，摇匀，滤过，即得。

（5）鸟苷及腺苷

1）色谱条件与系统适用性试验：以十八烷基硅烷键合硅胶为填充剂（柱长为 100mm，内径为 2.1mm，粒径为 1.8μm）；以乙腈（A）-水（B）为流动相，按照梯度洗脱（0～8min：2%A；8～18min：2%～14%A）；流速为 0.2ml/min；柱温为 30℃，检测波长为 260nm。

2）供试品溶液制备：取本品适量，研细，取约 0.2g，精密称定，精密加入纯水 20ml，超声处理 30min，放冷，再称定重量，用纯水补足减失的重量，摇匀，滤过，即得。

定量成分范围应为：厚朴酚及和厚朴酚 0.046%～0.085%，桂皮醛 0.025%～0.047%，辛弗林 0.125%～0.232%，柚皮苷及新橙皮苷 5.00%～9.29%，鸟苷 0.030%～0.056%，腺苷 0.028%～0.053%。

4. 特征图谱 照高效液相色谱法（《中国药典》2015 年版通则 0512）测定。

（1）色谱条件与系统适用性试验：色谱柱为 CORTECS ® UPLC ® T3（2.1*100mm，1.6μm）；以乙腈（A）-10mM 甲酸铵溶液（B）为流动相，按照梯度洗脱（0～5min：0%A；5～10min：0%～2%A；10～20min：2%～4%A；20～40min：4%～14%A；40～70min：14%～20%A；70～80min：20%～30%A；80～95min：30%～80%A；95～97min：80%A）；流速为 0.2ml/min；柱温为 30℃，检测波长为 254nm。

（2）供试品溶液的制备：取本品适量，研细，取约 0.5g，精密称定，精密加入 50%甲醇 10ml，超声处理 30min，摇匀，滤过，即得。

分别精密吸取 15 批枳实薤白桂枝汤标准汤剂供试品溶液注入高效液相色谱仪，记录色谱峰信息，生成的对照特征图谱见图 2-22-1，共有峰 22 个，指认 18 个。以峰 15 为参照峰。

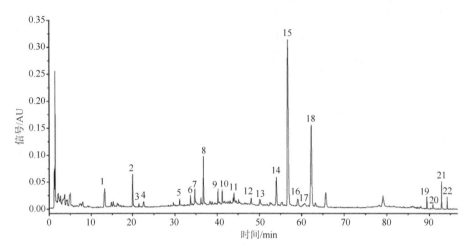

图 2-22-1 枳实薤白桂枝汤物质基准对照特征图谱

峰 1：鸟苷；峰 2：腺苷；峰 3：2′-脱氧腺苷；峰 5：木兰花碱；峰 6：松柏苷；峰 7：紫丁香苷；峰 8：法筝枝苷；峰 10：木兰苷 B；峰 11：木兰苷 A；峰 12：圣草次苷；峰 13：新圣草次苷；峰 14：芸香柚皮苷；峰 15：柚皮苷；峰 16：橙皮苷；峰 17：桂皮醛；峰 18：新橙皮苷；峰 21：和厚朴酚；峰 22：厚朴酚

【临床定位】

传统功能主治

此方主治胸阳不振、痰浊阻滞的胸痹，本方证因胸阳不振，痰浊中阻，气结于胸所致。胸阳不振，津液不布，聚而成痰，痰为阴邪，易阻气机，结于胸中，则胸满而痛，甚或胸痛彻背；痰浊阻滞，肺失宣降，故见咳唾喘息、气；胸阳不振则阴寒之气上逆，有气从胁下冲逆，上攻心胸之候，治宜通阳散结，祛痰下气。

现代临床应用

现代临床常用本方加减治疗心脏急性心肌缺血、冠状动脉痉挛及减轻心肌缺血过氧化损伤等。

（研究人员：胡 坪 侯金才 罗国安 尉广飞 朱广伟 等）

参 考 文 献

曹凤华，2014. 枳实薤白桂枝汤预处理对大鼠心肌缺血再灌注损伤的保护作用[D]. 长春：长春中医药大学.

范吉平，程先宽，2009. 经方剂量揭秘[M]. 北京：中国中医药出版社：108.

苟玉东，徐双，姜晓旭，等，2018. 枳实薤白桂枝汤对冠状动脉痉挛致家兔心肌缺血的干预作用[J]. 河南中医，38（1）：62-66.

韩美仙，2011. 基于药物重量实测的经方本原剂量研究[D]. 北京：北京中医药大学.

姜晓旭，2017. 枳实薤白桂枝汤对 ET-1 诱发家兔冠脉痉挛干预及机制研究[D]. 哈尔滨：黑龙江中医药大学.

王灵哲，2015. 枳实薤白桂枝汤提取液对家兔离体灌流心脏急性心肌缺血影响的实验研究[D]. 哈尔滨：黑龙江中医药大学.

谢芳萍，2017. 枳实薤白桂枝汤对 ET-1 诱发家兔急性心肌缺血的保护作用研究[D]. 哈尔滨：黑龙江中医药大学.

徐萍，石月萍，2017. 加减枳实薤白桂枝汤对大鼠心肌缺血再灌注过氧化损伤的影响[J]. 中药药理与临床，33（3）：14-18.

23

大建中汤　汉·《金匮要略》

【处方沿革】

出自汉·张仲景《金匮要略·腹满寒疝宿食病脉证治》。原文："心胸中大寒痛，呕不能饮食，腹中寒，上冲皮起，出见有头足，上下痛而不可触近，大建中汤主之。"蜀椒二合（去汗），干姜四两（味辛热），人参二两（味甘温）。主治中焦阳虚，脾胃虚寒腹满痛。以上三味，以水四升，煮取二升，去滓，内胶饴一升，微火煮取一升半，分温再服；如一炊顷，可饮粥二升，后更服。当一日食糜，温覆之。

方中以味辛性热之蜀椒为君，温脾胃，助命火，散寒止痛；以辛热之干姜温中散寒，助蜀椒散寒之力；人参甘温扶正补脾，使中气盛则邪不可干，共助蜀椒止痛之功。干姜辛温，温中散寒，和胃止呕；蜀椒辛热，走窜上下，逐寒温胃，杀虫止痛。故本方取辛热之品（蜀椒、干姜）以散其邪。甘温（人参）之味以培其土，共起大建中气之功。

清代日本著名医学家丹波元简撰《金匮玉函要略辑义》，对方义的阐释为"上中二焦所以受寒邪者，皆由于中气素虚也。虚则阳气不布，而所积者为寒饮，所冲者为寒气，所湿者有影无形，为寒痛。故取辛热之品以散其邪，甘温之品以培其土，则中州已圮而复立矣，故名曰大建中"。

【基原考证】

蜀椒　为药食两用之品，又称川椒，为花椒的一种，作为药物首载于《神农本草经》，谓其："味辛，温。"明·李时珍《本草纲目·果四·蜀椒》："蜀椒肉厚皮皱，其子光黑，如人之瞳人。"蜀椒来源于芸香科植物花椒 *Zanthoxylum bungeanum* Maxim. 的干燥成熟果皮。主产于河北、山西、陕西、甘肃、辽宁、四川和江苏等地。

干姜　《神农本草经》将干姜作为药味载入，并详细记载其性味主治："干姜，味辛，温。主胸满，咳逆上气，温中止血，出汗，逐风湿痹，肠下利。生者尤良，久服去臭气，通神明。生川谷。"综合古书籍可见干姜与2015年版《中国药典》收载的相符，即干姜为姜科植物姜 *Zingiber officinale* Rosc. 的干燥根茎，主产于四川、贵州、湖北、广东、浙江、山东、湖南、广西、江西、福建等地。

人参　《本草纲目》记载："人参体实有心而味甘，微带苦，自有余味，俗名金井玉阑也。"根据上述本草著作等综合分析考证，古今人参的品种没有发生变化。因此，建议人参选用《中国药典》人参，即为五加科植物人参 *Panax ginseng* C. A. Mey. 的干燥根和根茎，主产于辽宁、吉林、黑龙江、河北、山东、山西等地。

【炮制方法】

原方对干姜、人参均未有炮制说明，因此按照2015年版《中国药典》方法炮制即可，具体如下：

干姜 除去杂质，略泡，洗净，润透，切厚片或块，干燥。

人参 润透，切薄片，干燥，或用时粉碎、捣碎。

蜀椒 去汗，在汉代最早的炮制方法为炒去汗，宋·《本草衍义》中则以汗出替代，到了明·《神农本草经疏》中则记载为"用蜀椒去目及闭口者，炒出汗，曝干，捣取红一斤，以生地黄捣自然汁，入砂器中煎至一升，候稀稠得所，和椒末丸梧子大"。现代《中国药典》（2015 年版）则记载花椒除去椒目、果柄等杂质。已经未见记载炒出汗操作。建议按照 2015 年版《中国药典》的方法采用净制。

【剂量考证】

汉代剂量考证存在两种参考方案，即：①参考度量衡考证，1 两等于 13.8g；②参考"十三五"规划教材《方剂学》以及现今临床常用剂量，1 两等于 3g。

（1）按照汉代度量衡考证，《中国度量衡史》中汉一斤为 16 两，1 两合今之 13.8g。处方量为蜀椒 8.4g，干姜 55.2g，人参 27.6g。

（2）按照"十三五"规划教材《方剂学》以及现今临床常用剂量，一两折合 3g，处方量为蜀椒 1.8g，干姜 12g，人参 6g。

【物质基准（标准汤剂）】

制备方法

原文记载"以上三味，以水四升，煮取二升"。汉代一升约合 200ml，因此，制备方法为取本方，加水 800ml，煎煮至 400ml。

质量标准

1. 定量物质筛选 以 2015 年版《中国药典》中的含量测定成分为基础，首选含量高、性质稳定且易于检测的物质作为定量成分，同时兼顾各检测波长下的色谱峰形状及保留时间，最终确定定量物质。

2. 出膏率 取 100ml 汤液，真空冷冻干燥，称量冻干粉重量，根据出膏率公式计算出膏率范围。

3. 含量测定 照高效液相色谱法（《中国药典》2015 年版通则 0512）测定。

色谱条件与系统适用性试验：以十八烷基硅烷键合硅胶为填充剂；以水相为流动相 A，以有机相为流动相 B，按照梯度洗脱，记录色谱峰信息，并计算定量成分含量范围。

4. 特征图谱 照高效液相色谱法（《中国药典》2015 年版通则 0512）测定。

色谱条件与系统适用性试验：同含量测定，分别精密吸取 15 批大建中汤标准汤剂供试品溶液注入高效液相色谱仪，记录色谱峰信息，生成对照特征图谱，并进行色谱峰指认。

【临床定位】

传统功能主治

补心脾，祛寒气。主治中焦阳虚，脾胃虚寒腹满痛。温中补虚，降逆止痛。治疗中阳衰弱，阴寒内盛之脘腹剧痛证。腹痛连及胸脘，痛势剧烈，其痛上下走窜无定处，或腹部时见块状物上下攻撑作痛，呕吐剧烈，不能饮食，手足厥冷，舌质淡，苔白滑，脉沉伏而迟。治心胸中大寒痛，呕不能食，腹中寒，上冲皮起出见有头足，上下痛而不可触近者。

现代临床应用

近代常用于胃肠痉挛、肠粘连、胆绞痛、胰腺炎、蛔虫性肠梗阻、胆道蛔虫症等阴寒内盛者。治疗慢性浅表性胃炎；李芳临床用于治疗功能性便秘与腹胀；郭晓东运用大建中汤治疗蛔厥证疗效显著。

治疗寒证腹痛泄泻；促进肠道血流增加，促进肠道运动；英国研究发现，大建中汤对肝切除患者血氨浓度有降低作用，腹胀和腹泻等症状显著减轻，并能缩短缺血性结肠炎腹痛、便秘、禁食、肠壁恢复正常厚度的时间；施波用大建中汤加减治疗多发性大动脉炎，疗效显著。

大建中汤作为强壮、健胃、止痛剂，不仅能够调整消化功能，增进食欲，缓解腹痛，而且能够振奋全身功能，改善机体全身状态。

（研究人员：梁丛莲 等）

参 考 文 献

陈学习，2002. 大建中汤对脾阳虚大鼠肠系膜微循环功能的影响[J]. 辽宁中医杂志，29（10）：632.

董品军，路康新，2002. 大建中汤加味治疗慢性浅表性胃炎80例[J]. 四川中医，20（6）：45.

郭晓东，2000. 大建中汤本为蛔厥急症而设[J]. 浙江中医杂志，35（10）：444.

姜成才，1986. 大建中汤临证拾遗[J]. 新中医，（5）：50.

李葆华，1998. 大建中汤的临床应用[J]. 南京中医药大学学报，14（5）：308.

李春岩，2013. 史载祥教授应用大建中汤治疗寒性腹痛经验[J]. 中国中医急症，22（2）：244-245.

李芳，2009. 大建中汤加味治疗小儿功能性便秘34例[J]. 浙江中医药大学学报，33（3）：359.

李天庆，2000. 大建中汤对消化系统疾病的基础与临床研究进展[J]. 国外医学：中医中药分册，22（4）：222.

施波，1997. 大建中汤加减治疗多发性大动脉炎举隅[J]. 吉林中医药，17（2）：14.

张仲景，2013. 金匮要略[M]. 北京：中国医药科技出版社：4.

24

橘皮竹茹汤　汉·《金匮要略》

【处方沿革】

出自汉·张仲景《金匮要略》。原文："哕逆者，橘皮竹茹汤主之。"橘皮二升，竹茹二升，大枣三十枚，生姜半斤，甘草五两，人参一两。

上六味，以水一斗，煮取三升，温服一升，日三服。

【基原考证】

橘皮　又称陈皮，《本草纲目》亦谓橙子"皮皱厚而香"。梁·陶弘景谓橘柚"其肉味甘酸，食之多痰，恐非益也"，是不主张果肉入药的，而药用"是说其皮功尔"，确定果皮才是药用部位；又说"橘，北人亦用之，以陈者为良"，橘皮又称陈皮应源于此。唐·《新修本草》谓："柚皮厚、味甘，不如橘皮味辛而苦。"橘与柚外观形状及性味都有明显区别。通过考证，本方选用 2015 年版《中国药典》陈皮，即芸香科植物橘 *Citrus reticulata* Blanco 及其栽培变种的干燥成熟果皮。主产于四川、浙江、福建、江西和湖南等地。

竹茹　《本草经集注》称之为"青竹茹"，历代本草均有记述，《本草约言》："竹茹即竹皮。皮茹削去青色，惟取向里黄皮。"《本草经集注》记载："竹类甚多，此前一条云是篁竹，次用淡苦尔。又一种薄壳者，名甘竹叶，最胜。"《本草图经》记载："竹、淡竹、苦竹……竹之类甚多，而入药者，惟此三种，人多不能尽别。"目前多数用 2015 年版《中国药典》淡竹，即禾本科植物 *Phyllostachys nigra*（Lodd.）Munro var. *henonis*（Mitf.）Stapf ex Rendle 的茎秆的干燥中间层，主产于江苏、浙江、安徽、河南、山东等地。

大枣　《本草图经》曰："大枣，干枣也。……今近北州郡皆有，而青、晋、绛州者特佳。江南出者坚燥少脂。"并附有"大枣"图。李时珍曰："枣木赤心，有刺。四月生小叶，尖觥光泽。五月开小花，白色微青。南北皆有，惟青、晋所出者肥大甘美，入药为良。"根据以上本草图文所述考证，与现今药用大枣相符，建议大枣选用《中国药典》大枣，即为鼠李科植物枣 *Ziziphus jujuba* Mill. 的干燥成熟果实，主产于新疆、山西、宁夏、甘肃、陕西、山东、河北、浙江、湖南等地。

生姜　王家葵等《中药材品种沿革及道地性》：今用干姜为姜科植物姜 *Zingiber officinale* Rosc.的干燥根茎，生姜为其鲜品。《中华本草》：引用《本草图经》和《本草纲目》姜的记载，表明"古今姜之原植物品种一致"，为姜科植物姜 *Zingiber officinale* Rosc. 的新鲜根茎。南方各省都适合药用姜的生长，而以四川犍为、浙江台州历史最为悠久，习惯上亦认为此两处所出最良。

甘草　秦汉·《神农本草经》和汉末·《名医别录》均没有原植物描述。《本草图经》、《本草衍义》及《植物名实图考》指出甘草叶片的形状。此外，《本草蒙筌》和《本草纲目》均附有原植物图。《中国药典》和《中华本草》记载，甘草为豆科植物甘草 *Glycyrrhiza uralensis* Fisch.，胀果甘草 *Glycyrrhiza inflata* Bat. 或光果甘草 *Glycyrrhiza glabra* L.的干燥根，并对 3 个品种的原植物形态进行描述。通过考证，建议本方选用乌拉尔甘草，即豆科植物甘草 *Glycyrrhiza uralensis* Fisch.的干燥根和根茎，主产于新疆、内蒙古、甘肃、宁夏、山西等地。

人参 《本草图经》记载："其根形如防风而润实。春生苗，多于深山中背阴近椴漆下湿润处，初生小者，三四寸许，……根如人形者神。"并附有"潞州人参"图。李时珍《本草纲目》记载："人参体实有心而味甘，微带苦，自有余味，俗名金井玉阑也。"根据以上本草所述考证，建议人参选用《中国药典》人参，即为五加科植物人参 *Panax ginseng* C. A. Mey. 的干燥根和根茎，主产于辽宁、吉林、黑龙江、河北、山东、山西等地。

【炮制方法】

《金匮要略》记载竹茹汤原方配伍为：橘皮二升，竹茹二升，大枣三十枚，生姜半斤，甘草五两，人参一两。原方中橘皮、竹茹、大枣、生姜、甘草、人参未用脚注作特殊炮制说明，因此，建议按照 2015 年版《中国药典》方法炮制加工。

橘皮 除去杂质，喷淋水，润透，切丝，干燥。

竹茹 除去杂质，切段或揉成小团。

大枣 用时破开，不去核。

生姜 除去杂质，洗净。用时切厚片。

甘草 除去杂质，洗净，润透，切厚片，干燥。

人参 润透，切薄片，干燥，或用于粉碎、捣碎。

【剂量考证】

汉代剂量考证存在两种参考方案，即：①参考度量衡考证，1 两等于 13.8g；②参考"十三五"规划教材《方剂学》以及现今临床常用剂量，1 两等于 3g。

本案例按照"十三五"规划教材《方剂学》，1 两等于 3g。本方取橘皮 12g，竹茹 12g，大枣 27g（五枚），生姜 9g，甘草 6g，人参 3g。

国内外临床实践剂量参考：

橘皮竹茹汤加减。组成：橘皮 30g，竹茹 30g，杷叶 20g，柿蒂 30g，刀豆子 15g，生姜 20g，槟榔 15g，白芍 20g，枳壳 15g，桃杏仁各 12g，红花 12g。治疗膈肌疼挛，呃逆不止（橘皮竹茹汤临床新用）。

橘皮二升（48g），竹茹二升（48g），大枣三十枚，人参一两（3g），生姜半斤（24g），甘草五两（15g）。治疗脾胃虚热哕证：呃声低沉无力，气不接续，或脘腹疼痛，饮食不振，面色不荣，四肢倦怠，乏力，神疲。舌红，苔黄白相兼，脉虚弱。

【物质基准（标准汤剂）】

制备方法

称取本方，加水 2000ml，煎至 600ml，去渣即得。

质量标准

暂略。

【临床定位】

传统功能主治

本方具有降逆止呕，益气清热之功效。用于胃虚有热之呃逆。呃逆或干呕，虚烦少气，口干，舌红嫩，脉虚数。

《医方考》："大病后，呃逆不已，脉来虚大者，此方主之。呃逆者，由下达上，气逆作声之名也。大病后则中气皆虚，余邪乘虚入里，邪正相搏，气必上腾，故令呃逆。脉来虚大，虚者正气弱，大者邪热在也。是方也，橘皮平其气，竹茹清其热，甘草和其逆，人参补其虚，生姜正其胃，大枣益其脾。"

《类证活人书》：橘皮竹茹汤，处方橘皮2两，竹茹1升，甘草2两（炙），人参半两，半夏1两（汤洗）。制法：上锉如麻豆大。功能主治：哕逆，呃逆，妊娠恶阻。用法用量：每服5钱，加生姜6片，大枣1枚，以水2大盏，煎至1盏，去滓温服，日3次。

现代临床应用

治疗膈肌痉挛，呃逆不止。患者胸部憋闷，频发嗳气，旬余不愈。起病之因，怒犯肝气，不数日即作胁肋窜痛，呃逆阵作，影响睡眠，胃纳不佳，查无器质性病变。辨证：肝气冲逆，挟胃上泛，初病在气，久则入络。治法：疏肝降逆，活络平胃。方药：橘皮竹茹汤加减。组成：橘皮30g，竹茹30g，杷叶20g，柿蒂30g，刀豆子15g，生姜20g，槟榔15g，白芍20g，枳壳15g，桃杏仁各12g，红花12g（橘皮竹茹汤临床新用）。

（研究人员：孙 博 曲缘章 朱广伟 等）

参 考 文 献

陈无择，1983. 三因极一病证方论[M]. 北京：人民卫生出版社：156.

陈修园，1987. 金匮方歌括[M]. 福州：福建科学技术出版社：118-119.

杜建忠，董秋梅.1995.《金匮要略》辨疑四则[J]. 四川中医，17（4）：14-15.

黄元御，1990. 黄元御医书十一种[M]. 北京：人民卫生出版社：427.

李克光，1993. 金匮要略译释[M]. 上海：上海科学技术出版社：557-558.

刘欢祖，1996. 气机略论[J]. 新疆中医药，12（1）：1-5.

汪切庵，1991. 医方集解[M]. 上海：上海科学技术出版社：98.

王绵之，2006. 王绵之方剂学讲稿[M]. 北京：人民卫生出版社：356.

王廷富，1986. 金匮要略指南[M]. 成都：四川科学技术出版社：404.

吴谦，1979. 医宗金鉴[M]. 北京：人民卫生出版社：623.

张介宾，1961. 景岳全书[M]. 上海：上海科学技术出版社：1098.

周凤梧，2000. 实用方剂学[M]. 济南：山东科学技术出版社：644.

麦门冬汤　汉·《金匮要略》

【处方沿革】

出自《金匮要略》（汉·张仲景），记载："大逆上气，咽喉不利，止逆下气者，麦门冬汤主之。"处方组成为麦门冬七升，半夏一升，人参二两，甘草二两，粳米三合，大枣十二枚。上六味，以水一斗二升，煮取六升，温服一升，日三夜一服。

唐·孙思邈《备急千金要方》记载：麦门冬汤为下气止逆，治大逆上气，咽喉不利方。麦门冬汁三升，半夏一升，粳米二合，人参、甘草各三两，大枣二十枚，上六味以水一斗二升，煮取六升，去滓，分四服，日三夜一。

清·吴仪洛《成方切用》记载，麦门冬七升，半夏一升，人参三两，甘草二两，大枣十二枚，粳米三合，水一斗二升，煮六升，服一升，日三夜一。

【基原考证】

麦冬　《本草纲目》曰："古人惟用野生者，后世所用多是种莳而成。……浙中来者甚良，其叶似韭而多纵纹且坚韧为异。"确认本品为百合科植物麦冬 *Ophiopogon japonicus*（L.f）Ker-Gawl. 的干燥块根。麦冬广布于全国各地近 20 个省区，商品药材主要来源于栽培，浙江产的为浙麦冬（杭麦冬），四川产的为川麦冬，以四川、浙江所产为道地药材。

半夏　《植物名实图考》记载："半夏，所在皆有，有长叶、圆叶二种，同生一处，夏亦开花，如南星而小，其梢上翘似蝎尾。半夏，一茎三叶，诸书无异词。"本品为天南星科植物半夏 *Pinellia ternata*（Thunb.）Breit. 的干燥块茎。主产于陕西、山东、四川、贵州、湖北、河南、安徽等地。

人参　《本草纲目》记载："人参体实有心而味甘，微带苦，自有余味，俗名金井玉阑也。"确认本品为五加科植物人参 *Panax ginseng* C. A. Mey.的干燥根和根茎。人参多生长在北纬 40° ~45° 之间，黑龙江、吉林、辽宁等地是人参的道地产区。

甘草　《本草图经》记载："春生青苗，高一二尺，叶如槐叶，七月开紫花似奈冬，结实做角子如毕豆。根长者三四尺，粗细不定，皮赤色，上有横梁，梁下皆根也。"《中药材品种沿革及道地性》经考证认为药用甘草一直以豆科*Glycyrrhiza*属为正品，与2015年版《中国药典》收录的豆科植物甘草*Glycyrrhiza uralensis* Fisch. 一致。宁夏、甘肃、青海、内蒙古、新疆、陕西榆林地区为甘草大宗商品供应地，其中内蒙古和新疆是甘草适宜和重点分布区域。

大枣　《本草图经》曰："大枣，干枣也。……今近北州郡皆有，而青、晋、绛州者特佳。江南出者坚燥少脂。"并附有"大枣"图。与现今药用大枣相符，建议大枣选用《中国药典》大枣，即为鼠李科植物枣 *Ziziphus jujuba* Mill. 的干燥成熟果实，主产于新疆、山西、宁夏、甘肃、陕西、山东、河北、浙江、湖南等地。

【炮制方法】

原方对麦门冬、半夏、人参、甘草、大枣均未有炮制说明，因此按照《中国药典》方法切片即可。具体如下：

麦冬 除去杂质，洗净，润透，轧扁，干燥。

半夏 因为生用有毒，本方选择汤洗半夏。

人参 润透，切薄片，干燥。

甘草 除去杂质，洗净，润透，切厚片，干燥。

大枣 破开。

【剂量考证】

汉代剂量考证存在两种参考方案，即：①参考度量衡考证，1两等于13.8g；②参考"十三五"规划教材《方剂学》以及现今临床常用剂量，1两等于3g。

本案例按照"十三五"规划教材《方剂学》以及临床常用剂量，一两折合3g。本方取麦门冬七升（42g），半夏一升（6g），人参二两（6g），甘草二两（6g），粳米三合（6g），大枣十二枚（4g）。

国内外临床实践剂量参考：

《现代日本汉方处方手册》记载麦门冬汤，用量为麦门冬8~10g，半夏5g，粳米5~10g，人参2g，甘草2g，大枣3g。

【物质基准（标准汤剂）】

制备方法

称取本方，麦门冬七升（42g），半夏一升（6g），人参二两（6g），甘草二两（6g），粳米三合（6g），大枣十二枚（4g），加水2400ml，煎至1200ml，即得。

质量标准

1. 定量物质筛选 以2015年版《中国药典》中的含量测定成分为基础，结合各药味的主要药效成分，选择含量高、性质稳定且易于检测的物质作为定量成分，同时兼顾各检测波长下的色谱峰形状及保留时间，最终确定甲基麦冬高异黄酮A、甲基麦冬高异黄酮B、人参皂苷Rb_1、人参皂苷Rg_1、人参皂苷Re、甘草苷、甘草酸为定量物质。

2. 出膏率 取100ml汤液，真空冷冻干燥，称量冻干粉重量，根据出膏率公式计算，结果为32.0%~59.6%。

3. 含量测定 甲基麦冬高异黄酮A、甲基麦冬高异黄酮B、甘草苷、甘草酸，照高效液相色谱法（《中国药典》2015年版通则0512）测定。

以十八烷基硅烷键合硅胶为填充剂；以乙腈为流动相A，以0.1%磷酸溶液为流动相B，进行梯度洗脱；流速为0.3ml/min；柱温为30℃。

人参皂苷Rb_1、人参皂苷Rg_1、人参皂苷Re，照高效液相色谱法（《中国药典》2015年版通则0512）测定。

以十八烷基硅烷键合硅胶为填充剂；以乙腈为流动相A，以水为流动相B，进行梯度洗脱；流速为0.6ml/min；柱温为35℃；气流为3.0ml/min，漂移管温度为105℃。

定量成分范围应为：甲基麦冬高异黄酮A和甲基麦冬高异黄酮B的总含量0.006~0.011mg/ml，人参皂苷 Rg$_1$ 和人参皂苷 Re 的总含量 0.018～0.034mg/ml，人参皂苷 Rb$_1$ 0.015～0.028mg/ml，甘草苷 0.016～0.029mg/ml，甘草酸 0.035～0.066mg/ml。（按 15 批均值 ± 30%）

4. 特征图谱 照高效液相色谱法（《中国药典》2015 年版通则 0512）测定。

色谱条件与系统适用性试验：同含量测定方法。

分别精密吸取 15 批麦门冬汤标准汤剂供试品溶液注入高效液相色谱仪，记录色谱峰信息，生成的对照特征图谱 1 见图 2-25-1，共有峰 11 个，指认 6 个；以峰 6 为参照峰；生成的对照特征图谱 2 见图 2-25-2，共有峰 9 个，指认 7 个；以峰 5 为参照峰。

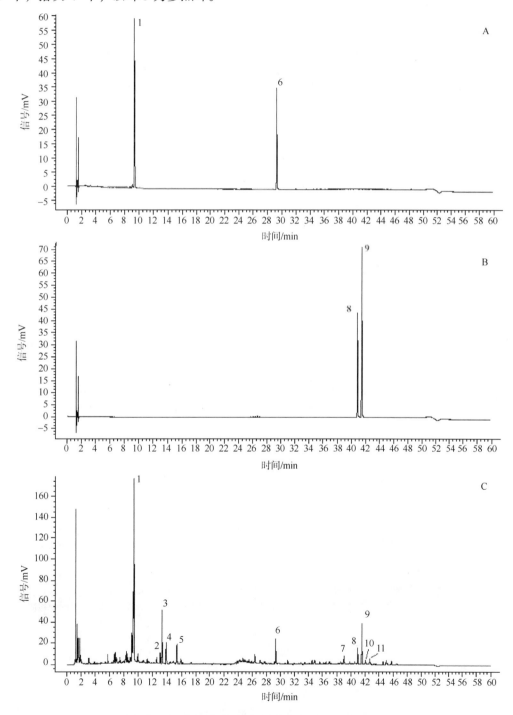

图 2-25-1　麦门冬汤标准汤剂对照特征图谱 1（C）和混合对照品图（A、B）

峰 1：芹糖甘草苷；峰 2：甘草苷；峰 6：甘草素；峰 7：甘草酸；峰 9：甲基麦冬二氢高异黄酮 A；峰 10：甲基麦冬二氢高异黄酮 B

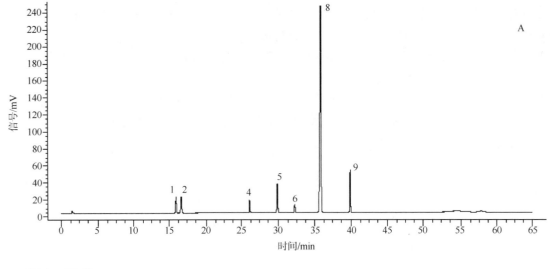

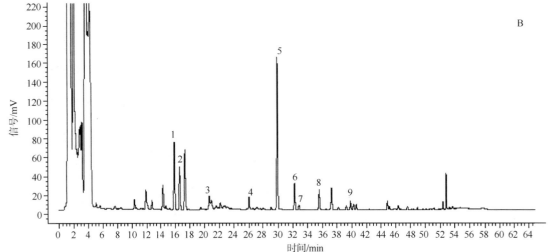

图 2-25-2　麦门冬汤标准汤剂对照特征图谱 2（B）和混合对照品（A）

峰 1：人参皂苷 Rg_1；峰 2：人参皂苷 Re；峰 4：人参皂苷 Rf；峰 5：人参皂苷 Rb_1；峰 6：人参皂苷 Rc；峰 8：人参皂苷 Rb_2；峰 9：人参皂苷 Rd

【临床定位】

传统功能主治

麦门冬汤为治燥剂，具有清养肺胃，降逆下气之功效。主肺阴不足，咳逆上气，咯痰不爽，或咳吐涎沫，口干咽燥，手足心热，舌红少苔，脉虚数；胃阴不足、气逆呕吐，口渴咽干。火逆上气，咽喉不利。呕逆，喘急。肺胃气壅，风热客搏，咽喉烦闷。胃中津液干枯，虚火上炎之证。燥痰咳嗽。膈食。及冲气上逆，夹痰血而干肺者。霍乱后，余热未清，神倦不饥，无苔而渴，或火升气逆，干咳无痰。肺虚而有热之痿。

现代临床应用

现代临床常用于治疗慢性支气管炎、支气管扩张、慢性咽喉炎、矽肺、肺结核等属肺胃阴虚，气火上逆者；亦治胃及十二指肠溃疡、慢性萎缩性胃炎、妊娠呕吐等属胃阴不足，气逆呕吐者。

《现代日本汉方处方手册》：本方主治支气管炎、支气管哮喘之咳痰难尽者。

（研究人员：魏　梅　孙冬梅　朱德全　靳如娜　代云桃 等）

参 考 文 献

林淑娟，2011. 麦门冬汤古今文献研究[D]. 北京：北京中医药大学.

刘朝芳，2001. 麦门冬汤治疗喉源性咳嗽临床观察[J]. 光明中医，（3）：44-45.

孟达，2019. 麦门冬汤治疗慢性支气管炎缓解期肺阴亏耗证的效果分析[J]. 中国医药指南，17（2）：149.

韦冠文，2015. 一贯煎合麦门冬汤加减方治疗慢性萎缩性胃炎的临床观察[J]. 中国医药科学，5（13）：52-54.

武嫣斐，1998. 麦门冬汤加味治疗慢性萎缩性胃炎 30 例临床观察[J]. 中医药研究，（6）：13-15.

袁莉萍，郑桂花，2015. 麦门冬汤治疗慢性胃炎概述[J]. 北方药学，12（1）：103.

26

甘姜苓术汤 汉·《金匮要略》

【处方沿革】

甘姜苓术汤，出自于东汉·张仲景所著的《金匮要略》。《金匮要略》为仲景《伤寒杂病论》十六卷中的另一部分，约成书于东汉建安十年。经晋·王叔和整理后，其古传本之一名《金匮玉函要略方》，共 3 卷。上卷为辨伤寒，中卷则论杂病，下卷记载药方。后北宋校正医书局林亿等人根据当时所存的蠹简文字重予编校，取其中以杂病为主的内容，仍厘订为 3 卷，改名《金匮要略方论》。其书中记载甘姜苓术汤处方为"甘草、白术各二两，干姜、茯苓各四两"。

《金匮要略》被古今医家赞誉为方书之祖、医方之经，治疗杂病的典范，该书已经由学苑出版社编辑出版并发行。其中的组方在历代医籍皆有收载，多沿用原方。

【基原考证】

甘草 《本草纲目》："甘草枝叶悉如槐，高五、六尺，但叶端微尖而糙涩，似有白毛，结角如相思角，作一本生，至熟时角拆，子扁如小豆，极坚，齿啮不破。"赵燏黄《中国新本草图志》：分类学上之形态，国产纯良甘草原植物，为蝴蝶花科（Papilionaceae）所属之种，认为甘草 *Glycyrrhiza uralensis* Fisch.是国产甘草之一种也。《本草品汇精要》、《本草纲目》、《本草原始》和《植物名实图考》均对甘草植物形态进行了详细描述，古时甘草叶为单数羽状复叶、总状花序、蝶形花等特征，与现今所用甘草基本一致。《中药材品种沿革及道地性》经考证认为药用甘草一直以豆科 *Glycyrrhiza* 属为正品，主要使用基原为乌拉尔甘草 *Glycyrrhiza uralensis* Fisch.，与 2015 年版《中国药典》收录的豆科植物甘草 *Glycyrrhiza uralensis* Fisch. 一致。主要产地为山西、陕西、甘肃、内蒙古、宁夏、新疆。

白术 陶弘景《本草经集注》载："术有两种：白术叶大有毛而作桠，根甜而少膏，可作丸散用；赤术叶细无桠，根小苦而多膏，可作煎用。"《本草图经》云："今白术生杭[今浙江余杭]越[今浙江绍兴]舒[今安徽潜山]宣[今安徽宣城]州高岗上，叶叶相对，上有毛，方茎，茎端生花、淡紫碧红数色，根作桠生。二月、三月、八月、九月采根，暴干，以大块紫花者为胜，又名乞力伽。"根据描述，白术原植物为菊科植物白术 *Atractylodes macrocephala* Koidz.，与 2015 年版《中国药典》收录的白术品种基原一致。主要产地为浙江、安徽、湖北、湖南、江西、四川。

干姜 始载于《神农本草经》，《本草经集注》将之区分为干姜和生姜分别入药，这种区分可能是由于干姜和生姜在品质上有某些差别，如一般生姜晒干后极易干瘪而不成药用干姜。陶弘景曰："干姜，今惟出临海、章安，两三村解作之。蜀汉姜旧美，荆州有好姜而不能作干者，凡作干姜法，水淹三日毕，去皮置流水中六日，更去皮，然后晒干，置瓮缸中，谓之酿也。"《本草图经》云："生姜，生犍为[今四川犍为]山谷及荆州、扬州[今江苏扬州]，今处处有之，以汉、温、池州[今四川成都、浙江温州、安徽贵池]者良，苗高二三尺，叶似箭竹叶而长，两两相对，苗青根黄，无花实。秋时采根。"由上记载可知古今姜的原植物一致，其原植物为姜科植物姜 *Zingiber officinale* Rosc.，与 2015 年版《中国药典》收录的干姜品种基原一致。主要产地为四川、贵州、广西。

茯苓 《史记·龟策列传》曰："所谓伏灵者，在菟丝之下，状似飞鸟之行。"似《名医别录》云："生太山山谷大松下，二月、八月采，阴干。"陶弘景云："自然生成者，如三四升器，外皮黑细皱，内白坚，形如鸟兽龟鳖者良。"《新修本草》云："今太山亦有茯苓，白实而块小，而不复采用。第一出华山，行极粗大。雍州南山亦有，不如华山者。"《蜀本草》云："生枯松树下，形块无定，以似人龟鸟行者佳，今所在大松处皆有，惟华山最多。"根据形态描述，茯苓原植物为多孔菌科真菌茯苓 *Poria cocos*（Schw.）Wolf，与 2015 年版《中国药典》收录的茯苓品种基原一致。仲景时代多以太山为产地，唐代及五代以华山为道地产区，明清野生品以云贵特别是云南产茯苓为道地，栽培品以安徽产量大，湖北、贵州、四川、广西等地皆产。

【炮制方法】

甘草 原文中甘草未标明炮制方法。且《金匮要略》书中其他组方用到甘草这味药的如有特殊要求，会明确指出是炙甘草，故推断本方中所用甘草为生甘草。炮制方法参考 2015 年版《中国药典》要求，除去杂质，洗净，润透，切厚片，干燥。

白术 原文中白术未标明炮制方法。关于白术炮制方法的记载，唐·孙思邈《备急千金要方》出现的"切"的制法，应该是白术最早的切制方法。《千金翼方》中有"熬令变色"、"熬黄"的记载，应该是白术最早的炮制方法。故本方中所用白术应为生品，其炮制方法参考 2015 年版《中国药典》要求，除去杂质，洗净，润透，切厚片，干燥。

干姜 原文中干姜未标明炮制方法。且同时期也未有明确的干姜炮制方法，干姜的炮制方法首出于南北朝时期的《本草经集注》。故本方中的干姜参考 2015 年版《中国药典》中收载的"干姜"炮制方法：除去杂质，略泡，洗净，润透，切厚片或块，干燥。

茯苓 原文中茯苓未标明炮制方法。《史记》记载："取白茯苓五斤，去黑皮，捣筛，以熟绢囊盛，于三斗米下蒸之，米熟即止，暴干又蒸，如此三过。"《吴普本草》云："二月、七月采。阴干。"《本草经集注》中记载："削除黑皮……作丸散者，皆先煮之两三沸，乃切，暴干。为末。研末丸服，赤筋尽淘，方益心脾，不损眼目。"《苏沈良方》记载："削去皮，切为方寸块。"考证茯苓药材历史沿革，结论表明古代茯苓的炮制多将外皮削去，煮熟后晒干以作药用或食用。与 2015 年版《中国药典》记载"茯苓块，为去皮后切制的茯苓，呈立方块状或方块状厚片，大小不一"基本一致。由于市场上茯苓药材皆为茯苓块或茯苓片，因此，茯苓饮片炮制为挑拣，筛去灰屑。

【剂量考证】

汉代剂量考证存在两种参考方案，即：①参考度量衡考证，1 两等于 13.8g；②参考"十三五"规划教材《方剂学》以及现今临床常用剂量，1 两等于 3g。

本案例按照一两折合为 13.8g，得到甘姜苓术汤处方量为甘草 27.6g，白术 27.6g，干姜 55.2g，茯苓 55.2g，总方为 165.6g。《金匮要略》原文明确记载苓桂术甘汤用法用量为"上四味，以水五升，煮取三升，分温三服"。因此，甘姜苓术汤处方为一日用量，一天三服，每服折合生药量 55.2g。

另外，"十三五"规划教材《方剂学》记载的苓桂术甘汤，按照 1 两等于 3g 折算，即甘草 6g，白术 6g，干姜 12g，茯苓 12g，总方为 36g。

【物质基准】

制备方法

甘姜苓术汤煎煮剂型为汤剂，原文记载："上四味，以水五升，煮取三升，分温三服。"原文明确记载了加水量、煎液量和煎煮次数，其中，加水量为"五升"，根据搜集到两汉时的量器实测容量折算，汉代每升厘定为200ml。因此，每剂甘姜苓术汤加水量为1000ml，煎液得量为600ml。为便于物质基准实物检测和保存，建议煎液经真空冷冻干燥，制成冻干粉。

质量标准

暂略。

【临床定位】

传统功能主治

《金匮要略》甘姜苓术汤的作用原文记载："肾着之病，其人身体重，腰中冷，如坐水中，形如水状，反不渴，小便自利，饮食如故，病属下焦。身劳汗出，衣里冷湿，久久得之，腰以下冷痛，腹重如带五千钱，甘姜苓术汤主之。" 甘姜苓术汤在传统应用中主要功用为温脾胜湿，主治肾着病，用于身重，腰下冷痛，腰重如带五千钱，饮食如故，口不渴，小便自利，舌淡苍白，脉沉迟或沉缓。

现代临床应用

甘姜苓术汤主治肾着病，近年出版的《金匮要略讲义》对本方的适应证作了比较系统的归纳：呕吐、腹泻、妊娠下肢浮肿，或老年人小便失禁，遗尿，遗精，妇人年久腰冷带下等，属脾阳不足而有寒湿者。甘姜苓术汤及其加减方在现代临床应用中对胃炎、尿频、腰痛等具有良好的治疗作用。

王海红以本方加益母草、红花、延胡索为基本方，治疗胃炎311例。随证加减。治疗结果：痊愈213例，有效67例，无效31例。痊愈的213例中服药最少6剂，最多66剂，配合针灸治疗者126例。治愈率为68.5%；总有效率为90%。凌远潮以本方加味为基础方，治疗小儿泄泻250例。随证加减。结果：痊愈180例，好转65例，无效5例。王海红以本方加味治疗尿频症113例研究中，痊愈90例，好转17例，无效6例。治愈率为79.6%，总有效率为94.6%。

《现代日本汉方处方手册》中收录的"苓姜术甘汤"剂量为茯苓6g、干姜3g（生姜不可）、白术3g、甘草2g。本方用于眩晕、身体动摇、直立性头晕、小便不利、足冷，腹部软弱，胃内停水或胀满，主治腰冷、腰痛、尿多。

（研究人员：肖惠琳 刘 艳 章 军 邱继鹏 等）

参 考 文 献

冯毓秀，林寿全，1993. 甘草的本草考证及研究概况[J]. 时珍国药研究，（2）：43-46.

金京美，2013. 白术的炮制历史沿革及现代研究概况[J]. 中国医药指南，11（36）：200-201.

凌远潮，1991. 甘姜苓术汤加味治疗小儿泄泻250例[J]. 浙江中医杂志，26（2）：66.

神农氏，2013. 神农本草经[M]. 合肥：黄山书社：139-140.

沈括，苏轼，2003. 苏沈良方[M]. 杨俊杰，王振国，点校. 上海：上海科学技术出版社：4.

司马迁，2016. 史记全本：下[M]. 沈阳：北方联合出版传媒（集团）股份有限公司：312.

陶弘景，1955. 本草经集注[M]. 上海：群联出版社：313.

陶弘景，1994. 本草经集注（辑校本）[M]. 尚志钧，尚元胜，辑校. 北京：人民卫生出版社：188.

王海红，1989. 肾着汤加味治疗尿频症 113 例总结[J]. 河北中医，11（5）：11.

王海红，1991. 加味肾着汤治疗胃炎 311 例观察[J]. 河北中医，13（4）：8.

赵燏黄，2006. 中国新本草图志[M]. 赵爱华，点校. 福州：福建科学技术出版社：32-38.

27

厚朴七物汤　汉·《金匮要略》

【处方沿革】

出自汉·张仲景《金匮要略》。原文："病腹满，发热十日，脉浮而数，饮食如故，厚朴七物汤主之。"厚朴半斤，甘草、大黄各三两，大枣十枚，枳实五枚，桂枝二两，生姜五两。上七味，以水一斗，煮取四升，温服八合，日三服。

考宋以前诸书所载厚朴七物汤证，俱与《金匮要略》相左。《脉经》云："腹满痛，厚朴七物汤主之。"《小品方》云："治腹气满，厚朴汤方：厚朴八两，陈枳实子五枚，甘草三两，桂肉二两，大黄三两，生姜三两，大枣十枚。"（真柳诚考证指出：林亿等将仲景医书中的桂类药材统一更名为桂枝。故此方即《金匮要略》厚朴七物汤，唯生姜用量稍异。）《千金要方》云："厚朴七物汤，治腹满气胀方：厚朴半斤，甘草、大黄各三两，大枣十枚，枳实五枚，桂心二两，生姜五两。"（《外台秘要》引《千金要方》此条"生姜"作"干姜"。）《证类本草》引《本草图经》云："张仲景治杂病……厚朴七物汤主腹痛胀满：厚朴半斤，甘草、大黄各三两，枣十枚，大枳实五枚，桂二两，生姜五两。"（梁永宣等考证指出：《本草图经》所据仲景医书底本早于唐高宗李治之时，比宋臣校改底本更加古老。）以上诸书所载厚朴七物汤证基本一致，而以《脉经》撰年为最早，故厚朴七物汤证宜从《脉经》作"腹满痛"为是。《小品方》《千金要方》云"腹气满""腹满气胀"，提示此证非阳明腑实之满。

厚朴七物汤中以厚朴配枳实、生姜、大黄，以行气消满除胀，以甘草配大枣补脾气，则腹满自消；另桂枝二两配上大黄三两以清热活血祛瘀，再加上厚朴、枳实等行气药，行气以活血，则发热、脉浮数可解。综观全方，厚朴七物汤治属气滞脾虚兼瘀热互结，其中以气滞为主，功效属行气补脾消满并泻热逐瘀。

【基原考证】

厚朴　《本草图经》曰："木高三四丈，径一二尺。春生叶如槲叶，四季不凋，红花而青实，皮极鳞皱而厚，紫色多润者佳，薄而白者不堪。"并附有"商州厚朴"和"归州厚朴"图。陶弘景明确记载了厚朴的产地与形态："厚朴出建平、宜都，极厚，肉紫色为好，壳薄而白者不佳。"建平、宜都在重庆湖北交界处，建平在今巫山县，宜都今属湖北，位于当今普遍认同的厚朴道地产区（四川东部和湖北西部）之中；结合对药材形态的描述"极厚，肉紫色为好，壳薄而白者不佳"及当今厚朴 *Magnolia officinalis* 的生长分布情况，推测陶弘景记载的厚朴种源为 *Magnolia officinalis*。《中国药典》记载厚朴为木兰科植物厚朴 *Magnolia officinalis* Rehd. et Wils.、凹叶厚朴 *Magnolia officinalis* Rehd. et Wils. var. *biloba* Rehd. et Wils. 的干燥根皮，前者分布于广西、湖南、湖北、四川、贵州、云南、陕西、甘肃等地，后者分布于浙江、江西等地。本方建议采用木兰科植物厚朴 *Magnolia officinalis* Rehd. et Wils. 的干燥根皮。

甘草　《本草纲目》："甘草枝叶悉如槐，高五、六尺，但叶端微尖而糙涩，似有白毛，结角如相思角，作一本生，至熟时角拆，子扁如小豆，极坚，齿啮不破。"王家葵等《中药材品种沿革及道地性》

经考证认为药用甘草一直以豆科 *Glycyrrhiza* 属为正品。通过对原植物形态描述及图例考证，建议本方的甘草选用豆科植物甘草 *Glycyrrhiza uralensis* Fisch.（乌拉尔）作为基原，主产于新疆、内蒙古、甘肃、宁夏、山西等地。

大黄 《本草图经》记载："二月内生青叶，似蓖麻，大者如扇，根如芋，傍生细根如牛蒡，小者亦如芋，四月开黄花，已有青红似荞麦花者，茎青紫色，形如竹。"文中提及叶似蓖麻开黄花者，为蜀大黄，而开青花似荞麦者，则为掌叶大黄及唐古特大黄。此后明清主流本草如《本草品汇精要》、《本草蒙筌》、《本草纲目》等所收载大黄，皆与2015年版《中国药典》收载的相符，为蓼科植物掌叶大黄 *Rheum palmatum* L.、唐古特大黄 *Rheum tanguticum* Maxim. ex Balf. 或药用大黄 *Rheum officinale* Baill.。本方中大黄选用药用大黄 *Rheum officinale* Baill.的干燥根和根茎。主要产于四川东北部、陕西南部与湖北西北部。

大枣 《本草图经》曰："大枣，干枣也。今近北州郡皆有，而青、晋、绛州者特佳。江南出者坚燥少脂。"并附有"大枣"图。结合其他本草图文所述考证，与现今药用大枣相符，建议大枣选用《中国药典》大枣，即为鼠李科植物枣 *Ziziphus jujuba* Mill. 的干燥成熟果实，主产于新疆、山西、宁夏、甘肃、陕西、山东、河北、浙江、湖南等地。

枳实 根据《本草经集注》、《新修本草》、《本草图经》和《本草纲目》等古籍描述可知，六朝以前的本草所载之枳实原植物为枸橘 *Poncirus trifoliata*（L.）Raf.，至唐代一直沿用枸橘作为枳实正品入药。宋代枳实的品种来源开始发生变化，酸橙逐渐加入到枳实的来源。明清以后，酸橙 *Citrus aurantium* L.成为枳实的正品，而枸橘已变为枳实的伪品。厚朴七物汤出自汉·《金匮要略》，其枳实应来源于枸橘，但考虑到目前临床用药经验和《中国药典》规定，建议选用芸香科植物酸橙 *Citrus aurantium* L.的干燥幼果，主产于湖南、四川、江西等地。

桂枝 《本草乘雅半偈》言："牡桂。枝皮为桂枝；干皮薄者为桂皮，厚者为桂……菌桂。亦以一皮之厚薄，分桂枝、桂心之差等。"考清代前本草文献，均言明：桂枝者乃今之肉桂。《伤寒发微论·论桂枝肉桂》中重申了肉桂、桂枝皮功用不同的观点，通过考证，本方桂枝为樟科植物肉桂 *Cinnamomum cassia* Presl 的干燥树皮。但从近代临床上应用及研究情况来看厚朴七物汤均使用"桂枝"，因此，本方中桂枝选用2015年版《中国药典》中收载的桂枝，即樟科植物肉桂 *Cinnamomum cassia* Presl 的干燥嫩枝。桂枝主产于广西、广东、福建等地。

生姜 宋·苏颂《本草图经》记载："苗高二三尺，叶似箭竹叶而长，两两相对，苗青，根黄，无花实。"明·李时珍《本草纲目》曰："初生嫩者其尖微紫，名紫姜；或作子姜，宿根谓之母姜也。"清·《植物名实图考》记载："性畏日喜阴，亦有花，而抽茎长尺余。"综合分析考证，本品为姜科植物姜 *Zingiber officinale* Rosc.的新鲜根茎。除我国东北外，其他大部分地区均有栽培。

【炮制方法】

原方对厚朴、甘草、大黄、大枣、枳实、桂枝、生姜均未有特殊炮制说明，因此按照2015年版《中国药典》方法炮制即可，具体如下：

厚朴 刮去粗皮，洗净，润透，切丝，干燥。

甘草 除去杂质，洗净，润透，切厚片，干燥。

大黄 除去杂质，洗净，润透，切厚片或块，晾干。

大枣 除去杂质，洗净，晒干。用时破开或去核。

枳实 除去杂质，洗净，润透，切薄片，干燥。

桂枝 除去杂质，洗净，润透，切厚片，干燥。

生姜 除去杂质，洗净，用时切厚片。

【剂量考证】

汉代剂量考证存在两种参考方案，即：①参考度量衡考证，1两等于13.8g；②参考"十三五"规划教材《方剂学》以及现今临床常用剂量，1两等于3g。

（1）按照汉代度量衡考证，《中国度量衡史》中汉一斤为16两，1两合今之13.8g。故处方量为厚朴110g，甘草、大黄各41.4g，大枣10枚（25g），枳实5枚（100g），桂枝27.6g，生姜69g。

（2）按照"十三五"规划教材《方剂学》以及现今临床常用剂量，一两折合3g，因此，处方量为厚朴24g，甘草、大黄各6g，大枣5.4g，枳实21.7g，桂枝6g，生姜15g。

【物质基准】

制备方法

原文记载"上七味，以水一斗，煮取四升"。汉代一斗约合2000ml，一升约合200ml，因此，制备方法为取本方，加水2000ml，煎煮至800ml。

【临床定位】

传统功能主治

厚朴七物汤治属气滞脾虚兼瘀热互结，其中以气滞为主，功效属行气补脾消满并泻热逐瘀。

现代临床应用

现代临床常用本方治疗急性胰腺炎、肠梗阻、消化不良、胃痛等病症。

1.急性胰腺炎 以本方联合肠内营养支持治疗36例急性胰腺炎，与醋酸奥曲肽结合葡萄糖和中长链脂肪乳剂提供肠外营养治疗36例急性胰腺炎对照。1个疗程为5日，2个疗程后统计疗效。疗效评定为症状、体征消失，实验室指标均恢复正常，无假性胰腺囊肿形成，无慢性胰腺炎症状则判定为痊愈。结果：痊愈22例，显效9例，有效3例，无效2例。

2. 肠梗阻 以本方加味治疗腹部术后早期炎性肠梗阻64例，与常规治疗31例对照。临床治愈标准为腹胀、腹痛、呕吐消失，胃肠功能恢复，进食半流质后无复发，X线未见梗阻征象。结果：总有效率96.88%。治疗组7日治愈12例。7~14日治愈26例，14~30日治愈13例。

3. 消化不良 以本方加减治疗功能性消化不良62例，与多潘立酮治疗62例对照，疗程均为2周。由于患者不能接受胃镜及X线的多次检查，故以各种症状消失程度作为判断标准。结果：显效51例，好转8例，无效3例。

4. 胃痛 本组53例治疗后，除2例中断治疗外，其余51例全部治愈，经X线或纤维胃镜复查正常。其中服药2剂治愈15例，服药6剂治愈18例，服药9剂治愈10例，服药12~15例治愈8例，治愈率96.2%，总有效率100%。

（研究人员：梁丛莲 等）

参 考 文 献

郭春华，赵远勋，1992. 厚朴七物汤治疗胃疼 53 例临床分析[J]. 新乡医学院学报，（3）：237-238.

李广林，2011. 加味厚朴七物汤治疗腹部术后早期炎性肠梗阻 64 例[J]. 陕西中医学院学报，34（2）：52-53.

李孔就，李孔益，2002. 厚朴七物汤加减治疗功能性消化不良 62 例[J]. 新中医，（9）：62-63.

刘亚辉，2013. 厚朴七物汤联合肠内营养支持治疗急性胰腺炎 36 例临床观察[J]. 河北中医，35（6）：856-857.

叶橘泉，1957. 枳实枳壳古今演变的初步考证[J]. 江苏中医，（5）：19-20.

张仲景，2013. 金匮要略[M]. 北京：中国医药科技出版社：4.

28

厚朴麻黄汤　汉·《金匮要略》

【处方沿革】

出自《金匮要略》(汉·张仲景),记载"咳而脉浮者,厚朴麻黄汤主之"。厚朴五两,麻黄四两,石膏如鸡子大,杏仁半升,半夏半升,干姜二两,细辛二两,小麦一升,五味子半升。上九味,以水一斗二升,先煮小麦熟,去滓,内诸药,煮取三升,温服一升,日三服。

唐·孙思邈《备急千金要方》,记载厚朴麻黄汤,治咳逆上气胸满,喉中不利如水鸡声,其脉浮者方。厚朴五两,麻黄四两,石膏三两,细辛、干姜各二两,小麦一升,杏仁、半夏、五味子各半升,上九味,咀,以水一斗二升,先煮麦熟,去麦纳药,煮取三升,去滓,分三服,日三。

清·王子接《绛雪园古方选注》,记载厚朴五两、麻黄四两、石膏如鸡子大、杏仁半升、半夏半升、干姜二两、细辛二两、小麦一升、五味子半升,上九味,以水一斗二升,先煮小麦熟,去滓,纳诸药,煮取三升,温服一升,日三服。厚朴麻黄汤,大、小青龙之变方也;咳而上气作声,脉浮者,是属外邪鼓动下焦之水气上逆,与桂枝、芍药、甘草和营卫无涉,故加厚朴以降胃气上逆,小麦以降心气来乘,麻杏石膏仍从肺经泄热存阴,细辛、半夏深入阴分,祛散水寒,干姜、五味摄太阳而监制其逆,一举而泄热下气、散邪固本之功皆备,则肺经清肃之令自行,何患咳逆上气作声有不宁谧者耶?

【基原考证】

厚朴　《本草图经》曰:"木高三四丈,径一二尺。春生叶如槲叶,四季不凋,红花而青实,皮极鳞皱而厚,紫色多润者佳,薄而白者不堪。"并附有"商州厚朴"和"归州厚朴"图。陶弘景明确记载了厚朴的产地与形态:"厚朴出建平、宜都,极厚,肉紫色为好,壳薄而白者不佳。"建平、宜都在重庆湖北交界处,建平在今巫山县,宜都今属湖北,位于当今普遍认同的厚朴道地产区(四川东部和湖北西部)之中;结合对药材形态的描述"极厚,肉紫色为好,壳薄而白者不佳"及当今厚朴 *Magnolia officinalis* 的生长分布情况,推测陶弘景记载的厚朴种源为 *Magnolia officinalis*。《中国药典》记载厚朴为木兰科植物厚朴 *Magnolia officinalis* Rehd. et Wils.、凹叶厚朴 *Magnolia officinalis* Rehd. et Wils. var. *biloba* Rehd. et Wils.的干燥根皮,前者分布于广西、湖南、湖北、四川、贵州、云南、陕西、甘肃等地,后者分布于浙江、江西等地。本方建议采用木兰科植物厚朴 *Magnolia officinalis* Rehd. et Wils. 的干燥根皮。

麻黄　《本草图经》载:"梢上有黄花,结实如百合瓣,而小,又似皂荚子,味甜,微有麻黄气,外红皮裹仁子黑,根紫赤色。俗说有雌雄二种,雌者于三月、四月内开花,六月内结子。雄者无花,不结子。"其所附同州、茂州麻黄图与今之草麻黄 *Ephedra sinica* Stapf 较接近。根据考证,古用麻黄一直为麻黄科 *Ephedra* 属植物,其中草麻黄(*Ephedra sinica*)应该是药用主流。因此,本方中"麻黄"建议仍选用草麻黄(*Ephedra sinica*)作为其药味基原。现代主产于山西、河北、甘肃、辽宁、新疆、陕西等省区。

石膏 根据《中国药典》记载，本品为硫酸盐类矿物硬石膏族石膏，主含含水硫酸钙（CaSO₄·2H₂O），采挖后，除去杂石及泥沙。

苦杏仁 《本草图经》："生晋川山谷，今处处有之，其实亦数种，黄而圆者名金杏，相传云：种出济南郡之分流山，彼人谓之汉帝杏，今近都多种之，熟最早。其扁而青黄者名木杏，味酢，不及金杏。杏子入药，今以东来者为胜，仍用家园种者，山杏不堪入药。"据本草考证，确认苦杏仁为蔷薇科植物山杏 *Prunus armeniaca* L. var. *ansu* Maxim.的干燥成熟种子。苦杏仁主产于内蒙古、吉林、辽宁、河北、山西、陕西、山东等地。

半夏 《植物名实图考》记载："半夏，所在皆有，有长叶、圆叶二种，同生一处，夏亦开花，如南星而小，其梢上翘似蝎尾。半夏，一茎三叶，诸书无异词。"本品为天南星科植物半夏 *Pinellia ternata*（Thunb.）Breit. 的干燥块茎。主产于陕西、山东、四川、贵州、湖北、河南、安徽等地。

干姜 宋·苏颂《本草图经》记载："苗高二三尺，叶似箭竹叶而长，两两相对，苗青，根黄，无花实。"明·李时珍《本草纲目》曰："初生嫩者其尖微紫，名紫姜；或作子姜，宿根谓之母姜也。"清·《植物名实图考》记载："性畏日喜阴，亦有花，而抽茎长尺余。"综合分析考证，本品为姜科植物姜 *Zingiber officinale* Rosc.的干燥根茎。除我国东北外，其他大部分地区均有栽培。

细辛 《吴普本草》中的引李氏文记载"如葵，叶赤色，一根一叶相连"。《本草衍义》中记载"细辛用根，今惟华州者佳，柔韧，极细直，深紫色，味极辛，嚼之习习如椒。治头面风痛，不可阙也。叶如葵叶，赤黑"。《本草纲目》中记载"叶似小葵，柔茎细根，直而色紫，味极辛者，细辛也"。细辛为马兜铃科植物北细辛 *Asarum heterotropoides* Fr. Schmidt var. *mandshuricum*（Maxim.）Kitag.、汉城细辛 *Asarum sieboldii* Miq. var. *seoulense* Nakai 或华细辛 *Asarum sieboldii* Miq.的根及根茎。北细辛主要产于东北三省，以辽宁为多。汉城细辛主要产于辽宁、吉林东部。华细辛主产于陕西华阴、宝鸡、汉中，甘肃陇南和四川的达县、巴中等地，湖北、山东、河南、四川、西藏等地也有少部分产出。

小麦 通过考证《本草图经》《证类本草》《本草纲目》等古代书籍的原植物形态描述及图例，建议使用禾本科植物小麦 *Triticum aestivum* L.的干燥成熟果实。全国各地均有栽培。

五味子 根据地理位置不同可分为"南五味子"和"北五味子"。《本草纲目》记载"五味治喘咳，须分南北。生津止渴，润肺补肾，劳嗽，宜用北者；风寒在肺，宜用南者"。方中五味子酸温收敛，止咳平喘，以防姜、辛耗散肺气。因此，可以确认厚朴麻黄汤中五味子为北五味子，即 2015 年版《中国药典》木兰科植物五味子 *Schisandra chinensis*（Turcz.）Baill.的干燥成熟果实，分布于东北、华北等地，以东北产五味子质量为最优。

【炮制方法】

原方对各药味均未有炮制说明，因此炮制方法可参考 2015 年版《中国药典》要求。

厚朴 刮去粗皮，洗净，润透，切丝，干燥。

麻黄 除去木质茎、残根及杂质，切段。

石膏 打碎，除去杂石，粉碎成粗粉。

苦杏仁 用时捣碎。

半夏 因半夏有毒，本方选择汤洗半夏。

干姜 除去杂质，略泡，洗净，润透，切厚片或块，干燥。

细辛 除去杂质，喷淋清水，稍润，切断，阴干。

小麦 除去杂质。

五味子 除去杂质。用时捣碎。

【剂量考证】

汉代剂量考证存在两种参考方案，即：①参考度量衡考证，1两等于13.8g；②参考"十三五"规划教材《方剂学》以及现今临床常用剂量，1两等于3g。

（1）按照汉代度量衡考证，《中国度量衡史》中汉一斤为16两，1两合今之13.8g。故处方量为厚朴69g，麻黄55.2g，半夏42g，五味子38g，细辛27.6g，干姜27.6g，杏仁56g，石膏55g，小麦18g。

（2）按照"十三五"规划教材《方剂学》以及现今临床常用剂量，一两折合3g。因此，处方量为厚朴15g，麻黄12g，半夏9g，五味子8g，细辛6g，干姜6g，杏仁12g，石膏12g，小麦4g。

【物质基准（标准汤剂）】

制备方法

原方记载"上九味，以水一斗二升，先煮小麦熟，去滓，内诸药，煮取三升，温服一升，日三服"。汉代一斗约2000ml，一升约200ml，因此，加水量为2400ml，煎煮至600ml，分3次服用。

【临床定位】

传统功能主治

厚朴麻黄汤具有散饮降逆，止咳平喘之功效，主治咳而脉浮者。症见咳嗽喘逆，胸满烦躁，咽喉不利，痰声辘辘，苔白滑。治疗哮病发作期寒包热哮证，应首选的方剂是厚朴麻黄汤。

现代临床应用

临床常用于治疗慢性支气管炎、肺心病等。

（研究人员：靳如娜　代云桃 等）

参 考 文 献

刘红延，2019. 厚朴麻黄汤治疗慢性支气管炎的临床对比分析[J]. 临床医药文献电子杂志，6（73）：74，76.

毛德西，2018. 厚朴麻黄汤治疗肺心病[N]. 中国中医药报，2018-06-28（4）.

苏涛，2018. 厚朴麻黄汤治疗慢性支气管炎临床观察[J]. 实用中医药杂志，34（8）：902-903.

王家葵，王佳黎，贾君君，2007. 中药材品种沿革及道地性[M]. 北京：中国医药科技出版社：193.

肖培根，2002. 新编中药志（第二卷）[M]. 北京：化学工业出版社.

杨继荣，王艳宏，关枫，2010. 麻黄本草考证概览[J]. 中医药学报，（2）：51-52.

29

当归建中汤 唐·《千金翼方》

【处方沿革】

出自唐·孙思邈《千金翼方》。原文："治产后虚羸不足，腹中疼痛不止，吸吸少气，或若小腹拘急挛痛引腰背，不能饮食，产后一月，日得服四五剂为善，令人强壮内补方。"当归四两（味甘辛温），桂心三两（味辛苦），甘草二两（炙，味甘平），芍药六两（味苦酸），生姜三两（味辛，微温），大枣十二枚（味甘温）。当归建中汤方中当归补血活血润肠，养营血以荣冲任，又善止痛；芍药养血敛阴止汗、调和营卫缓急止痛，具有温中补虚，温建中气，补血和血，调补阴阳，和里缓急的功效。

右六味，㕮咀，以水一斗，煮取三升，分为三服，一日令尽。

【基原考证】

当归 《本草纲目》："今陕、蜀、秦州、汶州诸处人多栽莳为货。以秦归头圆尾多色紫气香肥润者，名马尾归，最胜他处；头大尾粗色白坚枯者，为镵头归，止宜入发散药尔。"当归为伞形科植物 *Angelica sinensis*（Oliv.）Diels 的干燥根。甘肃作为当归道地产区，以其出产的当归质重、气香、油性足、产量大而驰名中外，此外云南、湖北、陕西、四川等地亦产。

桂心 《新修本草》："箘者，竹名，古方用筒桂者是，故云三重者良。其筒桂亦有二三重卷者，叶中三道文，肌理紧薄如竹，大枝小枝皮俱是箘桂……一名玉桂、一名桂枝、一名桂心。"结合其他古代本草图文考证及《中国药典》和《中华本草》等综合分析考证本处方所用桂心为肉桂，即樟科植物肉桂 *Cinnamomum cassia* Presl 的干燥树皮，以广东、广西为道地产区。福建、台湾、海南、云南等地亦有分布，绝大多数为栽培品。国外主产于越南。

甘草 《本草纲目》："甘草枝叶悉如槐，高五、六尺，但叶端微尖而糙涩，似有白毛，结角如相思角，作一本生，至熟时角拆，子扁如小豆，极坚，齿啮不破。"王家葵等《中药材品种沿革及道地性》中认为药用甘草一直以豆科 *Glycyrrhiza* 属为正品。通过对原植物形态描述及图例考证，建议本方的甘草选用豆科植物甘草 *Glycyrrhiza uralensis* Fisch.（乌拉尔）作为基原，主产于新疆、内蒙古、甘肃、宁夏、山西等地。

芍药 《本草崇原》记载："开赤花者为赤芍，开白花者为白芍。"《本草备要》记载："赤白各随花色"。根据以上本草的原植物描述，古代主要是依据花的颜色区分白芍和赤芍。随着历史变迁，现在划分赤、白芍的标准是依据植物的种类和产地加工方法。根据古代本草和现代植物分类资料以及通过方解推测该方应以白芍入药，为毛茛科植物芍药 *Paeonia lactiflora* Pall.的干燥根。分布于东北、华北、西北等地，全国各地均有栽培。

生姜 宋·苏颂《本草图经》记载："苗高二三尺，叶似箭竹叶而长，两两相对，苗青，根黄，无花实。"明·李时珍《本草纲目》曰："初生嫩者其尖微紫，名紫姜；或作子姜，宿根谓之母姜也。"清·《植物名实图考》记载："性畏日喜阴，亦有花，而抽茎长尺余。"综合分析考证，本品为姜科植物姜 *Zingiber officinale* Rosc.的新鲜根茎。除我国东北外，其他大部分地区均有栽培。

大枣 李时珍曰："枣木赤心，有刺。四月生小叶，尖觥光泽。五月开小花，白色微青。南北皆有，惟青、晋所出者肥大甘美，入药为良。"根据以上本草图文所述考证，与现今药用大枣相符，建议大枣选用《中国药典》大枣，即为鼠李科植物枣 *Ziziphus jujuba* Mill. 的干燥成熟果实，主产于新疆、山西、宁夏、甘肃、陕西、山东、河北、浙江、湖南等地。

【炮制方法】

未对原方有炮制说明的药材，可按照 2015 年版《中国药典》所记载方法炮制。大枣用时破开。

当归 除去杂质，洗净，润透，切薄片，晒干或低温干燥。

桂心 除去杂质及粗皮。用时捣碎。

甘草 脚注为"炙"，根据甘草炮制方法衍变考证，本方中甘草的炮制方法应为炒法，即炒甘草。可参照 2015 年版《浙江省中药炮制规范》炮制，炒甘草的炮制方法为，取甘草饮片，照清炒法至表面深黄色，微具焦斑时，取出，摊凉。

芍药 当归建中汤主治产后虚羸不足，腹中疾痛不止，吸吸少气，或苦小腹拘急挛痛引腰背，不能饮食，产后一月，日得服四五剂为善，令人强壮内补方。结合白芍和赤芍的功效，白芍的功效是敛阴止汗，缓中止痛，养血柔肝，主要用于治疗自汗盗汗，阴虚发热，胸腹胁痛，泻痢腹痛，月经不调，崩漏，带下等疾病，赤芍的功效是清热凉血，散瘀止痛。主要用于治疗温毒发斑，吐血，目赤肿痛，经闭痛经，癥瘕腹痛，痈肿疮疡。通过方解推测该方以白芍入药。按照 2015 年版《中国药典》所记载方法炮制：洗净，润透，切薄片，干燥。

生姜 除去杂质，洗净，用时切厚片。

【剂量考证】

根据度量衡考证，唐代 1 两=13.8g，1 枚大枣=2.5g。本方取当归 55.2g，桂心 41.4g，甘草 27.6g，芍药 82.8g，生姜 41.4g，大枣 30g。

【物质基准（标准汤剂）】

制备方法

当归建中汤煎煮剂型为汤剂，以水一斗，煮取三升，分为三服，一日令尽。一斗折合 2000ml，一升折合 200ml。因此加水量约 2000ml，最终煎至 600ml，即得。

质量标准

暂略。

【临床定位】

传统功能主治

当归建中汤，《经方实验录》中记载："本经表桂枝治上气咳逆，表当归治咳逆上气，然则其差也仅矣。"

《太平惠民和剂局方》中记载该方主治妇人一切血气虚损，及产后劳伤，虚羸不足，吸吸少气，少腹拘急，痛引腰背，时自汗出，不思饮食。《世医得效方》中主要治疗血滞身疼及劳伤虚羸腹痛，呼吸少气，小腹拘急连腰背，时自汗出，不思饮食。《千金翼方》中主治产后虚羸不足，腹中疾痛不止，吸吸少气，或若小腹拘急挛痛引腰背，不能饮食，产后一月，日得服四五剂为善，令人强壮内补方。

现代临床应用

现代研究证明，本方还可加速剖宫产手术患者的康复时间。付伟等用本方加减治疗慢性低血压，有良好的疗效。张仲一等证明当归建中汤可用于治疗胃溃疡。

（研究人员：李秋实 孟 莹 等）

参 考 文 献

付伟，荣磊，2005. 当归建中汤加减治疗慢性低血压（附43例报告）[J]. 哈尔滨医药，（1）：44.
旷惠桃，潘远根，1995. 仲景药物炮制中火制法考疑[J]. 湖南中医学院学报，（3）：4-5.
徐成贺，刘素文，1999.《金匮要略》药物炮制方法探讨[J]. 国医论坛，14（6）：1-3.
张树峰，宋素英，1987.《伤寒论》甘草炙法探讨[J]. 河南中医，（6）：13.
张仲一，高岚，胡觉民，等，2004. 当归建中汤抗胃溃疡的实验研究[J]. 天津中医学院学报，（3）：134-135.

30

温脾汤 唐·《备急千金要方》

【处方沿革】

温脾汤来源于唐·孙思邈《备急千金要方》。方曰："治下久赤白连年不止，及霍乱，脾胃冷，实不消。"该方温通、泻下与补益三法兼备，寓温补于攻下之中，具有温阳以祛寒，攻下不伤正的特点，为泻下剂类攻补（阳）兼施的代表方。其组成：大黄四两，人参、甘草、干姜各二两，附子一枚（大者）。右五味，㕮咀，以水八升煮取二升半，分三服。临熟下大黄。

【基原考证】

大黄　《本草图经》云："今蜀川、河东、陕西州郡皆有之，以蜀川锦纹者佳，其次秦陇来者，谓之吐蕃大黄。"文中提及叶似蓖麻开黄花者，为蜀大黄，而开青花似荞麦者，则为掌叶大黄及唐古特大黄。此后明清主流本草如《本草品汇精要》、《本草蒙筌》、《本草纲目》等所收载大黄，皆与2015年版《中国药典》所用三品相符。经过考证建议本方中选用的大黄为蓼科植物药用大黄 *Rheum officinale* Baill.的干燥根和根茎。主产于四川、甘肃和青海等地。

干姜　《本草纲目》曰："初生嫩者其尖微紫，名紫姜；或作子姜，宿根谓之母姜也。"清·《植物名实图考》记载："性畏日喜阴，亦有花，而抽茎长尺余。"综合分析考证，本方中选用的干姜为姜科植物姜 *Zingiber officinale* Rosc.的干燥根茎。除我国东北外，其他大部分地区均有栽培。

附子　《本草纲目》载："初种为乌头，象乌之头也。附乌头而生者为附子，如子附母也。乌头如芋魁，附子如芋子，盖一物也。"通过考证建议本方中所选用的附子为毛茛科植物乌头 *Aconitum carmichaelii* Debx.子根的加工品。四川、陕西为主要栽培产区。

人参　《本草图经》载："其根形如防风而润实。春生苗，多于深山中背阴，近椵漆下湿润处。初生小者，三、四寸许，一桠五叶；四五年后生两桠五叶，末有花茎，至十年后生三桠，年深者生四桠，各五叶，中心生一茎，俗名百尺杆。三月、四月有花，细小如粟，蕊如丝，紫白色；秋后结子，或七、八枚，如大豆，生青熟红，自落。"根据考证建议本方中选用的人参为五加科植物人参 *Panax ginseng* C. A. Mey. 的干燥根和根茎。主产于吉林、辽宁、黑龙江等省。

甘草　《本草图经》记载："春生青苗，高一二尺，叶如槐叶，七月开紫花似奈冬，结实做角子如毕豆。根长者三四尺，粗细不定，皮赤色，上有横梁，梁下皆根也。"详细描述了甘草的植物形态。通过考证建议本方入药为豆科植物甘草 *Glycyrrhiza uralensis* Fisch.，主产于新疆、内蒙古、甘肃、宁夏、山西等地。

【炮制方法】

原方对大黄、人参、干姜、甘草、附子并没有特别标注。因此，本方中可按照《中国药典》（2015 年版）规定的方法进行炮制。

大黄 除去杂质，洗净，润透，切厚片或块，晾干。

干姜 除去杂质，略泡，洗净，润透，切厚片或块，干燥。

附子 可按照《中国药典》（2015 年版）所载附子炮制方法炮制。

人参 润透，切厚片，干燥或用时粉碎、捣碎。

甘草 除去杂质，洗润切厚片，干燥。

【剂量考证】

原方记载"大黄四两，人参、甘草、干姜各二两，附子一枚"。

（1）按照度量衡考证，《中国度量衡史》中认为 1 两合今之 13.8g。故处方量为大黄 55.2g，人参、甘草、干姜各 27.6g，附子一枚（大者）约 30g。

（2）按照"十三五"规划教材《方剂学》以及现今临床常用剂量，一两折合 3g，因此，处方量为大黄 12g，人参、甘草、干姜各 6g，附子 6.5g。

【物质基准】

制备方法

原文记载"右五味，㕮咀，以水八升煮取二升半"。唐代一斗约合 2000ml，一升约合 200ml，因此，制备方法为取本方，粉碎粒度为过 4 目筛，加水 1600ml，煎煮至 500ml。

【临床定位】

传统功能主治

温脾汤具有温补脾阳，攻下冷积的功能。传统用于阳虚寒积所致的腹痛便秘，脐下绞结，绕脐不止，喜温喜按，手足不温，或久痢赤白，长年不止，苔白不渴，脉沉弦而迟等症。

现代临床应用

现代临床常用本方及其加减方治疗急、慢性肾功能不全，慢性肾功能衰竭，尿毒症，便闭症，肠梗阻，便秘，慢性结肠炎，肠易激综合征，慢性腹泻，消化性溃疡，胃空肠吻合口排空障碍，胃柿石，亚急性甲状腺炎，血液透析营养不良症，多汗症，小儿腹痛型癫痫，肝癌介入术后腹痛等疾病。温脾汤原方或其加减方还可治疗贫血症、胆道蛔虫症、先天性巨结肠与支气管肺炎、肋间神经痛、肺结核钙化合并慢性支气管炎、癫痫昏迷等证属阳虚寒积所致的多种病症。

（研究人员：李孟芝 等）

参 考 文 献

洪仲思，叶晓燕，丁立，等，2008. 温脾汤治疗肝癌介入术后腹痛的疗效分析[J]. 中西医结合肝病杂志，18（4）：221-222.

江曙光，2001. 温脾汤加减治疗慢性非特异性结肠炎 60 例临床观察[J]. 湖南中医药导报，7（7）：367，372.

刘晓微，2005. 温脾汤加减治疗急性肾功能不全 25 例[J]. 中医药学刊，23（12）：2266.

苏永波，毕永奎，2001.《千金要方》温脾汤运用心得[J]. 江苏中医，22（11）：58.

晓红，2003. 温脾汤加味治疗老年性便秘 30 例[J]. 河北中医，25（7）：522.

杨东山，杨玉秀，2005. 加味温脾汤为主治疗腹部手术后粘连性肠梗阻 61 例小结[J]. 甘肃中医，18（1）：21-22.

张保国，刘庆芳，2010. 温脾汤现代临床应用[J]. 中成药，32（6）：1025-1027.

赵馥，赵国仁，2007. 温脾汤治疗慢性肾功能不全[J]. 浙江中西医结合杂志，17（9）：531，553.

31

温胆汤 唐·《备急千金要方》

【处方沿革】

出自唐·孙思邈《备急千金要方》。方曰："治大病后，虚烦不得眠，此胆寒故也，宜服温胆汤。"该方组成：半夏、竹茹、枳实各二两，橘皮三两，生姜四两，甘草一两。右六味，㕮咀，以水八升煮取二升，分三服。现代的方剂学教材大多标注温胆汤的出处为《三因极一病证方论》（以下简称《三因方》），有医家认为温胆汤出自《备急千金要方》。从现存文献来看，最早记载温胆汤的文献为唐初的《备急千金要方》，中医学者考证，温胆汤当最早记载于南北朝时期姚僧垣的《集验方》，后被唐·孙思邈的《备急千金要方》及王焘的《外台秘要》所转载，主治"大病后虚烦不得眠"，书中描述其主治病证病机为"此胆寒故也"，南宋·陈无择在其《三因方》中也记载有温胆汤，共有两方，出现在三个篇章，其中《三因方·卷八·内所因论·肝胆经虚实寒热证治》的温胆汤实由《备急千金要方》中的千里流水汤去秫米组成，与《集验方》温胆汤差异很大，另一首温胆汤出现在《三因方·卷九·虚烦证治》和《三因方·卷十·惊悸证治》。《卷九·虚烦证治》记载温胆汤："治大病后虚烦不得眠，此胆寒故也，此药主之。"此主治及病机描述与《集验方》完全相同。由此可见，此温胆汤乃是沿袭《集验方》温胆汤而来，这是对《集验方》温胆汤的继承。《卷十·惊悸证治》记载温胆汤"治心胆虚怯，遇事易惊，或梦寐不详，或异象眩惑，遂致心惊胆慑，气郁生涎，涎与气搏，变生诸证，或短气悸乏，或复自汗，四肢浮肿，饮食无味，心虚烦闷，坐卧不安。"此处描述温胆汤主治病证为惊悸，主治病证的病因病机为"心胆虚怯"，"气郁生涎，涎与气搏"。

【基原考证】

半夏 《本草详节》曰："半夏，一茎三叶，高二三寸，八月采根。"清·《植物名实图考》曰："半夏，所在皆有，有长叶、圆叶二种，同生一处，夏亦开花，如南星而小，其梢上翘似蝎尾。半夏，一茎三叶，诸书无异词。"经考证建议本方选用的半夏为天南星科半夏 *Pinellia ternata*（Thunb.）Breit 的干燥块茎。现今主产于四川、湖北、河南、贵州等省。

竹茹 北宋·《证类本草》亦在"淡竹叶"后提及"皮茹"，曰："䇶竹、淡竹、苦竹，《本经》并不载所出州土，今处处有之。竹之类甚多，而入药者惟此三种，人多不能尽别。……甘竹似䇶而茂，即淡竹也。……淡竹肉薄，节间有粉，南人以烧竹沥者，医家只用此一品，与《竹谱》所说大同小异也。"由此可见，古代药用的竹为竹和淡竹。通过考证，建议本方选用的竹茹为禾本科植物淡竹 *Phyllostachys nigra*（Lodd.）Munro var. *henonis*（Mitf.）Stapf ex Rendle 的茎秆的干燥中间层。

枳实 根据《本草经集注》、《新修本草》、《本草图经》和《本草纲目》等古籍描述可知，六朝以前的本草所载之枳实原植物为枸橘 *Poncirus trifoliata*（L.）Raf.，至唐代一直沿用枸橘作为枳实正品入药。宋代枳实的品种来源开始发生变化，酸橙逐渐加入到枳实的来源。明清以后，酸橙 *Citrus aurantium* L.成为枳实的正品，而枸橘已变为枳实的伪品。温胆汤出自唐·《备急千金要方》，其枳实应来源于枸橘，但考虑到目前临床用药经验和《中国药典》规定，建议选用芸香科植物酸橙 *Citrus aurantium* L.的干燥幼果，主产于湖南、四川、江西等地。

陈皮 陈皮之名，首见于孟诜《食疗本草》，后则取代"橘皮"，成为专名。《开宝本草》新增的"橙子皮"即是此物，"橘"是 *Citrus reticulata* 及其栽培品种。由考证可知，古代陈皮（橘皮）来源与现代同，为芸香科柑橘属植物橘 *Citrus reticulata* Blanco 及其栽培变种的干燥成熟果皮。主产于广东、湖北、湖南、福建等地，以广东产者为最佳。

甘草 《本草图经》记载："春生青苗，高一二尺，叶如槐叶，七月开紫花似柰冬，结实做角子如毕豆。根长者三四尺，粗细不定，皮赤色，上有横梁，梁下皆根也。"详细描述了甘草的植物形态。《植物名实图考》记载："梦溪笔谈谓甘草如槐而尖，形状极准"指出甘草叶片的形状。通过考证建议本方入药为豆科植物甘草 *Glycyrrhiza uralensis* Fisch.，主产于新疆、内蒙古、甘肃、宁夏、山西等地。

生姜 《本草图经》记载："苗高二三尺，叶似箭竹叶而长，两两相对，苗青，根黄，无花实。"《本草纲目》曰："初生嫩者其尖微紫，名紫姜；或作子姜，宿根谓之母姜也。"《植物名实图考》载："性畏日喜阴，亦有花，而抽茎长尺余。"综合分析考证，建议本方选用的生姜为姜科植物姜 *Zingiber officinale* Rosc.的新鲜根茎。除我国东北外，其他大部分地区均有栽培。

【炮制方法】

原方对半夏、竹茹、枳实、橘皮、甘草、生姜并没有特别标注。因此，本方中可按照《中国药典》（2015年版）规定的方法进行炮制。

半夏 该方中含有生姜，生姜可解半夏毒，该方的半夏选择生半夏，用时捣碎。

竹茹 除去杂质，切或揉成小团。

枳实 除去杂质，洗润切片，干燥。

橘皮 除去杂质，喷淋水，润透，切丝，干燥。

甘草 除去杂质，洗润切厚片，干燥。

生姜 除去杂质，洗净，用时切厚片。

【剂量考证】

原方记载"半夏、竹茹、枳实各二两，橘皮三两，生姜四两，甘草一两"。

（1）按照度量衡考证，《中国度量衡史》中一斤为16两，1两合今之13.8g。故处方量为半夏、竹茹、枳实各27.6g，橘皮41.4g，生姜55.2g，甘草13.8g。

（2）按照"十三五"规划教材《方剂学》以及现今临床常用剂量，一两折合3g，因此，处方量为半夏、竹茹、枳实各6g，橘皮9g，生姜12g，甘草3g。

【物质基准】

制备方法

原文记载"右六味，㕮咀，以水八升煮取二升"。唐代一斗约合2000ml，一升约合200ml，因此，制备方法为取本方，粉碎粒度为过4目筛，加水1600ml，煎煮至400ml。

【临床定位】

传统功能主治

主治胆胃不和、痰热内扰之虚烦不眠，或呕吐呃逆，或惊悸不宁等症。

现代临床应用

现代研究表明其对神经精神系统、心血管系统、消化系统和呼吸系统等疾病均有一定的疗效。治疗精神神经系统疾病：失眠，中风后遗症，更年期综合征，精神分裂症，抑郁症。温胆汤以其理气化痰之功，在精神神经系统疾病的治疗上有不错的效果，此外，温胆汤还能对癫痫、神经官能症等精神神经系统疾病有一些作用。心血管系统疾病：冠心病心绞痛，高血压，心律失常，病毒性心肌炎，心脏神经官能症，高脂血症。温胆汤加减或结合西药对心血管系统的疾病应用广泛，根据一些疾病的病因病机，可运用温胆汤加减辨证论治，辨证施治。消化系统疾病：脾胃病、慢性胆囊炎、肝炎等疾病。呼吸系统疾病：温胆汤对慢性支气管炎、支气管哮喘和慢性咽炎等呼吸系统疾病也有一定的作用。

（研究人员：李孟芝 等）

参 考 文 献

杜少辉，2003. 邓铁涛教授运用温胆汤治疗冠心病 58 例分析[J]. 中医药学刊，21（6）：842-857.

郭育君，2013. 温胆汤加减协同治疗精神分裂症的疗效[J]. 中医中药，20（3）：112-113.

侯恩浩，2006. 半夏白术天麻汤结合温胆汤治疗高血压疗效观察[J]. 新中医，72（3）：9.

冀秀萍，马骋宇，2012. 温胆汤加减治疗更年期综合征临床疗效观察[J]. 辽宁中医杂志，39（5）：875.

李祥，2010. 温胆汤加减治疗冠心病心绞痛 50 例[J]. 中国中医药科技，17（1）：29.

刘宗莲，康凌，2008. 高荣林运用温胆汤类方治疗失眠经验[J]. 中医杂志，49（11）：975.

曲红，周蔓蔓，2009. 中风后遗症之汗证亦可从痰瘀论治[J]. 天津中医药，26（3）：213.

施国善，王有鹏，2016. 温胆汤源流及方名探析[J]. 辽宁中医药杂志，439（8）：1635-1637.

谭斌，2006. 温胆汤联合氯氮平治疗精神分裂症 30 例临床研究[J]. 中医杂志，47（5）：361-362.

张丽萍，2005. 温胆汤治疗抑郁症的辨证施治[J]. 中国临床康复，9（16）：3.

32

小续命汤 唐·《备急千金要方》

【处方沿革】

小续命汤源于唐·孙思邈的《备急千金要方》，方曰："治卒中风欲死，身体缓急，口目不正，舌强不能语，奄奄忽忽，神情闷乱，诸风服之皆验，不令人虚方。"因此称之为有"续命"奇效。此方治疗中风效果显著，被《外台秘要》尊称为"诸汤之最要"，后又被《医方集解》和《汤头歌诀》等多种药学古籍录入。该方具有温经通阳、扶正驱风的功能，唐代以后常用于治疗正气虚弱和风寒初中经络所致半身不遂、口眼㖞斜、语音失利、筋脉拘急、头痛颈强等病证。《医学正传》认为小续命汤蕴含了中风急症宜"标本兼治"的思想，"故本方用附子，以其禀雄壮之资，而有斩关夺将之势，能引人参辈并行于十二经，以追复散失之元阳，又能引麻黄、防风、杏仁辈发表、开腠理。以驱散在表之风寒，引当归、芍药、川芎辈入血分，行血养血，以滋养其亏损之真阴……此急则治其标，与夫标而本之之治也"，强调小续命汤可用于中风急性期。其组成：麻黄、防己、人参、黄芩、桂枝、甘草、芍药、川芎、杏仁各一两，附子一枚，防风一两半，生姜五两。右十二味，㕮咀，以水一斗二升，先煮麻黄三沸，去沫，内诸药，煮取三升。分三服，甚良。不瘥，更合三四剂，必佳。

【基原考证】

附子 《本草纲目》载："初种为乌头，象乌之头也。附乌头而生者为附子，如子附母也。乌头如芋魁，附子如芋子，盖一物也。"通过考证建议本方中所选用的附子为毛茛科植物乌头 *Aconitum carmichaelii* Debx.子根的加工品。四川、陕西为主要栽培产区。

生姜 《本草图经》记载："苗高二三尺，叶似箭竹叶而长，两两相对，苗青，根黄，无花实。"《本草纲目》曰："初生嫩者其尖微紫，名紫姜；或作子姜，宿根谓之母姜也。"《植物名实图考》载："性畏日喜阴，亦有花，而抽茎长尺余。"综合分析考证，建议本方选用的生姜为姜科植物姜 *Zingiber officinale* Rosc.的新鲜根茎。除我国东北外，其他大部分地区均有栽培。

杏仁 参考《本草图经》，可知古代药用杏仁均来源于杏属 *Prunus* L.多种植物的种仁，并以家种的杏仁为主。肖培根认为现今药用不分家栽、野生，均以苦杏仁入药。因此，本研究案例中苦杏仁选用 2015 年版《中国药典》收载的苦杏仁入药，基原可为蔷薇科植物山杏 *Prunus armeniaca* L.var.*ansu* Maxim.、西伯利亚杏 *Prunus sibirica* L.、东北杏 *Prunus mandshurica*（Maxim.）Koehne 或杏 *Prunus armeniaca* L. 的干燥成熟种子。现在苦杏仁主产于内蒙古、吉林、辽宁、河北、山西、陕西、山东等。

麻黄 《本草图经》载："生晋地和河东，今近京多有之，以荥阳、中牟者为胜。苗春生，至夏五月则长及一尺以来。梢上有黄花，结实如百合瓣，而小，又似皂荚子，味甜，微有麻黄气，外红皮裹仁子黑，根紫赤色。俗说有雌雄二种，雌者于三月、四月内开花，六月内结子。雄者无花，不结子。至立秋后采收其茎，阴干，令青。"其所附同州、茂州麻黄图与今之草麻黄 *Ephedra sinica* Stapf 较接近。建议本方选用的麻黄为麻黄科植物草麻黄 *Ephedra sinica* Stapf。主产于山西、河北、甘肃、辽宁、新疆等地。

人参 《本草图经》载："其根形如防风而润实。春生苗，多于深山中背阴，近椴漆下湿润处。初生小者，三、四寸许，一桠五叶；四五年后生两桠五叶，末有花茎；至十年后，生三桠，年深者生四桠，各五叶。中心生一茎，俗名百尺杆。三月、四月有花，细小如粟，蕊如丝，紫白色；秋后结子，或七、八枚，如大豆，生青熟红，自落。" 根据考证建议本方中选用的人参为五加科植物人参 *Panax ginseng* C. A. Mey. 的干燥根和根茎。主产于吉林、辽宁、黑龙江等省。

黄芩 《新修本草》云："叶细长，两叶相对，作丛生，亦有独茎者。今出宜州、鄜州、泾州者佳，兖州者大实亦好，名豚尾芩也。"《本草图经》云："苗长尺余，茎干粗如箸，叶从地四面作丛生，类紫草，高一尺许，亦有独茎者，叶细长，青色，两两相对，六月开紫花，根黄如知母粗细，长四五寸。二月八月采根暴干。"通过考证建议本方中选用的黄芩为唇形科植物黄芩 *Scutellaria baicalensis* Georgi 的干燥根。主产于内蒙古、黑龙江、吉林、辽宁、河北、山东、山西、陕西、甘肃等地。

芍药 《本草经集注》记载："生中岳川谷及丘陵。今出白山、蒋山、茅山最好，白而长大，余处亦有而多赤，赤者小利。世方以止痛。"《备急千金要方》记载"凡茯苓、芍药、补药须白者，泻药须赤者。"《开宝本草》指出："芍药有赤白两种，其花亦有赤白二色，赤者利小便下气，白者止痛散血。"通过考证，本方中的芍药为白芍，即毛茛科植物芍药 *Paeonia lactiflora* Pall.的干燥根。主产于安徽、山东、四川、浙江、湖南等地。

桂枝 《新修本草》："箘者，竹名，古方用筒桂者是，故云三重者良。其筒桂亦有二三重卷者，叶中三道文，肌理紧薄如竹，大枝小枝皮俱是箘桂……小枝皮肉多半卷，中必皱起，味辛，美。一名玉桂、一名桂枝、一名桂心。"可见桂枝均指代肉桂的树枝之皮，再结合肉桂的功效可以断定本处方所用桂枝为肉桂，即樟科植物肉桂 *Cinnamomum cassia* Presl 的干燥树皮，与2015年版《中国药典》规定一致。以广东、广西为道地产区。福建、台湾、海南、云南等地亦有分布，绝大多数为栽培品。国外主产于越南。

川芎 《本草图经》载："今关陕、蜀川、江东山中多有之，而以蜀川者为胜。其苗四五月间生，叶似芹、胡荽、蛇床辈，作丛而茎细。其叶倍香，或莳于园庭，则芬馨满径，江东、蜀川人采其叶作饮香，云可以已泄泻。七八月开白花。根坚瘦，黄黑色。"《本草衍义》载："芎䓖，今出川中，大块，其里色白，不油色，嚼之微辛、甘者佳。"根据考证建议本方选用的川芎为伞形科植物川芎 *Ligusticum chuanxiong* Hort.的干燥根茎。主产于陕西、甘肃、四川、贵州等地。

防风 《本草图经》曰："根土黄色，与蜀葵根相类。茎叶俱青绿色，茎深而叶淡，似青蒿而短小，初时嫩紫，作菜茹极爽口。五月开细白花，中心攒聚作大房，似莳萝花。实似胡荽子大。"根据本草考证及《中国药典》和《中华本草》等综合分析考证，建议本方中选用的防风为伞形科植物防风 *Saposhnikovia divaricata*（Turcz.）Schischk.的干燥根。分布于黑龙江、吉林、辽宁、河北、山东等地。

甘草 《本草图经》记载："春生青苗，高一二尺，叶如槐叶，七月开紫花似奈冬，结实做角子如毕豆。根长者三四尺，粗细不定，皮赤色，上有横梁，梁下皆根也。"详细描述了甘草的植物形态。通过考证建议本方入药为豆科植物甘草 *Glycyrrhiza uralensis* Fisch.，主产于新疆、内蒙古、甘肃、宁夏、山西等地。

防己 品种古今变化较大。明清以前使用的是马兜铃科汉中防己（异叶马兜铃 *Aristolochia heterophylla* Hemsl.）和防己科木防己 *Cocculus orbiculatus*（L.）DC.。明清以后出现了品质更佳的粉防己，与今用药相符，即防己科植物粉防己 *Stephania tetrandra* S. Moore 的干燥根。自民国起，防己科植物粉防己开始作为防己的主要药用来源。2000年版以前的《中国药典》都收载有广防己和防己，广防己来源于马兜铃科广防己，而防己则为防己科粉防己。2004年8月5日国家食品药品监督管理局取消了广防己药用标准，自2005年版《中国药典》则只收载防己科粉防己。综合本草考证和临床用药经验，建议本方案中防己选用防己科植物粉防己 *Stephania tetrandra* S. Moore 的干燥根。

【炮制方法】

原方对麻黄、防己、人参、甘草、桂枝、黄芩、芍药、川芎、杏仁、附子、防风、生姜并没有特别标注。因此，本方中可按照《中国药典》（2015 年版）规定的方法进行炮制。

附子 参照《中国药典》（2015 年版）所载的附子的炮制方法。

生姜 除去杂质，洗净，切厚片。

杏仁 用时捣碎。

麻黄 除去木质茎、残根及杂质，切段。

人参 润透，切薄片，干燥，或用时粉碎、捣碎。

黄芩 除去杂质，置沸水中煮 10min，取出，闷透，切薄片，干燥；或蒸半小时，取出，切薄片，干燥（注意避免暴晒）。

芍药 本方中芍药应为白芍，洗净，润透，切厚片，干燥。

桂枝 除去杂质及粗皮，用时捣碎。

川芎 除去杂质，分开大小，洗净，润透，切厚片，干燥。

防风 除去杂质，洗净，润透，切厚片，干燥。

甘草 除去杂质，洗润切厚片，干燥。

防己 除去杂质，稍浸，洗净，润透，切厚片，干燥。

【剂量考证】

通过考证，参考《中国科学技术史·度量衡卷》，1 两=13.8g。小续命汤处方量麻黄、防己、人参、黄芩、桂枝、甘草、芍药、川芎、杏仁各 13.8g，生姜 69g，防风 20.7g，附子一枚约 15g。

【物质基准】

略。

【临床定位】

传统功能主治

该方具有温经通阳，扶正驱风的功能，常用于治疗正气虚弱和风寒初中经络所致半身不遂、口眼㖞斜、语音失利、筋脉拘急、头痛颈强等病证。

现代临床应用

小续命汤可用于治疗中风后遗症，该方在治疗中风中具有重要地位。该方在现代临床还可以治疗类风湿关节炎、糖尿病周围神经病变、鼻炎、颈椎病、面神经麻痹以及配合针刺治疗面神经炎、慢性腰痛、顽固性高血压等疾病。

（研究人员：李孟芝 等）

参 考 文 献

符茂东，蔡定芳，2016. 小续命汤治疗急性中风研究进展[J]. 山东中医杂志，35（5）：476-478.

雷明星，陈永华，2013. 加减小续命汤治疗类风湿性关节炎（RA）的临床疗效[J]. 大家健康：学术版，7（5）：75.

李波，陈晓莉，2011. 小续命汤为基本方加减治疗颈椎病 68 例[J]. 陕西中医，32（1）：54-55.

卢顺清，2015. 小续命汤配合针刺治疗面神经炎 30 例[J]. 世界最新医学信息文摘，15（98）：91-92.

严寒，2014. 小续命汤加减配合艾灸治疗面神经麻痹 35 例总结[J]. 湖南中医杂志，30（8）：70-71.

张志银，2008. 小续命汤加味祛风通络治疗顽固性高血压验案举隅[J]. 辽宁中医药大学学报，10（2）：135-136.

33

开心散　唐·《备急千金要方》

【处方沿革】

开心散的原文出处为《备急千金要方》。唐·孙思邈著。《备急千金要方·小肠腑·好忘》记载开心散原文如下：开心散主好忘方。远志、人参各四分，茯苓二两，菖蒲一两。右四味治下筛，饮服方寸匕日三。

【基原考证】

人参　《本草图经》记载："初生小者，三、四寸许，一桠五叶……三月、四月有花，细小如粟，蕊如丝，紫白色；秋后结子，或七、八枚，如大豆，生青熟红，自落。"根据上述本草著作的人参原植物形态描述与《中国药典》和《中华本草》等综合分析考证，本品为五加科植物人参 *Panax ginseng* C. A. Mey. 的干燥根和根茎。主产于辽宁、吉林、黑龙江等地。

远志　《开宝本草》："茎叶似大青而小，比之麻黄，陶不识尔。"《本草图经》："根黄色，形如蒿根；苗名小草，似麻黄而青，又如荜豆；叶亦有似大青而小者；三月，开花白色；根长及一尺，四月采根、叶，阴干……"《本草纲目》："远志有大叶、小叶两种……大叶者红花。"其所述小叶者为远志，大叶者为卵叶远志。与药典规定的远志科植物远志 *Polygala tenuifolia* Willd.、卵叶远志 *Polygala sibirica* L.相一致。远志主产于东北、华北、西北以及河南、山东、安徽部分地区，以山西、陕西产量最大。本方选用远志科植物远志 *Polygala tenuifolia* Willd.的干燥根。

茯苓　《本草纲目》曰："茯苓有大如斗者，有坚如石者，绝形，其轻虚者不佳，盖年浅未坚故也。"通过以上本草考证，确认茯苓的基原与《中国药典》中茯苓一致，即多孔菌科真菌茯苓 *Poria cocos*（Schw.）Wolf 的干燥菌核。主要分布于我国东、中、南部广大山区，云南、湖北、安徽、河南、四川等省份均有栽培，其中安徽产量及销量均为全国最大。

菖蒲　"石菖蒲"之名首见于宋·苏颂的《本草图经》，其中所记载的石菖蒲亦可整理为 2 种，其中石菖蒲"长一二尺许"，"叶中心有脊，状如剑"。根据考证，建议本方中的菖蒲选用天南星科植物石菖蒲 *Acorus tatarinowii* Schott 的干燥根茎。主产于四川、浙江、江西、江苏等省。

【炮制方法】

人参　润透，切薄片，干燥，或用时粉碎、捣碎。人参的炮制方法在《论和合第七》章节中没有特殊提及，根据其开篇提出的"诸经方用药，所以熬炼节度，皆脚注之，今方则不然，于此篇具条之，更不烦方下别注也"得出结论，孙思邈的炮制（熬炼节度或合和）方法在《论合和第七》中皆已说明，未提及的即没有特殊要求。故采用《中国药典》2015 年版规定的方法进行炮制。

远志　除去杂质，去心，干燥，临用前破碎。《备急千金要方》和《千金翼方》中关于远志的描述如下。《备急千金要方·论合和第七》：牡丹、巴戟天、远志、野葛等，皆捶破去心。《千金翼方·草部上品之上》：远志，味苦，温，无毒。主咳逆伤中，补不足，除邪气，利九窍，益智惠，耳目聪明，不忘，强志倍力，利丈夫，定心气，止惊悸，益精，去心下膈气，皮肤中热，面目黄。久服轻身不老，好颜色，延年。叶名小草，主益精，补阴气，止虚损，梦泻。一名棘菀，一名葽绕，一名细草。生太山及冤句川谷，四月采根叶，阴干。

茯苓 选用白茯苓。将鲜茯苓按不同部位切制，阴干。用时捣碎或者粉碎。

石菖蒲 除去杂质，洗净，润透，切厚片，干燥；或临用前药材直接破碎使用。石菖蒲在开心散的组方中没有随方炮制的说明，其炮制方法在《论和合第七》章节中也没有提及，根据其提出的"诸经方用药，所以熬炼节度，皆脚注之，今方则不然，于此篇具条之，更不烦方下别注也"得出结论，孙思邈的炮制（熬炼节度或合和）方法在《论合和第七》中皆已说明，未提及的即没有特殊要求。故采用《中国药典》2015年版规定的方法进行炮制。

【剂量考证】

人参、远志、石菖蒲、茯苓按照 1∶1∶1∶2 的重量比例混合，粉碎，过筛，每次取 1.5～2.5g，温开水送服，每日三次。

剂量考证过程如下：

《备急千金要方》序例《论和合第七》中提到"古秤唯有铢两，而无分名，今则以十黍为一铢，六铢为一分，四分为一两，十六两为一斤，此则神农之称也。……今依四分为一两称为定"。序例中还提到，"陶隐居撰本草序录，一用累黍之法，神农旧称为定，孙思邈从而用之"。然而《汉书·律历志》规定，"千二百黍重十二铢"，即百黍为一铢。汉制"十黍为一累，十累为一铢"，与孙思邈提到的从而用之的陶氏重量单位相差一个"累"的数量级，即相差 10 倍。

针对以上差异，笔者依照《备急千金要方》文字叙述，采用黍米实测法称量。10 粒黍米（一铢）0.0641g，60 粒黍米（一分）0.3748g，240 粒黍米（一两）1.5194g（图 2-33-1）。由以上数据可知，《备急千金要方》中的一铢约为 0.06g，一两约为 1.5g。黍米由于品种、产地等差异，重量可能与当时存在一定差异，仅作为参考。

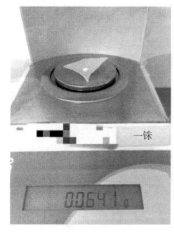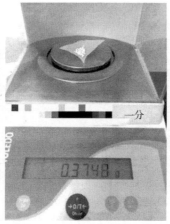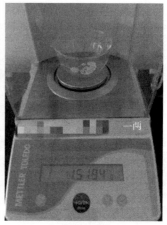

图 2-33-1 黍米实测法称量

以开心散样品（堆密度约 0.41）进行实测，依据《备急千金要方》中"方寸匕者，作匕正方一寸抄散，取不落为度"的论述，采用文献记载中具有公信力的边长，制作 2.3cm×2.3cm 的方寸匕。抄取一方寸匕散剂粉末。由 5 位不同人员各自抄取 10 次，每方寸匕在 1.4g～3.0g 差异较大，最大 1 方寸匕差异超过 1ml；综合分析，开心散每服方寸匕，以开心散散剂粉末计，约 1.5g～2.5g 的范围较为合理。

《备急千金要方》序例中提到，"方家凡云等分者，皆是丸散，随病轻重所须，多少无定铢两，三种五种皆悉分。两同等耳。凡丸散云若干分两者，是品诸药宜多宜少分两，非必止于若干之分两也。假令日服三方寸匕，须瘥止，是三五两药耳"。由实测数据可知，三方寸匕开心散重量约（1.5～2.5g）×3=4.5～7.5g。而 3～5 两药量约 1.5g×3～1.5g×5=4.5g～7.5g（以神农秤，每两约为 1.5g 实测值计算）。实测值数与文字论述量级相合，数值范围基本一致。

【物质基准（标准汤剂）】

制备方法

原文"右四味治下筛"未标明粒度，建议粒度选择为过五号筛（80 目）。取人参、远志、石菖蒲、茯苓饮片，按重量 1：1：1：2 比例配比，粉碎成细粉，混合，即得。

质量标准

1. 性状 本品为浅棕色至棕色的粉末；气微，味微苦。

2. 鉴别

（1）供试品色谱中，在与石菖蒲对照药材色谱相应的位置上，显相同颜色的斑点。

（2）供试品色谱中，在与人参对照药材色谱和人参皂苷Rb1对照品、人参皂苷Re对照品、人参皂苷Rf对照品及人参皂苷Rg1对照品色谱相应的位置上，分别显相同颜色的斑点或荧光斑点。

（3）供试品色谱中，在与远志对照药材色谱相应的位置上，显相同颜色的荧光斑点。

3. 特征图谱 供试品色谱图应呈现与参照物色谱峰保留时间相同的色谱峰。按中药色谱指纹图谱相似度评价系统，供试品指纹图谱与对照指纹图谱经相似度计算，相似度不得低于 0.90。生成的特征图谱见图 2-33-2。

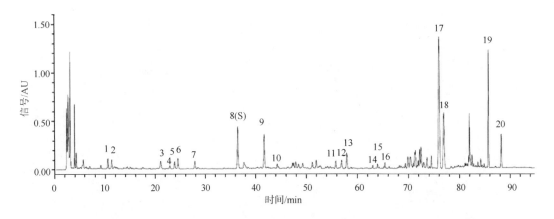

图 2-33-2 开心散物质基准对照特征图谱

峰8（S）：3, 6'-二芥子酰基蔗糖

4. 检查 应符合散剂项下有关的各项规定（《中国药典》2015年版四部通则0115）。

5. 含量测定 测定以干燥品计人参皂苷 Rg1 对照品、人参皂苷 Re 对照品及人参皂苷 Rb1 含量。

【临床定位】

传统功能主治

功能益气养心、安神定志；主治心气不足，神志不宁，健忘失眠，心怯怔忡等证。

开心散在《备急千金要方》中归于卷十四小肠腑。《备急千金要方·小肠腑脉论》论曰："小肠腑者，主心也，舌是其候也，心合于小肠。"开心散为"主好忘方"。为益气养心、安神定志之代表方剂，主要用于治疗心气不足，神志不宁，健忘失眠，心怯怔忡等证，类似于西医的抑郁症。是中医益智养心、安神定志的基本方剂。

历代医家研究开心散颇多，化裁不同。《备急千金要方》中，相同药味，不同比例还有一方为"定志小圆"，其方为"菖蒲远志各二两，茯苓、人参各三两，右四味为末，蜜丸如梧子大，饮服七丸，日三，加茯神为茯神丸，散服之亦佳"。

现代临床应用

开心散能抗抑郁，抗老年痴呆，益智，提高记忆力和学习能力。增强抗氧化损伤因素，提高细胞存活率，最终起到缓解阿尔茨海默病病理发展的防治作用。

（研究人员：杨建会　肖　寒　王　南　王家成）

参 考 文 献

金世元，2012. 金世元中药材传统鉴别经验[M]. 北京：中国中医药出版社.

王欣，1997. 开心散的源流与发展[J]. 山东中医药大学学报，（5）：74-75.

谢宗万，2010. 中药品种理论与应用[M]. 北京：人民卫生出版社.

郑美玲，秦竹，2013. 开心散的现代应用及研究进展[J]. 现代中医药，33（5）：131-133.

34

槐花散 宋·《普济本事方》

【处方沿革】

在《古代经典名方目录（第一批）》中，给出槐花散出处，其来源于《普济本事方》（宋·许叔微）。其原文为："槐花（炒）、柏叶（炼杵焙）、荆芥穗、枳壳（去穰，细切，麸炒黄）右修事了，方秤等分，细末，用清米饮调下二钱，空心食前服。主要用于治肠风脏毒。"

槐花散历代医籍皆有收载，记载剂量、组方略有不同，由于历代医籍繁多，列举部分具有代表性的医籍中槐花散组方，如表 2-34-1 所示：

表 2-34-1 历代医籍记载的槐花散组方

古代依据	组方	所属时代及作者
《普济本事方》	槐花（炒），柏叶（炼杵焙），荆芥穗，枳壳（去穰，细切，麸炒黄）	宋·许叔微
《幼幼新书》	槐花（微炒）、白术、熟干地黄、芎，以上各半两，黄芪（锉）、木香、当归（锉，微炒）、甘草（炙微赤，锉）以上各一分	宋·刘昉
《兰室秘藏》	川芎四分，槐花、青皮、荆芥穗、熟地黄、白术，以上各六分，当归身、升麻，以上各一钱	元·李杲
《婴童类萃》	槐花（炒）、柏叶（矾水炒）、荆芥、枳壳（麸炒）为末，每服一钱，米汤下	明·王大伦
《外科发挥》	槐花（炒）、生地黄（酒拌，铜器蒸半日）、青皮、白术（炒）、荆芥穗各六分，川芎四分，当归身（酒拌）、升麻各一钱	明·薛己
《医醇剩义》	槐花、青皮、荆芥穗，等分研末	清·费伯雄

【基原考证】

槐花 谨按《尔雅》，槐有数种，昼合夜开者名守宫槐，叶细而青绿者但谓之槐，其功用不言有别。四月、五月开花，六月、七月结实，七月采嫩实捣取汁作煎，十月采老实入药，皮根采无时。今医家用槐者最多。宋元医方使用槐花，极少言专用花蕾，不知是否受染作的影响，明代后渐渐改用花蕾。《本草纲目》云："其花未开时，状如米粒，炒过煎水，染黄甚鲜。"《景岳全书》中亦有使用"槐米"的处方。综上，槐花与 2015 年版《中国药典》中槐花基原一致为豆科植物槐 Sophora japonica L.的干燥花及花蕾。《神农本草经》言槐实"生河南平泽"，《救荒本草》专载中州一带可食植物，亦有"槐树芽"，证明河南出产。而《药物出产辨》则记载："槐花以产广西桂林者为最，广东连州、东陂、乐昌出者亦佳，染料必须用之。山东青州府更多出产，但其质色不及两广之好。"《本草图经》："槐，今处处有之，其木有极高大者。"现代在全国各地普遍栽培。

柏叶 《本草图经》中对柏实的描述为："生泰山山谷，今处处有之，而干州者最佳。……其叶名侧柏，密州出者，尤佳。虽与他柏相类，而其叶皆侧向而生，功效殊别。"《本草纲目》："柏有数种，入药惟取叶扁而侧生者，故曰扁柏。其树耸直，其皮薄，其肌腻，其花细琐，其实成丛，状如小铃。霜后四裂，中有数子，大如麦粒，芬芳可爱。"综上柏叶应与现在所用柏科植物侧柏 Platycladus orientalis（L.）Franco

一致。《本草图经》中指出："今处处有之"。现代在全国大部分地区均有分布。

荆芥穗 《吴普本草》云："叶似落黎而细，蜀中生噉之。"《证类本草》所绘成州（今甘肃成县）假苏和岳州（今湖南岳阳市）荆芥图，依其图形均与现用之唇形科植物荆芥 *Schizonepeta tenuifolia* Briq.相似。据《齐民要术》载这种姜芥在北魏时期即有种植。《神农本草经》言假苏（荆芥）"生汉中[今陕西汉中]川泽"，《吴普本草》介绍说蜀中人生噉之。《通典》称"彭原郡贡假苏荆芥，今宁州"，即今甘肃宁县。根据《证类本草》药图提示，宋代似乎以甘肃成县和湖南岳阳产者为正。《药物出产辨》云："荆芥产江西，红梗者更佳；其次浙江杭州府；再次湖北广城。"现代全国大部分地区均产，主产于江苏、浙江、江西等地。

枳壳 古本草中枳壳和枳实不分，以枳实之名首载于《神农本草经》，列为中品。《名医别录》谓："生河内，九月、十月采，阴干。"陶弘景曰："枳实采，破令干，除核，微炙令香用。"从以上描述来看，九、十月采的枳实应是已成熟或近成熟的果实，而非幼果，也只有成熟果实或近成熟果才有核可除。这说明古代本草所述枳实为成熟果实或近成熟果实，即是后世所称之枳壳。与本方年代相近的《本草图经》记载："……今医家多以皮厚而小者为枳实，完大者为枳壳，皆以翻肚如盆口状，陈久者为胜。"酸橙果实横切者才有这种特征，与 2015 年版《中国药典》中枳壳的基原一致为芸香科植物酸橙 *Citrus aurantium* L.。《本草图经》曰："枳壳，生商州[陕西商洛]川谷，今京西、江湖州郡皆有之。"现代主产于四川、江西、湖南、湖北、江苏等地。

【炮制方法】

槐花 原籍《普济本事方》对槐花的描述为"槐花（炒）"。对照 2015 年版《中国药典》槐花的炮制方法，炒槐花与原籍描述相近，故选用炒槐花。

柏叶 原籍《普济本事方》对柏叶的描述为"柏叶（炼杵焙）"。对照 2015 年版《中国药典》侧柏叶的炮制方法，侧柏炭与原籍描述相近，故选用侧柏炭。

荆芥穗 原籍《普济本事方》对荆芥穗的炮制方法并未有特殊描述。故选用符合 2015 年版《中国药典》要求的荆芥穗。

枳壳 原籍《普济本事方》对枳壳的描述为"枳壳（去穰，细切，麸炒黄）"。对照 2015 年版《中国药典》枳壳的炮制方法，麸炒枳壳与原籍描述相近，故选用麸炒枳壳。

【剂量考证】

经查阅相关史料记载，并结合现代对宋度量衡史的考证，虽然众多文献资料中的换算值略有差异，但宋代 1 两约 40g 左右的换算关系基本明确。1 钱相当于今 4g，若按照 1 钱=4g 折算。确定本研究槐花散中涉及使用药量约 8g。

【物质基准】

制备方法

取炒槐花、侧柏炭、荆芥穗、麸炒枳壳等量，混合后粉碎，过六号筛。

质量标准

暂略。

【临床定位】

传统功能主治

清肠止血，疏风行气。主治风热湿毒，壅遏肠道，损伤血络证。肠风脏毒，或便前出血，或便后出血，或粪中带血，痔疮出血，血色鲜红或晦暗，舌红苔黄。本方所治肠风、脏毒皆因风热或湿热邪毒，壅遏肠道血分，损伤脉络，血渗外溢所致。治宜清肠凉血为主，兼以疏风行气。《幼幼新书》中槐花散治小儿大便出血，腹痛黄瘦，不欲饮食。《婴童类萃》载槐花散治血痢，兼治酒毒便血。槐花禀天地至阴之性，疏肝泻热，能凉大肠；侧柏叶生而向西，禀金兑之气，苦寒芳香，能入血分，养阴燥湿，最凉血分之热；荆芥散瘀搜风；枳壳宽肠利气。四味所入之处，俱可相及，宜乎肠风、脏毒等病，皆可治耳。综上，槐花散在古代主治便血类疾病。

现代临床应用

槐花散以槐花为主药，清热泻火，益气养阴，活血化瘀。现代医家多用槐花散辨证加减治疗内痔出血，王珊苹等、王琼等用槐花散（汤）治疗溃疡性结肠炎出血；祝普凡用槐花汤治疗肛裂出血；肠癌便血属热证者亦可运用。但本方药性寒凉，故只宜暂用，不宜久服。对中焦虚寒而大便下血者，则当慎用。本方对原因比较单纯的大肠下部出血，确有疗效。但对于原因复杂，病久不愈的便血，本方只能治标，不能治本，应探查病因，寻求根治方法。

（研究人员：肖惠琳　刘　艳　章　军　邸继鹏）

参 考 文 献

陈华良，2003. 加味槐花散治疗内痔 162 例疗效观察[J]. 云南中医中药杂志，24（6）：38-39.

陈玉霞，2017. 辨证治疗放射性肠炎腹泻便血体会[J]. 实用中医药杂志，33（5）：581.

李双贵，刘雅蓉，1998. 加味槐花散治疗内痔便血 50 例[J]. 湖北中医杂志，14（2）：42-43.

鲁龙生，罗敏，何永恒，2010. 槐花散超微饮片治疗Ⅰ、Ⅱ期内痔出血疗效性观察[J]. 中国中医药现代远程教育，8（15）：7-8.

王琼，李信平，2008. 槐花汤加味治疗溃疡性结肠炎大出血验案[J]. 中外医疗，（25）：88.

王珊苹，朱卫，2013. 槐花汤直肠滴入配合中医情志护理治疗慢性溃疡性结肠炎的临床观察[J]. 中医药指南，11（28）：269-270.

熊南江，王杏仁，2000. 槐花散加味治疗内痔出血 68 例[J]. 福州总医院学报，7（1）：43.

张秉成，2010. 成方便读[M]. 北京：学苑出版社.

钟鸣，钟柠泽，2012. 槐花散超微饮片联合止血汤治疗内痔出血临床疗效分析[J]. 现代诊断与治疗，23（6）：682.

祝普凡，2007. 槐角丸与槐花散治疗幼儿肛裂 42 例疗效观察[J]. 河北中医，29（3）：238.

35

竹茹汤　宋·《普济本事方》

【处方沿革】

出自宋·许叔微《普济本事方》。原文："治胃热呕吐，竹茹汤"，"阳明，胃也；少阳，胆也。有辨焉，口渴者热在胃，口苦者热在胆也；兼而有之，则二经均有留热矣。是方也，干葛清胃，竹茹清胆，半夏破逆，甘草调阳"（《普济本事方》卷四引）。干葛（味甘辛，性凉）三两，甘草（炙，味甘，性平）三分，半夏（姜汁半盏，浆水一升煮，耗半，味辛，性温）三分，生姜（味辛，性微温）三片，竹茹（味甘，性微寒）一弹大，枣（味甘，性温）一个。

上粗末，每服五钱，水二盏，生姜三片，竹茹一弹大，枣一个，同煎至一盏，去滓温服。

【基原考证】

干葛　《炮炙全书》载："干葛即葛根，非生根也。"《中国药物学大纲》："方书呼干葛者。乃葛根。"说明干葛即为葛根。葛根始载于《神农本草经》，被列为中品。唐宋时期野葛、食用葛和甘葛均可药用，但野葛入药最佳。2015 年版《中国药典》一部中将豆科植物野葛 *Pueraria lobata*（*Willd.*）Ohwi 的干燥根作为葛根的唯一药用来源。主产于河南、湖南、浙江、四川等地。

甘草　《本草图经》、《本草衍义》及《植物名实图考》指出甘草叶片的形状。《本草蒙筌》和《本草纲目》均附有原植物图。通过考证，建议本方选用 2015 年版《中国药典》甘草，即豆科植物甘草 *Glycyrrhiza uralensis* Fisch.的干燥根和根茎，主产于新疆、内蒙古、甘肃、宁夏、山西等地。

半夏　文献记载有旱半夏、水半夏两种。《神农本草经》卷一："一名地文，一名水玉。生川谷。"《证类本草》卷第十："一名守田，一名地文，一名水玉，一名示姑。"《吴普本草·草木类》："一名和姑。"根据记载可以确认古时使用的半夏为旱半夏，即 2015 年版《中国药典》半夏，为天南星科植物半夏 *Pinellia ternata*（Thunb.）Breit. 的干燥块茎。主产于陕西、山东、四川、贵州、湖北、河南、安徽等地。

生姜　首载于汉·《金匮要略》，该书中记载了许多以生姜为名的方剂，如"当归生姜羊肉汤"。唐·《新修本草》（657～659 年）中生姜的记载与《本草经集注》基本一致。《千金翼方·药出州土》（682 年）记载泉州（今福建泉州）、益州（今四川成都）产生姜。《中国药典》自 1963 年版至今，均规定生姜为姜科植物姜 *Zingiber officinale* Rosc.的新鲜根茎。经上述文献考证，生姜为姜科植物姜 *Zingiber officinale* Rosc.的新鲜根茎。主产于山东、四川、云南等地。

竹茹　《本草经集注》称之为"青竹茹"，历代本草均有记述，《本草约言》："竹茹即竹皮。皮茹削去青色，惟取向里黄皮。"《本草经集注》记载："竹类甚多，此前一条云是篁竹，次用淡苦尔。又一种薄壳者，名甘竹叶，最胜。"《本草图经》记载："竹、淡竹、苦竹……竹之类甚多，而入药者，惟此三种，人多不能尽别。"目前多数用 2015 年版《中国药典》淡竹，即禾本科植物 *Phyllostachys nigra*（Lodd.）Munro var. *henonis*（Mitf.）Stapf ex Rendle 的茎秆的干燥中间层，主产于江苏、浙江、安徽、河南、山东等地。

大枣 始载本草为《神农本草经》。《本草图经》曰："大枣，干枣也。……今近北州郡皆有，而青、晋、绛州者特佳。江南出者坚燥少脂。"并附有"大枣"图。李时珍曰："枣木赤心，有刺。四月生小叶，尖觥光泽。五月开小花，白色微青。南北皆有，惟青、晋所出者肥大甘美，入药为良。"根据以上本草图文所述考证，与现今药用大枣相符，建议大枣选用《中国药典》大枣，即为鼠李科植物枣 *Ziziphus jujuba* Mill. 的干燥成熟果实，主产于新疆、山西、宁夏、甘肃、陕西、山东、河北、浙江、湖南等地。

【炮制方法】

原方对干葛、生姜、竹茹、大枣均未有炮制说明，因此按照《中国药典》方法炮制即可。

干葛 即葛根，洗净，润透，切厚片，干燥。

生姜 用时切厚片。

竹茹 切段或揉成小团。

大枣 用时破开或去核。

甘草 根据甘草炮制方法衍变考证，现今常用的蜜制甘草起源于宋代。且出现了蜜炙和中健脾的理论，至今蜜炙仍为甘草发挥止咳平喘作用的主要炮制方法，并成为临床使用的主流品种。因此本方中炙甘草，建议按照 2015 年版《中国药典》的方法采用蜜炙。

半夏 原方已经给出半夏炮制工艺：半夏三分（姜汁半盏，浆水一升煮耗半）。因此，本方采用依据此法制备"姜汁浆水制半夏"。

【剂量考证】

按宋代 1 两=4 分=10 钱，1 钱=4.13g 折算：葛根 124g，炙甘草 31g，姜汁浆水制半夏 31g，生姜 3g，竹茹 3g，枣 3g。将葛根、姜汁浆水炙半夏、炙甘草三味药粉碎成粗末，过二号筛，每服 20.65g，加入其余三味药，生姜 3g，竹茹 3g，大枣 3g，加水 400ml，煎煮至约 200ml。去滓温服。可日作 2～3 服。

【物质基准（标准汤剂）】

制备方法

称取本方，加水 400ml，煎至 200ml，去渣，即得。

质量标准

1. 定量物质筛选 以 2015 年版《中国药典》中的含量测定成分为基础，首选含量高、性质稳定且易于检测的物质作为定量成分，同时兼顾各检测波长下的色谱峰形状及保留时间，最终确定葛根素、甘草苷、甘草酸为定量物质。

2. 出膏率 取 25ml 汤液，水浴蒸干后置于 105℃环境中干燥 3 小时，根据出膏率公式计算，结果为 18.45%～25.29%。

3. 含量测定 照高效液相色谱法（《中国药典》2015 年版通则 0512）测定。

色谱条件与系统适用性试验：以十八烷基硅烷键合硅胶为填充剂（4.6mm ×250mm，5 μm）；以乙腈为流动相 A，以 0.05%磷酸溶液为流动相 B，按照梯度洗脱；流速为 1ml/min；柱温为 25 ℃。

定量成分范围应为：葛根素 1.21～1.69mg/ml，甘草苷 0.03～0.08mg/ml，甘草酸 0.05～0.26mg/ml。

4. 特征图谱 照高效液相色谱法（《中国药典》2015 年版通则 0512）测定。

色谱条件与系统适用性试验：以十八烷基硅烷键合硅胶为填充剂（4.6mm×250mm，5μm）；以 0.1% 甲酸溶液为流动相 A，以乙腈为流动相 B，按照梯度洗脱；流速为 1ml/min；柱温为 25℃。

分别精密吸取 15 批竹茹汤物质基准供试品溶液注入高效液相色谱仪，记录色谱峰信息，生成的对照特征图谱见图 2-35-1，共有峰 26 个，指认 9 个。以峰 7 为参照峰。

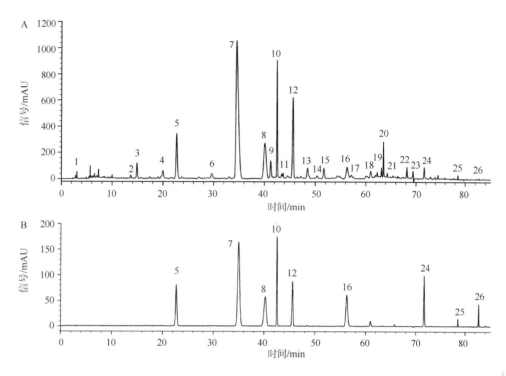

图 2-35-1 竹茹汤物质基准对照指纹图谱（A）和混合对照品图（B）

峰 5：3'-羟基葛根素；峰 7：葛根素；峰 8：3'-甲氧基葛根素；峰 10：葛根芹菜糖苷；峰 12：大豆苷；峰 16：甘草苷；峰 24：大豆苷元；峰 25：甘草酸铵；峰 26：6-姜辣素

【临床定位】

传统功能主治

益胃清热，降逆止呕。主治：胃热呕吐，饮酒过多而呕。①《普济本事方》：胃热呕吐。②《普济方》引《严氏济生方》：胃受邪热，心烦喜冷，呕吐不止。③《医方考》：伤寒正汗后，余热留于阳明、少阳，必令作呕。④《医学六要》：因饮酒过度而呕。

现代临床应用

竹茹汤用于治疗胃热呕吐。临床应用以手足心俱热，下咽即吐，舌质红嫩，脉数为辨证要点。

（研究人员：严国俊 李 丹 许金国 朱广伟）

参 考 文 献

陈嘉谟，2009. 本草蒙筌[M]. 张印生，韩学杰，赵惠玲，校注. 北京：中医古籍出版社：207-271.

方文韬，詹志来，彭华胜，等，2017. 干姜、生姜、炮姜分化的历史沿革与变迁[J]. 中国中药杂志，42（9）：1641.

高晓娟，赵丹，赵建军，等，2017. 甘草的本草考证[J]. 中国实验方剂学杂志，23（2）：193.

梁爱华，韩佳寅，陈士林，等，2018. 中药经典名方的质量与安全性考量[J]. 中国食品药品监管，173（6）：6-12.

刘景超，2006. 许叔微医学全书[M]. 北京：中国中医药出版社：73.

罗琼，郝近大，杨华，等，2007. 葛根的本草考证[J]. 中国中药杂志，（12）：1141.

丘光明，邱隆，杨平，2001. 中国科学技术史·度量衡卷[M]. 北京：科学出版社：391.

苏颂，1988. 图经本草[M]. 胡乃长，王致谱，辑注. 福州：福建科学技术出版社：328.

孙媛，2008. 竹茹现代研究概况[J]. 黑龙江医药，21（6）：78.

王孝涛，1986. 历代中药炮制法汇典：古代部分[M]. 南昌：江西科学技术出版社：44-45.

王智民，刘菊妍，刘晓谦，等，2017. 谈经典名方的化学、生产和质量控制研究和监管[J]. 中国中药杂志，42（10）：1819-1824.

玄振玉，刘明岭，2003. 干姜、生姜药用源流考辨[J]. 上海中医药杂志，（2）：48.

薛己，2015. 本草约言[M]. 臧守虎，杨天真，杜凤娟，校注. 北京：中国中医药出版社：73.

张瑞贤，芦琴，张卫，等，2008. 宋代药物衡量单位的考察[J]. 中国中药杂志，（19）：2267.

张志国，杨磊，邓桂明，等，2018. 中医药历代度量衡的研究[J]. 辽宁中医杂志，45（3）：499.

36

辛夷散　宋·《严氏济生方》

【处方沿革】

辛夷散来源于宋·严用和《严氏济生方》，方曰："治肺虚，风寒湿热之气加之，鼻内壅塞，涕出不已，或气息不通，或不闻香臭。"其组成：辛夷仁、细辛（洗去土、叶）、藁本（去芦）、升麻、川芎、木通（去节）、防风（去芦）、羌活（去芦）、甘草（炙）、白芷各等分。右为细末，每服二钱。食后茶清调服。

【基原考证】

辛夷仁　辛夷呈长卵形，苞片表面密被灰白色或灰绿色有光泽的长茸毛。去掉外苞片后为棕色、类棕色棒状内芯，谓之辛夷仁。故从入药部位来看，辛夷为全花蕾，而辛夷仁则为花蕾内"芯"。辛夷仁为上行巅顶、内宣肺胃之药。《中国药典》（2015 年版）收录的辛夷为木兰科植物望春花 *Magnolia biondii* Pamp.、玉兰 *Magnolia denudata* Desr. 或武当玉兰 *Magnolia sprengeri* Pamp.的干燥花蕾。本方中所用的辛夷仁为辛夷去掉外苞片后的内芯。建议本方辛夷入药品种与药典规定一致。主产于浙江、安徽、四川、贵州、山东等省。

细辛　《本草图经》载："细辛生华山山谷，……其根细而其味极辛，故名之曰细辛。"《本草衍义》载："细辛用根，今惟华州者佳，柔韧，极细直，深紫色，味极辛，嚼之习习如椒……叶如葵叶，赤黑，非此则杜蘅也。"《本草纲目》载："叶似小葵，柔茎细根，直而色紫，味极辛者，细辛也。"通过对原植物形态描述及图例考证可知，历代本草记载的细辛主要品种为马兜铃科植物北细辛 *Asarum heterotropoides* Fr. Schmidt var. *mandshuricum*（Maxim.）Kitag.、汉城细辛 *Asarum sieboldii* Miq.var.*seoulense* Nakai 或华细辛 *Asarum sieboldii* Miq. 的干燥根和根茎。北细辛与汉城细辛主产于东北地区。华细辛主产于陕西、河南、山东、浙江等省。

藁本　《本草图经》载，藁本"生崇山山谷，今西川、河东州郡及兖州、杭州有之；叶似白芷，香又似芎䓖，但芎䓖似水芹而大，藁本叶细耳。根上苗下似禾藁，故以名之。五月有白花，七、八月结子，根紫色，正月、二月采根，曝干，三十日成"。《中国药典》（2015 年版）收录的藁本为伞形科植物藁本 *Ligusticum sinense* Oliv. 或辽藁本 *Ligusticum jeholense* Nakai et Kitag.的干燥根茎和根。建议本方中藁本入药品种与药典规定一致。

升麻　据《纲目彩图》、《纲目图鉴》、《药典图鉴》、《中药志》等综合分析考证，建议本方中的升麻选用毛茛科植物大三叶升麻 *Cimicifuga heracleifolia* Kom.、兴安升麻 *Cimicifuga dahurica*（Turcz.）Maxim. 或升麻 *Cimicifuga foetida* L.的干燥根茎。主产于辽宁、吉林、黑龙江。河北、陕西、山西等省亦产。

川芎　《本草图经》载："今关陕、蜀川、江东山中多有之，而以蜀川者为胜。其苗四五月间生，叶似芹、胡荽、蛇床辈，作丛而茎细。其叶倍香，或莳于园庭，则芬馨满径，江东、蜀川人采其叶作饮香，云可以已泄泻。七八月开白花。根坚瘦，黄黑色。"《本草衍义》载："芎䓖，今出川中，大块，其里色白，不油色，嚼之微辛、甘者佳。"根据考证建议本方选用的川芎为伞形科植物川芎 *Ligusticum chuanxiong* Hort.的干燥根茎。主产于陕西、甘肃、四川、贵州等地。

木通 据《纲目图鉴》、《纲目彩图》等综合分析考证，建议本方中选用的木通为木通科植物木通 *Akebia quinata*（Thunb.）Decne.、三叶木通 *Akebia trifoliata*（Thunb.）Koidz.或白木通 *Akebia trifoliata*（Thunb.）Koidz. var. *australis*（Diels）Rehd.的干燥藤茎。木通主产于江苏、浙江、安徽、江西等省；三叶木通主产于浙江；白木通主产于四川。

防风 《本草图经》曰："根土黄色，与蜀葵根相类。茎叶俱青绿色，茎深而叶淡，似青蒿而短小，初时嫩紫，作菜茹极爽口。五月开细白花，中心攒聚作大房，似莳萝花。实似胡荽子而大。"根据本草考证及《中国药典》和《中华本草》等综合分析考证，建议本方中选用的防风为伞形科植物防风 *Saposhnikovia divaricata*（Turcz.）Schischk.的干燥根。分布于黑龙江、吉林、辽宁、河北、山东等地。

羌活 金元时期，由于独活与羌活二者药用功效不同，开始明确将二者独立为两个药物。古代文献中所记载的羌活应为伞形科植物羌活 *Notopterygium incisum* Ting ex H.T.Chang 或宽叶羌活 *Notopterygium franchetii* H. de Boiss.的干燥根茎与根。主要分布在甘肃、四川、山西、陕西等地。

甘草 《本草图经》载"春生青苗，高一二尺，叶如槐叶，七月开紫花似奈冬，结实做角子如毕豆。根长者三四尺，粗细不定，皮赤色，上有横梁，梁下皆根也"，对甘草的植物形态进行了描述。综合考证建议本方中选用的甘草为乌拉尔甘草 *Glycyrrhiza uralensis* Fisch.。主产于内蒙古、宁夏、甘肃、新疆。

白芷 《本草图经》称："今所在有之，吴地尤多。根长尺余，白色粗细不等。枝干去地五寸以上。春生叶，相对婆娑，紫色，阔三指许。花白微黄。入伏后结子，立秋后苗枯。二月、八月采根暴干。以黄泽者为佳。"《中国药典》（2015 年版）收录的白芷为伞形科植物白芷 *Angelica dahurica*（Fisch.ex Hoffm.）Benth.et Hook.f.或杭白芷 *Angelica dahurica*（Fisch.ex Hoffm.）Benth.et Hook.f.var.*formosana*（Boiss.）Shan et Yuan 的干燥根。建议本方中白芷入药品种与药典规定一致。主产于河南、河北、浙江、福建、四川等省。

【炮制方法】

原方对辛夷仁、木通、升麻、川芎、白芷并没有特别标注。因此，本方中可按照《中国药典》（2015年版）规定的方法进行炮制。

辛夷仁 除去杂质，晒干或低温干燥。

细辛 本方中细辛标注为"洗去土、叶"。经考证细辛的双叶有毒，需去双叶，仅用根部，无毒。2015年版《中国药典》细辛的入药部位为根和根茎。建议本方中的细辛入药部位为根和根茎，除去杂质，喷淋清水，稍润，切段，阴干。

藁本 将藁本除去芦头后可按照《中国药典》（2015 年版）所载藁本炮制方法炮制：除去杂质，略泡，洗净，润透，切厚片，干燥。

升麻 除去杂质，略泡，洗净，润透，切厚片，干燥。

川芎 除去杂质，分开大小，洗净，润透切厚片，干燥。

木通 将木通除去节后可按照《中国药典》（2015 年版）所载木通炮制方法炮制：除去杂质，水浸泡，泡透后捞出，切片，干燥。

防风 《本草乘雅半偈》中记载了防风净制的目的，"去叉头叉尾及枯黑者，叉头令人发狂，叉尾发人痼疾也"。《本草述钩元》也提到了"去芦并叉头叉尾及形弯者弗用，能令人吐"。《本草备要》也提到了防风上部用身，下部用梢的理论。防风在经方入药时为了避免有副作用，应除去芦头。

羌活 原方中羌活去芦。羌活除去芦后，除去杂质，洗净，润透，切薄片，晒干或低温干燥。

甘草 根据甘草炮制方法衍变考证，现今常用的蜜制甘草起源于宋代。至今蜜炙仍为甘草发挥止咳平喘作用的主要炮制方法，并成为临床用的主流品种。因此本方中炙甘草，建议按照 2015 年版《中国药典》的方法采用蜜炙。

白芷 除去杂质，大小分开，略浸，润透，切厚片，干燥。

【剂量考证】

本方参考中国历代度量衡考证，即宋代 1 钱约为 4g，1 两约为 40g。考虑到《严氏济生方》为宋代的，因此考古所得的衡制更为可信，因此按照中国历代度量衡中的说法。本方中辛夷仁、细辛（洗去土、叶）、藁本（去芦）、升麻、川芎、木通（去节）、防风（去芦）、羌活（去芦）、甘草（炙）、白芷各等分。右为细末，每服二钱（约为 8g）。

【物质基准】

略。

【临床定位】

传统功能主治

治肺虚，风寒湿热之气加之，鼻内壅塞，涕出不已，或气息不通，或不闻香臭。

现代临床应用

辛夷散及其加减方主要用于治疗鼻窦炎、慢性呼吸道疾病、声带息肉、小儿过敏性鼻炎、鼻渊等疾病。

（研究人员：李孟芝）

参 考 文 献

何廉臣，2008. 实验药物学[M]. 福州：福建科学技术出版社.

胡静，付志博，桑情妮，等，2019. 辛夷、辛夷仁和辛夷外苞片中挥发性成分的比较[J]. 中草药，50（7）：1555-1561.

李子质，1989. 辛夷散治愈声带瘜肉 1 例[J]. 甘肃中医，（2）：11-12.

秦雪峰，吴亮，唐锐，2004. 辛夷散治疗小儿过敏性鼻炎 20 例报道[J]. 甘肃中医，（12）：16.

孙亚威，2013. 辛夷散塞鼻治鼻窦炎[J]. 中国民间疗法，21（11）：91.

王永慧，叶方，张秀华，2012. 辛夷药理作用和临床应用研究进展[J]. 中国医药导报，9（16）：12-14.

于一伟，王红梅，张玉果，2016. 辛夷散在治疗鸡传染性鼻炎中的临床应用[J]. 今日畜牧兽医，（4）：57-58.

周洁，庄诚，张丹，2005. 加味辛夷散治疗急慢性鼻炎 86 例临床观察[J]. 浙江中医杂志，（8）：348.

37

当归饮子　宋·《严氏济生方》

【处方沿革】

当归饮子源于宋·严用和《严氏济生方》。书中记载："当归（去芦）、白芍药、生地黄（洗）、川芎、白蒺藜（炒，去尖）、防风（去芦）、荆芥穗各一两，何首乌、黄芪（去芦）、甘草（炙）各半两。右㕮咀，每服四钱，水一盏半，姜五片，煎至八分，去滓，温服，不拘时候。治心血凝滞，内蕴风热，疮疥，或肿，或痒，或脓水浸淫，或发赤疹。"

【基原考证】

当归　《本草经集注》云："今陇西叨阳黑水当归，多肉少枝，气香，名马尾当归，稍难得。西川北部当归，多根枝而细。历阳所出，色白而气味薄，不相似，呼为草当归，阙少时乃用之。"根据考证，建议本方选用的当归为伞形科植物当归*Angelica sinensis*（Oliv.）Diels的干燥根。主产于四川、贵州、湖北、陕西、甘肃等地。

川芎　《本草图经》载："今关陕、蜀川、江东山中多有之，而以蜀川者为胜。其苗四五月间生，叶似芹、胡荽、蛇床辈，作丛而茎细。其叶倍香，或莳于园庭，则芬馨满径，江东、蜀川人采其叶作饮香，云可以已泄泻。七八月开白花。根坚瘦，黄黑色。"根据考证建议本方选用的川芎为伞形科植物川芎*Ligusticum chuanxiong* Hort.的干燥根茎。主产于陕西、甘肃、四川、贵州等地。

何首乌　《本草纲目》曰："今在处有之，岭外、江南诸州皆有，以洛西、嵩山及河南柘城县者为胜"；"秋冬取根，大者如拳，各有五棱瓣，似小甜瓜，有赤、白 2 种"。根据考证建议本方选用何首乌为蓼科植物何首乌*Polygonum multiflorum* Thunb.的干燥块根。主要产于河南、湖北、广西、广东等省区。

白芍药　《本草图经》记载："生中岳川谷及丘陵，夏开花，有红、白、紫数种；子似牡丹子而小；秋时采根，根亦有赤、白二色。"明·《本草纲目》载："入药宜单叶之根，气味全浓。根之赤白，随花之色也。"通过考证确定本方所用的白芍药为毛茛科植物芍药*Paeonia lactiflora* Pall.，药用部位为干燥根。以四川、安徽、浙江为道地产区，亦为现代白芍主产区。

地黄　《本草正义》云："地黄，为补中补血良剂。古恒用其生而干者，故曰干地黄，即今之所谓原生地也。"所以大生地即地黄，又有原生地、干地黄等异名。《本草图经》记载："二月生叶，布地便出似车前，叶上有皱纹而不光……二月、八月采根。"通过考证建议本方选用的地黄为玄参科植物地黄*Rehmannia glutinosa* Libosch.的干燥块根。主产于河南省温县、博爱、武陟、孟县等地。

防风　《本草经集注》云："惟实而脂润，头节坚如蚯蚓头者为好。"《本草图经》曰："根土黄色，与蜀葵根相类。茎叶俱青绿色，茎深而叶淡，似青蒿而短小，初时嫩紫，作菜茹极爽口。五月开细白花，中心攒聚作大房，似莳萝花。实似胡荽子而大。"通过考证建议本方选用的防风为伞形科植物防风*Saposhnikovia divaricata*（Turcz.）Schischk. 的干燥根。主产于东北及内蒙古东部。

荆芥穗 《本草纲目》载："荆芥原是野生，今为世用，遂多栽莳。二月布子生苗，炒食辛香。方茎细叶，似独帚叶而狭小，淡黄绿色。八月开小花，作穗成房，房如紫苏房，内有细子如葶苈子状，黄赤色，连穗收采用之。"通过考证建议本方选用的荆芥穗为唇形科植物荆芥 *Schizonepeta tenuifolia* Briq.的干燥花穗。主产于江苏、浙江、河南、河北等省。

黄芪 《植物名实图考》载："黄芪有数种，山西、蒙古产者最佳。"并有附图。根据本草图文及《中国药典》和《中华本草》等综合分析考证，本品为豆科植物蒙古黄芪 *Astragalus membranaceus*（Fisch.）Bge. var. *mongholicus*（Bge.）Hsiao。蒙古黄芪分布于内蒙古、黑龙江、吉林、河北、山西等地。

甘草 《本草图经》载"春生青苗，高一二尺，叶如槐叶，七月开紫花似奈冬，结实做角子如毕豆。根长者三四尺，粗细不定，皮赤色，上有横梁，梁下皆根也"，对甘草的植物形态进行了描述。综合考证建议本方中选用的甘草为乌拉尔甘草 *Glycyrrhiza uralensis* Fisch.的干燥根和根茎。主产于内蒙古、宁夏、甘肃、新疆。

白蒺藜 明·李时珍《本草纲目》记载："蒺藜叶如初生皂荚叶，整齐可爱，刺蒺藜状如赤根菜子及细菱三角四刺。"由"叶布地"可知，其为蔓生草本，"叶如初生皂荚叶"可知其为羽状复叶，"子有刺，状如菱而小"等描述，均与硬蒺藜的蒺藜科蒺藜相符合。建议本方中的选用的白蒺藜为 2015 年版《中国药典》中所载蒺藜科植物蒺藜 *Tribulus terrestris* L.的干燥成熟果实。

【炮制方法】

原方对白芍药、川芎、何首乌、荆芥穗、生地黄均未特别标注。因此，本方中可按照《中国药典》（2015 年版）规定的方法进行炮制。

当归 原方中对当归标注为"去芦"，建议本方中的的当归去除芦头后可按照《中国药典》（2015 年版）中当归炮制方法：除去杂质，洗净，润透，切薄片，晒干或低温干燥。

川芎 除去杂质，分开大小，洗净，润透，切厚片，干燥。

何首乌 除去杂质，洗净，稍浸，润透，切厚片或块，干燥。

白芍药 炮制方法为洗净，润透，切薄片，干燥。

生地黄 除去杂质，洗净，切厚片。

防风 原处方关于防风的标注为去芦。宋代沿用了去芦的方法。《本草乘雅半偈》中记载了防风净制的目的，"去叉头叉尾及枯黑者，叉头令人发狂，叉尾发人痼疾也。"《本草述钩元》也提到了"去芦并叉头叉尾及形弯者弗用，能令人吐"。《本草备要》也提到了防风上部用身，下部用梢的理论。综上，防风在经方入药时为了避免有副作用，应除去芦头。因此，本方中选用的防风去除芦头后，可按照《中国药典》（2015 年版）规定的方法进行炮制：除去杂质，洗净，润透，切厚片，干燥。

荆芥穗 夏、秋两季花开到顶、穗绿时采摘，除去杂质，晒干。

黄芪 原方中黄芪标注为去芦。芦头是指主根顶端短小的根茎，顶端横生皱纹的部位，因此《雷公炮炙论》中"先须去头上皱皮"应该也是指芦头部位。《中国药典》2015 年版收录黄芪药材加工方法为除去须根和根头，与古代记载一致。因此，本方中黄芪可按照《中国药典》规定的方法进行炮制：除去须根和根头，除去杂质，大小分开，洗净，润透，切厚片，干燥。

甘草 根据甘草炮制方法衍变考证，现今常用的蜜制甘草起源于宋代。至今蜜炙仍为甘草发挥止咳平喘作用的主要炮制方法，并成为临床用的主流品种。因此本方中炙甘草，建议按照 2015 年版《中国药典》的方法采用蜜炙。

白蒺藜 原处方关于白蒺藜标注为"炒，去尖"，因此本方中的白蒺藜应去尖后炒。

【剂量考证】

经查阅相关史料记载，并结合现代对宋代度量衡史的考证：宋代 1 钱约为 4g，1 两约为 40g。得到《严氏济生方》中当归饮子处方量为当归、白芍药、川芎、生地黄、白蒺藜、防风、荆芥穗各 40g，何首乌、黄芪、甘草各 20g。

【物质基准（标准汤剂）】

制备方法

称取本方，加水 450ml，生姜 5 片，煎至 360ml，60℃减压旋蒸至浸膏，即得。

质量标准

1. 定量物质筛选　以 2015 年版《中国药典》中的含量测定成分为基础，首选含量高、性质稳定且易于检测的物质作为定量成分，同时兼顾各检测波长下的色谱峰形状及保留时间，最终确定在 6 个检测波长下测定，甘草酸铵、芍药苷、甘草苷、橙皮苷、6-姜辣素、升麻素苷、5-O-甲基维斯阿米醇苷、阿魏酸、二苯乙烯苷、毛蕊花糖苷 10 种成分为定量物质。

2. 出膏率　取物质基准 100ml，冷冻干燥成粉末状，称定重量，记为 m，按出膏率=总浸膏质量/M×100%=m×3.6/M×100%计算，M 表示所取药材饮片总量。出膏率为 24.29%～30.33%。

3. 含量测定　照高效液相色谱法（《中国药典》2015 年版通则 0512）测定。

色谱条件与系统适用性试验：以十八烷基硅烷键合硅胶为填充剂（柱长为 250mm，内径为 4.6mm，粒径为 5μm）；以 0.1%磷酸溶液为流动相 A，以乙腈为流动相 B，按表 2-37-1 中的规定进行梯度洗脱；流速为 1ml/ min；柱温为 30℃。

表 2-37-1　高效液相梯度洗脱条件

时间/min	流动相 A/%	流动相 B/%	时间/min	流动相 A/%	流动相 B/%
0～5	95	5	38～43	80	20
5～7	95→88	5→12	43～53	80→70	20→30
7～15	88	12	53～60	70→60	30→40
15～23	88→85	12→15	60～65	60	40
23～28	85→83	15→17	65～70	60→40	40→60
28～38	83→80	17→20	70～80	40	60

汤剂中定量成分范围应为：甘草酸铵 0.0775～0.1440mg/ml，芍药苷 0.1241～0.2306mg/ml，甘草苷 0.0265～0.0491mg/ml，橙皮苷 0.0163～0.0302mg/ml，6-姜辣素 0.0052～0.0097mg/ml，升麻素苷 0.0083～0.0153mg/ml，5-O-甲基维斯阿米醇苷 0.0138～0.0256mg/ml，阿魏酸 0.0123～0.0228mg/ml，二苯乙烯苷 0.0113～0.0209mg/ml，毛蕊花糖苷 0.0019～0.0036mg/ml。

4. 特征图谱　照高效液相色谱法（《中国药典》2015 年版通则 0512）测定。

色谱条件与系统适用性试验：分别精密吸取 15 批当归饮子标准汤剂供试品溶液注入高效液相色谱仪，选择 210nm、334nm 检测波长记录色谱峰信息，色谱条件同含量测定，生成的对照特征图谱见图 2-37-1，共有峰 32 个，指认 10 个。

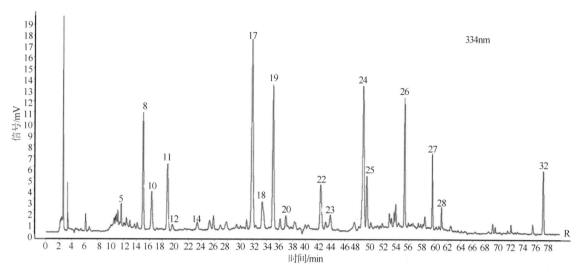

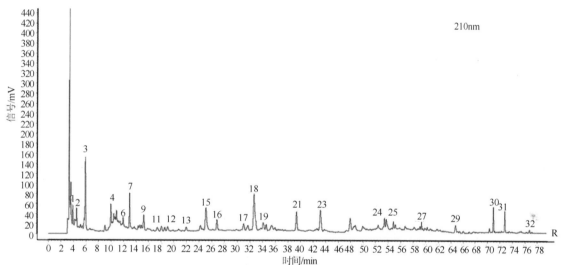

图 2-37-1 当归饮子物质基准对照特征图谱

峰 15：芍药苷；峰 16：升麻素苷；峰 17：阿魏酸；峰 18：甘草苷；峰 19：二苯乙烯苷；峰 20：毛蕊花糖苷；峰 21：5-O-甲基维斯阿米醇苷；峰 23：橙皮苷；峰 29：甘草酸铵；峰 30：6-姜辣素

【临床定位】

传统功能主治

《严氏济生方》：当归饮子主心血凝滞，内蕴风热，皮肤疮疥，或肿或痒，或脓水浸淫，或发赤疹瘙瘤。《证治准绳·类方》卷七：当归饮子，主目泪不止。《普济方》卷三五五：当归饮子，妇人血虚劳倦，五心烦热，肢体疼痛，头目昏重，心忪颊赤，口燥咽干，发揭盗汗，减食嗜卧；及血热相搏，月水不调，脐腹胀满疼痛，寒热如疟；又疗室女血弱，阴虚荣卫不和，痰嗽潮热，肌体羸瘦，渐成骨蒸。

现代临床应用

当归饮子是临床治疗多种皮肤病的常用方，临床可用于治疗慢性荨麻疹、过敏性皮炎、银屑病、特应性皮炎、慢性湿疹等。

（研究人员：谭　睿　侯金才　罗国安　李孟芝　梁乙川）

参 考 文 献

方静，傅延龄，2013. 汉代、唐代、宋代煮散剂比较[J]. 中医学报，28（179）：523-525.

国家中医药管理局《中华本草》编委会，1998. 中华本草（精选本）：上册[M]. 上海：上海科学技术出版社：814-815.

刘寿养，1991. 何首乌一新变种[J]. 云南植物研究，13（4）：390.

丘光明，邱隆，杨平，2001. 中国科学技术史·度量衡卷[M]. 北京：科学出版社：378.

万德光，2007. 中药品种品质与药效[M]. 上海：上海科学技术出版社：780-791.

王智民，2013. 对何首乌基原和品种的再认识[J]. 中国中药杂志，389（22）：3988-3990.

展雪锋，1995. 雌雄何首乌本草考证[J]. 中草药，（8）：431.

郑金生，2012. 中华大典·医药卫生典·药学分典四·药物总部[M]. 成都：四川出版集团巴蜀社.

周燕华，1999. "白"何首乌的考证[J]. 中国中药杂志，24（4）：243.

38

实脾散 宋·《严氏济生方》

【处方沿革】

出自宋·严用和《严氏济生方》。其组成：厚朴（去皮，姜制，炒）、白术、木瓜（去瓤）、木香（不见火）、草果仁、大腹子、附子（炮，去皮脐）、白茯苓（去皮）、干姜（炮）各一两，甘草（炙）半两。右呋咀，每服四钱，水一盏半，生姜五片，枣子一枚，煎至七分，去滓温服，不拘时候。实脾散针对脾阳虚衰、不能制水、水溢肌肤的阴水证而设，原书曰"治阴水先实脾土"。故治之宜温、宜补，以温阳健脾为主。方中以附子、干姜为君，附子善温肾阳，助气化以行水；干姜偏温脾阳，助运化以制水，两者合用，温肾暖脾，扶阳抑阴。臣以茯苓、白术健脾渗湿，使水湿从小便而利。木瓜芳香醒脾而化湿；厚朴、木香、槟榔（大腹子）、草果仁行气导滞，化湿行水，使气行则湿化，气顺则胀消，俱为佐药。使以甘草、生姜、大枣，调和诸药，益脾和中。诸药相伍，共奏温暖脾肾，行气利水之效。

【基原考证】

附子 《本草图经》载："五者今并出蜀土，都是一种所产，……其苗高三四尺，茎作四棱，叶如艾，其花紫碧色作穗，其实细小如桑椹状，黑色，本只种附子一物，至成熟后乃有四物，以长二三寸者为天雄，割削附子旁尖角为侧子，附子之绝小者亦名侧子，元种者为乌头，其余大小者皆为附子，以八角者为上。"《本草纲目》载："初种为乌头，象乌之头也。附乌头而生者为附子，如子附母也。乌头如芋魁，附子如芋子，盖一物也。"通过考证建议本方中所选用的附子为毛茛科植物乌头 *Aconitum carmichaelii* Debx.子根的加工品。四川、陕西为主要栽培产区。

白术 《本草图经》云："今白术生杭[今浙江余杭]越[今浙江绍兴]舒[今安徽潜山]宣[今安徽宣城]州高岗上，叶叶相对，上有毛，方茎，茎端生花、淡紫碧红数色，根作桠生。二月、三月、八月、九月采根，暴干，以大块紫花者为胜，又名乞力伽。"根据描述，白术原植物为菊科植物白术 *Atractylodes macrocephala* Koidz.，与2015年版《中国药典》收录的白术品种基原一致。主要产地为浙江、安徽、湖北、湖南、江西、四川。

木瓜 《本草图经》载："其木状若柰，花生于春末，而深红色，其实大者如瓜，小者如拳"。同时指出："又有一种榠楂，木、叶、花、实，酷类木瓜，欲辨之，看蒂间别有重蒂如乳者，为木瓜；无此者为榠楂也川。"经过考证，建议本方选用的木瓜为蔷薇科植物贴梗海棠 *Chaenomeles speciosa*（Sweet）Nakai 的干燥近成熟实。主要产于安徽、湖北、四川、浙江等省。以安徽宣城木瓜为上品，现多为栽培品。

厚朴 《本草图经》曰："木高三四丈，径一二尺。春生叶如槲叶，四季不凋，红花而青实，皮极鳞皱而厚，紫色多润者佳，薄而白者不堪。"并附有"商州厚朴"和"归州厚朴"图。据本草考证可知，厚朴来源有多种。其中"极厚，肉紫色为好"者，"厚而紫色有油"者，与现今厚朴药材特征相符。经过考证建议本方中选用的厚朴为木兰科植物厚朴 *Magnolia officinalis* Rehd. et Wils.、凹叶厚朴 *Magnolia* *officinalis* Rehd. et Wils. var. *biloba* Rehd. et Wils.。前者分布于广西、湖南、湖北、四川、贵州、云南、陕西、甘肃等地，后者分布于浙江、江西等地。

木香 用药历史悠久，始载于《神农本草经》，列为上品，"味辛，温。主邪气、辟毒疫温鬼，强志，主淋露，久服不梦寤魇寐，生永昌山谷。"《名医别录》称为蜜香，《乐府诗集》称为五香木。木香最早为舶来品，其色深质优，陶弘景于《本草经集注》中将此种木香称为青木香，为木香之别名。《雷公炮炙论》亦云："其芦头丁盖子色青者，是木香神也。"经过考证建议本方选用的木香为菊科植物木香 *Aucklandia lappa* Decne. 的干燥根。主产于云南省，又称云木香；四川、西藏亦产。

槟榔 《本草图经》曰："木大如桃榔，而高五七丈，正直无枝，皮似青桐，节似桂枝。叶生木颠，大如循头，又似芭蕉叶，其实作房，从叶中出，旁有刺若棘枝，重叠其下。一房数百实，如鸡子状，皆有皮壳。"通过考证建议本方选用的槟榔为棕榈科植物槟榔 *Areca catechu* L.，药用部位为干燥种子。主产于海南、福建、广西、云南、台湾等地。国外以印度尼西亚、印度、菲律宾等地产量大。

草果仁 《本草汇言》中记载："草果，长如荔枝，其皮黑厚有直纹，内子大粒成团。"《本草从新》中则曰："草果，形如诃子，皮黑浓而棱密，子粗而辛。"《本草蒙筌》内记载"草果味辛，气温，惟生闽广，八月采收，内子大粒成团，外壳紧厚而皱，气每熏人，因最辛烈，故食大方中必仗以为君也。"经过考证建议本方中选用的草果仁（草果）为姜科植物 *Amomum tsao-ko* Crevost et Lemaire 的干燥成熟果实。主产于云南、广西、贵州等地。

甘草 《本草图经》记载："春生青苗，高一二尺，叶如槐叶，七月开紫花似奈冬，结实做角子如毕豆。根长者三四尺，粗细不定，皮赤色，上有横梁，梁下皆根也。"详细描述了甘草的植物形态。《植物名实图考》记载："梦溪笔谈谓甘草如槐而尖，形状极准。"指出甘草叶片的形状。通过考证建议本方入药为豆科植物甘草 *Glycyrrhiza uralensis* Fisch.，主产于新疆、内蒙古、甘肃、宁夏、山西等地。

干姜 《本草纲目》曰："初生嫩者其尖微紫，名紫姜；或作子姜，宿根谓之母姜也。"清·《植物名实图考》记载："性畏日喜阴，亦有花，而抽茎长尺余。"综合分析考证，本方中选用的干姜为姜科植物姜 *Zingiber officinale* Rosc.的干燥根茎。除我国东北外，其他大部分地区均有栽培。

白茯苓 《本草图经》云："茯苓生泰山山谷，今泰有树下，附根而花实，作块如拳在土底，大者至数斤，似人形、龟形者佳，皮黑，内有赤、白二种。"《本草纲目》曰："茯苓有大如斗者，有坚如石者，绝形，其轻虚者不佳，盖年浅未坚故也。根据古代本草考证与《中国药典》和《中华本草》等综合分析考证，建议本方中选用的白茯苓为多孔菌科真菌茯苓 *Poria cocos*（Schw.）Wolf，药用部位为干燥菌核。主产于湖北、安徽、云南和贵州等地。

【炮制方法】

原方对白术、草果仁、槟榔并没有特别标注。因此，本方中可按照《中国药典》（2015 年版）规定的方法进行炮制。

白术 除去杂质，洗净，润透，切厚片，干燥。

草果仁 取草果，照清炒法（通则 0213）炒至焦黄色并微鼓起，去壳，取仁，用时捣碎。

槟榔 除去杂质，浸泡，润透，切薄片，阴干。

附子 本方中记载附子的炮制方法也为炮，去皮脐。具体操作可参照《雷公炮炙论》附子项下的操作。

木香 经方中木香的炮制方法为"不见火"，推测为煨木香，可参照 2015 年版《中国药典》煨木香炮制。木香，可参照 2015 年版《中国药典》木香炮制。

木瓜 原方中标注木瓜去瓤。将木瓜去瓤，洗净，润透或切片，晒干。

甘草 根据甘草炮制方法衍变考证，现今常用的蜜制甘草起源于宋代。且出现了蜜炙和中健脾的理论，至今蜜炙仍为甘草发挥止咳平喘作用的主要炮制方法，因此本方中炙甘草，建议按照 2015 年版《中国药典》的方法采用蜜炙。

厚朴 常有净制、姜汁炒、炙法和姜制等制法，该方中选择姜炒，在唐及唐代之前有较明确的规定，《本草衍义》中记载"不以姜制，见棘人喉舌"，《汤液本草》中又有"腹胀，用姜制厚朴"的记载，《医学入门》中还提到了"入汤药用生姜汁炒，入丸药用醋炙"，本方厚朴参照 2015 年版《中国药典》姜汁炙法进行炮制。

白茯苓 在本方中标注为"去皮"。本方中的白茯苓的炮制方法可参考 2015 年版《中国药典》：取茯苓个，浸泡，洗净，润后稍蒸，及时削去外皮，切制成块或切厚片，晒干。

干姜 具有温中散寒，回阳通脉，温肺化饮的功效。炮制方法参考 2015 年版《中国药典》，除去杂质，略泡，洗净，润透，切厚片或块，干燥。

【剂量考证】

经查阅相关史料记载，并结合现代对宋代度量衡史的考证：宋代 1 钱约为 4g，1 两约为 40g。得到实脾散处方量为厚朴、白术、木瓜、木香、草果仁、大腹子、附子、白茯苓、干姜各 40g，甘草（炙）20g。

【物质基准】

略。

【临床定位】

传统功能主治

实脾散功能为温阳健脾，行气利水，主治阳虚水肿。

现代临床应用

实脾散及其加减方临床上可用于治疗肝癌腹水，慢性肾炎，狼疮性肾炎，内科重症患者大便失禁，老年性特发性水肿，老年脾肾阳虚性慢性心衰，老年慢性气管炎等。

（研究人员：李孟芝）

参 考 文 献

褚亮，袁媛，陈晓泉，等，2017.实脾散治疗肝癌腹水 52 例[J].现代中医药，37（1）：16-17.

雷敩，1985. 雷公炮炙论[M].张骥，补辑. 施仲安，校注.南京：江苏科学技术出版社：9.

卢在和，2013. 实脾散加减治疗老年慢性支气管炎的疗效观察[J]. 中国医药指南，11（25）：218-219.

39

温经汤 宋·《妇人大全良方》

【处方沿革】

温经汤，始载于东汉·张仲景所著的《金匮要略》，历来为妇科常用的调经之方，为妇科经病的诊疗和研究奠定了基础。后世在运用此方时根据临床病证不同略有变动，本研究案例所用温经汤处方出自于宋·陈自明所著的《妇人大全良方》第一卷第十二论。《妇人大全良方》是由医家陈自明收集各家之长，结合自身临床心得体会编撰而成，该书对胎儿发育状态、妊娠诊断、孕期卫生、孕妇用药禁忌、妊娠期特有疾病、各种难产、产褥期护理及产后病证，都作了详细的论述，可以说是中国第一部完善的妇产科专著，它的流传为促进中国中医妇科学的发展做出了重要贡献。全书共 24 卷，原分 8 门，共 260 多篇论述。后经明·薛己校注，增删了部分内容，分为 10 门，每论之下，都加按语，并大多附以治验和新方。《金匮要略》温经汤与《妇人大全良方》温经汤在药味组成上有所不同，二者均为治疗月经不调，证属冲任虚寒、瘀血阻滞的常用方剂，只是各有所长，前者扶正祛邪、养血生血之力较强，兼有益气健胃、滋阴润燥的作用。后者行滞祛瘀之力较强。

《妇人大全良方》温经汤原方组成为"当归、川芎、芍药、桂心、牡丹皮、莪术各半两，人参、甘草、牛膝各一两"。此方组方灵活，后世医家运用此方时会根据具体临床证候做出适当调整，因此药味组成、服用剂量等有所变化，此处仅列举部分代表性医籍以供参考（表 2-39-1）。

表 2-39-1　历代医籍记载的温经汤组方

古代依据	组方	所属时代及作者
《妇人大全良方》	当归、川芎、芍药、桂心、牡丹皮、莪术各半两，人参、甘草、牛膝各一两	宋·陈自明
《薛氏济阴万金书》	川芎、当归、白芍、蓬术各一钱五分，人参、牛膝各一钱，丹皮、桂心、甘草各一钱	宋·薛古愚
《医学原理》	人参（甘温）三钱，炙草（甘温）五分，川归（辛温）一钱半，川芎（辛温）七分，白芍（苦酸寒）一钱，牡丹皮（苦酸寒）一钱，桂心（辛甘温）七分，莪术（苦辛温）七分，牛膝（苦甘酸）八分	明·汪机
《孕育玄机》	当归、川芎、芍药、桂心、蓬术（醋炒）、丹皮各五分，人参、牛膝、炙甘各一钱	清·陶本学
《妇科玉尺》	川芎、当归、白芍、莪术各钱半，人参、牛膝各二钱，桂心、丹皮各一钱，甘草五分	清·沈金鳌

【基原考证】

当归　《本草图经》曰："春生苗，绿叶有三瓣，七、八月开花，似莳萝，浅紫色；根黑黄色。然苗有二种，都类芎，而叶有大小为异，茎梗比芎甚卑下，根亦二种，大叶名马尾当归，细叶名蚕头当归，以肉浓而不枯者为胜。"并附有当归图。《本草纲目》："今陕、蜀、秦州、汶州诸处人多栽莳为货。以秦归头圆尾多色紫气香肥润者，名马尾归，最胜他处；头大尾粗色白坚枯者，为镵头归，止宜入发散药尔。"所附图与《本草图经》相似，皆为当归属植物当归 Angelica sinensis（Oliv.）Diels，其与 2015 年版《中国药典》中描述基本一致。甘肃作为当归道地产区，以其出产的当归质重、气香、油性足、产量大而驰名中外，此外云南、湖北、陕西、四川等地亦产。

川芎 《吴普本草》载："一名香果。……叶香、细、青、黑，文赤如藁本，冬夏丛生，五月华赤，七月实黑，茎端两叶。三月采根，根有节，似如马衔状。"《本草经集注》云："今惟出历阳，节大茎细，状如马衔，谓之马衔芎䓖，蜀中亦有而细。"两者所述似为一物。《本草图经》载："芎䓖生武功……今关陕、蜀川、江东山中多种之，而以蜀川者为胜。其苗四、五月生，叶似芹、胡荽、蛇床辈。蘼芜，芎䓖苗也，作丛而茎细。"该书附有基生叶二回三出复叶、叶缘有齿、无花果的芎䓖图，与伞形科植物川芎 Ligusticum chuanxiong Hort.相似，可见其基原植物与 2015 年版《中国药典》规定一致。川芎的道地性极强，自宋以来一直以四川都江堰为道地产区，主产于四川都江堰市、崇州市、彭州市。

芍药 古代书籍"芍药"在魏晋以前并没有区分，自南北朝始芍药才分为白芍和赤芍两种，并且流传的图谱和主流使用的"芍药"基原为毛茛科芍药 Paeonia lactiflora Pall.《中国药典》（2015 年版）所载基原为毛茛科芍药 Paeonia lactiflora Pall.的品种有两个，即白芍和赤芍。白芍为毛茛科植物芍药 Paeonia lactiflora Pall.的干燥根，赤芍为毛茛科植物芍药 Paeonia lactiflora Pall. 或川赤芍 Paeonia veitchii Lynch 的干燥根。由于温经汤中只说明使用芍药，并未注明是赤芍还是白芍，因此只能从古代医家对赤白芍的功效评述及应用情况，再结合现代对赤白芍的药理研究来判断温经汤所用芍药品种。在《妇人大全良方》（宋·1237 年）中用芍药的方剂达 347 首，其中用芍药方 174 首，用赤芍方 93 首，用白芍方 80 首，从所载方剂主治病证推测其功效，用赤芍的 93 首方中，多以"泻"（清热凉血活血止痛）为主；用白芍的 80 首方中，以"补"（养血平肝柔肝止痛）为主；存在相同情况的还有《太平惠民和剂局方》（宋·1151 年）中的处方，由此充分表明白"补"（养血平肝柔肝止痛）赤"泻"（清热凉血活血止痛）受到宋时医家的广泛认可。笔者在考察古代医学著作时还发现，使用《妇人大全良方》中温经汤原处方的共有 8 首，其中处方中用白芍的占 5 首，用芍药的占 3 首，没有赤芍记录。包括加减方在内，明确使用白芍的有 14 篇，赤芍 2 篇，芍药 12 篇，由此表明古代医家在使用温经汤时多以白芍为主。同时，经查阅现代相关文献，发现现代医家临床运用良方温经汤时，使用白芍占 61.54%，芍药占 23.08%，赤芍仅占 7.70%；温经汤加减方治疗痛经时使用白芍占 58.02%，芍药占 26.72%，赤芍仅占 11.45%，赤白芍同用占 3.05%。综上可以看出，古今医家在使用温经汤时均以白芍为主。历来芍药多以栽培品为主，其产地由北向南逐渐扩大，以四川中江、安徽亳州和浙江杭州为道地，湖北、河南、云南等亦有分布。

桂心 《本草图经》云："谓菌桂，叶似柿叶，中有三道文，肌理紧，薄如竹，大枝、小枝、皮俱是筒，与今宾州所出者相类。牡桂，叶狭于菌桂而长数倍，其嫩枝皮半卷多紫，与今宜州、韶州者相类。"所附图宾州桂与今樟科植物肉桂 Cinnamomum cassia Presl 相似。《新修本草》："箘者，竹名，古方用筒桂者是，故云三重者良。其筒桂亦有二三重卷者，叶中三道文，肌理紧薄如竹，大枝小枝皮俱是箘桂……小枝皮肉多半卷，中必皱起，味辛，美。一名玉桂、一名桂枝、一名桂心。"可见桂心均指代肉桂的树枝之皮，再结合肉桂的功效可以断定本处方所用桂心为肉桂，即樟科植物肉桂 Cinnamomum cassia Presl 的干燥树皮，与 2015 年版《中国药典》规定一致。以广东、广西为道地产区。福建、台湾、海南、云南等地亦有分布，绝大多数为栽培品。国外主产于越南。

牡丹皮 最早以"牡丹"收载于《神农本草经》。《名医别录》载："生巴郡山谷及汉中。二月八月采根，阴干。"《本草图经》（宋·1061 年）："花有黄、紫、红、白数色，此当是山牡丹，其茎梗枯燥黑白色。二月于梗上生苗叶，三月开花；其花叶与人家所种者相似，但花瓣止五、六叶耳。五月结子黑色，如鸡头子大。根黄白色，可五、七寸长，如笔管大。"书中所绘滁州牡丹图与今牡丹一致，即为毛茛科植物牡丹 Paeonia suffruticosa Andr.，与 2015 年版《中国药典》规定一致。主产于安徽、四川、甘肃、陕西、湖北、湖南、山东、贵州，以安徽铜陵凤凰山产者质量最优，被奉为道地药材。

莪术 《本草图经》载："蓬莪茂生西戎及广南诸州，今江浙或有之。三月生苗，五月有花作穗，黄色，头微紫。根如生姜，而茂在根下，似鸡鸭卵，大小不常；九月采，削去粗皮，蒸熟暴干用。"并附有温州和端州的蓬莪茂图，温州蓬莪茂即为今之温郁金 *Curcuma wenyujin* Y.H.Chen et C.Ling，端州蓬莪茂即为今之蓬莪术 *Curcuma phaeocaulis* Val.或广西莪术 *Curcuma kwangsiensis* S.G.Lee et C.F.Liang，与 2015 年版《中国药典》规定一致。《妇人大全良方》在辨识修制药物法度卷中明确了"蓬莪术"的炮制方法，即为"用湿纸裹，炮令香软，细切……"，因此推测温经汤中所用莪术为蓬莪术，即蓬莪术 *Curcuma phaeocaulis* Val.的干燥根茎，与《中国药典》（2015 年版）收录蓬莪术 *Curcuma phaeocaulis* Val.相符。"蓬莪茂生西戎及广南诸州，今江浙或有之"表明自宋代起上述地区已成为莪术主要产区，与今莪术主要产区一致。蓬莪术产于四川、广东、广西、福建等地。

人参 《本草经集注》云："人参生一茎直上，四五叶相对生，花紫色。高丽人作人参赞曰：三桠五叶，背阳向阴。欲来求我，椵（音贾）树相寻。"似与今日五加科人参相似。《本草图经》（北宋·1061 年）记载："初生小者，三四寸许，一桠五叶；四五年后生两桠五叶，末有花茎；至十年后，生三桠；年深者生四桠，各五叶。中心生一茎，俗名百尺杆。三月、四月有花，细小如粟，蕊如丝，紫白色；秋后结子，或七、八枚，如大豆，生青熟红，自落。根如人形者神。"其所附图与今五加科人参属人参 *Panax ginseng* C.A. Mey.相似，亦与 2015 年版《中国药典》规定一致。以辽宁所产人参最优，主产于我国东北或朝鲜半岛。

甘草 《本草图经》详细描述："春生青苗，高一二尺，叶如槐叶，七月开紫花似奈，冬结实作角子如毕豆。根长者三四尺，粗细不定，皮赤，上有横梁，梁下皆细根也。二八月除日采根，暴干十日成，去芦头及赤皮，今云阴干用。"所附图与今甘草极为相似。历来，甘草的正品为乌拉尔甘草（ *Glycyrrhiza uralensis* ）。已有学者比对了历代所用甘草和现代甘草的植物形态描述，确定历史上所用甘草为乌拉尔甘草，即为豆科植物甘草 *Glycyrrhiza uralensis* Fisch.，与 2015 年版《中国药典》规定一致。甘草主产于内蒙古、甘肃、宁夏、新疆，以内蒙古伊盟的杭锦旗及甘肃、宁夏的阿拉善一带所产品质最佳。

牛膝 《本草纲目》记载："牛膝……其苗方茎暴节，叶皆对生……作穗结子，状如小鼠负虫，有涩毛，皆贴茎倒生。"《本草图经》亦云："春生苗茎高二三尺，青紫色，有节如鹤膝，又如牛膝状，叶尖圆如匙，两两相对于节上，生花作穗，秋结实甚细。"书中有怀州、滁州、单州、归州四幅牛膝图，其中怀州的牛膝图与当今的"怀牛膝"恰恰吻合。即为苋科植物牛膝 *Achyranthes bidentata* Bl.，与 2015 年版《中国药典》中对于牛膝基原植物的规定相一致。通过查阅历代医书的描述记载，证明怀牛膝确是历代沿用牛膝，为传统药用牛膝的正品。河南产者主根粗而直长，味甜质佳，是有名的"四大怀药"之一，被奉为道地药材，近代以来以栽培品为主，虽然也有山东、四川、江苏、福建等河南以外之地的分布，但都不及河南质佳。

【炮制方法】

《妇人大全良方》卷首之"辨识修制药物法度"总论性章节中"当归"条下确有注明"微炒"，但查阅温经汤原方出处《妇人大全良方》中对于"当归"有特殊炮制要求的在处方中均会注明，如《血枯方论第十·苏蓉丸》中的"当归"明确标注"炒"，以及《月水方论第十三·禹余粮丸》中的"当归"也明确标注"炒"。此外，"莪术"如《妇人血气心腹疼痛方论第十五·延胡索散》中"莪术"后注明了"醋浸少时"。"甘草"如《妇人中风方论第一·附子理中汤》中"甘草"后明确标有"炙"。综观《妇人大全良方》全书，各处方中的饮片若需特殊炮制，在处方中都会有明确标注，而温经汤处方中各味药材均没有特别标注，因此应为生品。

当归 原书对当归的炮制方法有"洗净，慢火焙干，切，方秤分两"的描述，与《中国药典》（2015 年版）收载的饮片"除去杂质，洗净，润透，切薄片，晒干或低温干燥"的炮制方法略相似，又因处方中药物最终需"㕮咀"，因此可按现行《中国药典》（2015 年版）收载的饮片方法进行炮制。

川芎 同时代书籍《太平惠民和剂局方》中川芎炮制方法为"凡使，须锉碎，焙干用"。《妇人大全良方》"辨识修制药物法度"部分对川芎的制法没有特别标注，因此采用生品，温经汤中对药材的用法描述为哎咀，代切药，与现代生切片相似。现《中国药典》（2015 年版）只收录饮片："除去杂质，分开大小，洗净，润透，切厚片，干燥"。综合考虑到产业化的需求，所以采用饮片方式更为合适。方法参照 2015 年版《中国药典》。

芍药 原处方关于芍药并没有特别标注，经考证，本方选用白芍，同时代书籍《太平惠民和剂局方》（宋·1151 年）中有"凡使：须锉碎，焙干，方可入药用"的记载，与现代《中国药典》（2015 年版）中对白芍的炮制方法"洗净，润透，切薄片，干燥"略相似。

桂心 原书籍《妇人大全良方》对桂心的炮制描述为"并削去粗皮，细切方用"。同时代书籍《太平惠民和剂局方》中亦有"凡使：不见火，先去粗皮，令见心中有味处，锉，方入药用"的描述。《中国药典》（2015 年版）："除去杂质及粗皮。用时捣碎。"温经汤中桂心细切用，而现时药典规定捣碎用，两者稍有不同。但因该处方中药味煎药前还须"哎咀"（即将药物咬碎、切片、捣碎或锉末使用），因此细切和捣碎对最后药效没有影响，可依照现行《中国药典》（2015 年版）"肉桂"规定的方法炮制。

牡丹皮 历代皆以生品入药为主，原书籍《妇人大全良方》中有"有心者并捶去心，只取肉焙干秤用"的描述。《中国药典》（2015 年版）：迅速洗净，润后切薄片，晒干。两者加工方式相同，均以生品入药，因此可参考《中国药典》（2015 年版）"牡丹皮"饮片规定进行炮制。

莪术 经考证古代医家使用《妇人大全良方》中温经汤原处方时多以生品为主，包括其加减方亦是如此。现代医家使用温经汤及其加减方治疗疾病时亦多以莪术生品为主。《妇人大全良方》对莪术的炮制有"细切"的描述，现行中国药典为切厚片，但因药物最后需哎咀，切制规格对药效没有影响，因此，建议温经汤中"莪术"按照《中国药典》（2015 年版）中"饮片"的方法进行炮制。

人参 原书《妇人大全良方》对人参的炮制为"以上并洗，去苗、芦，细切，晒干，秤用"，与《中国药典》（2015 年版）收载的"润透，切薄片，干燥，或用时粉碎、捣碎"方法相似，因此温经汤中的人参可按照《中国药典》（2015 年版）所载方法炮制。

甘草 原处方中对甘草并未特别标注，经查阅，古代医家使用《妇人大全良方》中温经汤原处方时多以生品为主。现代临床应用温经汤加减方时亦多以甘草生品为主。并且在同时代书籍《太平惠民和剂局方》中也有生用描述。综上建议温经汤中甘草使用甘草饮片，可按照《中国药典》（2015 年版）所载生甘草饮片方法炮制。

牛膝 原书籍《妇人大全良方》辨识修制药物法度部分未对牛膝炮制方法作出规定，原处方中也并未特别批注，因此该处方中的牛膝应为生牛膝，因药材最终需"哎咀"，因此可按照《中国药典》（2015 年版）所载牛膝项下的切制方法炮制。

【剂量考证】

查阅相关史料记载，并结合现代对宋代度量衡史的考证，虽然众多文献资料中的换算值略有差异，但宋代 1 两约 40g 左右的换算关系基本明确。因此，处方量为当归、川芎、芍药、桂心、牡丹皮、莪术各 20g，人参、甘草、牛膝各 40g。

原文中记载："右哎咀，每服五钱。"因此，温经汤每服用剂量为 5 钱，即 20g。

哎咀 关于"哎咀"，《陶隐居〈名医别录〉合药分剂法则》（汉末）曰："哎咀：古之制也。古人无铁刀，以口咬细令如麻豆，为粗药煎之，使药水易清，饮于肠中肠易升易清。"医圣张仲景在《金匮玉函经》中指出"凡哎咀药，欲如大豆，粗则药力不尽"，对药物粉碎大小提出了要求。《本草经集注》（南北朝·约公元 480～498 年前）中这样解释："旧方皆云哎咀者，谓称毕捣之如大豆。"北宋末年的《圣济总录·卷第三·叙例汤散》中亦记载："古方汤法哎咀，谓锉如麻豆，散法治罗，谓冶择捣罗，盖卒病贼邪，须汤以荡涤，久病痼疾，须散以渐渍，近世一切为散，遂忘汤法，今以锉切哎咀，或粗捣筛之类为汤，捣罗极细者为散……"《仁斋直指方》（宋·1264 年）中亦有"哎咀如麻豆"的描述。综上所述，药物经咬咀后粒度如麻豆、大豆。而麻豆、大豆直径约为 3～4mm。并且若粉碎粒度过细，容易糊锅。因此温经汤处方中的"咬咀"粒度应为小于 4mm，不应是粗末，而应为"粗粒"。

"盏" 宋代官方主持编撰的成药标准《太平惠民和剂局方》中规定："其方中凡言分者……凡煮汤，云用水一大盏者，约合一升也。一中盏者，约五合也。一小盏者，约三合也。"同时代书籍《太平圣惠方》中亦有同样描述。《圣济总录》："古今升斗大小不同，盖古之三升为今一升，凡方中用水言升合者，今以中盏为率，庶与世俗相通，无多少之惑。其他如酒酢乳蜜之类，凡言升合者，亦合以盏为则。"对于宋代一升的考证有以下不同的观点：郭正忠据《中国的权衡度量》列出：从李照乐升斗推算出太府升容 695.5ml，从皇祐乐量推算出太府寺升容 704.5ml；南宋宁国府文思斗容量为每升 580～603ml，文思斛容量为 593～616.5ml。丘光明在《中国科学技术史·度量衡卷》中提出南宋的文思院还是以北宋太府量法为标准，折算宋一升合702ml。吴承洛在《中国度量衡》中提出宋一升为 664.1ml。张勋燎经考证宋一升容量为 598.99～601.96ml 左右。按上述考证结果计算，宋代一大盏应为 600～700ml，则中盏应为 300～350ml，小盏应为180～210ml。纵观《妇人大全良方》全书，其中有"水一大盏，煎至一盏三分"和"水一盏半，煎至一中盏"的描述，因此可以判定该书中的一盏指代一中盏，即 300～350ml。此外，对于宋代盏的实物考证，中盏主要量值亦在 300～400ml，因此建议处方中的加水量一盏半应该在 450～600ml。

煎八分 存在煎至"总加入量 1 盏半的八分" 还是"量器 1 盏的八分"的争议。国家中医药管理局办公室会同国家药品监督管理局综合司于 2020 年 5 月 26 日发布的《古代经典名方关键信息表（7 首方剂）（征求意见稿）》中，涉及"温经汤"（宋·陈自明）和"枇杷清肺饮"（清·吴谦）都将其折算为总加入水量的"八分"和"七分"，而本研究通过考证以为本方"煎八分"应按"1 盏"的"八分"折算更为合理，理由如下：①传统煎煮只要写量，都写得很清楚准确，极少需要计算出实际的量。如果是总量的七八分，这个量是需要计算的，不方便，特别是对一般百姓煎药更不方便。②传统煎煮都是用蒸发量来控制煎煮时间，因而一般蒸发量比得量大，或类似，极少有蒸发量远小于得量的情况。就本处方而言，"加水一盏半，煎至八分"如果是总量的八分，蒸发量只有 20%，与常规不符。且考虑到药材吸水，蒸发量就更少了，煎煮时间明显会很短。③七八分后面没有单位，所以才导致不同的理解。如果通读上下文，可以发现其实是省略了计量单位。加水一盏半，半字后面也省略了计量单位，前后相承，可以推测七八分后面是省略了盏。④从服看，没有说明服用方法的，其实都是每日一次，因为每日两次或多次均有专门说明，一次服用一盏的七八分比较合适，总量的七八分，服用量偏大。

【物质基准（标准汤剂）】

制备方法

温经汤剂型为煮散，原文云："右咬咀，每服五钱。水一盏半，煎至八分，去滓温服。"原文明确记载了药材前处理方式、加水量和煎液量。根据查阅到的相关资料建议温经汤中药材的粉碎粒度可定为小于 4mm。本方研究将 1 盏折算为 350ml，煎至八分为 280ml。

因温经汤处方中的药材含有挥发性成分，冷冻干燥后会有损失，以固体为对应实物并不能充分反映该处方临床应用时的实际质量状况，因此建议以标准汤剂作为物质基准的对应实物。

质量标准

1. 定量物质筛选 以配伍药材及饮片在 2015 年版《中国药典》中的含量测定成分为基础，首选含量高、性质稳定、专属性强，且易于检测的物质作为定量成分，同时兼顾各检测波长下的色谱峰形状及保留时间，最终确定芍药苷、甘草苷、阿魏酸、β-蜕皮甾酮为定量物质。

2. 出膏率 取汤液适量，水浴蒸干，置于烘箱中干燥，根据出膏率公式计算，结果为30.5%～41.5%。

3. 鉴别

（1）人参：取标准汤剂适量，浓缩至适当体积，加入三氯甲烷，超声处理，弃去三氯甲烷液，加饱和正丁醇适量，超声处理，取上层清液，加适量氨试液，摇匀，静置分层，取上层液体蒸干，残渣加甲醇1ml溶解，得供试品溶液；另取人参对照药材同法制成对照药材溶液。照薄层色谱法（通则0502）试验，吸取供试品溶液、对照品溶液适量点于同一硅胶G薄层板上，以展开剂展开，取出，晾干，显色剂显色。供试品色谱中，在与对照药材色谱相对应位置上，显相同颜色斑点。

（2）莪术：取标准汤剂适量，浓缩至适当体积，加正己烷适量，超声处理；另取莪术对照药材同法制成对照药材溶液。照薄层色谱法（通则0502）试验，吸取供试品溶液、对照品溶液适量点于同一硅胶G薄层板上，以展开剂展开，取出，晾干，显色剂显色，晾干。供试品色谱中在与对照药材色谱相应的位置上显相同颜色的斑点。

4. 特征图谱 照高效液相色谱法（通则0512）测定。

（1）色谱条件及系统适用性试验：以十八烷基硅烷键合硅胶为填充剂；以乙腈、磷酸溶液为流动相，梯度洗脱。检测波长为254nm。

（2）参照物溶液的制备：取芍药苷、甘草苷、阿魏酸、β-蜕皮甾酮、桂皮醛、丹皮酚、甘草苷适量，精密称定，配制混合参照物溶液，即得。

精密吸取供试品溶液，注入高效液相色谱仪，记录色谱峰信息，如图2-39-1所示。供试品特征图谱中应呈现13个特征峰，其中7个峰应分别与对应的参照物峰保留时间相同。

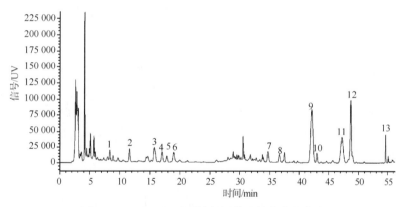

图 2-39-1 温经汤对照特征图谱及共有峰的确认

峰2：芍药苷；峰4：甘草苷；峰5：β-蜕皮甾酮；峰6：阿魏酸；峰9：桂皮醛；峰11：丹皮酚；峰12：甘草酸铵

5. 含量测定 色谱条件同特征图谱，测定汤液中芍药苷、甘草苷、阿魏酸、β-蜕皮甾酮的含量。

【临床定位】

传统功能主治

原书籍中记载"若经道不通，绕脐寒疝痛彻，其脉沉紧。此由寒气客于血室，血凝不行，结积血为气所冲，新血与故血相搏，所以发痛。譬如天寒地冻，水凝成冰。宜温经汤及桂枝桃仁汤、万病丸"。主治闭经、痛经等症。《薛氏济阴万金书》：温经汤《和剂》治妇人血海虚冷，月水不调。《女科百问》：治风寒客抟经络，小腹作痛。《玉机微义》：治妇人血海虚寒，月水不利。《医学原理》：治血气亏败，以致经水蓄积不通。《摄生众妙方》：治妇人血海虚寒，月水不利。《孕育玄机》：治寒气客于血室致气血凝滞，脐腹作痛，其脉沉紧。《妇科玉尺》：治血海虚寒，月水不调。上述七部医学著作中温经汤的处方均与《妇人大全良方》中的相同，可以看出其活血调经、温经散寒，治疗痛经的功效是不变的，到了明代又增添了治疗月水不利的功效。此外还有一些温经汤的加减方，如《太平惠民和剂局方》："温经汤治冲任虚损，月候不调，或来多不断，或过期不来，或崩中去血，过多不止。又治曾经损妊，瘀血停留，少腹急痛，发热下利，手掌烦热，唇干口燥，及少腹有寒，久不受胎。"《女科切要》："大凡妇人经闭，气不调和，因而血不流转故也。故调经须以理气为先，亦有血海虚寒，小腹冷痛者是，宜服大温经汤。亦有冲任虚衰，小腹有寒，月水过期，不能受孕者，大温经汤主之。"《摄生众妙方》等书籍中亦有"治妇人血海虚寒，月水不利"的描述。

综上，温经汤可用于治疗痛经、月水不利、月水不调、闭经、宫寒不孕等妇科疾病。

现代临床应用

温经汤是治疗痛经、月经不调等症的基础方，在当今临床上仍广泛用于各种妇科疾病的治疗，唐卓等人使用良方温经汤治疗原发性寒凝血瘀型痛经，其疗效远远好于口服西药吲哚美辛片，临床上获得良好应用；刘志超等人使用温经汤治疗原发性痛经，总有效率可达 91.66%。杜蕙兰使用温经汤加减治疗月经病实寒证，结果显示对痛经疗效良好。徐锦翠对月经不调患者辨证施治，采用温经汤治疗血寒凝滞型月经不调，疗效显著。曹阳等人以良方温经汤原方为主，辨证论治，随症加减，用于子宫内膜异位症的治疗，取得良好效果，使患者免受手术之苦，促进生活质量的提高。单润琴用温经汤治疗子宫腺肌病，并随症加减，结果显示温经汤对该疾病的有效率可达 90.32%。聂焕洁等运用温经汤治疗寒湿淤阻型慢性盆腔炎，并随症加减，疗效显著。万俊芳运用温经汤加减治疗冲任虚寒、瘀血阻滞型女性青春期后痤疮，其效果优于西药组，可以有效地降低患者血清睾酮水平，临床疗效显著，值得进一步推广。此外，郑世军等人列举曾宪玉教授用温经汤加减治疗激素依赖性皮炎、唇炎、痤疮等，取得良好效果。

综上，温经汤的临床应用多为治疗妇科疾病，主要以各种原因引起的痛经、月经不调等为主，其对子宫内膜异位症、盆腔炎以及痤疮、湿疹等皮肤病也有较好的疗效。

《日本汉方处方手册》中收录了《金匮要略》温经汤原方，用于治疗月经不调、经行困难、带下、更年期综合征、失眠、神经功能症、湿疹、腰膝冷、冻疮等见有手足心热、口唇干燥症。尚未查阅到《妇人大全良方》温经汤在国际上的应用。

（研究人员：李亦武 刘咏梅 李彦玲 黄利民 刘 艳 等）

参 考 文 献

曹阳，曹丽丽，王唯迪，等，2017. 良方温经汤治疗子宫内膜异位症浅析[J]. 河北中医，39（3）：449-452.

陈修园，2007. 女科要旨[M]. 北京：中国中医药出版社.

杜蕙兰，2006. 异病同治法治疗月经病实寒证临床分析[J]. 河北中医药学报，21（2）：6-8.

刘志超，2011. 温经汤治疗痛经 48 例[J]. 中国中医药现代远程教育，9（19）：36-37.

聂焕洁，张美玲，2013. 温经汤治疗寒湿淤阻型慢性盆腔炎疗效评价[J]. 中国保健营养，33（5）：2776-2777.

单润琴，2014. 良方温经汤治疗子宫腺肌病 31 例[J]. 中医药临床杂志，26（2）：219-220.

唐卓，刘宇新，2015. 温经汤治疗原发性寒凝血瘀型痛经的疗效观察 80 例[J]. 中医临床研究，7（31）：95-97.

万俊芳，2019. 温经汤加减治疗青春期后痤疮的临床观察[J]. 光明中医，34（4）：587-589.

徐锦翠，2017. 妇科月经不调的中医辨证以及临床疗效分析[J]. 中西医结合心血管病杂志，5（18）：93.

郑世军，曾宪玉，2017. 温经汤加减治疗皮肤病验案 3 则[J]. 中医药导报，23（5）：78-79.

40

泻白散 宋·《小儿药证直诀》

【处方沿革】

泻白散，又名"泻肺散"，取名"泻白"，泻者清泻肺中伏热，白者肺之色。来源于宋朝儿科大师钱乙《小儿药证直诀》，是由其学生阎季忠收集钱乙生前论述、方剂编辑而成。"治小儿肺盛，气急喘嗽。地骨皮（洗去土，焙）、桑白皮（细锉炒黄）各一两，甘草（炙）一钱。上锉散，入粳米一撮，水二小盏，煎七分，食前服"。从宋代到清代，《小儿药证直诀》有不同的刻本，不同刻本的配伍比例略有变化。

《小儿药证直诀》明崇祯元年戊辰真定梁维本刻本："泻白散，治肺经实热，咳嗽痰喘。桑根白皮（炒）、地骨皮各一两，甘草（炙）五钱，右为细，每服一二钱入粳米百粒水煎，水一中盏，入粳米百粒，同煎至六分，去滓，食后温服。"

元·许国祯撰《御药院方》指出："地骨皮（洗去土）、桑白皮（细锉细黄）各一两，甘草（炒）半两。上为细末，每服一二钱，水一中盏，入粳米百粒，同煎至六分，去滓，食后温服。"

元·医家曾世荣撰《活幼心书》卷下指出：泻肺汤（即泻白散）主伤风后，五心烦热，咳嗽喘促，唇红颊赤，发渴引饮。桑白皮（锉炒），地骨皮（净洗焙干）二味各二两，甘草（炙）三钱，上咀，每服二钱，水一盏，粳大米百粒，煎七分，食后临卧温服，或不拘时。

明·吴昆著方书，《医方考》卷二提及：泻白散，桑白皮、地骨皮各一两，甘草五钱。用于肺火为患，喘满气急者。其中甘草为生甘草。

清·高鼓峰撰《医家心法》，指出：泻白散，凡属肺热咳嗽，当用此加减之。桑皮（蜜炙）、地骨皮各一两，甘草（炙）五分。

清·周学海编制《周氏医学丛书》指出：泻白散，又名泻肺散，治小儿肺盛，气急喘嗽。地骨皮、桑白皮（炒）各一两，甘草（炙）一钱。右剉散，入粳米一撮，水二小盏，煎七分，食前服。

清·李锡龄辑《惜阴轩丛书》指出："泻白散，地骨皮（一两），桑白皮（炒黄，三两），甘草（炙，半两）。右为末，每服二钱，水一中盏，粳米百粒，煎至六分，食后温服之。"

【基原考证】

桑白皮 《中华本草》中记载桑白皮又名为"桑根白皮"，为桑科植物桑（*Morus alba* L.）除去栓皮的干燥根皮。桑白皮大多为野生资源，品种较复杂，故进行基原鉴定时需注意同批是否存在掺杂伪品的情况。安徽阜阳亳县、河南商丘、浙江、江苏等为主产区，以河南省、安徽省产量大，并以亳桑质量佳。以色白、皮厚、质柔韧、粉性足为佳。

地骨皮 又名枸杞根皮，为茄科植物枸杞 *Lycium chinense* Mill.的干燥根皮。从《中国药典》1985 年版起，将同属植物宁夏枸杞 *Lycium barbarum* L.的根皮也作为地骨皮的另一种来源加以收载，但市场上以茄科植物枸杞 *Lycium chinense* Mill.的为主，因此建议采用枸杞 *Lycium chinense* Mill.基原。地骨皮原主产于山西、陕西、甘肃、河南、河北、浙江、江苏、宁夏等，以山西、河南产量大，以皮厚色黄者为佳。

甘草 《本草图经》记载："春生青苗，高一二尺，叶如槐叶，七月开紫花似柰冬，结实做角子如毕豆。根长者三四尺，粗细不定，皮赤色，上有横梁，梁下皆根也。"《中药材品种沿革及道地性》经考证认为药用甘草一直以豆科*Glycyrrhiza*属为正品。通过对原植物形态描述及图例考证，建议本方的甘草选用豆科植物甘草*Glycyrrhiza uralensis* Fisch.（乌拉尔）作为基原，主产于新疆、内蒙古、甘肃、宁夏、山西等地。

【炮制方法】

桑白皮 原方规定桑白皮炮制方式为"细锉炒黄"。历代古籍记载的泻白散，桑白皮的炮制方式大多为炒黄，因此此方中桑白皮的炮制方式为炒黄，即用微火炒至黄色或微焦。

地骨皮 原方地骨皮的炮制加工方法为"洗去土，焙干"。历代古籍记载的泻白散中地骨皮没有炮制方式。因此，地骨皮的炮制方式为净洗晒干。

甘草 炙法是甘草最早的炮制方法，"炙"在不同历史时期可能代表烘烤、蘸水炙或者蜜炙。根据甘草炮制方法衍变考证，现今常用的蜜制甘草起源于宋代，且出现了蜜炙和中健脾的理论，至今蜜炙仍为甘草发挥止咳平喘作用的主要炮制方法。因此，该方甘草采用蜜炙。

【剂量考证】

原方记载"地骨皮（洗去土，焙）、桑白皮（细锉炒黄）各一两，甘草（炙）一钱"。根据宋代衡制"1两=41.3g"，确认处方量为地骨皮41.3g，桑白皮41.3g，炙甘草4.13g。

目录中泻白散未给出单次用药剂量。《小儿药证直诀》一般对每个复方都给出单次服用剂量，一般为1～3钱。元·许国祯撰《御药院方》和《小儿药证直诀》明崇祯元年戊辰真定梁维本刻本，均指出"每服一二钱"，清·李锡龄辑《惜阴轩丛书》、汪昂《本草备要》、曾世荣《活幼心书》均指出"每服二钱"。粳米用量为一撮，学者考究古代1撮实为3指撮。对于粳米用量而言，百粒与3指撮所示用量基本吻合，约为1g。因此，建议泻白散的单次服用剂量为"二钱"，包括桑白皮3.93g，地骨皮3.93g，炙甘草0.39g，粳米1g。

【物质基准（标准汤剂）】

制备方法

泻白散煎煮剂型为煮散，原文云："上锉散，入粳米一撮，水二小盏，煎七分。"原文记载泻白散处理方式为"上锉散"，未标明粒度，实验结果表明粒度为过4目筛的泻白散桑皮苷A和甘草酸的含量均最高，建议泻白散可取过4目筛，不过一号筛（10目）的粗颗粒。

加水量为"二小盏"。一盏约合300～200ml，考虑该方为小儿用药，因此采用一盏约合200ml，一中盏约合100ml，一小盏约合60ml。因此，其加水量为120ml。最终煎至七分，最终体积计算为84ml。为了减少饮片差异对质量稳定性的影响，物质基准研究以原方记载的处方量为单位制备，即地骨皮、炒桑白皮各41.3g，炙甘草4.13g，加入粳米10.5g，水1260ml，煎至880ml，即得标准汤剂，减压浓缩、冷冻干燥，即得干膏粉。物质基准对应实物采用标准汤剂或冷冻干燥的干膏粉均可，二者均能满足研究期间的质量稳定性，且标准汤剂更加符合"遵古"的特点，且制备工艺简单。

质量标准

1. 定量物质筛选 指标成分为桑皮苷A和甘草酸。桑皮苷A是桑白皮中的有效成分、特征成分和主要成分，甘草酸是甘草的特征成分。对这些成分的质量控制达到了对整个复方功效相关成分的质量控制。

2. 出膏率 滤渣后出膏率为 13.1%～16.1%。

3. 含量测定 照《中国药典》2015 年版通则 0512 测定

（1）色谱条件与系统适用性试验：以十八烷基硅烷键合硅胶为填充剂；以乙腈为流动相 A，以 0.1%磷酸溶液为流动相 B，梯度洗脱；流速为 0.2ml/min；检测波长：0～23min 280nm，23～30min 250 nm。理论板数按桑皮苷 A 与甘草酸计算应不低于 10 000。

（2）参照物溶液的制备：取桑皮苷 A 和甘草酸对照品适量，精密称定，加甲醇制成 1.0mg/ml 的对照品溶液，摇匀，即得。

（3）供试品溶液的制备：取本品 1ml，13 000r/min，离心 5min，取上清，即得。

（4）测定法：分别精密吸取对照品溶液、供试品溶液各 1μl，注入液相色谱仪，测定。本品每剂桑皮苷 A（$C_{26}H_{32}O_{14}$）浓度范围为 1.00～1.74mg/ml，甘草酸（$C_{42}H_{62}O_{16}$）浓度范围为 0.03～0.14mg/ml。

4. 转移率 桑皮苷 A 转移率范围为 35.8%~55.6%，甘草酸转移率范围为 38.3%~70.2%，波动范围均小于均值的 70%～130%。

5. 特征图谱 照《中国药典》2015 年版通则 0512 测定。

（1）色谱条件与系统适用性试验：以十八烷基硅烷键合硅胶为填充剂；以乙腈为流动相 A，以 0.1%磷酸溶液为流动相 B，梯度进；流速为 0.2ml/min；检测波长：0～33min 275nm，33～37min 250nm。

（2）供试品溶液的制备：取本品 1ml，加入甲醇 1ml，混匀、离心 5min，取上清，过滤膜，即得。

（3）测定法：分别精密吸取供试品溶液各 2μl，注入液相色谱仪，测定，记录色谱图，即得。

供试品特征图谱中共呈现 13 个特征峰（图 2-40-1），其中 2 个峰（峰 2、峰 11）来自地骨皮、8 个峰（峰 1、峰 3、峰 4、峰 5、峰 6、峰 7、峰 8、峰 9）来自桑白皮、3 个峰（峰 10、峰 12、峰 13）来自甘草。4 个峰与对应的参照物峰保留时间相同；与桑皮苷 A 参照峰 3 相应的峰为 S 峰，计算峰 1~2，峰 4~13 的相对保留时间，其相对保留时间应在规定值的 ±5% 之内。规定值为：0.60（峰 1）、0.80（峰 2）、1.33（峰 4）、1.36（峰 5）、1.49（峰 6）、1.52（峰 7）、1.58（峰 8）、1.62（峰 9）、1.97（峰 10）、2.24（峰 11）、2.57（峰 12）、2.63（峰 13）。

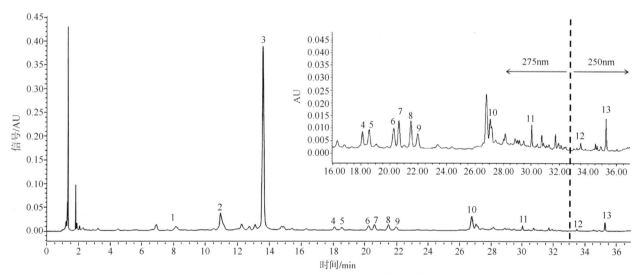

图 2-40-1 泻白散物质基准对照特征图谱

峰 2：地骨皮乙素；峰 3：桑皮苷 A；峰 10：芹糖甘草苷；峰 13：甘草酸

【临床定位】

传统功能主治

主治小儿肺盛，气急喘嗽。李时珍称此方为泻肺诸方之准绳。主治肺热喘咳证。临床凡属肺热所致的病变，包括肺热咳嗽，甚则气急，皮肤蒸热，发热，日晡尤甚，舌红、苔黄，脉细数之症均可以该方化裁治之。

现代临床应用

泻白散作为肺热喘咳的代表方剂，临床上泻白散单方应用较少，但加减应用非常广泛，在现代临床多用于肺系疾病，如肺炎、病毒感染、咳嗽变异性哮喘、感染后咳嗽等。同时在皮肤病、肠道疾病、五官疾病等方面均有显著的效果。

（研究人员：焦其树　郝丽霞　代云桃　黄程成　秦　烈　石守刚　等）

参 考 文 献

陈茹琴，梁兆球，2006. 泻白散合清燥救肺汤加味治疗支气管扩张症 35 例临床观察[J]. 中医药导报，12（7）：22-24.

陈志永，蒙麦侠，杨媛媛，等，2018. HPLC 法同时测定桑白皮中 6 种活性成分的含量[J]. 中国药房，29（7）：911-914.

段志涛，高英，周刚，2013. 桑白皮药材的质量标准研究[J]. 中药材，36（4）：553-557.

范亚丽，2013. 泻白散加味治疗小儿功能性便秘 35 例疗效观察[J]. 河北中医，35（10）：1499-1500.

符彬，2016. 泻白散联合阿奇霉素治疗痰热闭肺型小儿支原体肺炎临床疗效[J]. 辽宁中医药大学学报，18（3）：155-157.

付燕伟，陀扬凌，代良萍，等，2015. 桑白皮中一种原型入血成分的含量测定[J]. 世界科学技术——中医药现代化，7（1）：134-137.

高晓娟，赵丹，赵建军，等，2017. 甘草的本草考证[J]. 中国实验方剂学杂志，23（2）：193-198.

李锦峰，宋天宝，2013. 泻白散合止嗽散治疗感染后咳嗽疗效观察[J]. 基层医学论坛，17（8）：1036-1037.

李立新，廖建宏，黎亮，2013. 泻白散加减内服外敷治疗疤痕性痤疮 47 例临床疗效观察[J]. 四川中医，31（7）：110-111.

梁雨虹，2013. 泻白散的临床应用探讨[J]. 中国医药科学，3（10）：95-96.

邵傲凌，徐慧贤，2018. 王士贞教授运用泻白散加减治疗耳鼻咽喉科疾病经验介绍[J]. 中医耳鼻喉科学研究，（3）：11，38-40.

孙彦敏，白占青，侯静宇，2006. 泻白散加味治疗小儿咳嗽变异性哮喘 120 例疗效观察[J]. 河北中医，28（7）：534.

41

清心莲子饮　宋·《太平惠民和剂局方》

【处方沿革】

清心莲子饮出自宋·《太平惠民和剂局方》卷五，是一款清心养阴的古代经典名方。《太平惠民和剂局方》十卷，宋代太医局编。本书为宋代官府颁行的我国第一部成药典，荟萃宋以前历代方剂之精华，名方出于是书者甚多。在宋元时颇具影响，出现了"官府守之以为法，医门传之以为业，病者持之以立命，世人习之以成俗"的景况。

《太平惠民和剂局方》卷五记载："清心莲子饮治心中蓄积，时常烦躁，因而思虑劳力，忧愁抑郁，是致小便白浊，或有沙膜，夜梦走泄，遗沥涩痛，便赤如血；或因酒色过度，上盛下虚，心火炎上，肺金受克，口舌干燥，渐成消渴，睡卧不安，四肢倦怠，男子五淋，妇人带下赤白；及病后气不收敛，阳浮于外，五心烦热。药性温平，不冷不热，常服清心养神，秘精补虚，滋润肠胃，调顺血气。"发热加柴胡、薄荷煎。经后世许多医家广泛应用至今。

大部分古籍记载清心莲子饮的制法为：剉散，每三钱，麦门冬十粒，水一盏半，煎取八分，去滓，水中沉冷，空心，食前服。

本方采用处方为：黄芩、麦门冬（去心）、地骨皮、车前子、甘草（炙）各半两，石莲肉（去心）、白茯苓、黄芪（蜜炙）、人参各七钱半。九味药组成制法为：剉散，每三钱，麦门冬十粒，水一盏半，煎取八分，去滓，水中沉冷，空心，食前服。

【基原考证】

黄芩　从《本草经集注》到《本草图经》，药用黄芩品种变化不大，基本是唇形科 *Scutellaria* 属。结合《证类本草》所绘"耀州黄芩"、"潞州黄芩"药图，大致可以认为今用正品 *Scutellaria baicalensis* 一直是药用主流品种。从历代的本草著作可见，正品黄芩与 2015 年版《中国药典》收载的相符，为唇形科植物黄芩 *Scutellaria baicalensis* Georgi 的干燥根，主产于内蒙古、黑龙江、吉林、辽宁、河北、山东、山西、陕西、甘肃等地。

麦门冬　又称麦冬，《本草纲目》曰："古人惟用野生者，后世所用多是种莳而成。……浙中来者甚良，其叶似韭而多纵纹且坚韧为异。"根据本草考证，确认麦冬为百合科植物麦冬 *Ophiopogun japonicus*（L.f）Ker-Gawl.的干燥块根。麦冬主要来源于栽培，浙江产的为浙麦冬（杭麦冬），四川产的为川麦冬，以四川、浙江所产为道地药材。

地骨皮　又名枸杞根皮，为茄科植物枸杞 *Lycium chinense* Mill.的干燥根皮。从《中国药典》1985 年版起，将同属植物宁夏枸杞 *Lycium barbarum* L.的根皮也作为地骨皮的另一种来源加以收载，但市场上以茄科植物枸杞 *Lycium chinense* Mill.为主，因此建议采用枸杞 *Lycium chinense* Mill.基原。地骨皮原主产于山西、陕西、甘肃、河南、河北、浙江、江苏、宁夏等，以山西、河南产量大，以皮厚色黄者为佳。

车前子　《重修政和经史证类备用本草》、《救荒本草》、《食物本草》、《本草蒙筌》、《本草纲目》、《本草原始》、《增批本草备要》、《植物名实图考》和《本草新读本》所载车前绘图均为大叶，长穗，须根，与车前科车前属 *Plantago* L.植物相符合。2015 年版《中国药典》收录的车前子基原有两种，即车前 *Plantago asiatica* L.和平车前 *Plantago depressa* Willd. 根据现代研究，车前具须根，平车前具直根；因此，认为古代所用车前原植物应为车前 *Plantago asiatica* L.。现今车前子主产区为四川、江西、河南、河北等地。

甘草 宋·苏颂《本草图经》记载："春生青苗，高一二尺，叶如槐叶，七月开紫花似柰冬，结实做角子如毕豆。根长者三四尺，粗细不定，皮赤色，上有横梁，梁下皆根也。"清·吴其濬《植物名实图考》记载："梦溪笔谈谓甘草如槐而尖，形状极准。"经考证为豆科甘草属植物甘草 *Glycyrrhiza uralensis* Fisch.的干燥根和根茎。目前，甘草分为东甘草和西甘草，东甘草主产于东北及内蒙古东北部，西甘草主产于西北的内蒙古西部、甘肃南部、青海东部、山西及陕西北部。

莲子 本品出自《本草经集注》，别名藕实、水芝丹（《神农本草经》）、莲实（《尔雅》郭璞注）、泽芝（《本草纲目》）、莲蓬子（《山西中药志》）。来源为睡莲科植物莲的果实或种子。秋末冬初割取莲房，取出果实，晒干；或收集坠入水中、沉于淤泥内的果实，洗净、晒干。或除去果壳后晒干。经霜老熟而带有灰黑色果壳的称为"石莲子"；除去果壳的种子称为"莲肉"。按《本草纲目》，《神农本草经》始载莲子的性味功效，《名医别录》始有石莲子之名，曰："八九月采[莲子]黑坚如石者，千捣破之。"从收集的方法，采集时间的不确定性来分析，古时的石莲子与现代药用子的采集情况十分类同，仅使用时不除去果壳。《中国药典》2015 年版一部收载莲子，通过上述本草及历代药典的考证，本方所用石莲子即为睡莲科植物莲 *Nelumbo nucifera* Gaertn.的干燥成熟种子。

白茯苓 《本草图经》云："茯苓生泰山山谷，今泰有树下，附根而花实，作块如拳在土底，大者至数斤，似人形、龟形者佳，皮黑，内有赤、白二种。"《本草纲目》曰："茯苓有大如斗者，有坚如石者，绝形，其轻虚者不佳，盖年浅未坚故也。"根据古代本草考证与《中国药典》和《中华本草》等综合分析考证，建议本方中选用的白茯苓为多孔菌科真菌茯苓 *Poria cocos*（Schw.）Wolf 的干燥菌核。主产于湖北、安徽、云南和贵州等地。

黄芪 《植物名实图考》载："黄芪有数种，山西、蒙古产者最佳。"并有附图。根据本草图文及《中国药典》和《中华本草》等综合分析考证，方中选用黄芪为豆科植物蒙古黄芪 *Astragalus membranaceus*（Fisch.）Bge. var. *mongholicus*（Bge.）Hsiao。蒙古黄芪分布于内蒙古、黑龙江、吉林、河北、山西等地。

人参 《本草纲目》记载："人参体实有心而味甘，微带苦，自有余味，俗名金井玉阑也。"根据《中国药典》和《中华本草》等综合分析考证，本方中选用的人参为五加科植物人参 *Panax ginseng* C. A. Mey. 的干燥根和根茎。黑龙江、吉林、辽宁等地为道地产区。

【炮制方法】

处方中除麦门冬去心，甘草、黄芪蜜炙，其他六味均未有特殊炮制说明，因此按照 2015 年版《中国药典》饮片净制即可。

麦冬 按原方标明的去心处理。

炙黄芪 本方明确指出，黄芪用蜜炙，即 2015 年版《中国药典》中的炙黄芪。

炙甘草 炙法是甘草最早的炮制方法，"炙"在不同历史时期可能代表烘烤、蘸水炙或者蜜炙。根据甘草炮制方法衍变考证，现今常用的蜜制甘草起源于宋代，至今蜜炙仍为甘草发挥止咳平喘作用的主要炮制方法。目前临床仅有甘草和蜜炙甘草两种饮片形式。因此本方中炙甘草，建议按照 2015 年版《中国药典》的方法采用蜜炙，即取甘草片，照蜜炙法（通则 0213）炒至黄色至深黄色，不粘手时取出，晾凉。

【剂量考证】

黄芩、麦门冬（去心）、地骨皮、车前子、甘草（炙）各半两（各 20g），石莲肉（去心）、白茯苓、黄芪（蜜炙）、人参各七钱半（各30g），共计220g。

我们对15批次麦冬，每个批次取10次，每次10粒，10粒×10次称重结果取平均值，得到10粒麦冬平均重量为3.225g，取整数得3g。

【物质基准（标准汤剂）】

制备方法

取上述处方九味药材进行粉碎制成的剉散（规格要求：全部通过4号标准检验筛（5mm），85%以上通过一号筛（10目）并混有能通过四号筛（65目）不超过35%的粉末12g和麦冬（去心）3g混合放入砂锅中，加水300ml，浸泡30min，武火（500W）加热至沸腾，文火（300W）煎煮60min，过滤（80目筛）；滤液放入冷水进行沉冷1小时后，5000r/min离心10min，取上清液，70～75℃减压干燥至干，粉碎过五号筛（80目），即得。

质量标准

1. 定量物质筛选 以2015年版《中国药典》中的含量测定成分为基础，首选含量高、性质稳定且易于检测的物质作为定量成分，同时兼顾各检测波长下的色谱峰形状及保留时间，最终确定毛蕊异黄酮葡萄糖苷、毛蕊花糖苷、黄芩苷和甘草酸为定量物质。

2. 水分 按《中国药典》2015年版四部通则0831水分测定第二法，水分含量应不高于10%。

3. 含量测定 照高效液相色谱法（《中国药典》2015年版通则0512）测定。

（1）色谱条件与系统适用性试验：以十八烷基硅烷键合硅胶为填充剂（柱长为250mm，内径为4.6mm，粒度为5μm；以乙腈为流动相A，以0.2%甲酸溶液为流动相B，梯度洗脱；柱温为35℃；流速为1.0ml/min；DAD检测波长分别为毛蕊异黄酮葡萄糖苷、甘草酸252nm；黄芩苷280nm；毛蕊花糖苷360nm。

（2）对照品溶液的制备：精密称取对照品毛蕊异黄酮葡萄糖苷、甘草酸铵、黄芩苷及毛蕊花糖苷对照品适量，精密称定，加含有0.5%冰醋酸的50%甲醇-水溶液制成每100ml含毛蕊异黄酮葡萄糖苷0.3mg、甘草酸铵1mg、黄芩苷7.5mg及毛蕊花糖苷0.6mg的混合溶液，摇匀，即得。

（3）供试品溶液的制备：精密称取清心莲子饮基准物质粉末0.1g，置具塞锥形瓶中，精密加入含有0.5%冰醋酸的50%甲醇-水溶液50ml，称定重量，密塞，超声提取40min，放凉，补重，摇匀，0.45μm微孔滤膜滤过，即得。

（4）测定法：分别精密吸取对照品溶液10μl与供试品溶液各20μl，注入液相色谱仪，测定，记录色谱图，即得。

检测波长及定量成分范围应为：毛蕊异黄酮葡萄糖苷（252nm）0.41～0.63mg/g；甘草酸（252nm）2.34～8.50mg/g；黄芩苷（280nm）17.35～24.93mg/g；毛蕊花糖苷（360nm）0.44～0.91mg/g。

4. 特征图谱 照高效液相色谱法（《中国药典》2015年版通则0512）测定。

色谱条件与系统适用性试验：同含量测定，分别精密吸取15批清心莲子饮标准汤剂供试品溶液注入高效液相色谱仪，记录色谱峰信息，生成的对照特征图谱见图2-41-1，共有15个特征峰（质谱指认其中10个化合物），以黄芩苷（8号峰）为S峰，相对保留时间分别为：1-0.412、2-0.493、3-0.526、4-0.550、5-0.639、6-0.889、7-0.938、S-1.000、9-1.085、10-1.143、11-1.207、12-1.283、13-1.423、14-1.506、15-1.647。

【临床定位】

传统功能主治

清心利湿，养阴益气。全方以清心火为本，兼清肺与小肠热，辅以益气养阴，生津止渴。本方药性温平，不冷不热，常服清心养神，秘精补虚，滋润肠胃，调顺血气。

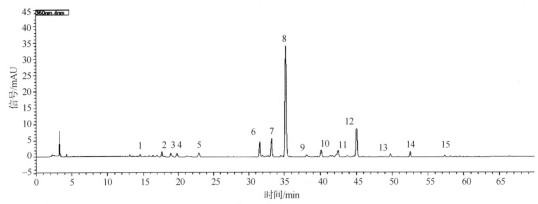

图 2-41-1　清新莲子饮物质基准对照特征图谱（360nm）

峰 2：芹糖甘草苷；峰 3：甘草苷；峰 4：毛蕊花糖苷；峰 6：芒柄花苷；峰 8：黄芩苷；峰 9：二氢黄芩苷；峰 10：黄芩苷异构体；峰 11：千层纸素 A-7-葡萄糖醛酸苷；峰 12：汉黄芩苷；峰 13：甘草素

《太平惠民合剂局方》记载："此方药性温平，不冷不热，常服清心养神，秘精补虚，滋润肠胃，调顺血。"后世古籍均以此为纲领，或原文摘录或截取部分内容，无出其右者。本方为清补兼施之剂，既益气养阴，又收敛固下。补气与养阴、清利与秘精合用，相辅相成。

《太平惠民合剂局方》原方所主病证主要有三个方面：一是因思虑劳力、忧愁抑郁，以致小便白浊或见沙膜，以及夜梦走泄、遗沥涩痛、便赤如血；二是因酒色过度，上盛下虚，心火炎上，肺金受克，所致的口舌干燥、渐成消渴、睡卧不安、四肢倦怠、男子五淋、妇人带下赤白；三是病后气不收敛，阳浮于外，五心烦热。

现代临床应用

清心莲子饮及其加减方适用于偏虚证慢性泌尿系统疾病，即肾结核、慢性淋病、慢性膀胱炎、慢性肾盂肾炎、肾小球肾炎、IgA 肾病、尿道综合征、单纯性肾性血尿、气阴两虚型痛风性肾病、早期糖尿病肾病、病毒性心肌炎、精液不液化、气阴两虚型功能性不射精症、难治性声带结节、老年女性下尿路泌尿系感染、经间期出血、白带过多等。亦可治疗小儿功能性遗尿、神经衰弱、口腔炎、糖尿病等。

（研究人员：司　南　高文雅　闫翠娥）

参 考 文 献

陈向明，索有瑞，2015. 高效液相色谱法测定地骨皮中 18 种氨基酸[J]. 理化检验：化学分册，51（10）：1444-1447.

谷雨龙，刘斌，姜艳艳，2018. LCMS-IT-TOF 法分析黄芪赤风汤提取物的化学成分[J]. 中华中医药学刊，（3）：630-637.

胡英还，许文倩，秦雪梅，等，2017. UHPLC-Q Exactive 轨道肼高分辨质谱在线快速识别黄芪建中汤的化学成分[J]. 药学学报，（6）：132-138.

霍揽明，郑新恒，陈芳，等，2017. 地骨皮水提取物的化学成分[J]. 暨南大学学报（自然科学与医学版），（5）：443-456.

马晓云，2017. 五味降压方化学成分研究及基于代谢的药效物质基础研究方法初探[D]. 北京：北京中医药大学.

张静娴，2013. 中药地骨皮的化学成分与质量控制方法研究[D]. 沈阳：沈阳药科大学.

赵利娟，高文雅，顾欣如，等，2019. 蒲地蓝消炎口服液化学成分鉴定及归属研究[J]. 中国中药杂志，44（8）：1573-1587.

郑秀棉，杨莉，王峥涛，2013. 车前子的化学成分与药理活性研究进展[J]. 中药材，36（7）：1190-1196.

ZOU D X，WANG J F，ZHANG B，et al，2015. Analysis of chemical constituents in Wuzi-Yanzong-Wan by UPLC-ESI-LTQ-Orbitrap-MS[J]. Molecules，20（12）：21373-21404.

42

甘露饮 宋·《太平惠民和剂局方》

【处方沿革】

出自宋·《太平惠民和剂局方》："治丈夫、妇人、小儿胃中客热，牙宣口气，齿龈肿烂，时出脓血，目睑垂重，常欲合闭；或频饥烦，不欲饮食，及赤目肿痛，不任凉药，口舌生疮，咽喉肿痛，疮疹已发、未发，皆可服之。又疗脾胃受湿，瘀热在里，或醉饱房劳，湿热相搏，致生疸病，身面皆黄，肢体微肿，胸满气短，大便不调，小便黄涩，或时身热，并皆治之。"

枇杷叶（刷去毛）、干熟地黄（去土）、天门冬（去心，焙）、枳壳（去瓤，麸炒）、山茵陈（去梗）、生干地黄、麦门冬（去心，焙）、石斛（去芦）、甘草（炙）、黄芩。

右等分，为末。每服二钱，水一盏，煎至七分，去滓温服，食后，临卧。小儿一服分两服，仍量岁数加减与之。

【基原考证】

枇杷叶 《本草图经》曰："今襄、汉、吴、蜀、闽、岭皆有之。木高丈余。叶作驴耳形，皆有毛。其木阴密，婆娑可爱，四时不凋，盛冬开白花，至三四月而成实。其实作楱如黄梅，皮肉甚薄，味甘，中核如小栗。四月采叶，暴干。"《植物名实图考》载："别录中品，叶为嗽药。浙江产者，实大核少。"综上所述，结合其所附图谱，可以断定为今之蔷薇科植物枇杷，与 2015 年版《中国药典》规定一致，即为蔷薇科植物枇杷 *Eriobotrya japonica*（Thunb.）Lindl. 的干燥叶，主产于我国广东、江苏、浙江、福建、湖北等地。

地黄 《本草纲目》记载："《本经》所谓干地黄者，乃阴干、日干、火干者，故又云生者尤良。《别录》复云生地黄者，乃新掘鲜者，故其性大寒。其熟地黄乃后人复蒸晒者。"通过考证，现代习称的"鲜地黄"应为《名医别录》所载的"生地黄"；现代习称的"生地黄"实为《神农本草经》和《名医别录》所载的"干地黄"；"熟地黄"古今认识一致，均指地黄之炮制（蒸制）加工品，通过考证，本品为玄参科植物地黄 *Rehmannia glutinosa* Libosch.。主产于河南、河北、山东、山西等地。

天门冬 又称天冬，《本草图经》记载："春生藤蔓，大如钗股，高至丈余。叶如茴香，极尖细而滑，有逆刺；亦有涩而无刺者，其叶如丝衫而细散，皆名天门冬……其根白或黄紫色，大如手指，长二三寸，大者为胜。"根据本草考证，确认为百合科植物天冬 *Asparagus cochinchinensis*（Lour.）Merr. 的干燥块根。天冬主产于贵州、四川、广西等省区。其中以贵州产量最大，而且质量亦佳。

枳壳 《本草拾遗》云："旧云江南为橘，江北为枳。今江南俱有枳、橘，江北有枳无橘。"李时珍曰："枸橘，处处有之。树、叶并与橘同，但干多刺。三月开白花，青蕊，不香。结实，大如弹丸，形如枳实而壳薄，不香。人家多收种为藩篱。亦或收实，伪充枳实及青橘皮售之，不可不辨。"据以上本草所述考证，亦为枸橘 *Poncirus trifoliata*（L.）Raf.。综上所述，宋代以后本草所载的枳实，则以酸橙 *Citrus aurantium* L.为正品。

山茵陈 《日华子本草》云："石茵陈味苦凉无毒……，又名茵陈蒿，山茵陈。"苏颂《本草图经》载："茵陈蕊……今谓之山茵陈。"《本草衍义》附方即用山茵陈。李时珍认为"茵陈昔人多漒为蔬，故入药用，山（野）茵陈，所以别家茵陈也。"故明代以前文献中的山茵陈，实即野生之茵陈蒿。其后，到了清代，皆指玄参科金钟茵陈（阴行草）而言。明代以前的山茵陈，实为野生的茵陈蒿，或称石茵陈，因此，通过考证，本品为菊科植物茵陈蒿 *Artemisia capillaris* Thunb. 的干燥地上部分，主产于辽宁、河北、陕西、山东、江苏、安徽、浙江等地。

麦门冬 宋·苏颂《本草图经》曰："今所在有之，叶青似莎草，长及尺余，四季不凋，根黄白色，有须根，作连珠形，似扩麦颗，故名麦门冬。"并附"随州麦门冬"、"睦州麦门冬"图。明·李时珍《本草纲目》曰："古人惟用野生者，后世所用多是种莳而成。……浙中来者甚良，其叶似韭而多纵纹且坚韧为异。"根据以上本草所述及附图考证，建议本方选用 2015 年版《中国药典》麦门冬，即百合科植物麦冬 *Ophiopogon japonicus*（L.f）Ker-Gawl.的干燥块根。

石斛 《神农本草经》称其为"林兰"，《名医别录》："一名禁生，一名杜兰，一名石遂。"《本草纲目》："石斛名义未详。其茎状如金钗之股，故又有金钗石斛之称。"说明古时石斛名字较多，且未有对石斛两字的解释。直至今日，石斛的基原仍然没有明确考证。《中国药典》（2015 年版）规定，石斛为兰科植物金钗石斛 *Dendrobium nobile* Lindl.、鼓槌石斛 *Dendrobium chrysotoxum* Lindl.或流苏石斛 *Dendrobium fimbriatum* Hook.的栽培品及其同属植物近似种的新鲜或干燥茎。

甘草 《本草图经》、《本草衍义》及《植物名实图考》指出甘草叶片的形状。《本草蒙筌》和《本草纲目》均附有原植物图。通过考证，建议本方选用 2015 年版《中国药典》甘草，即豆科植物甘草 *Glycyrrhiza uralensis* Fisch.的干燥根和根茎，主产于新疆、内蒙古、甘肃、宁夏、山西等地。

黄芩 从《本草经集注》到《本草图经》，药用黄芩品种变化不大，基本是唇形科 *Scutellaria* 属。结合《证类本草》所绘"耀州黄芩"、"潞州黄芩"药图，大致可以认为今用正品 *Scutellaria baicalensis* 一直是药用主流品种。从历代的本草著作可见，正品黄芩与 2015 年版《中国药典》收载的相符，为唇形科植物黄芩 *Scutellaria baicalensis* Georgi 的干燥根，主产于内蒙古、黑龙江、吉林、辽宁、河北、山东、山西、陕西、甘肃等地。

【炮制方法】

甘露饮原方记载枇杷叶（刷去毛）、山茵陈（去梗）、石斛（去芦）、生干地黄、黄芩，建议参考 2015 年版《中国药典》炮制。

枇杷叶 除去绒毛，用水喷润，切丝，干燥。

茵陈蒿 除去残根和杂质，搓碎或切碎。

石斛（去芦） 即取干石斛，除去残根，洗净，切段，干燥。

生干地黄 除去杂质，洗净，闷润，切厚片，干燥。

黄芩片 除去杂质，置沸水中煮 10min，取出，闷透，切薄片，干燥；或蒸半小时，取出，切薄片，干燥（注意避免暴晒）。

干熟地黄（去土） 熟地黄建议蒸法，即取生地黄，照蒸法（通则 0213）蒸至黑润，取出，晒至约八成干时，切厚片或块，干燥，即得。

枳壳（去瓤，麸炒） 即麸炒枳壳，炮制方法参考 2015 年版《中国药典》麸炒枳壳，即取枳壳片，照麸炒法（通则 0213）炒至色变深。

甘草（炙） 炙法是甘草最早的炮制方法，"炙"在不同历史时期可能代表烘烤、蘸水炙或者蜜炙。

根据甘草炮制方法衍变考证，现今常用的蜜制甘草起源于宋代，至今蜜炙仍为甘草发挥止咳平喘作用的主要炮制方法。因此本方中炙甘草，建议按照 2015 年版《中国药典》的方法采用蜜炙，即取甘草片，照蜜炙法（通则 0213）炒至黄色至深黄色，不粘手时取出，晾凉。

天门冬（去心）、**麦门冬**（去心） 经文献调研及实验研究结果显示天冬、麦冬去心对结果影响不大，因此采用不去心的炮制方式，即采用 2015 年版《中国药典》所记载方法炮制，具体如下。天冬：除去杂质，迅速洗净，切薄片，干燥。麦冬：除去杂质，洗净，润透，轧扁，干燥。

【剂量考证】

参考《中国科学技术史·度量衡卷》（丘光明，2001）中附录的《中国历代度量衡值表》，及颜文强考证的《中国历代度量衡换算简表》，宋代一两等于 41.3g，一钱等于 4.13g。参考"十三五"规划教材《方剂学》，一钱等于 3g，一盏等于 200ml。综合考虑本方药味即剂量，建议本案例一钱按照 3g 折算。

国内外临床实践剂量参考：

甘露饮加味：熟地 10g，天冬 10g，枳壳 10g，茵陈 10g，生地 10g，麦冬 10g，石斛 10g，黄芩 10g，甘草 6g，射干 10g，桔梗 10g，青果 10g，连翘 10g（严文友，甘露饮临床应用举隅）。

【物质基准（标准汤剂）】

制备方法

原文载"右等分，为末"，"末"为介于粗末与细末之间，即过三号筛（50 目），取本方各药材粉末等量，计 36g（两日剂量），加水 1200ml，煎至 840ml（煎至 7 分），即得。

质量标准

1. 定量物质筛选 以 2015 年版《中国药典》中的含量测定成分为基础，首选含量高、性质稳定且易于检测的物质作为定量成分，同时兼顾各检测波长下的色谱峰形状及保留时间，最终确定黄芩苷、柚皮苷、甘草酸为定量物质。

2. 出膏率 取 100ml 汤液，真空冷冻干燥，称量冻干粉重量，根据出膏率公式计算，结果为 39.47%~51.44%。

3. 含量测定 照高效液相色谱法（《中国药典》2015 年版通则 0512）测定。

色谱条件与系统适用性试验：以十八烷基硅烷键合硅胶为填充剂（柱长为 150mm，内径为 2.1mm，粒径为 2.6μm）；以 0.4%磷酸溶液为流动相 A，以乙腈为流动相 B，按照梯度洗脱；流速为 0.4ml/min；柱温为 30℃。

定量成分范围应为：黄芩苷 0.37～0.75mg/ml，柚皮苷 0.18～0.45mg/ml，甘草酸 0.08～0.14mg/ml。

4. 特征图谱 照高效液相色谱法（《中国药典》2015 年版通则 0512）测定。

色谱条件与系统适用性试验：同含量测定，分别精密吸取 15 批甘露饮标准汤剂供试品溶液注入高效液相色谱仪，记录色谱峰信息，生成的对照特征图谱见图 2-42-1，其中共有峰 9 个，指认 5 个，以峰 6 黄芩苷为参照峰。

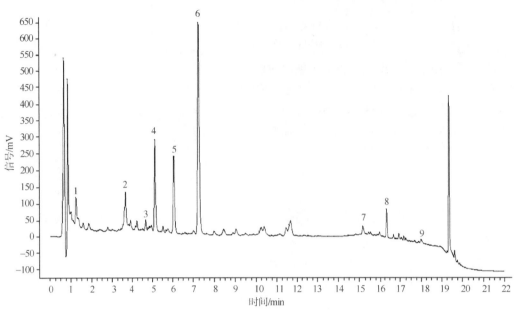

图 2-42-1 甘露饮物质基准对照特征图谱（237nm）

峰 1：绿原酸；峰 4：柚皮苷；峰 6：黄芩苷；峰 8：甘草酸；峰 9：石斛碱

【临床定位】

传统功能主治

清热养阴，行气利湿。治丈夫、妇人、小儿胃中客热，牙宣口臭，齿龈肿烂，时出脓血；目睑垂重，常欲合闭；或饥饿心烦，不欲饮食；目赤肿痛，不任凉药；口舌生疮，咽喉肿痛；疮疹已发未发；脾胃受湿，瘀热在里，或醉饱房劳，湿热相搏，致生黄疸，身面皆黄，肢体微肿，胸闷气短，大便不调，小便黄涩，或时身热，并皆治之。

《灵验良方汇编》卷一甘露饮处方：枇杷叶（拭去毛）1 钱，生地黄 1 钱，熟地 1 钱，天冬 1 钱，黄芩 1 钱，石斛 1 钱，山豆根 1 钱，犀角屑 1 钱，枳壳 1 钱，甘草 5 分。主治口舌生疮，咽喉肿痛，牙龈肿烂，时出脓血。

《白喉全生集》甘露饮处方：生地黄 4 钱，熟地 3 分，麦冬（去心）3 钱，僵蚕 2 钱（姜汁炒），银花 1 钱 5 分，天冬 1 钱 5 分，石斛 1 钱，枳壳 1 钱，粉草 1 钱。主治白喉虚热证，白见于关内外，色稍不润，喉内红肿，下午痛甚，口干不渴，舌苔虽黄而滑，小便略赤而长，饮食稍碍，心烦不眠。

现代临床应用

陈某，男，28 岁，咽喉疼痛不适 3 年余，夜间疼痛明显，干咳，烟味刺激后尤为明显，感冒时疼痛加重，胃纳差，时有呕恶，口干，大便不畅，查：咽部充血，咽后壁有米粒样肿物，两侧乳蛾不肿大，舌质红，苔黄腻，脉沉缓，辨证为阴虚湿热，壅阻咽喉。处方：甘露饮加味。药用：熟地 10g，天冬 10g，枳壳 10g，茵陈 10g，生地 10g，麦冬 10g，石斛 10g，黄芩 10g，甘草 6g，射干 10g，桔梗 10g，青果 10g，连翘 10g，4 剂。二诊：咽部疼痛不适明显好转，上方随证加减，服药 28 剂而愈，随访至今未发（严文友，甘露饮临床应用举隅）。

（研究人员：朱广伟 侯金才 李 丹 巴晓雨 等）

参 考 文 献

蔡慧，2013. 中药复方质量标准研究方法与思路[J]. 江西中医学院学报，25（4）：43-45.

常伟强，2014. 感舒颗粒制备工艺及质量标准研究[D]. 郑州：河南中医学院.

陈士林，刘安，李琦，等，2016. 中药饮片标准汤剂研究策略[J]，中国中药杂志，41（8）：1367-1375.

国家药典委员会，2015. 中华人民共和国药典：一部[M]. 北京：中国医药科技出版社：310-311.

黄瑛，2008. 中药复方质量控制方法研究进展[J]. 药学实践杂志，（1）：11-13，37.

计雅纯，2016. 中药复方当归六黄汤质量控制研究和 XEDJ 药效学研究[D]. 武汉：华中科技大学.

贾海红，2015. 丹七片等中药复方制剂的质量控制方法与研究[D]. 石家庄：河北医科大学.

焦振廉，2004. 试论中药复方的开发研究[J]. 陕西中医，25（4）：357-359.

邱新坪，陈裕文，董振华，等，2006. 甘露饮临床应用概况[J]. 中国临床医生，34（4）：18-20.

沈小丽，2016. 复方柴归方提取工艺及质量标准研究[D]. 太原：山西大学.

太平惠民和剂局，1985. 太平惠民和剂局方[M]. 北京：人民卫生出版社：308.

王永杰，2017. 中药复方益肺通络颗粒有效成分的质量与活性研究[D]. 济南：山东大学.

谢小珂，2016. 扶正消症片的制剂工艺和质量标准研究[D]. 北京：中国中医科学院.

杨立伟，王海南，耿莲，等，2018. 基于标准汤剂的中药整体质量控制模式探讨[J]，中国实验方剂学杂志，（8）：1-6.

张晓杭，2014. 中药复方真元颗粒质量标准及指纹图谱研究[D]. 天津：天津大学.

赵亮，2013. 中药复方清肝散结颗粒的药效物质基础及质量控制研究[D]. 上海：第二军医大学.

43

华盖散　宋·《太平惠民和剂局方》

【处方沿革】

华盖散处方出自宋·太平惠民合剂局编撰的《太平惠民和剂局方》，该书初刊于1078年以后，后曾多次增补修订刊行，而书名、卷次也有多次调整。南渡后绍兴十八年（1148年）药局改"太平惠民局"，《和剂局方》也改成《太平惠民和剂局方》。其后经宝庆、淳祐，陆续增补为十卷，成为现存通行本。将成药方剂分为诸风、伤寒、一切气、痰饮、诸虚、痼冷、积热、泻痢、眼目疾、咽喉口齿、杂病、疮肿、伤折、妇人诸疾及小儿诸疾共14门，788方。均系收录民间常用的有效中药方剂，记述了其主治、配伍及具体修制法。现存多种明、清刻本，1925年上海校经山房石印本。1949年后有排印本。是全世界第一部由官方主持编撰的成药标准。

原书记载本处方组成为："紫苏子（炒）、赤茯苓（去皮）、桑白皮（炙）、陈皮（去白）、杏仁（去皮、尖，炒）、麻黄（去根、节）各一两，甘草（炙）半两"。后世医家依据临床病情不同亦有加减。历代医籍在收录本方时，记载的剂量、炮制方法略有不同。今列举部分具有代表性的医籍，如表2-43-1所示：

表2-43-1　历代医籍记载的华盖散处方

古代依据	组方	所属时代及作者
《太平惠民和剂局方》	紫苏子（炒）、赤茯苓（去皮）、桑白皮（炙）、陈皮（去白）、杏仁（去皮、尖，炒）、麻黄（去根、节）各一两，甘草（炙）半两	宋·太平惠民合剂局
《保生余录》	紫苏子（炒）、赤茯苓（去皮）、陈皮（去白）、桑白皮、杏仁（去皮，麸炒）、麻黄各三钱，甘草一钱	明·朱棣
《幼幼新书》	紫苏子（隔纸炒）、麻黄（去根节，汤浴过）、杏仁（去皮尖，炒）、桑白皮（蜜炙）、赤茯苓（去皮）、陈皮（去白）各半两，甘草（炙）一分	宋·刘昉
《严氏济生方》	杏仁（去皮尖）、炒紫苏子（微炒）、麻黄（去根节）、赤茯苓（去皮）、橘红、桑白皮（炙）各一两，甘草（炙）	宋·严用和
《丹溪心法》	苏子、陈皮、赤茯苓、桑白皮、麻黄各一两，甘草五钱，或加杏仁	元·朱震亨
《幼科医学指南》	麻黄、杏仁（去皮尖）、苏子（炒）、橘红、桑皮（炙）、茯苓各等分，甘草减半	清·周震

【基原考证】

紫苏子　以"苏"为名始载于《名医别录》。《本草经集注》云："叶下紫色，而气甚香，其无紫色、不香似荏者，多野苏，不堪用。"《本草图经》载："苏，紫苏也。旧不载所出州土，今处处有之。叶下紫色，而气甚香，夏采茎、叶，秋采实。"《本草纲目》曰："紫苏、白苏皆以二三月下种，或宿子在地自生。其茎方，其叶圆而有尖，四围有巨齿，肥地者面背皆紫，瘠地者面青背紫，其面背皆白者，即白苏，乃荏也。紫苏嫩时采叶，和蔬茹之，或盐及梅卤作菹食，甚香，夏月作熟汤饮之。五六月连根采收……八月开细紫花，成穗作房，如荆芥穗。九月半枯时收子，子细如芥子而色黄赤，亦可取油如荏油。"《植物名实图考》云："今处处有之，有面背俱紫、面紫背青二种，湖南以为常茹，谓之紫菜。"据上述描述及紫苏附图，古代所用紫苏与 2015 年版《中国药典》收载的相符，为唇形科（*Labiatae*）植物紫苏 *Perilla frutescens*（L.）Britt.的干燥成熟果实，主产于湖北、河南、四川、江苏、广西、山东、广东、浙江、河北、山西等地。

茯苓 明·《本草原始》（1612 年）："形块无定，以似龟、鸟形者为良。有赤白二种。乃假松气而生者。二月、八月采，阴干。"明·《本草蒙筌》（1644 年）云其"小如鸡鹅卵，大如匏瓜"。清·《植物名实图考》（1848 年）云，茯苓"附松根而生，今以滇产为上……皮润细，作水波纹，极坚实"。经品种考证认为茯苓品种古今无变化，古代所用茯苓与 2015 年版《中国药典》收载的相符为多孔菌科（Polyporaceae）真菌茯苓 *Poria cocos*（Schw.）Wolf 的干燥菌核，主产于云南、安徽、湖北、浙江、吉林、福建等地。有栽培和野生两种，栽培者以安徽产量较大，称为"安苓"；野生者以云南产质量为佳，称为"云苓"。

桑白皮 《诗经·泮水》有谓："食我桑椹，怀我好音。"此即今天桑科植物。桑树作为一种经济植物，广泛种植，其果实、叶、枝干、根皮等皆入药。《神农本草经》原名"桑根白皮"，唐甄权《药性论》简称桑白皮，现时通称桑根皮。《本草纲目》记述了五种不同的桑，李时珍说："桑有数种，有白桑，叶大如掌而厚；鸡桑叶花而薄；子桑，先椹而后叶；山桑，叶尖而长。以子种者，不若压条而分者，桑生黄衣谓之金桑，其木必将槁也。"《种树书》云："桑以构接，则桑大，桑根下埋龟甲，则茂盛不蛀。"说明古代药用桑来源多种，其中白桑与 2015 年版《中国药典》收载的相符，为桑科植物桑 *Morus alba* L.的干燥根皮。主产于河南、安徽、浙江、四川、山东、江苏、湖南等地。

陈皮 首载于《神农本草经》，正名为橘柚，因以果皮入药，故曰："一名橘皮。"宋·《本草图经》："木高一二丈，叶与枳无辨，刺出于茎间。夏初生白花，六月、七月而成实，至冬而黄熟，乃可啖。"明·《本草纲目》（1578 年）："橘实小，其瓣味微酢，其皮薄而红，味辛而苦。"清·《本草崇原》（1674 年）："枝多坚刺，叶色青翠，经冬不凋，结实青圆，秋冬始熟，或黄或赤，其臭辛香，肉味酸甜，皮兼辛苦。橘实形圆色黄，臭香肉甘，脾之果也。"李冈荣（2017 年）：陈皮，常绿小乔木或灌木。枝细，多刺。叶互生，叶柄有窄翼，顶端有关节；叶片披针形或椭圆形，先端渐尖微凹，基部楔形，全缘或为波状，具不明显的钝锯齿，有半透明油点。果近圆形或扁圆形，果皮薄而宽。9～12 月成熟时摘下果实，剥取果皮，阴干或晒干。古代所记载的陈皮与 2015 年版《中国药典》收载的相符，为芸香科柑橘属植物橘（*Citrus reticulata* Blanco）及其栽培变种的干燥成熟果皮。主产于广东、福建、四川、浙江、江西等地。

苦杏仁 《本草图经》说："今处处有之，其实亦数种，黄而圆者名金杏，相传云种出济南郡之分流山，彼人谓之汉帝杏，今近都多种之，熟最早。其扁而青黄者名木杏，味酢，不及金杏。杏子入药，从东来人家种者为胜，仍用家园种者，山杏不堪入药。"古代药用杏仁均来源于蔷薇科 *Prunus* 属多种植物的种仁，并以家种杏仁为主，与现今药用品种基本一致。杏仁有甜苦两类，甜者食用，苦者入药。《药物出产辨》分为北杏与南杏两类，北杏即苦杏仁："北杏产自直隶、烟台、牛庄，山东均有出。山西、陕西、湖北、河南、襄樊亦有。"古代所记载的杏仁与 2015 年版《中国药典》收载的植物山杏 *Prunus armeniaca* L.相符，为蔷薇科植物山杏 *Prunus armeniaca* L.的干燥成熟种子。主产于山西、陕西、河北、内蒙古、辽宁、吉林、山东等地。

麻黄 《本草图经》云："苗春生，至夏五月则长及一尺已来。梢上有黄花，结实如百合瓣而小，又似皂荚子，味甜，微有麻黄气，外红皮，里仁子黑，根紫赤色。俗说有雌雄二种，雌者于三月四月内开花，六月内结子，雄者无花，不结子。"其所附同州、茂州麻黄图与今之草麻黄 *Ephedra sinica* Stapf 较接近。根据考证，古用麻黄一直为麻黄科 *Ephedra* 属植物，其中草麻黄（*Ephedra sinica*）应该是药用主流。因此，本方中麻黄建议选用麻黄科植物草麻黄 *Ephedra sinica* Stapf 的干燥草质茎。

甘草 北宋·《本草图经》记载："春生青苗，高一二尺，叶如槐叶，七月开紫花似奈冬，结实做角子如毕豆。根长者三四尺，粗细不定，皮赤色，上有横梁，梁下皆根也。"详细描述了甘草的植物形态。清·《植物名实图考》记载："梦溪笔谈谓甘草如槐而尖，形状极准。"指出甘草叶片的形状。此外，《本草蒙筌》和《本草纲目》均附有原植物图。《中国药典》和《中华本草》记载，甘草为豆科植物甘草 *Glycyrrhiza uralensis*

Fisch.、胀果甘草 *Glycyrrhiza inflata* Bat.或光果甘草 *Glycyrrhiza glabra* L.的干燥根，并对 3 个品种的原植物形态进行描述。通过对原植物形态描述及图例考证认为，古本草记载甘草应为乌拉尔甘草，即豆科植物甘草 *Glycyrrhiza uralensis* Fisch.的干燥根和根茎，主产于新疆、内蒙古、甘肃、宁夏、山西等地。

【炮制方法】

紫苏子　紫苏子的炮制方法历代以来并不多。宋代有杵碎、微炒，至清代主要有酒制、炒制、蜜制、制霜等几种炮制方法。该处方原文标注为"炒"。《中国药典》（2015 年版）收录了炒紫苏子的炮制方法，建议处方中紫苏子按照现行药典规定的炒紫苏子的方法进行炮制。

赤茯苓　《太平惠民和剂局方》（宋·1151 年）："茯苓、猪苓 凡使：须先去黑皮，锉碎，焙干用。"《中国药典》（2015 年版）载："取茯苓个，浸泡，洗净，润后稍蒸，及时削去外皮，切制成块或切厚片，晒干。"两者方法略有不同，但均去皮，与处方原文标注一致，建议按现行 2015 年版《中国药典》规定方法进行炮制。

桑白皮　处方原文标注为"炙"。《太平惠民和剂局方》（宋·1151 年）记载的桑白皮的炮制方法有：①微炒；②炙剉；③蜜炒微赤再泔浸一宿焙；④凡使，先剉碎，微炒过方入药用。华盖散中桑白皮未注明"炙"，古方中"炙"同现代的"炮制"，所以无法断定桑白皮是采用蜜炙还是"炙剉"。而根据现代用药惯例以及《中国药典》和各省、市的炮制规范，炙桑白皮均采用蜜炙法炮制。《医学入门》注明桑白皮"咳嗽，蜜蒸或炒"，因此，本研究案例参照现行《中国药典》（2015 年版）炮制"蜜炙"桑白皮。

陈皮　《太平惠民和剂局方》（宋·1151 年）："陈皮、青皮 凡使：先以汤浸，磨去瓤，曝干，麸炒入药用。或急用，只焙干亦得。"《中国药典》（2015 年版）收录饮片的炮制方法为："除去杂质，喷淋水，润透，切丝，干燥。"没有去白，与原处方中标注需"去白"略有不同。综合考虑工业化需求，且陈皮去白过程烦琐，建议按照《中国药典》（2015 年版）陈皮项下进行炮制。

苦杏仁　原处方标注"去皮、尖，炒"。《太平惠民和剂局方》（宋·1151 年）："凡使：先以汤浸，去皮、尖及双仁者，控干，用面炒，令黄赤色为度。"《中国药典》（2015 年版）："取燀苦杏仁，照清炒法（通则 0213）炒至黄色。用时捣碎。"两者有所不同，前者需去皮、尖，后者需捣碎。综合考虑，建议按照《中国药典》（2015 年版）进行炮制。

麻黄　《太平惠民和剂局方》（宋·1151 年）："凡使：先去根、节，寸锉令理通，别煮十数沸，掠去其沫，却取出碎锉过，焙干用。不尽去之，令人烦闷。如用急，只去根、节亦得。"《中国药典》（2015 年版）："除去木质茎、残根及杂质，切段。"两者表述略有不同，前者强调去节，而后者无需去节。

麻黄"去节"的炮制方法，最早由张仲景于《金匮玉函经》中提出，后世对"去节"的部位与"去节"的作用颇有争议。关于"去节"的部位有的认为是"去根"，还有的认为是去"茎节"，也有人推论张仲景所谓的"去节"是指同时去"茎间节"和"根节"。如《名医别录》中对麻黄只采其茎，说明是去除了"根节"的。本方明确了麻黄"去根节"而非去"茎节"的炮制方法，张锁庆认为《太平圣惠方》中对麻黄"去根节"的净制方法等同于去除根部膨大如"节"状的木质茎。据现代研究证实，其根节和麻黄根一样，确有敛汗的作用。故认为古方"去根节"的炮制方法同 2015 年版《中国药典》炮制通则麻黄饮片"除去木质茎、残根及杂质，切段"的制法一致。

现代临床应用基本都是未去节的麻黄，未见到有不良反应的报道，综合考虑产业化需求，建议按照《中国药典》（2015 年版）进行炮制。

甘草　《太平惠民和剂局方》（宋·1151 年）："用大者。凡使：先破开，火上微炙，黄赤色，方入药用。如稍，只炒亦得，或生用，亦依本方。"由此可推测在《太平惠民和剂局方》中可用炒甘草。又根据甘草的炮制方法衍变考证，现今常用的蜜制甘草起源于宋代。至今蜜炙仍为甘草发挥止咳平喘作用的主要炮制方法。因此，该方的甘草既可以选用"炒甘草"，也可用"蜜炙甘草"。

【剂量考证】

经查阅相关史料记载，并结合现代对宋度量衡史的考证，虽然众多文献资料中的换算值略有差异，但宋代 1 两约 40g 的换算关系基本明确。因此，处方量为紫苏子、赤茯苓、桑白皮、陈皮、苦杏仁、麻黄各 40g，甘草 20g。原文中记载："右七味为末，每服二钱。"因此，华盖散每服用剂量为 2 钱，即 8g。

本研究案例按照"十三五"规划教材《方剂学》一两折合 30g，"一钱"折合 3g。本方紫苏子 30g，赤茯苓 30g，桑白皮 30g，陈皮 30g，杏仁 30g，麻黄 30g，甘草 15g。华盖散每服用剂量为 2 钱，即 6g。

宋元时期煎药用的容器已不是升，而以"盏"代之，因此一大白盏约合 600ml。结合《古今度量衡对照表》中宋代的古制医药秤采用小制，一升为 200ml，而"升"又以"盏"代之，同时考虑到处方药与所加水的比例，建议一盏折合为 200ml 较为适宜。

【物质基准】

制备方法

取下表中各单味药材分别粉碎后过二号筛，制备得到单味药材粉末，按表 2-43-2 中取样量取样（按原方配比）共 6g。

表 2-43-2　物质基准制备

药材	取样量/g	药材	取样量/g
紫苏子	0.9231	陈皮	0.9231
麻黄	0.9230	桑白皮	0.9230
苦杏仁	0.9232	甘草	0.4615
茯苓	0.9232		

基准煎制备：取上七味药材粉末，加水 200ml，称取总重，设定时间 120min。煎煮至减重 40g 后停止煎煮。共用时 31min。趁热 6 层纱布过滤得滤液，真空冷冻干燥。

质量标准

1. 定量物质筛选　以 2015 年版《中国药典》中的含量测定成分为基础，首选含量高、性质稳定且易于检测的物质作为定量成分，同时兼顾各检测波长下的色谱峰形状及保留时间，最终确定甘草酸、苦杏仁苷、盐酸麻黄碱、盐酸伪麻黄碱、甘草苷、橙皮苷、迷迭香酸为定量物质。

2. 出膏率　取汤液，真空冷冻干燥，称量冻干粉重量，根据出膏率公式计算，结果为 22.35%～38.28%。

3. 含量测定　照高效液相色谱法（《中国药典》2015 年版通则 0512）测定。

（1）甘草酸：色谱条件与系统适用性试验：以十八烷基硅烷键合硅胶为填充剂（柱长为 250mm，内径为 4.6mm，粒径为 5μm）；柱温为 30℃；进样量为 10μl；流速为 0.7ml/min；流动相为甲醇-0.2 mol/L 醋酸铵（含 3%冰乙酸）（65∶35）；检测波长为 250nm。

定量成分范围应为：甘草酸 0.036～0.062mg/ml。

（2）苦杏仁苷：色谱条件与系统适用性试验：以十八烷基硅烷键合硅胶为填充剂（柱长为 250mm，内径为 4.6mm，粒径为 5μm）；柱温为 27℃；进样量为 10μl；流速为 1.0ml/min；流动相为乙腈-0.1%磷酸溶液（5∶95）；检测波长为 207nm。

定量成分范围应为：苦杏仁苷 0.123～0.242mg/ml。

（3）盐酸麻黄碱、盐酸伪麻黄碱：色谱条件与系统适用性试验，以十八烷基硅烷键合硅胶为填充剂（柱长为250mm，内径为4.6mm，粒径为5μm）；柱温为25℃；进样量为10μl；流速为1.0ml/min；流动相为乙腈-0.1%磷酸溶液（含0.04%三乙胺和0.02%二正丁胺）（1:99）；检测波长为210nm。

定量成分范围应为：盐酸麻黄碱0.011~0.047mg/ml，盐酸伪麻黄碱0.006~0.029mg/g。

（4）甘草苷、橙皮苷、迷迭香酸：色谱条件与系统适用性试验：以十八烷基硅烷键合硅胶为填充剂（柱长为250mm，内径为4.6mm，粒径为5μm）；柱温为27℃；流动相为乙腈-0.01%磷酸溶液；进样量为20μl；流速为1.0ml/min；检测波长为278nm。梯度洗脱程序见表2-43-3。

表2-43-3　甘草苷等含量测定梯度洗脱程序

时间/min	A（乙腈）	B（0.01%磷酸溶液）	时间/min	A（乙腈）	B（0.01%磷酸溶液）
0	18	82	40	100	0
12	20	80	55	100	0
30	25	75			

定量成分范围应为：甘草苷 0.023~0.038mg/ml，橙皮苷 0.103~0.239mg/ml，迷迭香酸 0.007~0.015mg/ml。

4. 指纹图谱　照高效液相色谱法（《中国药典》2015年版通则0512）测定。

色谱条件与系统适用性试验：以十八烷基硅烷键合硅胶为填充剂（柱长为250mm，内径为4.6mm，粒径为5μm）；流动相为乙腈-0.01%甲酸溶液；流速为1.0ml/min；检测波长为278nm；柱温为27℃；进样量为20μl。梯度洗脱程序见表2-43-4。

表2-43-4　华盖散指数图谱梯度洗脱程序

时间/min	A（乙腈）	B（0.01%甲酸溶液）	时间/min	A（乙腈）	B（0.01%甲酸溶液）
0	2	98	60	15	85
25	7	93	120	40	60
38	10	90			

同含量测定，分别精密吸取10批华盖散标准汤剂供试品溶液注入高效液相色谱仪，记录色谱峰信息，生成的对照特征图谱见图2-43-1。

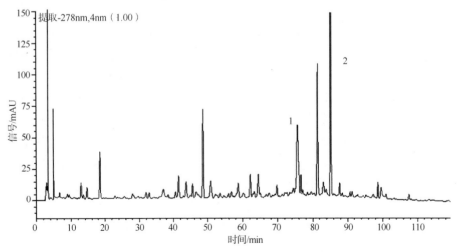

图2-43-1　华盖散物质基准对照特征图谱
峰1：甘草苷；峰2：橙皮苷

【临床定位】

传统功能主治

《太平惠民和剂局方》中华盖散的作用原文记载："治肺感寒邪，咳嗽上气，胸膈烦满，项背拘急，声重鼻塞，头昏目眩，痰气不利，呀呷有声。"《玉机微义》："治感寒而嗽，胸满，声重。"《医学原理》："治风寒外束，喘嗽胸满声重。法当散表寒为本，降逆气定喘嗽为标。是以用麻黄发表，桑白皮泻肺实以定喘嗽，用苏子、陈皮降气，佐茯苓以豁火痰。"《保生余录》："治肺感寒邪，咳嗽声重，胸膈满闷，头目昏眩。"《幼幼新书》："治小儿肺感寒邪，咳嗽上气，胸膈烦满，项背拘急，声重鼻塞，头昏目眩，痰气不利，呀呷有声。"《严氏济生方》："治风寒冷湿之气，伤于肺经，上气喘促不得睡，或声音不出者。"《博济方》："治咳嗽，解表，滋润皮肤，调理，自然汗出。"《幼科证治准绳》："治肺感寒邪，咳嗽上气，胸膈烦闷，项背拘急，声重鼻塞，头目昏眩，痰气不利。"《张氏医通》："治肺受风寒，咳嗽声重，烦满昏眩，脉浮数。"《证治汇补》："治风寒致哮。"

综上，华盖散具有宣肺化痰，和中平喘的功用。主治肺感寒邪，咳嗽上气，胸膈烦满，项背拘急，声重鼻塞，头昏目眩，痰气不利，呀呷有声等。

现代临床应用

现代临床主要用于各种呼吸系统疾病，如哮喘、支气管炎、细菌性肺炎、肺纤维化等。

黄旺惠使用华盖散原方加减治疗以咳喘为主症的多种疾病疗效显著。李仁堂临床应用华盖散加减治疗咳嗽变异型哮喘 60 例，有效率达 90%，优于西药治疗，且没有明显副作用。李道五应用华盖散加减治疗感染后咳嗽，总有效率可达 96.67%，效果显著。梁佩玲等使用华盖散辨证加减配合西药治疗小儿支气管肺炎，能有效缓解患儿症状，缩短病程，效果显著优于单纯的西药治疗。张川琳临床使用华盖散联合阿莫西林、舒巴坦钠治疗小儿细菌性肺炎，可明显减轻患儿临床症状，效果显著好于西药治疗组，值得临床上广泛推广应用。宋述财等运用加味华盖散治疗急性支气管炎，总有效率可达 95%，显著改善患者病症。董辉玲根据临床病症不同，灵活运用华盖散加减方治疗各种原因引起的痰咳，总有效率达 94%，疗效显著。吕代雄临床使用华盖散合二陈汤加减治疗肺纤维化，有效率可达 95%，效果显著好于常规的西药治疗，值得临床广泛推广。

（研究人员：秦少容 官 柳 黄 静 刘 艳 李彦玲 等）

参 考 文 献

董辉玲，2000. 华盖散加味治疗痰咳 102 例疗效观察[J]. 大理医学院报，9（4）：67-68.

黄旺惠，1996. 华盖散加味治疗咳喘症 100 例[J]. 江西中医药，2：82-83.

李道五，2009. 华盖散加味治疗感染后咳嗽临床体会[J]. 中国中医急症，18（12）：2051-2052.

李仁堂，2014. 华盖散加减治疗咳嗽变异型哮喘 60 例观察[J]. 内蒙古中医药，1：47.

梁佩玲，钟国亮，刘新迎，2019. 华盖散辨证加减配合西药治疗小儿支气管肺炎 45 例临床观察[J]. 中国民族民间医药，28（14）：124-126.

吕代雄，2019. 华盖散合二陈汤加减治疗肺纤维化疗效观察[J]. 中国继续医学教育，23：45-146.

宋述财，严灿，施旭光，等，2004. 加味华盖散治疗急性支气管炎疗效分析[J]. 中医药学刊，22（6）：1111-1112.

张川琳，2017. 华盖散联合阿莫西林/舒巴坦钠治疗小儿细菌性肺炎的疗效观察[J]. 儿科药学杂志，23（7）：26-29.

44

三痹汤 宋·《妇人大全良方》

【处方沿革】

三痹汤，来源于宋·陈自明《妇人大全良方》。"治血气凝滞，手足拘挛，风痹，气痹等疾皆疗。"组方为黄芪、续断、人参、茯苓、甘草、当归、川芎、白芍、生地黄、杜仲、川牛膝、桂心、细辛、秦艽、川独活、防风、生姜以及大枣。三痹汤是一种祛风之剂，其功能是益气活血、补肾散寒、祛风除湿，用于筋脉拘挛、骨节酸痛、日晡潮热、小儿疳积发热。

川续断、杜仲（去皮，切，姜汁炒）、防风、桂心、细辛、人参、茯苓、当归、白芍药、甘草各一两，秦艽、生地黄、川芎、川独活各半两，黄芪、川牛膝各一两。上十六味，水二盏，姜三片，枣一枚，煎至一盏，去滓热服，无时候，但腹稍空服。

【基原考证】

黄芪 《本草图经》曰："根长二三尺已来。独茎，作丛生。枝干去地二三寸。其叶扶疏，作羊齿状，又如蒺藜苗。七月中开黄、紫花。其实作荚子，长寸许。"本方入药为豆科植物蒙古黄芪 *Astragalus membranaceus*（Fisch.）Bge. var. *mongholicus*（Bge.） Hsiao。蒙古黄芪分布于内蒙古、黑龙江、吉林、河北、山西等地。

续断 根据明清本草著作与现代本草专著所绘制的续断附图可知：明清所用续断与今川续断科川续断属植物川续断 *Dipsacus asper* Wall. ex Henry 基本一致，亦与现行版《中国药典》收录品种一致。故本方入药以药典品种入药，即川续断科植物川续断 *Dipsacus asper* Wall. ex Henry 的干燥根。

人参 《本草纲目》记载："人参体实有心而味甘，微带苦，自有余味，俗名金井玉阑也。"根据《中国药典》和《中华本草》等综合分析考证，本方中选用的人参为五加科植物人参 *Panax ginseng* C. A. Mey. 的干燥根和根茎。主产于黑龙江、吉林、辽宁等地。

茯苓 《本草纲目》曰："茯苓有大如斗者，有坚如石者，绝形，其轻虚者不佳，盖年浅未坚故也"。本方中茯苓的原植物与《中国药典》中茯苓基本一致，即多孔菌科真菌茯苓 *Poria cocos*（Schw.）Wolf 的干燥菌核。主要分布于我国东、中、南部广大山区，云南、湖北、安徽、河南、四川等省份均有栽培。

甘草 《本草图经》记载："春生青苗，高一二尺，叶如槐叶，七月开紫花似奈冬，结实做角子如毕豆。根长者三四尺，粗细不定，皮赤色，上有横梁，梁下皆根也。"本方入药为豆科植物甘草 *Glycyrrhiza uralensis* Fisch.。主产于新疆、内蒙古、甘肃、宁夏、山西等地。

当归 《本草图经》载："春生苗，绿叶有三瓣。七、八月开花似时罗，浅紫色根黑黄色。李时珍曰："以秦归头圆，尾多色紫、气香肥润者名马尾归，最胜他处。"本方入药可确定为2015 年版《中国药典》所载当归品种，即伞形科植物当归 *Angelica sinensis*（Oliv.）Diels 的干燥根。主产于甘肃东南部，其次为云南、四川、陕西、湖北等。

川芎 《本草图经》:"其苗四、五月间生。叶似芹、胡荽、蛇床辈,作丛而茎细。七、八月开白花。根坚瘦,黄黑色。三月、四月采,曝干。"根据本草对原植物形态描述及《中国药典》和《中华本草》等综合分析考证,建议本方中的川芎为伞形科植物川芎 *Ligusticum chuanxiong* Hort.的干燥根茎。主产于陕西、甘肃、四川、贵州等地。

白芍 《本草图经》:"春生红芽作丛;茎上三枝五叶,似牡丹而狭长,高一二尺;夏开花,有红、白、紫数种;子似牡丹子而小;秋时采根,根亦有赤、白二色。"《本草纲目》载:"十月生芽,至春乃长,三月开花。入药宜单叶之根,气味全浓。根之赤白,随花之色也。"确定为毛茛科植物芍药 *Paeonia lactiflora* Pall.,药用部位为干燥根。以四川、安徽、浙江为道地产区。

地黄 《本草正义》:"地黄,为补中补血良剂。古恒用其生而干者,故曰干地黄,即今之所谓原生地也。"《本草图经》:"二月生叶,布地便出似车前,叶上有皱纹而不,二月、八月采根。"本品为玄参科植物地黄 *Rehmannia glutinosa* Libosch.。主产于河南、河北、山东、山西等地。

杜仲 《本草纲目》:"其皮中有银丝如绵,故曰木绵。"清·《植物名实图考》中又云:"树皮中有白丝如胶芽。"由上述本草描述及附图比较可见,其形态描述也与现时所用杜仲相吻合。即可确定为 2015 年版《中国药典》所载杜仲品种,即为杜仲科杜仲属植物 *Eucommia ulmoides* Oliv. 的干燥树皮。主产于广西、张家界、四川、安徽、陕西、湖北、河南等地。

川牛膝 《本草正义》记载:"川牛膝之名,不见于古书,惟张石顽《本经逢原》记载:怀产者长而无旁须,水道涩渗者宜之。川产者细而微黑,精气不固者宜之。又谓川产气味形质与续断仿佛,用之无精滑之虞。是牛膝之川产者,不专以滑泄见功,而宣通关节之力则一,颇为有利无弊,肝肾阴虚,而机关不利者宜之。但今时市肆中之所谓川牛膝,则其形甚大,而性质空松,又与石顽之说不类,然用之于肩背手臂,疏通脉络,流利骨节,其效颇著。盖其质空疏则其力能旁行上达,以视怀牛膝之坚实直下者,功用大有区别。而世俗恒以川膝、怀膝,视为一类二种,随笔拈来,含混用之,不知分别,误矣。"上述描述显示,《本经逢原》所谓"川产者"很可能仍然是四川生产的牛膝 *Achyranthes bidentata* Bl.,而《本草正义》记载的"所谓形甚大而性质空松"的川牛膝与现代的川牛膝相同。本方中川牛膝选用苋科杯苋属的川牛膝 *Cyathula officinalis* Kuan 的干燥根。

桂心 《新修本草》:"此桂花、子与菌桂同,惟叶倍长,大小枝皮俱名牡桂。然大枝皮肌理粗虚如木兰,肉少味薄,不及小枝皮也。小枝皮肉多,半卷。中必皱起,味辛美。一名肉桂,一名桂枝,一名桂心。"本方中用药为樟科植物肉桂 *Cinnamomum cassia* Presl 的干燥树皮。分布于云南、广东、广西、福建、海南、台湾等地。

细辛 《本草图经》:"细辛根细而其味极辛,故名之曰细辛。"《本草纲目》:"叶似小葵,柔茎细根,直而色紫,味极辛者,细辛也。" 通过对原植物形态描述及图例考证可知,历代本草记载的细辛主要品种为产于我国陕西、浙江等地的华细辛 *Asarum sieboldii* Miq.,以及产于东北及朝鲜的北细辛 *Asarum heterotropoides* Fr. Schmidt var. *mandshuricum*(Maxim.)Kitag.或汉城细辛 *Asarum sieboldii* Miq. var. *seoulense* Nakai。传统经验认为,北细辛质量最优,华细辛次之。本方中细辛选用马兜铃科植物北细辛 *Asarum heterotropoides* Fr. Schmidt var. Mandshuricum (Maxim.) Kitag.的干燥根和根茎。北细辛主产于东北地区。

秦艽 《本草纲目》:"圆柱形根,基生叶较大,茎生叶 3~4 对,披针形叶片,基部连合;夏秋开筒状深蓝紫色花,花丛生于上部叶腋成轮状,裂片先端尖;长椭圆形蒴果。"本方中入药为中国药典龙胆科植物秦艽 *Gentiana macrophylla* Pall.的干燥根及根茎。主产于甘肃、陕西、山西、四川等地。

防风 《本草图经》:"根土黄色,与蜀葵根相类。茎叶俱青绿色,茎深而叶淡,似青蒿而短小,初时嫩紫,作菜茹极爽口。五月开细白花,中心攒聚作大房,似莳萝花。实似胡荽子而大。"根据以上本草图文考证,与现今防风药材及其原植物相符,为伞形科植物防风 *Saposhnikovia divaricata* (Turcz.) Schischk. 的干燥根。主产于黑龙江、吉林、辽宁、内蒙古、河北、宁夏、甘肃、陕西、山西、山东等地。

生姜 《本草图经》:"生姜,苗高二三尺,叶似箭竹叶而长,两两相对,苗青,根黄,无花实。"可确定历代本草古籍中记载的姜与现代药典收录的生姜为姜科植物姜 *Zingiber officinale* Rosc.的新鲜根茎，主产于四川的犍为、沐川及贵州、广西、山东、云南等地。

川独活 《本草图经》："春生苗、叶如青麻。六月开花作丛，或黄或紫，今人以紫色而节密者为羌活，黄色而作块者为独活。"古代本草中羌活的原植物描述和附图与《中国药典》和《中华本草》收载的一致，为伞形科植物重齿毛当归 *Angelica pubescens* Maxim.f.*biserrata* Shan et Yuan 的干燥根，主产于四川而得名。

大枣 《本草纲目》："枣木赤心，有刺。四月生小叶，尖觥光泽。五月开小花，白色微青。南北皆有，惟青、晋所出者肥大甘美，入药为良。"并附有"大枣"图。根据以上本草图文所述考证与《中国药典》和《中华本草》等综合分析考证，本品为鼠李科植物枣 *Ziziphus jujuba* Mill.，主产于吉林、辽宁、内蒙古等地。

【炮制方法】

原方对黄芪、续断、人参、茯苓、甘草、当归、川芎、白芍、生地黄、杜仲、川牛膝、桂心、细辛、秦艽、川独活、防风、生姜、大枣并没有特别标注。因此，本方中可按照《中国药典》（2015 年版）规定的方法进行炮制。

黄芪 除去杂质，大小分开，洗净，润透，切厚片，干燥。

续断 洗净，润透，切厚片，干燥。

人参 润透，切薄片，干燥，或用时粉碎、捣碎。

茯苓 取茯苓个，浸泡，洗净，润后稍蒸，及时削去外皮，切制成块或切厚片，晒干。

甘草 除去杂质，洗净，润透，切厚片，干燥。

当归 除去杂质，洗净，润透，切薄片，晒干或低温干燥。

川芎 除去杂质，分开大小，洗净，润透，切厚片，干燥。

白芍 洗净，润透，切薄片，干燥。

生地黄 除去杂质，洗净，闷润，切厚片，干燥。

杜仲 刮去残留粗皮，洗净，切块或丝，干燥。

川牛膝 除去杂质及芦头，洗净，润透，切薄片，干燥。

桂心 除去杂质，洗净，润透，切厚片，干燥。

细辛 除去杂质，喷淋清水，稍润，切段，阴干。

秦艽 除去杂质，洗净，润透，切厚片，干燥。

防风 除去杂质，洗净，润透，切厚片，干燥。

生姜 除去杂质，洗净。用时切厚片。

川独活 除去杂质，洗净，润透，切薄片，晒干或低温干燥。

大枣 除去杂质，洗净，晒干。用时破开或去核。

【剂量考证】

根据宋代衡制"1 两=41.3g"，宋代一两约合 41.3g，一钱约合 4.13g。本方中川续断、杜仲、防风、桂心、细辛、人参、茯苓、当归、白芍药、甘草各一两，秦艽、生地黄、川芎、川独活各半两，黄芪、川牛膝各一两。因此，处方量为川续断 41.3g，杜仲 41.3g，防风 41.3g，桂心 41.3g，细辛 41.3g，人参 41.3g，茯苓 41.3g，当归 41.3g，白芍药 41.3g，甘草 41.3g，黄芪 41.3g，川牛膝 41.3g，秦艽 20.6g，生地黄 20.6g，川芎 20.6g，川独活 20.6g。

【物质基准（标准汤剂）】

制备方法

三痹汤煎煮剂型为煮散剂，原文记载："右咬咀为末，每服五钱。水二盏，姜三片，枣一枚，煎至一盏，去滓热服，无时候，但腹稍空服。"

原文明确了加水量、煎煮量和煎煮次数，其中加水量为"二盏"，根据搜索宋代时的重量器实测容器折算，宋代每盏定为200ml。因此，每服三痹汤加水量为400ml，煎液得量为200ml。

【临床定位】

传统功能主治

此方具有祛风之功效。主治益气活血、补肾散寒、祛风除湿，用于筋脉拘挛、骨节酸痛、日晡潮热、小儿疳积发热。

现代临床应用

现代临床常用本方加减治疗风湿性关节炎、类风湿关节炎之关节痛等属阳虚寒盛类疾病；亦可用于腰椎间盘突出、高尿酸血症、肩周炎、腰肌劳损等疾病。

（研究人员：尉广飞 等）

参 考 文 献

蔡慧，2013.中药复方质量标准研究方法与思路[J]. 江西中医学院学报，25（4）：43-45.

陈士林，刘安，李琦，等，2016. 中药饮片标准汤剂研究策略[J]. 中国中药杂志，41（8）：1367-1375.

郝伟远，苏强，刘丹，2019. 龙胆苦苷哌嗪对高血压肾病大鼠肾脏损伤的保护作用机制分析[J]. 解放军医药杂志，31（3）：29-33.

黄瑛，2008. 中药复方质量控制方法研究进展[J]. 药学实践杂志，（1）：11-13, 37.

计雅纯，2016. 中药复方当归六黄汤质量控制研究和 XEDJ 药效学研究[D]. 武汉：华中科技大学.

穆祯强，于洋，高昊，等，2009. 龙胆属秦艽组植物的化学成分和药理作用研究进展[J]. 中国中药杂志，34（16）：2012-2016.

权宜淑，1997. 中药秦艽的本草学研究[J]. 西北药学杂志，12（3）：113-114.

佘金明，刘英，熊峻，等，2019. 当归及其药对当归-白芍中龙胆苦苷的 HPLC-DAD 定量分析[J]. 湖南文理学院学报（自然科学版），（2）：23-26.

杨立伟，王海南，耿莲，等，2018. 基于标准汤剂的中药整体质量控制模式探讨[J]. 中国实验方剂学杂志，（8）：1-6.

张波泳，江振作，王跃飞，等，2016. UPLC/ESI-Q-TOF MS 法分析鲜地黄、生地黄、熟地黄的化学成分[J]. 中成药，38（5）：1104-1108.

45

升阳益胃汤　金·《脾胃论》

【处方沿革】

出自金·李东垣《脾胃论》。原文："脾胃之虚，怠惰嗜卧，四肢不收。时值秋燥令行，湿热少退。体重节痛，口苦舌干，食无味，大便不调，小便频数，不嗜食，食不消。兼见肺病，洒淅恶寒，惨惨不乐，面色恶而不和，乃阳气不伸故也。当升阳益胃，名之曰升阳益胃汤。"黄芪二两，半夏（汤洗，此一味脉涩者宜用）、人参（去芦）、甘草（炙）各一两，防风、白芍药、羌活、独活各五钱，橘皮连瓤四钱，茯苓、泽泻、柴胡、白术各三钱，黄连二钱。

上㕮咀，每服三钱，生姜五片、枣二枚去核，水三盏，同煎至一盏，去渣，温服，早饭、午饭之间服之，禁忌如前。其药渐加至五钱止。服药后，如小便罢而病加增剧，是宜利小便，当去少茯苓、泽泻。

【基原考证】

黄芪　原名黄耆，始载于《神农本草经》，南北朝·陶弘景《本草经集注》记载："第一出陇西、洮阳，色黄白甜美，今亦难得。次用黑水宕昌者，色白肌肤粗，新者，亦甘温补；又有蚕陵、白水者，色理胜蜀中者而冷补。"表明当时黄芪主产于甘肃、四川，以甘肃陇西所产最优。宋·《本草图经》记载："今河东[山西境内黄河以东区域]、陕西州郡多有之。"另附宪州黄芪图，宪州今处山西静乐县；元·《汤液本草》记载："今《本草》、《图经》只言河东者，沁州绵上是也，故谓之绵。味甘如蜜，兼体骨柔软如绵，世以为如绵，非也。别说云，黄耆本出绵上为良，故《本草图经》所绘者，宪水者也，与绵上相邻，盖以地产为'绵'。"自宋至此，黄芪道地已从甘肃、陕西、四川北部转移至山西，以山西产绵芪为黄芪之上品，据冯毓秀考证，到了宋朝，黄芪的道地产品从膜荚黄芪 *Astragalus membranaceus*（Fisch.）Bge.变成了主产于山西、内蒙古的蒙古黄芪 *Astragalus membranaceus*（Fisch.）Bge. var. *mongholicus*（Bge.）Hsiao，现今用药也认为来源于蒙古黄芪的质量最佳。因此，根据记载可以确认升阳益胃汤使用的黄芪应为豆科植物蒙古黄芪 *Astragalus membranaceus*（Fisch.）Bge. var. *mongholicus*（Bge.）Hsiao 的干燥根。主产于内蒙古达茂旗、武川、固阳、山西浑源、绵山等地。

甘草　现代甘草基原较多，仅 2015 年版《中国药典》一部规定的甘草基原即包括甘草（*Glycyrrhiza uralensis* Fisch.）、胀果甘草（*Glycyrrhiza inflate* Bat.）和光果甘草（*Glycyrrhiza glabra* L.）3 种。古代本草著作对甘草原植物形态描述记载较少，宋·苏颂《本草图经》载："春生青苗，高一二尺，叶如槐叶，七月开紫花似奈冬，结实做角子如毕豆。根长者三四尺，粗细不定，皮赤色，上有横梁，梁下皆细根也。"此处对甘草的植物形态描写十分形象，宋代一尺约为 31.68cm，可见高度约 30～60cm，叶、花、果的特征为豆科植物，根茎横走，根较长，外皮赤色。《重修政和经史证类备用本草》中引用《本草衍义》云："叶端微尖而糙涩，似有白毛。实作角生，如相思角，作一本生，子如小扁豆，齿啮不破。"此处进一步对叶片和种子的形态作出了细致描述。《本草图经》、《植物名实图考》、《本草蒙筌》、《本草纲目》均绘有甘草的原植物图例，将其与《全国中草药汇编》（第一版）中的原植物墨线图进行比较得知：甘草为草本植物，主根粗壮，明显，叶对生，奇数羽状复叶，小叶 5~15 枚，倒卵形，花为总状花序，蝶形，根据《中国植物志》所收载的 5 种甘草，从小叶数目可以排除光果甘草、粗毛甘草、无腺毛甘草，结合以上植物形态描述叶端有白毛，历史上所用甘草应为豆科植物甘草 *Glycyrrhiza uralensis* Fisch.。因此，根据记载可以确认升阳益胃汤使用的甘草应为 2015 年版《中国药典》一部规定的甘草 *Glycyrrhiza uralensis* Fisch.。主产于内蒙古杭锦旗、鄂托克前旗、阿拉善右旗、额济纳旗、奈曼旗，新疆额敏县，宁夏盐池县，甘肃民勤县等地。

半夏 入药的历史悠久，在《五十二病方》及《黄帝内经》的方剂中均可见，在《神农本草经》中被列为下品，谓之："味辛，平。主治伤寒寒热，心下坚，下气……一名地文，一名水玉。生槐里川谷。"《吴普本草》载半夏"一名和姑。生微邱，或生野中。叶三三相偶，二月始生，白华圆上"。以上原文描述的半夏形态与今用正品半夏基原植物天南星科植物半夏形态相近。《本草经集注》记述半夏"味辛，平、生微寒、熟温，有毒……生令人吐，熟令人下。用之汤洗，令滑尽。一名地文，一名水玉，一名守田，一名示姑。生槐里川谷。五月、八月采根，曝干。槐里属扶风，今第一出青州，吴中亦有，以肉白者为佳，不厌陈久，用之皆汤洗十许过，令滑尽，不尔戟人咽喉。方中有半夏，必须生姜者，亦以制其毒故也。"根据记载可以确认古时使用的半夏为旱半夏，今用正品半夏最有可能与经方所用半夏品种一致，即半夏 *Pinellia ternata*(Thunb.)Breit.。经上述文献考证，确定升阳益胃汤中的半夏基原为天南星科植物半夏 *Pinellia ternata*（Thunb.）Breit.。主产于河南洛阳，江苏镇江，安徽宣城，山东历城，湖北荆门市沙洋县、潜江市安源镇，四川南充市顺庆区等地。

人参 《本草图经》记载："其根形如防风而润实。春生苗……根如人形者神。"并附有"潞州人参"图。《本草纲目》记载："人参体实有心而味甘，微带苦，自有余味，俗名金井玉阑也。"在金元时期，人参来源无从考证，因此需要根据升阳益胃汤功能主治来确定药材基原。李东垣在《兰室秘藏·妇人门》中用升阳益胃汤加减方组方：柴胡、升麻、炙甘草、当归身（酒洗）、陈皮、人参（去芦）、炒神曲、黄芪二钱，白术、生黄芩少许，治疗妇人经候不调，经来量多，色黑有块，大便水泻，饮食减少，食罢烦心，身体消瘦，益气升阳，养血调经。而党参没有相关作用，故可以确定方中所用人参来自于五加科植物人参。经上述文献考证，确定升阳益胃汤中的人参基原为五加科植物人参 *Panax ginseng* C. A. Mey.，主产于吉林集安、抚松、靖宇县、通化等地。

防风 药用最早以"铜芸"记载于《神农本草经》草部。《新修本草》描述防风"叶似牡蒿、附子苗等"。《本草图经》记载："根土黄色，与蜀葵根相类，茎、叶俱青绿色，茎深而叶淡，似青蒿而短小。初时嫩紫，作菜茹，极爽口。五月开细白花，中心攒聚作大房，似莳萝花。实似胡荽而大。二月、十月采根，曝干。关中生者，三月、六月采，然轻虚不及齐州者良。又有石防风，出河中府，根如蒿根而黄，叶青花白，五月开花，六月采根，曝干。亦疗头风眩痛。又宋、亳间及江东出一种防风，其苗初春便生，嫩时红紫色，彼人以作菜茹，味甚佳，然云动风气。"以上对防风植物的描述以及《重修政和经史证类备用本草》中所附的解州防风图，均与当今正品防风相符，因此，确定升阳益胃汤中所用防风的基原为伞形科植物防风 *Saposhnikovia divaricata*（Turcz.）Schischk.。主产于黑龙江大庆地区及肇源地区，内蒙古那木景岗、通辽市、前郭县等地。

白芍药 入药最早见于《五十二病方》，记为"勺药"，无白芍、赤芍之分；《本草经集注》最早记载了芍药的白赤之分："芍药，今出白山、蒋山、茅山最好，白而长尺许。余处亦有而多赤，赤者小利。"李东垣《珍珠囊药性赋》记载："芍有赤白二种，白者补虚止汗，赤者除热明目。"王好古《汤液本草》记载："今见花赤者为赤芍药，花白者为白芍药，俗云白补而赤泻。"王好古师从李东垣，故李杲是通过花色区分赤白。《本草图经》记载："生中岳川谷及丘陵，今处处有之，淮南者胜。春生红芽作丛；茎上三枝五叶，似牡丹而狭长，高一二尺；夏开花，有红、白、紫数种；子似牡丹子而小；秋时采根，根亦有赤、白二色。"中国产的芍药组植物有 8 种，8 种芍药分别是草芍药、美丽芍药、芍药、多花芍药、白花芍药、川赤芍、新疆芍药和窄叶芍药。除芍药外，其余 7 种均为单色花，与《本草图经》描述不符，故推测升阳益胃汤中所用白芍药基原为毛茛科植物芍药 *Paeonia lactiflora* Pall.。主产于四川中江、旺苍、宣汉，安徽亳州，浙江磐安等地。

羌活　金元时期，随着独活与羌活二者药用功效的不同，开始明确将二者独立为两个药物。古代文献中所记载的羌活应为伞形科植物羌活 *Notopterygium incisum* Ting ex H.T.Chang 或宽叶羌活 *Notopterygium franchetii* H. de Boiss.的干燥根茎和根。羌活根茎较长，药材以根茎为主，油性足，气清香；宽叶羌活根茎较短，药材以根为主，油性差，气弱，有擅浊气，一般认为质量次于羌活。因此，确定本方所用羌活为伞形科羌活属植物羌活 *Notopterygium incisum* Ting ex H. T.Chang 的干燥根茎与根，主产于四川、青海、甘肃等地。

独活　《本草经集注》云："羌活形细而多节软润，气息极猛烈。独活，色微白，形虚大……"至此开始对羌活、独活进行区分。通过对独活本草考证，独活来源于伞行科植物，主要有当归属植物重齿毛当归、当归属植物毛当归以及五加科植物九眼独活。其中当归属植物重齿毛当归 *Angelica pubescens* Maxim. f. *biserrata* Shan et Yuan 为当今正品独活来源，至少在宋朝就已经应用于临床，并且因其质量高而延续成为道地品种，综上所述，确定升阳益胃汤中独活的基原为当归属植物重齿毛当归 *Angelica pubescens* Maxim. f. *biserrata* Shan et Yuan。主产于四川灌县、龙安府、江油市，湖北巴东。

橘皮　《神农本草经》橘柚一名橘皮，其后讲究以经年陈久者入药。《本草经集注》云："凡狼毒、枳实、橘皮、半夏、麻黄、吴茱萸须陈久者良，其余须精新也。"陈皮之名，首见于孟诜《食疗本草》，后则取代"橘皮"，成为专名。《开宝本草》新增的"橙子皮"即是此物，"橘"是 *Citrus reticulata* 及其栽培品种。由考证可知，古代陈皮（橘皮）来源与现代同，为芸香科柑橘属植物橘 *Citrus reticulata* Blanco 及其栽培变种的干燥成熟果皮。《本草纲目》云："今天下多以广中来者为胜，江西者次之。"可见陈皮的道地产地一直主要为广东、湖北、湖南、福建等地，以广东产者为最佳，古今道地产区变化不大。

茯苓　《史记·龟策列传》："所谓茯苓者，在菟丝之下，状似飞鸟之行。"《名医别录》云："生太山山谷大松下，二月、八月采，阴干。"陶弘景云："自然生成者，如三四升器，外皮黑细皱，内白坚，形如鸟兽龟鳖者良。"《新修本草》云："今太山亦有茯苓，白实而块小，而不复采用。第一出华山，形极粗大。雍州南山亦有，不如华山者。"《蜀本草》云："生枯松树下，形块无定，以似人龟鸟形状者佳，今所在大松处皆有，惟华山最多。"根据形态描述，茯苓原植物为多孔菌科真菌茯苓 *Poria cocos*（Schw.）Wolf。仲景时代多以太山为产地，唐代及五代以华山为道地产区，明清野生品以云贵特别是云南产茯苓为道地，栽培品以安徽产量最大，现今主产于云南、安徽、湖北、贵州、四川、广西、福建等地。

泽泻　《本草图经》云："春生苗，多在浅水，叶似牛舌草，独茎而长，秋时开白花作丛，似谷精草。"并附有邢州泽泻、齐州泽泻及泽泻三幅药图。《本草纲目》、《植物名实图考》亦绘有泽泻的原植物图。由上所述再参照附图可判断古今泽泻用药一致，为泽泻科植物泽泻 *Alisma orientale*（Sam.）Juzep.，药用部位为干燥块茎。与 2015 年版《中国药典》中记载的泽泻一致。《药物出产辨》记载"福建省建宁府上"。因此，福建为道地产区，河南、山东、河北、江苏、甘肃、陕西等省亦有产，且以个大、体坚实、光滑、色黄白、粉足为佳。

柴胡　《证类本草》附有分别为淄州柴胡、江宁府柴胡、寿州柴胡、丹州柴胡、襄州柴胡图谱 5 幅，除丹州柴胡外，其余 4 种可以肯定为伞形科柴胡属 *Bupleurum* L.植物。至明代缪希雍将柴胡分为"北柴胡"和"银柴胡"："柴胡有两种，一种色白而大者名银柴胡，专治劳热骨蒸；色微黑而细者为北柴胡，用于发表散热"。相对于北柴胡，《本草纲目》又分化为南柴胡："北地所产者，亦如前胡而软，今人谓之北柴胡是也，入药亦良，南土所产者不似前胡，正如蒿根，强硬不堪使用。"据现代学者考证，张仲景时代医家多使用北柴胡。唐代以后一个较长的时期银州柴胡代替了北柴胡，直到金元末才得到纠正，二者同用。元明期间南柴胡载入本草，并广泛用于江浙一带。升阳益胃汤创立者李杲，金元时期出生于河北正定，为中国北方，据考证，这一时期中国北方使用的柴胡多为北柴胡，因此，建议开发升阳益胃汤时以柴胡 *Bupleurum chinense* DC.（北柴胡）为其药味主要来源。主产于河北、河南、辽宁、陕西、湖北等省。

白术 最早称为"术",术入药最早见于战国时期《五十二病方》,此时没有苍术、白术之分;南北朝·《本草经集注》首次提出二者之分:"术有两种:白术叶大有毛而作桠,根甜而少膏,可作丸散用;赤术叶细无桠,根小苦而多膏,可作煎用";北宋·《本草衍义》曰:"古方及《神农本草经》只言术,未见分其苍、白二种,只缘陶隐居言术有两种,自此人多贵白者。今人但贵其难得,惟用白者,往往苍术置而不用。如古方平胃散之类,苍术为最要药,功尤速。"详细记载了白术、苍术的性味、功效差异;金元时期李杲《珍珠囊药性赋》记载:"苍术,气味、主治与白术同,补中除湿,力不及白,宽中发汗,力过于白。"在这个时期对白术、苍术已经有了明确的区分,另外《本草图经》《本草原始》等所赋的白术原植物图与今天白术描述相符,故确定升阳益胃汤中白术的基原为菊科植物白术 *Atractylodes macrocephala* Koidz.。主产于浙江於潜、磐安,安徽歙县等地。

黄连 南北朝时期,据陶弘景《本草经集注》所载:"西间者,色浅而虚,不及东阳,新安诸县最胜,临海诸县者不佳。"东阳、新安、临海地处今浙江、安徽、江西一带,依据黄连属植物的野生分布,只有短萼黄连分布在该区域;宋·《重修政和经史证类备用本草》记载:"黄连,生巫阳川谷及蜀郡、泰山,今江、湖、荆、夔州郡亦有,而以宣城者为胜,施、黔次之。"产江(江西九江)、湖(浙江湖州)者为短萼黄连,产荆(湖北荆州)、夔(四川夔州)、施(湖北恩施)、黔(四川彭水)者为黄连、三角叶黄连及峨眉黄连;《本草图经》对黄连植物形态的描述及附图(宣州黄连和夔州黄连)都与短萼黄连形态吻合,在这一时期安徽宣城和湖南澧州所产黄连成为道地药材,推测方剂中所用黄连为短萼黄连(宣黄连)。短萼黄连为黄连属唯一野生种,资源有限且匮乏,通过生药学研究发现短萼黄连和黄连的药材性状和显微鉴别特别相似,小檗碱含量也符合药典标准。因此确定升阳益胃汤中黄连的基原为毛茛科植物黄连 *Coptis chinensis* Franch.。主产于重庆石柱、湖北利川等地。

【炮制方法】

原方对黄芪、防风、白芍、羌活、独活、茯苓、泽泻、柴胡、白术、黄连均未有特殊炮制说明,因此按照《中国药典》方法切片即可。

半夏 原方脚注为"洗",半夏有毒,《伤寒论》和《金匮要略》所载含半夏的方剂中半夏大多使用了"洗""汤洗"等炮制方法。《金匮玉函经》:"凡半夏不㕮咀,以汤洗十数度,令水清滑尽,洗不熟有毒也。"明确了半夏炮制要求及目的,首先是用"汤"来洗,《说文解字》:"汤,热水也。"即用热水泡洗。其次要"洗"十数次,以半夏本身的黏稠涎液完全除去,水液清澈为标准。"洗"的目的是通过水洗去除半夏的毒性,保证临床用药安全。后世医家在半夏的炮制方法上进行了改进,2015 年版《中国药典》收载的清半夏、姜半夏、法半夏 3 种炮制品均是在传统"汤洗"与简单"姜制"为主的炮制方法基础上衍生出来的。根据本方中半夏的炮制方法,目前半夏遵循汤洗,汤洗作为半夏炮制的主要方法一直延续到唐代。因此本方采用汤洗半夏。

炙甘草 "炙"作为甘草炮制的经典方法最早源于东汉·张仲景的《伤寒杂病论》,由于该书撰成不久即佚失,现存记载见于《金匮要略》《伤寒论》等。国内学者经考证认为,《金匮要略》中对当前中药炮制所说的"炙"意为"烘烤"。载于汉·《金匮玉函经》,云"炙焦为末,蜜丸",与现代蜜炙法有所不同,古代很多医籍中单独记载的炙主要为用火直接烘烤。又根据甘草的炮制方法衍变考证,现今常用的蜜制甘草起源于宋代。至今蜜炙仍为甘草发挥止咳平喘作用的主要炮制方法。因此本方中炙甘草,建议按照 2015 年版《中国药典》的方法采用蜜炙。

橘皮(连瓤) 瓤,辞海中释义为"瓜、果内部可食的部分,泛指物体内部包着的东西"。陈皮的制作方法为采摘成熟果实,剥取果皮,晒干或低温干燥。该方法与橘皮连瓤的意思接近,也与李东垣其他药方中的"橘皮去白"相区别。从明·张洁《仁术便览·卷二》中记载的升阳益胃汤开始,大部分古籍中即以陈皮代替橘皮连瓤。因此,升阳益胃汤中橘皮连瓤即为 2015 年版《中国药典》收录的陈皮药材,炮制方法为除去杂质，喷淋水，润透，切丝，干燥。

人参（去芦） 去芦，除去芦头。参芦是人参的根茎。《华氏中藏经》首载参芦，并有"吐人"的记述。历代医家也多沿袭此说，如《本经逢原》就认为"参芦能耗气，专入吐剂"。我国古代医籍中，有人参"不去芦令人吐"的记载，从而把参芦作为催吐药。故常用人参"去芦"。2015 年版《中国药典》中记载人参为五加科植物人参 *Panax ginseng* C. A. Mey.的干燥根和根茎。去芦即为只取根，不取根茎。因此，升阳益胃汤中人参（去芦）即为 2015 年版《中国药典》收录的药材人参的根。

【剂量考证】

相关的文献考证，宋金元三代度量衡制度基本一致。宋代衡量的换算：1 两为 41.3g，1 钱约为 4g，1 分约为 0.4g；咀为破碎达到通过一号筛标准后，不筛除细粉；一盏水为 200ml；枣二枚计 9.2g，生姜 1 片计 1g；一剂一服。

两、钱、分 宋、金、元时期虽战乱不断、国家一度分裂，但官方权衡量值变化不大，根据度量衡专家的考证，宋代在度量衡制度上承传了隋唐以来的大制而略有变化，《中国科学技术史·度量衡卷》将宋代权衡的单位量值厘定为 1 斤折合约今 660g，1 两折合约 41.25g，那么一钱的重量约为 4.125g，这是宋、金、元时期的大制。大制单位有斤、两、钱、分、厘、毫、丝、忽。医籍中涉及的单位主要有两、钱、分，均为十进制。即 1 两=41.25g，1 钱=4.125g，1 分=0.4g。

咀 与"㕮咀"同义。咀是用工具切碎药物。《辞源》释义为"咀嚼"。古代煎药先把药料切碎为末，好像经过咀嚼似的，称"咀"。"㕮咀"一词最早见于《黄帝内经》。陶弘景在《本草经集注》中解释："旧方皆云㕮咀者，谓称毕捣之如大豆"。宋·唐慎微《重修政和经史证类备用本草》引陶弘景所言"凡汤酒膏药皆云㕮咀者，谓称毕捣之如大豆，又使吹去细末……今皆细切之，较略令如㕮咀者，乃得无末而又粒片调和也"。元·王好古（约 1200～1264 年）在《汤液本草》中论"升合分两"时描述，"谓如㕮咀者，即今锉为麻豆大小是也"。王好古著《汤液本草》卷上《东垣先生用药心法·用丸散药例》描述："仲景云：锉如麻豆大小，与㕮咀同义。夫㕮咀，古之制也，古者无铁刃，以口咬细，令如麻豆，为粗药，煎之，使药水清，饮于腹中则易升易散也，此所谓㕮咀也。"对"㕮咀"考证得知，㕮咀后颗粒大小为胡麻大，长约 4～6mm，宽 2～3mm，厚 1～1.5mm，故基本确定㕮咀后应为 5mm 左右粗粉状态，一说为细末，本实验采用过一号筛，粒径在 2mm 左右。考虑传统应用中㕮咀后无去除细粉的操作，故确定升阳益胃汤物质基准研究过程中破碎达到通过一号筛标准后，不筛除细粉。

盏 由于历史原因，宋代起，医家对实测非散剂药物重量所用药升的形制大小产生了较大困惑，此时医家已将药升大小和生活中的量器大小联系起来，认为用量器盏来代替升即可，金元时期医家沿袭了这一用法。盏是宋代常用盛酒或茶的量器，康熙字典引《广雅》释"盏"之义为杯。元·王好古（约 1200～1264 年）在《汤液本草》中论"升合分两"时提到"云一升者，即今之大白盏"，这说明元代的大白盏与汉代古方一升相当，其容量约为 200ml。元·吴恕在《伤寒活人指掌图》中提到"若升合者，古方谓一升，准今之一大白盏也。一合二合，微次酌量之。后之杂方谓水一盏者，准今一中盏"。大白盏容量约 200ml，宋代的中盏比大白盏容量稍少。此外，根据 2003 年重庆市考古所在重庆酱园窑遗址挖掘的北宋末至元初的瓷器大盏和小盏的实测值，得出大盏容积约为 235.5～431.9ml，平均容积为 334ml；小盏容积约为 143.7～310.4ml，平均容积 227ml。李东垣《脾胃论》中很多方剂明确说明是采用大盏水煎，如升阳除湿汤（水三大盏煎至一盏）、升阳汤（水两大盏煎至一盏）等，因此升阳益胃汤中采用的盏应该是普通的盏，约 200ml。

枣二枚 唐·孙思邈的《备急千金要方》中记载"枣有大小，三枚准一两"。根据《唐六典》、《唐会要》及《通典》等文献的记载及现代度量衡专家的考证可知，唐代度量衡采用大小制，小制与汉制相同，大制的权衡、容量单位为汉制的 3 倍，而医药仍然采用小制。根据现代度量衡专家丘光明教授的考证，东汉 1 斤折合现代约 220g，1 两折合现代约 13.75g。因此，升阳益胃汤中用枣二枚，合 9.2g。

生姜五片 生姜是姜科多年生草本植物姜 *Zingiber officinale* Rosc.的新鲜根茎，鲜生姜性味辛、微温，归肺、脾经，具有发汗解表、温中止呕、温肺止咳之功，"姜枣引"中的生姜应为鲜生姜。采用鲜姜切片，平均大小一片约 1g。因此，姜枣引中生姜一片计 1g。

一剂一服 汤剂"一剂一服"肇始于金元，兴盛于明代。李东垣（金元）以汤代散，一服为剂的服法特点更加突出，如《兰室秘藏》秦艽羌活汤方后"右剉如麻豆大，都作一服，水二盏，煎至一盏"，再如升阳除湿汤方后"右剉如麻豆大，勿令作末，都作一服，以洁净新汲水三大盏，煎至一大盏"，这里明确强调不能研末煎煮，又如《脾胃论》益胃汤方后"右咀，作一服，水二大盏，煎至一盏"，东垣制汤，既有"咀"又有"剉"，都是较接近于粗粒的药材处理方法，此三个处方后注明确说明"都作一服"，一剂一服的特点非常明显。

【物质基准（标准汤剂）】

制备方法

"每服三钱，生姜五片，枣二枚，去核，水三盏，同煎至一盏，去渣，温服，早饭、午饭之间服之，禁忌如前。其药渐加至五钱止。"原文"哎咀"未标明粒度，可选择将药方粉碎（咀嚼）成黄豆大小，均分混匀后取 9g，生姜片 5 片，枣 2 枚（去核），加水 600ml，煎煮至 200ml，除去药渣即得。

质量标准

1. 定量物质筛选 以 2015 年版《中国药典》中的含量测定成分为基础，首选含量高、性质稳定且易于检测的物质作为定量成分，同时兼顾各检测波长下的色谱峰形状及保留时间，最终确定黄芪甲苷、人参皂苷 Rb_1、芍药苷、橙皮苷、羌活醇、蛇床子素、小檗碱、甘草酸为定量物质。

2. 出膏率 取一服汤液，真空冷冻干燥，称量冻干粉重量，根据出膏率公式计算，结果为 15.65%～26.36%。

3. 含量测定 照高效液相色谱法（《中国药典》2015 年版通则 0512）测定。

（1）样品制备方法：

1）黄芪甲苷和人参皂苷 Rb_1 的含量测定：称取本方 1 服，加水 600ml，浸泡 30min 后，煎至 200ml，去渣，将升阳益胃汤经减压浓缩至约 50ml，置于 250ml 锥形瓶中，用水饱和正丁醇 45ml，超声提取 2 次，每次 60min，合并正丁醇液，用氨试液充分洗涤两次，每次 50ml，弃去氨试液，正丁醇液蒸干，残渣加甲醇溶解，转移至 10ml 量瓶中，过滤，定容，备用。

2）芍药苷、橙皮苷、羌活醇、蛇床子素、小檗碱、甘草酸的含量测定及特征图谱的测定：称取本方 1 服，加水 600ml，浸泡 30min 后，煎至 200ml，去渣，冷冻干燥后，精密加入 50ml 甲醇溶液，称重，超声提取 30min 后，再次称定重量，加甲醇补足失重，过滤，定容，备用。

（2）色谱条件与系统适用性试验：

1）黄芪甲苷的含量测定：以十八烷基硅烷键合硅胶为填充剂（柱长为 250mm，内径为 4.6mm，粒径为 5μm）；以甲醇：水（72：28）为流动相；流速为 1.0ml/min；柱温 30℃。

定量成分范围应为：黄芪甲苷 0.07～0.13mg/ml。

2）人参皂苷 Rb_1 的含量测定：以十八烷基硅烷键合硅胶为填充剂（柱长为 100mm，内径为 2.1mm，粒径为 1.7μm）；以乙腈为流动相 A，以水为流动相 B，按照表 2-45-1 所示梯度洗脱；流速为 0.3ml/min；柱温为 25 ℃。

表 2-45-1 人参皂苷 Rb₁ 洗脱程序

时间/min	A/%	B/%	时间/min	A/%	B/%
0	25	75	25	50	50
3	25	75	27	100	0
22	30	70	30	100	0
23	50	50			

定量成分范围应为：人参皂苷 Rb₁ 0.21～0.40mg/ml。

3）芍药苷、橙皮苷、羌活醇、蛇床子素的含量测定：以十八烷基硅烷键合硅胶为填充剂（柱长为 150mm，内径为 3.0mm，粒径为 2.7μm）；以乙腈为流动相 A，以水为流动相 B，按照表 2-45-2 所示梯度洗脱；流速为 0.28ml/min；柱温为 35℃。

表 2-45-2 芍药苷、橙皮苷、羌活醇、蛇床子素洗脱程序

时间/min	A/%	B/%	时间/min	A/%	B/%
0	13	87	47	55	45
13	13	87	50	100	0
14	18	82	53	100	0
30	25	75	55	13	87
32	50	50			

定量成分范围应为：芍药苷 0.18～0.34mg/ml，橙皮苷 0.09～0.17mg/ml，羌活醇 0.0028～0.0052mg/ml、蛇床子素 0.0058～0.011mg/ml。

4）小檗碱、甘草酸的含量测定：以十八烷基硅烷键合硅胶为填充剂（柱长为 250mm，内径为 4.6mm，粒径为 5μm）；以 0.02%磷酸乙腈为流动相 A，以 0.02%磷酸溶液为流动相 B，按照表 2-45-3 所示梯度洗脱；流速为 1.0ml/min；柱温为 25℃。

表 2-45-3 小檗碱、甘草酸洗脱程序

时间/min	A/%	B/%	时间/min	A/%	B/%
0	0	100	105	42	58
13	10	90	120	100	0
65	17	83	122	100	0
75	23	77	125	0	100
100	42	58			

定量成分范围应为：小檗碱（以盐酸小檗碱计）0.10～0.20mg/ml，甘草酸 0.21～0.40mg/ml。

4. 特征图谱 照高效液相色谱法（《中国药典》2015 年版通则 0512）测定。

色谱条件与系统适用性试验：同含量测定 4），分别精密吸取 15 批升阳益胃汤标准汤剂供试品溶液注入高效液相色谱仪，记录色谱峰信息，生成的对照特征图谱见图 2-45-1，共有峰 26 个，指认 9 个。以峰 14 为参照峰。

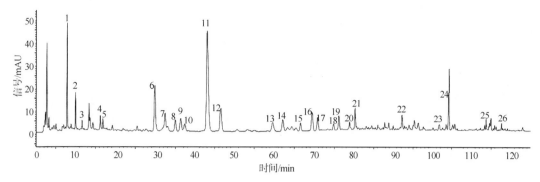

图 2-45-1 升阳益胃汤物质基准对照特征图谱

峰 6：表小檗碱；峰 7：黄连碱；峰 11：小檗碱；峰 12：巴马汀；峰 13：毛蕊异黄酮葡萄糖苷；峰 16：甘草苷；峰 17：芹糖甘草苷；峰 19 橙皮苷；

峰 24：甘草酸

【临床定位】

传统功能主治

用于脾胃气虚与湿热内郁引起的脾肺同病证。

现代临床应用

用于治疗慢性胃炎、肠易激综合征（IBS）、慢性疲劳综合征（CFS）、原发性低血压、眩晕、不寐、荨麻疹、乳腺炎、内分泌与代谢疾病，以及肿瘤术后调摄。

（研究人员：刘志强 侯金才 罗国安 张际庆 刘 艳）

参 考 文 献

董桂英，赵世珂，1996. 升阳益胃汤治疗脾虚型慢性胃炎 74 例[J]. 山东中医杂志，（8）：350.

韩美仙，2011. 基于药物重量实测的经方本原剂量研究[D]. 北京：北京中医药大学.

何忠福，2009. 升阳益胃汤治疗慢性胃炎 83 例[J]. 陕西中医，30（1）：33-34.

李东垣，2005. 脾胃论[M]. 文魁，丁国华，整理. 北京：人民卫生出版社.

李智勇，张兴水，王军练，等，2003. 羌活的研究进展[J]. 陕西中医学院学报，（6）：56-59.

刘秀娟，2014. 羌活药性、功效及临床用药思维的文献研究[D]. 北京：北京中医药大学.

马涛，李建宏，任爱梅，等，2011. 羌活的研究进展[J]. 吉林农业，（12）：39-241.

溥发鼎，王萍莉，郑中华，等，2000. 重订羌活属的分类[J]. 植物分类学报，（5）：430-436.

宋佳，傅延龄，2012. 论汤剂服法的演变[J]. 上海中医药杂志，46（9）：33-35.

宋佳，谭曦然，傅延龄，2013. 宋代至清代经方本原剂量研究概述[J]. 中医杂志，54（21）：1804-1807.

中医研究院中药研究所，1973. 历代中药炮制资料辑要[M]. 北京：中医研究院中药研究所.

周毅，蒋舜媛，马小军，等，2003. 川产羌活基原及镇痛作用研究[J]. 中药药理与临床，（6）：22-23.

46

清胃散 金·《兰室秘藏》

【处方沿革】

"清胃散"原方出自金·李东垣的《脾胃论》（成书于 1249 年），后该方收载于《兰室秘藏》（成书于1276 年）。《脾胃论》与《兰室秘藏》中"清胃散"处方有两处不同：一处为生地黄不同，《脾胃论》中使用"真生地黄"，而《兰室秘藏》使用"生地黄（酒制）"；另一处为黄连用量不同，《脾胃论》中黄连用"六分"，而《兰室秘藏》使用"三分"。

药典中没有收载"生地黄（酒制）"饮片。虽然经典名方名单中"清胃散"处方源于《兰室秘藏》，但是，考虑李东垣卒于 1251 年，《脾胃论》为其生前所著，而《兰室秘藏》为其逝世 25 年后其弟子罗天益整理成书。虽然存在争议，但开展"标准煎液"研究建议以国家发布的《兰室秘藏》清胃散处方依据为准。清胃散的处方沿革见表 2-46-1。

表 2-46-1 清胃散处方沿革

朝代	作者	出处及成书年代	原方组成及用量	用法
金	李东垣	《脾胃论》（1249 年）	真生地黄、当归身以上各三分，牡丹皮半钱，黄连拣净，六分（如黄连不好，更加二分；如夏月倍之，大抵黄连临时增减无定），升麻一钱	上为细末，都作一服，水一盏半，煎至七分，去渣，放冷服之。
金	李东垣	《兰室秘藏》（1276 年）	当归身，择细黄连（如连不好，更加二分，夏月倍之），生地黄（酒制），以上各三分，牡丹皮五分，升麻一钱	上为细末，都作一服，水一盏半，煎至一盏，去渣，带冷服之。
明	张景岳	《景岳全书》（1624 年）	生地钱半 升麻 当归 丹皮各一钱 黄连钱半，夏月倍之	水煎服
清	汪昂	《医方集解》（1682 年）	生地黄 牡丹皮 黄连 当归 升麻 一方加石膏	无记载
清	张璐	《张氏医通》（1695 年）	生地黄四钱 升麻钱半 牡丹皮五钱 当归、川连（酒蒸）各三钱	为散，分三服
清	吴谦	《医宗金鉴》（1742 年）	生地 丹皮 黄连 当归 升麻 石膏（煅）	引用灯心，水煎服

【基原考证】

当归 《本草纲目》："今陕、蜀、秦州、汶州诸处人多栽莳为货。以秦归头圆尾多色紫气香肥润者，名马尾归，最胜他处；头大尾粗色白坚枯者，为镵头归，止宜入发散药尔。"结合各本草文献考证认为，本方中当归为伞形科植物 *Angelica sinensis*（Oliv.）Diels 的干燥根。甘肃作为当归道地产区，以其出产的当归质重、气香、油性足、产量大而驰名中外，此外云南、湖北、陕西、四川等地亦产。

黄连 宋·苏颂《本草图经》云："黄连，生巫阳川谷及蜀郡泰山，今江、湖、荆、夔州郡亦有，而以宣城者为胜，施、黔者次之。"清·吴仪洛《本草从新》记载："黄连，种类甚多。雅州连细长弯曲，微黄无毛,有硬刺;马湖连,色黑有细毛,绣花针头硬刺,形如鸡爪;此二种最佳。"张璐《本经逢原》记载:"黄连,产川中者,中空,色正黄,截开分瓣者为上,云南水连次之,日本吴楚为下。" 结合其他本草所述药材产地和形态特征与《中国药典》和《中华本草》等综合分析,确定古今药用基原一致,符合2015年版《中国药典》记载,即毛茛科植物黄连 Coptis chinensis Franch.、三角叶黄连 Coptis deltoidea C. Y. Cheng et Hsiao。综合产业化考虑,建议本方的黄连使用当前市场上主流产品味连,即毛茛科植物黄连 Coptis chinensis Franch.的干燥根茎。主产于重庆、湖北,多为栽培。

生地黄 地黄历代本草均有收载,并分鲜地黄、干地黄、熟地黄三种制品。然而,自宋代以后至金元时期起按生干、熟干两种炮制方式,分别命名为生地黄和熟地黄,其"生"是与"熟"相对而言的,而并非以往"鲜"之意,故以"生"字作"干"用,加于地黄名前以示区分。如宋·苏颂撰《本草图经》中记载:"地黄,二月、八月采根,……阴干者,是生地黄。"金·李杲撰《用药法象》中也仅记载了熟地黄和生地黄。元·王好古撰《汤液本草》(1238~1248年)中也仅记载了熟地黄和生地黄。所以因此,本方中"生地黄"与药典中的"生地黄"应是基本一致的。为玄参科植物地黄Rehmannia glutinosa Libosch.。我国大部分地区有分布,尤以河南温县、博爱、沁阳、武陟等产量最大。

牡丹皮 历代本草中所载牡丹皮产地大致位于黄河中下游至长江流域之间,有自西向东变迁的趋势,多以产于今陕西与四川交界处及今安徽、江苏、浙江三省交界处者为佳。南北朝以前产于四川、重庆、陕西、山西,可能华东地区亦有;唐代新增安徽;宋代新增山东和浙江。元代认为单瓣牡丹质量较好,至明代,均强调药用牡丹为单瓣牡丹,而观赏牡丹不堪入药。清代牡丹皮开始以粗细、皮厚论好坏。民国时期对牡丹皮品质评价与现代基本一致。据《纲目彩图》、《纲目图鉴》、《药典图鉴》、《中华本草》等综合分析考证,本方牡丹皮基原为毛茛科植物牡丹 Paeonia suffruticosa Andr.。主产于河南、山东、安徽、湖南、四川等地。符合 2015 年版《中国药典》记载,《中国药典》收载牡丹皮药材为毛茛科植物牡丹的干燥根皮;秋季采挖根部,除去细根和泥沙,剥取根皮,晒干或刮去粗皮,除去木心,晒干。前者习称连丹皮,后者习称刮丹皮。

升麻 据《纲目彩图》、《纲目图鉴》、《药典图鉴》、《中药志》等综合分析考证,本品为毛茛科植物升麻 Cimicifuga foetida L.。《中药志》、《药典图鉴》认为还包括同属植物大三叶升麻 Cimicifuga heracleifolia Kom.、兴安升麻 Cimicifuga dahurica(Turcz.)Maxim.,《纲目图鉴》认为还包括类叶升麻 Actaea asiatica Hara。升麻分布于山西、甘肃、青海、云南、四川等地;大三叶升麻分布于黑龙江、吉林、辽宁等地;兴安升麻分布于黑龙江、吉林、辽宁、河北、山西、内蒙古等地;类叶升麻分布于东北、河北、陕西、山西、甘肃、青海、四川等地。本方选用毛茛科植物升麻 Cimicifuga foetida L.的干燥根茎。

【炮制方法】

原方对黄连、牡丹皮、升麻均未有炮制说明,因此按照《中国药典》方法炮制切片即可。

当归 使用当归身,按《中华人民共和国药典临床用药须知·中药饮片卷》(2015 年版)"当归头、当归尾偏于活血破血,当归身偏于补血,全当归补血活血均可"。原方出处中记载的当归身未见有饮片炮制记载,通过查阅文献,建议参照《上海市中药饮片炮制规范》2008 年版 94~95 页当归身饮片炮制方法:将当归原药材除去柴性大、干枯无油、断面绿褐色或黑色的条只、茎叶残基等杂质及支根,快洗洁净,软润后切薄片,晒或低温干燥,筛去灰屑。

生地黄(酒制) 原方出处中记载生地黄(酒制),2015 年版《中国药典》收录有"鲜地黄"、"生地黄"、"熟地黄"炮制方法,现行法定标准中无"生地黄(酒制)"炮制标准,经查阅文献《河南省中药饮片炮制规范》(2005 年版)酒生怀地黄:除去杂质,洗净,闷润,切厚片,干燥,得生怀地黄片。生怀地黄片,照酒炙法(炮制通则)炒至微焦。每 100kg 生怀地黄,用黄酒 12kg。另有《河南省中药材炮制规范》(1974 年版):拣去杂质,清水洗净,捞出,润透后切斜片 2~3mm 厚,干燥,得生地片。

将生地片与黄酒拌匀，闷润至酒尽时，置锅内用中火炒至微焦为度，取出，放凉。每 500g 生地片，用黄酒 60g。由此可知，生地黄（酒制）实际上与熟地黄的炮制类似，建议亦可参照《中国药典》熟地黄项下"取生地黄，照酒炖法（通则 0213）炖至酒吸尽，取出，晾晒至外皮黏液稍干时，切厚片或块，干燥，即得"。

【剂量考证】

由相关的文献考证，宋金元三代度量衡制度基本一致。宋代衡量的换算为 1 斤=16 两，1 两=10 钱，1 钱=10 分，1 钱约 4g，1 分约 0.4g。《兰室秘藏》中本方取当归 1.2g，黄连 1.6g，生地黄 1.2g，牡丹皮 2g，升麻 4g。

【物质基准（标准汤剂）】

制备方法

按照一盏为 200ml 计算，本方制法为：5 味药材为细末（二号筛，24 目），加水 300ml，煎至 210ml，去渣。

质量标准

1. 定量物质筛选 以 2015 年版《中国药典》中的含量测定成分为基础，首选含量高、性质稳定且易于检测的物质作为定量成分，同时兼顾各检测波长下的色谱峰形状及保留时间，最终确定小檗碱、阿魏酸、异阿魏酸、芍药苷为定量物质。

2. 出膏率 取处方量汤液，真空冷冻干燥，称量冻干粉重量，根据出膏率公式计算，结果为 24.22%～42.38%。

3. 含量测定 照高效液相色谱法（《中国药典》2015 年版通则 0512）测定。

（1）盐酸小檗碱：色谱条件与系统适用性试验：以十八烷基硅烷键合硅胶为填充剂；以乙腈-0.05 mol/L 磷酸二氢钾溶液（50：50）（每 100ml 中加十二烷基硫酸钠 0.4g，再以磷酸调节 pH 值为 4.0）为流动相；检测波长为 345nm；流速为 0.9ml/min；柱温为 30℃。

定量成分范围应为：33.25～61.75μg/ml。

（2）芍药苷：色谱条件与系统适用性试验：以十八烷基硅烷键合硅胶为填充剂；以乙腈-0.2%磷酸溶液（14：86）为流动相；检测波长为 230nm；流速为 1.0ml/min；柱温为 30℃。

定量成分范围应为：24.66～45.80μg/ml。

（3）阿魏酸和异阿魏酸：色谱条件与系统适用性试验：以十八烷基硅烷键合硅胶为填充剂；以乙腈-0.1%磷酸溶液（15：85）为流动相；检测波长为 316nm；流速为 1.0ml/min；柱温为 35℃。

定量成分范围应为：4.14～7.69μg/ml 和 10.47～19.44μg/ml。

4. 特征图谱 照高效液相色谱法（《中国药典》2015 年版通则 0512）测定。

色谱条件与系统适用性试验：以十八烷基硅烷键合硅胶为填充剂；以乙腈（A）-[0.1%磷酸-0.1%十二烷基磺酸钠]溶液（B）为流动相，梯度洗脱；检测波长为 230nm；流速为 1.0ml/min；柱温为 35℃。流动相洗脱梯度见表 2-46-2：

表 2-46-2　流动相梯度洗脱条件

时间/min	A/%	B/%	时间/min	A/%	B/%
0	12	88	50	16	84
25	12	88	90	38	62
35	15	85	115	100	0

分别精密吸取 15 批清胃散标准汤剂供试品溶液注入高效液相色谱仪，记录色谱峰信息，生成的对照特征图谱见图 2-46-1，共有峰 13 个，指认 7 个。以峰 13 为参照峰。

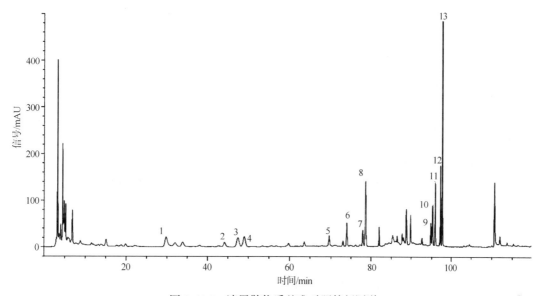

图 2-46-1　清胃散物质基准对照特征图谱

峰 1：芍药苷；峰 2：阿魏酸；峰 4：异阿魏酸；峰 10：表小檗碱；峰 11：黄连碱；峰 12：巴马汀；峰 13：盐酸小檗碱

【临床定位】

传统功能主治

清胃散是治疗胃火牙痛的代表方剂。凡临床出现以牙痛牵引头痛、口气热臭、舌红苔黄、脉滑数等为主症者，即可使用本方加减治疗。

现代临床应用

现代常用于治疗口腔炎、牙周炎、三叉神经痛等属胃火上攻者。

（研究人员：张铁军　白　钢　侯金才　罗国安　张　鹏　刘　艳　龚苏晓　姜　民）

参 考 文 献

李杲，1997. 脾胃论[M]. 鲁兆麟，主校. 彭建中，点校. 沈阳：辽宁科学技术出版社：24.

魏睦新，王刚，2009. 方剂一本通[M]. 北京：科学技术文献出版社.

47

当归六黄汤　金·《兰室秘藏》

【处方沿革】

出自金·李东垣《兰室秘藏》。原文："治盗汗之圣药也。" 当归（味甘辛温），生地黄（味甘苦凉），熟地黄（味甘，微温），黄柏（味苦寒），黄芩（味苦寒），黄连（味苦寒），黄芪（味甘，微温）。方中当归养血增液，血充则心火可制；生地、熟地入肝肾而滋肾阴。三药合用，使阴血充则水能制火，共为君药。盗汗因于水不济火，火热熏蒸，故臣以黄连清泻心火，合以黄芩、黄柏泻火以除烦，清热以坚阴。君臣相合，热清则火不内扰，阴坚则汗不外泄。汗出过多，导致卫虚不固，故倍用黄芪为佐，一以益气实卫以固表，一以固未定之阴，且可合当归、熟地益气养血。诸药合用，共奏滋阴泻火，固表止汗之效。

上为粗末，每服五钱，水二盏，煎至一盏，食前服。小儿减半服之。

【基原考证】

当归 《本草纲目》："今陕、蜀、秦州、汶州诸处人多栽莳为货。以秦归头圆尾多色紫气香肥润者，名马尾归，最胜他处；头大尾粗色白坚枯者，为镵头归，止宜入发散药尔。"结合其他本草认为，本方中当归为伞形科植物 *Angelica sinensis*（Oliv.）Diels 的干燥根。甘肃作为当归道地产区，以其出产的当归质重、气香、油性足、产量大而驰名中外，此外云南、湖北、陕西、四川等地亦产。

生地黄、熟地黄 《本草纲目》记载："地黄初生塌地，叶如山白菜而毛涩，叶面深青色，又似小芥叶而颇厚，不叉丫，叶中撺茎，上有细毛。茎梢开小筒子花，红黄花，结实如小麦粒。根长三四寸，细如手指，皮赤黄色，如羊蹄根及胡萝卜根，曝干乃黑。"结合古代其他本草著作的原植物形态描述、2015 年版《中国药典》和《中华本草》等综合分析考证，本品为玄参科植物地黄 *Rehmannia glutinosa* Libosch. 的干燥块根及炮制加工品。我国大部分地区有分布，尤以河南温县、博爱、沁阳、武陟等产量最大。

黄柏 综合古代本草对黄柏的描述产地和植物形态及《中国药典》和《中华本草》等分析考证，确认本品为芸香料植物黄皮树 *Phellodendron chinense* Schneid.（川黄柏）的干燥树皮，以川产为最佳，现今云南、贵州、湖北等地亦主产。

黄芩 《本草纲目》曰："宿芩乃旧根，多中空，外黄内黑，即今所谓片芩。故又有腐肠、妒妇诸名。妒妇心黯，故以比之。子芩乃新根，多内实，即今所谓条芩。或云西芩多中空而色黔，北芩多内实而深黄。"结合其他本草记载及2015年版《中国药典》和《中华本草》等综合分析考证，本品为唇形科植物黄芩*Scutellaria baicalensis* Georgi。分布于我国北方各地。

黄连 清·吴仪洛《本草从新》记载："黄连，种类甚多。雅州连细长弯曲，微黄无毛，有硬刺；马湖连，色黑有细毛，绣花针头硬刺，形如鸡爪；此二种最佳。"张璐《本经逢原》记载："黄连，产川中者，中空，色正黄，截开分瓣者为上，云南水连次之，日本吴楚为下。" 结合其他本草所述药材产地和形态特征与《中国药典》和《中华本草》等综合分析，本品为毛茛科植物黄连 *Coptis chinensis* Franch.、三角叶黄连 Coptis deltoidea C. Y. Cheng et Hsiao 的干燥根茎。主产于重庆、湖北，多为栽培。

黄芪 清·《植物名实图考》载："黄芪有数种，山西、蒙古产者最佳。"并有附图。结合其他本草图文及 2015 年版《中国药典》和《中华本草》等综合分析考证，本品为豆科植物蒙古黄芪 Astragalus membranaceus（Fisch.）Bge. var. mongholicus（Bge.）Hsiao 或膜荚黄芪 Astragalus membranaceus（Fisch.）Bge.的干燥根。蒙古黄芪分布于内蒙古、黑龙江、吉林、河北、山西等地，膜荚黄芪分布于东北、华北、西北及山东、四川等地。

【炮制方法】

原方对各味药材未有炮制说明，因此按照 2015 年版《中国药典》所记载方法炮制，具体如下：

当归 除去杂质，洗净，润透，切薄片，晒干或低温干燥。

生地黄 除去杂质，洗净，闷润，切厚片，干燥。

熟地黄 由于《兰室秘藏》书籍出现"生地"、"熟地"及"生地黄（酒制）"，因此推测"熟地"应为非酒制品，建议参考 2015 年版《中国药典》，取生地黄，照蒸法（通则 0213）蒸至黑润，取出，晒至约八成干时，切厚片或块，干燥，即得。

黄柏 除去杂质，喷淋清水，润透，切丝，干燥。

黄芩 除去杂质，置沸水中煮 10min，取出，闷透，切薄片，干燥。

黄连 除去杂质，润透后切薄片，晾干，或用时捣碎。

黄芪 除去杂质，大小分开，洗净，润透，切厚片，干燥。

【剂量考证】

原文剂量每服五钱，相关的文献考证，宋金元三代度量衡制度基本一致。宋代衡量的换算为 1 斤=16 两，1 两=10 钱，1 钱约 4.13g。当归六黄汤总剂量约为 21g，当归、生地黄、熟地黄、黄柏、黄芩、黄连等分各 2.6g，黄芪加一倍为 5.2g。

【物质基准（标准汤剂）】

制备方法

当归六黄汤煎煮剂型为煮散，上为粗末（过一号筛），每服五钱，水二盏，煎至一盏，食前服。小儿减半服之。因此加水量约 400ml，最终煎至 200ml，即得。

质量标准

暂略。

【临床定位】

传统功能主治

当归六黄汤滋阴清热之力较强，且偏于苦燥。主治阴虚火旺盗汗。发热，盗汗，面赤心烦，口干唇燥，大便干结，小便黄赤，舌红苔黄，脉数。是治疗盗汗之方，被誉为"治盗汗之圣药"。肾阴亏虚不能上济心火，则心火独亢，致虚火伏藏于阴分，寐则卫气行阴，助长阴分伏火，两阳相加，迫使阴液失守而盗汗；虚火上炎，故见面赤心烦；火耗阴津，乃见口干唇燥；舌红苔黄，脉数皆内热之象。治宜滋阴泻火，固表止汗。方中当归养血增液，血充则心火可制；生地黄、熟地黄入肝肾而滋肾阴。三药合用，使阴血充则水能制火，共为君药。盗汗因于水不济火，火热熏蒸，故臣以黄连清泻心火，合以黄芩、黄柏泻火以除烦，清热以坚阴。君臣相合，热清则火不内扰，阴坚则汗不外泄。汗出过多，导致卫虚不固，故倍用黄芪为佐，一以益气实卫以固表，一以固未定之阴，且可合当归、熟地益气养血。诸药合用，共奏滋阴泻火，固表止汗之效。

现代临床应用

本方可用于甲状腺功能亢进、结核病、糖尿病、更年期综合征等属阴虚火旺者。郭逸等发现当归六黄汤加减辨治桥本甲状腺炎，减轻桥本甲状腺炎临床症状，缓解病情进一步进展，提升临床疗效，且安全性高，具有较高的临床价值。

对皮肤病、病毒性心肌炎快速型心律失常、糖尿病、放射性肺炎、小儿反复呼吸道感染、慢性口腔溃疡、更年期综合征、人工流产后阴道出血、慢性前列腺炎等亦疗效确切。

（研究人员：孟 莹 刘 艳）

参 考 文 献

辞海编辑委员会，1979. 辞海（1979年版）上[M]. 上海：上海辞书出版社：210，725，816，1020.

辞海编辑委员会，1979. 辞海（1979年版）下[M]. 上海：上海辞书出版社：3605.

辞海编辑委员会，1980. 辞海（1979年版）缩印本[M]. 上海：上海辞书出版社：885.

郭逸，裴迅，房聪聪，等，2019. 当归六黄汤对桥本甲状腺炎临床疗效及免疫功能的影响[J]. 世界中医药，14（9）：2290-2294.

李时珍，1994. 本草纲目[M]. 陈贵廷，点校. 北京：中医古籍出版社：363-365.

杨雅琴，郑丽，全毅红，2015. 当归六黄汤古方新用的研究进展[J]. 湖北中医药大学学报，（4）：105-108.

48

圣愈汤 金·《兰室秘藏》

【处方沿革】

圣愈汤，来源于金·李东垣《兰室秘藏》，原文："治诸恶疮，血出多而心烦不安，不得睡眠，亡血故也，以此药主之。"该方使用黄芪和人参，以补气固表；熟地、白芍滋阴补血；佐以当归、川芎活血止痛，符合"气为血之帅，血为气之母"的中医理论，使气血得以正常运行，全方共奏补益气血、活血止痛之效，且补而不滞，补而不滋，补血活血而不耗血，以达到"正气存内，邪不可干"的功效。

生地黄、熟地黄、白芍、川芎、人参各三分，当归身、黄芪各五分。上六味，水二大盏，煎至一盏，去滓，稍热无时服。

【基原考证】

地黄 《本草纲目》："地黄初生塌地，叶如山白菜而毛涩，叶面深青色，又似小芥叶而颇厚，不叉丫，叶中撺茎，上有细毛。茎梢开小筒子花，红黄花，结实如小麦粒。根长三四寸，细如手指，皮赤黄色，如羊蹄根及胡萝卜根，曝干乃黑。"原植物形态描述与《中国药典》一致，本品为玄参科植物地黄 *Rehmannia glutinosa* Libosch.。

白芍 《本草纲目》："今药中所用，亦多取扬州者。十月生芽，至春乃长，三月开花。入药宜单叶之根，气味全浓。根之赤白，随花之色也。"《本草崇原》曰："芍药始出中岳山谷，今白山、蒋山、茅山、淮南、扬州、江浙、吴松处处有之，春生红芽，花开于三月四月之间，有赤白二色。"本品为毛茛科植物芍药 *Paeonia lactiflora* Pall.的干燥根。以四川、安徽、浙江为道地产区。

当归 《本草纲目》："以秦归头圆尾多色紫气香肥润者，名马尾归，最胜他处；头大尾粗色白坚枯者，为镵头归，止宜入发散药尔。"所附图与《本草图经》相似，皆为当归属植物当归 *Angelica sinensis* (Oliv.) Diels，其与2015年版《中国药典》中描述基本一致。主产于甘肃、云南、湖北、陕西、四川等地。

川芎 《本草易读》："九月、十月采取。四五月生叶，如水芹、胡荽、蛇床辈，作丛而茎细。其叶倍香，名蘼芜是也。"与《新编中药志》中对植物的描述近似。因此为伞形科植物川芎 *Ligusticum chuanxiong* Hort.的干燥根茎。主产于四川、云南、贵州、广西、湖北、湖南、江西、浙江、江苏、陕西、甘肃等地。

人参 《本草图经》："其根形如防风而润实。春生苗，多于深山中背阴，近椴漆下湿润处。初生小者，三、四寸许，一桠五叶；四五年后生两桠五叶，末有花茎；至十年后，生三桠；年深者生四桠，各五叶。中心生一茎，俗名百尺杆。三月、四月有花，细小如粟，蕊如丝，紫白色；秋后结子，或七、八枚，如大豆，生青熟红，自落。根如人形者神。"并附有"潞州人参"图。经考证，为五加科植物人参 *Panax ginseng* C.A.Mey.。以辽宁所产人参最优，主产于我国东北或朝鲜半岛。

黄芪 《植物名实图考》："黄芪有数种，山西、蒙古产者最佳。"并有附图。根据上述本草图文及《中国药典》和《中华本草》等综合分析考证，本品为豆科植物蒙古黄芪 *Astragalus membranaceus* (Fisch.)

Bge. var. *mongholicus*（Bge.） Hsiao。蒙古黄芪分布于内蒙古、黑龙江、吉林、河北、山西等地。

【炮制方法】

原方对熟地黄、白芍、当归、川芎并没有特别标注。因此，本方中可按照《中国药典》（2015 年版）规定的方法进行炮制。

熟地黄 即取生地黄，照酒炖法（通则 0213）炖至酒吸尽，取出，晾晒至外皮黏液稍干时，切厚片或块，干燥，即得。

白芍 洗净，润透，切薄片，干燥。

当归 除去杂质，洗净，润透，切薄片，晒干或低温干燥。

川芎 除去杂质，分开大小，洗净，润透，切厚片，干燥。

人参 润透，切薄片，干燥，或用时粉碎、捣碎。

黄芪 除去杂质，大小分开，洗净，润透，切厚片，干燥。

【剂量考证】

参考古代度量衡，金代 1 两等于 41.3g，1 钱等于 4.13g，1 分等于 0.413g（取 0.4）。本方中生地黄、熟地黄、川芎、人参各三分，当归、黄芪各五分。因此，生地黄、熟地黄、川芎、人参 1.2g，当归、黄芪各 2.0g。

【物质基准（标准汤剂）】

圣愈汤煎煮剂型为煮散剂，原文记载："上㕮咀，如麻豆大，都作一服。水二大盏，煎至一盏，去滓，稍热无时服。"

原文明确了加水量、煎煮量和煎煮次数，其中"如麻豆大"即过 4 目筛，不过 10 目筛的粗颗粒，加水量为"二大盏"，根据搜索宋代时的重量器实测容器折算，宋代每盏定为 200ml。因此，每服圣愈汤加水量为 400ml，煎液得量为 200ml。

【临床定位】

传统功能主治

此方具有补气补血之功效。主治少阴病，主治诸恶疮血出过多、心烦不安、不得睡眠。诸恶疮血出过多，心烦不安，不得睡眠，一切失血或血虚，烦渴燥热，睡卧不宁；疮证脓水出多，五心烦热，口渴；妇女月经超前，量多色淡，其质清稀，少腹有空坠感，心慌气促，倦怠肢软，纳谷不香，舌质淡，苔薄润，脉细弱。气血虚弱，气不摄血证。月经先期而至，量多色淡，四肢乏力，体倦神衰。

现代临床应用

现代临床常用本方加减治疗月经不调、膝骨关节炎、宫颈炎、血虚、气虚等类疾病。

（研究人员：尉广飞）

参 考 文 献

国家中医药管理局《中华本草》编委会，1998. 中华本草（精选本）：上册[M]. 上海：上海科学技术出版社：814-815.

李时珍，1994.本草纲目[M]. 陈贵廷，点校. 北京：中医古籍出版社：363-365.

王勇，邱海彦，2015. 圣愈汤合五苓散加减治疗膝骨关节炎合并滑膜炎临床观察[J]. 风湿病与关节炎，4（12）：20-22.

吴普，1987. 吴普本草[M]. 辑校本. 北京：人民卫生出版社：24.

谢晓芳，彭成，赵小梅，等，2012. 加味圣愈汤对小鼠血虚、气虚模型的影响[J]. 中药药理与临床，28（2）：21-23.

赵菊花，2011. 圣愈汤传统煎剂和配方颗粒对骨髓抑制小鼠造血调控的实验研究[D]. 成都：成都中医药大学.

49

乌药汤　金·《兰室秘藏》

【处方沿革】

乌药汤，来源于金·李东垣《兰室秘藏》，原文"治妇人血海疼痛。"具有行气调经止痛之功效。主治血挟逆气内阻，经前及经行腹痛，血崩、溲血。乌药理气行滞，为君药；香附疏肝理气，木香行脾胃滞气，为臣药；当归养血活血调经，为佐药；甘草调和诸药，为使药。全方达行气调经止痛之效。

当归、甘草、木香各五钱，乌药一两，香附子二两（炒）。上五味，水二大盏，去滓，温服，食前。

【基原考证】

当归　《本草纲目》："秦归头圆尾多色紫气香肥润者，名马尾归，最胜他处；头大尾粗色白坚枯者，为镊头归，止宜入发散药尔。"所附图与《本草图经》相似，皆为当归属植物当归 *Angelica sinensis*（Oliv.）Diels，其与2015年版《中国药典》中描述基本一致。主产于甘肃、云南、湖北、陕西、四川等地。

甘草　《植物名实图考》："梦溪笔谈谓甘草如槐而尖，形状极准。"《全国中草药汇编》记载，原形态为多年生草本，高30～100cm。根粗壮，呈圆柱形，味甜，外皮红棕色或暗棕色。茎直立，基部带木质，被白色短毛和刺毛状腺体。单数羽状复叶互生，卵状椭圆形。本方中用药甘草为豆科植物甘草 *Glycyrrhiza uralensis* Fisch.的干燥根及根茎。主产于新疆、内蒙古、甘肃、宁夏、山西等地。

木香　始载于《神农本草经》，列为上品，"味辛，温。主邪气、辟毒疫温鬼，强志，主淋露，久服不梦寤魇寐，生永昌山谷。"《名医别录》称为蜜香，《乐府诗集》称为五香木。木香最早为舶来品，其色深质优，陶弘景于《本草经集注》中将此种木香称为青木香，为木香之别名。《雷公炮炙论》："其芦头丁盖子色青者，是木香神也。" 建议本方选用的木香为菊科植物木香 *Aucklandia lappa* Decne. 的干燥根。主产于云南省，又称云木香；四川、西藏亦产。

乌药　最早载于唐·《本草拾遗》："乌药，生岭南邕州、容州及江南。"李时珍的《本草纲目》记载："吴楚山中极多，根叶皆有香气，根亦不甚大，才如芍药尔，嫩者肉白，老者肉褐色。其子如冬青子，生青熟紫。"陈嘉谟在《本草蒙筌》中云："天台者，香白固优，不及海南者……天台者白而虚柔，另为海南者黑褐坚硬。"《本草纲目》："吴楚山中极多，根叶皆有香气，根亦不甚大，才如芍药尔，嫩者肉白，老者肉褐色。其子如冬青子，生青熟紫。"本品为樟科植物乌药 *Lindera aggregata*（Sims）Kosterm.的干燥块根，主产于浙江、安徽、湖南、湖北等地。

香附　《本草纲目》："莎叶如老韭叶而硬，光泽有剑脊棱。五六月中抽一茎，三棱中空，茎端复出数叶。开青花成穗如黍，中有细子。其根有须，须下结子一二枚，转相延生，子上有细黑毛，大者如羊枣而两头尖。"本方中入香附即2015年版《中国药典》记载莎草科植物莎草 *Cyperus rotundus* L.的干燥根茎，主产于浙江、福建、湖南、山东等地。

【炮制方法】

原方对当归、甘草、木香、乌药、香附子并没有特别标注。因此，本方中可按照《中国药典》（2015年版）规定的方法进行炮制。

当归 除去杂质，洗净，润透，切薄片，晒干或低温干燥。

甘草 除去杂质，洗净，润透，切厚片，干燥。

木香 除去杂质，洗净，闷透，切厚片，干燥。

乌药 未切片者，除去细根，大小分开，浸透，切薄片，干燥。

香附子 用时捣碎。

【剂量考证】

按照度量衡考证，金代 1 两等于 41.3g，1 钱等于 4.13g（取 4.1）。本方中当归、甘草、木香各五钱，乌药一两，香附子二两。因此，当归、甘草、木香各 20.6g，乌药 41.3g，香附子 82.6g。

【物质基准（标准汤剂）】

乌药汤煎煮剂型为煮散剂，原文记载："上㕮咀，每服五钱，水二大盏，去滓，温服，食前。"

原文"㕮咀"未标明粒度，可选择过 4 目筛，不过 10 目筛的粗颗粒，原文明确了加水量、煎煮量和煎煮次数，其中加水量为"二大盏"，根据搜索宋代时的重量器实测容器折算，宋代每盏定为 200ml。因此，每服乌药汤加水量为 400ml，煎液得量建议参考《医疗机构中药煎药室管理规范》，并结合古代煎煮习惯，对重要工艺参数进行考察。

【临床定位】

传统功能主治

此方具有行气止痛之功效。主治血海疼痛，腹胁痛胀满，烦躁，不思饮食。

现代临床应用

现代临床常用本方加减治疗坐骨神经痛、胃炎、胃溃疡、肝郁血瘀型月经不调、痛经、经前期综合征、慢性盆腔炎、慢性肝炎、乳腺增生类疾病。

（研究人员：尉广飞）

参 考 文 献

黄胜白，陈重明，1988. 本草学[M]. 南京：南京工学院出版社：82-86.

金颖慧，齐德英，历凯，等，2013. 木香、青木香的本草考证及其方药辨析[J]. 中医药信息，30（1）：33-35.

刘智衡，2016. 百合乌药汤合平胃散加减治疗浅表性胃炎 34 例临床疗效观察[J]. 中医临床研究，8（8）：64-66.

罗舜达，2012. 加味乌药汤治疗坐骨神经痛[J]. 中国社区医师（医学专业），14（1）：215.

马波，赵宝林，2016. 木香品种的分化和变迁[J]. 中华医史杂志，46（1）：15-19.

闫梅，李佳绘，2016. "乌药汤配红花逍遥颗粒"治疗肝郁血瘀型月经不调的经验总结[J]. 临床医药文献电子杂志，3（39）：7875.

朱强强，2018. 百合乌药汤合平胃散加减治疗浅表性胃炎的临床观察[J]. 双足与保健，27（8）：162，164.

50

羌活胜湿汤 金·《内外伤辨惑论》

【处方沿革】

出自金·李东垣《内外伤辨惑论》。原文："肩背痛不可回顾者，此手太阳气郁而不行，以风药散之。脊痛项强，腰似折，项似拔，此足太阳经不通行，以羌活胜湿汤主之。"羌活、独活各一钱，藁本、防风、甘草（炙）、川芎各五分，蔓荆子三分。上哎咀，都作一服，水二盏，煎至一盏，去渣，大温服，空心食前。

【基原考证】

羌活、独活　历代本草多将羌活与独活相混。明·刘文泰《本草品汇精要》记载，"旧本羌独不分，混而为一，然其形色，功用不同，表里行径亦异，故分为二则，各适其用也"，始将羌活从独活中分离开，单列为一条。但李时珍《本草纲目》将羌活重新归到独活项下，记载"独活、羌活乃一类二种，以中国者为独活，西羌者为羌活"，其后大多本草沿用了李时珍的看法。可知古代本草记载的羌活、独活来源颇为复杂。根据本草图文考证，独活主流品种为伞形科独活属（*Heracleum*）及当归属（*Angelica*）植物，本方独活取《中国药典》收载的伞形科植物重齿毛当归 *Angelica pubescens* Maxim. f. *biserrata* Shan et Yuan。主产于四川、湖北、陕西。而古代本草中羌活的原植物描述和附图与《中国药典》和《中华本草》收载的一致，为伞形科植物羌活 *Notopterygium incisum* Ting ex H. T. Chang 或宽叶羌活 *Notopterygium franchetii* H. de Boiss.。羌活根茎较长，药材以根茎为主，油性足，气清香；宽叶羌活根茎较短，药材以根为主，油性差，气弱，有擅浊气，一般认为质量次于羌活。因此，确定本方所用羌活为伞形科羌活属植物羌活 *Notopterygium incisum* Ting ex H. T.Chang 的干燥根茎与根，主产于四川、青海、甘肃等地。

藁本　《本草图经》载：藁本"生崇山山谷，今西川、河东州郡及兖州、杭州有之；叶似白芷，香又似芎䓖，但芎䓖似水芹而大，藁本叶细耳。根上苗下似禾藁，故以名之。五月有白花，七、八月结子，根紫色，正月、二月采根，曝干，三十日成"。《中国药典》（2015 年版）收录的藁本为伞形科植物藁本 *Ligusticum sinense* Oliv. 或辽藁本 *Ligusticum jeholense* Nakai et Kitag.的干燥根茎和根。本方所用藁本为伞形科植物藁本 *Ligusticum sinense* Oliv.。

防风　《本草图经》曰："根土黄色，与蜀葵根相类。茎叶俱青绿色，茎深而叶淡，似青蒿而短小，初时嫩紫，作菜茹极爽口。五月开细白花，中心攒聚作大房，似莳萝花。实似胡荽子而大。"根据本草考证及《中国药典》和《中华本草》等综合分析考证，建议本方中选用的防风为伞形科植物防风 *Saposhnikovia divaricata*（Turcz.）Schischk.的干燥根。分布于黑龙江、吉林、辽宁、河北、山东等地。

甘草　《本草图经》、《本草衍义》及《植物名实图考》指出甘草叶片的形状。此外，《本草蒙筌》和《本草纲目》均附有原植物图。《中国药典》和《中华本草》记载，甘草为豆科植物甘草、胀果甘草或光果甘草的干燥根，并对 3 个品种的原植物形态进行描述。通过对原植物形态描述及图例考证认为，古本草记载甘草均为乌拉尔甘草，即豆科植物甘草 *Glycyrrhiza uralensis* Fisch.的干燥根和根茎，主产于新疆、内蒙古、甘肃、宁夏、山西等地。

川芎　《本草图经》载:"芎䓖生武功……其苗四、五月生,叶似芹、胡荽、蛇床辈。蘼芜,芎䓖苗也,作丛而茎细。"该书附有基生叶二回三出复叶、叶缘有齿、无花果的芎䓖图,与伞形科植物川芎 *Ligusticum chuanxiong* Hort.相似,可见其基原植物与 2015 年版《中国药典》规定一致。川芎的道地性极强,自宋以来一直以四川都江堰为道地产区,主产于四川都江堰市、崇州市、彭州市。

蔓荆子　据《纲目图鉴》、《纲目彩图》等综合分析考证,本品为马鞭草科植物蔓荆 *Vitex trifolia* L.。分布于福建、台湾、广东、云南、广西等地。《纲目彩图》、《药典图鉴》、《中药图鉴》、《汇编》、《中华本草》认为还包括同属植物单叶蔓荆 *Vitex trifolia* L. var. *simplicifolia* Cham.,分布于山东、江苏、浙江、江西、福建、台湾等地。《中国药典》收载蔓荆子药材为马鞭草科植物单叶蔓荆或蔓荆的干燥成熟果实;秋季果实成熟时采收,除去杂质,晒干。

【炮制方法】

原方对羌活、独活、藁本、防风、川芎、蔓荆子均未有炮制说明,因此按照《中国药典》方法切片即可。

羌活　除去杂质,洗净,润透,切厚片,干燥。

独活　除去杂质,洗净,润透,切薄片,晒干或低温干燥。

藁本　除去杂质,洗净,润透,切厚片,干燥。

防风　除去杂质,洗净,润透,切厚片,干燥。

川芎　除去杂质,分开大小,洗净,润透,切厚片,干燥。

蔓荆子　除去杂质。

甘草　是本方君臣佐使中的使药,也是大多数中药处方中经常出现的药味。历代本草文献及医方书中,对于它的炮制记载也较多。《内外伤辨惑论》对羌活胜湿汤药味中甘草的炮制要求均为炙。结合宋金时期的古代文献综合分析,建议甘草炮制方法为甘草切厚片,加热烤至微焦或取生甘草片置锅中,用文火炒至深黄色。虽然 2015 年版《中国药典》中炙甘草为蜜炙甘草,但地方炮制规范中也有的收录炒甘草的炮制方法。2015 年版《浙江省中药炮制规范》中,炒甘草的炮制方法为,取甘草饮片,照清炒法至表面深黄色,微具焦斑时,取出,摊凉。

【剂量考证】

原方记载"羌活、独活各一钱,藁本、防风、甘草(炙)、川芎各五分,蔓荆子三分"。由相关的文献考证,宋金元三代度量衡制度基本一致。金代衡量的换算为 1 斤=16 两,1 两=10 钱,1 钱=10 分,1 钱为 4.13g,1 分约 0.4g。1 中盏应为 100ml。本方中各药物剂量为羌活 4g,独活 4g,藁本 2g,防风 2g,甘草(炙)2g,川芎 2g,蔓荆子 1.2g。

【物质基准(标准汤剂)】

制备方法

通过文献考证和实际操作可行性分析,确定羌活胜湿汤物质基准制备工艺如下:原文"㕮咀"未标明粒度,建议选择过 4 目筛,不过 10 目筛的粗颗粒,也可选择《中国药典》规定的最粗粉(具体操作:粉碎机粉碎,能全部通过一号筛,但混有通过三号筛不超过 20%的粉末),5 倍量投料 88.8g 药材,加水 1000ml,

采用 4000ml 容量的陶瓷煎药壶，以最大功率 600W 电炉为加热设备，浸泡 30min，闭盖煎煮约 45min，水加热至沸腾时间约 15min，保持微沸 30min，煎煮至汤剂剩余量约为 500ml，趁热将水煎液用 300 目滤布过滤，煎煮液经冷冻干燥，得冻干粉作为对应实物，置于密封袋中，并放于干燥器内保存。

质量标准

1. 定量物质筛选 以 2015 年版《中国药典》中的含量测定成分为基础，首选含量高、性质稳定且易于检测的物质作为定量成分，同时兼顾各检测波长下的色谱峰形状及保留时间，最终确定羌活醇（羌活）、蛇床子素（独活）、5-O-甲基维斯阿米醇苷（防风）、阿魏酸（藁本、川芎）及甘草苷（甘草）为定量物质。

2. 出膏率 取 500ml 汤液，真空冷冻干燥，称量冻干粉重量，根据出膏率公式计算，结果为 16.39%～32.30%。

3. 含量测定 照高效液相色谱法（《中国药典》2015 年版通则 0512）测定。

色谱条件与系统适用性试验：以十八烷基硅烷键合硅胶为填充剂（柱长为 250mm，内径为 4.6mm，粒径为 5μm）；以乙腈为流动相 A，以 0.05%磷酸溶液为流动相 B，按照如表 2-50-1 所示梯度洗脱；流速为 1.0ml/min；柱温为 30℃。检测波长为分别为 237nm（甘草苷）、320nm（阿魏酸、蛇床子素）、246nm（5-O-甲基维斯阿米醇苷）、254nm（羌活醇）。

表 2-50-1 流动相梯度洗脱程序

时间/min	A/%	B/%	时间/min	A/%	B/%
0	15	85	25	45	55
10	18	82	50	60	40
20	19	81			

定量成分范围应为：羌活醇 0.010%～0.050%，蛇床子素 0.010%～0.055%，5-O-甲基维斯阿米醇苷 0.020%～0.160%，阿魏酸 0.10%～0.30%，甘草苷 0.10%～0.50%。

4. 特征图谱 照高效液相色谱法（《中国药典》2015 年版通则 0512）测定。

色谱条件与系统适用性试验：以十八烷基硅烷键合硅胶为填充剂（柱长为 250mm，内径为 4.6mm，粒径为 5μm）；以乙腈为流动相 A，以 0.05%磷酸溶液为流动相 B，按照梯度洗脱；检测波长为 320nm，流速为 1.0ml/min；柱温为 30℃（表 2-50-2）。

表 2-50-2 流动相梯度洗脱程序

时间/min	A/%	B/%	时间/min	A/%	B/%
0	10	90	60	20	80
8	10	90	70	35	65
35	13	87	85	45	55
45	13	87	110	68	32
50	18	82			

分别精密吸取 15 批羌活胜湿汤物质基准供试品溶液注入高效液相色谱仪，记录色谱峰信息，生成的对照特征图谱见图 2-50-1，共有峰 26 个，指认 9 个。以峰 7 为参照峰。

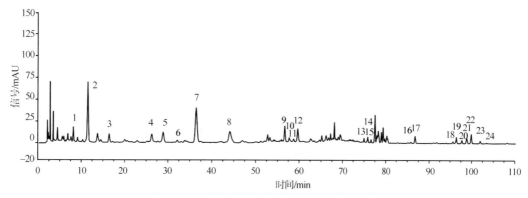

图 2-50-1 羌活胜湿汤物质基准对照特征图谱

峰 6：升麻素苷；峰 7：阿魏酸；峰 8：甘草苷；峰 13：5-O-甲基维斯阿米醇苷；峰 18：蔓荆子黄素；峰 20：羌活醇；峰 24：蛇床子素；峰 25：异欧前胡素；峰 26：二氢欧山芹醇当归酸酯

【临床定位】

传统功能主治

本方具有祛风，胜湿，止痛之功效，主治风湿在表之痹证。

现代临床应用

治疗病症以颈肩疾病（颈椎病、肩周炎等）、头痛、关节疾病等为主。

（研究人员：唐力英 张 卫 姚仲青 曾海松 等）

参 考 文 献

鲁亚奇，罗寒燕，王丽霞，2020. 甘草炒制过程中主要成分的含量变化及转化规律分析[J]. 中国实验方剂学杂志，26（10）：100-106.

张卫，王嘉伦，唐力英，2019. 经典名方中蔓荆子本草考证[J]. 中国中药杂志，44（24）：5503-5507.

51

当归补血汤　金·《内外伤辨惑论》

【处方沿革】

出自《内外伤辨惑论》（金·李东垣），其记载当归补血汤"治肌热，燥热，困渴引饮，目赤面红，昼夜不息。其脉洪大而虚，重按全无"。黄芪一两，当归二钱（酒洗）。上件咀，都作一服。水二盏，煎至一盏，去渣，温服，空心食前。

元·李杲《兰室秘藏》，黄芪（一两）、当归身（二钱，酒制），上吹咀，都作一服水，二盏，煎至一盏，去渣，稍热空心服。

明·吴昆《医方考》，当归（二钱）、黄芪（一两），男、妇肌热，目赤面红，烦渴引饮，脉来洪大而虚，重按全无者，此方主之。

清·爱虚老人《古方汇精》，当归补血汤（十四）（治血气损伤。或因攻伐致虚、肌热口渴。目赤面红。脉大而虚。重按全无。及病因饥饱劳役者），炙黄芪（一两）、当归（三钱）白水煎。食远服。当归补血汤（四十）（产后大补阴血。退血虚发热如神），黄芪（一两，蜜炙）、当归（三钱）水二碗。煎一碗。一服立愈。分两不可加减。

【基原考证】

当归　《本草图经》曰："春生苗，绿叶有三瓣，七、八月开花，似莳萝，浅紫色；根黑黄色。然苗有二种，都类芎，而叶有大小为异，茎梗比芎甚卑下，根亦二种，大叶名马尾当归，细叶名蚕头当归，以肉浓而不枯者为胜。"并附有当归图。宋·寇宗奭《本草衍义》："今川蜀皆以平地作畦种，尤肥好多脂肉。不以平地、山中为等差，但肥润不枯燥者佳。今医家用此一种为胜。市人又以薄酒洒使肥润，不可不察也。"可考北宋时期当归种植已成规模，"以肉厚而不枯者为胜"的马尾当归为标准，为当时乃至后世所认可。明·李时珍《本草纲目》："今陕、蜀、秦州、汶州诸处人多栽莳为货。以秦归头圆尾多色紫气香肥润者，名马尾归，最胜他处。头大尾粗色白坚枯者，为镵头归，止宜入发散药尔。"记载当归基原为马尾归，另一品种镵头归只宜入发散药。然镵头归仅为形态与当归相似的其他种植物。现代当归别名亦沿袭古代称呼，为马尾归、马尾当归、秦归等。《中国药典》自 1963 年版至今，均规定当归的基原植物为伞形科植物当归 *Angelica sinensis*（Oliv.）Diels，药用部位为干燥根。因此，根据记载可以确认"当归补血汤"使用的当归为伞形科植物当归 *Angelica sinensis*（Oliv.）Diels，药用部位为干燥根。主产于甘肃、四川、云南、湖北等 10 个省的 50 多个县，以甘肃岷县所产当归为道地药材。

黄芪　根据古代本草所记载的黄芪形态，再参照《重修政和经史证类备用本草》所显示的黄芪植物特征来看，宋代以后所载黄芪与今中国药典规定的蒙古黄芪及膜荚黄芪植物主要分类特征基本相符。因此，根据记载可以确认"当归补血汤"使用的黄芪应为豆科植物蒙古黄芪 *Astragalus membranaceus*（Fisch.）Bge. Var. *mongholicus*（Bge.）Hsiao 或膜荚黄芪 *Astragalus membranaceus*（Fisch.）Bge. 的干燥根。主产于内蒙古达茂旗、武川、固阳，山西浑源、绵山等地。本方选用的黄芪为豆科植物蒙古黄芪 *Astragalus membranaceus*（Fisch.）Bge. Var. *mongholicus*（Bge.）Hsiao 的干燥根。

【炮制方法】

原方对黄芪药材未有炮制说明，因此按照《中国药典》方法切片即可。

黄芪 除去杂质，分开大小，洗净，润透，切厚片，干燥。

当归（酒洗） 原方记载当归的炮制方法为"酒洗"。"酒洗"法，最早见于汉·张仲景《伤寒论》："大黄（四两，去皮，清酒洗）……"当归药材"酒洗"始见于唐·孙思邈《银海精微》，如其所载大黄当归散："归尾（酒洗）一两，川芎一两……"金·李东垣著《内外伤辨惑论》："黄芪一两，当归二钱（酒洗）……"明·龚廷贤《寿世保元》所载茯苓补心汤："当归（酒洗），川芎，白芍（酒炒）……"；所载济阴至宝丹："当归（酒洗），白术（去芦炒）各八分……"清·傅山《傅青主女科》所载加减补中益气汤："当归三钱（酒洗），白术五钱（土炒）……"通过查阅《中国药典》和各省市炮制规范等相关标准，仅《上海市中药饮片炮制规范》收载"酒洗"当归炮制方法，即将生当归喷洒黄酒拌匀，使之吸尽，晒或低温干燥。因此当归补血汤中当归的炮制方法可参照《上海市中药饮片炮制规范》2008 年版 80 页记载的"酒洗当归"的方法，即取当归，照酒炒法喷洒黄酒，拌匀，使之吸尽，晒或低温干燥。

【剂量考证】

原方记载"黄芪一两，当归二钱"。由相关的文献考证，宋金元三代度量衡制度基本一致。金代衡量的换算为 1 斤=16 两，1 两=10 钱，1 钱=10 分，1 钱为 4.13g，折合黄芪 41.3g，当归 8.2g，一剂一服。

【物质基准（标准汤剂）】

制备方法

称取本方，原文"上件咀"未标明粒度，可选择粉碎过一号筛，加水 400ml，煎至 200ml，去渣，即得。

质量标准

1. 定量物质筛选 以 2015 年版《中国药典》中的含量测定成分为基础，首选含量高、性质稳定且易于检测的物质作为定量成分，同时兼顾各检测器、各检测波长下的色谱峰形状及保留时间，最终确定阿魏酸、黄芪甲苷、毛蕊异黄酮葡萄糖苷为定量物质。

2. 出膏率 取 100ml 汤液，真空冷冻干燥，称量冻干粉重量，根据出膏率公式计算，结果为 26.9%～49.9%。

3. 含量测定 照高效液相色谱法（《中国药典》2015 年版通则 0512）测定。

（1）阿魏酸：色谱条件与系统适用性试验：以十八烷基硅烷键合硅胶为填充剂（柱长为 250mm，内径为 4.6mm，粒径为 5μm）；以乙腈-0.085%磷酸溶液（17∶83）为流动相；检测波长为 316nm；流速为 1ml/min；柱温为 35℃。

定量成分范围应为：0.019～0.037mg/ml。

（2）毛蕊异黄酮葡萄糖苷：色谱条件与系统适用性试验：以十八烷基硅烷键合硅胶为填充剂（柱长为 250mm，内径为 4.6mm，粒径为 5μm）；以乙腈为流动相 A，以 0.2%甲酸溶液为流动相 B，按照梯度洗脱；

检测波长为 260nm；流速为每分钟 1ml；柱温为 30℃。

定量成分范围应为：0.049～0.082mg/ml。

（3）黄芪甲苷：色谱条件与系统适用性试验：以十八烷基硅烷键合硅胶为填充剂（柱长为 250mm，内径为 4.6mm，粒径为 5μm）；以乙腈-水（36：64）为流动相，蒸发光散射检测器检测。

定量成分范围应为：0.127～0.224mg/ml。

4. 特征图谱 照高效液相色谱法（《中国药典》2015 年版通则 0512）测定。

色谱条件与系统适用性试验：以十八烷基硅烷键合硅胶为填充剂（柱长为 250mm，内径为 4.6mm，粒径为 5μm）；以甲醇为流动相 A，以 0.2%乙酸溶液为流动相 B，按照梯度洗脱；检测波长为 254nm；流速为 1ml/min；柱温 35℃。分别精密吸取 15 批当归补血汤标准汤剂供试品溶液注入高效液相色谱仪，记录色谱峰信息，生成的对照特征图谱见图 2-51-1，共有峰 13 个，以峰 10 为参照峰。

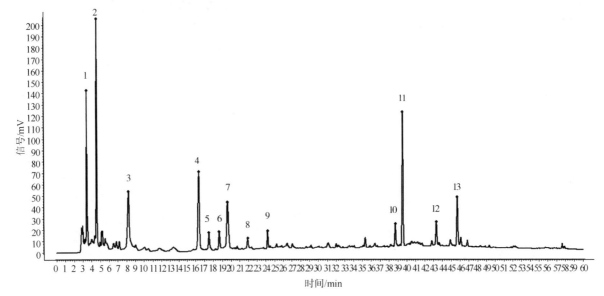

图 2-51-1 当归补血汤物质基准对照特征图谱

峰 10：阿魏酸 峰 11：毛蕊异黄酮葡萄糖苷

【临床定位】

传统功能主治

当归补血汤，为补益剂，具有补血之功效。主治血虚阳浮发热证。肌热面红，烦渴欲饮，脉洪大而虚，重按无力。亦治妇人经期、产后血虚发热头痛；或疮疡溃后，久不愈合者。

现代临床应用

临床常用于治疗冠心病心绞痛等心血瘀阻者；妇人经期、产后发热等血虚阳浮者；各种贫血、过敏性紫癜等血虚有热者。还将其扩展应用于治疗更年期综合征、心脑血管系统疾病，以及癌症患者的辅助治疗和免疫功能紊乱所致的疾病等。

（研究人员：孟宪生　侯金才　罗国安　靳如娜　刘　艳　代云桃 等）

参 考 文 献

HAINES C J，郑景辉，卢咏文，等，2014. 当归补血汤治疗绝经过渡期的临床研究[J]. 实用老年医学，28（4）：329-333.

陈其林，2013. 当归补血汤治疗骨科手术后非感染性持续发热疗效观察[J]. 新中医，45（11）：54-55.

国家中医药管理局《中华本草》编委会，1998. 中华本草（精选本）：上册[M]. 上海：上海科学技术出版社：814-815.

刘开心，2014. 当归补血汤超微粉治疗月经病 50 例[J]. 中医研究，27（7）：33-34.

孙明立，魏敏杰，金万宝，2008. 免疫调节相关的信号转导通路研究现状[J]. 沈阳药科大学学报，25（S1）：23-26.

万德光，2007. 中药品种品质与药效[M]. 上海：上海科学技术出版社：791-780.

王小艳，2012. 当归补血汤治疗糖尿病肾病 60 例[J]. 内蒙古中医药，31（3）：1.

危建安，谢琪，2001. 当归补血汤免疫调节作用研究进展[J]. 新疆中医药，（2）：57-59.

吴兴辉，2017. 当归补血汤治疗老年粗隆间骨折抗旋转股骨近端髓内钉术后隐性失血临床疗效评价[J]. 中国药业，26（3）：47-49.

52

厚朴温中汤 金·《内外伤辨惑论》

【处方沿革】

出自金·李东垣所著的《内外伤辨惑论》卷中。原文："厚朴温中汤，治脾胃虚寒，心腹胀满，及秋冬客寒犯胃，时作疼痛。厚朴（姜制）、橘皮（去白）、以上各一两，甘草（炙）、草豆蔻仁、茯苓（去皮）、木香、以上各五钱，干姜七分。戊火已衰，不能运化，又加客寒，聚为满痛，散以辛热，佐以苦甘，以淡泄之，气温胃和，痛自止矣。上为粗散，每服五钱匕，水二盏，生姜三片，煎至一盏，去粗，温服，食前。忌一切冷物。"

【基原考证】

厚朴 《本草图经》曰："木高三四丈，径一二尺。春生叶如槲叶，四季不凋，红花而青实，皮极鳞皱而厚，紫色多润者佳，薄而白者不堪。"并附有"商州厚朴"和"归州厚朴"图。综合其他本草考证和"商州厚朴"附图，本方取 2015 年版《中国药典》厚朴，即木兰科植物厚朴 *Magnolia officinalis* Rehd. et Wils. 的干燥干皮、根皮及枝皮。分布于广西、湖南、湖北、四川、贵州、云南、陕西、甘肃等地。

橘皮 《神农本草经》橘柚一名橘皮，其后讲究以经年陈久者入药。《本草经集注》云："凡狼毒、枳实、橘皮、半夏、麻黄、吴茱萸须陈久者良，其余须精新也。"陈皮之名，首见孟诜《食疗本草》，后则取代"橘皮"，成为专名。《开宝本草》新增的"橙子皮"即是此物，"橘"是 *Citrus reticulata* 及其栽培品种。由考证可知，古代陈皮（橘皮）来源与现代同，为芸香科柑橘属植物橘（*Citrus reticulata* Blanco）及其栽培变种的干燥成熟果皮。《本草纲目》云："今天下多以广中来者为胜，江西者次之。"可见陈皮的道地产地一直主要为广东、湖北、湖南、福建等地，以广东产者为最佳，古今道地产区变化不大。

甘草 《本草纲目》："甘草枝叶悉如槐，高五、六尺，但叶端微尖而糙涩，似有白毛，结角如相思角，作一本生，至熟时角拆，子扁如小豆，极坚，齿啮不破。"赵燏黄《中国新本草图志》载，分类学上之形态：国产纯良甘草原植物，为蝴蝶花科所属之种，认为甘草 *Glycyrrhiza uralensis* Fisch.（乌拉尔）是国产甘草主流品种也。《本草品汇精要》、《本草纲目》、《本草原始》和《植物名实图考》均对甘草植物形态进行了详细描述，描述特征基本一致，表明明清药用甘草品种基本固定。《中药材品种沿革及道地性》经考证认为药用甘草一直以豆科 *Glycyrrhiza* 属为正品，主要使用基原为乌拉尔甘草 *Glycyrrhiza uralensis* Fisch. 主要产地为山西、陕西、甘肃、内蒙古、宁夏、新疆。

草豆蔻仁 《本草图经》："豆蔻即草豆蔻也，生南海，今岭南皆有之。苗似芦，叶似山姜、杜若辈，根似高良姜，花作穗，嫩叶卷之而生，初如芙蓉，穗头深红色，叶渐展，花渐出，而色渐淡，亦有黄白色者，南人多采以当果实。尤贵其嫩者，并穗入盐同淹治，叠叠作朵不散落。又以朱槿花同浸，欲其色红耳。其作实者，若龙眼子而锐，皮无鳞甲，中子若石榴瓣，候熟，采之暴干，根苗微作樟木气。"据《纲目彩图》、《中华本草》等综合分析考证，草豆蔻为姜科植物草豆蔻 *Alpinia katsumadai* Hayata，分布于广东、海南、广西等地。

茯苓 《史记·龟策列传》曰："所谓伏灵者，在菟丝之下，状似飞鸟之行。"似《名医别录》云"生太山山谷大松下，二月、八月采，阴干。"陶弘景云"自然生成者，如三四升器，外皮黑细皱，内白坚，形如鸟兽龟鳖者良。"《新修本草》云："今太山亦有茯苓，白实而块小，而不复采用。第一出华山，行极粗大。雍州南山亦有，不如华山者。"《蜀本草》云："生枯松树下，形块无定，以似人龟鸟行者佳，今所在大松处皆有，惟华山最多。"根据形态描述，茯苓原植物为多孔菌科真菌茯苓 *Poria cocos*（Schw.）Wolf 的菌核，与 2015 年版《中国药典》收录的茯苓品种基原一致。仲景时代多以太山为产地，唐代及五代以华山为道地产区，明清野生品以云贵特别是云南产茯苓为道地，栽培品以安徽产量大，湖北、贵州、四川、广西等地皆产。

木香 用药历史悠久，始载于《神农本草经》，列为上品，"味辛，温。主邪气、辟毒疫温鬼，强志，主淋露，久服不梦寤魇寐，生永昌山谷"。《名医别录》称为蜜香，《乐府诗集》称为五香木。木香最早为舶来品，其色深质优，陶弘景于《本草经集注》中将此种木香称为青木香，为木香之别名。《雷公炮炙论》亦云："其芦头丁盖子色青者，是木香神也。"经过考证建议本方选用的木香为菊科植物木香 *Aucklandia lappa* Decne. 的干燥根。主产于云南，又称云木香；四川、西藏亦产。

干姜 《本草纲目》曰："初生嫩者其尖微紫，名紫姜；或作子姜，宿根谓之母姜也。"清·《植物名实图考》记载："性畏日喜阴，亦有花，而抽茎长尺余。"综合分析考证，本方中选用的干姜为姜科植物姜 *Zingiber officinale* Rosc.的干燥根茎。除我国东北外，其他大部分地区均有栽培。

【炮制方法】

原方对木香和干姜均未有炮制说明，应为普通生品，可参考 2015 年版《中国药典》收载的各饮片"炮制"项下方法执行。

厚朴（姜制） 厚朴生用辛味峻烈，对咽喉有刺激性，故厚朴内服不生用，姜制后不仅能消除对咽喉的刺激性，还可增强宽中和胃的功效。故临床上一般用炮制品而不用其生品。厚朴炮制始载于《伤寒论》，云"炙，去皮"等。历代厚朴的炮制方法有多种，包括生厚朴、炒厚朴、煅厚朴、姜厚朴、盐厚朴、醋厚朴、酒厚朴等。大多是利用辅料的作用对厚朴的性味产生影响，以适应不同的病症。宋·《本草衍义》中记载"不以姜制，则棘人喉舌"，另《汤液本草》中"如腹胀，用姜制厚朴"。可见姜制的妙用。在《雷公炮制论》《证类本草》《注解伤寒论》《圣济总录》《普济方》等书中有记载，云"姜汁制""姜炒""姜汁浸炒""一斤……用生姜二斤，不去皮，净洗切片，用水五升同煮水尽，去姜，只焙干厚朴""生姜杵碎半两，淹一宿，炒令黄色"等。王好古著《汤液本草》卷上《东垣先生药类法象》中描述"厚朴，气温、味辛，能除腹胀……紫色厚者佳。去皮，姜汁制，微炒"。参照 2015 年版《中国药典》描述，姜厚朴为取厚朴丝，照姜汁炙法（通则 0213）炒干。姜炙时，应先将生姜洗净，捣烂，加水适量，压榨取汁，姜渣再加水适量重复压榨一次，合并汁液，即为"姜汁"。姜汁与生姜的比例为 1∶1。取待炮炙品，加姜汁拌匀，置锅内，用文火炒至姜汁被吸尽，或至规定的程度时，取出，晾干。除另有规定外，每 100kg 待炮炙品用生姜 10kg。姜厚朴形如厚朴丝，表面灰褐色，偶见焦斑。略有姜辣气。通过对比原载炮制方法和现代药典炮制方法，发现两者无实质性差别，因此，方中厚朴（姜制）可用 2015 年版药典收录的"姜厚朴"饮片。

厚朴功能燥湿散寒，生姜功能温中化饮，生姜制厚朴可加强厚朴燥湿散寒温中的作用。厚朴苦降，宽中下气，平胃气药，生姜降逆止呕，又可增强厚朴平胃气、除腹胀之功。另外，生厚朴内服，有棘人喉舌之弊，以生姜制之可减轻。姜制厚朴，还便于厚朴作汤剂使用，《医学入门》谓"入汤剂，用生姜汁炒"等。纵观历代炮制文献记载，厚朴始终以去皮、切片和姜制为主流饮片入药用，故只沿用姜汁制法，是有传统炮制文献依据的，亦是不无道理的。姜制厚朴能加强厚朴的功用，减轻厚朴的副作用，又便于制为汤剂，所以现今将其定为法定饮片。

橘皮（去白） 王好古著《汤液本草》卷上《东垣先生药类法象》中描述"若补脾胃，不去白；若理胸中、补肺气，去白用红"。《汤液本草》曰："橘皮以色红日久者为佳，故曰红皮、陈皮。去白者曰橘红也。"《本草备要》云："去白名橘红，兼能除寒发表"。2015 年版《中国药典》描述，橘红为芸香科植物橘 *Citrus reticulata* Blanco 及其栽培变种的干燥外层果皮。秋末冬初果实成熟后采收，用刀削下外果皮，晒干或阴干。加之《中国药典》中对橘红性状的描述"密布黄白色突起或凹下的油室。内表面黄白色，密布凹下透光小圆点"，可知橘皮（去白）即为药典中所述的橘红。

甘草（炙） 厚朴温中汤原方记载甘草的炮制方法为"炙"。炙法是最早的炮制方法之一，不同时期不同医籍对炙法的要求存在差异，《内外伤辨惑论》中使用的"甘草炙"也不同于现在通用的"甘草蜜炙"，而应该为火炙。结合宋金时期的古代文献综合分析，建议甘草炮制方法为甘草切厚片，加热烤至微焦或取生甘草片置锅中，用文火炒至深黄色。可参照 2015 年版《浙江省中药炮制规范》中炒甘草炮制方法取甘草饮片，照清炒法至表面深黄色，微具焦斑时，取出，摊凉。

草豆蔻仁 参照 2015 年版《中国药典》描述，草豆蔻为姜科植物草豆蔻的干燥近成熟种子。夏、秋二季采收，晒制九成干，或用水略烫，晒至半干，除去果皮，取出种子团，晒干。饮片炮制为"去除杂质、捣碎"。可见方中所述草豆蔻仁应为现今药典收录的草豆蔻。

茯苓（去皮） 《汤液本草》云茯苓"去皮，切，焙"。该处焙的作用应为使茯苓烘干水分。2015 年版《中国药典》载：或将鲜茯苓按不同部位切制，阴干，分别称为"茯苓块"和"茯苓片"。茯苓块为去皮后切制的茯苓，成立方块状或方块状厚片，厚薄不一，白色、淡红色或淡棕色。茯苓片为去皮后切制的茯苓，成不规则厚片，厚薄不一，白色、淡红色或淡棕色。因此，可以认为 2015 年版药典所收录的茯苓块和茯苓片和方中所述茯苓（去皮）无实质差别。因此，方中所述茯苓（去皮）可用现今药典收录的茯苓块或茯苓片。

【剂量考证】

由相关的文献考证，宋金元三代度量衡制度基本一致。宋代衡量的换算为1斤=16两，1两=10钱，1钱=10分，1钱约为4g，1分约0.4g。咀为破碎达到通过一号筛标准后，不筛除细粉；一盏水为200ml。

粗散 金元时期战乱不断，药材资源困乏，为了服用方便，同时也为了提高药材的使用效率，该时期方剂多采用煮散剂。通过对相关时期医学典籍进行检索，涉及药材破碎的方法有"㕮咀"和"锉"。"㕮咀"一词最早见于《黄帝内经》。《陶隐居〈名医别录〉合药分剂法则》曰："㕮咀：古之制也。古人无铁刀，以口咬细令如麻豆，为粗药煎之，使药水易清，饮于肠中肠易升易清。"南北朝·陶弘景《本草经集注》中这样解释："旧方皆云㕮咀者，谓称毕捣之如大豆"。宋·唐慎微《重修政和经史证类备用本草》引陶弘景所言"凡汤酒膏药皆云㕮咀者，谓称毕捣之如大豆，又使吹去细末……今皆细切之，较略令如咀者，乃得无末而又粒片调和也"。明·李时珍《本草纲目》引金元四大家之一李杲曰："㕮咀，古制也。古无刀，以口啮细，令如麻豆，煎之。"明·陈嘉谟《本草蒙筌》所云"古人咬碎，故称㕮咀，今以刀代之，唯凭锉用，犹曰咀片，不忘本源"。清·陆懋修《内经难字音义》的注解是"㕮，方矩切；咀慈吕切"。

总结可知，古代医家对㕮咀的解释主要分为两种观点，一是用牙齿咬碎中药，咀嚼尝味，品尝药味；二是对药物进行初步的加工，将药物切碎。共同点都是将中药磨碎，以利于煎煮的方便和药效的吸收发挥。

王好古著《汤液本草》卷上《东垣先生用药心法·升合分两》中描述"谓如㕮咀者，即今锉为麻豆大小是也"。目前已经有许多的实验研究确定了最合理的药物、方剂粉碎程度，根据董霄汉等人的研究结果，综合考虑提取效率并刨除入煎易糊化因素，认为药物粉碎粒成0.28～2mm粗颗粒为佳。历代医籍中关于厚朴温中汤的药材修制方法多为"锉"、"粗散"、"粗末"、"细切"等，考虑到煮散剂特点，结合对㕮咀的考证"㕮咀后颗粒大小为胡麻大，长约4～6mm，宽2～3mm，厚1～1.5mm，故基本确定㕮咀后应为5mm左右粗粉状态，一说为细末"。考虑传统应用中㕮咀后无去除细粉的操作，故确定厚朴温中汤物质基准研究过程中破碎达到通过一号筛标准后，不筛除细粉。

盏　由于历史原因，宋代起，医家对实测非散剂药物重量所用药升的形制大小产生了较大困惑，此时医家已将药升大小和生活中的量器大小联系起来，认为用量器盏来代替升即可，金元时期医家沿袭了这一用法。盏是宋代常用盛酒或茶的量器，康熙字典引《广雅》释"盏"之义为杯。元·王好古（约 1200～1264 年）在《汤液本草》中论"升合分两"时提到"云一升者，即今之大白盏"，这说明元代的大白盏与汉代古方一升相当，其容量约为 200ml。元·吴恕在《伤寒活人指掌图》中提到"若升合者，古方谓一升，准今之一大白盏也。一合二合，微次酌量之。后之杂方谓水一盏者，准今一中盏"。大白盏容量约 200ml，宋代的中盏比大白盏容量稍少。此外，根据 2003 年重庆市考古所在重庆酱园窑遗址挖掘的北宋末至元初的瓷器大盏和小盏的实测值，得出大盏容积约为 235.5～431.9ml，平均容积为 334ml；小盏容积约为 143.7～310.4ml，平均容积为 227ml。李东垣《内外伤辨惑论》及《脾胃论》中很多方剂明确说明采用大盏水煎，如升阳除湿汤（水三大盏煎至一盏）、升阳汤（水两大盏煎至一盏）等，因此厚朴温中汤中采用的盏应该是普通的盏，约 200ml。

生姜三片　生姜是姜科多年生草本植物姜（*Zingiber officinale* Rosc.）的新鲜根茎，鲜生姜性味辛、微温，归肺、脾经，具有发汗解表、温中止呕、温肺止咳之功，参考"姜枣引"中的生姜应为鲜生姜。采用鲜姜切片，平均大小一片约 1g。因此，姜枣引中生姜一片计 1g。

【物质基准（标准汤剂）】

制备方法

原文"上为粗散"未标明粒度，可选择粉碎，通过标准一号筛，取 20g，加水 400ml，生姜 3g，煎煮，至水剩 200ml，200 目滤布滤过，即得。

质量标准

1. 定量物质筛选　以 2015 年版《中国药典》中的含量测定成分为基础，首选含量高、性质稳定且易于检测的物质作为定量成分，同时兼顾各检测波长下的色谱峰形状及保留时间，最终确定橙皮苷、甘草苷、甘草酸、厚朴酚、和厚朴酚、木香烃内酯和去氢木香内酯、山姜素、乔松素、小豆蔻明为定量物质。

2. 出膏率　取 100ml 汤液，真空冷冻干燥，称量冻干粉重量，根据出膏率公式计算，结果为 17.35%～32.08%。

3. 含量测定　照高效液相色谱法（《中国药典》2015 年版通则 0512）测定。

色谱条件与系统适用性试验：以十八烷基硅烷键合硅胶为填充剂（柱长为 100mm，内径为 2.1mm，粒径为 1.9μm）；以 0.05%磷酸乙腈为流动相 A，0.05%磷酸溶液为流动相 B，按照梯度洗脱，流速为 0.3ml/min，柱温为 30℃，进样体积为 2μl，检测波长为 225nm 和 300nm。

定量成分范围应为：橙皮苷 37.7～70.0mg/服，甘草苷 8.5～15.9mg/服，甘草酸 25.2～46.9mg/服，厚朴酚和和厚朴酚总量 7.0～15.3mg/服，木香烃内酯和去氢木香内酯总量 11.2～22.7mg/服，山姜素、乔松素和小豆蔻明总量 8.8～18.3mg/服。

4. 特征图谱　照高效液相色谱法（《中国药典》2015 年版通则 0512）测定。

色谱条件与系统适用性试验：以十八烷基硅烷键合硅胶为填充剂（柱长为 100mm，内径为 2.1mm，粒径为 1.9μm）；以 0.05%磷酸乙腈为流动相 A，0.05%磷酸溶液为流动相 B，按照梯度洗脱，流速为 0.3ml/min，柱温为 30℃，检测波长为 265nm。分别精密吸取 2μl 15 批厚朴温中汤标准汤剂供试品溶液注入高效液相色谱仪，记录色谱峰信息，生成的对照特征图谱见图 2-52-1，共有峰 32 个，指认 10 个。以峰 17 为参照峰。

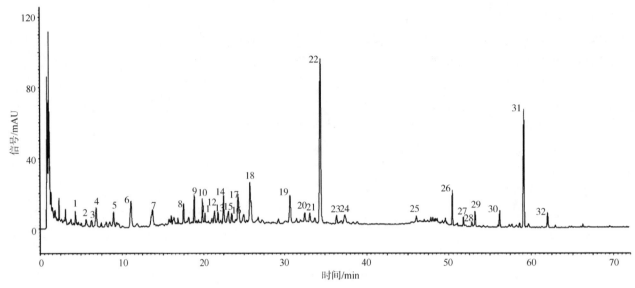

图 2-52-1　厚朴温中汤物质基准对照特征图谱

峰 6：紫丁香苷；峰 8：木兰花碱；峰 14：木兰花苷 A；峰 17：甘草苷；峰 19：柚皮苷；峰 22：橙皮苷；峰 26：枸橘苷；峰 30：异甘草素；峰 31：甘草酸；峰 32：甘草次酸

【临床定位】

传统功能主治

治脾胃虚寒，心腹胀满，以及秋冬客寒犯胃，时作疼痛。

现代临床应用

胃痛、胃炎、消化不良、肠系疾病、病毒性肝炎。

（研究人员：刘志强　侯金才　罗国安　刘　艳　张际庆　等）

参 考 文 献

顾观光，2007. 神农本草经[M]. 哈尔滨：哈尔滨出版社.

李时珍，1977. 本草纲目[M]. 北京：人民卫生出版社.

李中立，1754. 本草原始：上[M]. [出版地不详]：存诚堂.

刘建群，闫君，舒积成，等，2019. 经典名方厚朴温中汤的研究进展[J]. 中国实验方剂学杂志，25（17）：209-218.

刘文泰，1982. 本草品汇精要[M]. 北京：人民卫生出版社.

卢多逊，李昉，等，1988. 开宝本草（辑复本）[M]. 合肥：安徽科学技术出版社.

孟诜，1992. 食疗本草[M]. 俞晋，校注. 北京：中国商业出版社.

苏颂，1994. 本草图经[M]. 尚志钧，辑校. 合肥：安徽科学技术出版社.

赵燏黄，2006. 中国新本草图志[M]. 赵爱华，点校. 福州：福建科学技术出版社.

53

地黄饮子　金·《黄帝素问宣明论方》

【处方沿革】

出自金·刘完素《黄帝素问宣明论方》。原文："喑痱证，主肾虚。内夺而厥，舌喑不能言。地黄饮子主之，治喑痱，肾虚弱厥逆，语声不出，足废不用。"其组成："熟干地黄，巴戟天（去心），山茱萸，石斛，肉苁蓉（酒浸，焙），附子（炮），五味子，官桂，白茯苓，麦门冬（去心），菖蒲，远志（去心。各等分）。上为末，每服三钱，水一盏半，生姜五片、枣一枚、薄荷少许，同煎至八分，不计时候。"

【基原考证】

地黄　《本草衍义》记载："叶如甘露子，花如脂麻花，但有细斑点，北人谓之牛奶子，花、茎有微细短白毛。"《本草纲目》记载："地黄初生塌地，叶如山白菜而毛涩，叶面深青色，又似小芥叶而颇厚，不叉丫，叶中撺茎，上有细毛。茎梢开小筒子花，红黄花，结实如小麦粒。根长三四寸，细如手指，皮赤黄色，如羊蹄根及胡萝卜根，曝干乃黑。"通过考证建议本方选用的地黄为玄参科植物地黄 *Rehmannia glutinosa* Libosch.的新鲜或干燥块根。主产于河南温县、博爱、武陟、孟县等地。

巴戟天　《新修本草》："巴戟俗名三蔓草，叶似茗，经冬不枯，根如连珠多者良，宿根青色，嫩根白紫，用之亦同。"首次记载巴戟天别名为三蔓草，描述巴戟天基原植物叶片很像"茗"，寒冬不枯萎，根像连珠，以较多者为好，主根呈青色，嫩根呈淡粉色，用法相同。《本草图经》描述巴戟天"内地生者，叶似麦门冬而厚大"。通过考证建议本方选用的巴戟天为茜草科植物巴戟天 *Morinda officinalis* How的干燥根。主产于广东、广西、福建等省区。

山茱萸　《本草图经》载："山茱萸，生汉中及琅琊、宛朐、东海、承县。九月、十月采实，阴干。今海州也有之。木高丈余，叶似榆，花白。"《救荒本草》："实枣儿树，本草名山茱萸，今钧州、密县山谷中亦有之。木高丈余，叶似榆叶而宽，稍团，纹脉微粗。开淡黄白花，结实似酸枣大，微长，两头尖绍、色赤，即干则皮薄味酸。"通过考证建议本方选用的山茱萸为山茱萸科植物山茱萸 *Cornus officinalis* Sieb.et Zucc.的干燥成熟果肉。主产于浙江临安、淳安及河南、陕西、安徽等省。

石斛　《本草纲目》："石斛名义未详。其茎状如金钗之股，故又有金钗石斛之称。"清·《本草崇原》第一次从"石""斛"二字所代表的生长环境和功用上对石斛的名字进行了解释。民国时期第一次出现了铁皮石斛的名称，并明确为鲜用；同时期的各种石斛的名称大量出现，除了古代已有的名字外，不同产地的川斛、霍山石斛，不同形态特征的金石斛、鲜扁斛等，不同规格的枫斗、鲜石斛、扁石斛、风斗石斛、耳环石斛等以及后期长期使用的黄草等名称全部出现，直至今日，石斛的基原仍然没有得到明确考证。建议本方所选用的石斛为《中国药典》规定的兰科植物金钗石斛 *Dendrobium nobile* Lindl.、鼓槌石斛 *Dendrobium chrysotoxum* Lindl.或流苏石斛 *Dendrobium fimbriatum* Hook.的栽培品及其同属植物近似种的新鲜或干燥茎。主产于广西、贵州、广东、云南等省区。

肉苁蓉 《名医别录》载："肉苁蓉生河西[今河西走廊与湟水流域]山谷及代郡、雁门，五月五日采，阴干。"陶弘景曰："代郡、雁门属并州[相当于今山西大部，内蒙古、河北的一部及陕西北部]。河南[今甘肃西南部黄河以南地区]间至多。今第一出陇西[今甘肃临洮县南]，形扁广，柔润多花而味甘；次出北国者，形短而少花。巴东建平间亦有，而不如也。"《神农本草经》云："五月五日采，五月恐已老不堪，故多三月采之。"从以上记载的产地、采收、质量、形态以及《证类本草》附图看与现今所用肉苁蓉基本一致。故本方所用肉苁蓉应为列当科植物肉苁蓉 *Cistanche deserticola* Y. C. Ma 的干燥带鳞叶的肉质茎。

附子 《本草图经》载："五者今并出蜀土，都是一种所产，……其苗高三四尺，茎作四棱，叶如艾，其花紫碧色作穗，其实细小如桑椹状，黑色，本只种附子一物，至成熟后乃有四物，以长二三寸者为天雄，割削附子旁尖角为侧子，附子之绝小者亦名侧子，元种者为乌头，其余大小者皆为附子，以八角者为上。"《本草纲目》载："初种为乌头，象乌之头也。附乌头而生者为附子，如子附母也。乌头如芋魁，附子如芋子，盖一物也。"通过考证建议本方中所选用的附子为毛茛科植物乌头 *Aconitum carmichaelii* Debx.子根的加工品。主产于四川、陕西等省。

五味子 《本草纲目》载："五味今有南北之分，南产者色红，北产者色黑。"《本草蒙筌》记载："南北各有所长，藏留切勿相混。"自此，南五味子以"南产者"，北五味子以"北产者"作为区分，为明清众医家广泛认可。本草典籍中所述的"北产者"五味子，即为《中国药典》（2015 年版）中所载五味子（习称"北五味子"），建议本方中选用的五味子为木兰科植物五味子 *Schisandra chinensis* (Turcz.) Baill.的干燥成熟果实。主产于辽宁、吉林、黑龙江等省。

官桂 《新修本草》又云："古方亦用木桂，或云牡桂，即今木桂及单名桂者是也。此桂花、子与菌桂同，惟叶倍长，大小枝皮俱名牡桂。然大枝皮肌理粗虚如木兰，肉少味薄，不及小枝皮也。小枝皮肉多，半卷。中必皱起，味辛美。一名肉桂，一名桂枝，一名桂心。出融州、柳州、交州甚良。"《本草备要》曰："色紫、肉厚、味辛甘者，为肉桂，入肝肾命门。去粗皮用，其毒在皮，去里外皮，当中心者，为桂心，入心。枝上嫩皮，为桂枝，入肺、膀胱及手足。"按现代的用药习惯，肉桂具补火助阳、引火归原、温通经脉、散寒止痛之功，桂枝则轻扬升散，长于发表。根据考证建议本方选用的官桂为樟科植物肉桂 *Cinnamomum cassia* Presl 的干燥树皮。分布于云南、广东、广西、福建、海南、台湾等地。

白茯苓 《新修本草》记载："今太山亦有茯苓，白实而块小，而不复第一出华山，形极粗大。雍州南山亦有，不如华山者。"《本草图经》云："茯苓生泰山山谷，今泰有树下，附根而花实，作块如拳在土底，大者至数斤，似人形、龟形者佳，皮黑，内有赤、白二种。"《本草纲目》曰："茯苓有大如斗者，有坚如石者，绝形，其轻虚者不佳，盖年浅未坚故也。根据考证建议本方选用的白茯苓为多孔菌科真菌茯苓 *Poria cocos* (Schw.) Wolf 的干燥菌核。主产于湖北、安徽、云南和贵州等地。

麦门冬 清·《本草崇原》曰："麦门冬，门古字从，藤蔓不绝也。始出函谷、川谷，叶如细，凌冬不死，根色黄白，中心贯通，延蔓相引，古时野生，宛如麦粒，故名麦冬。"根据考证建议本方中选用的麦门冬为百合科植物麦冬 *Ophiopogon japonicus* (L. f) Ker-Gawl.的干燥块根。主产于浙江、江苏和四川等地。

菖蒲 "石菖蒲"之名首见于宋·苏颂的《本草图经》，其中所记载的石菖蒲亦可整理为 2 种，"长一二尺许"、"叶中心有脊，状如剑"。根据考证，建议本方中的菖蒲选用天南星科植物石菖蒲 *Acorus tatarinowii* Schott 的干燥根茎。主产于四川、浙江、江西、江苏等省。

远志 《本草图经》中记载远志"根黄色，形如蒿根；苗名小草，似麻黄而青，又如荜豆。叶亦有似大青而小者；三月，开花白色；根长及一尺。四月采根、叶，阴干。今云晒干用。泗州出者花红，根、叶俱大于它处；商州者根又黑色。"《本草图经》中记载的远志有多种，从根的形状、叶的大小、花的颜色来区分。"根黄色，形如蒿根；苗名小草，似麻黄而青，又如荜豆"与《中国植物志》对远志"主根粗壮，韧皮部肉质，浅黄色，单叶互生，叶片纸质，线形至线状披针形"根的颜色、叶的性状描写相近，推测《本草图经》中解州远志即为远志科植物远志。通过考证根据建议本方选用的远志为远志科植物远志 *Polygala tenuifolia* Willd.或卵叶远志 *Polygala sibirica* L.的干燥根。主产于陕西、山西、吉林、河南等省。

【炮制方法】

原方对官桂、山茱萸、五味子、石菖蒲、石斛、白茯苓、熟干地黄均未特别标注。因此，本方中可按照《中国药典》（2015 年版）规定的方法进行炮制。

官桂 秋季剥取，阴干，除去杂质及粗皮，用时捣碎。

山茱萸 除去杂质和残留果核。

五味子 除去果梗和杂质，用时捣碎。

石菖蒲 除去杂质，洗净，润透，切厚片，干燥。

石斛 除去残根，洗净，切段，干燥。鲜品洗净，切段。

白茯苓 取茯苓个，浸泡，洗净，润后稍蒸，及时削去外皮，切制成块或切厚片，晒干。

熟干地黄 取生地黄，照蒸法（通则 0213）蒸至黑润，取出，晒至约八成干时，切厚片或块，干燥，即得。

远志 《备急千金要方》和《千金翼方》中关于远志的描述：牡丹、巴戟天、远志、野葛等，皆捶破去心。本方中所用的远志应去心，除去杂质，略洗，润透，干燥，临用前破碎。

巴戟天 原方巴戟天标注"去心"，因此，本方中巴戟天可按照《中国药典》（2015 年版）规定的炮制方法：取净巴戟天，照蒸法（通则 0213）蒸透，趁热除去木心，切段，干燥。

附子 原方附子标注"炮"，可按照《全国中药炮制规范》（1988 年版）规定的方法进行炮制。

肉苁蓉 本方中的肉苁蓉的炮制方法标注为"酒浸，焙"。现代研究揭示了肉苁蓉酒制的科学内涵：有利于提高甜菜碱和水溶性浸出物，黄酒可补充氨基酸含量，使得饮片黝黑滋润，酒制还有助于杀菌，提高饮片的储藏期。因此建议按照 2015 年版《中国药典》的方法采用酒炖或酒蒸的炮制方法。

麦门冬 地黄饮子原方记载麦冬去心，而文献调研及实验研究结果显示麦冬去心对结果影响不大，因此采用不去心的炮制方式，即采用 2015 年版《中国药典》所记载炮制方法：除去杂质，洗净，润透，轧扁，干燥。

【剂量考证】

相关的文献考证，宋金元三代度量衡制度基本一致。宋代衡量的换算为 1 斤=16 两，1 两=10 钱，1 钱=10 分。1 钱约 4.13g。地黄饮子方：熟干地黄、巴戟天（去心）、山茱萸、石斛、肉苁蓉（酒浸，焙）、附子（炮）、五味子、官桂、白茯苓、麦门冬（去心）、菖蒲、远志（去心），各等分。上为末，每服三钱约为 12g。

【物质基准（标准汤剂）】

制备方法

称取本方加水 300ml，煎至 160ml，去渣，即得。

【临床定位】

传统功能主治

地黄饮子是在《圣济总录》"地黄饮"基础上加薄荷而成的，为"喑痱证"而设，具有补肾填精、化痰开窍的功效。

现代临床应用

地黄饮子现代广泛应用于西医学高血压、脑卒中（包括脑梗死、脑出血）、脑卒中后遗症、阿尔茨海默病、脑炎恢复期、多发性硬化、基底动脉供血不全、多系统萎缩等疾病的治疗中，即中医学"类中风"、"眩晕"范畴。还可用于慢性肾炎、肾功能衰竭等肾病，内分泌系统疾病，心血管系统疾病，男性功能障碍，老年皮肤瘙痒症、荨麻疹等皮肤病，老年抑郁症、骨质疏松，妇科病属肾虚冲任失养者如闭经、不孕、月事先后无定期，小儿遗尿等多种疾病的治疗。

（研究人员：李孟芝　张国壮　刘　艳）

参 考 文 献

焦连魁，曾燕，王继永，等，2019 石斛药材基原的本草学研究概况[J]. 中国现代中药，21（4）：542-551.

李会娟，车朋，魏雪苹，等，2019. 药材南五味子与五味子的本草考证[J]. 中国中药杂志，44（18）：4053-4059.

刘晓龙，尚志钧，1992. 山茱萸原植物考证[J]. 中药材，15（1）：45-46.

刘洋洋，冯剑，陈德力，等，2017. 南药巴戟天本草考证[J]. 生物资源，39（1）：1-9.

屠鹏飞，何燕萍，楼之岑，等，1994. 肉苁蓉的本草考证[J]. 中国中药杂志，19（1）：3-5.

翁倩倩，赵佳琛，张悦，等，2019. 经典名方中石菖蒲药材的考证[J]. 中国中药杂志，44（23）：5256-5261.

闫景东，郑旺，周妍妍，2015. 地黄饮子临床应用进展[J]. 中医药学报，43（3）：137-139.

中国医学科学院药物研究所，1993. 中药志[M]. 北京：人民卫生出版社：355.

中华人民共和国卫生部药政管理局，1998. 中药材手册[M]. 北京：人民卫生出版社：70.

54

大秦艽汤　金·《素问病机气宜保命集》

【处方沿革】

出自金·刘完素《素问病机气宜保命集》。原文："中风外无六经之形证，内无便溺之阻格，知血弱不能养筋，故手足不能运动，舌强不能言语，宜养血而筋自荣，大秦艽汤主之。秦艽三两，甘草二两，川芎二两，当归二两，白芍药二两，细辛半两，川羌活、防风、黄芩各一两，石膏二两，吴白芷一两，白术一两，生地黄一两，熟地黄一两，白茯苓一两，川独活二两。右十六味剉，每服一两，水煎去渣，温服无时。如遇天阴，加生姜煎七八片；如心下痞，每两加枳实一钱同煎。"

元·《卫生宝鉴》："秦艽、石膏各二两，甘草、川芎、当归、芍药、羌活、独活、防风、黄芩、白术、白芷、茯苓、生地黄、熟地黄各一两，细辛半两，上十六味，㕮咀，每服一两，水二盏煎至一盏，去滓，温服，无时，如遇天阴，加生姜七片煎，如心下痞，每服一两加枳实一钱煎，此是秋冬药，如春夏加知母一两。主治中风外无六经之形证，内无便溺之阻隔，是之为血，弱不能养于筋，故手足不能运动，舌强不能语言。"

明·《奇效良方》："处方秦艽（一钱半），石膏（一钱半），甘草（一钱），川芎（一钱），当归（一钱），羌活（一钱），独活（一钱），防风（一钱），黄芩（一钱），白芍药（一钱），白芷（一钱），白术（一钱），生地黄（一钱），熟地黄（一钱），白茯苓（一钱），细辛（半钱）。主治中风外无六经之形证，内无便溺之阻隔，为血弱不能养于筋，故手足不能运化，舌强不能言，宜养血而筋自荣。用法用量上作一服，水二钟，生姜三片，煎至一钟，不拘时服。如心下痞，加枳实一钱。"

明·《医学正传》："大秦艽汤用归、芎、芍药、生熟地黄，以补血养筋，甚得体。既曰外无六经之形证，但当少用羌活、秦艽，引用以利关节。其防风、独活、细辛、白芷、石膏等药，恐太燥而耗血。虽用此，川芎只可六分之一，尤宜加竹沥，姜汁同剂最好，达者详之。"

明·《明医指掌》："中风，虚邪也。许学士云：留而不去，其病则实。故用祛风养血之剂。以秦艽为君者，攻一身之风也；以石膏为臣者，去胸中之火也；羌活散太阳百节之风疼；防风为诸风药中之军卒；三阳数变之风邪，责之细辛；三阴内淫之风湿，责之苓、术；去厥阴经之风，则有川芎；去阳明经之风，则有白芷；风热干乎气，清以黄芩；风热干乎血，凉以生地；独活疗风湿在足少阴；甘草缓风邪上逆于肺；用归、芍、熟地者、所以养血于疏风之后，一以济风药之燥，一使手得血而能握，足得血而能步也。"

综上可知，大秦艽汤自金代开始沿用至各朝代，古籍中记载该方组成相同，含 16 味药，但剂量有增减，本研究以《素问病机气宜保命集》中记载的大秦艽汤为依据，开发经典名方。

【基原考证】

秦艽　《名医别录》记载："生飞鸟[今四川中江县东南]山谷"。《本草经集注》："今出甘松[四川境内]、龙洞[今陕西宁强县]、蚕陵[今四川松潘县]。"《新修本草》记载"今出泾州、鄜州、岐州者良"，其中泾州现为甘肃省平凉市泾川县一带，鄜州今陕西宁羌县，岐州约在今关中的岐山县及凤翔县一带。《新唐书·地理志》："陇西郡贡秦艽。"陇西郡在现今甘肃陇西地区。《本草图经》曰："今河陕州郡[河州为今甘肃兰州，陕州为今河南陕县]多有之。"至明代《本草纲目》称："秦艽出秦中[今陕西]。"《名医别录》："秦艽以根作罗纹相交、长大黄白色者为佳"。唐慎微引《图经》言："秦艽根土黄色而相交纠，长一尺已来，粗细不等，枝杆高五六寸，叶婆婆连茎梗，俱青色，如葛首叶，六月开花，紫色，似葛花，当月结子，每于春秋采根阴干。"这些描述及图示特征与龙胆科龙胆属的秦艽 *Gentiana macrophylla* Pall.相一致，因此认为大秦艽汤中秦艽的基原是龙胆科龙胆属秦艽 *Gentiana macrophylla* Pall. 的干燥根，主产于甘肃、四川、陕西、山西、山东及河南等省。

甘草 历代本草对其基原植物描述有所不同。秦汉·《神农本草经》和汉末·《名医别录》均没有原植物描述。北宋·《本草图经》："春生青苗，高一二尺，叶如槐叶，七月开紫花似奈冬，结实做角子如毕豆。根长者三四尺，粗细不定，皮赤色，上有横梁，梁下皆根也。"详细描述了甘草的植物形态。《本草衍义》："枝叶悉如槐，高五、六尺，但叶端微尖而糙涩，似有白毛。实作角生，如相思角，作一本生。子如小扁豆，齿啮不破。"进一步描述了枝叶和种子。清·《植物名实图考》："梦溪笔谈谓甘草如槐而尖，形状极准。"指出甘草叶片的形状。此外，《本草蒙筌》和《本草纲目》均附有原植物图。近现代著作《全国中草药汇编》记载甘草为豆科甘草属植物甘草 *Glycyrrhiza uralensis* Fisch.的根和根状茎，原形态为多年生草本，高30～100cm。根粗壮，呈圆柱形，味甜，外皮红棕色或暗棕色。茎直立，基部带木质，被白色短毛和刺毛状腺体。单数羽状复叶互生，卵状椭圆形。《中国药典》和《中华本草》记载甘草为豆科植物甘草 *Glycyrrhiza uralensis* Fisch.，胀果甘草 *Glycyrrhiza inflata* Bat.或光果甘草 *Glycyrrhiza glabra* L.的干燥根，并对 3 个品种的原植物形态进行描述。通过对原植物形态描述及图例考证认为，大秦艽汤所用甘草为豆科植物甘草 *Glycyrrhiza uralensis* Fisch.的干燥根和根茎，主产于新疆、内蒙古、甘肃、宁夏、山西等地。

当归 《广雅》一书中指出："山蕲，一名当归也"。"蕲"即古芹字，郭璞注云："当归也，似芹而粗大"。许慎的《说文解字》云："生山中者名莫，一名山蕲。然则当归，芹类也，生山中粗大者，名当归也。"晋·崔豹所著的《古今注》一书记载："相赠以芍药，相招以蘼芜"、"蘼芜，一名当归也"。《本草从新》则记载，"秦产力柔善补，川产力刚善攻。"由于产地不同，其功效也有了差别区分。《本草易读》中记载："生陇西川谷，今蜀州[四川崇庆县]、陕西、江宁[南京]、滁州[安徽滁县]皆有之，以蜀州者为胜。"《本草崇原》云："当归始出陇西川谷及四阳[甘肃渭源]、黑水[甘肃省武山县]，今川蜀、陕西诸郡皆有。"据考证，陇西叼阳（四阳）、黑水应为陇西首阳黑水。北宋·《本草衍义》记载："今川蜀皆以平地作畦种。"这明确说明北宋时栽培当归已较为常见。明·《本草纲目》："今陕蜀、秦州[甘肃天水]、汉州[四川茂县]诸处，人多栽莳为货，以秦归头圆、尾多、色紫、气香、肥润者名马尾归，最胜他处。" 近代以来，临床一直推崇甘肃岷县及周边地区出产的当归，以其骨质重、气香浓、油性足、质量好，习称"岷归"。综上所述，大秦艽汤所用当归与 2015 年版《中国药典》收载的相符，即伞形科植物当归 *Angelica sinensis*（Oliv.）Diels 的干燥根，主产于甘肃定西、陇南，云南丽江、大理，青海海东地区。

川芎 《吴船录》："癸酉西登山五里，至上清宫……道人于此种川芎。"这是目前最早对四川栽培川芎的记载。上清宫即今四川都江堰市，宋代属永康军，从《本草图经》附图"永康军芎䓖"形如雀脑的根状茎并结合地上部分来看，基本上与今天都江堰一带栽培的川芎 *Ligusticum chuanxiong* Hort. 情况一致，清·黄宫绣《本草求真》记录为："蜀产大块，里白不油。辛甘者良，江南产者为抚芎，秦产者为西芎。"从 1963 年版《中国药典》一部至今，收载川芎均系栽培，主产于四川。故认为大秦艽汤所用川芎与 2015 年版《中国药典》收载的相符，即伞形科植物川芎 *Ligusticum chuanxiong* Hort.的干燥根茎，主产于四川、甘肃、陕西、北京、山东、江西等地。

白芍 王好古所著《汤液本草》载："今见花赤者为赤芍药，花白者为白芍药，俗云白补而赤泻。"《本草图经》记载"生中岳川谷及丘陵，今处处有之，淮南者胜。春生红芽作丛；茎上三枝五叶，似牡丹而狭长，高一二尺；夏开花，有红、白、紫数种；子似牡丹子而小；秋时采根，根亦有赤、白二色。"清·《本

各 论 54 大秦艽汤 金·《素问病机气宜保命集》 551

草崇原》："芍药始出中岳山谷，今白山、蒋山、茅山、淮南、扬州、江浙、吴松处处有之，而园圃中多莳植矣。"民国时期《药物出产辨》："产四川中江，渠河为川芍，产安徽亳州为亳芍，产浙江杭州为杭芍。"故认为大秦艽汤所用白芍为毛茛科植物芍药 Paeonia lactiflora Pall.的干燥根，主产于四川、安徽、浙江、河北等地。

羌活 始载于《神农本草经》，因产羌地而得名。宋代羌活即有多种来源，习惯称川产羌活为川羌，来源以羌活 Notopterygium incisum Ting ex H. T.Chang 为主，主产于阿坝、甘孜、绵阳等地。川羌虽有宽叶羌活 Notopterygium franchetii H. de Boiss.分布，限于采收及药用习惯，极少作药用。《本草经集注》云"羌活形细而多节软润，气息极猛烈。独活，色微白，形虚大……"，至此开始对羌活、独活进行区分；唐·《药性论》记载"独活，主中诸冷湿，奔喘逆气，皮肌苦痒，手足挛痛，劳损，主风毒齿痛；羌活治贼风失音不语，多痒，手足不遂，口面歪斜，遍身癞痹血癞"，明确了二者在临床上的应用差异。羌活根茎较长，药材以根茎为主，油性足，气清香；宽叶羌活根茎较短，药材以根为主，油性差，气弱，有擅浊气，一般认为质量次于羌活。因此，确定大秦艽汤所用羌活与 2015 年版《中国药典》收载的相符，即伞形科羌活属植物羌活 Notopterygium incisum Ting ex H. T.Chang 的干燥根茎与根，主产于四川、青海、甘肃等地。

防风 宋·《太平御览》载："正月生，叶细圆，青黑黄白，五月黄花，六月实黑。二月、十月采根，日干。琅邪者良。"其描述和采收季节的记载与现代防风基本一致。《本草图经》："防风根土黄色，与蜀葵根相类，茎叶俱青绿色，茎深而叶淡，似青蒿而短小，初时嫩紫，作菜茹极爽口。五月开细白花，中心攒聚作大房，似莳萝花，实似胡荽而大。"与现今伞形科植物防风 Saposhnikovia divaricata（Turcz.）Schischk.类似。故认为大秦艽汤所用防风与 2015 年版《中国药典》收载的相符，即伞形科植物防风 Saposhnikovia divaricata（Turcz.）Schischk.的干燥根，主产于内蒙古、黑龙江、吉林、辽宁、河北、山东等地。

黄芩《名医别录》将产地补充为"生秭归、川谷、及冤句"。据文献考证，秭归为今湖北秭归，冤句为今山东菏泽，首次明确了黄芩的具体产地。《吴普本草》描述黄芩原植物："二月生赤黄叶，两两四四相值，茎中空或方圆，高三四尺，四月花紫红赤，五月实黑根黄。"其描述与今正品黄芩的形态相似。《新修本草》："叶细长，两叶相对，作丛生，亦有独茎者。今出宜州、鄜州、泾州者佳，兖州者大实亦好，名豚尾芩也。"因提到甘肃泾县（泾州），也许与今甘肃黄芩 Scutellaria rehderiana Diels 有关。《本草图经》："苗长尺余，茎干粗如箸，叶从地四面作丛生，类紫草，高一尺许，亦有独茎者，叶细长青色，两两相对，六月开紫花，根（黄）如知母粗细，长四五寸，二月八月采根暴干。"由此证明从《本草经集注》到《本草图经》药用黄芩品种变化不大，基本是唇形科 Scutellaria 属。结合《证类本草》所绘"耀州黄芩"、"潞州黄芩"药图，大致可以认为今用正品 Scutellaria baicalensis 一直是药用主流品种。《滇南本草》："黄芩多年生草本，高 20～35cm。茎直立，四棱形……坚果极小，黑色，有小凸点。"主产于滇中的黄芩，疑是西滇黄芩 Scutellaria amoena 或丽江黄芩 Scutellaria likiangensis Diels。《植物名实图考》："黄芩以秭归产著，后世多用条芩，滇南多有，土医不他取也。"滇南产的黄芩指今滇黄芩。从历代的本草著作中可见，黄芩存在不同的原植物，有黄芩、甘肃黄芩、丽江黄芩、西南黄芩、滇黄芩，而大秦艽汤所用黄芩与 2015 年版《中国药典》收载的相符，即唇形科植物黄芩 Scutellaria baicalensis Georgi 的干燥根，主产于内蒙古、黑龙江、吉林、辽宁、河北、山东、山西、陕西、甘肃等地。

石膏 汉末·《名医别录》："细理白泽者良，黄者令人淋。生齐山山谷[今在山东历城]及齐庐山[今在山东诸城市]、鲁蒙山[今在山东鲁山及蒙阴县]，采无时。"唐·《新修本草》："二郡之山，即青州[今在山东的东部一带]、徐州[今在山东东南部和江苏的北部]也。今出钱塘县，皆在地中，雨后时时自出，取之皆方如棋子，白澈最佳。比难得，皆用虚隐山者。彭城者亦好。"宋·《本草衍义》："二书纷辨不决，未悉厥理。详《本经》元无方解石之文，止缘《唐本草》注：石膏、方解石大体相似。因此一说，后人遂惑。经曰：生齐山山谷，及齐卢山、鲁蒙山。采无时，即知他处者为非。"清·《握灵本草》："石膏生齐州山谷。今钱塘山中甚，浙人呼为寒水石。"因此，可以看出大秦艽汤所用石膏与 2015 年版《中国药典》收载的相符，即硫酸盐类矿物硬石膏族石膏，主含含水硫酸钙（$CaSO_4 \cdot 2H_2O$），主产于湖北应城、安徽新安、西藏昌都、安徽凤阳等地。

白芷 《本草图经》："白芷生河东川谷下泽，今所在有之，吴地尤多。"宋·《本草衍义》："出吴地者良。"《本草品汇精要》："道地泽州，吴地尤胜。"宋朝时"吴地"为江浙一带，说明杭白芷自古就是道地药材之一。方中为吴白芷，说明古代江浙一带产的白芷质量比较好，古人并没有现代的植物系统分类，所以方中的"吴白芷"、"杭白芷"是一种商品名而非指的是植物学名伞形科植物杭白芷 *Angelica dahurica*（Fisch.ex Hoffm.）Benth.et Hook.f. var. *formosana*（Boiss.）Shan et Yuan。而杭白芷是伞形科植物白芷 *Angelica dahurica*（Fisch.ex Hoffm.）Benth.et Hook.f.的一个变种。查阅各版本《中国药典》对白芷药材的描述，1977～2015 年版载为"本品为伞形科植物白芷 *Angelica dahurica*（Fisch.ex Hoffm.）Benth.et Hook.f.或杭白芷 *Angelica dahurica*（Fisch.ex Hoffm.）Benth.et Hook.f.var. *formosana*（Boiss.）Shan et Yuan 的干燥根"。1963年版《中国药典》载："本品为伞形科植物白芷 *Angelica dahurica*（Fisch.ex Hoffm.）Benth.et Hook.f.或川白芷 *Angelica anomala* Lall.的干燥根部。"故推早期并没有认识到杭白芷为白芷的一个变种，一直都处于一种混用的状态。大秦艽汤所用"吴白芷"指宋金时期吴地（浙江一带）产的白芷，即伞形科植物白芷 *Angelica dahurica*（Fisch.ex Hoffm.）Benth.et Hook.f. 的干燥根，现今主产于四川、河北、浙江等地。

白术 《本草纲目》："白术，桴蓟也，吴越有之。人多取根栽莳，一年即稍。嫩苗可苑，叶稍大而有毛。根如指大，状如鼓槌，亦有大如拳者。"《本草纲目拾遗》："於术，即野术之产於潜者，出县治后鹤山者为第一，今难得，价论八换。其形有鹤颈鹤头，羽翼足俱全，皮细带黄，切开有朱砂点。"故认为大秦艽汤所用白术与 2015 年版《中国药典》收载的相符，即菊科植物白术 *Atractylodes macrocephala* Koidz. 的干燥根茎，主产于浙江、四川、陕西等地。

地黄 《本草经集注》："生咸阳川泽黄土地者佳。咸阳即长安也。生渭城者乃有子实。中间以彭城干地黄最好。次历阳。今用江宁板桥者为胜。"《千金翼方》："生咸阳黄土地者佳。"《本草纲目》："今人惟以怀庆地黄为上，亦各处随时兴废不同尔。"《本草蒙筌》："江浙壤地种者，受南方阳气，质虽光润而力微，怀庆山产者，禀北方纯阴，皮有疙瘩而力大。"《本草品汇精要》："生地黄：道地今怀庆者为胜。"说明自明代开始，地黄以怀庆产的最佳。怀庆者为河南焦作一带，包括现在的温县、武陟、沁阳、博爱、修武、孟州等地。2002 年《新编中药志》记载地黄在我国河南、山东、陕西、河北等 10 多个省皆有栽培，但以河南武陟、温县、博爱、修武、沁阳（即古怀庆府）等地产量最大，质地最佳，至 2014 年版《全国中草药汇编》明确记载地黄以河南温县、博爱、沁阳、孟县等地产量最大，质地最佳。至今仍以河南"怀地黄"为道地药材。通过上述考证可知，大秦艽汤所用地黄与 2015 年版《中国药典》收载的相符，即玄参科植物地黄 *Rehmannia glutinosa* Libosch.的干燥块根，主产于河南、山西等地。

茯苓 《五十二病方》作"服令"。《神农本草经》中称茯苓"生山谷"，列为上品。《名医别录》："茯苓、茯神生太山山谷大松下。二月、八月采，阴干。"南北朝·陶弘景《本草经集注》："自然成者，大如三四升器，外皮黑细皱，内坚白，形如鸟、兽、龟、鳖者良。"《新修本草》："进太山亦有茯苓，白实而块小，而不复采用。第一出华山，形极粗大。"《本草图经》："茯苓生泰山山谷、今泰、华、嵩山皆有之。出大松下，附根而生，无苗、叶、花、实，作块如拳，在土底，大者至数斤。似人形、龟形者佳，皮黑，肉有赤白两种。"泰、华、嵩山指泰山、华山、嵩山，涉及今山东、陕西和河南三省。北宋·《证类本草》中记载泰山茯苓已经不复采用，以华山为第一，雍州南山亦不如。可见，在宋朝，茯苓产地以华山为最。南宋·《宝庆本草折衷》："生太山山谷大松下，及嵩高、三辅、泰华、西京、雍州。"明·《太乙仙制本草药性大全》："云南、贵州者独佳。"明·《本草纲目》载："茯苓有大如斗者，有坚如石者，绝胜。其轻虚者不佳，盖年浅未坚故尔。"清·《本草从新》："产云南。色白而坚实者佳。去皮（产浙江者，色虽白而体松，其力甚薄，近今茯苓颇多种者，其力更薄矣）。"《中华本草》载茯苓分布于吉林、安徽、浙江、福建、台湾、河南、湖北、广西、四川、贵州。通过上述考证，大秦艽汤所用茯苓与 2015 年版《中国药典》收载的相符，即多孔菌科真菌茯苓 *Poria cocos*（Schw.）Wolf 的干燥菌核，主产于安徽、浙江、福建、台湾、河南、湖北、广西、四川、贵州、云南等地。

独活 《本草经集注》："一名羌活，……生雍州川谷，或陇西南安。……此州郡县并是羌地，羌活形细而多节，软润，气息极猛烈。出益州北部、西川为独活，色微白，形虚大，为用亦相似而小不如。"宋·《本草图经》："独活、羌活，出雍州川谷或陇西南安，今蜀汉出者佳。……今人以紫色而节密者为羌活，黄色而作块者为独活。……独活生西川益州西部，色微白，形虚大，用于羌活相似。今蜀中乃有大独活，类桔梗而大，气味了不与羌活相类，用之微寒而少效。"说明独活与羌活有别，宋人已对羌活有比较明确的认识，其所述羌活与今之"蚕羌"基本一致；但书中所述独活疑与今之"大头羌""牛尾独活"相似，苏颂已认识到羌活与独活的区别，二者不可混为一物用。《本草品汇精要》首次将独活、羌活在本草上明确区分。"独活"项下云："道地，蜀汉者为佳。"指出独活道地产区为四川和陕西汉中一带。明·《本草蒙筌》也认为："多生川蜀，亦产陇西。"然而，《本草纲目》仍将羌活列于独活项下，曰："独活、羌活乃一类二种，以他地者为独活，西羌者为羌活，苏颂所说颇明。"《本草乘雅半偈》对于独活的认识传承了李时珍的观点，曰："在蜀名蜀活，在羌名羌活，随地以名，亦随地有差等。"也认为独活、羌活乃一类二种，只是产地变化引起的差异。根据以上本草所述药材产地和形态特征考证，大秦艽汤所用独活与 2015 年版《中国药典》收载的相符，即伞形科植物重齿毛当归 *Angelica pubescens* Maxim. f. *biserrata* Shan et Yuan 的干燥根，主产于湖北、重庆、四川、陕西等地。

细辛 《神农本草经》："细辛，味辛，温。主咳逆，头痛脑动，百节拘挛，风湿。痹痛、死肌。久服，明目、利九窍，轻身、长年。一名小辛。生华阴山谷。"魏晋·《本草经集注》："今用东阳临海者，形段乃好，而辛烈不及华阴、高丽者。用之去其头节。人患口臭者，含之多效，最能除痰明目也。"则除华阴外，高丽（东北辽宁东部山区）的细辛也得到认可。清代细辛的道地产区包括华阴、高丽，如《本草易读》云："细辛去头子、双叶，水浸干用……处处有之，以华阴、高丽者为真，其根细而极辛。"根据以上本草所述药材产地和形态特征、现代资源分布考证，大秦艽汤所用细辛与 2015 年版《中国药典》收载的相符，即马兜铃科植物北细辛 *Asarum heterotropoides* Fr. Schmidt var. *mandshuricum*（Maxim.）Kitag. 的干燥根和根茎，主产于我国陕西、辽宁、吉林、黑龙江及河南、山东、湖北、四川、安徽、浙江、江西、福建等地。

【炮制方法】

原方对秦艽、甘草、当归、川芎、白芍药、川羌活、防风、黄芩、石膏、吴白芷、白术、生地黄、熟地黄、白茯苓、川独活、细辛均未有炮制说明，因此按照 2015 年版《中国药典》方法炮制即可，具体如下：

秦艽 除去杂质，洗净，润透，切厚片，干燥。

甘草 除去杂质，洗净，润透，切厚片，干燥。

当归 除去杂质，洗净，润透，切薄片，晒干或低温干燥。

川芎 除去杂质，分开大小，洗净，润透，切厚片，干燥。

白芍药 洗净，润透，切薄片，干燥。

川羌活 除去杂质，洗净，润透，切厚片，干燥。

防风 除去杂质，洗净，润透，切厚片，干燥。

黄芩 孙思邈在《银海精微》清空膏中最早提到"炒"；宋·《太平惠民和剂局方》中有"凡使，先须锉碎，微炒过，方入药用"的记载；苏轼和沈括在《苏沈良方》中有"新瓦上炒，令香"的描述。薛己在《外科枢要》九味羌活汤中要求黄芩"煮软切片"后再用；清·吴迈在《方证会要》清空膏中用"熟黄芩"；唐·孙思邈《银海精微》中有用"酒洗黄芩"、"酒炒黄芩"的记载；《东垣医集》提到"酒炒"、"酒浸透，晒干为末"；明·《医宗必读》要求"酒浸，蒸熟，暴之"；虞抟在《医学正传》中提到"片黄芩，酒拌湿炒，再拌再炒，如此三次，不可令焦"、"酒浸焙干"；朱丹溪《丹溪心法》清膈丸中的黄芩要求"酒浸炒黄"。关于酒制黄芩的作用，元·《汤液本草》有"病在头面及手梢皮肤者，须用酒炒之，借酒力以上腾也。咽之下脐上须酒洗之，在下生用"的阐述；明·虞抟在《医学正传》中云"凡去上焦湿热，须酒洗黄芩，以泻肺火"；清·《医宗说约》提到"除风热生用，入血分酒炒"。综上所述，历代本草中记载的黄芩炮制方法有净制、切制，两种方法从古代一直沿用至今。《中国药典》收载黄芩的炮制方法为切制，记为"沸水中煮 10 分钟，取出，闷透……"，切制之前需要先把药材放入沸水中煮 10min，其目的在于杀"酶"保"苷"。采用传统方法炮制黄芩时，常在切制饮片时见有泛绿现象。这是因为黄芩中的黄芩酶遇冷水后，活性增大，使黄芩苷和汉黄芩苷水解。而黄芩切制之前用水煮 10min，可以降低黄芩酶的活性，使黄芩中黄芩苷得以保存。因此，黄芩炮制参考 2015 年版《中国药典》采用现代切制方法更合适。

石膏　打碎，除去杂石，粉碎成粗粉。

吴白芷　除去杂质，大小分开，略浸，润透，切厚片，干燥。

白术　除去杂质，洗净，润透，切厚片，干燥。

生地黄　除去杂质，洗净，闷润，切厚片，干燥。

白茯苓　取茯苓个，浸泡，洗净，润后稍蒸，及时削去外皮，切制成块或切厚片，晒干。

川独活　除去杂质，洗净，润透，切薄片，晒干或低温干燥。

细辛　除去杂质，喷淋清水，稍润，切段，阴干。

熟地黄　地黄采用蒸制法加工最早文献记载见于汉·《金匮要略》："㕮咀，蒸之如斗米饭久，以铜器盛其汁，更绞地黄汁。"在南齐·《刘涓子鬼遗方》中有"切，蒸焙"，唐·《外台秘要》有"细切蒸之极熟"的记载。熟地黄一词始见于唐·孙思邈《备急千金要方》，其炮制方法为"采地黄，去其须、叶及细根，捣绞汁以渍肥者，著甑中，土若米无在以盖上，蒸之一时出，暴燥，更内汁中，又蒸汁，尽出，便干之……"孙思邈《千金翼方》曰："斤数拣择一准生法，浸讫，候好晴日便早蒸之，即暴于日中，夜置汁中以物盖之，明朝又蒸，古法九遍止，今但看汁尽色黑熟，蒸三五遍亦得。"其炮制过程要求重蒸三五遍，质量要求色黑。宋代对熟地黄的蒸制标准提出了进一步的要求，《证类本草》引《图经》曰"今干之法：取肥地黄三、二十斤，洗净，更以拣去细根及根节瘦短者，亦得二三十斤，捣绞取汁，投银铜器中，下肥地黄浸漉会浃，饭上蒸三四过，时时浸漉转，蒸讫又暴，使汁尽其地黄光黑如漆，味甘如饴糖"。对熟地黄炮制品的质量提出了"光黑如漆，味甘如饴"的质量标准。熟地黄的这种质量标准要求一直沿用至今。综上，熟地黄有蒸制和酒制，其中蒸制所描写的饮片形态（光黑如漆，味甘如饴为好）与现代药典中蒸制熟地黄一致。该方中熟地黄采用酒炖或蒸法均可。

【剂量考证】

相关的文献考证，宋金元三代度量衡制度基本一致。宋代衡量的换算为 1 斤=16 两，1 两=10 钱，1 钱=10 分。1 钱约 4.13g。原方剂量为：秦艽三两，甘草二两，川芎二两，当归二两，白芍药二两，细辛半两，川羌活、防风、黄芩各一两，石膏二两，吴白芷一两，白术一两，生地黄一两，熟地黄一两，白茯苓一两，川独活二两。按照每服一两，按比例折算后每服剂量为：秦艽 5.27g，甘草 3.51g，川芎 3.51g，当归 3.51g，白芍 3.51g，细辛 0.88g，川羌活 1.76g，防风 1.76g，黄芩 1.76g，石膏 3.51g，吴白芷 1.76g，白术 1.76g，生地黄 1.76g，熟地黄 1.76g，白茯苓 1.76g，川独活 3.51g。

剉　中药饮片在汉代至唐代汤剂用药中采用"㕮咀"形式，将药物"剉、捣、切"成颗粒状药物，即饮片形式为颗粒状；宋、金、元主要沿用粗末煎煮，即饮片形式为粗末；明代开始应用切制成以片状为主的规则形状的"饮片"形式，并形成较为成熟的中药饮片切制技术。南宋以及金元时期，医药文献中记载的汤剂用药为粗散或粗末、每服数钱的煎煮方式，药物加工多为切碎捣细过筛成粗末甚至细末。元代已使用铡刀切药，但干切后过筛取齐的方法，仍为制备粉末状药物。"煮散"的用药形式为粗末，所用药物无论事先切制与否，在煎煮前都需要一块粉碎成粉末状的药物，因此凡是"煮散"的方子，处方后面大多都会记载"共为粗末"。大秦艽汤为煮散剂，煎煮之前饮片需粉碎成"粗末"。前期实验比较了不同粉碎粒度对大秦艽汤煎煮过程出膏率、指标性成分转移的影响，根据实验结果确定粉碎粒度为过二号筛（24目）。

煎至八分 古代计时没有现代如此精确，古代计时的最小单位为"刻"，因此《太平惠民和剂局方》中记载的煮散剂的煎煮时间没有具体的数值，但是古人用间接的方法来计时，根据煎煮液体积来等效煎煮时间，要求煎"八分"，即煎至加水量的 80%，可以根据体积倒推需要的煎煮时间，大秦艽汤没有质地坚硬的药物，因此选择煎至八分。

包煎 根据唐·孙思邈《备急千金要方》中煮散剂需用帛、锦包裹或以绢袋、韦囊盛药进行煎煮的要求，设计实验比较了大秦艽汤"包煎"与"不包煎"两种煎煮方式对出膏率、指标性成分转移率的影响，根据实验结果确定煎煮方式为包煎。

【物质基准（标准汤剂）】

制备方法

原文"剉"未标明粒度，可选择粉碎过二号筛，加水 400ml，包煎，煎至 320ml，挤渣，60 摄氏度低温浓缩，干燥，研细，即得。

质量标准

1. 定量物质筛选 以 2015 年版《中国药典》中的含量测定成分为基础，首选含量高、性质稳定且易于检测的物质作为定量成分，同时兼顾各检测波长下的色谱峰形状及保留时间，最终确定马钱苷酸、龙胆苦苷、升麻素苷为定量物质。

2. 出膏率 取 100ml 汤液，60 摄氏度干燥至恒重，称量浸膏的重量，根据出膏率公式计算，结果为 27.24%～50.60%。

3. 含量测定 照高效液相色谱法（《中国药典》2015 年版通则 0512）测定。

色谱条件与系统适用性试验：以十八烷基硅烷键合硅胶为填充剂（柱长为 250mm，内径为 4.6mm，粒径为 5μm）；以乙腈为流动相 A，以 0.1%磷酸溶液为流动相 B，按照梯度洗脱；流速为 1.0ml/min；柱温为 30℃，检测波长为 254nm。

定量成分范围应为：马钱苷酸 0.95%～1.76%，龙胆苦苷 2.99%～5.55%，升麻素苷 0.13%～0.25%。

4. 指纹图谱 照高效液相色谱法（《中国药典》2015 年版通则 0512）测定。

色谱条件与系统适用性试验：同含量测定，检测波长 237nm。分别精密吸取 15 批大秦艽汤物质基准供试品溶液注入高效液相色谱仪，记录色谱峰信息，生成的对照图谱见图 2-54-1，共有峰 36 个，指认 11个。以峰 15 为参照峰。

按中药色谱指纹图谱相似度评价系统计算，供试品指纹图谱与对照指纹图谱的相似度不得低于 0.90。

【临床定位】

传统功能主治

本方所治乃风邪中于经络所致。多因正气不足，营血虚弱，脉络空虚，风邪乘虚入中，气血痹阻，经络不畅，加之"血弱不能养筋"，故口眼㖞斜、手足不能运动、舌强不能言语；风邪外袭，邪正相争，故或见恶寒发热、脉浮等。治以祛风散邪为主，兼以养血、活血、通络为辅。方中重用秦艽祛风通络，为君药。更以羌活、独活、防风、白芷、细辛等辛散之品，祛风散邪，加强君药祛风之力，并为臣药。语言与手足运动障碍，除经络痹阻外，与血虚不能养筋相关，且风药多燥，易伤阴血，故伍以熟地、当归、白芍、川芎养血活血，使血足而筋自荣，络通则风易散，寓有"治风先治血，血行风自灭"之意，并能制诸风药之温燥；脾为气血生化之源，故配白术、茯苓、甘草益气健脾，以化生气血；生地、石膏、黄芩清热，是为风邪郁而化热者设，以上共为方中佐药。甘草调和诸药，兼使药之用。

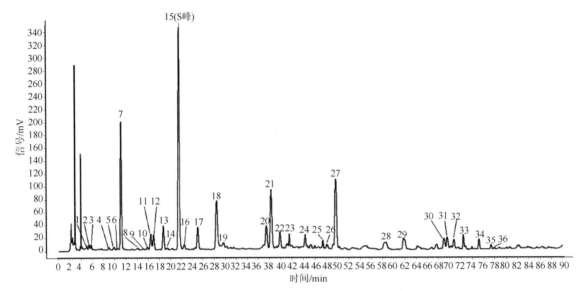

图 2-54-1　大秦艽汤物质基准对照指纹图谱

峰 7：马钱苷酸；峰 15：龙胆苦苷；峰 18：芍药苷；峰 19：升麻素苷；峰 20：阿魏酸；峰 21：甘草苷；峰 23：5-O-甲基维斯阿米醇苷；峰 27：黄芩苷；峰 31：黄芩素；峰 33：甘草酸铵；峰 35：汉黄芩素

现代临床应用

治疗中风：刘红石、郭世岳、屈小元等采用大秦艽汤加减药味，治疗中风先兆、中风，有效率均大于 87%。

治疗脑梗死：邵生宽采用大秦艽汤治疗脑血栓 20 例，有并发症时加用一些西药，如抗菌药及维生素类药物，在急性进展期如昏迷病人给予支持疗法，如 10%葡萄糖加维生素静滴。结果基本治愈 12 例，占 60%；显著进步 6 例，占 30%；进步 2 例，占 10%。其中治愈最短时间为 2 天，最长时间为 60 天。

治疗痛风性急性关节炎、风湿性关节炎：蒯彤用大秦艽汤加鸡血藤、木瓜、松节治疗风湿性关节炎 80 例，风邪偏胜，关节游走疼痛者，加海桐皮、豨莶草以祛风通络；风湿偏胜、关节疼痛较甚伴随肿胀者，加汉防己、薏苡仁驱风除湿；如症见口干舌红身热，邪已化热，加忍冬藤、知母以清热通络。总有效率为 96.25%。

治疗面神经麻痹：汪华明运用大秦艽汤减黄芩、石膏、熟地，加白附子、全虫，合针刺治面神经麻痹 12 例，结果痊愈 10 例，好转 2 例。李爱兰等运用大秦艽汤加白附子、全虫，减细辛、黄芩、石膏、白术、生地、熟地、茯苓、独活治疗风寒型面神经麻痹 52 例，年老加黄芪，病程长者加蜈蚣。每日 1 剂，水煎早晚饭后各温服 1 次，药后避风寒。总有效率为 94.2%。谢感东等运用大秦艽汤加牵正散合西药及针刺治疗周围性面神经麻痹 90 例，病程小于 7 天的有 66 例，全部治愈，痊愈率为 100%；病程 7～14 天的有 23 例，治愈 19 例，痊愈率为 83%；病程大于 20 天者 1 例，治疗无效。邹秋贤采用大秦艽汤合牵正散治疗面神经麻痹 42 例。风热者去当归加石膏、黄芩；风痰偏重加胆南星、姜夏；气血虚弱加黄芪、枸杞子。结果痊愈 39 例，有效 3 例，治愈率为 92.9%，总有效率为 100%。

（研究人员：王淑美　侯金才　罗国安　刘　艳　梁丛莲　等）

参 考 文 献

郭世岳，1999. 大秦艽汤加减治疗中风 30 例临床观察[J]. 河南中医药学刊，14（4）：35.

蒯彤，2008. 加味大秦艽汤治疗风湿性关节炎（虚痹）80 例疗效观察[J]. 北京中医药，27（2）：123-124.

李爱兰，吕海燕，徐爱菊，1994. 大秦艽汤加减治疗风寒型面神经麻痹 52 例[J]. 四川中医，（6）：28.

李涛，周绍华，1995. 大秦艽汤加减治疗急性缺血性中风 38 例[J]. 中医研究，8（3）：21-22.

刘红石，1999. 头皮针合大秦艽汤治疗中风先兆 30 例[J]. 山东中医杂志，18（4）：168.

马潇，罗宗熠，翟进斌，2009. 秦艽本草溯源[J]. 中医药学报，37（5）：70-71.

屈小元，赵恒芳，2006. 大秦艽汤加减治疗急性缺血性中风 30 例[J]. 陕西中医，27（7）：807.

权宜淑，1997. 中药秦艽的本草学研究[J]. 西北药学杂志，12（3）：113-114.

邵生宽，1978. 大秦艽汤治疗脑血栓形成 20 例疗效观察[J]. 陕西中医学院学报，1（2）：18-20.

汪华明，1996. 针药合治面神经麻痹[J]. 四川中医，14（12）：36.

55

三化汤　金·《素问病机气宜保命集》

【处方沿革】

三化汤，源于金·刘完素《素问病机气宜保命集》，原文："中风外有六经之形证，先以加减续命汤，随证治之，内有便溺之阻格，复以三化汤主之。"由大黄、枳实、厚朴、羌活四味药组成，用于中风病外有六经之形证，内有便溺之阻格者，是调气开通玄府治疗中风病之名方。大黄、厚朴、枳实，小承气汤也，上焦满，治以厚朴；中焦满，破以枳实；下焦实，夺以大黄；用羌活者，不忘乎风也。服后二便微利，则三焦之气无所阻塞，而复其传化之职矣，故曰三化。

上四味，每服三两，水三升，煎至一升半，终日服之。以微利为度，无时。

【基原考证】

大黄　《本草图经》记载："二月内生青叶，似蓖麻，大者如扇，根如芋，傍生细根如牛蒡，小者亦如芋，四月开黄花，已有青红似荞麦花者，茎青紫色，形如竹。"文中提及叶似蓖麻开黄花者，为蜀大黄，而开青花似荞麦者，则为掌叶大黄及唐古特大黄。此后明清主流本草如《本草品汇精要》、《本草蒙筌》、《本草纲目》等所收载大黄，皆与2015年版《中国药典》收载的相符，为蓼科植物掌叶大黄 *R. palmatum* L.、唐古特大黄 *R. tanguticum* Maxim. ex Balf. 或药用大黄 *R. officinale* Baill.。主产于四川、甘肃和青海等地。

枳实　根据《本草图经》和《本草纲目》等古籍描述可知，宋代枳实的品种来源开始发生变化，有两种来自不同植物基原的枳实并存，酸橙逐渐加入到枳实的来源。到了明代，《本草纲目》将枸橘与枳明确区分，枸橘的释名为臭橘，枳的释名为枳实、枳壳，认为枸橘之果实"伪充枳实及青橘皮售之，不可不辨"。至清代的《植物名实图考》曰："园圃中以为樊，刺硬茎坚，愈于，其枯气臭……而市医或以充枳实。"因此，芸香科植物酸橙逐渐取代枸橘成为正品枳实的基原植物并沿用至今。故综合本草考证和临床用药经验，确定三化汤中的枳实基原为芸香科植物酸橙 *Citrus aurantium* L.的干燥幼果，主产于湖南、四川、江西等地。

厚朴　《本草图经》曰："木高三四丈，径一二尺。春生叶如槲叶，四季不凋，红花而青实，皮极鳞皱而厚，紫色多润者佳，薄而白者不堪。"并附有"商州厚朴"和"归州厚朴"图。陶弘景明确记载了厚朴的产地与形态："厚朴出建平、宜都，极厚，肉紫色为好，壳薄而白者不佳。"建平、宜都在重庆湖北交界处，建平在今巫山县，宜都今属湖北，位于当今普遍认同的厚朴道地产区（四川东部和湖北西部）之中；结合对药材形态的描述"极厚，肉紫色为好，壳薄而白者不佳"及当今厚朴 M. *officinalis* 的生长分布情况，推测陶弘景记载的厚朴种源为 M. *officinalis*。《中国药典》记载厚朴为木兰科植物厚朴 *Magnolia officinalis* Rehd. et Wils.、凹叶厚朴 M. *officinalis* Rehd. et Wils. var. *biloba* Rehd. et Wils.的干燥根皮，前者分布于广西、湖南、湖北、四川、贵州、云南、陕西、甘肃等地，后者分布于浙江、江西等地。本方建议采用木兰科植

物厚朴 *Magnolia officinalis* Rehd. et Wils. 的干燥根皮。

羌活 历代本草多将羌活与独活相混。明·刘文泰《本草品汇精要》记载："旧本羌独不分，混而为一，然其形色，功用不同，表里行径亦异，故分为二则，各适其用也。"始将羌活从独活中分离开，单列为一条。但李时珍《本草纲目》将羌活重新归到独活项下，记载："独活、羌活乃一类二种，以中国者为独活，西羌者为羌活。"其后大多本草沿用了李时珍的看法。古代本草中羌活的原植物描述和附图与《中国药典》和《中华本草》收载的一致，为伞形科植物羌活 *Notopterygium inchum* Ting ex H.T. Chang 或宽叶羌活 *Notopterygium franchetii* H. de Boiss。羌活根茎较长，药材以根茎为主，油性足，气清香；宽叶羌活根茎较短，药材以根为主，油性差，气弱，有擅浊气，一般认为质量次于羌活。因此，确定本方所用羌活为伞形科羌活属植物羌活 *Notopterygium inchum* Ting ex H. T.Chang 的干燥根茎与根，主产于四川、青海、甘肃等地。

【炮制方法】

原方对大黄、枳实、厚朴、羌活并没有特别标注。因此，本方中可按照《中国药典》（2015 年版）规定的方法进行炮制。

大黄 除去杂质，洗净，润透，切厚片或块，晾干。

枳实 除去杂质，洗净，润透，切薄片，干燥。

厚朴 刮去粗皮，洗净，润透，切丝，干燥。

羌活 除去杂质，洗净，润透，切厚片，干燥。

【剂量考证】

相关的文献考证，宋金元三代度量衡制度基本一致。金代衡量的换算为 1 斤=16 两，1 两=10 钱，1 钱=10 分。1 两约 41.3g，1 钱约 4.13g。一盏水为 200ml。本方每服三两，厚朴、大黄、枳实、羌活各等分。因此，本方总剂量约为 124g，厚朴、大黄、枳实、羌活约 31g。

【物质基准（标准汤剂）】

制备方法

三化汤煎煮剂型为煮散，原文记载："右剉如麻豆大，每服三两，水三升，煎至一升半，终日服之。以微利为度，无时。"原文粒度为"如麻豆大"，建议选择过 4 目筛，不过 10 目筛的粗颗粒。原文明确了加水量、煎煮量和煎煮次数，其中加水量为"三升"，根据搜索宋代时的重量器实测容器折算，宋代每升定为 200ml。因此，每服三化汤加水量为 600ml，煎液得量为 300ml。

【临床定位】

传统功能主治

此方具有调气开通玄府之功效。主治中风病，外有六经之形证，内有便溺之阻格者。

现代临床应用

现代临床常用本方加减治疗急性中风、脑急性出血类疾病。

（研究人员：尉广飞　刘　艳　等）

参 考 文 献

樊凯芳，2010. 三化汤调气开通玄府治疗急性中风病的机理研究[D]. 济南：山东中医药大学.

雷敩，1985. 雷公炮炙论[M]. 张骥，补辑. 施仲安，校注. 南京：江苏科学技术出版社.

袁敏，2018. 加味三化汤联合常规疗法治疗急性脑出血临床观察[J]. 新中医，50（4）：59-62.

张仲景，2005. 伤寒论[M]. 北京：人民卫生出版社.

张仲景，2015. 金匮玉函经（影印本）[M]. 北京：人民卫生出版社.

56

清金化痰汤　明·《医学统旨》

【处方沿革】

本方出自明·叶文龄《医学统旨》。原文为："黄芩、山栀各一钱半；桔梗二钱；麦门冬（去心）、桑皮、贝母、智母、瓜蒌仁（炒）、橘红、茯苓各一钱；甘草、四分。水二盅，煎八分，食后服。如痰带血丝，加天门冬、阿胶各一钱。"

现引用多注为"《杂病广要》引《医学统旨》"。《杂病广要》（日·丹波元坚）脏腑类·咳嗽·清肺诸方曰："清金化痰汤，因火者，咽喉干痛，面赤，鼻出热气，其痰嗽而难出，色黄且浓，或带血丝，或出腥臭。"并于后全录《医学统旨》清金化痰汤原文。

【基原考证】

黄芩　始载于《神农本草经》，《新修本草》云："叶细长，两叶相对，作丛生，亦有独茎者。今出宜州、鄜州、泾州者佳，兖州者大实亦好，名豚尾芩也。"据历代本草著作描述与附图可知，本方中选用的黄芩应为唇形科植物黄芩 Scutellaria baicalensis Georgi 的干燥根。主产于内蒙古、黑龙江、吉林、辽宁、河北、山东、山西、陕西、甘肃等地，河北北部质量最佳。

山栀（栀子）　最早记载于《神农本草经》中，原名卮子，《本草纲目》云："卮子叶如兔耳，厚而深绿，春荣秋瘁。入夏开花，大如酒杯，白瓣黄蕊，随即结实，薄皮细子有须，霜后收之。"其描述与今《中国药典》收载品种一致，为茜草科植物栀子 Gardenia jasminoides Ellis 的干燥成熟果实，主要分布于华东及四川、云南、贵州、福建等地。

桔梗　在古今处方用名中均有苦、甜之分，根据《本草图经》、《本草纲目》等本草分析考证，苦桔梗与今用药相符，为桔梗科植物桔梗 Platycodon grandiflorum（Jacq.）A.DC.的干燥根。主要分布于我国东北、华北地区，华东地区质量较好。

麦门冬（麦冬）　始载于《神农本草经》，明·李时珍云："古人惟用野生者，后世所用多是种莳而成。……浙中来者甚良，其叶似韭多纵纹且坚韧为异。"综合历代本草著作分析考证，"叶似韭"者为百合科植物麦冬 Ophiopogon japonicu（L.f）Ker-Gawl.的干燥块根，且杭麦冬属麦冬中的优质品。但由于种植年限长、伪品冲击等原因，传统的杭麦冬几乎从市场上消失。川麦冬基原植物同杭麦冬，集中栽培于四川涪江流域的绵阳、三台等县市，生长周期仅 1 年，且产量高，因此本方建议选择川麦冬。

桑皮（桑白皮）　历代本草记载的药用桑有多种，如女桑、山桑、鸡桑等。根据各本草综合分析考证，本品为桑科植物桑（Morus alba L.）除去栓皮的干燥根皮。安徽阜阳亳县、河南商丘、浙江、江苏等为主产区，以河南省、安徽省产量大，并以亳桑质佳。

贝母　按《中华人民共和国药典临床用药须知·中药饮片卷》（2015 年版）记载："浙贝母与川贝母二者功用基本相同，均能消热化痰，散结消肿；然浙贝母苦寒，长于消肺化痰，宜治风热犯肺或热郁于肺至咳嗽痰黄；川贝母性味甘微寒，长于润肺止咳，宜治肺热燥咳、虚劳咳嗽；至于清热散结之功，虽然二者均有，但以浙贝母为胜。"根据清金化痰汤功能主治，以浙贝母入方更为适宜。本方中入药以 2015 年版《中国药典》百合科植物浙贝母 *Fritillaria thunbergii* Miq.的干燥鳞茎，主产于浙江、江苏、安徽、湖南等省。

智母（知母） 始载于《神农本草经》，根据历代本草著作的原植物描述及附图可知，本品与《中国药典》（2015 年版）所载的知母原植物相符，为百合科植物知母 *Anemarthena asphodeloides* Bge.的干燥根茎，主要分布于河北、安徽等地。

瓜蒌仁（炒）（炒瓜蒌子） 始载于《神农本草经》，《本草纲目》曰："其根直下生，年久者长数尺。秋后掘者结实有粉……其实圆长，青时如瓜，黄时如熟柿……内有扁子，大如丝瓜子，壳色褐，仁色绿，多脂，作青气。"其后记述与之相似。各本草的形态描述和附图表明，历代所用中药瓜蒌的原植物为藤本，有卷须、单叶（裂或不裂）、果多圆形等特征，均应为葫芦科植物，并以栝楼 *T.kirilowii* Maxim.为主流。因此本方建议选择葫芦科植物栝楼 *Trichosanthes kirilowii* Maxim.为基原，其主要分布于华北及河南、山东、江西、湖南、贵州、四川等地。

橘红 始载于南宋·《太平惠民和剂局方》，元·《汤液本草》谓："橘皮以色红日久者为佳，故曰红皮、陈皮，去白者曰橘红也。"可知橘红为橘皮去白后的外果皮，其基原与陈皮（橘皮）相同，即为芸香科植物橘 *Citrus reticulata* Blanco.及栽培变种的干燥外层果皮，与现行《中国药典》一致。橘红主产于福建、浙江、四川、湖南、贵州等地。

茯苓 始载于《五十二病方》，写作"服零"，南北朝·陶弘景《本草经集注》云："自然生成者，如三、四升器，外皮黑细皱，内白坚，形如鸟兽龟鳖者良。"根据古代本草的原植物描述、附图与《中国药典》（2015 年版）等综合分析考证，本品为多孔菌科真菌茯苓 *Poria cocos*（Schw.）Wolf 的干燥菌核，主产于湖北、安徽、云南、贵州、河南、浙江、广西等地，其中以"云苓"质优。

甘草 《中国药典》（2015 年版）和《中华本草》记载，甘草为豆科植物甘草 *Glycyrrhiza uralensis* Fisch.、胀果甘草 *Glycyrrhiza inflata* Bat.或光果甘草 *Glycyrrhiza glabra* L.的干燥根和根茎，并对 3 个品种的原植物形态进行描述。通过对原植物形态描述及图例考证认为，本方中甘草选用豆科植物甘草 *Glycyrrhiza uralensis* Fisch.（乌拉尔甘草）作为基原，其主产于新疆、内蒙古、甘肃、宁夏、山西等地。

【炮制方法】

原方对黄芩、栀子（山栀）、桔梗、桑白皮（桑皮）、贝母、知母（智母）、橘红、茯苓、甘草均未有炮制说明，因此按照《中国药典》方法简单净制，以及切制（黄芩、桔梗、桑白皮、知母、橘红、茯苓、甘草）或捣碎（栀子、贝母）即可。

瓜蒌仁（炒） 可按《中国药典》炒瓜蒌子。

麦冬 麦冬炮制最早见于汉·张仲景所著《金匮要略》中"皆微润抽去心"，南北朝·陶弘景著《本草经集注》中提出了"用之汤泽，抽去心，不尔令人烦"。明代时期对去心之说提出异议，清代时麦冬入药也有去心和连心，《本草述》中提出了槌扁的切制方法。现尚无麦冬心令人烦的确切报道，《中国药典》规定麦冬"除去杂质，洗净，润透，轧扁，干燥"，有研究认为麦冬去心与轧扁均为促进其有效成分溶出的一种手段，因此麦冬参照《中国药典》炮制即可。

【剂量考证】

通过对明清时期度量衡考证，明确明清时期量制及衡制与现代换算关系，其重量以两、钱计，按 1 两 =10 钱，1 钱=3.73g 折算。《医学统旨》中清金化痰汤取黄芩、栀子各 5.60g，桔梗 7.46g，麦冬、桑白皮、浙贝母、知母、炒瓜蒌子、橘红、茯苓各 3.73g，甘草 1.49g；共计 42.26g。

原方记载"水二盅，煎八分，食后服"。根据明清时期度量衡考证，其容量单位"盅"相当于今天的200～300ml，通过实验考察加水量选择一"盅"为300ml。"水二盅，煎八分"即加水600ml，煎煮至约480ml。

【物质基准（标准汤剂）】

制备方法

称取本方，加水600ml，煎至480ml，趁热滤过，浓缩，冷冻干燥，即得。

质量标准

1. 定量指标选择　以2015年版《中国药典》中的含量测定为基础，选取指标成分来对其进行控制，综合考虑每味药材的生物活性成分、含量、可测性等，最终选择黄芩苷、栀子苷、芒果苷、橙皮苷作为物质基准定量的指标成分。

2. 出膏率　根据对10批清金化痰汤物质基准对应实物出膏率的测定，确定出膏范围为20.0%～37.0%。

3. 含量测定　照高效液相色谱法（《中国药典》2015年版通则0512）测定。

色谱条件与系统适用性实验：以十八烷基硅烷键合硅胶为填充剂；以乙腈-0.1%磷酸溶液为流动相，梯度洗脱；检测波长：0～30min，240nm；30～60min，276nm。

定量成分范围应为：黄芩苷27.0～50.0mg/g、栀子苷12.0～23.0mg/g、芒果苷1.6～2.9mg/g、橙皮苷2.0～3.7mg/g。

4. 特征图谱　照高效液相色谱法（《中国药典》2015年版通则0512）测定。

（1）色谱条件与系统适用性：以十八烷基硅烷键合硅胶为填充剂；以乙腈-0.1%磷酸溶液为流动相，梯度洗脱；检测波长为230nm。

（2）参照物溶液的制备：取黄芩苷对照品适量，精密称定，加甲醇溶解，即得。

（3）测定法：分别精密吸取参照物溶液和供试品溶液，注入液相色谱仪，测定，记录60min的色谱图，即得。

供试品特征图谱（图2-56-1）中应有8个特征峰，其中S峰为参照物黄芩苷色谱峰。

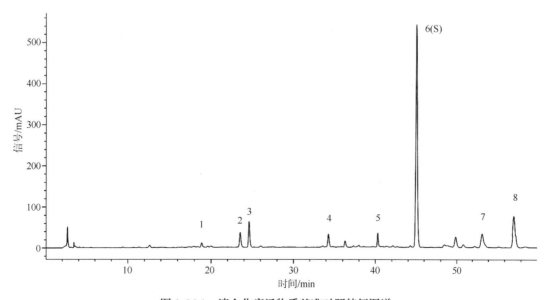

图2-56-1　清金化痰汤物质基准对照特征图谱

【临床定位】

传统功能主治

清金化痰汤功效为清肺化痰。用于热痰壅肺，咳嗽，咯痰黄稠，舌质红，苔黄腻，脉濡数。

现代临床应用

清金化痰汤是治疗咳嗽属痰热壅肺证具有明显特色与优势的经典名方，在感染性肺系疾病如慢性阻塞性肺疾病急性加重期、急性支气管炎、慢性支气管炎急性发作期、肺炎、支气管扩张等中应用广泛。

（研究人员：张铁军　张　鹏　张洪春　李　颖　朱　强　许　浚　张　杨　刘　剑　李翔宇　等）

参 考 文 献

辛辰，李文军，许浚，等. 2019. 基于中医证候和传统功效的经典名方清金化痰汤研究概况[J]. 药物评价研究，42（11）：2287-2293.

张鹏，邬兰，李西文，等，2019. 麦冬和山麦冬饮片标准汤剂比较研究[J]. 中国中药杂志，44（21）：4612-4620.

57

桑白皮汤　明·《景岳全书》

【处方沿革】

桑白皮汤，来源于明·张景岳《景岳全书》，原文曰："治肺气有余，火炎痰盛作喘。"具有清肺降气，化痰止嗽之功效。主治肺气有余，痰火盛而作喘者。临床常用于老年性慢性支气管炎，慢性肺源性心脏病急性发作期，急性病毒性结膜炎角膜并发症。其组成为桑白皮、半夏、苏子、杏仁、贝母、山栀、黄芩、黄连各八分。

上八味，水二盅，姜三片，煎八分，温服。

【基原考证】

桑白皮　《本草纲目》曰："桑有数种，有白桑，叶大如掌而厚；鸡桑，叶花而薄；子桑，先椹而后叶；山桑，叶尖而长。"白桑与《中国药典》和《中华本草》记载的桑科植物桑 Morus alba L.一致，确认桑白皮为桑科植物桑（*Morus alba* L.）除去栓皮的干燥根皮。安徽阜阳亳县、河南商丘、浙江、江苏等为主产区，以河南省、安徽省产量大，并以亳桑质量佳。

半夏　始见于《礼记·月令》，其曰："仲夏之月，鹿角解，蝉始鸣，半夏生，木堇荣……五月半夏生。盖当夏之半也，故名。"郑玄注："半夏，药草。"至魏晋·《吴普本草》云："生微丘，或生野中，叶三三相偶，二月始生，白华圆上。"其描述较为简单，也未见地下药用部分记载，但是"叶三三相偶，二月始生，白华圆上"。这已经基本符合今用天南星科半夏 *Pinellia ternate*（Thunb.）Berit.的特征。结合《证类本草》、《御制本草品汇精要》、《本草纲目》、《植物名实图考》附图，自魏晋以来本草对半夏形态的描述与现时半夏品种应该完全一致。目前半夏地方习用品较多。结合文献考证，半夏为天南星科植物半夏 *Pinellia ternata*（Thunb.）Breit.的干燥块茎。主产于甘肃、四川、江苏、贵州等地。

紫苏子　《本草纲目》曰："其茎方，叶圆而有尖，四围有巨齿，肥地者面背皆紫，瘠地者面青背紫，其面背皆白者，即白苏，乃荏也。紫苏嫩时采叶，和蔬茹之，或盐及梅卤作菹食，甚香，夏月作熟汤饮之。五六月连根采收……八月开细紫花，成穗作房，如荆芥穗。九月半枯时收子，子细如芥子而色黄赤，亦可取油如荏油。"所用紫苏即为今唇形科植物紫苏 *Perilla frutescens*（L.）Britt.，与《中国药典》（2015 年版）规定一致。主产于江苏、浙江、湖北等长江中下游地区。

杏仁　《本草纲目》云："诸杏，叶皆圆而有尖，二月开红花，亦有千叶者，不结实。"综上描述结合所附图谱，可知古代药用杏仁均来源于蔷薇科李属多种植物的种仁，与《中国药典》（2015 年版）所载一致。主产于内蒙古、吉林、辽宁、河北、山西、陕西、山东等地。

山栀　《本草纲目》云："卮子叶如兔耳，厚而深绿，春荣秋瘁。入夏开花，大如酒杯，白瓣黄蕊，随即结实，薄皮细子有须，霜后收之。"本方中山栀选用《中国药典》中茜草科植物栀子 *Gardenia jasminoides* Ellis 的干燥成熟果实，主产于江西、湖北、福建等地。

贝母　明清时期贝母的药用来源有浙贝母和川贝母两种。据明·龚廷贤《万病回春·药性歌》记载，"贝母微寒，止嗽化痰，肺痈肺痿，开郁除烦。"浙贝母与川贝母虽然都能化痰止咳，但川贝母以治疗肺虚久咳，痰少咽燥见长；而浙贝母则开泄力大，多用于外感风热或痰火郁结的咳嗽，还长于治疗瘰疬、疮痈、乳痈、肺痈等。因此，根据记载可以确认此方贝母为浙贝母，即百合科植物浙贝母 *Fritillaria thunbergii* Miq. 的干燥鳞茎，主产于浙江、江苏、安徽、湖南等省。

黄芩　《本草纲目》云："芩，说文作䒶，谓其色黄也。或云芩者黔也，黔乃黄黑之色也。宿芩乃旧根，多中空，外黄内黑，即今所谓片芩，故又有腐肠、妒妇诸名。"与今正品黄芩的形态相似，确认为唇形科植物黄芩 *Scutellaria baicalensis* Georgi 的干燥根。黄芩主要分布于河北、山西、陕西、东北、甘肃等地区，以山西产量最大，河北北部质量最佳，尤以河北北部野生者为道地药材。

黄连　《本草纲目》云："其根连珠而色黄，故名。""今虽吴、蜀皆有，惟以雅州、眉州者为良。药物之兴废不同如此。根粗，无毛有珠，如鹰鸡爪形而坚实，色深黄。"根据本草所述药材产地和形态特征考证，本品为毛茛科植物黄连 *Coptis chinensis* Franch.、三角叶黄连 *Coptis deltoidea* C. Y. Cheng et Hsiao。本方以目前市场上主流产品味连入药，即毛茛科植物黄连 *Coptis chinensis* Franch.，分布于陕西、湖北、湖南、四川、重庆、贵州等地。

【炮制方法】

原方对桑白皮、半夏、苏子、杏仁、贝母、山栀、黄芩、黄连并没有特别标注。因此，本方中可按照《中国药典》（2015 年版）规定的方法进行炮制。

桑白皮　洗净，稍润，切丝，干燥。

半夏　用时捣碎。

苏子　除去杂质，洗净，干燥。

杏仁　用时捣碎。

贝母　除去杂质，洗净，润透，切厚片，干燥；或打成碎块。

山栀　除去杂质，碾碎。

黄芩　除去杂质，置沸水中煮 10min，取出，闷透，切薄片，干燥；或蒸半小时，取出，切薄片，干燥（注意避免暴晒）。

黄连　除去杂质，润透后切薄片，晾干，或用时捣碎。

【剂量考证】

明代度量衡标准较为统一，与当今衡量之折算比例也比较明确，采用《中国科学技术史·度量衡卷》中所考证的结论明代 1 斤约合今 596g，按明 1 斤=16 两，1 两=10 钱=100 分换算，1 两约合今 37.3g，1 钱约合今 3.73g。本方中桑白皮、半夏、苏子、杏仁、贝母、山栀、黄芩、黄连各八分。因此，桑白皮、半夏、苏子、杏仁、贝母、山栀、黄芩、黄连各 3g。

【物质基准】

制备方法

桑白皮汤煎煮剂型为汤剂，原文记载："水二盅，姜三片，煎八分，温服。"原文明确了加水量、煎煮量和煎煮次数，其中加水量为"二盅"，根据搜索宋代时的重量器实测容器折算，宋代每盅定为 200ml。

因此，每服桑白皮汤加水量为 400ml，煎液得量为 320ml。

【临床定位】

传统功能主治

此方具有清热化痰、宣肺平喘之功效。主治女人伤于夫，阴阳过，患阴肿疼痛，诸妇人伤丈夫，苦头痛，欲呕而闷。

现代临床应用

现代临床常用本方加减治疗慢性阻塞性肺炎、痰热血症、痰热郁肺症疾病。

（研究人员：尉广飞　董林林　李孟芝 等）

参 考 文 献

李时珍，2014. 本草纲目[M]. 太原：山西科学技术出版社：1223-1224.

吴其濬，1963. 植物名实图考[M]. 北京：中华书局.

郑文江，彭紫荆，严倩，等，2019. 桑白皮汤加减治疗慢性阻塞性肺疾病急性加重期的 Meta 分析和试验序贯分析[J]. 中国中药杂志，44（17）：3806-3815.

郑秀梅，2014. 加味桑白皮汤治疗痰热血瘀证 AECOPD 的临床疗效观察及对 HMGB1、FIB 的影响[D]. 福州：福建中医药大学.

58

金水六君煎　明·《景岳全书》

【处方沿革】

金水六君煎来源于《景岳全书》卷五十一德集，为"新方八阵·和阵"首剂。《景岳全书》（公元 1624 年）为明·张介宾（景岳）著，成书时间距今有近四百年。全书共六十四卷，包括医论、诊断、本草、方剂、临床各科等，认为人的生气以阳为生，阳难得而易失，既失而难复，所以主张温补。其中张景岳首创了医方中的"补、和、攻、散、寒、热、固、因"八阵分类新法，力倡处方用药药味宜精。张景岳（1563~1640 年），明末会稽（今浙江绍兴）人，名介宾，字惠卿，号景岳，因其室名通一斋，故别号通一子。同时因为他善用熟地，有人又称他为"张熟地"。他是杰出的医学家，古代中医温补学派的代表人物，时人称他为"医术中杰士"、"仲景以后，千古一人"，其学术思想对后世影响很大。

原文描述"当归二钱，熟地三、五钱，陈皮一钱半，半夏二钱，茯苓二钱，炙甘草一钱。水二盅，生姜三、五、七片，煎七、八分，食远温服。如大便不实而多湿者，去当归，加山药。如痰盛气滞，胸胁不快者，加白芥子七、八分。如阴寒盛而嗽不愈者，加细辛五、七分。如兼表邪寒热者，加柴胡一、二钱"，"治肺肾虚寒，水泛为痰，或年迈阴虚，血气不足，外受风寒，咳嗽呕恶，多痰喘急等证，神效"。

经考证，《景岳全书》为最早记载金水六君煎的著作，其他，如清·陈修园《陈修园医学全书》、清·张秉承的《成方便读》、清·吴仪洛《成方切用》等著作中的金水六君煎皆摘自《景岳全书》原方或根据张景岳的药量加减得到。

【基原考证】

当归　《本草图经》苏颂云："春生苗，绿叶有三瓣，七八月开花似莳罗，浅紫色。根黑黄色。二月、八月采根阴干。然苗有二种，都类药芎䓖，而叶有大小为异，茎梗比芎䓖甚卑下。根亦二种，大叶名马尾当归，细叶名蚕头当归。"所附文州（今甘肃文县）当归图，应即今用之伞形科植物当归 *Angelica sinensis* (Oliv.) Diels.，其与 2015 年版《中国药典》收载的当归品种基原相符。李时珍曰："以秦归头圆，尾多色紫，气香肥润者名马尾归，最胜它处。"可见当归多以陇西（今）甘肃产者质量最好，此外亦主产于云南、湖北、四川、陕西等地。

熟地　又名"熟地黄"，为"地黄"的炮制品种。《本草图经》记载："二月生叶，布地便出似车前，叶上有皱纹而不光，高者及尺余，低者三四寸，黄花似油麻花而红紫色，亦有黄色者，其实作房如连翘，中子甚细而沙褐色。根如人手指，通黄色，粗细长短不常，二月、八月采根。"所附冀州、沂州地黄药图，皆为今用玄参科植物地黄 *Rehmannia glutinoso* Libosch 无异，与 2015 年版《中国药典》收载的地黄品种基原相符。《本草品汇精要》曰："今怀产者为胜。"故以河南为道地产区，主产区为河南、江苏、河北、辽宁、山东等地。

陈皮　《神农本草经》橘柚一名橘皮，其后讲究以经年陈久者入药。《本草经集注》云："凡狼毒、枳实、橘皮、半夏、麻黄、吴茱萸须陈久者良，其余须精新也。"陈皮之名，首见于孟诜《食疗本草》，后则取代"橘皮"，成为专名。《开宝本草》新增的"橙子皮"即是此物，"橘"是 *Citrus reticulata* 及其栽培品种。由考证可知，古代陈皮（橘皮）来源与现代同，为芸香科柑橘属植物橘（*Citrus reticulata* Blanco）及其栽培变种的干燥成熟果皮。《本草纲目》云："今天下多以广中来者为胜，江西者次之。"可见陈皮的道地产地一直主要为广东、湖北、湖南、福建等地，以广东产者为最佳，古今道地产区变化不大。

半夏　明·《本草原始》（1612 年）曰："二月生苗一茎，茎端三叶而光，颇似竹叶，浅绿色。江南者似芍药叶，根下相重生，上大下小，皮黄肉白。八月采根，以灰夏二日，汤洗，暴干。"清·《本草详节》（1681 年）曰："半夏，一茎三叶，高二三寸，八月采根。"清·《植物名实图考》（1848 年）曰："半夏，所在皆有，有长叶、圆叶二种，同生一处，夏亦开花，如南星而小，其梢上翘似蝎尾。半夏，一茎三叶，诸书无异词。"《本草纲目》附有半夏图，从以上古代草本的描述及附图分析与现今所用的天南星科半夏 *Pinelliater nate*（Thunb.）Breit 相符。经考证，半夏在张仲景时期以陕西关中一带为主产区，后来逐渐移至山东；明代以后扩展为河南、山东、江苏所产为道地。现今主产于四川、湖北、河南、安徽、贵州等省。

茯苓　《史记·龟策列传》云："所谓茯苓者，在菟丝之下，状似飞鸟之行。"《名医别录》云："生太山山谷大松下，二月、八月采，阴干。"陶弘景云："自然生成者，如三、四升器，外皮黑细皱，内白坚，形如鸟兽龟鳖者良。"《新修本草》云："今太山亦有茯苓，白实而块小，而不复采用。第一出华山，形极粗大。雍州南山亦有，不如华山者。"《蜀本草》云："生枯松树下，形块无定，以似人龟鸟形状者佳，今所在大松处皆有，惟华山最多。"根据形态描述，茯苓原植物为多孔菌科真菌茯苓 *Poria cocos*（Schw.）Wolf。仲景时代多以太山为产地，唐代及五代以华山为道地产区，明清野生品以云贵特别是云南产茯苓为道地，栽培品以安徽产量最大，现今主产于云南、安徽、湖北、贵州、四川、广西、福建等地。

炙甘草　为"甘草"的炮制品。历代本草对甘草的形态均有描述。《本草纲目》曰："甘草枝叶悉如槐，高五、六尺，但叶端微尖而糙涩，似有白毛，结角如相思角，作一本生，至熟时角拆，子扁如小豆，极坚，齿啮不破。"赵燏黄《中国新本草图志》曰：分类学上之形态：国产纯良甘草原植物，为蝴蝶花科（Papilionaceae）所属之种，认为甘草 *Glycyrrhiza uralensis* Fich.是国产甘草之一种也。《本草品汇精要》、《本草纲目》、《本草原始》和《植物名实图考》均对甘草植物形态进行了详细描述，描述特征基本一致表明明清药用甘草品种基本固定。《中药材品种沿革及道地性》经考证认为药用甘草一直以豆科 *Glycyrrhiza* 属为正品，主要使用基原为乌拉尔甘草 *Glycyrrhiza uralensis* Fisch.，与 2015 年版《中国药典》收录的豆科植物甘草 *Glycyrrhiza uralensis* Fisch. 一致。主要产地为山西、陕西、甘肃、内蒙古、宁夏、新疆。

生姜　《名医别录》中将生姜作为单独一味药物列入，并详细记载了它的功效主治："归五脏，除风邪寒热，伤寒头痛鼻塞，咳逆上气，止呕吐，去痰下气。"明·《本草纲目》（1578 年）李时珍曰："姜宜原隰沙地。四月取母姜种之。五月生苗如初生嫩芦，而叶稍阔似竹叶，对生，叶亦辛香。秋社前后新芽顿长，如列指状，采食无筋，谓之子姜。秋分后者次之，霜后则老矣。性恶湿洳而畏日，故秋热则无姜。"由此可见姜的种植及采栽时节。另由《中华本草》中引用《本草图经》和《本草纲目》姜的记载，表明"古今姜之原植物品种一致"，为姜科植物姜 *Zingiber officinale* Rosc. 的新鲜根茎。王家葵等的《中药材品种沿革及道地性》曰：今用干姜为姜科植物姜 *Zingiber officinale* Rosc.的干燥根茎，生姜为其鲜品。南方各省都适合药用姜的生长，而以四川犍为、浙江台州历史最为悠久，习惯上亦认为此两处所出最良。

【炮制方法】

原文除熟地黄、炙甘草外，其余药味如当归、陈皮、半夏、茯苓、生姜未见有特殊炮制要求，应为普通生品，可参考 2015 年版《中国药典》收载的各饮片【炮制】项下方法执行。

熟地黄　为"地黄"的炮制品。张景岳处方中熟地黄炮制并非为姜、酒等炮制方式，而是为"蒸"熟地，符合张氏还其本来"静重之妙"的需求。古代对于"蒸"地黄的炮制方式各异，工艺复杂，实现大规模工业生产较困难。现代全国和各地对地黄也有较详细的炮制规范，其中《中国药典》（2015 年版）收录的 "蒸地黄" 炮制方法被广泛认可，即为：取生地黄，大小分档，加清水或液体辅料拌匀、润透，置适宜的蒸制容器内，用蒸汽加热至黑润，取出，稍晾，拌回蒸液，再晾至八成干，切片，干燥，即得。鉴于地黄 "蒸" 炮制方法在古代并未统一，因此，出于现代工业的考虑，建议金水六君煎中的药味 "熟地黄" 按照《中国药典》（2015 年版）熟地黄 "蒸法" 进行炮制。

炙甘草　"炙" 作为甘草炮制的经典方法，根据甘草的炮制方法衍变考证，明代炙甘草为现今常用的蜜制甘草。因此本方中炙甘草，建议按照 2015 年版《中国药典》中蜜炙方法炮制。

【剂量考证】

金水六君煎原文中记载，当归二钱，熟地黄三、五钱，陈皮一钱半，半夏二钱，茯苓二钱，炙甘草一钱，水二盅，生姜三、五、七片，煎七、八分。

通过对明清时期度量衡考证，明确明清时期量制及衡制与现代换算关系，其重量以两、钱计，按照 1 两=10 钱，1 两=37.3g 折算。

统计 2000 年至 2019 年 9 月已发表关于金水六君煎文献共 50 篇，其中 1 篇使用生地黄，其余皆为熟地黄，关于熟地黄用量如表 2-58-1 所示。

表 2-58-1　文献中熟地黄使用量

熟地黄用量/g	文献数/篇	熟地黄用量/g	文献数/篇
9	1	12	7
9~15	2	15	17
10	5	20	3
10~25	1	30	9
10~30	1	未说明	3

原方中曰熟地黄三、五钱，意为 3 到 5 钱皆可，依中庸之道熟地黄使用 4 钱=14.8g 与现代使用最常见的 15g 最为接近。所以确定 "金水六君煎" 中各药味用量约为：当归 7.4g、熟地黄 14.8g、陈皮 5.6g、半夏 7.4g、茯苓 7.4g、炙甘草 3.7g。

原文煎煮时加入生姜三、五、七片，水煎服。历代医书里均无明确规定每片姜的具体重量，处方医嘱常以若干片入药，系指生姜自切片调入，这种计量单位随意性大，无法确定每片的重量，量的概念含糊；《本草品汇精要》（1532 年）为明代唯一官修本草，前言提到 "生姜、射干皆薄切之"，郭润康认为每片约重 2g；黄汉成表明片为一种约略剂量单位，生姜 1 片以约计 1 钱（3g）为准；《中国药典》2015 年版生姜的用法用量为 3~10g。因此，此规定方中生姜切片不宜太厚，每片重量为 2~3g 为宜。若以 3g 计，取 3 片为 9g 生姜，若取 5 片则为 15g。

盅　《太平圣惠方》中的一小盅折合现代约为 200ml。南宋医家许洪认为："一小钟者，约三合也。" 小盏与小盅同，这里一盅约 200ml。另《孔丛子·儒服》曰："尧舜千锺，孔子百觚。" 汉·班固《东都赋》曰："庭实千品，旨酒万锺。" 又用以称酒杯，"与盅通"。由此可以看出在古代 "锺"、"钟"、"盅" 相通。古代剂量 "盅" 虽没有固定体积，但却相对稳定，有小容量的 100ml，也有大些容量为 200ml，因处方整方重量按现代剂量约为 60g，考虑实际煎煮情况以一盅体积按 200ml 左右计会合适些。

煎七八分　煎至 "总加入量 1 盅半的七八分" 还是 "量器 1 盅的七八分" 的争议。国家中医药管理局办公室会同国家药品监督管理局综合司于 2020 年 5 月 26 日发布的《古代经典名方关键信息表（7 首方剂）

（征求意见稿）中，涉及的"温经汤"（宋·陈自明）和"枇杷清肺饮"（清·吴谦）都将其折算为总加入水量的"八分"和"七分"，而本研究通过考证，认为本方"煎七八分"按"1 盅"的"七八分"折算更为合理，依据如下：①七八分后面没有单位，所以才导致不同的理解。如果通读上下文，可以发现其实是省略了计量单位，推测七八分后面是省略了盅。②传统煎煮只要写量，都写的很清楚准确，极少需要计算出实际的量。如果是总量的七八分，这个量是需要计算的，于百姓操作不便。③传统煎煮都是用蒸发量来控制煎煮时间，因而一般蒸发量比得量大，或类似，极少有蒸发量远小于得量的情况。如果是总量的七八分，蒸发量只有 20%～30%，与常规不符。且考虑到药材吸水，蒸发量就更少了，煎煮时间明显缩短。④从服用次数看，方中没有说明服用次数的，其实都是每日一次，因为每日两次或多次均有专门说明，清代以前可能也是吃两顿饭。一次服用一盅的七八分比较合适，若是总量的七八分，服用量偏大。综上，本方剂建议采用煎至 1 盅的七八分，即为 140～160ml，便于百姓把握煎药量，符合常规用药习惯。

【物质基准】

制备方法

称取本方，加水 400ml，煎七、八分（140～160ml），去渣，即得。

质量标准

1. 定量物质筛选 以 2015 年版《中国药典》中的含量测定成分为基础，首选含量高、性质稳定且易于检测的物质作为定量成分，同时兼顾各检测波长下的色谱峰形状及保留时间，最终确定阿魏酸、甘草苷、柚皮芸香苷、橙皮苷为定量物质。

2. 出膏率 取 25ml 汤液，真空冷冻干燥，称量冻干粉重量，根据出膏率公式计算，结果为 18.0%～32.0%。

3. 含量测定

色谱条件与系统适用性试验：以十八烷基硅烷键合硅胶为填充剂（柱长为 100mm，内径为 2.1mm，粒径为 1.8μm）；以 0.1%磷酸溶液为流动相 A，以乙腈为流动相 B，按照梯度洗脱；流速为 0.3ml/min；柱温为 25℃。

定量成分范围应为：阿魏酸 0.0007～0.0014mg/ml，甘草苷 0.02～0.06mg/ml，芸香柚皮苷 0.05～0.08mg/ml，橙皮苷 0.10～0.16mg/ml。

4. 特征图谱

色谱条件与系统适用性试验：同含量测定，分别精密吸取 15 批金水六君煎标准汤剂供试品溶液注入高效液相色谱仪，记录色谱峰信息，生成对照特征图谱见图 2-58-1，共有峰 35 个，指认 4 个。以峰 27 为参照峰。

【临床定位】

传统功能主治

《景岳全书》，原本描述其功效为："治肺肾虚寒，水泛为痰，或年迈阴虚，血气不足，外受风寒，咳嗽呕恶，多痰喘急等证，神效。"

《胎产心法·卷之下·气喘论》："凡产后，若因风寒外感，邪气入肺而喘急者，必气粗胸胀，或多咳嗽，自与气短似喘上下不接者不同，治当疏散中兼补为主，宜金水六君煎，或六君子汤。"

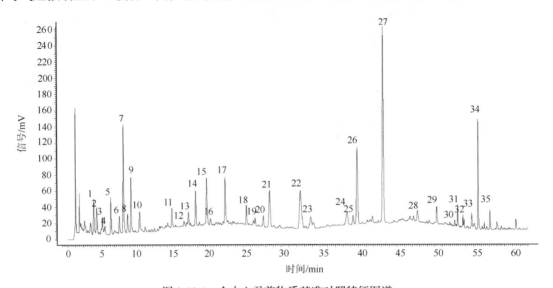

图 2-58-1 金水六君煎物质基准对照特征图谱

峰 21：阿魏酸；峰 22：甘草苷；峰 26：芸香柚皮苷；峰 27：橙皮苷

《目经大成·卷之二·似因非症·干涩昏花二》："此目开闭总不自然，而视亦昏渺。多因劳瞻过虑，耽酒恣欲，五火熬伤神水而致。犹夏夜燃蚊香久坐，及睡瞑目，一时涩痛不堪，得泪乃活，可见水少热炙之故。若不戒谨保养，必变枯瘁。不则色泽不润，细细赤脉缠绕，生眵与泪，终其世无宁日。治宜驻景丸、还少丹滋源培本，人参固本丸、金水六君煎略带抑邪。所谓本立则清气自和，邪去而源泉随化。医作火症，妄施攻散，会有紧缩敧侧之患。"

《虚损启微》卷上·咳嗽："肾水不能制火，所以克金，阴精不能化气，所以病燥，故有咳嗽喘促，咽痛喉疮声哑只宜甘凉至静之剂，滋养金水，使肺肾相生，不受火制，则真阴渐复，而嗽可渐愈。火盛者，宜四阴煎加减。火微者，宜一阴煎、六味地黄汤、或左归饮。兼受风寒而嗽者，宜金水六君煎，或百合固金汤。贝母丸治嗽最佳。"

《王九峰医案》由王之政（公元 1735～1815 年）著，王之政一名明泾，字献廷，号九峰，江苏丹徒人，乾隆、嘉庆年间名医。《王九峰医案·咳嗽》载："咳势较松，齿痛眩晕已止。三阴内亏，亏不受补，拟金水六君加味。"

《遁园医案·卷上》曰："邑人周某，年近六十，以讼事寓居长沙，患咳嗽一月有奇，昼夜不能安枕，杂治不效。肩舆就诊，喘急涌痰，无片刻停，舌苔白而黯，脉之浮缓，余先后计授三方，亦不应。沉吟久之，意其阴虚而兼冲逆，姑以张景岳金水六君煎与之，已而一剂知，二剂愈。乃知其方亦有可采者，非尽如陈修园氏所论云。"此治喘咳痰壅之症，病势较急，杂治不效，意其阴虚冲逆选用金水六君煎，不料一剂知，二剂已。观《景岳全书》中金水六君煎主治条有"咳嗽呕恶，多痰喘急等症"，与此案颇合。

综上可知，古代书籍记载的金水六君煎主要功效为养阴化痰，主治肺肾虚寒，水泛为痰，或年迈阴虚，血气不足，外受风寒，咳嗽呕恶，喘逆多痰。痰带咸味，或咽干口燥，自觉口咸，舌质红，苔白滑或薄腻。

现代临床应用

呼吸系统病证：咳嗽，包括夜咳、膀胱咳、妊娠咳嗽及其他咳嗽；哮喘；慢性支气管炎；慢性阻塞性肺气肿；肺结核；扁桃体炎；喉喑；过敏性鼻炎；咽炎；睡眠呼吸暂停综合征；肺癌。

循环系统病证：肺源性心脏病；胸痹。

神经系统病证：眩晕；头痛；失眠；梅尼埃综合征。

消化系统病证：胃胀；胃痛；慢性萎缩性胃炎；口腔溃疡。

儿科病证：小儿肺脾气虚；肾气不足；痰湿内蕴之久咳；小儿支气管肺炎。

其他病证：高脂血症；骨折迟缓愈合；阳痿；激素反应。

（研究人员：董自亮　李红亮　罗维早　刘　艳　倪凤燕 等）

参 考 文 献

陈娇娇，郭喆千，吕振羽，2011. 颜新教授运用金水六君煎举隅[J]. 广州中医药大学学报，28（5）：539-540

董自亮，李红亮，罗维早，等，2020. 经典名方金水六君煎的古代文献分析[J]. 中国中药杂志：4-26.

黄赛男，熊健，姚红艳，2018. 金水六君煎加减治疗支气管哮喘肺肾两虚证 30 例临床观察[J]. 湖南中医杂志，34（1）：55-56.

里自然，丘梅清，刘红宇，2017. 金水六君煎加减治疗慢性咳嗽肺脾肾虚证 60 例[J]. 实用中医药杂志，33（5）：511-512.

刘胜春，2009. 金水六君煎加减治疗夜咳 50 例[J]. 新中医，41（12）：78-79.

彭景钦，2015. 沈英森教授应用金水六君煎治疗肺系疾病临床经验[J]. 新中医，47（4）：14-15.

裘沛然，1990. 裘沛然医案百例[M]. 杨翠兰，裘端常，整理. 台北：知音出版社：10.

王雪芹，2013. 金水六君煎治疗支气管哮喘急性发作疗效观察[J]. 现代医药卫生，29（14）：2209.

叶益丰，1996. 金水六君煎运用体会[J]. 江西中医药，27（1）：13.

张芙蓉，2007. 金水六君煎应用刍议[J]. 光明中医，27（5）：11-12.

张介宾，1994. 景岳全书[M]. 北京：中国中医药出版社：20.

周建伟，2015. 金水六君煎治疗慢性支气管炎迁延期肺肾阴虚证 45 例[J]. 中国中医药现代远程教育，9（3）：23-24.

59

暖肝煎　明·《景岳全书》

【处方沿革】

本方出自明·张景岳《景岳全书》。原文曰："治肝肾阴寒，小腹疼痛，疝气等证。当归（二、三钱，味甘辛温），枸杞（三钱，味甘平），茯苓（二钱，味甘淡平），小茴香（二钱，味甘淡），肉桂（一、二钱，味甘辛），乌药（二钱，味辛温），沉香（一钱，味辛苦）或木香（一钱，味辛温）亦可。"方中以当归养血补肝，枸杞子温阳补肾，为主药；配以肉桂助肾阳，小茴香暖肝理气治疝，为辅药；再佐以乌药顺逆气而治疝，茯苓祛湿，生姜散寒；使以沉香引气归肾而达温肾暖肝、行气祛寒之效。本方专为肝肾阴寒而致的寒疝偏坠、睾丸胀痛、牵引小腹疼痛、见暖则舒缓、或兼尺脉沉弦而迟缓等病证而设，实为温肾祛寒、养肝理气之方，因肝主疝，故名暖肝煎。

水一盅半，加生姜三、五片，煎七分，食远温服。

【基原考证】

当归　《本草纲目》曰："今陕、蜀、秦州、汶州诸处人多栽莳为货。以秦归头圆尾多色紫气香肥润者，名马尾归，最胜他处；头大尾粗色白坚枯者，为镵头归，止宜入发散药尔。"结合其他本草认为，本方中当归为伞形科植物 *Angelica sinensis*（Oliv.）Diels 的干燥根。甘肃作为当归道地产区，以其出产的当归质重、气香、油性足、产量大而驰名中外，此外云南、湖北、陕西、四川等地亦产。

枸杞　始载于《神农本草经》，列为上品。此物别名甚多，如《尔雅》"枸檵"，郭璞注："今枸杞也。"《诗经·小雅·四牡》曰："载飞载止，集于苞杞。"陆玑疏云："一名苦杞，一名地骨。"或形容其功效，或描述其生态，但所指基本与今茄科植物宁夏枸杞 *Lycium barbarum* 变化不大。因此，建议本方选用 2015 年版《中国药典》收载的宁夏枸杞 *Lycium barbarum* L.的干燥成熟果实作为药味来源。宁夏为道地产区，主产区为宁夏、内蒙古、甘肃、青海等地。

茯苓　明·李时珍《本草纲目》曰："茯苓有大如斗者，有坚如石者，绝形，其轻虚者不佳，盖年浅未坚故也。"《本草从新》云："产云南，色实者佳，去皮。产浙江者体轻，其力甚薄。"《增订伪药条辨》记载："云南产者，天然生者为多，亦皮薄起皱纹……体糯质重为佳，惜乎出货不多。"根据古代本草的原植物描述、附图与《中国药典》和《中华本草》等综合分析考证，本品为多孔菌科真菌茯苓 *Poria cocos*（Schw.）Wolf 的干燥菌核。分布于河北、山西、安徽、浙江、福建、广东等地。

小茴香　始载于《新修本草》，《新修本草》记载："茴香善主一切诸气，为温中散寒、立行诸气之要品。"《本草纲目》记载："小茴香性平，理气开胃，夏月祛蝇辟臭，食料宜之；大茴香性热，多食伤目发疮，食料不宜过用。"《本草汇言》记载："茴香为温中快气之药。"本品为伞形科植物茴香 *Foeniculum vulgare* Mill.的干燥成熟果实。在我国各地均有栽培。

肉桂　按《神农本草经》所载，有牡桂、菌桂、厚桂等，以牡桂为正名。王家葵等的《中药材品种沿革及道地性》考证认为文献若单称"桂"，绝大多数情况是指樟科 *Cinnamomum* 属植物而言，且其主要来源并未超出前面提到的肉桂 *Cinnamomum cassia*、钝叶桂 *Cinnamomum bejolghota* 和某些食用桂的范围。经万德光、《中华本草》考证桂、牡桂、箘桂为同一物，均为现在所用之肉桂 *Cinnamomum cassia* Presl.。因此，此方中"桂"即现今所用樟科植物肉桂 *Cinnamomum cassia* Presl.的干燥树皮，即中药肉桂。主要产地为广西、广东、福建、台湾、海南。

乌药 最早载于唐代，《本草拾遗》曰："乌药，生岭南邕州、容州及江南。"李时珍的《本草纲目》记载："吴楚山中极多，根叶皆有香气，根亦不甚大，才如芍药尔，嫩者肉白，老者肉褐色。其子如冬青子，生青熟紫。"陈嘉谟在《本草蒙筌》中云："天台者，香白固优，不及海南者……天台者白而虚柔，另为海南者黑褐坚硬。"本品为樟科植物乌药 *Lindera aggregate*（Sims）Kosterm.的干燥块根。主产于浙江、安徽、湖南、湖北等地。

沉香 始载于《名医别录》，列为上品。李时珍云："按李珣海药本草谓沉者为沉香，浮者为檀香。"陈嘉谟《本草蒙筌》载："沉香，味辛，气微温。阳也。无毒。出南海诸国，及交广崖州。"本品为瑞香科植物白木香 *Aquilaria sinensis*（Lour.）Gilg 含树脂的木材。国产沉香主产于广东、海南。广西、福建亦产。

【炮制方法】

原方对各味药材未有炮制说明，因此按照 2015 年版《中国药典》所记载方法炮制，具体如下：

当归 除去杂质，洗净，润透，切薄片，晒干或低温干燥。

茯苓 取茯苓，浸泡，洗净，润后稍蒸，及时削去外皮，切制成块或切厚片晒干。

小茴香 除去杂质。

肉桂 除去杂质及粗皮，用时捣碎。

乌药 未切片者，除去细根，大小分开，浸透，切薄片，干燥。

沉香 除去枯废白木，劈成小块。用时捣碎或研成细粉。

【剂量考证】

本方用当归（二、三钱），枸杞（三钱），茯苓（二钱），小茴香（二钱），肉桂（一、二钱），乌药（二钱），沉香（一钱）或木香（一钱）。通过对明清时期度量衡考证，明确明清时期量制及衡制与现代换算关系，其重量以两、钱计，按 1 两=10 钱，1 钱=3.73g 折算。本方取当归 7.46～11.19g，枸杞 11.19g，茯苓 7.46g，小茴香 7.46g，肉桂 3.73～7.46g，乌药 7.46g，沉香 3.73g。

【物质基准（标准汤剂）】

制备方法

暖肝煎煎煮剂型为汤剂，加水一盏半，煎七分。一盏约合 300ml，因此加水量约 450ml，最终煎至 310ml。

质量标准

暂略。

【临床定位】

传统功能主治

本方为理气剂，具有温补肝肾、行气止痛之功效。主治肝肾不足，寒滞肝脉证。证见睾丸冷痛，或小腹疼痛，疝气痛，畏寒喜暖，舌淡苔白，脉沉迟。

现代临床应用

临床常用于治疗精索静脉曲张、睾丸炎、附睾炎、鞘膜积液、腹股沟疝等属肝肾不足，寒凝气滞者。现代研究证明暖肝煎加减联合化疗对于改善直肠癌术后患者气虚血瘀症状，减轻患者化疗后骨髓抑制并提升患者的预后生活质量具有一定效果。秦钟等经过多年临床经验得出无论何种原因所致之痛经，均可以用暖肝煎化裁治疗。汪悦东等发现，暖肝煎对肝气郁结复加寒凝肝脉的不寐的患者，疗效甚佳。

（研究人员：孟　莹　等）

参 考 文 献

陈藏器，2004.《本草拾遗》辑释[M]. 尚志钧，辑释. 合肥：安徽科学技术出版社：398.

陈金红，周洁，2018. 暖肝煎联合化疗治疗直肠癌术后患者的临床观察[J]. 中国中医药现代远程教育，（10）：112-114.

李时珍，1994. 本草纲目[M]. 陈贵廷，点校. 北京：中医古籍出版社：363-365.

秦钟，杨珂，王亨飞，2004. 暖肝煎治疗痛经的理论及临床探讨[J]. 现代中西医结合杂志，13（23）：3157-3158.

孙星衍，1975. 神农本草经[M]. 北京：人民卫生出版社：67.

陶弘景，1986. 名医别录[M]. 尚志钧，辑校. 北京：人民卫生出版社.

汪悦东，莫宗权，范嘉伟，2015. 暖肝煎治疗失眠 1 例报道[J]. 中国民族民间医药杂志，（24）：144.

张芳，郭盛，钱大玮，等，2017. 枸杞多糖的提取纯化与分子结构研究进展及产业化开发现状与前景分析[J]. 中草药，48（3）：424-432.

邹俊波，张小飞，邰佳，等，2018. 水蒸气蒸馏法提取小茴香挥发油类成分的提取动力学研究[J]. 中草药，49（12）：2855-2865.

60

玉女煎　明·《景岳全书》

【处方沿革】

本方出自明·张景岳《景岳全书》。原文："治水亏火盛，六脉浮洪滑大，少阴不足，阳明有余，烦热干渴，头痛牙疼，失血等证。若大便溏泄者，乃非所宜。"（清代《钦定四库全书》版本）。生石膏三、五钱，熟地黄三、五钱或一两，麦冬二钱，知母、牛膝各一钱半。石膏辛甘大寒，清阳明有余之火而不损阴，故为君药。熟地黄甘而微温，以滋肾水之不足，用为臣药。君臣相伍，清火壮水，虚实兼顾。知母苦寒质润、滋清兼备，一助石膏清胃热而止烦渴，二助熟地黄滋养肾阴；麦冬微苦甘寒，助熟地黄滋肾，而润胃燥，且可清心除烦，两者共为佐药。牛膝导热引血下行，且补肝肾，为佐使药。诸药配伍，共奏清胃热、滋肾阴之功。

水一盏半，煎七分，温服或冷服。

【基原考证】

石膏　始载于《神农本草经》，该书并未记载其形态。汉末·《名医别录》云："细理白泽者良，黄者令人淋。生齐山山谷及齐卢山、鲁蒙山，采无时。"第一次提及石膏白、黄两种形态。《本草经集注》云："细理白泽者良，黄者令人淋。生齐山山谷及齐卢山、鲁蒙山，采无时。……二郡之山，即青州、徐州也。今出钱塘县，皆在地中，雨后时时自出，取之皆方如棋子，白澈最佳。彭城者亦好。近道多有而大块，用之不及彼土。"《本草图经》载："石膏，生齐山山谷及齐卢山、鲁蒙山，今汾、孟、虢、耀州、兴元府亦有之。生于山石上，色至莹白，其黄者不堪。……石膏自然明莹如玉石，此为异也。采无时。"明·《本草纲目》曰："石膏有软硬二种，软石膏大块生于石中，作层如压扁米糕形，每层厚数寸，有红白二色，红者不可服，白者洁净，细文短密如束针，正如凝成白蜡状，松软易碎，烧之即白烂如粉。"历代古籍本草对石膏的性状多以"细理白泽"、"色至莹白"、"细文短密如束针"等来描述，与现今《新编中药志》描述的石膏"纤维状集合体呈绢丝光泽"及 2015 年版《中国药典》的描述"纤维状的集合体，白色、灰白色或淡黄色，纵断面具绢丝样光泽"相一致，故以 2015 年版《中国药典》石膏品种入药，石膏为硫酸盐类矿物硬石膏族石膏，主含含水硫酸钙（$CaSO_4 \cdot 2H_2O$）。全国多数地区均有石膏矿分布，如湖北、安徽、四川、甘肃、新疆、贵州、云南、内蒙古、山西、陕西、山东、河南等地。

熟地黄　始载于《神农本草经》，该书云："干地黄，味甘，寒。主折跌绝筋，伤中。逐血痹，填骨髓，长肌肉。作汤，除寒热积聚，除痹。生者尤良。久服轻身，不老。"未记载其植物形态。《本草图经》对地黄的植物形态描写较为详细，载："二月生叶，布地便出，似车前叶，上有皱纹而不光，高者及尺余，低者三四寸，其花似油麻花而红紫色，亦有黄花者，其实作房如连翘，子甚细而沙褐色。根如人手指，通黄色，粗细长短不常。"宋代一尺约为 31.68cm，可见高度为 9.5～32cm，叶皱缩，花红紫色或黄色，蒴果。《本草衍义》及《本草纲目》进一步对花、叶、根形态进行描述，《本草衍义》云："叶如甘露子，花如脂麻花，但有细斑点……花、茎有微细短白毛。"《本草纲目》云："其苗初生塌地，叶如山白菜而毛涩，叶面深青色，又似小芥叶而颇厚，不叉丫。叶中撺茎，上有细毛。茎梢开小筒子花，红黄色。结实如小麦粒。根长四五寸，细如手指，皮赤黄色。"与现代《中药大辞典》《中华本草》记载地黄形态描述基本相符。古文所述根细如手指者，系指野生品；现河南等地栽培者，根粗壮肥厚。再对比历代本草著作与现代本草专著所绘制的地黄图可知：古代所用地黄与现今所用地黄原植物一致，即《中国药典》收录的玄参科植物地黄 *Rehmannia glutinosa* Libosch.。熟地黄是地黄的炮制加工品，因此地黄和熟地黄的基原一致，即玄参科植物地黄 *Rehmannia glutinosa* Libosch.。我国大部分地区皆有生产，以河南为道地产区和主产区。

麦冬 又名寸冬，《神农本草经》列为上品。汉末·《名医别录》曰："叶如韭，冬夏长生。生函谷、川谷及堤坂肥土石间久废处。" 魏晋·《吴普本草》载："生山谷肥地。叶如韭，肥泽丛生。采无时。实青黄。"唐·《本草拾遗》载："出江宁小润，出新安大白。其大者苗如鹿葱，小者如韭叶。大小有三四种，功用相似。其子圆碧。"由此可见，麦冬唐代药用者有两三种，据文献书籍考证苗大者如鹿葱（指萱草）是山麦冬属 *Liriope* 植物，而小者如韭叶的是麦冬 *Ophiopogon* 属和山麦冬 *Liriope* 属植物，即两属植物均包括在内。所谓"新安大白"，可能指杭麦冬而言。宋·《本草图经》云："叶青似莎草，长及尺余，四季不凋；根黄白色有须，根作连珠形，似穬麦颗，故名麦门冬。四月，开淡红花，如红蓼花；实碧而圆如珠。江南出者；叶大者，苗如鹿葱，小者如韭。大小有三、四种，功用相似，或云吴地者尤胜。"其所述大致与《本草拾遗》相似，明·《本草纲目》曰："古人惟用野生者，后世所用多是种莳而成……浙中来者甚良其叶似韭而多纵纹且坚韧为异。"以李时珍这段文字分析，从明代起就以浙江栽培的"杭麦冬"为麦冬药材中的佳品了，这与现代以杭麦冬为麦冬的"道地药材"是同一概念。根据历代本草记载，古代麦冬品种甚为复杂，大致为百合科沿阶草 *Ophiopogon* Ker-Gawl. 属及山麦冬 *Liriope Lour.* 属的多种植物。杭麦冬（商品名）是自《本草拾遗》以来全国公认的麦冬类的"道地药材"，迄今已有 1200 余年的历史，也是著名"浙八味"药材之一，其原植物为百合科麦冬属植物麦冬 *Ophiopogon japonicus*（L. f）Ker-Gawl.，与 2015 年版《中国药典》收录品种一致，故以《中国药典》麦冬品种入药，即百合科植物麦冬 *Ophiopogon japonicus*（L. f）Ker-Gawl.的干燥块根入药。主产于浙江、四川。

知母 始载于秦汉·《神农本草经》，列为中品，南北朝·《本草经集注》载："今出彭城，形似菖蒲而柔润，叶至难死，掘出随生，须枯燥乃止。甚治热结，亦主疟热烦也。"北宋·《本草图经》记载："知母，生河内川谷，今濒河诸郡及解州、滁州亦有之。根黄色，似菖蒲而柔润；叶至难死，掘出随生，须燥乃止；四月开青花如韭花；八月结实。二月、八月采根，暴干用。"并附有隰州（今山西隰县）、卫州（今河南汲县）、威胜军（今陕西乾县）、解州（今山西永济）、滁州（今安徽滁州）知母图，其中隰州、卫州知母形态与百合科知母属知母相符合。明·《本草纲目》记载："宿根之旁，初生子根，状如蚔蝱之状，故谓之蚔母，讹为知母、蝭母也……凡用拣肥润里白者，去毛切。引经上行则用酒浸焙干，下行则用盐水润焙。"清·《植物名实图考》记载："今药肆所售，根外黄，肉白，长数寸，原图三种，盖其韭叶者。"根据上述本草对知母的产地、原植物形态、花期等信息的描述（如"叶如韭"、"其根黄色似菖蒲"等，即知母叶子为韭叶状，根似菖蒲横走，开花时间为阴历四月，即约阳历五月，结实时间约为阳历九月），以及《本草图经》所附的隰州（今山西隰县）、卫州（今河南汲县）知母图可知，其与现代所用知母原植物百合科知母属知母 *Anemarrhena asphodeloides* Bunge 的植物学特征相符，即认为百合科知母属植物知母为历代本草传统药用植物，与 2015 年版《中国药典》一致，以《中国药典》知母品种入药，知母为百合科植物知母 *Anemarrhena asphodeloides* Bge.的干燥根茎。主产于华北（如河北）、东北及江苏、山东、陕西、甘肃、宁夏等地，在安徽、江西、河南、新疆等地有引种栽培。

牛膝 始载于《神农本草经》，列为上品，云："牛膝，味苦，酸（《御览》作辛）。……一名百倍。生川谷。"南北朝·《本草经集注》载："今出近道蔡州者，最长大柔润，其茎有节，似牛膝，故以为名也。乃云有雌雄，雄者茎紫色而节大为胜尔。" 北宋·《本草图经》对牛膝原植物形态描述甚详，云："春生苗，茎高二、三尺，青紫色，有节如鹤膝，又如牛膝状，以此名之。叶尖圆如匙，两两相对；于节上生花作穗，秋结实甚细。此有二种：茎紫，节大者为雄；青细者为雌。二月、八月、十月采根，阴干。根极长大而柔润者佳。茎叶亦可单用。" 明·《本草纲目》载："惟北土及川中人家栽莳者为良。秋间收子，至春种之。其苗方茎暴节，叶皆对生，颇似苋叶而长且尖觥。秋月开花，作穗结子，状如小鼠负虫，有涩毛，皆贴茎倒生。"清·《植物名实图考》载："牛膝，本经上品，处处有之，以产怀庆四川者入汤剂，余皆谓之杜牛膝。"根据历代本草对牛膝原植物描述，再结合《本草图经》之"怀州牛膝"图观之，其主根粗而直长，与现时久享盛名之"四大怀药"中的怀牛膝 Achyranthes bidentata Bl.特征完全吻合，为 2015 年版《中国药典》收录品种，说明古今牛膝药用品种一致，故以《中国药典》牛膝品种入药，牛膝为苋科植物牛膝 Achyranthes bidentata Bl.的干燥根。主产于内蒙古、河北、河南。

【炮制方法】

原方对石膏、熟地黄、麦冬、知母、牛膝均未有炮制说明，因此按照《中国药典》方法炮制即可。石膏打碎，粉碎成粗粉。

【剂量考证】

本方按照度量衡考证，明代一两等于 37.3g，一钱等于 3.73g，1 盅合 200~300ml。本方取石膏 15g，熟地黄 15g，麦冬 7.50g，知母 5.63g，牛膝 5.63g。一盅约合 300ml，因此加水量约 450ml，最终煎至 315ml。

明代不同剂量折算方法参考：

（1）按照度量衡考证：1 两等于 37.3g，一钱等于 3.73g。

依据：丘光明《中国科学技术史·度量衡卷》载明清时期一斤为 596.8g，一两为 37.3g，一钱为 3.73g；另外傅延龄在著作《经方本原剂量问题研究》及《中药临床用量流域研究》中多次将明清剂量一两等于为 37.5g，一钱等于为 3.75g，两者剂量相差在误差范围内，为便于现在临床应用，可选择其中任一种。本方选择应用更广的一两等于 3.73g。

（2）按照"十三五"规划教材《方剂学》以及临床常用剂量，一两等于 30g，一钱等于 3g。

【物质基准（标准汤剂）】

制备方法

称取本方，加水 450ml，煎煮至约 315ml，滤过，减压浓缩，冷冻干燥，粉碎，即得对应实物。

质量标准

1. 定量物质筛选 以 2015 年版《中国药典》中的含量测定成分为基础，首选含量高、性质稳定且易于检测的物质作为定量成分，同时兼顾各检测波长下的色谱峰形状及保留时间，最终确定芒果苷、毛蕊花糖苷为定量物质。

2. 出膏率 根据 15 批次物质基准对应实物测定结果，确定出膏率范围为 22.72%~39.28%。

3. 含量测定 照高效液相色谱法（《中国药典》2015 年版通则 0512）测定。

色谱条件与系统适用性试验：以十八烷基硅烷键合硅胶为填充剂；以乙腈为流动相 A，以 0.2%冰醋酸溶液为流动相 B，梯度洗脱；检测波长为 300nm；柱温为 35℃。

定量成分范围应为：芒果苷 0.95~1.85mg/g，毛蕊花糖苷 0.13~0.25mg/g。

4. 特征图谱 照高效液相色谱法（《中国药典》2015 年版通则 0512）测定。

色谱条件与系统适用性试验：同含量测定，分别精密吸取 15 批玉女煎物质基准对应实物所制备的供试品溶液注入高效液相色谱仪，记录色谱峰信息，生成的对照特征图谱见图 2-60-1，共有峰 9 个，指认 6 个。以峰 5 为参照峰。按中药色谱指纹图谱相似度评价系统，以共有峰计算相似度，供试品指纹图谱与对照指纹图谱的相似度不得低于 0.90。

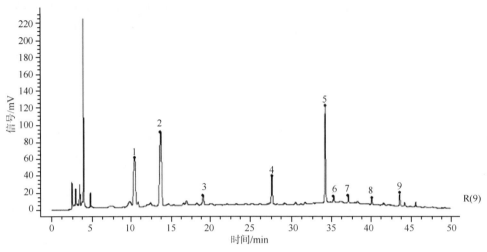

图 2-60-1　玉女煎物质基准对照特征图谱

峰 2：5-羟甲基糠醛；峰 4：新芒果苷；峰 5：芒果苷；峰 6：异芒果苷；峰 7：洋地黄叶苷 C；峰 9：毛蕊花糖苷

【临床定位】

传统功能主治

本方具有清胃热，滋肾阴之功效。主治胃热阴虚证（少阴不足，阳明有余之证）。证见头痛，牙痛，齿松牙衄，烦热干渴，舌红苔黄而干。亦治消渴，消谷善饥等。

现代临床应用

（1）三大中文数据库现代临床文献报道：本方临床应用广泛，单用或联合常规方案治疗牙周炎、口腔溃疡、牙痛、慢性萎缩性胃炎、经行高热、慢性阻塞性肺疾病、慢性咽炎、鼻衄、急性放射性口腔黏膜炎等疾病。根据文献筛选结果可知，本方最常应用于治疗牙周炎、口腔溃疡、牙痛、糖尿病等疾病，临床见头痛、牙痛、齿松牙衄（牙周炎），烦热干渴（口腔溃疡），舌红苔黄而干，消谷善饥（糖尿病）等。

（2）《方剂学》第 2 版：功效清胃热，滋肾阴。主治胃热阴虚证。证见头痛，牙痛，齿松牙衄，烦热干渴，舌红苔黄而干。亦治消渴，消谷善饥等。现代常用于急性口腔炎、舌炎、三叉神经痛、糖尿病、病毒性心肌炎等属胃火盛亏者。

（研究人员：张保献　朱广伟　等）

参 考 文 献

龚云翔，2010. 玉女煎现代临床应用的文献研究[D]. 北京：北京中医药大学.

金中义，2013.《景岳全书》治疗内科杂病补益方剂配伍规律的研究[D]. 哈尔滨：黑龙江中医药大学.

李莉，王晓东，李波，等，2014. 玉女煎对大鼠胃热阴虚型血热证候的疗效作用机制研究[J]. 中药药理与临床，（1）：16-19.

张鸣，孙必强，2008. 玉女煎加减方对高血糖大鼠的实验研究[J]. 中国实验方剂学杂志，14（7）：54-56.

61

保阴煎　明·《景岳全书》

【处方沿革】

保阴煎出自明·张景岳《景岳全书》。原文曰："治男妇带浊遗淋，色赤带血，脉滑多热，便血不止，及血崩血淋，或经期太早，凡一切阴虚内热动血等证。"[人民卫生出版社（以原书初刊本、鲁超刻本为底本，贾棠刻本、查礼南刻本为校本）]。生地黄、熟地黄、芍药各二钱，山药、川续断、黄芩、黄柏各一钱半，生甘草一钱。方中生地黄养阴生津、清热凉血；熟地黄养血滋阴、益精填髓，以补真阴之不足，亦有"壮水之主以制阳光"之意，共为君药。臣以芍药（白芍）养血益阴；山药补脾肾、滋后天以养先天；续断补肾固冲；佐以黄芩、黄柏清热制火，使以甘草酸甘化阴，调和诸药。诸药协同，共奏滋阴清热、固冲止血之效。

水二盅，煎七分，食远温服。

【基原考证】

生地黄、熟地黄　地黄始载于《神农本草经》，再据历代本草著作与现代本草专著所绘制的地黄图可知：古代所用地黄与现今所用地黄原植物一致，即《中国药典》收录的玄参科植物地黄 *Rehmannia glutinosa* Libosch.，生地黄的药用部位是干燥块根。熟地黄是地黄的炮制加工品，因此地黄和熟地黄的基原一致，即玄参科植物地黄 *Rehmannia glutinosa* Libosch.。

芍药（白芍）　综合历代本草古籍对赤芍、白芍基原的描述，可知：芍药从古至今的药用发展史有个逐渐演变的过程。明清时期赤芍、白芍已分别使用并开始分别收录，功用与现代《中国药典》描述大致相同。本方出自明代《景岳全书》，原文用"芍药"，功效为"养血调经"，又据历代医家所述功效区别"白补赤泻；白收赤散；白芍效阴益营，主补无泻；赤芍散邪行血，破积泄降"可知，该方芍药用白芍为宜。综上所述，该方芍药即为白芍，本品为毛茛科植物芍药 *Paeonia lactiflora* Pall.的干燥根。

山药　原名"薯蓣"，被秦汉·《神农本草经》列为上品。自明代以来，以河南产"怀山药"（即山药 *Dioscorea opposita* Thunb.）质量最佳，怀山药系全国著名的四大怀药之一，与2015年版《中国药典》收录品种一致，即该方中山药为薯蓣科植物薯蓣 *Dioscorea opposita* Thunb.的干燥根茎。

续断　根据明清本草著作与现代本草专著所绘制的续断附图可知：明清所用续断与今川续断科川续断属植物川续断 *Dipsacus asper* Wall. ex Henry 基本一致，亦与2015年版《中国药典》收录品种一致。该品种为明清以来药用续断的主流品种，故本方以《中国药典》品种入药，即川续断科植物川续断 *Dipsacus asper* Wall. ex Henry 的干燥根。

黄芩　从历代的本草著作中可见，黄芩存在不同的原植物，有黄芩、甘肃黄芩、丽江黄芩、西南黄芩、滇黄芩，其中正品黄芩与2015年版《中国药典》收载的相符，为唇形科植物黄芩 *Scutellaria baicalensis* Georgi 的干燥根。

黄柏 古代黄柏品种可能来源于芸香科植物黄皮树 *Phellodendron chinense* Schneid.。2015 年版《中国药典》收载两种"黄柏":一为黄柏,来源于黄皮树 *Phellodendron chinense* Schneid.的树皮,习称"川黄柏";二为关黄柏,来源于黄檗 *Phellodendron amurense* Rupr.的树皮。关黄柏在本草中未见有记载,可见为后起之药材。而黄柏自汉魏以来,已有 2000 余年的药用历史,延续至今,为我国传统药用黄柏,四川产黄柏为道地药材(川黄柏),品质最佳,故以黄皮树 *Phellodendron chinense* Schneid.的树皮入药。

甘草 《中国药典》和《中华本草》记载,甘草为豆科植物甘草 *Glycyrrhiza uralensis* Fisch.,胀果甘草 *Glycyrrhiza inflata* Bat.或光果甘草 *Glycyrrhiza glabra* L.的干燥根。通过对原植物形态描述及图例考证认为,古本草记载甘草均为乌拉尔甘草,即豆科植物甘草 *Glycyrrhiza uralensis* Fisch.的干燥根和根茎。

【炮制方法】

原方没有规定生地黄、熟地黄、白芍、山药、续断、黄芩、黄柏、甘草的炮制方法,因此按照《中国药典》方法炮制即可。

熟地黄 取生地黄,照蒸法(《中国药典》通则 0213)蒸至黑润,取出,晒至约八成干时,切厚片或块,干燥,即得。

白芍 洗净,润透,切薄片,干燥。

山药 取毛山药或光山药除去杂质,分开大小个,泡润至切厚片,干燥。切片者呈类圆形的厚片。表面类白色或黄色,质脆易折断,切面类白色,富粉性。

续断 除去杂质。

黄芪 除去须根和根头。除去杂质,大小分开,洗净,润透,切厚片,干燥。

黄柏 除去杂质,喷淋清水,润透,切丝,干燥。

甘草 除去杂质,洗净,润透,切厚片,干燥。

【剂量考证】

原方记载"生地、熟地、芍药各二钱,山药、川续断、黄芩、黄柏各一钱半,生甘草一钱"。明代度量衡标准较为统一,与当今衡量之折算比例也比较明确,采用《中国科学技术史·度量衡卷》中所考证的结论明代 1 斤约合今 596g,按明 1 斤=16 两,1 两=10 钱=100 分换算,1 两约合今 37g,1 钱约合今 3.73g,因此本方取生地黄 7.5g,熟地黄 7.5g,白芍 7.5g,山药 5.6g,续断 5.6g,黄芩 5.6g,黄柏 5.6g,甘草 3.7g。

【物质基准(标准汤剂)】

制备方法

称取本方,加水 600ml,煎煮至约 420ml,滤过,减压浓缩,冷冻干燥,粉碎,即得对应实物。

质量标准

1. 定量物质筛选 以 2015 年版《中国药典》中的含量测定成分为基础,首选含量高、性质稳定且易于检测的物质作为定量成分,同时兼顾各检测波长下的色谱峰形状及保留时间,最终确定芍药苷、黄芩苷为定量物质。

2. 出膏率 根据 15 批次物质基准对应实物测定结果，确定出膏率范围为 19.0%～35.5%。

3. 含量测定 照高效液相色谱法（《中国药典》2015 年版通则 0512）测定。

（1）白芍：色谱条件与系统适用性试验以十八烷基硅烷键合硅胶为填充剂；以乙腈-0.1%磷酸溶液（14：86）为流动相；检测波长为 230nm。

（2）黄芩：色谱条件与系统适用性试验以十八烷基硅烷键合硅胶为填充剂；以甲醇-水-磷酸（47：53：0.2）为流动相；检测波长为 280nm。

定量成分范围应为：芍药苷 5.5～11.0mg/g，黄芩苷 22.0～42.0mg/g。

4. 特征图谱 照高效液相色谱法（《中国药典》2015 年版通则 0512）测定。

色谱条件与系统适用性试验：以十八烷基硅烷键合硅胶为填充剂；以乙腈为流动相 A，以 0.1%磷酸溶液为流动相 B，梯度洗脱；检测波长为 240nm。

分别精密吸取 15 批保阴煎物质基准对应实物所制备的供试品溶液注入高效液相色谱仪，记录色谱峰信息，生成的对照特征图谱见图 2-61-1，共有峰 10 个，指认 8 个。以峰 6 为参照峰。按中药色谱指纹图谱相似度评价系统，以共有峰计算相似度，供试品特征图谱与对照特征图谱的相似度不得低于 0.90。

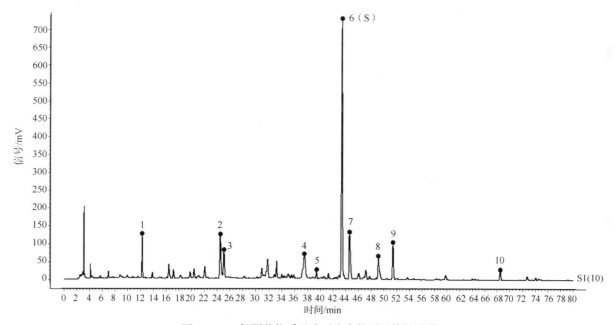

图 2-61-1 保阴煎物质基准对应实物对照特征图谱

峰 1：马钱苷酸；峰 2：芍药苷；峰 5：异绿原酸 C；峰 6（S）：黄芩苷；峰 7：小檗碱；峰 8：千层纸素 A-7-*O*-β-*D*-葡萄糖醛酸；峰 9：汉黄芩苷；峰 10：甘草酸

【临床定位】

传统功能主治

本方具有滋阴清热、固冲止血之功效。主治阴虚内热，带下淋浊，色赤带血，血崩便血，月经先期，脉滑。

现代临床应用

（1）三大中文数据库现代临床文献报道：本方临床应用广泛，对月经不调（包括月经先期、月经过多、崩漏等）、先兆性流产、抗精子抗体所致免疫性不孕症以及更年期综合征等疾病均有较好疗效，是治疗妇科出血性疾病阴虚血热证型的经典方剂。根据中医异病同治、同证同治之理，凡临床表现为带下淋浊，色赤带血，血崩便血，月经先期，脉滑等，均可用该方治之。

（2）《中医名方临床集验》：功效滋阴降火，清热凉血。主治阴虚内热，症见带下淋浊，色赤带血，血崩便血，舌红，脉数。现代临床主要用于治疗月经过多、先兆流产、功能性子宫出血等病证。

（3）《中华名方大全》：功效凉血滋阴，清热止血。主治阴虚内热，带下淋浊，色赤带血，血崩便血，月经先期，脉滑。现代常用于治疗月经先期、功能性子宫出血、子宫颈炎、不孕症、阴挺、更年期综合征、先兆流产、习惯性流产等。

（研究人员：张保献　许红辉　李正杰　张　灿　邬　兰　等）

参 考 文 献

陈川，范忠泽，2017.中医名方临床集验[M]. 上海：上海科学技术出版社：76.

李永来，2012. 中华名方大全[M]. 哈尔滨：黑龙江科学技术出版社：269.

62

化肝煎 明·《景岳全书》

【处方沿革】

《古代经典名方目录（第一批）》中给出化肝煎出处来源于《景岳全书》（明·张景岳）。张景岳所著《景岳全书》共六十四卷，承《黄帝内经》之精要，集各家学说之精华，兼及毕生之经验，对中医理论以及临床各科病证均有较深的阐述与研究，为后世医家所推崇。《景岳全书》现存康熙、乾隆及民国年间的各种版本。化肝煎其处方为："青皮、陈皮各二钱，芍药二钱，丹皮、栀子（炒）、泽泻各一钱半，土贝母二、三钱。水一盏半，煎七、八分。食远温服。"主治："怒气伤肝，因而气逆动火，致为烦热胁痛，胀满动血等证。"

"化肝煎"明、清医籍多有收载，记载剂量、组方略有不同，列举部分具有代表性医籍中化肝煎处方如表 2-62-1 所示。

表 2-62-1　历代医籍记载化肝煎处方

古代依据	处方	所属时代及作者
《景岳全书》	青皮、陈皮各二钱，芍药二钱，丹皮、栀子（炒）、泽泻各一钱半，土贝母二、三钱	明·张景岳
《类证治裁》	青、陈、芍、贝（各二钱），丹、栀、泽（各钱半）	清·林佩琴
《竹林女科证治》	青皮、陈皮（各二钱），白芍、丹皮、栀子（炒焦）、泽泻（各一钱五分），贝母（三钱）	不详
《医学集成》	白芍、贝母、青皮、陈皮、丹皮、炒栀、郁金、香附、泽泻	清·刘清臣
《西溪书屋夜话录》	青皮、陈皮、丹皮、山栀、芍药、泽泻、贝母	清·王旭高

【基原考证】

青皮　《本草品汇精要》将青皮以"青橘皮"之名列于果部商品，认为"未经十月霜降"的为"青橘"，"采于十月且经霜降"的是"黄橘"，因"由其所采时月生熟及体色性味不同，故攻疾有异"。书中更以详细条目区分黄橘皮与青橘皮之不同，如黄橘皮采收应在"霜后，有穰"，而青橘皮应在"六七月未成熟时青小未穰"时采。《本草蒙筌》认为其"与橘红同种，此未成熟落之"。王好古《汤液本草》则指出："橘皮以色红日久者为佳，故曰红皮、陈皮。"由此可知，《本草蒙筌》中的橘红应该是指芸香科橘干燥或未熟外果皮，且青橘皮又与橘红为同种，因此认为青橘皮的药材来源与 2015 年版《中国药典》一致，为橘 Citrus reticulata Blanco 及其栽培变种的幼果或未成熟果皮。《本草图经》云："橘柚生南山川谷及江南，今江浙、荆襄、湖岭皆有之。"《本草纲目》也说："今天下多以广中来者为胜，江西者次之。"可见古代青皮的道地产地一直主要为广东、湖北、湖南、福建等地，以广东产者为最佳。现代主产于广东、广西、福建、江西、四川等地。

陈皮　《神农本草经》橘柚一名橘皮，其后讲究以经年陈久者入药，《本草经集注》云："凡狼毒、枳实、橘皮、半夏、麻黄、吴茱萸皆须陈久者良，其余须精新也。"《本草图经》对橘的植物性状有详细的描述："橘柚……木高一、二丈，叶与枳无辨，刺出于茎间。夏初生白花，六月、七月而成实，至冬黄熟，乃可啖。"并且规定橘为青橘和黄橘，而非柚："又闽中、岭外、江南皆有柚，比橘黄白色而大；襄、唐间柚，色青黄而实小。皆味酢，皮厚，不堪入药。今医乃用黄橘、青橘两物，不言柚。"陈皮之名，首见于孟诜《食疗本草》，后则取代"橘皮"，成为专名。"橘"是 *Citrus reticulata* 及其栽培变种。由此可见，古代陈皮（橘皮）来源与现代相同。古代陈皮的道地产地一直主要为广东、湖北、湖南、福建等地，以广东产者为最佳，古今道地产区变化不大。

芍药 《名医别录》载："今出白山、蒋山、茅山最好，白而长尺许，余处亦而多赤，赤者小利。"始分赤、白二种，将白芍与赤芍区别。《本草图经》载："芍药二种，一者金芍药，二者木芍药。救病用金芍药，色白多脂肉，木芍药，色紫瘦多脉。"又谓："春生红芽作丛，茎上三枝，五叶，似牡丹而狭长，高一二尺，夏初开花，又红白紫数种，结子似牡丹子而小，秋时采根。"由此可知，宋代已经采用栽培的芍药入药，且已分色白、色紫二种。与当前以家种经加工而成白芍和以野生细瘦多筋木加工为赤芍有相似之处。由此可见，魏晋南北朝至今，所用药材有白芍、赤芍之分。本方偏补，应为白芍，根据植物形态特点，来源于毛茛科植物芍药 *Paeonia lactiflora* Pall.，与2015年版《中国药典》中白芍基原一致。六朝以来，芍药即以南方为优，江苏南京及其周围地区出产优质白芍。现代主产于浙江、安徽、四川、山东等地。传统以浙江产者品质为佳，习称杭白芍；安徽亳州者名亳白芍产量最大；四川产者为川白芍，产量也大。

丹皮 牡丹以根皮作为药用始载于《神农本草经》，列为中品。据《名医别录》云："牡丹生于巴郡山谷及汉中，二月、八月采根阴干。"《本草图经》曰："今丹、延、青、越、滁、和州山中皆有之。"《本草衍义》谓："牡丹用其根上皮，花亦有绯者，又有深碧色者，惟山中单叶花红者为胜。"据《铜陵县志》记载，铜陵引种栽培牡丹已有近千年的历史。综上，本方所用牡丹皮应为毛茛科植物牡丹 *Paeonia suffruticosa* Andr. 的干燥根皮，与2015年版《中国药典》一致。《日华子本草》曰："巴、蜀、渝、合州者上，海盐者次之。"《本草纲目》载："丹州、延州以西及褒斜道中最多……其根入药尤妙。"《本草品汇精要》称："道地巴蜀、剑南、合州、和州、宣州并良。"现代主产于安徽、湖南、四川、甘肃、陕西、贵州等省，以湖南、安徽产量最大，安徽铜陵凤凰山所产的质量最佳。

栀子 陶弘景《本草经集注》载："处处有亦两三种小异，以七棱者为良，经霜乃取之。"《本草图经》曰："栀子，生南阳川谷，今南方及西蜀州郡皆有之……生白花，花皆六出，甚芳香……夏秋结实如诃子状，生青熟黄，中人深红，九月采实曝干……入药者山栀子，方书所谓越桃也，皮薄而圆小，刻房七棱至九棱者佳，其大而长者乃作染色，又谓之伏尸栀子，不堪入药用。"《本草纲目》曰："卮，酒器也。卮子象之，故名。卮子叶如兔耳，厚而深绿，春荣秋瘁，入夏开花，大如酒杯，白瓣黄蕊，随即结实，薄皮细子有须，霜后收之。"由此可见，栀子原植物为茜草科植物栀子 *Gardenia jasminoides* Ellis，与2015年版《中国药典》一致。《名医别录》曰："栀子……生南阳（今河南省南阳市）。"《本草图经》附图临江军（江西清江）栀子、江陵府（湖北江陵）栀子、建州（福建建瓯）栀子。现代栀子主产于浙江、河南、江西、湖南、福建、四川等地。

泽泻 陆玑疏："今泽蕮也，其叶如车前大，其味亦相似。"其所描述与今用泽泻相类。陶弘景云："形大而长，尾间必有两歧为好。叶狭长，丛生诸浅水中。"似指现在的窄叶泽泻。《本草图经》云："春生苗，多在浅水中，叶似牛舌草，独茎而长，秋时开白花作丛，似谷精草。"并附有邢州泽泻、齐州泽泻及泽泻三幅药图。《本草纲目》、《植物名实图考》亦绘有泽泻的原植物图。由上所述再参照附图可判断古今泽泻用药一致，均为泽泻科植物东方泽泻 *Alisma orientale*（Sam.）Juzep.。《名医别录》谓："生汝南池泽。"《本草经集注》云："今近道亦有，不堪用，唯用汉中、南郑、青弋。"《本草图经》曰："今山东、河、陕、江、淮亦有之，汉中者为佳。"《药物出产辨》记载"福建省建宁府上"，所产泽泻素有"建泽泻"之称。因此，福建为泽泻道地产区。现代泽泻主产于福建、四川、江西等省。

土贝母 在《本草纲目》以前的历代文献中贝母并无川贝母、浙贝母、土贝母之分。至明代末期《景岳全书》指出土贝母味大苦，性寒；成书于同一年份（1624 年）的《本草汇言》对贝母的功效进行了比较和分类，提出"川贝、土贝，二者宜分别用"。结合两书的成书背景及所言功效，文中所言"土贝"当属"浙贝"。自此，后世本草均依附上述观点，川、浙两贝始以产地冠名划分开来，并成为明以后药用贝母的重要品种。本方中所用土贝母与 2015 年版《中国药典》中土贝母基原不同，应为百合科植物浙贝母 *Fritillaria thunbergii* Miq.，与 2015 年版《中国药典》中浙贝母一致。唐代《新修本草》曰："贝母出润州、荆州、襄州者最佳，江南诸州亦有。"现代主产于浙江、江苏、上海等地。

【炮制方法】

原方对青皮、陈皮、芍药、丹皮、泽泻、土贝母均未有炮制说明，因此按照《中国药典》方法炮制即可。

青皮　除去杂质，洗净，闷润，切厚片或丝，晒干。

陈皮　除去杂质，喷淋水，润透，切丝，干燥。

芍药　现今"芍药"选用的是 2015 年版《中国药典》中收载的"白芍"品种，炮制方法：洗净，润透，切薄片，干燥。

丹皮　现今"丹皮"选用的是 2015 年版《中国药典》中收载的"牡丹皮"品种，炮制方法：迅速洗净，润后切薄片，晒干。

泽泻　除去杂质，稍浸，润透，切厚片，干燥。

土贝母　现今"土贝母"选用的是 2015 年版《中国药典》中收载的"浙贝母"品种，浙贝母炮制方法：除去杂质，洗净，润透，切厚片，干燥；或打成碎块。

栀子　《景岳全书》（明·张景岳）化肝煎方中对栀子的描述为："丹皮、栀子（炒）、泽泻各一钱半。"原文所用栀子为炒栀子，因此采用 2015 年版《中国药典》中炒栀子的炮制方法：取净栀子，照清炒法炒至黄褐色。

【剂量考证】

通过对明清时期度量衡考证，明确明清时期量制及衡制与现代换算关系。其重量以两、钱计，1 两=10 钱，1 钱相当于今 3.6～3.8g，按照 1 钱=3.73g 折算。确定本研究化肝煎中涉及各味药材的剂量为：青皮 7.5g、陈皮 7.5g、白芍 7.5g、牡丹皮 5.6g、炒栀子 5.6g、泽泻 5.6g、浙贝母 7.5～11.2g。

【物质基准】

化肝煎的制法，《景岳全书》原文中记载："水一盅半，煎七、八分。食远温服。"《景岳全书》中新方八阵，共载方 191 首，其中汤剂 116 首，除体疟饮和追疟饮明确指出需要两煎以外，其余皆为一煎，因此化肝煎应为一煎；古代剂量"盅"虽没有固定体积，但却相对稳定，有小容量的 100ml，也有大些容量 200ml，因处方整方重量按现代剂量算是 46.25～49.95g，考虑实际煎煮情况以一盅体积按 200ml 左右计会合适些。如果按一盅等于 200ml，即加水一盅半，300ml，煎七八分煎到 140～160ml 即可。

【临床定位】

传统功能主治

《景岳全书》中化肝煎主要治疗怒气伤肝，因而气逆动血，致为烦热，胁痛胀满动血等证。若怒气伤肝，因而动火，以致烦热，胁痛胀满或动血者，宜化肝煎；妊娠血热而漏者，保阴煎、清化饮，择而用之。怒动肝火漏血者，保阴煎，甚者化肝煎主之；血逆者，即经所云血之与气并走于上之谓，又曰：大怒则形气绝而血菀于上之类也。夫血因气逆，必须先理其气，气行则血无不行也。宜通瘀煎，或化肝煎之类主之，俟血行气舒，然后随证调理。《类证治裁》中化肝煎主要治疗胁痛吐血者，肝气逆也。《竹林女科证治》载：胎实而不安者，惟其素本不虚，而或多郁滞者有之，治宜开之、导之……怒动肝火者，化肝煎。《医学集成》用化肝煎治疗怒伤吐血。综上，化肝煎的最大特点为善解肝气之郁，平气逆而散郁火；在古代主要治疗怒气伤肝，气逆动火，胁痛胀满，烦热动血。

现代临床应用

通过近年来的临床报道可以看到后世医家拓展了化肝煎的临床应用范围，广泛应用于治疗中西医各种疾病。崔宏春等利用化肝煎加减治疗胆汁反流性胃炎；王洪泉等因化肝煎善解肝郁，平气逆，降郁火等将其用于治疗眼科的"白睛溢血"、"聚星障"、"混睛障"、"绿风内障"等病；詹丽娟等应用化肝煎加味治疗特发性水肿；俞芹用化肝煎加减方治疗不寐；李振兰在一些妇科疾病中应用化肝煎加减方取得良好疗效；还有医师用化肝煎加减联合西药治疗消化性溃疡。

（研究人员：邱继鹏　刘　艳　章　军　等）

参 考 文 献

陈嘉谟，2013. 本草蒙筌[M]. 北京：中国中医药出版社：183-184.

陈让廉，2004. 铜陵牡丹[M]. 北京：中国林业出版社.

崔宏春，杨小利，闫肃，2011. 化肝煎加减治疗胆汁反流性胃炎106例[J]. 陕西中医，32（5）：533-535.

国家中医药管理局《中华本草》编委会，1999. 中华本草（第四卷）[M]. 上海：上海科学技术出版社：2563, 3701.

李时珍，2016. 图解本草纲目[M]. 崇贤书院，释译. 合肥：黄山书社：481-482.

李振兰，2001. 化肝煎在妇科临床上的应用[J]. 安徽医学，2：40.

刘文泰，1982. 本草品汇精要[M]. 北京：人民卫生出版社：768-767.

钱雅乐，2015. 汤液本草经雅正[M]. 北京：中国中医药出版社：129-130.

丘光明，邱隆，杨平，2015. 中国科学技术史·度量衡卷[M]. 北京：科学出版社.

苏颂，2011. 本草图经[M]. 北京：人民卫生出版社：575.

陶弘景，1955. 本草经集注[M]. 上海：群联出版社：360-362.

王洪泉，秦继明，1995. 化肝煎在眼科的临床应用[J]. 中医药信息，3：44.

吴普，1997. 神农本草经[M]. 石学文，点校. 沈阳：辽宁科学技术出版社：17.

吴其濬，1957. 植物名实图考[M]. 上海：上海商务印书馆：446.

熊首先，2014. 化肝煎联合奥美拉唑治疗肝胃郁热型消化性溃疡疗效观察[J]. 湖北民族学院学报：医学版，（1）：31-33.

徐福平，杨洋，王凯，等，2017. 《景岳全书》不寐学术思想及其方药特色探讨[J]. 西部中医药，30（5）：41-43.

阎博华，丰芬，邵明义，等，2010. 川贝母基源本草考证[J]. 中医研究，23（3）：69-71.

俞芹，2009. 古方新用医案5则[J]. 世界中医药，4（7）：213-214.

詹丽娟，石海银，狄建宁，2012. 化肝煎加味治疗特发性水肿58例疗效观察[J]. 宁夏医科大学学报，34（9）：970-971.

张心海，2013. 中西医结合治疗消化性溃疡30例临床疗效观察[J]. 四川中医，（12）：78-80.

赵宝林，刘学医，2011. 药用贝母品种的变迁[J]. 中药材，34（10）：1630-1634.

郑国军，张学文，徐雪峰，2015. 化肝煎合奥美拉唑治疗消化性溃疡34例[J]. 中国中医药现代远程教育，（7）：54-55.

63

济川煎 明·《景岳全书》

【处方沿革】

济川煎出自明·张介宾撰《景岳全书·补阵》。原书记载："济川煎：凡病涉虚损，而大便闭结不通，则硝、黄攻击等剂必不可用；若势有不得不通者，宜此主之。此用通于补之剂也，最妙。"当归（三、五钱），牛膝（二钱），肉苁蓉（酒洗去咸，二、三钱），泽泻（一钱半），升麻（五、七分或一钱），枳壳（一钱，虚甚者不必用），水一盅半，煎七、八分，食前服。如气虚者，但加人参无碍；如有火，加黄芩；如肾虚，加熟地黄。

【基原考证】

当归　《本草图经》载："春生苗，绿叶有三瓣。七、八月开花似莳萝，浅紫色。根黑黄色。"李时珍曰："以秦归头圆，尾多色紫、气香肥润者名马尾归，最胜他处。"本方入药可确定为 2015 年版《中国药典》所载当归品种，即伞形科植物当归 *Angelica sinensis*（Oliv.）Diels 的干燥根。

牛膝　《本草纲目》载人草部湿草类，名牛茎、百倍、山苋菜和对节菜。李时珍曰："《本经》又名百倍，隐语也。言其滋补之功如牛之多力也。其叶似苋，其节对生，故有山苋，对节之称。"论其形态"方茎暴节，叶皆对生，颇似苋叶而长且尖艄。秋月开花，作穗结子，状如小鼠负虫，有涩毛，皆贴茎倒生"。通过考证，即可确定为 2015 年版《中国药典》所载品种，为苋科植物牛膝 *Achyranthes bidentata* Bl. 的干燥根。

肉苁蓉　《名医别录》载："肉苁蓉生河西（今河西走廊与湟水流域）山谷及代郡、雁门，五月五日采，阴干。"陶弘景曰："代郡、雁门属并州（相当今山西大部，内蒙古、河北的一部及陕西北部）。河南（今甘肃西南部黄河以南地区）间至多。今第一出陇西（今甘肃临洮县南），形扁广，柔润多花而味甘；次出北国者，形短而少花。巴东建平间亦有，而不如也。"《神农本草经》云："五月五日采，五月恐已老不堪，故多三月采之。"从以上记载的产地、采收、质量、形态以及《证类本草》附图可知与现今所用肉苁蓉基本一致。故本方所用肉苁蓉应为列当科植物肉苁蓉 *Cistanche deserticola* Y. C. Ma 的干燥带鳞叶的肉质茎。

泽泻　始载于《神农本草经》。《名医别录》载："生汝南池泽，五月、六月、八月采根，阴干。"《本草图经》曰："今山东、河、陕、江、淮亦有之，以汉中者为佳，春生苗，多在浅水中，叶似牛舌草，独茎而长，秋时开白花作丛，似谷精草……今人秋末采，暴干。"并附有三幅泽泻图。《新编中药志》记载本品为常用中药，为泽泻科植物泽泻的干燥块茎。故本方所用泽泻应为《中国药典》所载泽泻科植物东方泽泻 *Alisma orientalis*（Sam.）Juzep.的干燥块茎。

升麻　始载于《神农本草经》，被列为上品。李时珍释其名曰："其叶如麻，其性上升，故名。"南北朝·《本草经集注》描述为"旧出宁州者第一，形细而黑，极坚实，顷无复有"。北宋苏颂描述："今蜀汉、陕西、淮南州郡皆有之，以蜀川者为胜。春生苗，高三尺以来，叶似麻叶，并青色。四月、五月着花，似粟穗，白色。六月以后结实，黑色。根紫如蒿根，多须。"本品为毛茛科植物升麻、兴安升麻和大三叶升麻的根茎。故本方所用升麻应为《中国药典》所载毛茛科植物升麻 Cimicifuga foetida L. 的干燥根茎。

枳壳 《本草图经》（1062 年）中有一段文字称："枳壳以商州者为佳，木如橘、叶如橙、多刺，以皮厚小者为枳实、完大者为枳壳。"说明当时出现了另一种树如橘、叶如橙的枳实、枳壳，直到李时珍《本草纲目》（1596 年）问世，才证明它是柑橘（Citrus）类，而枸橘已不堪用。在考证《植物名实图考》有关枸橘（枳）的记载后认为清代的枳实、枳壳原植物即为现今的酸橙。故本方所用枳壳应为《中国药典》所载芸香科植物酸橙 Citrus aurantium L. 及其栽培变种的干燥未成熟果实。

【炮制方法】

原方对当归、牛膝、泽泻、升麻、枳壳未在脚注标记特殊炮制方法，因此按照《中国药典》方法即可。

肉苁蓉 标注酒洗去咸，以前春季采者，通常半埋于沙土中晒干，商品称为甜大芸、淡大芸或淡苁蓉。秋采者，因水分多，不易晒干，须投入盐湖中 1～3 年后，取出晒干，称为盐大芸、咸大芸或咸苁蓉。炮制方法：拣净杂质，清水浸泡，每天换水 1～2 次（如系咸苁蓉，泡尽盐分），润透，切片（纵切），晒干。目前采收加工很完善，无须沙埋盐泡，因此不用酒洗去咸，除去杂质，洗净，润透，切厚片，干燥即可。

【剂量考证】

全处方用量以 1 钱=3.7g 折算为：当归三钱（11.1g），牛膝二钱（7.4g），肉苁蓉二钱（7.4g），泽泻一钱半（5.6g），升麻五分（1.9g），枳壳一钱（3.7g）。

【物质基准（标准汤剂）】

制备方法

以上六味，加水 8 倍量，浸泡 30min，煎煮 30min。滤液，真空冷冻干燥，成粉，即得。

质量标准

1. 定量物质筛选 济川煎是由当归、牛膝、肉苁蓉、泽泻、升麻、枳壳 6 味药组成。基准物质提取工艺为用水煎煮 1 次，过滤、浓缩，冷冻干燥而成。治疗产后大便秘涩、水亏血虚等虚损型大便秘滞。方中以肉苁蓉温肾益精，暖腰润肠，为君药。当归养血和血，润肠通便，为臣药；牛膝补肾强肾，性善下行，共为臣药。枳壳下气宽肠而助通便，为佐药。现代药理学研究已经证实肉苁蓉具有激素样调节作用，以及通便、免疫调节、神经保护、抗氧化、抗细胞凋亡、抗损伤、抗炎、抗衰老、抗疲劳活性。松果菊苷是肉苁蓉主要活性成分之一。枳壳能调节胃肠运动，既能兴奋胃肠平滑肌，使其蠕动增强，又能降低胃肠平滑肌的张力，呈双向调节作用。枳壳中主要的黄酮类成分有柚皮苷、新橙皮苷，还有较少量的橙皮苷、川陈皮素、红橘素等，其中新橙皮苷、柚皮苷两者合用对小鼠小肠推进具有明显的促进作用，所以认为柚皮苷和新橙皮苷是枳壳的药效物质。故基准物质对方中君药肉苁蓉中松果菊苷和枳壳中含量较高的柚皮苷、新橙皮苷 3 种成分进行了含量测定，并进行了方法学考察。对当归、泽泻两种药材建立薄层鉴别的方法。并建立了济川煎物质基准的特征图谱的测定方法，最大程度地体现出各药材的样品信息。以保证经典名方的疗效。

2. 出膏率 取 15 批济川煎物质基准供试品溶液，真空冷冻干燥，称量冻干粉重量，根据出膏率公式计算，结果为 22.0%～25.50%。

3. 含量测定 照高效液相色谱法（《中国药典》2015 年版通则 0512）测定。

色谱条件与系统适用性试验：以十八烷基硅烷键合硅胶为填充剂；以乙腈为流动相 A，以 0.1%甲酸溶液为流动相 B，按照梯度洗脱；流速为 1ml/min；柱温为 35℃。

定量成分范围应为：松果菊苷、毛蕊花糖苷总量 0.2%～0.7%，柚皮苷 0.5%～0.9%，新橙皮苷 0.4%～0.8%。

4. 特征图谱 照高效液相色谱法（《中国药典》2015 年版通则 0512）测定。

色谱条件与系统适用性试验：同含量测定，分别精密吸取 15 批济川煎物质基准供试品溶液注入高效液相色谱仪，记录色谱峰信息，生成的对照特征图谱见图 2-63-1，共有峰 8 个，指认 6 个。以峰 7 为参照峰。

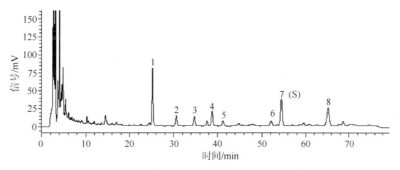

图 2-63-1 济川煎基准物 254nm 特征图谱

峰 1：松果菊苷；峰 2：阿魏酸；峰 3：异阿魏酸；峰 4：未知峰；峰 5：蜕皮甾酮；峰 7：柚皮苷；峰 8：新橙皮苷

【临床定位】

传统功能主治

本方具有温肾益精，润肠通便之功效。用于老年肾虚，大便秘结，小便清长，腰酸足软，背冷畏寒。

现代临床应用

济川煎加减主要用于治疗便秘，分为以下几种类型：①老年慢性功能性便秘，口服济川煎加减或者联合穴位按摩、艾灸、汤剂（如枳术丸、补中益气汤）等；②阳虚或脾肾阳虚型便秘，口服济川煎加减或者联合中药敷脐、温针灸、腹针等；③某些慢性疾病导致的便秘，帕金森病、缺血性中风恢复期、肿瘤、阿尔茨海默病、老年糖尿病、心衰、中风等；④服用某些药物或者手术后便秘，口服阿片类药物、阿法骨化醇，以及人工膝关节置换术等；⑤产后或人工流产术后便秘；⑥单纯性大便黏腻症。

（研究人员：杨立新 赵海誉 周文杰 等）

参 考 文 献

陈振鹤，吴国泰，任远，2016. 枳壳的化学成分·药理作用及临床应用[J]. 安徽农业科学，44（26）：95-97.

高宏，殷东风，张宁苏，2007. 济川煎加味治疗肿瘤病人便秘的临床观察[J].辽宁中医杂志，34（5）：612.

李可，2018.济川煎加减口服治疗老年阳虚型便秘的临床疗效[J].中国肛肠病杂志，38（2）：46-48.

罗虹，2014. 济川煎加味治疗阿尔茨海默病患者便秘 40 例[J].浙江中医杂志，48（9）：658.

马亚兵，1996．枳壳的胃肠作用及炮制前后的变化[J]．中药药理与临床，12（6）：2-8.

张运波，2012. 济川煎加味治疗老年脾肾阳虚型功能性便秘 76 例[J].陕西中医，33（5）：587-588.

周文，王冬梅，刘增光，等，2013. 济川煎临床应用近况[J].湖南中医杂志，29（12）：161-162.

SHI H M，WANG J，WANG M Y，et al，2009. Identification of Cistanche species by chemical and inter-simple sequence repeat fingerprinting[J].Biol Pharm Bull，32（1）：142-146.

WANG T，ZHANG X Y，XIE W Y，2012. Cistanche deserticola Y.C.Ma，"Desert Ginseng"：a review[J]. American Journal of Chinese Medicine，40（6）：1123-1141.

64

固阴煎　明·《景岳全书》

【处方沿革】

固阴煎处方源自明·张介宾所著的《景岳全书》卷五十一，具有养阴固精的功用。《景岳全书》首选《黄帝内经》、《难经》、《伤寒论》、《金匮要略》之论，博采历代医家精义，并结合作者经验，自成一家之书。全书共六十四卷，分为传忠录、脉神章、伤寒典、杂证谟、妇人规、小儿则、痘疹诠、外科钤、本草正、新方八略、新方八阵、古方八阵、妇人规古方、小儿则古方、痘疹诠古方、外科钤古方等 16 种。择取诸家精要，精研医理，剖析毫芒，操术明审。并系统阐论各科病证证治，阐发"阳非有余"、"真阴不足"及"人体虚多实少"等理论。对于命门、阴阳学说等均有独到的见解。主张人的生气以阳为生，阳难得而易失，既失而难复，所以主张温补。现存最早为明崇祯十三年（1640）年刻本、《四库全书》本及清康熙年间多种刻本，1949 年后有影印本和排印本出版。

原书记载本处方组成为："人参随宜，熟地三、五钱，山药二钱（炒），山茱萸一钱半，远志七分（炒），炙甘草一、二钱，五味子十四粒，菟丝子二、三钱（炒香）。"后世医家依据临床病情不同亦有加减。历代医籍在收录本方时，记载的剂量、炮制方法略有不同。今列举部分具有代表性医籍如表 2-64-1 所示。

表 2-64-1　历代医籍记载固阴煎组方

古代依据	组方	所属时代及作者
《景岳全书》	人参随宜，熟地黄三、五钱，山药二钱（炒），山茱萸一钱半，远志七分（炒），炙甘草一、二钱，五味子十四粒，菟丝子二、三钱（炒香）	明·张介宾
《成方切用》	熟地黄（三、五钱），菟丝子（炒二、三钱），山药（炒二钱），萸肉（一钱），甘草（炙一、二钱），远志（炒七分），五味（十四粒），人参随宜	清·吴仪洛
《类证治裁》	参，地，萸，五味，山药，远志，炙草，菟丝饼	清·林佩琴
《临证指南医案》	人参，熟地，山药，山萸，远志，炙草，五味，菟丝子	清·叶天士

【基原考证】

人参　《名医别录》载："如人形者有神。生上党及辽东。二月、四月、八月上旬采根，竹刀刮，曝干，无令见风。"《本草图经》记载："初生小者，三、四寸许，一桠五叶；四五年后生两桠五叶，末有花茎；至十年后，生三桠；年深者生四桠，各五叶。中心生一茎，俗名百尺杆。三月、四月有花，细小如粟，蕊如丝，紫白色；秋后结子，或七、八枚，如大豆，生青熟红，自落。根如人形者神。"其所附图潞州人参与今五加科植物人参 *Panax ginseng* C. A. Mey.极为相似。与《中国药典》（2015 年版）规定一致。主产于我国东北或朝鲜半岛等，以辽东为道地产区。

熟地黄　《本草图经》云："地黄生咸阳川泽，黄土地者佳，今处处有之，以同州为上。"《本草纲目》记载："今人惟以怀庆地黄为上，亦各处随时兴废不同尔。地黄初生塌地，叶如山白菜而毛涩，叶面深青色，又似小芥叶而颇厚，不叉丫。叶中撺茎，上有细毛。茎梢开小筒子花，红黄色。结实如小麦粒。根长四五寸，细如手指，皮赤黄色，如羊蹄根及胡萝卜根，曝干乃黑，生食作土气。"综合以上记载的产地、采收、形态描述，与今玄参科植物地黄 *Rehmannia glutinosa* Libosch.极为相似，与《中国药典》（2015 年版）规定一致。主产于河南、浙江等地，以河南为道地产区。

山药 《本草图经》载："薯蓣生嵩高山谷，今处处有之，以北都、四明者为佳。春生苗，蔓延篱援，茎紫叶青，有三尖似牵牛更厚而光泽……刮之白色者为上，青黑者不堪，暴干用之。"《救荒本草》曰："人家园圃种者，肥大如手臂，味美，怀孟间产者入药最佳，味甘性温平无毒。""怀孟间产者"指今栽培的怀山药，即薯蓣科植物薯蓣 *Dioscorea opposita* Thunb.。与《中国药典》（2015 年版）所载一致。主产于东北各省、内蒙古、新疆、西藏、青海等，此外全国范围内均有栽培，以河南产者最优。

山茱萸 《本草图经》曰："木高丈余，叶似榆，花白；子初熟未干，赤色，似胡颓子，有核；亦可啖，既干，皮甚薄，九月、十月采实，阴干。"《救荒本草》曰："实枣儿树，本草名山茱萸……木高丈余，叶似榆叶而宽，稍团，纹脉微粗，开淡白花，结实似酸枣大微长，色赤，既干则皮薄味酸。"其所附图谱与今之山茱萸科植物山茱萸 *Cornus officinalis* Sieb. et Zucc.相似，与《中国药典》（2015 年版）规定一致。主产于河南、浙江、山西、陕西等省，以河南西峡、内乡为道地产区。

远志 《开宝本草》曰："茎叶似大青而小，比之麻黄，陶不识尔。"《本草图经》曰："根黄色，形如蒿根；苗名小草，似麻黄而青，又如荜豆；叶亦有似大青而小者；三月，开花白色；根长及一尺，四月采根、叶，阴干……"《本草纲目》曰："远志又大叶、小叶两种……大叶者红花。"其所述小叶者为远志，大叶者为卵叶远志，与《中国药典》规定的远志科植物远志 *Polygala tenuifolia* Willd.、卵叶远志 *Polygala sibirica* L.相一致。

甘草 《本草图经》详细描述为："春生青苗，高一二尺，叶如槐叶，七月开紫花似奈，冬结实作角子如毕豆。根长者三四尺，粗细不定，皮赤，上有横梁，梁下皆细根也。二八月除日采根，暴干十日成，去芦头及赤皮，今云阴干用。"所附图与今甘草极为相似。历来，甘草的正品为乌拉尔甘草（*Glycyrrhiza uralensis*）。已有学者比对了历代所用甘草和现代甘草的植物形态描述，确定历史上所用甘草为乌拉尔甘草，即为豆科植物甘草 *Glycyrrhiza uralensis* Fisch.，与 2015 年版《中国药典》规定一致。甘草主产于内蒙古、甘肃、宁夏、新疆，以内蒙古伊盟的杭锦旗及甘肃、宁夏的阿拉善一带所产品质最佳。

五味子 陶弘景云："今第一出高丽，多肉而酸甜，次出青州、冀州，味过酸，其核并似猪肾，又有建平者少肉，核形不相似，味苦亦良。"《本草图经》曰："五味子，生齐山山谷及代郡，今河东、陕西州郡尤多，而杭越间亦有。春初生苗，引赤蔓于高木，其长六、七尺；叶尖圆似杏叶……"综合其产地再结合其所附图谱，古代五味子应包括五味子属 *Schisandra* Michx 的多种植物。现今所使用的五味子 *Schisandra chinensis*（Turcz.）Baill.和南五味子 *Schisandra sphenanthera* Rehd. et Wils.也包含其中。《本草纲目》载："五味今有南北之分，南产者色红，北产者色黑，入滋补者必用北产者乃良。"结合本方中五味子的功效，推测该方中使用的是北五味子 *Schisandra chinensis*（Turcz.）Baill.，与《中国药典》（2015年版）规定一致。五味子以辽宁产为道地药材，此外，吉林、黑龙江、山西等地亦产。

菟丝子 《本草图经》载："夏生苗，如丝综蔓延草木之上，或云无根，假气而生；六、七月结实，极细如蚕子，土黄色。九月收采，曝干，得酒良。其实有两种：色黄而细者，名赤网；色浅而大者，名菟累。"《本草纲目》云："多生荒园古道。其子入地，初生有根，及长延草物，其根自断。无叶有花，白色微红，香亦袭人，结实如秕豆而细，色黄，生于梗上尤佳。惟怀孟林中多有之，入药更良。"据上述描述可见，古时对菟丝子已有色黄而细者、色浅而大者的区分。"色黄而细者"与菟丝子 *Cuscuta chinensis* Lam.相似，"色浅而大者"与日本菟丝子 *Cuscuta japonica* Choisy相似。而《本草纲目》中以色黄而细者为佳，推测该方所用菟丝子为旋花科植物菟丝子 *Cuscuta chinensis* Lam.的干燥种子，与《中国药典》规定的旋花科植物南方菟丝子 *Cuscuta australis* R. Br.或菟丝子 *Cuscuta chinensis* Lam.的干燥种子相一致。

【炮制方法】

人参 《本草纲目》（明·公元1552年）曰："凡生用宜㕮咀，熟用宜隔纸焙之。"《炮炙大法》（明·公元1622年）曰："色微黄，皮薄，滋润明亮，阔而独株，味甘回味不苦者良，去芦。"本处方中对人参没有特别标注，应为生品。综合工业化需求，建议人参按照现行《中国药典》（2015年版）人参饮片方法进行炮制。

熟地黄 《本草品汇精要》（明·公元1505年）曰："熟地黄，以生地黄去皮，瓷锅上柳木甑蒸之，摊晒令干，拌酒再蒸，如此九度，谓之九蒸九曝。"《炮炙大法》（明·公元1622年）曰："熟地黄，酒洗，晒干，以手擘之，有声为度。好酒拌匀，置瓷瓮内包固，重汤煮一昼夜，胜于蒸者。"上述方法与今《中国药典》（2015年版）规定的方法略有不同，综合考虑工业化，建议按照现行《中国药典》规定的蒸法进行炮制。

山药 原文规定炮制方法为"炒"，山药炒法最早出现在宋代"炒切"。后代多沿用"微炒"、"慢火炒令热透，候冷用"、"炒"、"生半炒黄"、"炒黄"。明代沿用了炒黄法，即清炒法。此外还有加辅料炒如酒炒，同葱、盐炒黄，去姜汁拌炒。今《中国药典》（2015年版）收录的山药炒制方法为"麸炒山药"，考虑工业化需求，建议按现行《中国药典》麸炒山药方法进行炮制。

山茱萸 原文对其炮制方法并未特别标注，应为生品。对于山茱萸去核与否历代医家颇有争议。《景岳全书》其余处方中有山茱萸肉的描述，而本处方中仅记载为山茱萸。又《本草纲目》（明·公元1552年）中引用陶弘景"既干，皮甚薄，当合核为用尔"的说法，推测该处方中使用的是未去核的山茱萸。与今《中国药典》（2015年版）所载不同。

远志 处方原文标注为"炒"。《普济本事方》（宋·公元1132年）载有"去心剉洗，炒黄色"，不仅记述了炒法，还提出了炒黄的具体要求。《外科正宗》（明·公元1617年）描叙为"微炒"。根据古籍记载，推断该处方中的炒应为清炒，现《中国药典》（2015年版）并未收录该炮制方法。

甘草 处方原文标注为"炙"。"炙"在不同历史时期可能代表烘烤、蘸水炙、或者蜜炙。根据甘草炮制方法衍变考证，明清时期炙甘草为蜜炙甘草。因此，本方中炙甘草，建议按照2015年版《中国药典》的方法采用蜜炙，即取甘草片，照蜜炙法（通则0213）炒至黄色至深黄色，不粘手时取出，晾凉。

五味子 原处方并未特别标注，应为生品。关于五味子切制的记载最早见于汉代，载有"碎"，之后出现"如入汤剂用，捶碎使之"、"捣碎"、"止泻捶碎"、"必打碎核，方五味备"等。现代研究也指出"五味子仁中木脂素含量高，宜捣碎应用"。与《中国药典》（2015年版）所载"五味子除去杂质，用时捣碎"一致。

菟丝子 原处方标注为"炒香"。菟丝子炮制方法较早见于晋代《肘后备急方》，至宋代菟丝子的炮制方法有了较大的发展，有"酒浸"制、"酒浸焙干"、"酒浸、蒸焙干"、"酒浸炒"、"盐炒"、"酒浸、水淘焙干"、"酒煮制饼"等。明代除沿用上述方法外尚增加有"油烹焙"、"酒浸、煮焙干"、"酒浸制饼曝干"、"单炒"、"酒浸重蒸曝，制饼焙干"等，经查阅原书，若菟丝子有加辅料炒会标注如"酒炒"。此方中仅注明"炒香"，应为单炒。可参照《中国药典》（2015年版）炒黄法炮制。

【剂量考证】

经查阅相关史料记载，并结合现代对明代度量衡史的考证，确定明代1钱为今之3.73g，1分为今之0.37g，即处方中熟地黄11.19~18.65g，山药7.46g，山茱萸5.60g，远志2.61g（炒），炙甘草37.3~7.46g，菟丝子7.46~11.19g（炒香）。经查证五味子十四粒约为2g，人参使用量为3.75~11.25g。

原文中记载："水二盅，煎七分，食远温服。"结合现代用药规范，固阴煎处方为一日用量，一天两服，每服折合生药量43.8~66.22g。

【物质基准】

制备方法

固阴煎的制法，《景岳全书》原文中记载"水二盅，煎七分，食远温服"。《景岳全书》中新方八阵，共载方 191 首，其中汤剂 116 首，除体疟饮和追疟饮明确指出需要两煎以外，其余皆为一煎，因此固阴煎应为一煎：古代剂量"盅"虽没有固定体积，但却相对稳定，有小容量的 100ml，也有大容量的 200ml，因处方整方重量按现代剂量算是 43.8～66.22g，考虑实际煎煮情况以一盅体积按 200ml 左右计算会更合适些。"煎七分"即煎至 140ml 即可。

质量标准

暂略。

【临床定位】

传统功能主治

《景岳全书》固阴煎的作用原文记载为："治阴虚滑泄，带浊淋遗，及经水因虚不固等证。此方专主肝肾。"《类证治裁》中记载道："真阴欲绝者，于摄阴剂中兼顾阳，（固阴煎）……思郁伤神，精滑，（神伤必不摄肾，故遗精淋浊，固阴煎）……先天精弱者，房后神疲，（固阴煎）……脾肾阳气不固，（固阴煎）……恶露不止，淋漓太多，（固阴煎）……人事不畅，精道逆而为带浊者，（初以威喜丸，久以固阴煎）……阴虚滑脱（固阴煎，秘元煎）。"《成方切用》载："治阴虚滑泄，带浊，淋遗，及经水阴虚不固等症，此方专主肝肾……如阴虚微热，而经血不止者，加川续断二钱。如下焦阳气不足，而兼腹痛泄溏者，加补骨脂、吴茱萸之类，随宜用。"《竹林女科》曰："肝肾血虚，胎动不安；产后冲任损伤，恶露不止。"《罗氏会约医镜》曰："治肝肾阴虚，滑泄、带浊、淋遗，及阴水因虚不固等症。"

综上，固阴煎具有养阴固精的功用。主治肝肾两亏，带浊淋遗，遗精滑泄，带下崩漏，胎动不安，产后恶露不止及经水因虚不固等。

现代临床应用

固阴煎现代临床仍主要用于由肝肾阴虚导致的遗精滑泄，带下崩漏及经水因虚不固等证。

洪丽美用固阴煎加减方治疗肾虚型月经过少，结果显示，固阴煎可有效改善患者临床症状，提高其生活质量。朱也君运用固阴煎加减方治疗更年期综合征，取得良好疗效。龙剑运用固阴煎治疗由于肾虚引起的月经不调取得良好疗效，效果显著好于西药治疗。高璐等人运用加味固阴煎治疗由于肝肾虚损，冲任失调引起的各种月经病均取得良好疗效。张敏等人根据临床病证随症加减，使用固阴煎加减方治疗卵巢早衰，服用 14 剂后患者月经来潮，心情舒畅，食欲增加，疗效显著。胡有道使用固阴煎加减方治疗由于肾精亏损引起的小便无力、次数增多、余沥不净之症，5 剂病证即有所改善，20 剂后痊愈。此外还用加减方治疗由于精亏气损，精关不固所致的滑泄之证也取得很好疗效。

（研究人员：李彦玲　刘　艳　等）

参 考 文 献

高璐，刘卉，2017. 加味固阴煎治疗月经病的临证体会[J]. 光明中医，32（21）：3083-3084.

洪丽美，2019. 固阴煎加减治疗肾虚型月经过少的临床效果分析[J]. 医学理论与实践，32（8）：1207-1209.

胡有道，1997. 固阴煎治验举隅[J]. 新中医，29（6）：50-51.

龙剑，2018. 妇科月经不调的中医辨证以及临床治疗效果[J]. 中医药理论，10：165-166.

陶弘景，1986. 名医别录[M]. 尚志钧，辑校. 北京：人民卫生出版社：28.

张敏，匡洪影，2017. 固阴煎的临床用[J]. 亚太传统医药，13（3）：94-95.

朱也君，2009. 固阴煎加减治疗更年期综合征 38 例[J]. 新中医，41（9）：72-73.

65

托里消毒散　明·《外科正宗》

【处方沿革】

托里消毒散，源于明·《外科正宗》。《外科正宗》曰："治痈疽已成不得内消者，宜服此药以托之，未成者可消，已成者即溃，腐肉易去，新肉易生，此时不可用内消泄气、寒凉等药致伤脾胃为要。"人参、川芎、白芍、黄芪、当归、白术、茯苓、金银花各一钱，白芷、甘草、皂角针、桔梗各五分。水二盅，煎八分，食远服。

【基原考证】

人参　《本草图经》记载："初生小者三四寸许，一桠五叶……三月、四月有花，细小如粟，蕊如丝，紫白色。秋后结子，或七八枚，如大豆，生青熟红，自落。"根据上述本草著作的人参原植物形态描述与《中国药典》和《中华本草》等综合分析考证，本品为五加科植物人参 *Panax ginseng* C. A. Mey.的根。主产于辽宁、吉林、黑龙江、河北、山东、山西等地。

黄芪　《本草图经》曰："根长二三尺已来……七月中开黄、紫花。其实作荚子，长寸许。八月中采根用，其皮折之如绵，谓之绵黄芪。"并附有"宪州黄芪"图。根据上述本草图文及《中国药典》和《中华本草》等综合分析考证，本品为豆科植物蒙古黄芪 *Astragalus membranaceus* (Fisch.) Bge. var. *mongholicus* (Bge.) Hsiao 或膜荚黄芪 *Astragalus membranaceus* (Fisch.) Bge.。蒙古黄芪分布于内蒙古、黑龙江、吉林、河北、山西等地，膜荚黄芪分布于东北、华北、西北及山东、四川等地。

当归　据《本草经集注》、《本草图经》描述及附图与《本草纲目》及《中国药典》和《中华本草》等综合分析考证，当归为伞形科植物当归 *Angelica sinensis* (Oliv.) Diels 的干燥根。甘肃为当归道地产区，此外云南、湖北、陕西、四川等地亦产。

川芎　《本草图经》载："芎䓖生武功……其苗四、五月生，叶似芹、胡荽、蛇床辈。藁芜，芎䓖苗也，作丛而茎细。"该书附有基生叶二回三出复叶、叶缘有齿、无花果的芎䓖图，与伞形科植物川芎 *Ligusticum chuanxiong* Hort.相似，可见其基原植物与 2015 年版《中国药典》规定一致。川芎的道地性极强，自宋以来一直以四川都江堰为道地产区，主产于四川都江堰市、崇州市、彭州市。

白芍　据《本草蒙筌》、《本草纲目》描述，并根据植物形态，确定托里消毒散中白芍的基原植物为毛茛科植物芍药 *Paeonia lactiflora* Pall.，药用部位为干燥根，与 2015 年版《中国药典》中白芍一致。以四川、安徽、浙江为道地产区，亦为现代白芍主产区。

白术　《本草图经》云："春生苗，青色无桠……根似姜，而旁有细根，皮黑，心黄白色，中有膏液紫色……叶叶相对，上有毛，方茎，茎端生花，淡紫碧红数色，根作桠生……以大块紫花者为胜。"本方所用白术与 2015 年版《中国药典》收载的相符，为菊科植物白术 *Atractylodes macrocephala* Koidz.的干燥根茎。主要分布于安徽、浙江、湖南、湖北等地。

茯苓　根据《本草纲目》、《本草图经》原植物描述、附图与《中华人民共和国药典》和《中华本草》等综合分析考证，本品为多孔菌科真菌茯苓 *Poria cocos*（Schw.）Wolf 的干燥菌核。分布于河北、山西、安徽、浙江、福建、广东等地。

金银花　根据《曲洧旧闻》、《救荒本草》描述及附图，与 2015 年版《中国药典》规定的品种相符，本品为忍冬科植物忍冬 *Lonicera japonica* Thunb.的干燥花蕾或带初开的花。古代河南为金银花的道地产区，现今主产于河南、山东、河北等地。

白芷　《证类本草》、《本草纲目》均附有泽州白芷图，从产地来看可能是北方目前广泛栽种的白芷，图文均与目前应用的白芷相近。根据记录可以确认古时使用的白芷为杭白芷，即 2015 年版《中国药典》杭白芷，本品为伞形科植物杭白芷 *Angelica dahurica*（Fisch.ex Hoffm.）Benth.et Hook.f.var.*formosana*（Boiss.）Shan et Yuan 的干燥根。主产于四川、浙江等地。

甘草　《本草图经》、《本草衍义》及《植物名实图考》指出甘草叶片的形状。此外，《本草蒙筌》和《本草纲目》均附有原植物图。《中国药典》和《中华本草》记载，甘草为豆科植物甘草，胀果甘草或光果甘草的干燥根，并对 3 个品种的原植物形态进行描述。通过对原植物形态描述及图例考证认为，古本草记载的甘草均为乌拉尔甘草，即豆科植物甘草 *Glycyrrhiza uralensis* Fisch.的干燥根和根茎，主产于新疆、内蒙古、甘肃、宁夏、山西等地。

皂角针　始载于《本草图经》。别名：皂荚刺、皂刺、天丁、皂针，为豆科植物皂荚 *Gleditsia sinensis* Lam. 的干燥棘刺。

桔梗　按诸家本草记述，可见在《本草经集注》以前桔梗与沙参属荠苊 *Adenophora trachelioides* Maxim. 不分，之后《唐草本》、《本草图经》、《本草纲目》、《植物名实图考》等均指出了两者植物形态上的区别，并附图。即唐之后与今天所用桔梗科植物桔梗 *Platycodon grandiflorum*（Jacq.）A.DC.的干燥根相符，与 2015 年版《中国药典》收载一致。现今全国大部分均产。

【炮制方法】

人参　原方对该味药材未有特殊炮制说明，因此按照《中国药典》方法使用。润透，切薄片，干燥，或用时粉碎、捣碎。

川芎　原方对该味药材未有特殊炮制说明，因此按照《中国药典》方法使用。除去杂质，分开大小，洗净，润透，切厚片，干燥。

白芍　原方对该味药材未有特殊炮制说明，因此按照《中国药典》方法使用。洗净，润透，切薄片，干燥。

黄芪　明代采收时间为"二月、十月采"或"八月采根"，与今用"春秋二季采挖"，采收季节一致，采收完后，"去芦、阴干"、"去头上皱皮"、"须去头"，与今用制法"除去须根和根头，晒干"一致，方中用生黄芪，古时也表明"生用亦可"。因此黄芪炮制方法古今使用无异，此方中炮制方法参考 2015 年版《中国药典》要求，除去杂质，大小分开，洗净，润透，切厚片，干燥。

当归　原方对该味药材未有特殊炮制说明，因此按照《中国药典》方法使用。除去杂质，洗净，润透，切薄片，晒干或低温干燥。

白术　原文中白术未标明炮制方法。关于白术炮制方法的记载，自唐·孙思邈《备急千金要方》出现"切"的制法，应该是白术最早的切制方法。故本方中所用白术应为生品，其炮制方法参考 2015 年版《中国药典》要求，除去杂质，洗净，润透，切厚片，干燥。

茯苓　《本草经集注》中记载："削除黑皮……作丸散者，皆先煮之两三沸，乃切，暴干。为末。研末丸服，赤筋尽淘，方益心脾，不损眼目。"《苏沈良方》记载："削去皮，切为方寸块。"考证茯苓药材历史沿革，结论表明古代茯苓的炮制多将外皮削去，煮熟后晒干以做药用或食用。2015 年版《中国药典》记载："茯苓块，为去皮后切制的茯苓，呈立方块状或方块状厚片，大小不一。"由于市场上茯苓药材皆为茯苓块或茯苓片，因此，茯苓饮片炮制为挑拣，筛去灰屑。

金银花 原方对该味药材未有特殊炮制说明，因此按照《中国药典》方法使用。夏初花开放前采收，干燥。

白芷 原方对该味药材未有特殊炮制说明，因此按照《中国药典》方法使用。除去杂质，大小分开，略浸，润透，切厚片，干燥。

甘草 原方对该味药材未有特殊炮制说明，因此按照《中国药典》方法使用。除去杂质，洗净，润透，切厚片，干燥。

皂角针 原方对该味药材未有特殊炮制说明，因此按照《中国药典》方法使用。除去杂质；未切片者略泡，润透，切厚片，干燥。

桔梗 原方对该味药材未有特殊炮制说明，因此按照《中国药典》方法使用。除去杂质，洗净，润透，切厚片，干燥。

【剂量考证】

本方中人参、川芎、白芍、黄芪、当归、白术、茯苓、金银花各一钱，白芷、甘草、皂角针、桔梗各五分。通过对明清时期度量衡考证，明确明清时期量制及衡制与现代换算关系，其重量以两、钱计，按 1 两=10 钱，1 钱=3.73g 折算。各药味用量约为：人参、川芎、白芍、黄芪、当归、白术、茯苓、金银花各 3.73g，白芷、甘草、皂角针、桔梗各 1.87g。

【物质基准】

制备方法

"水二盅，煎八分，食远服。"如果没有明确指出大小盏，1 盏（杯、碗、盅）一般可以折合今天 150～300ml，具体可以根据方药体积、汤液的容量斟酌加减。即用 300～600ml 水，煎煮至 120～240ml，离开正常进食时间较远时服药。

【临床定位】

传统功能主治

痘疹、痈疽、疮疡。

现代临床应用

肺结核、肺部感染、脓耳、带下；用来治疗疮疡体虚邪盛、脓毒不易外达者。

（研究人员：张际庆 等）

参 考 文 献

陈嘉谟，1988. 本草蒙筌[M]. 北京：人民卫生出版社.

陈修园，2007. 本草经集注[M]. 北京：中国中药出版社.

李时珍，1994. 本草纲目[M]. 陈贵廷，点校. 北京：中医古籍出版社.

李时珍，2015. 本草纲目[M]. 马美著，校点. 武汉：崇文书局.

沈括，苏轼，2003. 苏沈良方[M]. 杨俊杰，王振国，点校. 上海：上海科学技术出版社.

苏颂，1994. 本草图经[M]. 尚志钧，辑校. 合肥：安徽科学技术出版社.

陶弘景，1994. 本草经集注（辑校本）[M]. 尚志钧，尚元胜，辑校. 北京：人民卫生出版社.

姚公树，1981. 托里解毒法在内科临床应用[J]. 中医药学报，（3）：15-18.

赵天健，1985. 托里消毒散临床应用举例[J]. 湖南中医学院学报，（4）：44.

66

清上蠲痛汤　明·《寿世保元》

【处方沿革】

清上蠲痛汤出自明·龚廷贤《寿世保元》。原文为："头痛短涩脉病乖，浮滑风痰必易解，寸口紧急或短或浮或弦，皆主头痛。夫头者，诸阳所聚之处也。诸阴至颈而还，惟足厥阴有络，上头至颠顶。其脉浮紧弦长洪大者，属风热痰火而致也。其脉微弱虚濡者，属气血两虚。必丹田竭而髓海空虚，为难治也。其有真头痛者，脉无神而脑中劈痛。其心神烦乱，为真头痛也。旦发夕死，夕发旦死，盖头痛暴起者。如鼻塞发热恶寒，乃感冒所致也。其曰头痛者，有虚有火，有痰厥，有偏有正，其偏于左边头痛者，宜小柴胡汤加川芎、当归、防风、羌活。其偏于右边头痛者，补中益气汤加白芷、独活、蔓荆子、酒芩。其眉棱处痛者，二陈汤加酒炒片芩、羌活、薄荷。其脑顶痛者宜人参败毒散加川芎、本、酒炒黄柏、木瓜、红花、酒炒大黄。一论一切头痛主方，不问左右偏正新久，皆效。"清上蠲痛汤：当归（酒洗一钱），小川芎（一钱），白芷（一钱），细辛（三分），羌活（一钱），防风（一钱），菊花（五分），蔓荆子（五分），苍术（米泔浸一钱），麦冬（一钱），独活（一钱），生甘草（三分），片芩（酒炒一钱五分），上锉一剂。生姜煎服。

"一左边痛者。加红花七分、柴胡一钱、龙胆草酒洗七分、生地黄一钱。"

"一右边痛者。加黄一钱、干葛八分。"

"一正额上眉棱骨痛者，食积痰壅。用天麻五分、半夏一钱、山楂一钱、枳实一钱。"

"一当头顶痛者。加藁本一钱、大黄酒洗一钱。"

"一风入脑髓而痛者。加麦门冬一钱，苍耳子一钱，木瓜、荆芥各五分。"

"一气血两虚，常有自汗。加黄一钱五分，人参、白芍、生地黄各一钱。"

【基原考证】

当归　《本草纲目》曰："今陕、蜀、秦州、汶州诸处人多栽莳为货。以秦归头圆尾多色紫气香肥润者，名马尾归，最胜他处；头大尾粗色白坚枯者，为镵头归，止宜入发散药尔。"结合其他本草认为，本方中当归为伞形科植物当归 *Angelica sinensis*（Oliv.）Diels 的干燥根。甘肃作为当归道地产区，以其出产的当归质重、气香、油性足、产量大而驰名中外，此外云南、湖北、陕西、四川等地亦产。

川芎　《本草图经》载："芎䓖生武功……其苗四、五月生，叶似芹、胡荽、蛇床辈。蘼芜，芎䓖苗也，作丛而茎细。"该书附有基生叶二回三出复叶、叶缘有齿、无花果的芎䓖图，与伞形科植物川芎 *Ligusticum chuanxiong* Hort.相似，可见其基原植物与 2015 年版《中国药典》规定一致。川芎的道地性极强，自宋以来一直以四川都江堰为道地产区，主产于四川都江堰市、崇州市、彭州市。

白芷　《证类本草》、《本草纲目》均附有泽州白芷图，从产地来看可能是北方目前广泛栽种的白芷，图文均与目前应用的白芷相近。根据记载可以确认古时使用的白芷为杭白芷，即 2015 年版《中国药典》杭白芷，本品为伞形科植物杭白芷 *Angelica dahurica*（Fisch.ex Hoffm.）Benth.et Hook.f.var.*formosana*（Boiss.）

Shan et Yuan 的干燥根。主产于四川、浙江等地。

细辛　《本草衍义》载："细辛用根，今惟华州者佳，柔韧，极细直，深紫色，味极辛，嚼之习习如椒……叶如葵叶，赤黑，非此则杜蘅也。"《本草纲目》载："叶似小葵，柔茎细根，直而色紫，味极辛者，细辛也。"考证建议本方选用的细辛为《中国药典》所载的细辛，即为马兜铃科植物北细辛 *Asarum heterotropoides* Fr. Schmidt var. *mandshuricum*（Maxim.）Kitag.、汉城细辛 *Asarum sieboldii* Miq.var.*seoulense* Nakai 或华细辛 *Asarum sieboldii* Miq. 的干燥根和根茎。北细辛与汉城细辛主产于东北地区。华细辛主产于陕西、河南、山东、浙江等省。

羌活、独活　历代本草多将羌活与独活相混。明·刘文泰《本草品汇精要》记载："旧本羌独不分，混而为一，然其形色，功用不同，表里行径亦异，故分为二则，各适其用也。"始将羌活从独活中分离开，单列为一条。但李时珍《本草纲目》将羌活重新归到独活项下，记载："独活、羌活乃一类二种，以中国者为独活，西羌者为羌活。"其后大多本草沿用了李时珍的看法。可知古代本草记载的羌活、独活来源颇为复杂。根据本草图文考证，独活主流品种为伞形科独活属（*Heracleum*）及当归属（*Angelica*）植物，本方独活取《中国药典》收载的伞形科植物重齿毛当归 *Angelica pubescens* Maxim.f.*biserrata* Shan et Yuan，主产于四川、湖北、陕西。而古代本草中羌活的原植物描述和附图与《中国药典》和《中华本草》收载的一致，为伞形科植物羌活 *Notopterygium incisum* Ting ex H、T、Chang 或宽叶羌活 *Notopterygium franchetii* H. de Boiss 的干燥根茎与根，主产于四川、青海、甘肃等地。

防风　根据古代本草图文考证及《中国药典》和《中华本草》等综合分析考证，本品为伞形科植物防风 *Saposhnikovia divaricata*（Turcz.）Schischk.的干燥根，分布于黑龙江、吉林、辽宁、河北、山东等地。

菊花　据《纲目图鉴》、《药典图鉴》、《中华本草》、《中药志》等综合分析考证，本品为菊科植物菊 *Chrysanthemum morifolium* Ramat.的干燥头状花序。全国各地均有栽培，尤以浙江、安徽、河南等地驰名。《中国药典》收载菊花药材为菊科植物菊 *Chrysanthemum morifolium* Ramat.的干燥头状花序；9～11月份花盛开时分批采收，阴干或焙干，或熏、蒸后晒干。药材按产地和加工方法不同，分为"亳菊"、"滁菊"、"贡菊"、"杭菊"、"怀菊"。

蔓荆子　据《纲目图鉴》、《纲目彩图》等综合分析考证，本品为马鞭草科植物蔓荆 *Vitex trifolia* Linn.。分布于福建、台湾、广东、云南、广西等地。《纲目彩图》、《药典图鉴》、《中药图鉴》、《中华本草》认为还包括同属植物单叶蔓荆 *Vitex trifolia* Linn. var. *simplicifolia* Cham.，分布于山东、江苏、浙江、江西、福建、台湾等地。《中国药典》收载的蔓荆子药材为马鞭草科植物单叶蔓荆或蔓荆的干燥成熟果实；秋季果实成熟时采收，除去杂质，晒干。

苍术　本品原名术，汉魏及之前的本草并无苍术、白术之分，元·《汤液本草》将白术、苍术分条而列，对其功效做出明确划分。明·《本草品汇精要》记载："白术，春生苗叶，叶大有毛，两两相对，茎作蒿干状而青赤色，长二三尺，夏开黄白花，入伏后结子，至秋苗枯。其根似姜而有桠，傍有细根，皮褐肉白，中少膏液，其味甘苦而不烈。惟春及秋冬取者佳。剉碎不生霜者是也。"综合分析考证，本方取 2015 年版《中国药典》苍术，即菊科植物茅苍术 *Atractylodes lancea*（Thunb.）DC.或北苍术 *Atractylodes chinensis*（DC.）Koidz.的干燥根茎，分布于山东、江苏、浙江、湖北、四川等地。

片芩　《本草纲目》云曰："芩，《说文》作菳，谓其色黄也。或云芩者黔也，黔乃黄黑之色也。宿芩乃旧根，多中空，外黄内黑，即今所谓片芩，故又有腐肠、妒妇诸名。"据《纲目彩图》、《纲目图鉴》、《药典图鉴》、《草药大典》等综合分析考证，黄芩为唇形科植物黄芩 *Scutellaria baicalensis* Georgi 的干燥根，分布于我国北方各地。

麦冬　根据本草所述及附图考证，其所述浙江产、人工栽培的麦冬与《中华本草》和《中国药典》记载的百合科植物麦冬 *Ophiopogon japonicus*（L.f）Ker-Gawl.相符。因此建议选用 2015 年版《中国药典》收载的百合科植物麦冬 *Ophiopogon japonicus*（L.f）Ker-Gawl.的干燥块根作为来源。现今主产于浙江、四川、江苏等地。

甘草　《本草图经》、《本草衍义》及《植物名实图考》指出甘草叶片的形状。此外，《本草蒙筌》和

《本草纲目》均附有原植物图。《中国药典》和《中华本草》记载，甘草为豆科植物甘草，胀果甘草或光果甘草的干燥根，并对 3 个品种的原植物形态进行描述。通过对原植物形态描述及图例考证认为，古本草记载甘草均为乌拉尔甘草，即豆科植物甘草 *Glycyrrhiza uralensis* Fisch.的干燥根和根茎，主产于新疆、内蒙古、甘肃、宁夏、山西等地。

【炮制方法】

原方对小川芎、白芷、细辛、羌活、独活、防风、菊花、蔓荆子、麦冬、甘草均未有炮制说明，因此按照《中国药典》方法净制、切制即可。

当归（酒洗）　原方为"酒洗"，古代没有记载酒洗当归的具体操作方法，《中药炮制经验集成》载："取当归，用酒拌烘干，或用酒闷透，切片。"故当归炮制方法采用酒淋湿，拌匀、闷透，切片。也可参照《上海市中药饮片炮制规范》2008 年版 80 页记载的酒洗当归的炮制方法，即取当归，照酒炒法喷洒黄酒，拌匀，使之吸尽，晒或低温干燥。

苍术（米泔浸）　苍术生品，温燥而辛烈，燥湿，祛风，散寒力强。制苍术功同生品，但经米泔水浸泡后能缓和燥性，降低辛烈温燥的副作用，有和胃的作用。《全国中药炮制规范》（1988 年版）收载制苍术（取苍术片，用米泔水浸泡片刻，取出，用文火炒干），依此即可。

片芩　参照《中国药典》之酒黄芩（取黄芩片，照酒炙法炒干）即可。

【剂量考证】

通过对明清时期度量衡考证，明确明清时期量制及衡制与现代换算关系，其重量以两、钱计，按 1 两 =10 钱，1 钱=3.73g 折算。《寿世保元》中本方取酒当归、川芎、白芷、羌活、独活、防风、制苍术、麦冬各 3.73g，菊花 1.87g，蔓荆子 1.87g，细辛 1.12g，酒黄芩（枯芩）5.6g，甘草 1.12g；共计 41.4g。

【物质基准（标准汤剂）】

散剂剂型物质基准

制备方法：原文"上锉"未标明粒度，可选择过 4 目筛，不过 10 目筛的粗颗粒，清上蠲痛汤中各药味按比例调配，即得。

可依照《中国药典》进行相关检测，包括散剂检测通则，关于各药味常用的显微鉴别，薄层鉴别方法等。

标准汤剂物质基准

制备方法：称取本方 50g，取生姜两片（约 6g），加水 400ml，煮沸 5min，趁热滤过，低温浓缩至约 250ml，即得。

【临床定位】

传统功能主治

清上蠲痛汤为治"一切头痛之主方，不问左右、偏正、新久皆有效"。

现代临床应用

　　《现代日本汉方处方手册》记载：主治颜面痛、头痛。《诊疗医典》记载：本方治疗顽固性三叉神经痛。《处方解说》记载：本方是治疗一切头痛的主方，用于慢性头痛、各种类型的头痛、三叉神经痛和上腭癌所致的疼痛。《民间药百科》记载：本方应用于头部和颜面疼痛，另外还用于习惯性头痛、三叉神经痛等。

　　临床报道尚见于治疗血管性头痛、偏正头痛、原发性三叉神经痛等各型头痛病证。

（研究人员：张　鹏　等）

参 考 文 献

李云龙，1992. 清上蠲痛汤治愈偏正头痛[J]. 四川中医，（3）：14-15.

彭世桥，朱灿营，1991. 清上蠲痛汤治疗原发性三叉神经痛 50 例[J]. 北京中医，（3）：63.

孙纪峰，2003. 清上蠲痛汤治疗血管性头痛 38 例[J]. 浙江中西医结合杂志，（2）：51.

67

清肺汤 明·《万病回春》

【处方沿革】

清肺汤出自明·龚廷贤《万病回春》。原文曰："痰嗽者，嗽动便有痰声，痰出嗽止是也。（嗽而痰多者，是脾虚也。）肺胀嗽者，嗽则喘满气急也。（喘急不得眠者难治。）久嗽不止成劳，若久嗽声哑，或喉生疮者，是火伤肺金也。（俱难治之。若血气衰败，声失音者，亦难治也，以上三条，俱宜后方。）清肺汤，治一切咳嗽，上焦痰盛。" 黄芩（去朽心）一钱半，桔梗（去芦）、茯苓（去皮）、陈皮（去白）、贝母（去心）、桑白皮各一钱，当归、天冬（去心）、山栀、杏仁（去皮尖）、麦冬（去心）各七分，五味子七粒，甘草三分。上锉，生姜、枣子煎，食后服。

【基原考证】

黄芩　《本草纲目》云："芩，说文作菳，谓其色黄也。或云芩者黔也，黔乃黄黑之色也。宿芩乃旧根，多中空，外黄内黑，即今所谓片芩，故又有腐肠、妒妇诸名。"与今正品黄芩的形态相似，确认为唇形科植物黄芩 *Scutellaria baicalensis* Georgi 的干燥根。黄芩主要分布于河北、山西、陕西、东北、甘肃等地区，以山西产量最大，河北北部质量最佳，尤以河北北部野生者为道地药材。

桔梗　《本草纲目》谓："此草之根结实而梗直，故名。桔梗荠乃一类，有甜、苦二种，故本经桔梗一名荠，而今俗称荠，为甜桔梗也。"与现今使用的桔梗基本相符，确认为桔梗科植物桔梗 *Platycodon grandiflorum*（Jacq.）A.DC.的干燥根。主产于安徽、河南、湖北、辽宁、吉林、河北及内蒙古等省，以东北、华北产量较大，称为"北桔梗"，以华东地区产品质量最佳，称为"南桔梗"。

茯苓　《本草纲目》曰："茯苓有大如斗者，有坚如石者，绝形，其轻虚者不佳，盖年浅未坚故也。"通过以上本草考证，确认茯苓的原植物与《中国药典》中茯苓基本一致，即多孔菌科真菌茯苓 *Poria cocos*（Schw.）Wolf 的干燥菌核。主要分布于我国东、中、南部广大山区，云南、湖北、安徽、河南、四川等省份均有栽培，其中安徽产量及销量均为全国最大。

陈皮　《本草崇原》曰："橘……枝多坚刺，叶色青翠，经冬不凋，结实青圆，秋冬始熟，或黄或赤，其臭辛香，肉味酸甜，皮兼辛苦。橘实形圆色黄，臭香肉甘，脾之果也。"由此可以确认陈皮的植物来源品种为芸香科植物橘 *Citrus reticulata* Blanco 及其栽培变种的干燥成熟果皮，分"陈皮"和"广陈皮"。陈皮主产于四川、浙江、福建、江西和湖南等地；广陈皮主产于广东新会、四会等地。其中以广陈皮的质量为优，广陈皮中又以新会陈皮为道地药材。

贝母　明清时期贝母的药用来源有浙贝母和川贝母两种。据明·龚廷贤《万病回春·药性歌》记载，"贝母微寒，止嗽化痰，肺痈肺痿，开郁除烦。"浙贝母与川贝母虽然都能化痰止咳，但川贝母以治疗肺虚久咳、痰少咽燥见长，而浙贝母则开泄力大，多用于外感风热或痰火郁结的咳嗽，还长于治瘰疬、疮痈、乳痈、肺痈等。因此，根据记载可以确认贝母为浙贝母，即百合科植物浙贝母 *Fritillaria thunbergii* Miq. 的干燥鳞茎，主产于浙江、江苏、安徽、湖南等省。

桑白皮 《本草纲目》曰："桑有数种，有白桑，叶大如掌而厚；鸡桑，叶花而薄；子桑，先椹而后叶；山桑，叶尖而长。"白桑与《中国药典》和《中华本草》记载的桑科植物桑 *Morus alba* L.一致，确认桑白皮为桑科植物桑（*Morus alba* L.）除去栓皮的干燥根皮。安徽阜阳亳县、河南商丘、浙江、江苏等为主产区，以河南省、安徽省产量大，并以亳桑质量佳。

当归 《本草纲目》曰："今陕、蜀、秦州、汶州诸处人多栽莳为货。以秦归头圆尾多色紫气香肥润者，名马尾归，最胜他处；头大尾粗色白坚枯者，为镵头归，止宜入发散药尔。"所附图与《本草图经》相似，确认为伞形科植物当归 *Angelica sinensis*（Oliv.）Diels。甘肃作为当归道地产区，以其出产的当归质重、气香、油性足、产量大而驰名中外，此外云南、湖北、陕西、四川等地亦产。

天冬 《本草图经》记载："春生藤蔓，大如钗股，高至丈余。叶如茴香，极尖细而滑，有逆刺；亦有涩而无刺者，其叶如丝杉而细散，皆名天门冬。……其根白或黄紫色，大如手指，长二、三寸，大者为胜。"根据本草考证，确认为百合科植物天冬 *Asparagus cochinchinensis*（Lour.）Merr. 的干燥块根。天冬主产于贵州、四川、广西等省区。其中以贵州产量最大，而且质量亦佳。

山栀 《本草纲目》将其列为木中部灌木类，曰："卮子叶如兔耳，厚而深绿，春荣秋瘁。入夏开花，大如酒杯，白瓣黄蕊，随即结实，薄皮细子有须，霜后收之。"根据上述考证，确认山栀选用茜草科植物栀子 *Gardenia jasminoides* Ellis 的干燥成熟果实，主产于江西、湖北、福建等地。

杏仁 据明·龚廷贤《万病回春·药性歌》记载："杏仁温苦，风痰喘嗽，大肠气闭，便难切要（水泡，去皮尖，双仁有毒，勿用）。"《本草纲目》云："诸杏，叶皆圆而有尖，二月开红花，亦有千叶者，不结实。"据本草考证，确认苦杏仁为蔷薇科植物山杏 *Prunus armeniaca* L. var. *ansu* Maxim.的干燥成熟种子。苦杏仁主产于内蒙古、吉林、辽宁、河北、山西、陕西、山东等地。

麦冬 《本草纲目》曰："古人惟用野生者，后世所用多是种莳而成。……浙中来者甚良，其叶似韭而多纵纹且坚韧为异。"根据本草考证，确认麦冬为百合科植物麦冬 *Ophiopogon japonicus*（L.f）Ker-Gawl.的干燥块根。麦冬主要来源于栽培，浙江产的为浙麦冬（杭麦冬），四川产的为川麦冬，以四川、浙江所产为道地药材。

五味子 根据地理位置不同五味子可分为"南五味子"和"北五味子"。据明·龚廷贤《万病回春·药性歌》记载："五味酸温，生津止渴，久嗽劳虚，金水枯竭。"《本草纲目》亦载："生津止渴，润肺补肾，劳嗽，宜用北者。"因此，可以确认此方五味子为北五味子，即木兰科植物五味子 *Schisandra chinensis*（Turcz.）Baill.的干燥成熟果实，分布于东北、华北等地，以东北产五味子质量为最优。

甘草 《本草纲目》曰："甘草枝叶悉如槐，高五、六尺，但叶端微尖而糙涩，似有白毛，结角如相思角，作一本生，至熟时角拆，子扁如小豆，极坚，齿啮不破。"《中药材品种沿革及道地性》经考证认为药用甘草一直以豆科 *Glycyrrhiza* 属为正品。通过对原植物形态描述及图例考证，建议本方的甘草选用豆科植物甘草 *Glycyrrhiza uralensis* Fisch.（乌拉尔）作为基原，主产于新疆、内蒙古、甘肃、宁夏、山西等地。

【炮制方法】

方中记载黄芩去朽心，桔梗去芦，茯苓去皮，陈皮去白，贝母去心，杏仁去皮尖。原方记载天冬、麦冬需要去心，而经文献调研及实验研究结果显示天冬、麦冬是否去心对结果影响不大，因此采用不去心的炮制方式，即采用 2015 年版《中国药典》所记载方法炮制，具体如下。

天冬 除去杂质，迅速洗净，切薄片，干燥。

麦冬 除去杂质，洗净，润透，轧扁，干燥。

杏仁 《伤寒论》中有"汤浸去皮尖及两仁者"的记载。对照 2015 年版《中国药典》，苦杏仁的炮制有燀苦杏仁、炒苦杏仁。其中燀苦杏仁与汉代去皮尖的处理方式相似。因此按照 2015 年版《中国药典》

的燀杏仁炮制方法炮制，取净苦杏仁，照燀法（通则 0213）去皮。用时捣碎。

桑白皮 洗净，稍润，切丝，干燥。

当归 除去杂质，洗净，润透，切薄片，晒干或低温干燥。

山栀 除去杂质，碾碎。

五味子 除去杂质。用时捣碎。

甘草 除去杂质，洗净，润透，切厚片，干燥。

【剂量考证】

原方记载："黄芩（去朽心）一钱半，桔梗（去芦）、茯苓（去皮）、陈皮（去白）、贝母（去心）、桑白皮各一钱，当归、天门冬（去心）、山栀、杏仁（去皮尖）、麦门冬（去心）各七分，五味子七粒，甘草三分。"明代度量衡标准较为统一，与当今衡量之折算比例也比较明确，采用《中国科学技术史·度量衡卷》中的所考证的结论明代 1 斤约合今 596g，按明 1 斤=16 两，1 两=10 钱=100 分换算，1 两约合今 37.3g，1 钱约合今 3.73g。因此，该方的日服剂量约为：黄芩 5.6g，桔梗、茯苓、陈皮、贝母、桑白皮各 3.7g，当归、天冬、山栀、杏仁、麦冬各 2.6g，五味子 7 粒，甘草 1.1g。

【物质基准（标准汤剂）】

制备方法

清肺汤制法原文为"上锉，生姜、枣子煎，食后服"，未标明粒度，可选择过 4 目筛，不过 10 目筛的粗颗粒，其余参数建议参照《医疗机构中药煎药室管理规范》，并结合古代煎药习惯，对重要工艺参数进行了考察，确定制散粒度、加水量、煎煮时间等。

【临床定位】

传统功能主治

本方治一切咳嗽，上焦痰盛。

现代临床应用

近代临床常用清肺汤治疗急性肺炎、支气管周围炎和急性支气管炎等急性肺部感染。临床上还用清肺汤加减方协助治疗慢性咽炎、急性咽炎、支气管扩张症、小儿咳嗽变异性哮喘、急性放射性肝损伤、放射性口腔炎、小儿阴虚肺热咳嗽等。

（研究人员：焦其树 代云桃 等）

参 考 文 献

陈京荔，赵京春，2015. 桔梗与甜桔梗的辨析[J]. 世界中医药，10（6）：913-916.

陈卫东，彭慧，王妍妍，等，2017. 茯苓药材的历史沿革与变迁[J]. 中草药，48（23）：5032-5038.

崔田，黄丽丹，2014. 桃仁、苦杏仁及其混伪品质量控制研究进展[J]. 中国药业，23（8）：86-89.

冯志毅，王小兰，匡海学，等，2015. 桑白皮性能功效的本草考证[J]. 世界科学技术-中医药现代化，17（3）：471-475.

黄小玲，安杨，2019. 养阴清肺汤治疗慢性咽炎的研究进展[J]. 新疆中医药，37（1）：157-159.

李会娟，车朋，魏雪苹，等，2019. 药材南五味子与五味子的本草考证[J]. 中国中药杂志，44（18）：4053-4059.

李建平，王冠梁，李谦，等，2017. 清肺汤对急性放射性肺损伤的干预作用观察[J]. 云南中医中药杂志，38（4）：58-60.

李炜，2019. 养阴清肺汤联合孟鲁司特治疗小儿支原体肺炎致慢性咳嗽临床研究[J]. 新中医，51（1）：70-73.

李湘婷，2016. 清肺汤加细辛治疗小儿咳嗽变异性哮喘的临床观察[D]. 福州：福建中医药大学.

李宗宪，刘秀萍，宋效芝，等，2005. 养阴清肺汤防治放射性口腔炎临床研究[J]. 山东中医杂志，（7）：399-400.

林珍珍，2018. 郑氏养阴清肺汤治疗急性咽炎的临床及实验研究[D]. 合肥：安徽中医药大学.

陆旭之，2018. 疏肝清肺汤治疗肝火犯肺型支气管扩张症的临床观察[D]. 哈尔滨：黑龙江省中医药科学院.

丘光明，邱隆，杨平，2001. 中国科学技术史·度量衡卷[M]. 北京：科学出版社：217，231，236，246，249，253，447.

屈杰，韦长林，李培，2015. 陈皮本草考证及功用商榷[J]. 亚太传统医药，11（16）：4-5.

孙丹，任延久，张敬杰，等，1998. 贝母的本草考证[J]. 中医药信息，（4）：32.

张继，彭继烽，徐纪民，1996. 栀子本草考证雏议[J]. 中国中药杂志，（2）：6-8.

张瑛，王亚丽，潘新波，2016. 当归历史资源分布本草考证[J]. 中药材，39（8）：1908-1910.

赵燏黄，2006. 中国新本草图志[M]. 赵爱华，点校. 福州：福建科学技术出版社：32-38.

周晓玉，刘芳，2018. 养阴清肺汤治疗小儿阴虚肺热咳嗽探析[J]. 云南中医中药杂志，39（10）：33-35.

68

养胃汤 明·《证治准绳》

【处方沿革】

养胃汤源自《证治准绳》（明·王肯堂）。《证治准绳》曰："治外感风寒，内伤生冷，憎寒壮热，头目昏疼，不问风寒二证，夹食停痰，俱能治之，但感风邪，以微汗为好。"半夏（汤洗七次）、厚朴（去粗皮、姜汁炒）、苍术（米泔浸一宿，洗切，炒）各一两，橘红七钱半，藿香叶（洗去土）、草果（去皮膜）、茯苓（去黑皮）、人参（去芦）各半两，炙甘草二钱半。右㕮咀，每服四钱，水一盏半，姜七片，乌梅一个，煎六分，热服。

【基原考证】

半夏 旱半夏，俗称半夏，别名三叶半夏、水玉、地文、三步跳、麻芋果等。《证类本草》卷第十曰："生令人吐，熟令人下。用之汤洗令滑尽。一名守田，一名地文，一名水玉，一名示姑。"根据记载可以确认古时使用的半夏为旱半夏，即 2015 年版《中国药典》半夏，为天南星科植物半夏 *Pinellia ternata*（Thunb.）Breit. 的干燥块茎。主产于陕西、山东、四川、贵州、湖北、河南、安徽等地。

厚朴 《本草图经》曰："木高三四丈，径一二尺。春生叶如槲叶，四季不凋，红花而青实，皮极鳞皱而厚。"并附有"商州厚朴"和"归州厚朴"图。综合其他本草考证和"商州厚朴"附图，本方取 2015 年版《中国药典》厚朴，即木兰科植物厚朴 *Magnolia officinalis* Rehd. et Wils.、凹叶厚朴 *Magnolia officinalis* Rehd. et Wils. var. *biloba* Rehd. et Wils. 的干燥干皮、根皮及枝皮。前者分布于广西、湖南、湖北、四川、贵州、云南、陕西、甘肃等地，后者分布于浙江、江西等地。

苍术 本品原名术，汉魏及之前的本草并无苍术、白术之分，元·《汤液本草》将白术、苍术分条而列，对其功效做出明确划分。明·《本草品汇精要》记载："白术，春生苗叶，叶大有毛，两两相对，茎作蒿干状而青赤色，长二三尺，夏开黄白花，入伏后结子，至秋苗枯。其根似姜而有桠，傍有细根，皮褐肉白，中少膏液，其味甘苦而不烈。惟春及秋冬取者佳。剉碎不生霜者是也。"综合分析考证，本方取 2015 年版《中国药典》苍术，即菊科植物茅苍术 *Atractylodes lancea*（Thunb.）DC. 或北苍术 *Atractylodes chinensis*（DC.）Koidz. 的干燥根茎，分布于山东、江苏、浙江、湖北、四川等地。

橘红 药材橘红为芸香科植物橘及其栽培变种的干燥外层果皮，栽培变种主要有大红袍和福橘。据《纲目彩图》、《纲目图鉴》、《中华本草》等综合分析考证，本品为芸香科植物橘 *Citrus reticulata* Blanco 及其栽培变种的干燥外层果皮。我国长江以南各省区广泛栽培。

藿香叶 《本草纲目》记载："蒙香方茎有节中虚，叶微似茄叶。"其描述与《重修政和经史证类备用本草》的附图相近，且与现在商品广藿香相符。故本方中所用藿香叶与《中国药典》所载广藿香相同，即唇形科植物广藿香 *Pogostemon cablin*（Blanco）Benth. 的干燥地上部分。主产于广东、台湾等地。

草果 始载于《太平惠民和剂局方》。其《宝庆本草折衷》曰："实熟时采，暴干。"《本草品汇精要》

记载："形如橄榄，其皮薄，其色紫，其仁如缩砂仁，而大又云南出者名云南草果，其形差小耳。"《本草汇言》曰："长大如荔枝，其皮黑厚有直纹，内子大粒成团。"《本草从新》记载："草果，形如诃子，皮黑浓而棱密，子粗而辛臭。"根据上述考证，古代使用草果与现代用药相符，即为姜科植物草果 *Amomum tsao-ko* Crevost et Lemaire 的干燥成熟果实。

茯苓 根据前文《本草纲目》、《本草图经》原植物描述、附图与《中国药典》和《中华本草》等综合分析考证，本品为多孔菌科真菌茯苓 *Poria cocos*（Schw.）Wolf.的干燥菌核。分布于河北、山西、安徽、浙江、福建、广东等地。

人参 《本草图经》记载："初生小者三四寸许，一桠五叶……三月、四月有花，细小如粟，蕊如丝，紫白色。秋后结子，或七八枚，如大豆，生青熟红，自落。"根据上述本草著作的人参原植物形态描述与《中国药典》和《中华本草》等综合分析考证，本品为五加科植物人参 *Panax ginseng* C. A. Mey.的干燥根和根茎。主产于辽宁、吉林、黑龙江、河北、山东、山西等地。

炙甘草 为"甘草"的炮制品。《本草品汇精要》、《本草纲目》、《本草原始》和《植物名实图考》均对甘草植物形态进行了详细描述，描述特征基本一致表明明清药用甘草品种基本固定。《中药材品种沿革及道地性》经考证认为药用甘草一直以豆科属为正品，主要使用基原为乌拉尔甘草 *Glycyrrhiza uralensis* Fisch.，与 2015 年版《中国药典》收录的豆科植物甘草 *Glycyrrhiza uralensis* Fisch. 的干燥根和根茎一致。主要产地为山西、陕西、甘肃、内蒙古、宁夏、新疆。

【炮制方法】

半夏 原方"汤洗七次"，"洗"的目的是通过水洗去除半夏的毒性，保证临床用药安全。后世医家在半夏的炮制方法上进行改进，2015 年版《中国药典》收载的清半夏、姜半夏、法半夏 3 种炮制品均是在传统"汤洗"与简单"姜制"为主的炮制方法基础上衍生出来的。根据本方中半夏的炮制方法，目前对于遵循半夏汤洗、还是以《中国药典》收载炮制品代之观点不一致。根据经典名方研究原则要求，应对半夏"洗"法炮制工艺规范进行研究，通过与半夏药典炮制品及在复方配伍中研究，确定炮制方法。

厚朴 原方"去粗皮、姜汁炒"。可按照《中国药典》方法，取厚朴丝，照姜汁炙法（通则 0213）炒干。本品形如厚朴丝，表面灰褐色，偶见焦斑。略有姜辣气。

苍术 原方"米泔浸一宿，洗切，炒"。即用淘米水浸泡过夜，洗干净后切片炒制而成。

橘红 原方对该味药材未有特殊炮制说明，因此按照《中国药典》方法使用。除去杂质，切碎。

藿香叶 藿香叶洗去土即成。

草果 取草果，照清炒法（《中国药典》通则 0213）炒至焦黄色并微鼓起，去壳，取仁。用时捣碎。

茯苓 原文中茯苓未标明特殊炮制方法。2015 年版《中国药典》记载："茯苓块，为去皮后切制的茯苓，呈立方块状或方块状厚片，大小不一。"由于市场上茯苓药材皆为茯苓块或茯苓片，因此，茯苓饮片炮制为挑拣，筛去灰屑。

人参 原方"去芦"，其他未作详细说明。去芦后可按照《中国药典》方法使用润透，切薄片，干燥，或用时粉碎、捣碎。

炙甘草 "炙"在不同历史时期可能代表烘烤、蘸水炙、或者蜜炙。根据甘草炮制方法衍变考证，本方中炙甘草，建议按照 2015 年版《中国药典》的方法采用蜜炙，即取甘草片，照蜜炙法（通则 0213）炒至黄色至深黄色，不粘手时取出，晾凉。

【剂量考证】

本方中半夏、厚朴、苍术各一两，橘红七钱半，藿香叶、草果、茯苓、人参各半两，炙甘草二钱半。

通过对明清时期度量衡考证，明确明清时期量制及衡制与现代换算关系，其重量以两、钱计，按 1 两=10钱，1 钱=3.73g 折算。各药味用量约为：半夏、厚朴、苍术各 37.3g，橘红 27.98g，藿香叶、草果、茯苓、人参各 18.6g，炙甘草 9.33g。

【物质基准】

制备方法

原文记载："右㕮咀，每服四钱，水一盏半，姜七片，乌梅一个，煎六分，热服。"如果没有明确指出大小盏，1 盏（杯、碗、盅）一般可以折合今天 150～300ml，具体可以根据方药体积、汤液的容量斟酌加减。原文"㕮咀"未标明粒度，可选择过 4 目筛，不过 10 目筛的粗颗粒。即按照药方比例一共取 14.8g 粉碎以后进行煎煮，加水 225～450ml，姜七片，乌梅一个，煎煮至 90～180ml，汤药温热时服下。

【临床定位】

传统功能主治

治外感风寒，内伤生冷，憎寒壮热，头目昏疼。

现代临床应用

现代临床常用本方主治外感风寒，内伤生冷及饮冷伤脾，发为疟疾；或中脘虚寒，恶心呕吐。

（研究人员：张际庆 等）

参 考 文 献

李时珍，2016. 图解本草纲目[M]. 崇贤书院，释译. 合肥：黄山书社.

李中立，2011. 本草原始[M]. 北京：学苑出版社：21.

刘文泰，1982. 本草品汇精要[M]. 北京：人民卫生出版社.

唐慎微，尚志钧，1993. 证类本草[M]. 北京：华夏出版社.

吴其濬，1963. 植物名实图考[M]. 北京：中华书局.

徐成贺，刘素文，1999.《金匮要略》药物炮制方法探讨[J]. 国医论坛，6（78）：1-4.

张树峰，宋素英，1987.《伤寒论》甘草炙法探讨[J]. 河南中医，6：1-15.

69

清骨散　明·《证治准绳》

【处方沿革】

清骨散出自明·王肯堂《证治准绳》。原文曰："清虚热，退骨蒸。主治肝肾阴虚，虚火内扰证。骨蒸潮热，或低热日久不退，形体消瘦，唇红颧赤，困倦盗汗，或口渴心烦，舌红少苔，脉细数等。"银柴胡（一钱五分，甘苦微寒），清热凉血，善退虚热而无苦燥之弊，为君药。知母（一钱，苦甘寒）滋阴泻火以退虚热；胡黄连（一钱，苦寒）入血分而清虚热；地骨皮（一钱，甘寒）善消肝肾虚热，三药同清阴分虚热，助银柴胡清骨蒸劳热，共为臣药。秦艽（一钱，辛苦平）、青蒿（一钱，苦辛寒）辛散透热，清虚热而透伏热；鳖甲（一钱，咸寒），既滋阴潜阳，又引药入阴分，俱为佐药。甘草（五分，甘平）调和诸药，并防苦寒药物损伤胃气，以为使药。诸药相合，为集大队退热除蒸之品于一方，重在清透伏热以治标，兼顾滋养阴液以治本。

上八味，以水二盅，煎八分，食远服。

【基原考证】

银柴胡　按《中华本草》：银柴胡之名，始见于《本草纲目》柴胡项下，李时珍云"近时有一种，根似桔梗、沙参，白色而大，市人以伪充银柴胡"，这是出现石竹科"银柴胡"的最早记载，由此可见，明代称之为"银柴胡"的药物，无疑有两种，即伞形科银州柴胡 *Bupleurum yinchowense* Shan et Y. Li（认为是柴胡之佳品），和石竹科"银柴胡"（柴胡的伪品）；《本草原始》所绘银夏柴胡与现时石竹科银柴胡相当；《本草经疏》明确了石竹科银柴胡的功效，云"色白黄而大者为银柴胡，用以治劳热骨蒸"、"色微黑而细者用以解表发散"（此指伞形科的柴胡）；至《纲目拾遗》，石竹科银柴胡已独立为一新品。并认为明代《本草原始》之银夏柴胡和清代《本经逢原》、《纲目拾遗》所载之银柴胡，与现今药用正品银柴胡相一致，即为石竹科植物银柴胡的根。另按《中国药典》银柴胡（石竹科植物银柴胡 *Stellaria dichotoma* L. var. *lanceolata* Bge.的干燥根）功能与主治"清虚热，除疳热；用于阴虚发热，骨蒸劳热，小儿疳热"，符合清骨散之"专退骨蒸劳热"功效标的。

胡黄连　据《纲目图鉴》、《中药志》、《中华本草》、《大辞典》等综合分析考证，本品为玄参科植物印度胡黄连 *Picrorhiza kurrooa* Royle ex Benth.，分布于喜马拉雅山区西部等。《中华本草》、《大辞典》认为本品来源还包括同属植物胡黄连（西藏胡黄连）*Picrorhiza scrophulariiflora* Pennell。《中国药典》收载胡黄连药材为玄参科植物胡黄连的干燥根茎。秋季采挖，除去须根和泥沙，晒干。

秦艽　据《纲目彩图》、《纲目图鉴》、《草药大典》等综合分析考证，本品为龙胆科植物秦艽 *Gentiana macrophylla* Pall.。《中药志》、《草药大典》、《中华本草》认为本品还包括同属植物麻花秦艽 *Gentiana straminea* Maxim.、粗茎秦艽 *Gentiana crassicaulis* Duthie ex Burk.或小秦艽 *Centiana dahurica* Fisch.的根。秦艽和小秦艽分布于东北、华北、华南华东及西南等地；麻花秦艽和粗茎秦艽分布于甘肃、青海、四川、西藏等地。本方中秦艽选用龙胆科植物秦艽 *Gentiana macrophylla* Pall.的干燥根。

鳖甲 据《动物药志》、《中药志》、《纲目彩图》等综合分析考证，本品为鳖科动物鳖（中华鳖）*Trionyx sinensis* Wiegmann。除宁夏、新疆、青海等地外，均有分布。《中华本草》、《大辞典》认为还包括同属动物山瑞鳖 *Trionyx steindachneri* Siebenrock，分布于广东、海南、广西、贵州、云南等地。本方选用鳖科动物鳖（中华鳖）*Trionyx sinensis* Wiegmann 的背甲，主产于湖南岳阳。

地骨皮 据《中华本草》、《药典图鉴》、《中药图鉴》、《大辞典》等综合分析考证，本品为茄科植物枸杞 *Lycium chinense* Mill.的干燥根皮。从《中国药典》1985 年版起，将同属植物宁夏枸杞的 *Lycium barbarum* L.的根皮也作为地骨皮的另一种来源加以收载，但市场上以茄科植物枸杞 *Lycium chinense* Mill.的市场占有率为主，因此建议采用枸杞 *Lycium chinense* Mill. 基原。地骨皮原主产于山西、陕西、甘肃、河南、河北、浙江、江苏、宁夏等，以山西、河南产量大，以皮厚色黄者为佳。

青蒿 按《中华本草》自古青蒿即有两个品种(植物青蒿 *Artemisia carvifolia* 与菊科植物黄花蒿 *Artemisia annua* L.，主要区别点为植物青蒿"至深秋"、"此蒿独青")混同使用的情况，且尤多用色深青之蒿 *Artemisia carvifolia*；但就现代研究和调查的结果比较，仅黄花蒿含有抗疟有效成分青蒿素，且资源丰富、产量极大，使用最为广泛，故宜以此为青蒿正品。本方中青蒿选用菊科植物黄花蒿 *Artemisia annua* L.的干燥地上部分。

知母 宋·苏颂《本草图经》记载："根黄色，似菖蒲而柔润，叶至难死，掘出随生，须燥乃止。四月开青花如韭花，八月结实。二月、八月采根，暴干用。"并附有隰州、卫州、威胜军、解州和滁州知母图。清·吴其濬《植物名实图考》记载："今药肆所售，根外黄，肉白，长数寸，原图三种，盖其韭叶者。"根据上述本草的原植物描述及附述可知，形似韭叶者与《中国药典》和《中华本草》所载的知母原植物相符，为百合科植物知母 *Anemarrhena asphodeloides* Bge.的干燥根茎。

甘草 《本草图经》载："春生青苗，高一二尺，叶如槐叶，七月开紫花似柰冬，结实做角子如毕豆。根长者三四尺，粗细不定，皮赤色，上有横梁，梁下皆根也。"对甘草的植物形态进行了描述。综合考证建议本方中选用的甘草为乌拉尔甘草 *Glycyrrhiza uralensis* Fisch.的干燥根和根茎，主产于内蒙古、宁夏、甘肃、新疆。

【炮制方法】

原方对银柴胡、胡黄连、秦艽、地骨皮、青蒿、知母、甘草均未有炮制说明，因此按照《中国药典》方法简单净制，以及切制即可。

鳖甲（醋炙） 按《中国药典》收载的醋鳖甲（取净鳖甲，照烫法用砂烫至表面淡黄色，取出，醋淬，干燥；用时捣碎）即可。

【剂量考证】

明代的衡制与宋代基本相同。由于明清两代离今相对较近，结合《中国历代度量衡量值表》，建议一钱合 3g，一分合 0.3g，一盅合 200ml。故有银柴胡 4.5g，胡黄连、秦艽、鳖甲（醋炙）、地骨皮、青蒿、知母各 3g，甘草 1.5g。

【物质基准（标准汤剂）】

制备方法

取处方量的饮片，加水 350ml 浸泡鳖甲，浸泡 30min，煎煮 15min，用 100ml 水浸泡银柴胡、秦艽、胡黄连、知母、地骨皮、甘草共 6 味药，浸泡 30min，与鳖甲共煎 50min，在煎煮剩余 10min 时加入青蒿。煎煮液趁热经双层纱布滤过，即得。

质量标准

1. 定量物质筛选 以 2015 年版《中国药典》中的含量测定成分为基础，首选含量高、性质稳定且易于检测的物质作为定量成分，同时兼顾各检测波长下的色谱峰形状及保留时间，最终确定龙胆苦苷、芒果苷、胡黄连苷Ⅱ和胡黄连苷Ⅰ为定量物质。

2. 出膏率 取 25ml 汤液，真空冷冻干燥，称量冻干粉重量，根据出膏率公式计算，结果为 16%～30%。

3. 含量测定 照高效液相色谱法（《中国药典》2015 年版通则 0512）测定。

色谱条件与系统适用性试验：以十八烷基硅烷键合硅胶为填充剂（柱长为 250mm，内径为 4.6mm，粒径为 5μm）；以 0.1%磷酸溶液为流动相 A，以乙腈为流动相 B，按照梯度洗脱；流速为 1.0ml/min；检测波长为 280m；柱温为 30℃。

定量成分范围应为：龙胆苦苷 0.42～1.13mg/ml，芒果苷 0.05～0.15mg/ml，胡黄连苷Ⅱ 0.60～1.40mg/ml，胡黄连苷Ⅰ 0.14～0.33mg/ml。

4. 特征图谱 照高效液相色谱法（《中国药典》2015 年版通则 0512）测定。

色谱条件与系统适用性试验：同含量测定，分别精密吸取 6 批清骨散标准汤剂供试品溶液注入高效液相色谱仪，记录色谱峰信息，生成的对照特征图谱见图 2-69-1，共有峰 12 个。

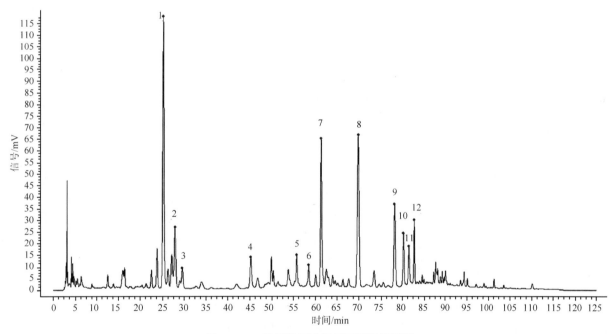

图 2-69-1 清骨散标准汤剂对照特征图谱

峰 1：龙胆苦苷；峰 4：芒果苷；峰 7：胡黄连苷Ⅱ；峰 8：胡黄连苷Ⅰ；峰 9：异绿原酸 A

【临床定位】

传统功能主治

清骨退蒸，滋阴潜阳。治虚劳阴虚火旺，骨蒸劳热，身体羸瘦，脉细数。方中银柴胡能清骨髓之热，治虚劳之骨蒸；地骨皮、胡黄连、知母均入阴分，而清伏热于里；青蒿、秦艽均具辛散之功，能宣内伏之热而出于表；更以鳖甲滋阴潜阳，补益肝肾，又引诸药入里；甘草调和脾胃，以免寒凉滋腻之味损伤脾胃之气。配合成方，共奏清骨退蒸、滋阴潜阳之功。

《医方集解》：此足少阳、厥阴药也。地骨皮、黄连、知母之苦寒，能除阴分之热而平之于内；柴胡、青蒿、秦艽之辛寒，能除肝胆之热而散之于表；鳖，阴类，而甲属骨，能引诸药入骨而补阴；甘草甘平，能和诸药而退虚热也。《成方便读》：以银柴、青蒿、秦艽之苦寒直入阴分者，宣热邪而出之于表；胡黄连、鳖甲、地骨、知母苦寒、甘寒之性，从阴分以清伏热于里；用炙甘草者，缓其中而和其内外，使邪去正安之意耳。

现代临床应用

按《方剂学》清骨散。【功用】清虚热，退骨蒸。【主治】阴虚内热，虚劳骨蒸；午后或夜间潮热，肢蒸心烦，嗌干盗汗，舌红少苔，脉象细数。【方解】本方治证是阴虚邪伏，真阴渐耗，故见潮热骨蒸，嗌干盗汗。本方立意，一为清骨蒸之热；二为透伏热使从外解；三是滋肾填阴，以治阴虚之本。

清骨散是治疗阴虚骨蒸潮热的常用方剂。凡临床上出现以骨蒸潮热、消瘦盗汗、舌红少苔、脉细数等为主要表现者，即可使用本方加减治疗。另外还可用于结核病或其他慢性消耗性疾病的发热骨蒸，属阴虚内热者。

（研究人员：卿玉玲　杨巧巧　禹奇男　张　鹏　朱广伟　等）

参 考 文 献

陈士林，2018.《本草纲目》全本图典[M]. 北京：人民卫生出版社.
李炳照，陈海霞，李丽萍，等，2008. 实用中医方剂双解与临床[M]. 北京：科学技术文献出版社：166.
彭怀仁，1996. 中医方剂大辞典[M]. 第九册. 北京：人民卫生出版社：748.
魏睦新，王刚，2009. 方剂一本通[M]. 北京：科学技术文献出版社.
许济群，1985. 方剂学[M]. 上海：上海科学技术出版社：70.

70

石决明散 明·《普济方》

【处方沿革】

本方取自《普济方》（明·朱橚）"石决明散，治风毒气攻入头系眼昏暗，及头目不利。"石决明、羌活（去芦头）、草决明、菊花各一两，甘草（炙、剉）半两。右为散，每服二钱，以水一盏。煎六分，和滓，食后、临卧温服。

【基原考证】

石决明 出自《名医别录》。又名鲍鱼壳、九孔螺、千里光。通过考证古代书籍的形态描述及图例认为，石决明为鲍科动物杂色鲍 *Haliotis diversicolor* Reeve、皱纹盘鲍 *Haliotis discus hannai* Ino、羊鲍 *Haliotis ovina* Gmelin、澳洲鲍 *Haliotis ruber*（Leach）、耳鲍 *Haliotis asinina* Linnaeus 或白鲍 *Haliotis laevigata*（Donovan）的贝壳。本方中石决明选用我国鲍属中个体最大，产量最多的皱纹盘鲍 *Haliotis discus* hannai Ino 的贝壳。主产于辽宁、山东及江苏连云港等地。

羌活 汉·《神农本草经》记载："一名羌活，一名羌青，一名护羌使者。"表明羌活最早是以独活的异名出现的。陶弘景《本草经集注》记载："此州郡县并是羌活，羌活形细而多节软润，气息极猛烈。出益州北部、西川为独活，色微白，形虚大，为用亦相似而小不如。"首次描述了羌活和独活产地与形态的不同。唐·苏敬等《新修本草》记载："疗风宜用独活，兼水宜用羌活。"据考证，古代本草中羌活的原植物描述和附图与《中国药典》和《中华本草》收载的一致，为伞形科植物羌活 *Notopterygium incisum* Ting ex H. T. Chang 或宽叶羌活 *Notopterygium franchetii* H. de Boiss 的干燥根茎与根。羌活根茎较长，药材以根茎为主，油性足，气清香；宽叶羌活根茎较短，药材以根为主，油性差，气弱，有擅浊气，一般认为质量次于羌活。因此，确定本方所用羌活为伞形科羌活属植物羌活 *Notopterygium incisum* Ting ex H. T.Chang 的干燥根茎与根，主产于四川、青海、甘肃等地。

草决明 《吴普本草》记载草决明为决明子之别名。《神农本草经》：青葙子之别名。本品为豆科植物钝叶决明 *Cassia obtusifolia* L.或小决明 *Cassia tora* L.的干燥成熟种子。

菊花 通过查阅古代本草著作结合现代相关文献研究成果，考证野菊花的品种来源和药用历史。本品为菊科植物野菊 *Chrysanthemum indicum* L.的干燥头状花序。秋、冬二季花初开放时采摘，晒干，或蒸后晒干。

炙甘草 为"甘草"的炮制品。《本草品汇精要》、《本草纲目》、《本草原始》和《植物名实图考》均对甘草植物形态进行了详细描述，描述特征基本一致表明明清药用甘草品种基本固定。《中药材品种沿革及道地性》经考证认为药用甘草一直以豆科属为正品，主要使用基原为乌拉尔甘草 *Glycyrrhiza uralensis* Fisch.，与2015年版《中国药典》收录的豆科植物甘草 *Glycyrrhiza uralensis* Fisch. 一致。主要产地为山西、陕西、甘肃、内蒙古、宁夏、新疆。

【炮制方法】

炙甘草 根据甘草炮制方法衍变考证，因此本方中炙甘草，建议按照 2015 年版《中国药典》的方法采用蜜炙，即取甘草片，照蜜炙法（通则 0213）炒至黄色至深黄色，不粘手时取出，晾凉。

石决明 原方对该味药材未有特殊炮制说明，因此按照《中国药典》方法使用。除去杂质，洗净，干燥，碾碎。

羌活（去芦头） 原方对该味药材未有特殊炮制说明，因此按照《中国药典》方法使用。去杂质，洗净，润透，切厚片，干燥。

草决明 原方对该味药材未有特殊炮制说明，因此按照《中国药典》方法使用。除去杂质，洗净，干燥。用时捣碎。

菊花 原方对该味药材未有特殊炮制说明，因此按照《中国药典》方法使用。9~11 月花盛开时分批采收，阴干或焙干，或熏、蒸后晒干。

【剂量考证】

通过对明清时期度量衡考证，明确明清时期量制及衡制与现代换算关系，其重量以两、钱计，按 1 两=10 钱，1 钱=3.73g 折算。各药味用量约为：石决明、羌活、草决明、菊花各 37.3g，炙甘草 18.6g。

【物质基准】

制备方法

"右为散，每服二钱，以水一盏。煎六分，和滓，食后、临卧温服。"未标明粒度，可选择过 4 目筛，不过 10 目筛的粗颗粒。如果没有明确指出大小盏，1 盏（杯、碗、盅）一般可以折合今天 150~300ml，具体可以根据方药体积、汤液的容量斟酌加减。即按照剂量比例共取 8.4g，用 150~300ml 水煎煮至 90~180ml，于晚饭后临睡前汤药温热时服下。

【临床定位】

传统功能主治

有平肝泻热、祛翳明目之功效；治风毒气攻入头系眼昏暗，及头目不利；疏风清热，明目退翳；治眼生障膜；治白内障。

现代临床应用

现代用于治混睛障、火疳等。

（研究人员：张际庆 等）

参 考 文 献

昊普，1987. 吴普本草[M]. 北京：人民卫生出版社.

李中立，2011. 本草原始[M]. 北京：学苑出版社：21.

刘文泰，1982. 本草品汇精要[M]. 北京：人民卫生出版社.

吴其濬，1963. 植物名实图考[M]. 北京：中华书局.

武文忠，黄爱国，2014. 石决明散在眼科临床中的应用体会[J]. 中国中医基础医学杂志，10：246.

徐成贺，刘素文，1999.《金匮要略》药物炮制方法探讨[J]. 国医论坛，6（78）：1-4.

张树峰，宋素英，1987.《伤寒论》甘草炙法探讨[J]. 河南中医，6：1-15.

71

保元汤 明·《简明医彀》

【处方沿革】

保元汤处方首源于明·魏直《博爱心鉴》卷上，该书刊于 1525 年。书中记载："人参二钱，黄芪三钱，甘草一钱，上用水一钟半，生姜一片，煎至五分，不拘时服。人参味甘气温升也阳也，能益元气而和中，生津液而止渴，治痘之圣药非此莫能。"

本方参考国家中医药管理局牵头制定并发布的《古代经典名方目录（第一批）》，取源于明·孙志宏《简明医彀》，该书刊于 1629 年，全书共八卷，为综合性医书。保元汤"治元气虚弱，精神倦怠，肌肉柔慢，饮食少进，面青㿠白，睡卧宁静，……及有杂证，皆属虚弱，宜服。人参一钱，黄芪二钱，甘草五分，肉桂二分。右加生姜一片，水煎服。"

从明代到清代，多处古籍记载有保元汤（如表 2-71-1）。

表 2-71-1 历代医籍记载保元汤处方

古代依据	组方	所属时代及作者
《博爱心鉴》	人参二钱，黄芪三钱，甘草一钱，生姜一片	明·魏直
《简明医彀》	人参（一钱），黄芪（二钱），甘草（五分，前生用，后炙用），桂（二分，虚寒加用），右加生姜一片	明·孙志宏（1629 年）
《证治准绳·幼科》	人参一钱，黄芪二钱，甘草五分（初热生用，出定炙用）	明·王肯堂（1602 年）
《医方考》	人参二钱，黄芪三钱，甘草一钱，炙肉桂每用五分至七分	明·吴昆（1586 年）
《痘疹活幼至宝》	人参（蜜炙）、黄芪各五分，炙甘草一钱，官桂五分，生姜一片	明·聂尚恒（1616 年）
《景岳全书》	人参（二三钱），炙甘草（一钱），肉桂（五七分），黄芪（二三钱，灌脓时酒炒，回浆时蜜炙）组成，水一钟半，加糯米一撮，煎服	明·张景岳（1624 年）
《明医指掌》	人参一钱，黄芪二钱，甘草五分（初热生用，出定炙用），官桂三分	明·皇甫中
《仁端录痘疹玄珠》	黄芪二钱，人参三钱，甘草一钱桂一分	清·徐谦（1644 年）
《张氏医通》	黄芪蜜酒炙三钱至六钱，人参三钱至一两，甘草炙一钱	清·张璐（1695 年）
《痘疹门》	人参一钱，甘草五分（初熟生用，出定炙用），黄芪二钱	清·蒋廷锡（1723 年）
《医宗金鉴》	黄芪三钱，人参二钱，甘草一钱，肉桂春夏二、三分，秋冬六、七分	清·吴谦（1742 年）
《医林纂要探源》	人参一钱，黄芪二钱（未出齐时生用，既出齐后炙用），甘草五分（来出齐时生用，既出定后炙用）	清·汪绂（1758 年）

【基原考证】

人参 《本草图经》载："春生苗，多于深山背阴，近椵漆下湿润处。初生小者，三、四寸许，一桠五叶；四五年后生两桠五叶，末有花茎；至十年后，生三桠；年深者生四桠，各五叶。中心生一茎，俗名百尺杆。三月、四月有花，细小如粟，蕊如丝，紫白色；秋后结子，或七、八枚，如大豆，生青熟红，自落。"明清《本草品汇精要》、《本草纲目》、《本草原始》、《皇朝通志》关于人参的本草形态描述基本一致，经赵燏黄、谢宗万、王家葵、万德光、《中华本草》等现代植物考证认为古代人参为五加科植物人参 *Panax ginseng* C. A. Mey.的干燥根和根茎，与现今用人参无异。主产地为黑龙江、吉林、辽宁、河北、山西。

黄芪　《本草品汇精要》、《本草纲目》、《本草原始》和《救荒本草》均对黄芪植物形态进行详细描述，描述基本一致，由此可知明清黄芪入药品种基本固定，经赵燏黄、谢宗万、王家葵、万德光、《中华本草》等现代本草考证认为古代主流药用黄芪为膜荚黄芪 *Astragalus membranaceus*（Fisch.）Bge.与蒙古黄芪 *Astragalus membranaceus*（Fisch.）Bge.var.*mongholicus*（Bge.）Hsiao 的干燥根，与今用黄芪无异。主要产地为甘肃、山西、陕西、内蒙古。山西沁原至沁县一带者质量较好，奉为道地药材。

甘草　《本草纲目》曰："甘草枝叶悉如槐，高五、六尺，但叶端微尖而糙涩，似有白毛，结角如相思角，作一本生，至熟时角拆，子扁如小豆，极坚，齿啮不破。"赵燏黄《中国新本草图志》分类学上之形态：认为甘草 *Glycyrrhiza uralensis* Fisch.（乌拉尔）是国产甘草主流品种也。《本草品汇精要》、《本草纲目》、《本草原始》和《植物名实图考》均对甘草植物形态进行详细描述，描述特征基本一致表明明清药用甘草品种基本固定。《中药材品种沿革及道地性》经考证认为药用甘草一直以豆科 *Glycyrrhiza* 属为正品，主要使用基原为乌拉尔甘草 *Glycyrrhiza uralensis* Fisch.，主要产地为山西、陕西、甘肃、内蒙古、宁夏、新疆。

肉桂　王家葵等的《中药材品种沿革及道地性》考证认为文献若单称"桂"，绝大多数情况是指樟科 *Cinnamomum* 属植物而言，且其主要来源并未超出前面提到的肉桂 *Cinnamomum cassia*、钝叶桂 *Cinnamomum bejolghota* 和某些食用桂的范围。经万德光、《中华本草》考证桂、牡桂、箘桂为同一物，均为现在所用之肉桂 *Cinnamomum cassia* Presl。因此，此方中"桂"即现今所用樟科植物肉桂 *Cinnamomum cassia* Presl 的干燥树皮，即中药肉桂。主要产地为广西、广东、福建、台湾、海南。

生姜　王家葵等的《中药材品种沿革及道地性》记载：今用干姜为姜科植物姜 *Zingiber officinale* Rosc.的干燥根茎，生姜为其鲜品。《中华本草》引用《本草图经》和《本草纲目》姜的记载，表明"古今姜之原植物品种一致"，为姜科植物姜 *Zingiber officinale* Rosc. 的新鲜根茎。南方各省都适合药用姜的生长，而以四川犍为、浙江台州历史最为悠久，习惯上亦认为此两处所出最良。

【炮制方法】

人参　古代人参多八月采收，去芦，采收后洗净，暴干或阴干，生用宜咬咀或锉碎，忌铁器。今用人参多为秋季采挖，洗净，干燥，用时切薄片或粉碎、捣碎。古今使用并无差异。因此，本方中人参炮制方法参考 2015 年版《中国药典》要求，润透，切薄片，干燥，或用时粉碎、捣碎。

黄芪　明代采收时间为"二月、十月采"或"八月采根"与今用"春秋二季采挖"，采收季节一致，采收完后，"去芦、阴干"、"去头上皱皮"、"须去头"与今用制法"除去须根和根头，晒干"一致，方中用生黄芪，古时也表明"生用亦可"。因此黄芪炮制方法古今使用无异，此方中炮制方法参考 2015 年版《中国药典》要求，除去杂质，大小分开，洗净，润透，切厚片，干燥。

甘草　原书《简明医彀》中保元汤甘草的使用为"前生用，后炙用"。根据保元汤历代医书记载也多次出现甘草需根据病证发展进行调整，应用不同炮炙饮片，现代保元汤临床应用上甘草生用和炙用也都有出现，从临床文献报道来看，生甘草的临床应用较为广泛，且经典名方目录里"保元汤"对甘草没有特别标注，因此，此方选用生甘草。炮制方法参考 2015 年版《中国药典》要求，除去杂质，洗净，润透，切厚片，干燥。

肉桂　历代书籍如明代《本草品汇精要》、《本草纲目》、《本草原始》记载肉桂炮制方法为：桂，去粗皮用；清·《本草逢原》记载：去粗皮用。《中国药典》（2015 年版）记载"除去杂质及粗皮"。古今对于肉桂的炮制方法是一致的，因此炮制方法参考 2015 年版《中国药典》要求除去杂质及粗皮。

生姜 明·《本草品汇精要》曰："洗去土。入药切片或捣汁用。"《中华本草》曰："挖起根茎，去掉茎叶、须根。"《中国药典》（2015 年版）曰："生姜除去杂质，洗净。用时切厚片。"古今生姜饮片的炮制均一致为取新鲜根茎，洗净。因此，此方炮制方法参考 2015 年版《中国药典》要求，除去杂质，洗净。用时切厚片，1 片约 3g。

【剂量考证】

从史料记载、文献研究等全面、综合考证明代权衡度量，建议一钱折合为 3.73g。

《本草品汇精要》（1532 年）为明代唯一官修本草，前言提到"生姜、射干皆薄切之"，郭润康认为每片姜约重 2g；黄汉成表明片为一种约略剂量单位，生姜 1 片，约计 1 钱（3g）为准；2015 年版《中国药典》生姜的用法用量为 3～10g。因此，建议本方中选用生姜切片不宜太厚，用量为 3g。

综上，本研究案例折算的保元汤处方量为：人参 3.73g，黄芪 7.46g，甘草 1.86g，肉桂 0.75g，生姜 1片（约 3g），总方为 16.8g。

《简明医彀》原文记载保元汤用法用量为："右加生姜一片，水煎服。"建议结合古今服用方法确定保元汤古代用法为：水煎温服，一日一剂。

【物质基准（标准汤剂）】

制备方法

保元汤煎煮剂型为汤剂，《简明医彀》中记载其用法为："右加生姜一片，水煎服。"《简明医彀》中记载"煎丸服法"的"每剂水二锺，煎八分。渣用水锺半，煎七分"。原文明确记载了加水量、煎液量和煎煮次数，其中，加水量为"二锺"、"锺半"，煎煮次数为两次。根据文献考证认为明清一锺为 300ml。因此保元汤每剂一煎加水 600ml，煎液量为 240ml，二煎加水 450ml，煎液量为 210ml，合并两次煎液为 450ml。为便于物质基准对应实物后期保存和检测，建议煎液经真空冷冻干燥，制成冻干粉作为对应实物。

质量标准

1. 定量物质筛选 以配伍药材及饮片在 2015 年版《中国药典》中的含量测定成分为基础，首选含量高、性质稳定、专属性强，检测误差小的物质作为定量成分，最终确定人参皂苷 Rg_1、人参皂苷 Re、人参皂苷 Rb_1 为定量物质。

2. 水分 不得超过 10%（依据多批次实验结果制定）。

3. 出膏率 取汤剂，减压浓缩，真空冷冻干燥，称量冻干粉重量，根据出膏率公式计算，结果为 23%～42%。

4. 鉴别 取本品粉末适量，加溶剂处理，作为供试品溶液。另取黄芪、人参、甘草对照物，同法制成对照溶液。照薄层色谱法（通则 0502）试验，分别点于同一薄层板上。以展开剂展开，取出，晾干，供试品色谱中，在与对照物色谱相应的位置上，显相同颜色的斑点。

5. 特征图谱 照高效液相色谱法（通则 0512）。

（1）色谱条件及系统适用性试验：以十八烷基硅烷键合硅胶为填充剂，梯度洗脱，检测波长为 203nm。理论板数按人参皂苷 Rb_1 峰计算应不低于 6000。

（2）参照物溶液的制备：取人参皂苷 Rg_1 对照品、人参皂苷 Re 对照品和人参皂苷 Rb_1 对照品适量，精密称定，加甲醇溶解，制混合溶液。

分别精密吸取 15 批保元汤供试品溶液，注入高效液相色谱仪，记录色谱峰信息，生成的对照图谱见图 2-71-1。供试品特征图谱中应呈现 13 个特征峰，图 2-71-1 共有峰 13 个，指认 5 个。以峰 12 为参照峰。

供试品色谱中应呈现 13 个与对照特征图谱相对应的色谱峰。

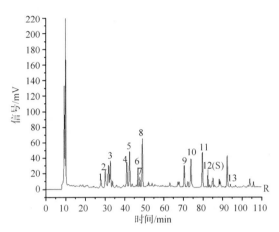

图 2-71-1 保元汤物质基准对照特征图谱

峰 2：异甘草苷；峰 6：人参皂苷 Rg_1；峰 7：人参皂苷 Re；峰 9：芒柄花素；峰 12（S）：人参皂苷 Rb_1

6. 含量测定 人参照高效液相色谱法（四部通则 0512）测定。同特征图谱。

每一日剂量保元汤物质基准中含人参皂苷 Rg_1（$C_{42}H_{72}O_{14}$）和人参皂苷 Re（$C_{48}H_{82}O_{18}$）总量不得少于 4.8mg，人参皂苷 Rb_1（$C_{54}H_{92}O_{23}$）不得少于 3.4mg。

【临床定位】

传统功能主治

《简明医彀》中保元汤用于："治元气虚弱，精神倦怠，肌肉柔慢，饮食少进，面色㿠白，睡卧宁静，痘顶不起，浆不足及有杂证，皆属虚弱，宜服。血热、毒壅、火证禁用。"

另有多本书籍记载保元汤功效，如《博爱心鉴》和《仁斋小儿方论》：借东垣治慢惊土衰火旺之方"治痘，以人参为君，黄芪为臣，甘草为佐，上下相济，治虽异而道则同"。《疮疡经验全书》："扶阳益气。"《医方考》：痘疮"气虚陷顶者。"《证治准绳》和《古今图书集成医部全录·痘疹门》："专治元气虚弱，精神倦怠，肌肉柔慢，面青㿠白，饮食少进，睡卧宁静而不振者，不分已出未出皆治。"《痘疹活幼至宝》："痘疮头粒通红成血泡而不成浆者，此气虚不能统血而血溢妄居气位也，宜用参芪汤大补其气。"《景岳全书》用治"痘疮气虚塌陷者"。《明医指掌》："元气虚弱。"《仁端录痘疹玄珠》："治疗气虚顶陷，根窠虽红而皮则软薄，血有余，气不足之症，精神倦怠，面色㿠白，肌肉柔慢，饮食减少，泄泻，不振不竦，已出未出皆治。"《张氏医通》："治营卫气血不足。"

《医宗金鉴》治"男妇气虚"。《兰台轨范》"气血虚寒者用之。纯虚寒之痘症亦用"。《古今名方》："虚劳元气不足。症见精神倦怠，短气自汗，微恶寒，脉虚大。"

综上所述，古籍记载保元汤功效主治元气虚弱，精神倦怠，肌肉柔慢，饮食少进，面青㿠白，睡卧宁静，痘顶不起，浆不足，及有杂证，皆属虚弱。

现代临床应用

现代主治补气温阳，扶弱补虚。临床报道用于慢性心衰、冠心病；慢性肾衰竭、肾炎；慢性乙型肝炎；小儿室间隔缺损修补术后等属正气亏虚者，效果满意。

保元汤能明显改善心衰患者心气不足的临床症状，莫云秋、闫好斌等人运用保元汤治疗中医辨证属于心气不足老年冠心病并慢性心力衰竭患者，效果满意。陈铁汉等人用保元膏治疗冠心病气虚型患者，有利于提高患者 T 淋巴细胞的非特异免疫功能。保元汤能明显改善肾功能，金一平、沈壮雷等人用保元汤治疗虚证慢性肾衰竭，有助于改善肾功能，对肾性贫血有所纠正。魏超宇保元汤治疗慢性乙型肝炎患者，效果满意。杨健芳等人用保元汤治疗慢性乙型肝炎患者，能改善患者的细胞免疫功能，促使肝细胞修复，提高特异性抗病毒免疫能力，以及抑制患者发生肝纤维化，有利于病毒的清除和患者预后，有较好的降酶护肝作用，防止肝损伤。王欣、钮林霞等人用保元汤于小儿室间隔缺损修补术患者，能降低术后感染，促进术后康复。

（研究人员：关　斌　许舒瑜　阳丽华　肖惠琳　刘　艳　等）

参 考 文 献

陈铁汉，郭恕，朱伟光，等，1995. 保元汤治疗冠心病 22 例临床和实验观察[J]. 湖南中医杂志，（6）：20-21.

郭润康，1982. 中药处方中的特殊计量单位[J]. 贵阳中医学院学报，（1）：45-46.

国家中医药管理局《中华本草》编委会，1998. 中华本草精选本（上册）[M]. 上海：上海科学技术出版社：814-815.

黄成汉，胡献国，2007. 常见病对药妙治[M]. 北京：人民军医出版社.

金一平，宋其昌，吴轰，等，1992. 保元汤对慢性肾衰竭患者红系祖细胞的作用及临床疗效观察[J]. 中国中西医结合杂志，（8）：461-464+451-452.

刘文泰，2013. 本草品汇精要上[M]. 北京：中国中医药出版社.

莫云秋，唐静，康善平，等，2016. 保元汤对老年心气不足型冠心病并慢性心力衰竭心功能的影响[J]. 中西医结合心血管病电子杂志，4（3）：62-63.

钮林霞，2014. 保元汤辨治对小儿室间隔缺损修补术后细胞免疫影响的临床研究[J]. 中国中医基础医学杂志，20（12）：1679-1680.

沈壮雷，1984. 升清降浊法治疗慢性肾功能衰竭 22 例临床观察与升降失衡症的研究[J]. 中医杂志，（1）：24.

沈壮雷，1987. 慢性肾功能衰竭升降失衡证红细胞膜 Na$^+$、K$^+$-ATP 酶的研究[J]. 中西医结合杂志，7（7）：400.

万德光，2007. 中药品种品质与药效[M]. 上海：上海科学技术出版社：791-780.

王欣，高戈，胡建国，2012. 保元汤对婴幼儿室间隔缺损修补术后细胞免疫及肺感染的影响[J]. 海南医学院学报，18（2）：235-237.

魏超宇，汤成，李小清，等，2018. 保元汤对慢性感染性乙型肝炎患者免疫功能和肝功能的影响[J]. 中华医院感染学杂志，28（4）：538-542.

闫好斌，李彩琴，2018. 探讨保元汤对心气不足型老年冠心病慢性心力衰竭心功能的影响[J]. 世界最新医学信息文摘，18（29）：155+176.

杨健芳，吴轰，1998. 保元汤对慢性乙型肝炎患者免疫调节的作用[J]. 湖南医科大学学报，（3）：35-37.

杨健芳，吴轰，杨锡兰，1998. 保元汤对慢性乙型肝炎患者血清脂质过氧化物水平和维生素 E 含量的影响[J]. 湖南医学，（4）：34-35.

赵燏黄，2006. 中国新本草图志[M]. 赵爱华，点校. 福州：福建科学技术出版社：32-38.

72

达原饮　明·《温疫论》

【处方沿革】

达原饮出自明·吴又可《温疫论》。原文曰："瘟疫初起先憎寒而后发热，日后但热而无憎寒也，初起二三日，其脉不浮不沉而数，昼夜发热，日晡益甚，头疼身痛，其时邪在伏脊之前，肠胃之后。虽有头疼身痛，此邪热浮越于经，不可认为伤寒表证，辄用麻黄、桂枝之类强发其汗。此邪不在经，汗之徒伤表气，热亦不减。又不可下，此邪不在里，下之徒伤胃气，其渴愈甚。宜达原饮。"槟榔二钱，厚朴一钱，草果仁五分，知母一钱，芍药一钱，黄芩一钱，甘草五分。槟榔能消能磨，除伏邪，为疏利之药，又除岭南瘴气；厚朴破戾气所结；草果辛烈气雄，除伏邪盘踞，三味协力，直达其巢穴，使邪气溃败，速离膜原，是以为达原也。热伤津液，加知母以滋阴；热伤营气，加白芍以和血；黄芩清燥热之余；甘草为和中之用。以后四品，乃调和之剂，如渴与饮，非拔病之药也。右用水一盅，煎八分，午后温服。

【基原考证】

槟榔　始载于晋·李当之的《药录》。宋代的《本草图经》则对其植物形态描述最详，《本草图经》内曰："木大如桃榔，而高五七丈，正直无枝，皮似青桐，节似桂枝。叶生木颠，大如楯头，又似芭蕉叶，其实作房，从叶中出，旁有刺若棘枝，重叠其下。一房数百实，如鸡子状，皆有皮壳。"唐·《海药本草》曰："（槟榔）树、茎、叶、根、干与大腹小异。"以上记载表明本品指棕榈科植物槟榔 *Areca catechu* L.的干燥成熟种子。

厚朴　厚朴的始载本草为《神农本草经》。《本草衍义》曰："厚朴，今西京伊阳县及商州亦有，但薄而色淡，不如梓州者厚而紫色有油，味苦。不以姜制则棘人喉舌。"据以上本草所述考证，可知厚朴来源有多种。其中"极厚，肉紫色为好"者，"厚而紫色有油"者，与现今厚朴药材特征相符。综合其他本草考证和"商州厚朴"附图，本方取 2015 年版《中国药典》厚朴，即木兰科植物厚朴 *Magnolia officinalis* Rehd. et Wils.的干燥干皮、根皮及枝皮，分布于广西、湖南、湖北、四川、贵州、云南、陕西、甘肃等地。

草果仁　《本草汇言》中记载"草果，长如荔枝，其皮黑厚有直纹，内子大粒成团"。《本草从新》中则曰："草果，形如诃子，皮黑浓而棱密，子粗而辛。"《本草蒙筌》内记载："草果味辛，气温，惟生闽广，八月采收，内子大粒成团，外壳紧厚而皱，气每熏人，因最辛烈，故食大方中必仗以为君也。"《本草纲目》则将草果列在豆蔻项下，为"草豆蔻草果虽是一物，微有不同。滇广所产草果，长大如诃子，其皮黑厚而棱密，其子粗而辛臭，正如斑蝥之气"。本品为姜科植物草果 *Amomum tsao-ko* Crevost et Lemaire 的干燥成熟果实。

知母　明·李时珍《本草纲目》记载："宿根之旁，初生子根，状如蚔蝱之状，故谓之蚔母，讹为'知母'"。清·吴其濬《植物名实图考》记载："今药肆所售，根外黄，肉白，长数寸，原图三种，盖其韭叶者。"根据上述本草的原植物描述及附述可知，形似韭叶者与《中国药典》和《中华本草》所载的知母原植物相符，为百合科植物知母 *Anemarrhena asphodeloides* Bge.的干燥根茎。

芍药 明·李时珍《本草纲目》曰："十月生芽，至春乃长，三月开花。其品凡三十余种，有千叶、单叶、楼子之异。入药宜单叶之根，气味全厚。根之赤白，随花之色也。"文献报道明清时因野生芍药资源减少，不能满足人民医疗需求，宋代起开始以栽培芍药作为药用。现在划分赤、白芍的标准是依据植物的种类和产地加工方法，如《中国药典》记载白芍为芍药的干燥根；而赤芍为芍药或川赤芍干燥根。因此，根据古代本草和现代植物分类资料的考证分析，本品为毛茛科植物芍药 *Paeonia lactiflora* Pall.的干燥根。

黄芩 《本草纲目》曰："宿芩乃旧根，多中空，外黄内黑，即今所谓片芩。故又有腐肠、妒妇诸名。妒妇心黯，故以比之。子芩乃新根，多内实，即今所谓条芩。或云西芩多中空而色黔，北芩多内实而深黄。"《滇南本草》云："黄芩多年生草本，高 20～35cm。茎直立，四棱形。……坚果极小，黑色，有小凸点。"《植物名实图考》云："黄芩以秭归产著，后世多用条芩，滇南多有，土医不他取也。"据历代本草记载及《中国药典》和《中华本草》等综合分析考证，本品为唇形科植物黄芩 *Scutellaria baicalensis* Georgi 的干燥根。

甘草 历代本草对甘草药材的原植物描述有所不同。汉·《神农本草经》和《名医别录》均没有原植物描述。清·吴其濬《植物名实图考》记载："梦溪笔谈谓甘草如槐而尖，形状极准。"指出甘草叶片的形状。《中国药典》和《中华本草》记载，甘草为豆科植物甘草、胀果甘草或光果甘草的干燥根和根茎，并对 3 个品种的原植物形态进行描述。通过对原植物形态描述及图例考证认为，建议本方的甘草选用豆科植物甘草 *Glycyrrhiza uralensis* Fisch.（乌拉尔）作为基原，主产于新疆、内蒙古、甘肃、宁夏、山西等地。

【炮制方法】

原方没有规定槟榔、草果仁、知母、黄芩的炮制方法，因此按照《中国药典》方法切片即可。

本方具有开达膜原，辟秽化浊的作用。主要用于主瘟疫初起，憎寒发热，渐至但热无寒，昼夜发热，头身疼痛等。在《张氏医通》中该方由黄芩、炙甘草、白芍、知母、厚朴、槟榔、草果、生姜和大枣（擘）组成。吴又可曰："该方槟榔能消能磨，为疏利之药，又除岭南瘴气，厚朴破戾气所结，草果辛烈气雄，除伏邪盘踞，三味协力直达其巢穴，使邪气溃败，速离膜原，是以达原也。热伤津液，加知母以滋阴，热伤荣气，加芍药以和血，黄芩清燥热之余，甘草为和中之用，以后四味，乃调和之品。"这里的芍药起和血的作用，通过方解推测该方以白芍入药。

本方中以槟榔为君，主治疫疟壮热，多汗而渴等症；厚朴破戾气所结，气味辛烈，与槟榔、草果同用可直达膜原，逐邪外出，故推测以生用入药；甘草为和中之用，《张氏医通》中以炙甘草入药，推测该方剂中甘草为炙甘草。根据甘草炮制方法衍变考证，本方中炙甘草，建议按照 2015 年版《中国药典》的方法采用蜜炙，即取甘草片，照蜜炙法（通则 0213）炒至黄色至深黄色，不粘手时取出，晾凉。

【剂量考证】

根据《中国科学技术史·度量衡卷》记载，明清每斤单位量值为 596.8g。由此可得，明清一斤约 600g；又《中国度量衡史》载清初衡法："1 斤=16 两，1 两=10 钱，1 钱=10 分"，故明清时期 1 两约 37.3g，1 钱约 3.73g，1 分约 0.373g。另有现代学者傅延龄于《中药临床用量流域研究》分析明清药味用量特点时，也多次将一钱约为 3.73g。

按照一两约 37.3g、一钱约 3.73g，因此本方取槟榔 7.5g，厚朴 3.73g，草果仁 1.87g，知母 3.73g，芍药 3.73g，黄芩 3.73g，甘草 1.87g。

【物质基准（标准汤剂）】

制备方法

称取本方，加水 200ml，煎至 160ml 即得。

【临床定位】

传统功能主治

本方具有开达膜原，辟秽化浊之功效。用于瘟疫或疟疾等症。邪伏膜原，憎寒壮热，胸闷呕恶，头痛烦躁，脉弦数，舌苔垢腻。

现代临床应用

本方广泛应用于各种类型发热，通过加减达原饮可以治疗感染性发热病、邪遏膜原、湿热型发热、持续性发热、高热及其他类型发热等症，还可用于急性支气管肺炎、病毒性脑炎、流行性感冒等。

（研究人员：邬　兰　等）

参 考 文 献

丁艳霞，崔秀明，戴云，2005. 草果的研究进展[J]. 特产研究，（4）：60-63.
李昌勤，刘瑜新，康文艺，2010. 达原饮的临床应用概述[J]. 中成药，32（3）：470-473.
乔立新，赵扶叶，张兴国，1997. 中药槟榔与大腹子的考证[J]. 中药材，（6）：312-314.
石亚娜，金航，杨雁，等，2013. 草果药用本草考证[J]. 中国现代中药，15（10）：913-916.

73

升陷汤 清·《医学衷中参西录》

【处方沿革】

"升陷汤"最早源于清·张锡纯《医学衷中参西录》(上册),该书约成书于公元1909年,张锡纯,字寿甫(1860~1933年),河北盐山县人,清末民国初年名医,为中西汇通学派代表医家之一。其原文描述:"治胸中大气下陷,气短不足以息。或努力呼吸,有似乎喘。或气息将停,危在顷刻。其兼证,或寒热往来,或咽干作渴,或满闷怔忡,或神昏健忘,种种病状,诚难悉数。其脉象沉迟微弱,关前尤甚。其剧者,或六脉不全,或参伍不调。""生黄芪六钱,知母三钱,柴胡一钱五分,桔梗一钱五分,升麻一钱。""水煎服。"

另,《辨证录》(陈士铎著,喻义堂藏版)卷之七·痢疾门·痢疾·气血下陷中亦收录"升陷汤",其方剂组成完全不同于上方,其药味和用量如下:"人参,当归(各五钱),熟地,白芍(各一两),丹皮,荆芥,车前子(各三钱),甘草,黄连(各五分),水煎服。"此书约成于康熙二十六年(1687年),虽与张锡纯的"升陷汤"同名但不同方,本研究案例以《医学衷中参西录》(清·张锡纯)收载的"升陷汤"为源进行开发。

【基原考证】

黄芪 综历代本草文献中有关黄芪产地、品质、原植物和药材等记载,以及宋代后本草书籍中所附图的黄芪原植物图和药材图,结合黄芪的生态和分布情况,可认为黄芪在明清之前存在品种混乱,产地变化的情况,且品质、性效各异。而明清之后黄芪入药品种基本固定,经赵燏黄、谢宗万、王家葵、万德光、《中华本草》等现代本草考证认为古代主流药用黄芪为蒙古黄芪 *Astragalus membranaceus* (Fisch.) Bge.var.*mongholicus*(Bge.) Hsiao 与膜荚黄芪 *Astragalus membranaceus* (Fisch.) Bge.的干燥根,与今用2015年版《中国药典》收载黄芪品种基原一致。《植物名实图考》谓:"有数种,山西、蒙古产者佳。"说明山西、内蒙古为道地产区,现今主产区为山西、内蒙古、陕西等地。

知母 据考察《本草图经》、《本草纲目》、《植物名实图考》等描述的知母形态及所附图,以形似韭叶者与现药铺所售知母相符,为百合科植物知母 *Anemarrhena asphodeloides* Bge.,为历代本草传统药用植物,应为知母的正品。与今用2015年版《中国药典》收载知母品种基原一致。《名医别录》、《千金翼方》、《外台秘要》等古籍记载,知母出相州、幽州,说明唐代及之前北方是知母主产区。宋代《元丰九域志》亦记相州土贡知母十斤;《明一统志》载彰德府、卫辉府土产知母,以上皆在河南。《药物出产辨》说"产直隶东陵、西陵等"。即以山西、北京为道地。现今主产于河北、山西、山东、陕西等地。

柴胡 《证类本草》附有淄州柴胡、江宁府柴胡、寿州柴胡、丹州柴胡、襄州柴胡图谱五幅,除丹州柴胡外,其余四种可以肯定为伞形科植物柴胡 *Bupleurum* L.植物。至明代缪希雍将柴胡分为"北柴胡"和"银柴胡":"柴胡有两种,一种色白而大者名银柴胡,专治劳热骨蒸;色微黑而细者为北柴胡,用于发表散热。"相对于北柴胡,《本草纲目》又分化为南柴胡:"北地所产者,亦如前胡而软,今人谓之北柴胡是也，入药亦良，南土所产者不似前胡，正如蒿根，强硬不堪使用。"这一时期北柴胡、南柴胡、银柴胡都在临床上使用，医家对这三种柴胡的区别也有了统一认识。李时珍的描述与今用 2015 年版《中国药典》收载药用柴胡一致，即为伞形科植物柴胡 *Bupleurum chinense* DC.或狭叶柴胡 *Bupleurum scorzonerifolium* Willd.，习称北柴胡和南柴胡。柴胡在药用过程中，逐渐分化为南北两个品系，且北柴胡为主流品种，今用北柴胡主产于河北、河南、辽宁、陕西、湖北等省。而原方作者张锡纯生长于北方，因此开发"升陷汤"时建议以柴胡 *Bupleurum chinense* DC.（北柴胡）为其药味主要来源。

　　桔梗　按诸家本草记述，在《本草经集注》以前桔梗与沙参属荠苨 *Adenophora trachelioides* Maxim. 不分，之后《唐草本》、《本草图经》、《本草纲目》、《植物名实图考》等均指出了两者植物形态上的区别，并附图。即唐之后与今天所用桔梗科植物桔梗 *Platycodon grandiflorum*（Jacq.）A.DC.相符，与 2015 年版《中国药典》收载一致。古代桔梗记载的产地较多，后期出现了南北分化的现象，如明清时期《药品化义》中记载桔梗："用南产者佳，北方者味甘，但能提载，不能开散，宜辨之。"现今全国大部分均产。

　　升麻　《本草品汇精要》载"叶似麻，四五月着生白色栗穗状的花，根黑多有须痕，谓之鬼眼升麻"。结合《大观本草》、《政和本草》和《绍兴本草》中的茂川升麻（四川茂县）及汉州升麻（四川成都）的附图，可认为历史上升麻的正品来源于毛茛科升麻 *Cimicfuga* L.植物。《本草图经》苏颂谓"今蜀汉、陕西、淮南州郡皆有之，以蜀川者为胜"，因此，四川为升麻的道地产区，习称升麻（*Cimicifuga foetida* L.），现今主产于四川、甘肃、青海、陕西等省。开发"升陷汤"时建议固定升麻（*Cimicifuga foetida* L.）为其药味来源。

【炮制方法】

　　原方对生黄芪、知母、柴胡、桔梗、升麻均未有炮制说明，因此按照 2015 年版《中国药典》收载的各饮片炮制方法即可。

　　黄芪　除去杂质，大小分开，洗净，润透，切厚片，干燥，呈类圆形或椭圆形的厚片。

　　知母　除去杂质，洗净，润透，切厚片，干燥，去毛屑，呈不规则类圆形的厚片。

　　柴胡　除去杂质和残茎，洗净，润透，切厚片，干燥，呈不规则厚片。

　　桔梗　除去杂质，洗净，润透，切厚片，干燥，呈椭圆形或不规则厚片。

　　升麻　除去杂质，略泡，洗净，润透，切厚片，干燥。

【剂量考证】

　　通过对明清时期度量衡考证，明确明清时期量制及衡制与现代换算关系。其重量以两、钱计，1 两=10 钱，1 钱相当于今 3.6～3.8g。本方按照 1 钱=3.73g 折算，确定"升陷汤"中各药味用量约为：生黄芪 22.4g，知母 11.2g，柴胡 5.6g，桔梗 5.6g，升麻 3.73g。水煎，一日服完。

【物质基准】

制备方法

　　该方制法原文为"水煎服"，没有明确煎煮工艺。建议参照《医疗机构中药煎药室管理规范》，并结合古代煎药习惯，对重要工艺参数进行考察，确定煎煮次数、加水量、浸泡时间、煎煮时间等。为便于样品后期保存及检测，建议将煎液浓缩冻干为冻干粉。

质量标准

暂略。

【临床定位】

传统功能主治

《医学衷中参西录》（上册）原文记载升陷汤："治胸中大气下陷，气短不足以息。或努力呼吸，有似乎喘。或气息将停，危在顷刻。其兼证，或寒热往来，或咽干作渴，或满闷怔忡，或神昏健忘，种种病状，诚难悉数。其脉象沉迟微弱，关前尤甚。其剧者，或六脉不全，或参伍不调。"由此可知，升陷汤功用益气升陷，主治胸中大气下陷，气短不足以息，或努力呼吸，有似乎喘，或气息将停，危在顷刻，脉沉迟微弱，或三五不调。

现代临床应用

《方剂学》中升陷汤适用于胸中大气下陷，气短喘促，脉相微弱之证。现代医学工作者用其主治疗心肺疾病，另还见文献报道其治疗眩晕、遗尿、尿频与癃闭、妇科疾病、过敏性鼻炎、病毒性心肌炎、慢性疲劳综合征等疾病。

（研究人员：李　琦　张国明　范明松　陈晓峰　李姝颖　刘　艳　邸继鹏　等）

参 考 文 献

李康，2007. 升陷汤治疗不稳定型心绞痛临床观察[J]. 中医药临床杂志，19（1）：16-17.

李兰波，2008. 升陷汤治疗慢性心力衰竭50例临床观察[J]. 光明中医，（5）：634-635.

刘玉洁，张军，2006. 升陷汤加味治疗病态窦综合征62例[C]//中华中医药学会心病学分会成立暨全国学术年会论文精粹.

王荣欣，暴连英，2007. 升陷汤临床应用举隅[J]. 实用中医内科杂志，21（2）：27.

王艳，赵瑞，张志伟，2007. 升陷汤治疗杂病的临床应用[J]. 中医药信息，（5）：50-52.

解海宁，1998. 加味升陷汤治疗慢性疲劳综合征23例[J]. 江苏中医药，（1）：20.

胥晓芳，2007. 升陷汤临床应用举隅[J]. 陕西中医，28（8）：1079-1080.

闫桂学，2007. 升陷汤治疗高热不退3例[C]//中西医结合新进展学术研讨会.

张凤巧，韩丽华，2010. 升陷汤加减治疗病毒性心肌炎36例疗效观察[J]. 中医药信息，27（3）：91-92.

张锡纯，1985. 医学衷中参西录[M]. 石家庄：河北科学技术出版社.

中医古籍知识库，2019. http://kb350.zywx.org/static/search/index.html 2019/12/20.

74

三甲复脉汤 清·《温病条辨》

【处方沿革】

三甲复脉汤出自《温病条辨》（清·吴瑭）。"①下焦温病，热深厥甚，脉细促，心中憺憺大动，甚则心中痛者，三甲复脉汤主之。②燥久伤及肝肾之阴，上盛下虚，昼凉夜热，或干咳，或不咳，甚则痉厥者，三甲复脉汤主之。"炙甘草六钱，干地黄六钱，生白芍六钱，麦冬五钱（不去心），阿胶三钱，麻仁三钱，生牡蛎五钱，生鳖甲八钱，生龟板一两。

【基原考证】

牡蛎　《雷公炮炙论》记载："有石牡蛎、石鱼蛎、真海牡蛎。石牡蛎者，头边背大，小甲沙石，真似牡蛎，只是圆如龟壳；海牡蛎使得，只是丈夫不得服，令人无髭；真牡蛎，火白炮，并用试之，随手走起，可认真是。万年珀，号曰，用之妙。"从历代本草的形态描述可知，古代药用牡蛎应该就是今之牡蛎，即牡蛎科动物长牡蛎 *Ostrea gigas* Thunberg、大连湾牡蛎 *Ostrea talienwhanensis* Crosse 或近江牡蛎 *Ostrea rivularis* Gould 的贝壳，产于山东、江苏、福建、广东、浙江、河北、辽宁等地。

鳖甲　《本草图经》记载："生取甲，剔去肉为好，不用煮脱者。今看有连厌及干岩便好，若上有甲，两边骨出，已被煮也，用之当炙。"通过考证古代书籍的形态描述，建议使用鳖科动物鳖 *Trionyx sinensis* Wiegmann 的背甲，其主产于湖南岳阳。

龟板　《本草纲目》记载："《本经》龟甲止言水中者，而诸注始用神龟。然神龟难得，今人惟取水中常龟入药。"又曰："龟甲，古者上下甲皆用之，至《日华子本草》始用龟板，而后人遂主之矣。"从历代本草记载可知，清代以前称为龟甲，以药用水龟为主，上下甲皆可用。不知何故，清代开始，改名"龟板"，遂仅以下甲入药。《中国药典》1963 年版收载的龟板，亦只用乌龟的腹甲，至 1990 年版改为龟甲，即龟科动物乌龟 *Chinemys reevesii*（Gray）的背甲及腹甲，主产于湖北、安徽、湖南、江苏、浙江等地。

炙甘草　为"甘草"的炮制品。《本草品汇精要》、《本草纲目》、《本草原始》和《植物名实图考》均对甘草植物形态进行详细描述，描述特征基本一致表明明清药用甘草品种基本固定。《中药材品种沿革及道地性》经考证认为药用甘草一直以豆科属为正品，主要使用基原为乌拉尔甘草 *Glycyrrhiza uralensis* Fisch.，与 2015 年版《中国药典》收录的豆科植物甘草 *Glycyrrhiza uralensis* Fisch. 的干燥根和根茎一致。主要产地为山西、陕西、甘肃、内蒙古、宁夏、新疆。

生地黄　据古代本草著作的原植物形态描述、《中国药典》和《中华本草》等综合分析考证，本品为玄参科植物地黄 *Rehmannia glutinosa*（Gaert.）Libosch. ex Fisch. et Mey. 干燥块根。

白芍　明·《本草蒙筌》曰："开花虽颜色五品，入药惟赤白二根。"明·《本草纲目》载："十月生芽，至春乃长，三月开花……入药宜单叶之根，气味全浓。根之赤白，随花之色也。"根据植物形态，确定两地汤中白芍的基原植物为毛茛科植物芍药 *Paeonia lactiflora* Pall.，药用部位为干燥根，与 2015 年版《中国药典》中白芍一致。四川、安徽、浙江为道地产区，亦为现代白芍主产区。

麦冬 为百合科植物麦冬 *Ophiopogon japonicus*（L.f）Ker-Gawl.的干燥块根。麦冬的产地在汉晋时期就分布于多地，现广布于全国各地近二十个省区，商品药材主要来源于栽培，浙江产的为浙麦冬（杭麦冬），四川产的为川麦冬，以四川、浙江所产为道地药材。

麻仁 出自《伤寒论》，为火麻仁之别名，又名麻子、大麻仁，为桑科植物大麻 *Cannabis sativa* L.的种仁。产自黑龙江、辽宁、吉林、四川、甘肃、云南、江苏、浙江等地。

阿胶 据《本草纲目》、《本草蒙筌》、《神农本草经百种录》等分析可知，明清时期，阿胶的原料为驴皮，药材基原为马科动物驴 *Equus asinus* L.的干燥皮或鲜皮经煎煮、浓缩制成的固体胶，与 2015 年版《中国药典》中描述一致。阿胶以山东省东阿县为道地产区，河北、甘肃等地亦产。

【炮制方法】

炙甘草 "炙"在不同历史时期可能代表烘烤、蘸水炙、或者蜜炙。根据甘草炮制方法衍变考证，本方中炙甘草，建议按照 2015 年版《中国药典》的方法，即取甘草片，照蜜炙法（通则 0213）炒至黄色至深黄色，不粘手时取出，晾凉。

牡蛎 原方对该味药材未有特殊炮制说明，因此按照《中国药典》方法使用。洗净，干燥，碾碎。

鳖甲 鳖甲（醋炙）按《中国药典》收载的醋鳖甲（取净鳖甲，照烫法用砂烫至表面淡黄色，取出，醋淬，干燥；用时捣碎）即可。

龟板 原方对该味药材未有特殊炮制说明，因此按照《中国药典》方法使用。置蒸锅内，沸水蒸 45分钟，取出，放入热水中，立即用硬刷除净皮肉，洗净，晒干。

地黄 原方对该味药材未有特殊炮制说明，因此按照《中国药典》方法使用。除去杂质，洗净，闷润，切厚片，干燥。

白芍 早在《神农本草经》中，已有芍药性味功效的记载，但未见有炮制方面的记述。在《金匮玉函经》中首见有"刮去皮"。宋·朱肱撰的《类证活人书》载："洗、净。"宋·苏颂《本草图经》曰："采得净，刮去皮。"清·郭佩兰《本草汇》曰："拣白者刮去皮。"从"刮去皮"可以看出，古代对白芍的产地加工与现今相吻合。原方中无白芍的炮制方式，因此参考 2015 年版《中国药典》中的炮制方法即洗净，润透，切薄片，干燥。

麦冬 原方对该味药材未有特殊炮制说明，因此按照《中国药典》方法使用。除去须根及杂质，洗净，润透，轧扁，干燥。在前文麦冬的炮制考证中总结：麦冬在经方入药时应考虑具体的临床主治，麦冬多糖起主要作用的建议不去心入药。麦冬黄酮起主要作用的建议采用去心入药。

麻仁 原方对该味药材未有特殊炮制说明，因此按照《中国药典》方法使用。除去杂质及果皮。

阿胶 原方中阿胶未标明炮制方法，因此，阿胶的炮制方法可参照 2015 年版《中国药典》中阿胶饮片"捣成碎块"。

【剂量考证】

本方中炙甘草六钱，干地黄六钱，生白芍六钱，麦冬五钱（不去心），阿胶三钱，麻仁三钱，生牡蛎五钱，生鳖甲八钱，生龟板一两。通过对明清时期度量衡考证，明确明清时期量制及衡制及现代换算关系，其重量以两、钱计，按 1 两=10 钱，1 钱=3.73g 折算。各药味用量约为：炙甘草、干地黄、生白芍各 22.4g，麦冬 18.7g（不去心），阿胶 11.2g，麻仁 11.2g，生牡蛎 18.7g，生鳖甲 29.8g，生龟板 37.3g。

【物质基准】

制备方法

该方制法原文为"水八杯，煮取八分三杯，分三次服"，如果没有明确指出大小盏，1盏（杯、碗、盅）一般可以折合今天150～300ml，具体可以根据方药体积、汤液的容量斟酌加减。即取1200～2400ml水煮，煮至360～720ml，服用3次，每次120～240ml。

【临床定位】

传统功能主治

治下焦温病，热邪伤阴，痉厥，心悸，舌干绛龟裂，脉细促。

现代临床应用

药理研究表明本方具有抗肿瘤、抗氧化、降低血压、降血糖以及调节免疫功能等作用。由于其不良反应少，有良好的临床疗效，主要用于治疗心血管疾病、高血压等，同时还可见于帕金森病、骨质疏松症、儿童多动症、甲状腺功能亢进症等病的治疗。

（研究人员：张际庆 等）

参 考 文 献

陈嘉谟，1988. 本草蒙筌[M]. 北京：人民卫生出版社.
李时珍，2014. 本草纲目[M]. 太原：山西科学技术出版社.
李时珍，2015. 本草纲目[M]. 马美著，校点. 武汉：崇文书局.
李延，袁鑫，2019. 三甲复脉汤药理和应用研究概况[J]. 山东中医杂志，38（4）：390-393.
徐成贺，刘素文，1999.《金匮要略》药物炮制方法探讨[J]. 国医论坛，6（78）：1-4.
徐大椿，1956. 神农本草经百种录[M]. 北京：人民卫生出版社.
张树峰，宋素英，1987.《伤寒论》甘草炙法探讨[J]. 河南中医，6：1-15.

75

沙参麦冬汤 清·《温病条辨》

【处方沿革】

沙参麦冬汤出自《温病条辨》（清·吴瑭）卷一方，又名沙参麦冬饮。"燥伤肺胃阴分，或热或咳者，沙参麦冬汤主之。"沙参三钱，玉竹二钱，生甘草一钱，冬桑叶一钱五分，麦冬三钱，生扁豆一钱五分，花粉一钱五分。水五杯，煮取二杯，日再服。

【基原考证】

麦冬 根据本草所述及附图考证，其所述产浙江、人工栽培的麦冬与《中华本草》和《中国药典》记载的麦冬 Ophiopogon japonicus（L.f）Ker-Gawl.相符。因此建议选用2015年版《中国药典》收载的百合科植物麦冬 Ophiopogon japonicus（L.f）Ker-Gawl.的干燥块根作为来源。现今主产于浙江、四川、江苏等地。

沙参 通过考证《本草图经》等古籍可知，唐代以前使用的沙参为桔梗科植物南沙参，宋代开始出现伞形科植物北沙参与南沙参同时作为沙参使用的情况，至明、清时期的《本草汇言》、《本草从新》、《本草求真》中才逐渐出现有南、北沙参之名。但其大多所述欠详，难以考定其植物来源。民国29年（1940年）陕西西京市（西安市）国药商会同业公会《药材行规》之北沙参条云"详沙参条"，而沙参条注："产北方沙地"，这意味着直接以北沙参作沙参的处方处理，同样民国年间的"辽沙参"中药内票上所印药物图形，依稀能看出其为今用之伞形科植物珊瑚菜 Glehnia littoralis Fr. Schmidt ex Miq.的干燥根，其与 2015年版《中国药典》收载的北沙参基原相符。现代主产于山东、河北、江苏、广东、福建及辽宁等地。

生甘草 《本草图经》、《本草衍义》及《植物名实图考》指出甘草叶片的形状。此外，《本草蒙筌》和《本草纲目》均附有原植物图。《中国药典》和《中华本草》记载，甘草为豆科植物甘草，胀果甘草或光果甘草的干燥根，并对3个品种的原植物形态进行描述。通过对原植物形态描述及图例考证认为，古本草记载甘草均为乌拉尔甘草，即豆科植物甘草 Glycyrrhiza uralensis Fisch.的干燥根和根茎，主产于新疆、内蒙古、甘肃、宁夏、山西等地。

冬桑叶 为桑叶之处方名，又名霜桑叶、铁扇子，为桑科植物桑 Morus alba L.的叶。全国大部分地区均产。

天花粉 《本草纲目》曰："其根直下生，年久者长数尺。秋后掘者结实有粉……其实圆长，青时如瓜，黄时如熟柿……内有扁子，大如丝瓜子，壳色褐，仁色绿，多脂，作青气。"结合其他本草考证，本品为葫芦科植物栝楼 Trichosanthes kirilowii Maxim.或双边栝楼 Trichosanthes rosthornii Harms 的干燥根。本方中天花粉选用主流品种栝楼 Trichosanthes kirilowii Maxim.的干燥根。主产于山东、河南、河北等地。

玉竹 又名尾参、玉参。最早以萎蕤之名载于《神农本草经》，列为上品。萎蕤首载于《名医别录》，陶弘景在《本草经集注》中描述女萎、萎蕤形态为："今处处有，根形状如续断茎味至苦，乃言是女青根出荆州。"与玉竹相关的本草考证甚少，《女萎本草考证》认为《神农本草经》等早期本草所记载的女萎是萎蕤，其原植物即是玉竹。玉竹为百合科植物玉竹 Polygonatum odoratum（Mill.）Druce 的干燥根茎。

生扁豆　《本草图经》记载："藊豆旧不著所出州土，今处处有之，人家多种于篱援间，蔓延而上，大叶细花，花有紫、白二色，荚生花下。其实亦有黑、白二种，白者温而黑者小冷，入药当用白者。"从以上历代本草所述的植物形态以及"种子色白者入药"的特点，可见古今扁豆药用情况一致，为豆科植物扁豆 *Dolichos lablab* L. 开白花植株的种子。

【炮制方法】

沙参　原方对该味药材未有特殊炮制说明，因此按照 2015 年版《中国药典》方法使用。除去残茎和杂质，略润，切段，干燥。

玉竹　原方对该味药材未有特殊炮制说明，因此按照 2015 年版《中国药典》方法使用。除去杂质，洗净，润透，切厚片或段，干燥。

生甘草　此方选用为生甘草。炮制方法参考 2015 年版《中国药典》要求，除去杂质，洗净，润透，切厚片，干燥。

冬桑叶　原方对该味药材未有特殊炮制说明，因此按照 2015 年版《中国药典》方法使用。除去杂质，搓碎，去柄，筛去灰屑。

麦冬　原方对该味药材未有特殊炮制说明，因此按照 2015 年版《中国药典》方法使用。除去须根及杂质，洗净，润透，轧扁，干燥。

生扁豆　原方对该味药材未有特殊炮制说明，因此按照 2015 年版《中国药典》方法使用。除去杂质。用时捣碎。

天花粉　原方对该味药材未有特殊炮制说明，因此按照 2015 年版《中国药典》方法使用。略泡，润透，切厚片，干燥。

【剂量考证】

本方中沙参三钱，玉竹二钱，生甘草一钱，冬桑叶一钱五分，麦冬三钱，生扁豆一钱五分，花粉一钱五分。通过对明清时期度量衡考证，明确明清时期量制及衡制与现代换算关系，其重量以两、钱计，按 1 两=10 钱，1 钱=3.75g 折算。各药味用量约为：沙参 11.25g，玉竹 7.50g，生甘草 3.75g，冬桑叶 5.63g，麦冬 11.25g，生扁豆 5.63g，花粉 5.63g。

【物质基准】

制备方法

称取处方量饮片（50.64g）加入煎药壶中，加水 1500ml，浸泡 30min，武火加热沸腾后煎煮 100min，趁热滤过（100 目筛）（约 600ml）。提取液减压浓缩至 200ml（相对密度 1.05～1.10），温度 50～55℃，真空度 0.09MPa。浓缩液冷冻干燥。

质量标准

1. 定量物质筛选　以 2015 版《中国药典》中的含量测定成分为基础，首选含量高、性质稳定、且易于检测的物质作为定量成分，同时兼顾各检测波长下的色谱峰形状及保留时间，最终确定甘草酸、甘草苷为定量物质。

2. 出膏率　取 300ml 汤液，浓缩至稠膏后真空干燥 72 小时，称量干膏重量，根据出膏率公式计算，出膏率范围应为 23.2%～43.0%。

3. 含量测定　照高效液相色谱法（《中国药典》2015 年版通则 0512）测定。

色谱条件及系统适用性试验：以十八烷基硅烷键合硅胶为填充剂（柱长 250mm，内径为 4.6mm，粒径为 5μm）；以乙腈（A）-0.1%磷酸溶液（B）为流动相，梯度洗脱，流速为每分钟 1.0ml；柱温为 25℃。

定量成分范围应为：甘草酸 2.5%～4.6%，甘草苷 0.13%～0.24%。

4. 特征图谱　照高效液相色谱法（《中国药典》2015 年版通则 0512）测定。

色谱条件及系统适用性试验：以十八烷基硅烷键合硅胶为填充剂（柱长 250mm，内径为 4.6mm，粒径为 5μm）；以乙腈（A）–0.1%磷酸水溶液（B）为流动相，梯度洗脱，流速为每分钟 1.2ml；柱温为 25℃。分别精密吸取 15 批沙参麦冬汤标准汤剂供试品溶液注入高效液相色谱仪，记录色谱峰信息，生成的对照特征图谱见图 2-75-1，共有峰 11 个，指认 2 个。

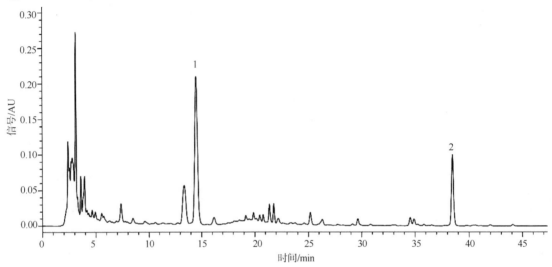

图 2-75-1　沙参麦冬汤物质基准含量测定图谱

峰 1：甘草苷；峰 2：甘草酸

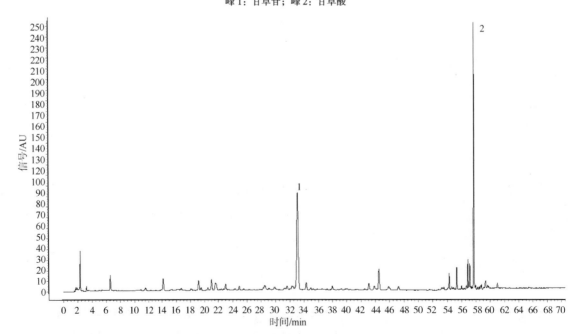

图 2-75-2　沙参麦冬汤物质基准对照特征图谱

峰 1：甘草苷；峰 2：甘草酸

【临床定位】

传统功能主治

功能清养肺胃，生津润燥。治燥伤肺胃，津液亏损，症见咽干口渴，干咳少痰，舌红少苔。若久热久咳者，加地骨皮三钱。

现代临床应用

对胃黏膜损伤具有良好的保护作用。用于慢性支气管炎，萎缩性胃炎，慢性咽炎，剥脱性唇炎，眼干燥症，舍格伦综合征，甲亢，口干，咳痰，痰中带血，便秘，低热乏力，消瘦，盗汗以及手足心热等症状。

（研究人员：张际庆 秦文杰 杨晓宁 等）

参 考 文 献

寇宗奭，1990. 本草衍义[M]. 颜正华等，点校. 北京：人民卫生出版社.

苏颂，1994. 本草图经[M]. 尚志钧，辑校. 合肥：安徽科学技术出版社.

孙源，2019. 沙参麦冬汤临床功效研究进展[J]. 现代医学与健康研究电子杂志，3（11）：7-8+11.

吴普，1997. 神农本草经[M]. 石学文，点校. 沈阳：辽宁科学技术出版社.

吴其濬，1957. 植物名实图考[M]. 北京：商务印书馆.

许保海，赵惠萍，李静，2017. 北沙参本草考证及道地产地探源[J]. 中国药业，（23）：34-36.

76

新加香薷饮 清·《温病条辨》

【处方沿革】

新加香薷饮出自清·吴瑭（鞠通）《温病条辨》第二十四条："手太阴暑温，如上条证（发热恶寒，身重而疼痛，其脉弦细芤迟，小便已，洒然毛耸，手足逆冷，小有劳身即热，口干，前板齿燥），但汗不出者，新加香薷饮主之。"

香薷二钱，金银花三钱，鲜扁豆花三钱，厚朴二钱，连翘二钱。

水五杯，煮取二杯，先服一杯，得汗止后服，不汗再服，服尽不汗，再作服。

《温病条辨》第二十五条："手太阴暑温，服香薷饮微得汗，不可再服香薷饮重伤其表。暑必伤气，最令表虚，虽有余症，知在何经，以法治之。"提出了新加香薷饮的禁忌证。

【基原考证】

香薷 《本草乘雅半偈》曰："生山野间，荆湖南北、二川皆有，中州人作圃种之，呼为香菜，用充蔬品。四月生苗，叶似茵陈，穗似荆芥，花似水苏，气味则迥别也。一种叶大茎方，似牡荆叶而尖小；一种叶最细，仅高数寸，叶似落帚，芬芳转胜，乃石香薷也。九月开花着穗时，采之弥佳。"综合分析考证，本品为唇形科植物石香薷 *Mosla chinensis* Maxim.。《大辞典》《药典图鉴》还收载有同属植物江香薷 *Mosla chinensis* 'Jiangxiangru'。分布于华东、中南地区及四川、贵州、台湾等地。

金银花 《本草新编》中对金银花的描述为："金银花，一名忍冬藤。"张卫等已考证出《本草纲目》中所描述的金银花为忍冬科植物忍冬 *Lonicera japonica* Thunb.的花，与2015年版《中国药典》规定的品种相符。《曲洧旧闻》卷3云："郑、许田野间二月三有一种花……"《救荒本草》说"今辉县山野中亦有之"，并附图，《植物名实图考》亦说"皆中州产"，郑许、辉县和中州皆为河南，因此古代河南为金银花的道地产区，现今主产于河南、山东、河北等地。

鲜扁豆花 《本草纲目》第二十四卷曰："藊豆（音扁，《别录》中品）[释名]沿篱豆（俗）、蛾眉豆。时珍曰：藊，本作扁，荚形扁也。沿篱，蔓延也。蛾眉，象豆脊白路之形……[发明]时珍曰：硬壳白扁豆，其子充实，白而微黄，其气腥香，其性温平，得乎中和，脾之谷也。"综合历代本草考证本品为豆科植物扁豆 *Dolichos lablab* L.的花。我国各地广泛栽培。

厚朴 《本草衍义》曰："厚朴，今西京伊阳县及商州亦有，但薄而色淡，不如梓州者厚而紫色有油，味苦。不以姜制则棘人喉舌。"据以上本草所述考证，可知厚朴来源有多种。其中"极厚，肉紫色为好"者，"厚而紫色有油"者，与现今厚朴药材特征相符。综合其他本草考证和"商州厚朴"附图，本方取2015年版《中国药典》厚朴，即木兰科植物厚朴 *Magnolia officinalis* Rehd. et Wils.的干燥干皮、根皮及枝皮。其分布于广西、湖南、湖北、四川、贵州、云南、陕西、甘肃等地。

连翘 宋代以来木犀科连翘逐渐成为药用连翘的主流品种。明·《救荒本草》谓："高三、四尺，茎杆赤色，叶如榆叶大而光，色青黄，边微锯齿，又似金银花微尖，梢开花，黄色可爱，结房状似栀子蒴，微扁而无棱，蒴中有子如雀舌样，极小。"综合宋后本草分析考证，本品为木犀科植物连翘 *Forsythia suspensa*（Thunb.）Vahl，分布于华中、西北及宁夏、山东、江苏、江西、云南等地。山西陵川、沁水、安泽、晋城、沁源等地主产，产量大，质量好，堪称道地药材。

【炮制方法】

原方对香薷、连翘、金银花未有炮制说明，因此按照《中国药典》方法净制即可。鲜扁豆花为鲜药无须晾干，采下即用。

香薷　除去残根和杂质，切段。

金银花　阴干或晾干。

连翘　木犀科连翘自宋代开始大量使用后，明·《本草品汇精要》《本草原始》为青翘主流地位的确立发挥了关键性作用，特别是后者，推崇用"青翘"，而老翘"不堪用"，对老翘予以否定。连翘在宋以后各处方中，多发挥解表发汗作用，主流以青翘为主，如清·《医学衷中参西录》"犹龙汤"下按语谓："用连翘发汗，必色青者方有力，……故凡发汗所用之连翘，必须青连翘。"

用青翘时，应注意不可过早采，应在色褐绿，未开口时的秋季为佳。如清·刘云密《本草述》记载连翘"黑而闭口者良"。

厚朴　《本草衍义》中记载"不以姜制，见棘人喉舌"，在《汤液本草》中又有"腹胀，用姜制厚朴"的记载，在《医学入门》中还提到了"入汤药用生姜汁炒，入丸药用醋炙"，虽然本方厚朴炮制未见标注，但推荐参照 2015 年版《中国药典》"姜厚朴"炮制，照姜汁炙法（通则 0213）进行炮制。

【剂量考证】

依据清代度量衡一钱约为 3.73g，本方日服剂量约为：香薷、厚朴、连翘各 7.46g，金银花、鲜扁豆花各 11.19g。

【物质基准（标准汤剂）】

制备方法

水五杯，煮取二杯。如果没有明确指出大小盏，1 盏（杯、碗、盅）一般可以折合为今天的 150～300ml，具体可以根据方药体积、汤液的容量斟酌加减。即用 750～1500ml 水煮制，取 300～600ml 作为汤药。

质量标准

暂略。

【临床定位】

传统功能主治

刘献琳《温病条辨语释》谓："手太阴暑温病……这正是寒湿之邪束于外，暑热之邪郁于内，暑兼寒湿之征象。应予散寒清暑，用新加香薷饮来治疗。"功能祛湿清热，化湿和中。适用于夏月先受暑湿，复因起居不慎、乘凉饮冷而感受寒邪，以致暑湿为寒所遏的暑温兼湿证。本方以香薷为君药，香薷味辛、性微温，可发汗解表、祛暑化湿，是夏月解表之要药。

现代临床应用

病例1 患者，男，43岁。发病时间为9月7日。发热、恶寒、咽痛5天就诊，伴无汗，头重如裹，四肢酸痛不适，口干而不欲饮，胸脘痞闷，大便干结，小便黄，曾到西医内科就诊，经胸透、血常规检查，未发现异常，诊断为上呼吸道感染，曾先后口服克感敏、病毒灵、先锋霉素，静脉滴注病毒唑，用药后发热稍退。但不久体温又再度升高，体温曾达40.1℃，如今来中医科住院，腋下体温39.6℃（诸症仍在，舌尖红，苔厚黄腻，脉濡滑数）。中医诊断为暑温夹湿证。治宜祛暑解表，清热利湿。方用新加香薷饮加味：金银花15g，连翘15g，香薷6g，扁豆花15g，川厚朴9g，黄芩9g，淡竹叶12g，通草10g，薏苡仁20g，香附10g，荆芥10g，柴胡10g，薄荷5g（后下），生甘草5g。服药3天，热退身凉，除纳呆、身倦外，余症消失。继续在原方基础上去通草、淡竹叶，加麦芽20g、桂枝12g，连服3剂，诸症悉解，临床痊愈。

病例2 患儿，8岁，因发热伴头痛3天，于2016年7月22日就诊于吉林大学白求恩第一医院儿科急诊。经确诊为病毒性脑炎，入院予甘露醇135ml，3次/天，静脉滴注以降颅压；脑苷肌肽、磷酸肌酸钠静脉滴注以营养神经；阿奇霉素、单磷酸阿糖腺苷静脉滴注抗感染；予热毒宁静脉滴注以清热解毒及其他对症支持治疗。经治2天，患儿仍高热不退，体温波动在38.5～39.8℃，院内所有西药退热药均不能使体温降至正常。患儿一般情况越来越差，几不进食，昏昏欲睡，无奈求助于薛伯寿老先生。

薛老诊后考虑时值盛夏，暑热夹湿为患，治以辛凉宣透，清热祛暑，佐以解毒凉血，以新加香薷饮、升降散、连苏饮、六一散合犀角地黄汤化裁，方药组成：金银花15g，连翘10g，香薷6g，厚朴6g，扁豆花8g，蝉蜕5g，僵蚕8g，大黄5g，姜黄6g，生地黄15g，赤芍8g，牡丹皮8g，黄连5g，苏叶5g，羚羊角粉0.9g（冲服），玄参10g，白茅根15g，六一散8g（包煎）。水煎，分3次服。片仔癀3g，分4天口服，2次/天。服药当晚，患儿遍身汗出、身凉、脉静，体温降至正常，6小时后再次升至39.0℃，再予上药水煎服，体温恢复正常，头痛缓解，项强（＋），呼吸和缓，面色红润，精神转佳，未呕吐，略有恶心，能少量进食，大便1次，色量质正常。复查血常规正常。甘露醇静脉滴注改为2次/天。服药3剂尽，未再发热，头痛消失，纳食增加，因患儿拒绝服汤药，故停服。继续营养支持对症治疗12天。查项强（－），复查脑脊液基本正常，一般情况好转出院。

（研究人员：王星文 等）

参 考 文 献

崔国静，刘芳，贺蕾，2012. 厚朴的炮制[J]. 首都医药，19（3）：45.

韩冰，2016-03-24（006）. 健脾化湿扁豆花[N]. 大众卫生报.

赖祯，黄国英，杨滨，等，2019. 厚朴不同部位本草考证及研究进展[J]. 亚太传统医药，15（1）：69-72.

罗来荣，2017. 新加香薷饮治疗夏季感冒验案二则[J]. 实用中医药杂志，33（11）：1336.

田宇丹，薛燕星，2018. 薛伯寿治疗小儿病毒性脑炎[J]. 长春中医药大学学报，34（6）：1103-1105.

吴孟华，石上梅，曹晖，2020-01-17. 青翘与老翘优劣的本草探析[J/OL]. 中国中药杂志：1-7. http://kns.cnki.net/kcms/detail/11.2272.R.20191128.1051.009.html.

袁慧，孙玉香，2018. 新加香薷饮加味治疗暑湿型感冒200例[J]. 中医临床研究，10（26）：122-123.

张运萍，林家坤，2014. 新加香薷饮医案6则[J]. 中国中医药现代远程教育，12（23）：132-133.

77

桑杏汤　清·《温病条辨》

【处方沿革】

桑杏汤出自清·吴瑭（鞠通）《温病条辨》。首见于《温病条辨》卷1："秋感燥气，右脉数大，伤手太阴气分者，桑杏汤主之。"清·吴鞠通《温病条辨》曰：六气之中，惟燥不为病，似不尽然。盖以《内经》少秋感干燥一条，故有此议耳……由于冬夏之伏气为病者多，其由于本气自病者少；其由于伏气而病者重，本气自病者轻耳。其由于本气自病之燥证，初起必在肺卫，故以桑杏汤清气分之燥也。清·叶天士《通俗伤寒论》曰：秋深初凉，积年发热咳嗽，证似春月风温证，但温乃渐热之称，凉即渐冷之意。春月为病，犹是冬令固密之余，秋令伤感，恰值夏月发泄之后，其体质之虚实不同。但温自上受，燥自上伤，理亦相等，均是肺气受病……若果暴凉外束，身热痰嗽，只宜葱豉汤，或苏梗、前胡、杏仁、枳、桔之属，仅一二味亦可……当以辛凉甘润之方，气燥自平而愈。慎勿用苦燥劫烁胃汁（《叶香岩三时伏气病篇》）。近代何廉臣：此辛凉宣上，甘凉润燥之方也。凡秋燥初起，必在肺卫，症必喉燥而咳，右脉数大。故以桑杏汤清气分之燥也。

桑杏汤处方量为桑叶一钱，杏仁一钱五分，沙参二钱，象贝一钱，香豉一钱，栀皮一钱，梨皮一钱。

【基原考证】

桑叶　始载于《神农本草经》。《本草拾遗》曰："桑叶极看名鸡桑，最堪入用。"《本草图经》记载："桑叶可常服，以四月桑茂盛时采叶；又十月霜后，三分、二分已落时，一分在者，名神仙叶，即采取与前叶同阴干，捣末，丸散任服，或煎以代茶钦，令人聪明。又炙叶令微干，和桑衣煎服，治痢，亦主金疮及话损伤止血。"《本草纲目》记载："桑有数种，有白桑，叶大如掌而厚；鸡桑，叶花而薄；子桑，先椹而后叶；山桑，叶尖而长。"本品为桑科植物桑 *Morus alba* L. 的干燥叶。分布于全国各地。

杏仁　《本草图经》曰："今处处有之，其实亦数种，黄而圆者名金杏，相传云种出济南郡之分流山……杏子入药，从东来人家种者为胜，仍用家园种者，山杏不堪入药。"《药物出产辨》分为北杏与南杏两类，北杏即是苦杏仁："北杏产自直隶，烟台、牛庄、山东均有出，山西、陕西、湖北、河南、襄樊亦有。"综上描述，可知古代药用杏仁均来源于蔷薇科李属多种植物的种仁，与《中国药典》（2015 年版）所载一致。现在苦杏仁主产于内蒙古、吉林、辽宁、河北、山西、陕西、山东等。

沙参　通过考证《本草图经》等古籍可知，唐代以前使用的沙参为桔梗科植物南沙参，宋代开始出现伞形科植物北沙参与南沙参同时作为沙参使用的情况，至明、清时期的《本草汇言》、《本草从新》、《本草求真》中才逐渐出现有南、北沙参之名。但其大多所述欠详，难以考定其植物来源。民国 29 年（1940 年）陕西西京市（西安市）国药商会同业公会《药材行规》之北沙参条云"详沙参条"，而沙参条注"产北方沙地"，这意味着直接以北沙参作沙参的处方处理，同样民国年间的"辽沙参"中药内票上所印药物图形，依稀能看出其为今用之伞形科植物珊瑚菜 *Glehnia littoralis* Fr. Schmidt *ex* Miq. 的干燥根，其与 2015 年版《中国药典》收载的北沙参基原相符。现代主产于山东、河北、江苏、广东、福建及辽宁等地。

象贝　明清时期贝母的药用来源有浙贝母和川贝母两种。据明·龚廷贤《万病回春·药性歌》记载："贝母微寒，止嗽化痰，肺痈肺痿，开郁除烦。"浙贝母与川贝母虽然都能化痰止咳，但川贝母以治疗肺虚久咳，痰少咽燥见长，而浙贝母则开泄力大，多用于外感风热或痰火郁结的咳嗽。象贝别名浙贝母、浙贝、大贝、元宝贝、珠贝。建议本方选取百合科植物浙贝母 *Fritillaria thunbergii* Miq.的干燥鳞茎，主产于浙江、江苏、安徽、湖南等省。

香豉　为豆科植物大豆的成熟种子的发酵加工品，其性味苦寒，具有解表、除烦、宣郁、解毒之功效。用于伤寒热病，寒热，头痛，烦躁，胸闷。

栀皮　《本草纲目》曰："卮，酒器也。卮子象之，故名。卮子叶如兔耳，厚而深绿，春荣秋瘁，入夏开花，大如酒杯，白瓣黄蕊，随即结实，薄皮细子有须，霜后收之。"由此可见，栀子原植物为茜草科植物栀子 *Gardenia jasminoides* Ellis，与 2015 年版《中国药典》一致。《本草图经》附图临江军（江西清江）栀子、江陵府（湖北江陵）栀子、建州（福建建瓯）栀子。现代主产于浙江、河南、江西、湖南、福建、四川等地。

梨皮　出自《滇南本草》，为蔷薇科植物白梨（*Pyrus bretschneideri* Rehd.）沙梨(*P. pyrifolia*（Burm.f.）Nakai [*Ficus pyrifolia* Burm.f.])或秋子梨（*P. ussuriensis* Maxim.）等的果皮。9～10 月份果实成熟时采摘，削取果皮，鲜用或晒干。梨的产地有安徽、河北、山东、辽宁、山西、甘肃等地。

【炮制方法】

原方对桑叶、沙参、杏仁、象贝均未有炮制说明，因此按照《中国药典》中饮片炮制、除杂或切片即可。

桑叶　原处方关于桑叶并没有特别标注，因此，本研究中桑叶可按照《中国药典》（2015 年版）规定的方法进行炮制：除去杂质，搓碎，去柄，筛去灰屑。

杏仁　原处方标注"去皮、尖、炒"。《太平惠民和剂局方》（宋·公元 1151 年）曰："凡使：先以汤浸，去皮、尖及双仁者，控干，用面炒，令黄赤色为度。" 对照 2015 年版《中国药典》，苦杏仁的炮制有燀苦杏仁、炒苦杏仁。其中燀苦杏仁与其去皮尖的处理方式相似。炒苦杏仁的炮制方法为取燀苦杏仁，照清炒法（通则 0213）炒至黄色。用时捣碎。因此，建议按照《中国药典》（2015 年版）炒苦杏仁项下规定方法进行炮制。

沙参　原处方关于沙参并没有特别标注，因此，本研究中沙参可按照《中国药典》（2015 年版）规定的方法进行炮制：除去根茎，洗净，润透，切厚片，干燥。

象贝　原处方关于象贝并没有特别标注，因此，本研究中浙贝母可按照《中国药典》（2015 年版）规定的方法进行炮制：拣去杂质，清水稍浸，捞出，润透后切厚片，晒干。

香豉　《医原》中描述处方用药为豆豉，因此判断《重订广温热论》中所述"淡香豉"即为淡豆豉。淡豆豉出自《本草汇言》，别名香豉（《伤寒论》）、淡豉（《本草纲目》），《本草纲目》曰："造淡豉法，用黑大豆二三斗，六月内淘净，水浸一宿，沥干蒸熟，取出摊席上，候微温，蒿覆。每三日一看，候黄衣上遍，不可太过。取晒簸净，以水拌干湿得所，以汁出指间为准，安瓮中，筑实。桑叶盖，厚三寸，密封泥，于日中晒七日，取出，曝一时，又以水拌入瓮。如此七次，再蒸过，摊去火气，瓮收筑封即成。"因此判断，方中香豉为《中国药典》中所载的淡豆豉。炮制方法遵照《中国药典》为：取桑叶、青蒿各 70～100g，加水煎煮，滤过，煎液拌入净大豆 1000g 中，俟吸尽后，蒸透，取出，稍凉，再置容器内，用煎过的桑叶、青蒿渣覆盖，闷使发酵至黄衣上遍时，取出，除去药渣，洗净，置容器内再闷 15～20 天，至充分发酵、香气溢出时，取出，略蒸，干燥，即得。

栀皮 栀子在经典名方处方药味名称为山栀、栀子、山栀子和栀皮，栀子不同药用部位功效有异，《医学入门》中提到"用仁，去心胸热，用皮去肌表热，寻常生用，虚火童便炒七次至黑"。因此，本方选用栀皮，可参照 2005 版《河南省中药饮片炮制规范》218 页收载的栀皮方法炮制，即取净栀子横切，去仁，取壳。

梨皮 9～10 月份果实成熟时采摘，削取果皮，鲜用或晒干。

【剂量考证（标准汤剂）】

桑杏汤处方量为桑叶一钱，杏仁一钱五分，沙参二钱，象贝一钱，香豉一钱，栀皮一钱，梨皮一钱。通过对明清时期度量衡考证，明确明清时期量制及衡制与现代换算关系，其重量以两、钱计，按 1 两=10钱，1 钱=3.73g 折算。得到桑杏汤处方量为桑叶 3.73g，杏仁 5.60g，沙参 7.46g，象贝 3.73g，香豉 3.73g，栀皮 3.73g，梨皮 3.73g。

【物质基准】

制备方法

水 400ml，煮取 200ml，顿服之。重者再作服。

质量标准

暂略。

【临床定位】

传统功能主治

此方具有清宣燥热，润肺止咳功效。治秋感温燥，灼伤肺津，身不甚热，干咳无痰，咽干口渴，舌红，苔薄白而燥，右脉数大者。

现代临床应用

咳嗽：黄某，男，患者宿患眼底出血、头晕、血压升高，白睛中布满瘀血。用退赤散加减治疗后，眼中出血已止，红色已退。诊见：头汗，干咳，口渴，咽痒咽干、咽痛，痰少不易咳出，痰中带血，苔薄黄，脉细数。方用桑杏汤加味。处方：沙参、麦冬各 30g，桑叶、赤芍、炒栀子、桔梗、苦杏仁各 10g，牡丹皮、川贝母各 15g，玄参 12g，甘草 6g。水煎服，每天 1 剂，服 7 剂，咳嗽痰血等诸症消失。复诊仍以原方，半月后痊愈。

（研究人员：马婷玉 等）

参 考 文 献

邓中甲，2011. 方剂学. 中国中医药出版社.

姜建国，2004. 伤寒论[M]. 北京：中国中医药出版社：287.

李时珍，2015. 本草纲目[M]. 马美著，校点. 武汉：崇文书局：57.

汪昂，2007. 汤头歌诀[M]. 北京：中国中医药出版社.

吴瑭，2006. 温病条辨[M]. 北京：中国中医药出版社.

熊继柏，2005. 熊继柏医论集[M]. 北京：中医古籍出版社.

张秉成，2002. 成方便读[M]. 北京：中国中医药出版社.

78

益胃汤　清·《温病条辨》

【处方沿革】

本方出自清·吴瑭《温病条辨》，"阳明温病，下后汗出，当复其阴，益胃汤主之。温热本伤阴之病，下后邪解汗出，汗亦津液之化，阴液受伤，不待言矣，故云当复其阴。此阴指胃阴而言，盖十二经皆禀气于胃，胃阴复而气降得食，则十二经之阴皆可复矣。欲复其阴，非甘凉不可。汤名益胃者，胃体阳用阴，取益胃用之义也。下后急议复阴者，恐将来液亏燥起，而成干咳身热之怯证也。"益胃汤方（甘凉法）：本方有沙参（三钱）、麦冬（五钱）、冰糖（一钱）、细生地（五钱）、玉竹（炒香，一钱五分）。水五杯，煮取二杯，分二次服，渣再煮一杯服。

【基原考证】

沙参　通过考证《本草图经》等古籍可知，唐代以前使用的沙参为桔梗科植物南沙参，宋代开始出现伞形科植物北沙参与南沙参同时作为沙参使用的情况，至明、清时期的《本草汇言》、《本草从新》、《本草求真》中才逐渐出现有南、北沙参之名。但其大多所述欠详，难以考定其植物来源。民国 29 年（1940 年）陕西西京市（西安市）国药商会同业公会《药材行规》之北沙参条云"详沙参条"，而沙参条注"产北方沙地"，这意味着直接以北沙参作沙参的处方处理，同样民国年间的"辽沙参"中药内票上所印药物图形，依稀能看出其为今用之伞形科植物珊瑚菜 *Glehnia littoralis* Fr. Schmidt *ex* Miq.的干燥根，其与 2015 年版《中国药典》收载的北沙参基原相符。现代主产于山东、河北、江苏、广东、福建及辽宁等地。

麦冬　宋·苏颂《本草图经》曰："今所在有之，叶青似莎草，长及尺余，四季不凋，根黄白色，有须根，作连珠形，似扩麦颗，故名麦门冬……大小有三四种。功用相似，或云吴地者尤胜。"明·李时珍《本草纲目》曰："古人惟用野生者……浙中来者甚良，其叶似韭而多纵纹且坚韧为异。"李时珍所述麦冬与《中国药典》和《中华本草》记载的麦冬 *Ophiopogon japonicus*（L. f.）Ker-Gawl.相符。主产地为广东、广西、福建、浙江、江苏、江西、湖南等。

冰糖　为禾本科植物甘蔗茎中的液汁，制成白砂糖后再煎炼而成的冰块状结晶。《本经逢原》曰："世言糖性湿热，多食令人齿䘌生疳。近见患口疳者，细嚼冰糖辄愈，取其达疳以磨湿热凝滞也。又暴得咳嗽，吐血乍止，以冰糖与燕窝菜同煮连服，取其平补肺胃，而无止截之患也。惟胃中有痰湿者，令人欲呕，以其甜腻恋膈故也。"甘蔗主产于台湾、福建、广东、海南、广西、四川、云南等地。

细生地　《神农本草经》首载地黄："味甘，寒，名地髓，属于上品。"《本草新编》曰："生地黄，味苦甘，气寒，沉也，阴也。入手少阴及手太阴。"《本草分经》曰："生地黄，苦、甘，寒。沉阴下降。"早期地黄用鲜品，经过临床不断应用，历代医家对其药性认识逐步发展与完善。本品为 2015 年版《中国药典》记载玄参科植物地黄 *Rehmannia glutinosa*（Gaert.）Libosch. ex Fisch. et Mey. 的新鲜或干燥块根。主产地为河南、辽宁、河北、山东、浙江等。

玉竹　为百合科植物玉竹根茎。葳蕤首载于《名医别录》，陶弘景《本草经集注》中描述女萎、葳蕤形态为："今处处有，根形状如续断茎味至苦，乃言是女青根出荆州。"通过考证古女萎和葳蕤的形态描述可知，葳蕤为今百合科植物玉竹 *Polygonatum ordoratum*（Mill.）Druce 的干燥根茎。

【炮制方法】

原方对沙参、细生地均未有炮制说明，因此按照《中国药典》方法炮制即可。冰糖打碎用。

玉竹　除去杂质，洗净泥土，闷润至内外湿度均匀，切片，晒干。蒸玉竹：取洗净的玉竹，置蒸器内加热蒸闷 2～3 次，至内外均呈黑色为度，取出，晒至半干，切片，再晒至足干。

麦冬　原方对该味药材未有特殊炮制说明，因此按照《中国药典》方法使用。除去须根及杂质，洗净，润透，轧扁，干燥。

【剂量考证】

本方中沙参（三钱），麦冬（五钱），冰糖（一钱），细生地（五钱），玉竹（炒香，一钱五分）。通过对明清时期度量衡考证，明确明清时期量制及衡制与现代换算关系，其重量以两、钱计，按 1 两=10 钱，1 钱=3.73g 折算。得到益胃汤处方量为沙参 11.19g，麦冬 18.65g，冰糖 3.73g，细生地 18.65g，玉竹 5.6g。

【物质基准（标准汤剂）】

制备方法

即称取本方，加水约 200ml，前 4 味水煎，入冰糖溶化，煎至 100ml，去渣，即得。为便于样品检测及保存，建议将煎液浓缩冻干为冻干粉。

质量标准

暂略。

【临床定位】

传统功能主治

益胃汤功能益胃生津。治阳明温病，下后汗出，胃阴受损，身无热，口干咽燥，舌干苔少，脉不数者。滋养胃阴。治阳明温病，下后汗出，胃阴受伤者。

现代临床应用

益胃汤对神经、内分泌功能的调节作用可以有力地促进食欲，对神经性厌食应有一定的治疗作用，但对其他原因如全身感染性疾病的治疗机制应再探讨。该方剂除对神经、内分泌有调节作用外，其君、臣诸药还有降血糖作用，但该方剂中还用了冰糖，冰糖主要成分是葡萄糖及果糖，其治疗机制也应探讨。对慢性胃炎可能有一定的治疗作用，但如果是幽门螺杆菌感染则应配合现代医学的抗生素+制酸药+保护胃黏膜药+质子泵抑制剂进行联合治疗。该方剂抗菌力度不大，只有麦冬对细菌有抑制作用，地黄对真菌有抑制作用，可能与免疫增强作用使机体自身产生抗菌效果有关。

病例1. 庞某，大便不调，每日三四行，甚或十多次。所奇者，大便后又泻出棕褐色油脂，时多时少，偶或矢气，往往同油脂进出。肛门灼热，有下坠感。舌红苔黄，脉弦大。此乃胃肠阴虚，又被肝胆之火劫逼肠脂下注。麦冬18g，沙参10g，玉竹10g，生山药24g，生石膏12g，白芍18g，乌梅3g，黄连3g。服五剂而病证减半，大便调而油脂减少，续上方进退十余剂而安。

病例2. 孟某，症见咳嗽、低热、盗汗，不欲食而反喜饮水，舌红苔薄，脉数。此胃阴虚而肺系失润。主以益胃之法。沙参6g，麦冬6g，玉竹6g，生地6g，冰糖一块，牡蛎10g，糯稻根15g。上方共服二十余剂而愈。

（研究人员：马婷玉 等）

参 考 文 献

邓中甲，2011.方剂学[M]. 北京：中国中医药出版社.

汪昂，2007.汤头歌诀[M]. 北京：中国中医药出版社.

吴瑭，2006.温病条辨[M]. 北京：中国中医药出版社.

张秉成，2002.成方便读[M]. 北京：中国中医药出版社.

张锡纯，2009.医学衷中参西录[M]. 太原：山西科学技术出版社.

79

蠲痹汤 清·《医学心悟》

【处方沿革】

蠲痹汤，来源于清·程国彭《医学心悟》。"通治风、寒、湿三气，合而成痹。"组成为羌活、独活、桂心、秦艽、当归、川芎、甘草、海风藤、桑枝、乳香和木香。具有疏风散寒、祛湿宣痹之功效。此足太阴厥阴药。主治中风身体烦痛，项背拘急，手足冷痹，腰膝沉重，举动艰难。

羌活、独活各一钱，桂心五分，秦艽一钱，当归三钱，川芎七分，甘草五分（炙），海风藤二钱，桑枝三钱，乳香、木香各八分。上十一味，水煎服。

【基原考证】

羌活、独活 历代本草多将羌活与独活相混。《本草品汇精要》曰："旧本羌独不分，混而为一，然其形色、功用不同，表里行径亦异，故分为二则，各适其用也。"始将羌活从独活中分离开，单列为一条。《本草纲目》将羌活重新归到独活项下，记载："独活、羌活乃一类二种，以中国者为独活，西羌者为羌活。"根据本草图文考证，独活主流品种为伞形科独活属（*Heracleum*）及当归属（*Angelica*）植物，本方独活取《中国药典》收载的伞形科植物重齿毛当归 *Angelica pubescens* Maxim.f.*biserrata* Shan et Yuan，主产于四川、湖北、陕西等地。而古代本草中羌活的原植物描述和附图与《中国药典》和《中华本草》收载的一致，为伞形科植物羌活 *Notopterygium incisum* Ting ex H. T. Chang 或宽叶羌活 *Notopterygium franchetii* H. de Boiss 的干燥根茎与根。羌活分布于陕西、甘肃、青海、四川、西藏等地；宽叶羌活分布于内蒙古、山西、陕西、宁夏、甘肃、青海、湖北、四川等地。

桂心 《新修本草》云："此桂花、子与菌桂同，惟叶倍长，大小枝皮俱名牡桂。然大枝皮肌理粗虚如木兰，肉少味薄，不及小枝皮也。小枝皮肉多，半卷。中必皱起，味辛美。一名肉桂，一名桂枝，一名桂心。"结合其他古代本草图文考证及《中国药典》和《中华本草》等综合分析考证本处方所用桂心为肉桂，即樟科植物肉桂 *Cinnamomum cassia* Presl 的干燥树皮，以广东、广西为道地产区。福建、台湾、海南、云南等地亦有分布，绝大多数为栽培品。国外主产于越南。

秦艽 《本草纲目》曰："圆柱形根，基生叶较大，茎生叶 3～4 对，披针形叶片，基部连合；夏秋开筒状深蓝紫色花，花丛生于上部叶腋成轮状，裂片先端尖；长椭圆形蒴果。"本方中入药为《中国药典》龙胆科植物秦艽 *Gentiana macrophylla* Pall.的干燥根及根茎。主产于甘肃、陕西、山西、四川等省区。

当归 《本草图经》曰："春生苗，绿叶有三瓣。七、八月开花似莳萝，浅紫色。根黑黄色。"李时珍曰："以秦归头圆，尾多色紫，气香肥润者名马尾归，最胜他处。"本方入药可确定为 2015 年版《中国药典》所载当归品种，即伞形科植物当归 *Angelica sinensis*（Oliv.）Diels 的干燥根。

川芎 《本草图经》曰："其苗四、五月间生。叶似芹、胡荽、蛇床辈，作丛而茎细。七、八月开白花。根坚瘦，黄黑色。三月、四月采，曝干。"《本草衍义》曰："芎䓖，今出川中，大块，其里色白，不油色，嚼之微辛、甘者佳。"根据本草对原植物形态描述及《中国药典》和《中华本草》等综合分析考证，建议本方中的川芎为伞形科植物川芎 *Ligusticum chuanxiong* Hort.的干燥根茎。主产于陕西、甘肃、四川、贵州等地。

甘草 《本草图经》曰："春生青苗，高一二尺，叶如槐叶，七月开紫花似柰冬，结实做角子如毕豆。根长者三四尺，粗细不定，皮赤色，上有横梁，梁下皆根也。"本方入药为豆科植物甘草 *Glycyrrhiza uralensis* Fisch.，主产于新疆、内蒙古、甘肃、宁夏、山西等地。

海风藤 较早见于清·叶天士《本草再新》和《岭南采药录》等书，均未作形态描述。目前全国各地海风藤同名异物、混乱使用的情况甚为严重，据范尚坦等调查，现时使用的主要有三类：一类是全国较常见的主流品种胡椒科植物风藤 *Piper kadsura*（Choisy）Ohwi 及其同属多种植物的茎藤；另一类是在四川、贵州、云南、湖北、江西等地普遍使用的松萝科松萝 *Usnea diffracta* 及其同属多种植物；第三类是在两广地区使用的五味子科植物异型南五味子 *Kadsura heteroclita*。据范尚坦等的海风藤本草考证可知，海风藤有丁公寄、丁父、丁公藤、南藤石、南藤、风藤、海风藤的名称变迁。并认为历代本草记载的海风藤原植物是胡椒属植物。早期使用和记载的应是石南藤 *Piper wallichii*。由于秦岭一带石南藤 *Piper wallichii* 分布极少，后来就逐渐南移到四川、湖北、浙江、福建等盛产石南藤 *Piper wallichii*、风藤 *Piper kadsura* 等胡椒属植物的地区。自 1985 年版起，《中国药典》规定海风藤为胡椒科风藤 *Piper kadsura*（Choisy）Ohwi 的干燥藤茎。因此，建议本方选取胡椒科风藤 *Piper kadsura*（Choisy）Ohwi 的干燥藤茎，主产于福建、台湾、广东等地。

桑枝 《本草图经》记载："其实，椹，有白、黑二种。"《本草品汇精要》记载："名：女桑、山桑、家桑、鸡桑；苗：木高一、二丈……根皮黄白色如虎斑。"据考证，其原植物与 2015 年版《中国药典》收载的相符，为桑科植物桑 *Morus alba* L.的嫩枝，主产于东北至西南等地。

乳香 《本草蒙筌》曰："味辛、苦，气温。阳也。无毒。亦出波斯国土，赤松木脂所成。垂滴成珠，缀木未落者，名珠香；滴下如乳，熔榻地面者，名榻香。珠香圆小光明，榻香大块枯黯。"综合《纲目彩图》、《纲目图鉴》等分析考证，建议本方选用橄榄科植物乳香树 *Boswellia carterii* Birdw.树皮渗出的树脂。分布于红海沿岸至比利亚、苏丹、土耳其等地。

木香 《雷公炮炙论》亦云："其芦头丁盖子色青者，是木香神也。"经过考证建议本方选用菊科植物木香 *Aucklandia lappa* Decne. 的干燥根。主产于云南省，又称云木香；四川、西藏亦产。

【炮制方法】

原方对羌活、独活、桂心、秦艽、当归、川芎、海风藤、桑枝、乳香和木香，并没有特别标注。因此，本方中可按照《中国药典》（2015 年版）规定的方法进行炮制。

羌活 除去杂质，洗净，润透，切厚片，干燥。

独活 除去杂质，洗净，润透，切薄片，晒干或低温干燥。

桂心 取原药材，除去杂质及粗皮。用时捣碎。

秦艽 除去杂质，洗净，润透，切厚片，干燥。

当归 除去杂质，洗净，润透，切薄片，晒干或低温干燥。

川芎 除去杂质，分开大小，洗净，润透，切厚片，干燥。

海风藤 除去杂质，浸泡，润透，切厚片，晒干。

桑枝 未切片者，洗净，润透，切厚片，干燥。

乳香 取净乳香，照醋炙法（通则 0213）炒至表面光亮。

木香 除去杂质，洗净，闷透，切厚片，干燥。

甘草 原方为"炙"，根据甘草炮制方法衍变考证，本方中炙甘草，建议按照 2015 年版《中国药典》

的方法，即取甘草片，照蜜炙法（通则 0213）炒至黄色至深黄色，不粘手时取出，晾凉。

【剂量考证】

通过对明清时期度量衡考证，明确明清时期量制及衡制与现代换算关系。其重量以两、钱计，1 两=10 钱，1 钱相当于今 3.73g。本方中羌活、独活各一钱，桂心五分，秦艽一钱，当归三钱，川芎七分，甘草五分（炙），海风藤二钱，桑枝三钱，乳香、木香各八分。故本方中用量为羌活 3.73g，独活 3.73g，桂心 1.87g，秦艽 3.73g，当归 11.19g，川芎 2.61g，甘草 1.87g，海风藤 7.46g，桑枝 11.19g，乳香 2.98g，木香 2.98g。

【物质基准（标准汤剂）】

制备方法

蠲痹汤煎煮剂型为汤剂，原文记载："上㕮咀。每服 3 钱，水 2 盏，加生姜 5 片，枣子 1 个，漫火煎至 1 盏，取清汁服，不拘时候。"原文明确了加水量、煎煮量和煎煮次数，其中加水量为"二盏"，根据搜索宋代时的重量器实测容器折算，明清每盏定为 200ml。因此，每服蠲痹汤加水量为 400ml，煎液得量为 200ml。

【临床定位】

传统功能主治

本方主治中风身体烦痛，项背拘急，手足冷痹，腰膝沉重，举动艰难。

现代临床应用

本方临床多用于治疗风湿性关节炎、膝骨关节炎等。

（研究人员：尉广飞 等）

参 考 文 献

杜欢，2016. 程氏蠲痹汤加减对佐剂关节炎大鼠血清 TNF-α 和 IL-1β 体内表达水平的影响[D]. 合肥：安徽中医药大学.

范尚坦，苏中武，李承祜，1986. 海风藤的本草考证[J]. 中国中药杂志，11（8）：13-17.

何军雷，张仁卓，陈朝露，等，2016. 蠲痹汤联合关节松动手法治疗膝骨关节炎的临床观察[J]. 中国实验方剂学杂志，22（2）：168-171.

康武林，袁普卫，李小群，等，2016. 口服蠲痹汤和盐酸氨基葡萄糖胶囊治疗膝骨关节炎的疗效观察及作用机制研究[J]. 中医正骨，28（9）：19-22，26.

牛洁，2016. 蠲痹汤对兔膝骨关节炎放射学、病理及 CTX-Ⅱ、OC、COMP 表达的影响[D]. 太原：山西中医学院.

申丹，2017. 基于临床数据的舒筋蠲痹汤处方发现及其治疗类风湿关节炎作用机制研究[D]. 北京：中国中医科学院.

王蓉辉，陈运春，王伟丽，等，2016. 蠲痹汤加减联合甲氨喋呤及来氟米特治疗活动期类风湿性关节炎寒湿痹阻证临床观察[J]. 中国实验方剂学杂志，22（6）：167-171.

应敏，王颖，刘金坤，2019. 蠲痹汤治疗类风湿关节炎的网络药理学分析[J]. 中国药业，28（17）：1-7.

80

二冬汤 清·《医学心悟》

【处方沿革】

二冬汤，出自于清·程国彭的《医学心悟》卷三，治上消。《医学心悟》为清代名医程国彭撰著。程国彭，字钟龄，天都（今安徽歙县）人。本书初刊于清雍正十年（1732年），此后代有刊刻，版本甚多，但是记载内容都一致。田代华，以雍正十年程树滋堂原刻本为底本，整理而成的《医学心悟》记载："《经》云：渴而多饮为上消，消谷善饥为中消，口渴、小水如膏者，为下消。三消之证，皆燥热结聚也。大法，治上消者，宜润其肺，兼清其胃，二冬汤主之。上消清胃者，使胃火不得伤肺也。其处方组成为：天冬二钱（去心），麦冬三钱（去心），花粉一钱，黄芩一钱，知母一钱，甘草五分，人参五分，荷叶一钱，水煎服。"目前，该书被列入中医临床必读丛书。

清乾隆五十六年辛亥（1791年）聚金堂刻本《医学心悟》记载："二冬汤，治上消。天冬（去心，二钱）、麦冬（去心，三钱）、花粉（一钱）、黄芩（一钱）、知母（一钱）、甘草（五分）、人参（五分）、荷叶一钱，水煎服。"

《中医辞典》补益剂收载了来源于《医学心悟》卷三的二冬汤。其处方组成、用法和《医学心悟》记载完全相同。功用：益气养阴，生津止渴。主治：上消，口渴多饮。

总之，不同版本《医学心悟》或者收录词典所记录的二冬汤，其组成、用法均完全一致。

【基原考证】

天冬 《本草图经》记载："春生藤蔓，大如钗股，高至丈余，叶如茴香，极尖细而疏滑，有逆刺，亦有涩而无刺者，其叶如丝杉而细散，皆名天门冬。"确认本品为百合科植物天冬 *Asparagus cochinchinensis*（Lour.）Merr 的干燥块根。今用天冬主产于贵州、四川、广西等省区，河北、山西、陕西、甘肃、浙江、云南、安徽、湖北、河南、江西、山东等省亦产。其中以贵州产量最大，而且质量亦佳，现代多将本品的道地产区确定为贵州。

麦冬 《本草纲目》曰："古人惟用野生者，后世所用多是种莳而成。……浙中来者甚良，其叶似韭而多纵纹且坚韧为异。"确认本品为百合科植物麦冬 *Ophiopogon japonicus*（L.f）Ker-Gawl.的干燥块根。麦冬广布于全国各地近二十个省区，商品药材主要来源于栽培，浙江产的为浙麦冬（杭麦冬），四川产的为川麦冬，以四川、浙江所产为道地药材。

天花粉 《本草纲目》曰："其根直下生，年久者长数尺。秋后掘者结实有粉……其实圆长，青时如瓜，黄时如熟柿……内有扁子，大如丝瓜子，壳色褐，仁色绿，多脂，作青气。"结合其他本草考证，本品为葫芦科植物栝楼 *Trichosanthes kirilowii* Maxim.或双边栝楼 *Trichosanthes rosthornii* Harms 的干燥根。栝楼主要分布于山东、河南等地，其中山东肥城、长清是其重要产区。

黄芩 《本草纲目》曰："宿芩乃旧根，多中空，外黄内黑，即今所谓片芩。故又有腐肠、妒妇诸名。

妒妇心黯，故以比之。子芩乃新根，多内实，即今所谓条芩。或云西芩多中空而色黔，北芩多内实而深黄。"确认本品为唇形科植物黄芩 *Scutellaria baicalensis* Georgi 的干燥根。黄芩主要分布于河北承德及保定、山西、陕西、内蒙古、东北、陕西、甘肃、河南等地区，以山西产量最大，河北北部质量最佳，多为野生，尤以河北北部野生者为道地药材。

知母 《植物名实图考》记载："今药肆所售，根外黄，肉白，长数寸，原图三种，盖其韭叶者。"确认本品为百合科植物知母 *Anemarrhena asphodeloides* Bge.的干燥根茎。知母产地的古籍文献记载显示，清代知母的产地为河南。民国时期，河北的西陵和东陵产地的知母最为出名。现代，主要分布于河北、山西、内蒙古、山东、甘肃、辽宁、吉林等省，但是知母的主产区在河北，其中河北易县所产"西陵知母"最为道地。

荷叶 根据《中国药典》《中药学》《中华本草》等记载本品为睡莲科植物莲 *Nelumbo nucifera* Gaertn.的干燥叶。荷叶主要分布于湖北、湖南、江西、福建、江苏、浙江、山东、河北等省，主要产区为江苏、浙江、湖南。

人参 《本草纲目》记载："人参体实有心而味甘，微带苦，自有余味，俗名金井玉阑也。"确认本品为五加科植物人参 *Panax ginseng* C.A.Mey.的干燥根和根茎。人参多生长在北纬 40°～45°，黑龙江、吉林、辽宁等地是人参的道地产区。

甘草 《本草纲目》曰："甘草枝叶悉如槐，高五、六尺，但叶端微尖而糙涩，似有白毛，结角如相思角，作一本生，至熟时角拆，子扁如小豆，极坚，齿啮不破。"《中药材品种沿革及道地性》经考证认为药用甘草一直以豆科*Glycyrrhiza*属为正品，与2015年版《中国药典》收录的豆科植物甘草*Glycyrrhiza uralensis* Fisch.一致。宁夏、甘肃、青海、内蒙古、新疆、陕西榆林地区为甘草大宗商品供应地，其中内蒙古和新疆是甘草适宜和重点分布区域。

【炮制方法】

该方所用饮片炮制方式均为基本的净制和切制，所以采用 2015 年版《中国药典》所记载方法炮制，具体如下：

天花粉 略泡，润透，切厚片，干燥。

黄芩 除去杂质，置沸水中煮 10min，取出，闷透，切薄片，干燥。

知母 除去杂质，洗净，润透，切厚片，干燥，去毛屑。

荷叶 喷水，稍润，切丝，干燥。

人参 润透，切薄片，干燥，或用时粉碎、捣碎。

甘草 除去杂质，洗净，润透，切厚片，干燥。

二冬汤原方记载天冬、麦冬需要去心，而经文献调研及实验研究结果显示天冬、麦冬去心对结果影响不大，因此采用不去心的炮制方式，即采用2015年版《中国药典》所记载方法炮制，具体如下。

天冬 除去杂质，迅速洗净，切薄片，干燥。

麦冬 除去杂质，洗净，润透，轧扁，干燥。

【剂量考证】

原方记载："天冬二钱（去心）、麦冬三钱（去心）、花粉一钱、黄芩一钱、知母一钱、甘草五分、人参五分、荷叶一钱。"根据清代度量衡"1 两=37.3g，1 钱=3.73g"，因此，该方的日服剂量为：天冬 7.5g，麦冬 11.2g，天花粉 3.7g，黄芩 3.7g，知母 3.7g，甘草 1.9g，人参 1.9g，荷叶 3.7g。

【物质基准（标准汤剂）】

制备方法

二冬汤出自《医学心悟》（清·程国彭），原著给出明确的剂量，但是煎煮方式未给出。因此，物质基准的煎煮方式依照卫生部、国家中医药管理局制定的《医疗机构中药煎药室管理规范》的相关规定进行。为了减少饮片差异对质量稳定性的影响，物质基准研究采用 3 倍处方量进行煎煮，具体工艺参数如下：取麦冬饮片 33.6g，天冬饮片 22.5g，天花粉饮片、黄芩饮片、知母饮片、荷叶饮片各 11.1g，甘草饮片、人参饮片各 5.7g，总投药量共 111.9g，加 10 倍量水浸泡 30min，使用电陶炉加热，煎至沸腾后，保持微沸 40min，趁热过滤，药渣再加 6 倍水，微沸 30min，趁热过滤，合并 2 次滤液，减压浓缩至 560ml，即得标准汤剂，减压浓缩、冷冻干燥即得干膏粉。物质基准对应实物采用标准汤剂或者冷冻干燥的干膏粉均可。

质量标准

1. 定量物质筛选 首选含量高、性质稳定、有标准品且易于检测的物质作为定量成分，最终确定芒果苷、黄芩苷、甘草酸、知母皂苷 B II、原薯蓣皂苷与原新薯蓣皂苷为定量物质。

2. 出膏率 38.9%～51.3%。

3. TLC 鉴别 建立了 TLC 鉴别方法，能同时鉴别麦冬、天冬、知母、人参四味药材。

4. 特征图谱 照高效液相色谱法（通则 0512）。

色谱条件及系统适用性试验：以十八烷基硅烷键合硅胶为填充剂（柱长为 100mm，内径为 2.1mm，粒径为 1.8μm），以乙腈为流动相 A，0.1%甲酸溶液为流动相 B，梯度洗脱，检测波长为 254nm，流速为 0.4ml/min，柱温 40℃。

分别精密吸取 15 批二冬汤供试品溶液，注入高效液相色谱仪，记录色谱峰信息，生成的对照特征见图 2-80-1。共有峰 8 个，其中 2 个峰（峰 1、2）来源于知母，1 个峰（峰 3）来源于荷叶，4 个峰（峰 4～峰 7）来源于黄芩，1 个峰（峰 8）来源于甘草。7 个峰与对应的参照物峰保留时间相同；与黄芩苷参照峰相应的峰为 S 峰，计算峰 1～3，峰 5～8 的相对保留时间，其相对保留时间应在规定值的±5%之内。规定值为：0.16（峰 1）、0.31（峰 2）、0.73（峰 3）、1.08（峰 5）、1.15（峰 6）、1.21（峰 7）、1.58（峰 8）。

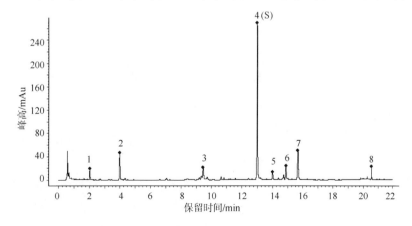

图 2-80-1 二冬汤 UPLC 对照特征图谱

峰 1：新芒果苷；峰 2：芒果苷；峰 3：槲皮素-3-*O*-葡萄糖醛酸苷；峰 4（S）：黄芩苷；峰 6：千层纸素 A-7-*O*-β-D-葡萄糖醛酸苷；峰 7：汉黄芩苷；峰 8：甘草酸

5. 含量测定

（1）芒果苷、黄芩苷、甘草酸：照高效液相色谱法（通则0512）测定。

色谱条件及系统适用性试验：同特征图谱项下，结果见图2-80-2。

（2）知母皂苷 BⅡ、原薯蓣皂苷与原新薯蓣皂苷。

色谱条件及系统适用性试验：以十八烷基硅烷键合硅胶为填充剂（柱长为250mm，内径为4.6mm，粒径为5μm），以乙腈为流动相A，以水为流动相B，梯度洗脱，蒸发光检测，漂移管温度为104℃，载气流速为2.4L/min；流速为0.8ml/min，柱温为40℃。结果见图2-80-2。

本品每剂芒果苷（$C_{19}H_{18}O_{11}$）浓度范围为0.121～0.174mg/ml，平均值为0.142mg/ml；黄芩苷（$C_{21}H_{18}O_{11}$）浓度范围为1.693～2.242mg/ml，平均值为2.042mg/ml；甘草酸（$C_{42}H_{62}O_{16}$）浓度范围为0.084～0.308mg/ml，平均值为0.179mg/ml；知母皂苷 BⅡ（$C_{45}H_{76}O_{19}$）浓度范围为0.318～0.738mg/ml，平均值为0.487 mg/ml；原薯蓣皂苷（$C_{51}H_{84}O_{22}$）和原新薯蓣皂苷（$C_{51}H_{84}O_{22}$）浓度范围0.104～0.357mg/ml，平均值为0.195mg/ml。

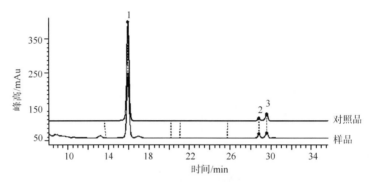

图2-80-2 二冬汤 HPLC-ELSD 图

峰1：知母皂苷 BⅡ；峰2：原新薯蓣皂苷（质谱鉴定）；峰3：原薯蓣皂苷

6. 转移率 芒果苷转移率范围为 31.3%～49.7%，平均值为 38.4%；黄芩苷转移率范围为 73.5%～99.7%，平均值为 89.4%；甘草酸转移率范围为 31.2%～56.5%，平均值为 43.8%；知母皂苷 BⅡ转移率范围为30.4%～54.5%，平均值为42.1%；原薯蓣皂苷+原新薯蓣皂苷转移率范围为 54.8%～90.3%，平均值为71.2%，所有转移率波动范围均小于均值的 70%～130%。

【临床定位】

传统功能主治

二冬汤主治上消，渴而多饮；肺热咳嗽，痰少等症。症见咳嗽痰少、口渴多饮、舌红、脉细数。

现代临床应用

临床上常用二冬汤治疗糖尿病，降低患者的胰岛素抵抗，提高胰岛素敏感性，改善胰岛功能等。临床上还用二冬汤加减方协助治疗糖尿病视网膜病变、甲状腺功能亢进、百日咳、肺结核、慢性支气管炎、阴虚咳嗽等疾病。

（研究人员：靳如娜 黄正军 石守刚 肖作武 代云桃 王学圆 薛晓霞 等）

参 考 文 献

傅宝君，江巍，邢梅，2002. 二冬汤加减配合西药治疗老年性甲状腺机能亢进症 21 例临床研究[J]. 中医杂志，43（3）：196-197.

顾惠英，冯高华，倪军，2008. 二冬汤治疗慢性支气管炎合并念珠菌感染 58 例[J]. 河南中医，28（11）：62.

胡成玉，张红霞，2013. 二冬汤对糖尿病前期胰岛素敏感性影响随机平行对照研究[J]. 实用中医内科杂志，（9S）：14-15.

黄朝水，1989. 二冬汤治疗顿咳 82 例[J]. 福建中医药，（1）：28.

李越，陈国姿，田锦鹰，2013. 二冬汤加减联合西药治疗糖尿病视网膜病变 45 例临床观察[J]. 河北中医，35（4）：574-575.

师美凤，2016. 二冬汤对糖尿病前期患者胰腺 β 细胞功能的影响[J]. 云南中医中药杂志，37（5）：39-40.

田锦鹰，马祖等，陈国姿，2013. 二冬汤对糖尿病前期胰岛素敏感性的影响[J]. 中国中医急症，22（3）：386-387.

田锦鹰，马祖等，陈国姿，等，2014. 二冬汤对糖尿病前期胰腺 β 细胞功能的影响[J]. 河北中医，（5）：694-696.

王成章，1990. 加味二冬汤治疗百日咳痉咳期 104 例[J]. 辽宁中医杂志，（3）：35.

魏小玲，2010. 二冬汤加减治疗阴虚火旺型甲状腺功能亢进症的疗效观察[J]. 深圳中西医结合杂志，20（5）：285-287.

肖屏风，2006. 中西医结合治疗糖尿病视网膜病变 38 例总结[J]. 湖南中医杂志，（1）：17-18.

81

半夏白术天麻汤 清·《医学心悟》

【处方沿革】

半夏白术天麻汤出自清·程国彭《医学心悟》。原文曰："眩，谓眼黑；晕者，头旋也。……有湿痰壅遏者，书云，头旋眼花，非天麻、半夏不除是也，半夏白术天麻汤主之。"半夏一钱五分，天麻、茯苓、橘红各一钱，白术三钱，甘草五分。半夏性温味辛，以降逆止呕，燥湿化痰；天麻味甘性平，入厥阴经，平肝息风而止眩；茯苓味甘淡性平，白术性温味苦甘，两者健脾燥湿；橘红味辛苦性温，理气化痰；甘草调和诸药。煎加姜、枣以调和脾胃。诸药合用，共奏化痰息风之效。生姜一片，大枣二枚，水煎服。

【基原考证】

半夏 文献记载有旱半夏、水半夏两种。旱半夏，俗称半夏，为天南星科植物半夏的块茎。水半夏，为天南星科植物鞭檐犁头尖的块茎。根据记载可以确认古时使用的半夏为旱半夏，即2015年版《中国药典》半夏，为天南星科植物半夏*Pinellia ternata*（Thunb.）Breit.的干燥块茎。

橘红 始见于元·《汤液本草》："橘皮以色红日久者为佳，故曰红皮、陈皮，去白者曰橘红也。"由此可知陈皮与橘皮是同一物种，橘红是橘皮去白后的外果皮。只是两者在入药部位和功效方面略有区别。但橘红的品种基原与陈皮（橘皮）相同，即为芸香科植物橘及其栽培变种，这与现行《中国药典》收录的橘红为芸香科植物橘 *Citrus reticulata* Blanco 及栽培变种的干燥外层果皮一致，则以《中国药典》品种入药。

白术 "术"始载于秦汉·《神农本草经》，被列为上品。《本草纲目》载："白术……根如指大，状如鼓槌，亦有大如拳者。"与现代本草著作记载的白术"根茎肥厚，略呈拳状，有不规则分枝"相符。以上本草所述均与今用之白术相符，即《中国药典》收录的菊科植物白术 *Atractylodes macrocephala* Koidz.的干燥根茎。

生姜 现存最早记载以姜为方的书籍当推西汉时期的《黄帝内经》一书。历代本草对生姜原植物的描述大致相符，"叶似箭竹叶而长"与现代姜科植物姜"叶片披针形或线状披针形"相符，可确定历代本草古籍中记载的姜与现代《中国药典》收录的生姜为姜科植物姜 *Zingiber officinale* Rosc.的新鲜根茎。

甘草 历代本草对甘草药材的原植物描述有所不同。《中国药典》和《中华本草》记载，甘草为豆科植物甘草 *Glycyrrhiza uralensis* Fisch.、胀果甘草 *Glycyrrhiza inflata* Bat.或光果甘草 *Glycyrrhiza glabra* L.的干燥根和根茎，并对3个品种的原植物形态进行描述。通过对原植物形态描述及图例考证，建议本方的甘草选用豆科植物甘草 *Glycyrrhiza uralensis* Fisch.（乌拉尔）作为基原，主产于新疆、内蒙古、甘肃、宁夏、山西等地。

茯苓 根据古代本草的原植物描述、附图与《中国药典》和《中华本草》等综合分析考证，本品为多孔菌科真菌茯苓 *Poria cocos*（Schw.）Wolf 的干燥菌核。

天麻 以赤箭之名，首载于《神农本草经》。根据各家本草所述特征，认为赤箭与天麻为同一植物，与今用之天麻相符。据谢宗万考证，天麻自汉魏六朝以来，迄今约 2000 年，一直延续应用至今，正品未变。故认为古时天麻的品种，即为现在《中国药典》收录的天麻，为兰科植物天麻 *Gastrodia elata* Bl.的干燥块茎。

大枣 李时珍曰："枣木赤心，有刺。四月生小叶，尖觥光泽。五月开小花，白色微青。南北皆有，惟青、晋所出者肥大甘美，入药为良。"根据本草图文所述考证，与现今药用大枣相符，建议大枣选用《中国药典》大枣，即为鼠李科植物枣 *Ziziphus jujuba* Mill.的干燥成熟果实。

【炮制方法】

原方没有规定半夏、天麻、茯苓、橘红、白术、甘草、生姜、大枣的炮制方法，通过对《医学心悟》记载的半夏白术天麻汤中的半夏、天麻、茯苓、橘红、白术、甘草、生姜、大枣这八味药的炮制方法，并结合方中药味古代炮制历史沿革及现代炮制情况进行考证，确认本方药味炮制规格为清半夏、天麻、茯苓、橘红、白术、甘草、生姜、大枣。因此按照《中国药典》方法炮制即可。

【剂量考证】

根据《中国科学技术史·度量衡卷》记载，明清每斤单位量值为 596.8g。由此可得，明清一斤约 600g；又《中国度量衡史》载清初衡法"1 斤=16 两，1 两=10 钱，1 钱=10 分"，故明清时期 1 两约 37.3g，1 钱约 3.73g，1 分约 0.373g。因此本方取清半夏 5.60g、天麻 3.73g、茯苓 3.73g、橘红 3.73g、白术 11.19g、甘草 1.87g、生姜 1g、大枣 9.20g（2 枚）。

【物质基准（标准汤剂）】

制备方法

称取本方，置于砂锅中，加水煎煮二次，第一次煎煮 30min，第二次煎煮 20min，滤过，减压浓缩，冷冻干燥，粉碎，即得对应实物。

质量标准

1. 定量物质筛选 以 2015 年版《中国药典》中的含量测定成分为基础，首选含量高、性质稳定且易于检测的物质作为定量成分，同时兼顾各检测波长下的色谱峰形状及保留时间，最终确定天麻素、橙皮苷为定量物质。

2. 出膏率 根据 15 批次物质基准对应实物测定结果，确定出膏率范围为 25.00%～48.00%。

3. 含量测定 照高效液相色谱法（《中国药典》2015 年版通则 0512）测定。

色谱条件与系统适用性试验：以十八烷基硅烷键合硅胶为填充剂；以乙腈为流动相 A，以 0.2%冰醋酸溶液为流动相 B，梯度洗脱；检测波长为 300nm；柱温为 35℃。

定量成分范围应为：天麻素 0.95～1.80mg/g，橙皮苷 2.9～5.4mg/g。

4. 特征图谱 照高效液相色谱法（《中国药典》2015 年版通则 0512）测定。

色谱条件与系统适用性试验：以十八烷基硅烷键合硅胶为填充剂；以乙腈为流动相 A，以 0.05%磷酸溶液为流动相 B，梯度洗脱；流速为 1ml/min；柱温为 35℃；检测波长为 230nm。

分别精密吸取 15 批半夏白术天麻汤物质基准对应实物供试品溶液注入高效液相色谱仪，记录色谱峰信息，生成的对照特征图谱见图 2-81-1，共有峰 16 个，指认 11 个。以峰 12 为参照峰。按中药色谱指纹图谱相似度评价系统，以共有峰计算相似度，供试品特征图谱与对照特征图谱的相似度不得低于 0.90。

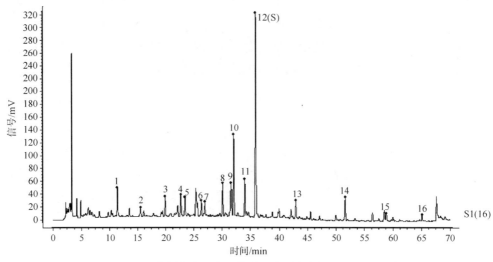

图 2-81-1　半夏白术天麻汤物质基准对应实物对照指纹图谱

峰 1：天麻素；峰 2：对羟基苯甲醇；峰 8：巴利森苷 A；峰 9：芹糖甘草苷；峰 10：甘草苷；峰 11：芸香柚皮苷；峰 12（S）：橙皮苷；峰 13：甘草素；峰 14：甘草酸；峰 15：白术内酯Ⅲ；峰 16：白术内酯Ⅱ

【临床定位】

传统功能主治

本方具有化痰息风，健脾祛湿之功效。用于风痰上扰之证，症见眩晕头痛，胸闷呕恶，舌苔白腻，脉弦滑等。

现代临床应用

（1）《国医大师徐经世》：本方具有燥湿化痰、平肝息风的功效，主治风痰上扰证。症见眩晕头痛、胸闷呕恶等。临床主要用于耳源性眩晕、神经性眩晕、高血压。

（2）《方剂学》：本方常用于梅尼埃病、高血压、神经性眩晕、癫痫、面神经瘫痪等属于风痰上扰者。

（3）《现代日本汉方处方手册》：用于治疗肠胃虚弱，下肢发冷，头晕，头痛。

（研究人员：张保献　魏　聪　许红辉　李正杰　邬　兰　等）

参 考 文 献

邓中甲, 2017. 方剂学[M]. 北京：中国中医药出版社.

张国梁, 陶永, 2016. 国医大师徐经世[M]. 北京：中国医药科技出版社.

82

藿朴夏苓汤　清·《医原》

【处方沿革】

藿朴夏苓汤之方名首见于《重订广温热论》，并注明藿朴夏苓汤石芾南《医原》方。《医原》二卷，清·石寿棠（字芾南，号湛棠）撰著，初版于清咸丰十一年（1861年）。原书并未出现"藿朴夏苓汤"，但在"湿气论"中论述治湿"治法总以轻开肺气为主，肺主一身之气，气化则湿自化，即有兼邪，亦与之俱化。湿气弥漫，本无形质，宜用体轻而味辛淡者治之，辛如杏仁、蔻仁、半夏、厚朴、藿梗，淡如苡仁、通草、茯苓、猪苓、泽泻之类。启上闸，开支河，导湿下行以为出路，湿去气通，布津于外，自然汗解。"与《重订广温热论》中藿朴夏苓汤的组成进行对比，发现该组成仅比《重订广温热论》中藿朴夏苓汤多通草一味。

【基原考证】

杜藿香　《新编中药志》记载藿香始载于汉·杨孚《异物志》云："蒙香交趾有之。"其后《交州记》（东晋）、《广志》（梁）、《南州异物志》（隋）、《通典》（唐）等历代史志均有记载。据描述当系原产东南亚一带的热带芳香草本植物。通过考证，本方中所用杜藿香与《中国药典》所载广藿香相同。为唇形科植物广藿香 *Pogostemon cablin*（Blanco）Benth.的干燥地上部分，主产于广东广州、海南、广西南宁和福建厦门等地。

真川朴　陶弘景曰："厚朴出建平、宜都（今四川东部、湖北西部），极厚，肉紫色为好，壳薄而白者不佳。"《本草图经》载："木高三四丈，径一二尺，春生叶如槲叶，红花而青实，皮极鳞皱而厚，紫色多润者佳，薄而白者不堪。"《重修政和经史证类备用本草》绘有商州厚朴（四川宜宾）和归州厚朴（湖北西部），两种图特征清楚。通过考证，判断应为木兰科植物厚朴 *Magnolia officinalis* Rehd. et Wils.的干燥干皮、根皮及枝皮。主产于湖北、四川等地。

姜半夏　出自《神农本草经》，别名地文、水玉（《神农本草经》），守田、示姑（《本草别录》），羊眼半夏（《新修本草》），和姑（《本草纲目》），蝎子草（《植物名实图考》），地雷公、老瓜蒜、狗芋头（《中药志》），珠半夏（《广西中药志》）。《本草易读》、《本草择要纲目》、《本草逢原》等清代本草典籍中关于半夏的描述均提到姜汁炮制，理由是："半夏畏姜。偏用姜以制其毒。"2015年版《中国药典》记载，半夏为天南星科植物半夏 *Pinellia ternata*（Thunb.）Breit. 的干燥块茎。

赤苓　出自《本草经集注》，赤苓之名见于《本草再新》，又名赤茯（《本草便读》），《中药大辞典》、《中华本草》载为赤茯苓。赤苓为大小不一的方块，长宽4～5cm，厚0.4～0.6cm，间有长宽1.5cm以上的碎块，淡红色或淡棕色。质松，略具弹性。气微，味淡。性味甘；淡，平。归经心、脾、膀胱经。功能主治行水，利湿热。主小便不利，水肿，淋浊，泄泻。故本方所用赤苓应为1963年版《中国药典》所载多孔菌科植物茯苓 *Poria cocos*（Schw.）Wolf.的干燥菌核近外皮部的淡红色部分。主产于吉林、安徽、浙江、福建、台湾、河南、湖北、广西、四川、贵州、云南等地。

杏仁 《本草纲目》云："诸杏，叶皆圆而有尖，二月开红花，亦有千叶者，不结实。"至清代以苦杏仁入药，《本草从新》称："甜杏仁，出山东河南不入药。"参考《本草图经》，可知古代药用杏仁均来源于杏属 *Prunus* L.多种植物的种仁，并以家种的杏仁为主。肖培根认为现今药用不分家栽、野生，均以苦杏仁入药。由此，据本草考证，建议方中的杏仁为蔷薇科植物山杏 *Prunus armeniaca* L.var.*ansu* Maxim.、西伯利亚杏 *Prunus sibirica* L.、东北杏 *Prunus mandshurica*（Maxim.）Koehne 或杏 *Prunus armeniaca* L.的干燥成熟种子。主产于内蒙古、吉林、辽宁、河北、山西、陕西、山东等。

薏苡仁 出自《神农本草经》，别名解蠡（《神农本草经》），起实、赣米（《本草别录》），感米（《千金方·食治》），薏珠子（《本草图经》），回回米、草珠儿、菩提子、赣珠（《救荒本草》），必提珠（《滇南本草》），芑实（《本草纲目》），薏米（《药品化义》），米仁（《本草崇原》），薏仁（《本草新编》），苡仁（《临证指南医案》），苡米（《本草求原》），草珠子（《植物名汇》），六谷米（《中药形性经验鉴别法》）。我国大部分地区均产，主产福建、河北、辽宁（《中药大辞典》）。本方为清热祛湿代表方，且《重订广温热论》处方中写明"生苡仁"。因此，判定基原与《中国药典》所载薏苡仁相同：为禾本科植物薏米 *Coix lacryma-jobi* L. var. *ma-yuen*（Roman.）Stapf 的干燥成熟种仁。

白豆蔻 出自《本草拾遗》，别名：多骨（《本草拾遗》）、壳蔻（《本经逢原》）、白蔻仁、豆蔻。《中国药典》载为姜科植物白豆蔻 *Amomum kravanh* Pierre ex Gagnep. 或爪哇白豆蔻 *Amomum compactum* Soland ex Maton 的干燥成熟果实。按产地不同分为"原豆蔻"和"印尼白蔻"。《本草纲目》曾载："白豆蔻入药去皮炒用。"但是清代本草《本草备要》曰："白豆蔻：番舶者良，研细用。"《药笼小品》曰："去衣研。"均说明，清代使用白豆蔻为去壳研碎用。因此，白蔻末即为白蔻为末使用。本方白蔻末应为《中国药典》所载姜科植物白豆蔻 *Amomum kravanh* Pierre ex Gagnep.的干燥成熟果实。

猪苓 始载于《神农本草经》，列为中品，《名医别录》记载："生衡山（今湖南衡山县）及济阴（今山东曹县）、宛朐（今山东菏泽县）。"苏颂曰："今蜀州（今四川崇庆县）、眉州（今四川眉山县）亦有之，旧说是枫木苓，今则不必枫根下乃有，生土底，皮黑作块似猪粪，故以名之。"根据以上描述的植物形态、产地，再参照《证类本草》的龙州猪苓图和《本草纲目》的猪苓图，可知古人所指猪苓与今日所用猪苓品种一致，为多孔菌科真菌猪苓 *Polyporus umbellatus*（Pers.）Fries 的干燥菌核。

淡香豉 《医原》中描述处方用药为豆豉，《重订广温热论》中所述"淡香豉"即为淡豆豉。淡豆豉出自《本草汇言》，别名香豉（《伤寒论》）、淡豉（《本草纲目》），《本草纲目》曰："造淡豉法，用黑大豆二三斗，六月内淘净，水浸一宿，沥干蒸熟，取出摊席上，候微温，蒿覆。每三日一看，候黄衣上遍，不可太过。取晒簸净，以水拌干湿得所，以汁出指间为准，安瓮中，筑实。桑叶盖，厚三寸，密封泥，于日中晒七日，取出，曝一时，又以水拌入瓮。如此七次，再蒸过，摊去火气，瓮收筑封即成。"清代本草《本草备要》及《本草从新》记载豆豉制法为"造淡豉法，用黑大豆水浸一宿，淘净蒸熟，摊匀，蒿复，候上黄衣，取晒，簸净，水拌，干湿得所，安瓮中，筑实。桑叶浓盖，泥封。晒七日取出，曝一时，又水拌入瓮。如此七次，再蒸，去火气，瓮收用""造豉法，用黑豆，六月间水浸一宿，淘净蒸熟，摊芦席上，微温，蒿覆五六日后，黄衣遍满为度，不可太过，取晒簸净，水拌干湿得所，以汁出指间为准，筑实瓮中，桑叶浓盖三寸，泥封，晒七日。取出曝一时，又水拌入瓮，如是七次，再蒸过，摊去火气，瓮收"。因此判断，方中淡香豉为《中国药典》中所载的淡豆豉。

建泽泻 《医原》中记载药物为泽泻，商品中以福建、江西者称"建泽泻"，个大，圆形而光滑；四川、云南、贵州产者称"川泽泻"，个较小，皮较粗糙。一般认为建泽泻品质较佳（《中药大辞典》）。冬季叶子枯萎时，采挖块茎，除去茎叶及须根，洗净，用微火烘干，再撞去须根及粗皮。《中药大辞典》及《中华本草》曰："泽泻：拣去杂质，大小分档，用水浸泡，至八成透捞出，晒晾，闷润至内外湿度均匀，切片，晒干。"宋·苏颂《本草图经》记载："春生苗，多在浅水中，叶似牛舌草，独基而长，秋时开白花作丛，似谷精草……今人秋末采，暴干。"并附有邢州泽泻、齐州泽泻和泽泻图。明·《农政全书》记载："水边处处有之，丛生苗叶，其叶似牛舌草叶，纹脉坚直，叶丛中窜葶，对分茎叉，茎有线楞；稍间开三瓣小白花；结实小，青细。"以上所述和《纲目图鉴》、《纲目彩图》、《大辞典》、《中华本草》等综合分析考证，确定本品为泽泻科植物泽泻 *Alisma orientale*（Sam.）Juzep.的干燥块茎。因此可见，方中所用建泽泻应为《中国药典》所载泽泻科植物东方泽泻 *Alisma orientale*（Sam.）Juzep.的干燥块茎。主产于福建、四川、江西，此外贵州、云南等地亦产。

通草 始载于《神农本草经》，列入中品，然而《新修本草》及《本草纲目》所载的通草，实为木通科木通。以通脱木为通草始见于《本草拾遗》，陈藏器记述："通脱木生山侧，叶似蓖麻，其茎中空、中有白瓤、轻白可爱……俗名通草。"《本草图经》载："生江南，高丈许，大叶似荷而肥，茎中有瓤正白者是也。"李时珍曰："今之通草，乃古之通脱木也。"据上述的通脱木及《本草图经》的图，均指本品而言，与《中国药典》所载相同，为五加科植物通脱木 *Tetrapanax papyrifer*（Hook.）K. Koch 的干燥茎髓。

【炮制方法】

原方对姜半夏、光杏仁、生薏仁、白蔻末、淡香豉五味药均未有特殊炮制说明，因此按照《中国药典》方法即可；赤苓为 1963 年版《中国药典》所载多孔菌科植物茯苓 *Poria cocos*（Schw.）Wolf.的干燥菌核近外皮部的淡红色部分。在 2015 年版《中国药典》中未收载此味中药。炮制方法可参考《上海中药饮片炮制规范》2008 年版第 294 页规定的炮制方法。其他五味均未有炮制说明，根据北京市医院中药房调剂规则，未标明具体炮制辅料的应付生品饮片。而生品饮片的炮制方法应依据《中国药典》2015 年版四部（通则0213）或《全国中药饮片炮制规范》1988 年版炮制方法。

【剂量考证】

我国在 1979 年 1 月 1 日颁布全国中医处方用药剂量单位一律采用"g"为单位的公制，1 市两约折合为 37.3g。因此全处方用量以 1 钱=3.73g 折算为：杜藿香二钱（7.46g），真川朴一钱（3.73g），姜半夏钱半（5.6g），赤苓三钱（11.19g），光杏仁三钱（11.19g），生薏仁四钱（14.92g），白蔻末六分（2.24g），猪苓钱半（5.6g），淡香豉三钱（11.19g），建泽泻钱半（5.6g），通草三钱（11.19g）。

【物质基准（标准汤剂）】

制备方法

通草加水，先煎煮 15min，去掉通草，加入广藿香、厚朴、姜半夏、赤苓、苦杏仁、生薏仁、猪苓、淡豆豉、泽泻 9 味药，继续煎煮 15 min，再加白蔻末继续煎煮 15 min，滤过。滤液，冷冻干燥成粉。即得。

质量标准

1. 定量物质筛选 藿朴夏苓汤是清热祛湿法的代表方剂之一，有解表化湿之功，原用于湿温初起、湿重于热者，是临床常用治湿之良剂。此方重在辛芳化湿，甘淡利湿。取豆豉、藿香辛芳透邪，宣化湿浊；厚朴、半夏，辛苦而温，辛苦泄降，温化湿浊；杏仁、蔻仁，味辛气薄，展气化以轻清；薏苡仁、二苓、泽泻、通草，皆甘淡之味，驱湿下行。厚朴用于湿阻脾胃、脘腹胀满、气滞胸腹胀痛、便秘腹胀、痰多咳嗽等病证，主要活性成分是厚朴酚与和厚朴酚。苦杏仁具有降气止咳平喘，润肠通便的功效，用于咳嗽气喘，胸满痰多，肠燥便秘；苦杏仁苷为苦杏仁中的有效成分之一，现代药理研究其具有抗动脉粥样硬化、抗肾间质纤维化、抗肺纤维化、抗高氧诱导肺损伤、免疫抑制、免疫调节、抗肿瘤、抗炎以及抗溃疡药理活性。故基准物质中对厚朴、杏仁所含厚朴酚、和厚朴酚、苦杏仁苷3种成分进行了含量测定。

2. 出膏率 取15批藿朴夏苓汤物质基准提取液，真空冷冻干燥，称量冻干粉重量，根据出膏率公式计算，结果为6.8%～8.0%。

3. 含量测定 照高效液相色谱法（《中国药典》2015年版通则0512）测定。

色谱条件与系统适用性试验：以十八烷基硅烷键合硅胶为填充剂；以乙腈为流动相A，以0.1%甲酸溶液为流动相B，按照梯度洗脱；流速为1ml/min；柱温为35℃。

定量成分范围应为：厚朴酚、和厚朴酚总量0.03%～0.08%，苦杏仁苷1.6%～4.0%。

4. 特征图谱 照高效液相色谱法（《中国药典》2015年版通则0512）测定。

色谱条件与系统适用性试验：同含量测定，分别精密吸取15批藿朴夏苓汤物质基准供试品溶液注入高效液相色谱仪，记录色谱峰信息，生成的对照特征图谱见图2-82-1。附图共有峰8个，指认5个。以峰6为参照峰。

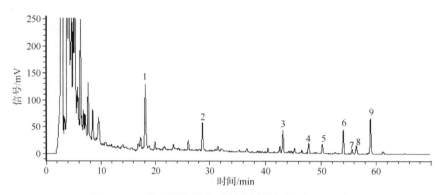

图2-82-1 藿朴夏苓汤物质基准特征图谱（294nm）

峰1：大豆素；峰2：泽泻醇C；峰3：未知峰；峰4：藿香黄酮醇；峰5：未知峰；峰6：和厚朴酚；峰7：广藿香酮；峰8：未知峰；峰9：厚朴酚

【临床定位】

传统功能主治

功用：解表化湿。主治：湿温初起。身热恶寒，肢体倦怠，胸闷口腻，舌苔薄白，脉濡缓。

现代临床应用

本方的现代临床应用体现了"异病同治"的治疗原则。本方原以治疗湿温为主，但现代在临床上的应用范围扩大，常用于内、妇、儿、皮肤各科，治疗湿热合邪所致的疾病，如眩晕、发热、口腔溃疡、慢性萎缩性胃炎、慢性乙型病毒性肝炎、泌尿系感染、抑郁症（郁证）、病毒性脑炎（湿温）。在内科疾病的应用，其中以脾胃湿热型胃炎、风热夹湿型感冒、湿浊内蕴型消渴、气滞湿阻型腹痛、痰湿阻络型胁痛、湿热中阻型呃逆、脾虚湿盛型盗汗的治疗效果尤其显著，有的疾病虽非属湿温范畴，但也可获得很好疗效。与本方"轻开肺气为主"、"启上闸，开支河，导湿下行以为出路，湿去气通，布津于外"之功用相合，中医药治疗在这方面显示出独特的优势。

（研究人员：杨立新　冯　敏　曲韵治　等）

参 考 文 献

傅明光，傅丽洁，2010. 藿朴夏苓汤在危重疑难病中的应用[J]. 中医杂志，51（6）：133-134.

顾庆华，2008. 藿朴夏苓汤临床新用[J]. 辽宁中医杂志，35（3）：448.

李曙光，常丽萍，吕军影，等，2011. 藿朴夏苓汤文献回顾与研究[J]，实用中医内科杂志，25（11）：3-6.

刘盈萍，2017. 厚朴的主要成分及其药理作用研究概况[J]. 生物制药与研究，5：141-142.

吕建珍，邓家刚，2012. 苦杏仁苷的药理作用研究进展[J]. 现代药物与临床，27（5）：530-531.

盛生宽，盛全成，2013. 藿朴夏苓汤临床运用体会[J]. 辽宁中医药大学学报，15（2）：19-20.

张正泽，张可智，2002. 藿朴夏苓汤新用验案三则[J]. 实用中医药杂志，18（12）：33.

83

丁香柿蒂散 清·《伤寒瘟疫条辨》

【处方沿革】

丁香柿蒂散出自清·《伤寒瘟疫条辨》。由丁香、柿蒂各二钱，人参一钱，生姜三钱组成。水煎温服。以降逆和胃为主，兼以温中补虚，寓温补于降逆之中。主治胃气虚寒，气逆不降之呃逆。临床应用以舌淡、苔白、脉沉迟为辨证要点。方中丁香、柿蒂温中散寒，降逆止呃，为治疗胃寒呃逆之要药；生姜辛温，为呕家圣药，与丁香、柿蒂合用则温胃降逆之功尤著；人参甘温益气，补虚养胃。四药合用，共奏温中益气、降逆止呃之功，使胃寒散，胃虚复，气逆平，则呃逆、胸痞自除。

【基原考证】

丁香 《开宝本草》记载："医家所用，惟用根子如钉，长三四分，紫色。中有粗大如山茱萸者，俗呼为母丁香。"《本草图经》记载："京下老医或有谓鸡舌香与丁香同种，花实丛生，其中心最大者为鸡舌香，击破有解理如鸡舌，此乃是母丁香。"《本草图经》又曰："其子出枝蕊上，如钉子，长三四分，紫色。其中有粗大如山茱萸者，谓之母丁香。"据以上本草所述考证，本方中选用的丁香为桃金娘科植物丁香 *Eugenia caryophyllata* Thunb.的干燥花蕾。主产于坦桑尼亚的桑吉巴尔岛以及马来西亚、印度尼西亚等地。现我国海南、广西和云南南部有引种栽培。

柿蒂 柿为柿树科落叶乔木。叶椭圆或长圆形，全缘，上面光滑，下面和叶柄有绒毛。雌雄异株或单株和两性共存而同株；花冠钟状，黄白色。果实圆或方形，色红或黄、花萼宿存。李时珍就呃逆的治疗有"古方单用柿蒂煮汁饮之"。张璐亦谓："《济生方》治呃逆，专取柿蒂之涩。"可见，柿蒂是治疗呃逆之要药。建议本方中选用的柿蒂为柿树科植物柿 *Diospyros kaki* Thunb.的干燥宿萼。

人参 《本草纲目》记载："人参体实有心而味甘，微带苦，自有余味，俗名金井玉阑也。"根据《中国药典》和《中华本草》等综合分析考证，本方中选用的人参为五加科植物人参 *Panax ginseng* C. A. Mey.的干燥根和根茎。黑龙江、吉林、辽宁等地为道地产区。

生姜 《本草纲目》曰："初生嫩者其尖微紫，名紫姜；或作子姜，宿根谓之母姜也。"清·《植物名实图考》记载："性畏日喜阴，亦有花，而抽茎长尺余。"根据考证建议本方中选用的生姜为姜科植物姜 *Zingiber officinale* Rosc.的新鲜根茎。除我国东北外，其他大部分地区均有栽培。

【炮制方法】

原方对丁香、柿蒂、人参、生姜均未有特殊炮制说明。因此，本方中可按照《中国药典》（2015 年版）规定的方法进行炮制。

丁香 除去杂质，筛灰屑，用时捣碎。

柿蒂 除去杂质，洗净，去柄，干燥或打碎。
人参 润透，切薄片，干燥，或用时粉碎、捣碎。
生姜 除去杂质，洗净，切厚片。

【剂量考证】

据度量衡制度考证，清代的"1 两=37.3g，1 钱=3.73g"，因此，处方量丁香、柿蒂各为 7.46g，人参 3.73g，生姜 11.19g。

【物质基准】

制备方法略。

【临床定位】

传统功能主治

本方具有温中益气，降逆止呃之功。主治胃气虚寒，失于和降，呃逆不已，胸脘痞闷，舌淡苔白，脉沉迟。

现代临床应用

临床主要用于治疗顽固性呃逆、反流性食管炎、肿瘤致顽固性呃逆、中风后呃逆病证。

（研究人员：李孟芝 董林林 等）

参 考 文 献

李时珍，2007. 本草纲目[M]. 哈尔滨：北方文艺出版社：9.

张旗，2017. 丁香柿蒂汤治疗呃逆的临床效果[J]. 中国卫生标准管理，8（21）：97-99.

张晓敏，肖健，杜倩楠，2015. 丁香柿蒂汤治疗肿瘤致顽固性呃逆的临床效果[J]. 中国肿瘤临床与康复，22（11）：1397-1398.

84

一贯煎 清·《医方絜度》

【处方沿革】

国家公布的《古代经典名方目录（第一批）》中"一贯煎"参考《医方絜度》（清·钱敏捷），其原文描述："一贯煎（柳洲）主肝血衰少，脘痛，胁疼。""北沙参、麦冬、当归各一钱五分，枸杞、生地各三钱，川楝子二钱。""水煎服。"

一贯煎最早为清代名医魏之琇（字玉璜，别名柳州，浙江钱塘人）所创，首载于《续名医类案》（后简称《续》）卷18。高鼓峰、吕东庄胃痛治验的按语中曰："胁痛，吞酸，吐酸，疝瘕，一切肝病。"魏氏云："此病外间多用四磨、五香、六郁、逍遥，新病多效，久服则杀人矣。""高、吕二案，持论略同。而俱用滋水渗（清）肝饮，予早年亦常用此，却不甚用，乃自创一方，名一贯煎，用北沙参、麦冬、地黄、当归、杞子、川楝六味，出入加减，投之应如桴鼓。"认为本方"可统治胁痛，吞酸吐酸、疝瘕、一切肝病"。根据黄汉儒等1997年版《续》点校说明："原为六十卷本，约成书于清·乾隆三十五年（公元1770年）。脱稿未久，魏氏逝世。…… 著名温病医家王孟英对《续》六十卷进行了全面审阅，重新整理，厘定为三十六卷，并于同治二年首次由著易堂刊行。"另据张之文《王孟英温病证治精萃》曰："在《续》基础上，王曾僭删芜复，而卷帙犹繁，未能付梓，先生录其所附案语，为《柳州医话》（后简称《柳》，公元1851年），并在1912年上海铅印本《潜斋医学丛书八种》、1918年集古阁集印本《潜斋医学丛书十四种》均有载录。"综上可知，"一贯煎"首载于《续名医类案》（公元1770年），未及校对出版，魏氏即逝，后由王孟英等人整理出版，而《柳》是王氏辑录《续》中魏氏之语编撰而成，于公元1851年成书，广为流传，沿用至今。《续》和《柳》中"一贯煎"无剂量及用法说明，因此该方剂量和用法多参考《医方絜度》（清·钱敏捷）版本。

【基原考证】

北沙参 民国29年（1940年）陕西西京市（西安市）国药商会同业公会《药材行规》之北沙参条云"详沙参条"，而沙参条注："产北方沙地。"这意味着直接以北沙参作沙参的处方处理，同样民国年间的"辽沙参"中药内票上所印药物图形，依稀能看出其为今用之伞形科植物珊瑚菜 *Glehnia littoralis* Fr. Schmidt ex Miq，其与2015年版《中国药典》收载的北沙参基原相符。据民国曹炳章《增订伪条辨》云："北沙参，山东日照县、故墩县、莱阳县、海南县具出……"，现代主产于山东、河北、江苏、广东、福建及辽宁等地。

麦冬 原名麦门冬，古代草本多有记载，存在品种混乱问题。明·李时珍《本草纲目》曰："古人惟用野生者，后世所用多是种莳而成。……浙中来者甚良，其叶似韭而多纵纹且坚韧为异。"根据其本草所述及附图考证，其所述产浙江、人工栽培的麦冬与《中华本草》和《中国药典》（2015年版）记载的麦冬 *Ophiopogon japonicus*（L.f）Ker-Gawl.相符。李时珍收录的麦冬应是当时主流品种，"一贯煎"为清代处方，在其后应可沿用其基原，因此建议选用2015年版《中国药典》收载的百合科植物麦冬 *Ophiopogon japonicus*（L.f）Ker-Gawl.的干燥块根。《证类本草》提到："江宁新安者佳，吴地者尤胜。"可见浙江为道地产区；

明清以来，四川麦冬产量较大，成为麦冬的另一主产区。现今主产于浙江、四川、江苏等地。

当归 《本草图经》苏颂云："春生苗，绿叶有三瓣，七八月开花似莳萝，浅紫色。根黑黄色。二月、八月采根阴干。然苗有二种，都类芎藭，而叶有大小为异，茎梗比芎藭甚卑下。根亦二种，大叶名马尾当归，细叶名蚕头当归。"所附文州（今甘肃文县）当归图，即今用之伞形科植物当归 Angelica sinensis（Oliv.）Diels，其与 2015 年版《中国药典》收载的当归品种基原相符。李时珍曰："以秦归头圆，尾多色紫，气香肥润者名马尾归，最胜它处。"故以甘肃为道地产区。现今主产于甘肃、云南、四川、陕西等地。

枸杞 始载于《神农本草经》，列为上品。此物别名甚多，如《尔雅》"枸檵"，郭璞注："今枸杞也。"《诗经·小雅·四牧》曰："载飞载止，集于苞杞。"陆玑疏云："一名苦杞，一名地骨。"或形容其功效，或描述其生态，但所指基本与今茄科植物宁夏枸杞 Lycium barbarum 变化不大。因此，建议本方选用 2015 年版《中国药典》收载的宁夏枸杞 Lycium barbarum L.的干燥成熟果实。宁夏为道地产区，主产区为宁夏、内蒙古、甘肃、青海等地。

生地 又名"地黄"。《本草图经》记载："二月生叶，布地便出似车前，叶上有皱纹而不光，高者及尺余，低者三四寸，黄花似油麻花而红紫色，亦有黄色者，其实作房如连翘，中子甚细而沙褐色。根如人手指，通黄色，粗细长短不常，二月、八月采根。"所附冀州、沂州地黄药图，皆为今用玄参科植物地黄 Rehmannia glutinosa（Gaert.）Libosch. ex Fisch. et Mey. 无异，与 2015 年版《中国药典》收载的地黄品种基原相符。《本草品汇精要》曰："今怀产者为胜。"故以河南为道地产区，现今主产区为河南、浙江等地。

川楝子 《本草纲目》曰："楝长甚速，三、五年即可作椽。其子正如园枣、以川中者为良。"据《证类本草》所附梓州（今四川简阳）楝子图为川楝 Melia toosendan Sieb.et Zucc.，明·《本草正》开始称"川楝子"，与 2015 年版《中国药典》收载的川楝子品种基原相符，为楝科楝属植物川楝 Melia toosendan Sieb.et Zucc.的干燥成熟果实，古今一致。以四川为道地产区，主产于四川、重庆等地。

【炮制方法】

原方对北沙参、麦冬、当归、枸杞、生地、川楝子均未有特殊炮制要求，因此按照 2015 年版《中国药典》收载的各饮片的基本炮制方法即可。

北沙参 除去残茎和杂质，略润，切段，干燥。

麦冬 除去须根及杂质，洗净，润透，轧扁，干燥。

当归 除去杂质，洗净，润透，切薄片，晒干或低温干燥，呈类圆形、椭圆形或不规则薄片。

枸杞 夏秋二季果实呈红色时采收，热风烘干，除去果梗，或晾至皮皱后，晒干，除去果梗。

生地 除去杂质，洗净，闷润，切厚片，干燥。

川楝子 除去杂质，用时捣碎。

【剂量考证】

通过对明清时期度量衡考证，明确明清时期量制及衡制与现代换算关系。其重量以两、钱计，1 两=10 钱，1 钱相当于今 3.73g。确定"一贯煎"中各药味用量约为：北沙参、麦冬、当归各 5.6g，枸杞、生地各 11.2g，川楝子 7.5g。水煎，去滓，分 2～3 次服。

【物质基准】

制备方法

该方制法原文为"水煎服"，没有明确煎煮工艺。建议参照《医疗机构中药煎药室管理规范》，并结合古代煎药习惯，对重要工艺参数进行了考察，确定煎煮次数、加水量、浸泡时间、煎煮时间等。为便于样品后期保存及检测，建议将煎液浓缩冻干为冻干粉。

质量标准

暂略。

【临床定位】

传统功能主治

一贯煎为清代名医魏之琇所创制，其在《续名医类案》中云："可统治肋痛，吞酸吐酸、疝瘕、一切肝病。"其后王孟英将其辑入《柳州医话》，使之广为流传，沿用至今。《医方絜度》（清·钱敏捷），其原文描述："一贯煎（柳洲）主肝血衰少，脘痛，胁疼。"张山雷（1872～1934 年）在《中风斠诠》中称一贯煎"乃养阴方中之别出机杼者"，"凡血液不充，络脉窒滞，肝胆不驯，而变生诸病者，皆可用之，苟无停痰积饮，此方最有奇功"。秦伯未（1901～1970 年）于《谦斋医学讲稿》云："治疗肝气不难，难于肝阴不足而肝气横逆，因为理气疏肝药大多香燥伤阴，存在基本上的矛盾。然此方在滋肝润燥药内稍佐金铃子（川楝子），使肝体得养，肝用能舒，对肝虚气滞引起的胸胁慢痛，吞酸口苦，以及疝气瘕聚等证，可得到缓解，可以说是法外之法。"由此可见，该方功用为滋阴疏肝，主治阴虚肝郁症。症见胸脘胁痛，吞酸吐苦，咽干口燥，舌红少津，脉细弱或虚弦。

现代临床应用

本方为治疗阴虚肝郁而致脘胁疼痛的常用方剂。临床以胁肋痛，吞酸吐苦，咽干口燥，舌红少津，脉虚弦为使用要点。现代常用于治疗慢性肝炎、慢性胆囊炎、慢性胃炎、胃及十二指肠溃疡、更年期综合征、带状疱疹及后遗神经痛、乳痛症、口腔溃疡、中心性视网膜炎等辨证属阴虚气滞者。

（研究人员：刘　艳　邱继鹏　章　军　等）

参 考 文 献

常智玲，2007. 一贯煎加味治疗带状疱疹后遗神经痛 40 例临床疗效观察[J]. 中国医疗前沿，2（10）：86.

李春艳，周建民，1995. 一贯煎治疗胆囊炎 100 例临床观察[J]. 吉林医学，16（2）：91.

倪正扬，2011. 一贯煎的临床应用[J]. 内蒙古中医药，30（22）：20.

钱敏捷，2004. 吴氏医方汇编：医方絜度[M]. 吴杖仙，坐啸山人，辑，范欣生，点校. 上海科学技术出版社.

秦伯未，1964. 谦斋医学讲稿[M]. 上海：上海科学技术出版社.

魏之琇，1997. 续名医类案. 第 I 版[M]. 黄汉儒，蒙木，廖崇文，点校. 刘智生，协校. 北京：人民卫生出版社：3.

徐文姬，2004. 一贯煎加味治疗更年期综合征 276 例疗效观察[J]. 现代中西医结合杂志，13（6）：798-799.

伊红红，宋菊梅，张辉，2004. 一贯煎加味治疗肝肾阴虚型慢性乙型肝炎 100 例[J]. 现代中医临床，11（2）：17-18.

张山雷，2005. 中风斠诠[M]. 吴文清，点校. 福州：福建科学技术出版社.

张之文，1989. 王孟英温病证治精萃[M]. 重庆：科学技术文献出版社重庆分社：37.

周劲刚，2001. 加味一贯煎治疗慢性乙型病毒性肝炎 100 例[J]. 长春中医药大学学报，17（2）：24-25.

85

易黄汤　清·《傅青主女科》

【处方沿革】

易黄汤，出自于清·傅山的《傅青主女科》卷上带下处方，治黄带。傅青主，名傅山，字青竹，后改字青主，山西阳曲人，为明末清初著名医学家。《傅青主女科》约成书于17世纪，至道光七年始见初刊（1827年），是一部很有建树的妇产科专著。《傅青主女科》（清道光7年丁亥（1827年）张凤翔序刻本太邑友文堂藏版）记载原文为："妇人有带下而色黄者，宛如黄茶浓汁，其气腥秽，所谓黄带是也。……法宜补任脉之虚，而清肾火之炎，则庶几矣。方用易黄汤。山药（一两，炒）、芡实（一两，炒）、黄柏（二钱，盐水炒）、车前子（一钱，酒炒）、白果（十枚，碎）。水煎。连服四剂，无不全愈。此不特治黄带方也，凡有带病者，均可治之，而治带之黄者，功更奇也。"

清·陈士铎的《辨证奇闻》记载退黄汤："妇人有带下而色黄者，宛如黄茶浓汁，其气带腥，……方用退黄汤治之。山药（一两）、芡实（一两）、黄柏（二钱）、车前子（一钱）、白果（十枚）。水煎。连用四剂，无不全愈。此方不特治黄带方也，凡有白带者，俱可治之，而治黄带尤奏奇功。"

清·陈莲舫的《女科秘诀大全》引用《傅青主女科》："易黄汤（傅），治黄带能清肾火。山药（一两，炒）、芡实（一两，炒）、黄柏（二钱，盐水炒）、车前子（一钱，酒炒）、白果（十枚，碎）。"

民国·彭逊之的《竹泉生女科集要》记载《傅青主女科》易黄汤："傅氏易黄汤，炒山药，炒芡实，黄柏盐水炒，车前子酒炒，白果打碎。"

综上可知，《傅青主女科》为最早记载易黄汤的著作，其他著作中易黄汤均摘自傅氏易黄汤原方，其组成、用法均几乎一致。

【基原考证】

山药　原名薯蓣，因唐代宗名预，避讳改名薯药，又因宋英宗讳署，改为山药。《本草图经》云："薯蓣，生嵩高山山谷，今处处有之，以北都、四明者为佳。春生苗，蔓延篱援。茎紫叶青，有三尖角似牵牛更浓而光泽。夏开细白花，大类枣花。秋生实于叶间，状如铃。二月、八月采根，今人冬春采，刮之白色者为上，青黑者不堪，曝干用之。"所附滁州薯蓣图与2015年版《中国药典》收录的薯蓣科植物薯蓣 *Dioscorea opposita* Thunb.一致。《救荒本草》谓："怀孟间产者入药最佳，味甘性温平无毒。"由此可知，自明代以来，以河南栽培山药为品质最佳。主产区为河南（道地产区）、河北、山西等地。

芡实　《本草纲目》描述其植物特征最详："芡茎三月生叶帖水，大于荷叶，皱文如縠，蹙衄如沸，面青背紫，茎、叶皆有刺。其茎长至丈余……五六月生紫花，花开向日结苞。外有青刺，如猬刺及栗球之形。花在苞顶，亦如鸡喙及猬。剥开内有斑驳软肉裹子，累累如珠玑。壳内白米，状如鱼目。"考其形态，此即睡莲科植物芡 *Euryale ferox* Salisb.的干燥成熟种仁，与2015年版《中国药典》记载相符，古今一致。全国各地皆产，主产于山东、江苏、安徽等地。

白果 原称"银杏",又称"鸭脚子",始载于《绍兴本草》,云:"世之果实。味苦、甘、平,无毒。唯炒或煮食之,生食戟人。诸处皆产之,唯宜州形大者佳。七月八月采实暴干。以其色如银,形似小杏,故以名之。乃叶如鸭脚而又谓之鸭脚子。"对照形态描述,应为银杏科植物银杏 *Ginkgo biloba* L.的干燥成熟种子,与 2015 年版《中国药典》记载一致。《本草纲目》亦云:"银杏生江南,以宣城者为胜。"宋代方志记载出产银杏者有《乾道临安志》(浙江杭州)、《新安志》(安徽徽州)、《赤城志》(浙江台州)、《海盐澉水志》(浙江海盐)等,由此可见古代白果分布于江南的广大地区,现今全国各地皆有栽种。

黄柏 《本草图经》云:"檗木,黄檗也。生汉中川谷及永昌,今处处有之,以蜀中者为佳。木高数丈,叶类茱萸及椿、楸叶,经冬不凋,皮外白里深黄色。根如松下茯苓作结块。五月、六月采皮,取皱粗,暴干用。其根名檀桓。"根据其描述产地和植物形态,应为芸香科植物黄皮树 *Phellodendron chinense* Schneid.(川黄柏)的干燥树皮,与 2015 年版《中国药典》黄柏记载一致。《名医别录》曰:"檗木生汉中山谷及永昌。"从产地考证可知黄柏以川产为最佳,现今云南、贵州、湖北等地亦主产。

车前子 《重修政和经史证类备用本草》、《救荒本草》、《食物本草》、《本草蒙筌》、《本草纲目》、《本草原始》、《增批本草备要》、《植物名实图考》和《本草新读本》所载车前绘图均为大叶、长穗、须根,与车前科植物车前 *Plantago* L.植物相符合。2015 年版《中国药典》收录的车前子基原有两种即车前 *Plantago asiatica* L.和平车前 *Plantago depressa* Willd.。根据现代研究,车前具须根,平车前具直根;因此,认为古代所用车前原植物应为车前 *Plantago asiatica* L.。由于车前和平车前的种子性状、化学成分相似,用传统方法无法区别,只能采用 DNA 条形码进行鉴别,确保易黄汤所使用的车前子为车前科植物车前 *Plantago asiatica* L.的干燥成熟种子。现今车前子主产区为四川、江西、河南、河北等地。

【炮制方法】

山药 原方为"炒山药",全国各地的炮制规范除了天津、广东、广西地区保留了"清炒山药"以外,基本上均采用"麸炒山药"。在炮制作用方面,"清炒山药"和"麸炒山药"功效相似,均以补脾健胃、益肾固精为主,并可免气滞之弊,用于肾虚尿频,遗尿,带下等。鉴于易黄汤"炒山药"的药性和沿革,选择炮制方法为麸炒,与 2015 年版《中国药典》收录其饮片炮制方法一致。

芡实 原方为"炒芡实",全国各地的炮制规范除了天津地区保留了"清炒芡实"以外,基本上均采用"麸炒芡实"。在炮制方法方面,麸炒的方法比较一致。在炮制作用方面,"清炒芡实"和"麸炒芡实"功效相似,均以补脾固涩力胜,主要用于脾虚泄泻和肾虚精关不固的滑精;亦可用于脾虚带下。鉴于易黄汤"炒芡实"的药性和沿革,选择炮制方法为麸炒,与 2015 年版《中国药典》收录其饮片炮制方法一致。

白果 原方为"碎",古代记载的方法有"去壳切碎"、"去壳捣碎",2015 年版《中国药典》炮制方法为除去硬壳、捣碎,古今基本一致。

黄柏 原方为"盐水炒",古代记载的"盐炒"方法为:"去粗皮,切片……盐水浸一昼夜,晒干,炒褐色。"与 2015 年版《中国药典》收载的盐炙法基本一致。

车前子 原方为"酒炒",古代没有记载酒炒车前子的具体操作方法,现代酒炒法内容相差不大,可参照 2015 年版《中国药典》(0213 炮制通则)项下的酒炙法进行炮制。

【剂量考证】

根据丘光明等编写的《中国科学技术史·度量衡卷》中考证结果"明清两代每斤的单位量值为 596.8g,一两折合 37.30g",确定易黄汤中各药味用量为:山药 37.30g,芡实 37.30g,黄柏 7.46g,车前子 3.73g。

药味"白果"原文剂量为"十枚，碎"。因白果仁大小质量不一，若用量十枚，投料时可导致每次用量不一，因此通过计算百枚重折算出十枚重的重量进行量化研究。不同产地的 23 批白果仁百枚重平均值为 95.5g，折算出十枚重平均值为 9.6g，现代临床用药实践大多采用白果仁 10g，故易黄汤中白果剂量采用 10g。

【物质基准（标准汤剂）】

制备方法

原文记载"水煎"，没有明确煎煮工艺，本研究参照《医疗机构中药煎药室管理规范》进行试验研究得出易黄汤制法：取处方剂量饮片，酒车前子纱布包煎，加盖煎煮两次。第一次加 8 倍量水浸泡 30min，加热煮沸后再煎煮 30 min，第二次加 6 倍量水，加热煮沸后再煎煮 20 min。合并煎液，滤过，得易黄汤标准汤剂。冷冻干燥为冻干粉。

质量标准

1. 定量物质筛选　以配伍药材及饮片在 2015 年版《中国药典》中的含量测定成分为基础，首选含量高、性质稳定、专属性强且易于检测的物质作为定量成分，同时兼顾各检测波长下的色谱峰形状及保留时间，最终确定黄柏碱和小檗碱为定量物质。

2. 水分　不得过 7%。

3. 出膏率　出膏率公式为"m/M×100%，其中 m 为冻干粉质量，M 为饮片投料量"，出膏率范围为 9%～11%。

4. 鉴别

（1）方中山药鉴别：取本品适量，加甲醇后超声处理，滤过，滤液作为供试品溶液。另取尿囊素对照品，加 20%甲醇制成每 lml 含 0.5mg 的溶液，作为对照品溶液。吸取上述各 2μl，分别点于同一硅胶 G 薄层板上，以乙酸乙酯-甲醇-无水甲酸-水为展开剂，展开，取出，晾干，喷以对二甲氨基苯甲醛溶液，加热至斑点显色清晰，日光下检视。供试品色谱中，与对照品色谱相应的位置上显相同颜色的斑点。

（2）方中车前子鉴别：取山药鉴别项下的供试品，另取车前子对照药材 0.2g，加甲醇，同法制成对照药材溶液。吸取供试品溶液 4μl，对照药材溶液 4μl，分别点于同一硅胶 G 薄层板上，以乙酸乙酯-乙醇-甲酸-水为展开剂，展开，取出，晾干，喷以 2%对二甲氨基苯甲醛的 40%硫酸溶液，加热至斑点显色清晰，置紫外光灯（365nm）下检视。供试品色谱中，在与对照药材色谱相应的位置上，显相同颜色的斑点。

5. 特征图谱

（1）色谱条件与系统适用性试验：以十八烷基硅烷键合硅胶为填充剂；以乙腈-0.1%甲酸溶液（8mmol/L 乙酸铵）为流动相，进行梯度洗脱；柱温为 30℃；流速为 1.0ml/min；检测波长为 280nm。理论板数按盐酸黄柏碱应不低于 8000。

（2）参照物溶液的制备：取盐酸黄柏碱对照品和盐酸小檗碱对照品适量，精密称定，加 50%甲醇配制成每 lml 含盐酸黄柏碱 6μg、盐酸小檗碱 20μg 的混合溶液，即得。

（3）供试品溶液的制备：取本品适量，精密称定，置具塞锥形瓶中，精密加入 50%甲醇 50ml，称定重量，超声处理 20min，放冷，再称定重量，用 50%甲醇补足减失的重量，摇匀，滤过，取续滤液，即得。

（4）测定法：分别精密吸取 15 批易黄汤供试品溶液各 10 μl，注入液相色谱仪，测定，记录色谱峰信息，生成的对照特征图谱见图 2-85-1。供试品特征图谱中应呈现 6 个特征峰，可以指认山药、芡实、白果、黄柏药味的色谱峰信息。其中 2 个峰应分别与相应的参照物峰保留时间相同；与盐酸黄柏碱参照物峰相应的峰为 S 峰，计算各特征峰与 S 峰的相对保留时间，其相对保留时间应在规定值的 ±10% 之内，规定值为：0.262（峰 1），0.346（峰 2），0.473（峰 3），0.792（峰 4），1.000（峰 5，S），1.795（峰 6，小檗碱）。

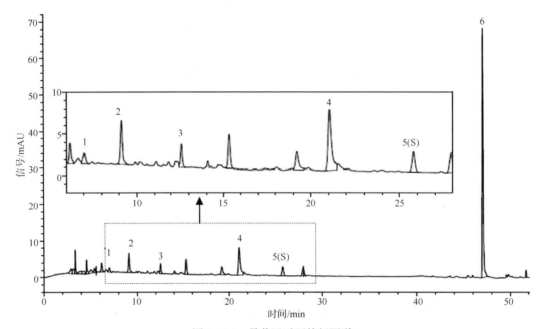

图 2-85-1　易黄汤对照特征图谱

峰 5（S）：黄柏碱；峰 6：小檗碱

6. 含量测定

（1）色谱条件与系统适用性试验：同特征图谱项。

（2）对照品溶液的制备：同特征图谱项下参照物溶液的制备。

（3）供试品溶液的制备：同特征图谱项。

（4）测定法：分别精密吸取参照物溶液与供试品溶液各 10μl，注入液相色谱仪，测定，即得。本品每剂含黄柏碱以盐酸黄柏碱（$C_{20}H_{23}NO_4 \cdot HCl$）计，范围为 8.9～15.3mg；本品每剂含小檗碱以盐酸小檗碱（$C_{20}H_{17}NO_4 \cdot HCl$）计，范围为 44.8～83.1mg。

【临床定位】

传统功能主治

《傅青主女科》记载："法宜补任脉之虚，而清肾火之炎，则庶几矣。方用易黄汤。……此不特治黄带方也，凡有带病者，均可治之，而治带之黄者，功更奇也。"《辨证奇闻》记载："此方不特治黄带方也，凡有白带者，俱可治之，而治黄带尤奏奇功。"《女科秘诀大全》记载："治黄带能清肾火。"

现代临床应用

《孙浩铭妇科临床经验》曰："本方用于脾虚湿盛化热，湿重于热的湿热带下。带多者加椿根皮 12 克，如再加蒲公英 18 克、栀子 9 克，可使清热解毒的效力增强。"

《女科方萃》曰："脾虚湿盛之白带宜用完带汤治之，倘若失于调治，日久则湿邪蕴积而化热，带色必黄，此证湿与热相互恋结，化湿则有碍于清热；清热不利于化湿，故治当在健脾益肾的基础上，清利湿热，使脾肾之精得约，而湿热之邪亦去之有路，用易黄汤较为适宜，因其时脾病已及于肾矣。"

《孙朗川妇科经验》曰："本方适用于脾虚湿盛化热带下症。如湿邪壅盛可加苍术；热重带黄臭腥秽可加茵陈、栀子；带下量多可加椿根皮、冠花。"

《妇科病》曰："【功效】清热利湿，收涩止带。用于阴道炎属湿热下注者。症见阴道痒痛，带下量多，色黄如浓茶汁，其气腥秽，口干口苦，心胸烦闷，舌苔黄腻，脉弦。【加减】如阴血不足，酌加生地黄、阿胶、山萸肉以补阴养血；如湿热偏热重者，酌加金银花、连翘、蒲公英以清热解毒；兼见乳胁胀痛，头痛，烦躁易怒，大便干结者，酌加龙胆草、山栀子、大黄、车前子以清泻肝火，渗利湿热。"

《中医名方临床集验》曰："临床主要用于治疗带下病，细菌性阴道炎，慢性盆腔炎，排卵期出血等。本方主治肾虚湿热带下证，临床应用以带下黏稠、色黄、苔薄黄、脉濡为辨证要点，临床如见带下量多，伴胸闷口腻、不思饮食、苔黄腻、脉濡略数之湿热较重者，可加茵陈、木通、猪苓、茯苓、椿根皮。"

此外，现代医家在易黄汤的临床上运用大胆创新，临证加减，灵活施药，除将易黄汤用于治疗妇科炎症外，也用于治疗蛋白尿、乳糜尿、前列腺炎、神经性皮炎、鼻炎、婴儿腹泻、早泄等疾病，取得一定疗效。

（研究人员：龚 云 张 鹏 付卡利 刘 艳 章 军 等）

参 考 文 献

蔡向红，谢文英，2014. 妇科病[M]. 北京：人民军医出版社：140-141.

陈川，范忠泽，2017. 中医名方临床集验[M]. 上海：上海科学技术出版社：612-613.

陈莲舫，1935. 女科秘诀大全[M]. 上海：上海广益书局印行.

陈士铎，1823. 辨证奇闻[M]. 清道光三年癸未醉吟堂刻本. [出版地不详]：[出版者不详].

傅山，1827. 傅青主女科[M]. 清道光七年丁亥张凤翔序刻本太邑友文堂藏版. [出版地不详]：[出版者不详].

李建勇，郭梦蓉，2004. 易黄汤加味治疗神经性皮炎[J]. 山西中医，20（6）：9.

李建勇，2006. 苍乌甲珠易黄汤治疗慢性鼻窦炎 138 例[J]. 山西中医，22（2）：23.

彭逊之，1913. 竹泉生女科集要[M]. 香港：艺海出版社：31.

钱伯煊，1986. 女科方萃[M]. 北京：人民卫生出版社：87-88.

宋凤庭，1995. 易黄汤的临床新用[J]. 江苏中医药，16（7）：34.

孙平抚，1988. 孙朗川妇科经验[M]. 福州：福建科学技术出版社：177-178.

王立群，1996. 加味易黄汤治疗慢性前列腺炎 54 例临床观察[J]. 山西中医，（3）：14.

张富彩，于雪玲，2005. 葛根芩连汤合易黄汤加减治疗婴儿腹泻 128 例及护理[J]. 中国社区医师：综合版，（4）：75-76.

张俊恒，2008. 易黄汤加减治疗男性早泄 60 例临床观察[C]. 2008 中国中医药肿瘤大会暨全国中医药名医学术思想研究大会.

86

宣郁通经汤　清·《傅青主女科》

【处方沿革】

宣郁通经汤出自清·傅山《傅青主女科》。原文记载为："妇人有经前腹疼数日，而后经水行者，其经来多是紫黑块，人以为寒极而然也，谁知是热极而火不化乎！夫肝属木，其中有火，舒则通畅，郁则不扬，经欲行而肝不应，则抑拂其气而疼生。然经满则不能内藏，而肝中之郁火焚烧，内逼经出，则其火亦因之而怒泄。其紫黑者，水火两战之象也。其成块者，火煎成形之状也。经失其为经者，正郁火内夺其权耳。治法似宜大泄肝中之火，然泄肝之火，而不解肝之郁，则热之标可去，而热之本未除也，其何能益！方用宣郁通经汤。"

白芍（五钱，酒炒），当归（五钱，酒洗），丹皮（五钱），山栀子（三钱，炒），白芥子（二钱，炒研），柴胡（一钱），香附（一钱，酒炒），川郁金（一钱，醋炒），黄芩（一钱，酒炒），生甘草（一钱）。

水煎。连服四剂，下月断不先腹疼而后行经矣。此方补肝之血，而解肝之郁，利肝之气，而降肝之火，所以奏功之速。

【基原考证】

白芍　苏颂《本草图经》曰："今处处有之，淮南者胜。春生红芽作丛，上三枝五叶，似牡丹而狭长，高一二尺。夏开花，有红、白、紫数种。子似牡丹子而小。秋时采根，根亦有赤、白二色。"明·李时珍《本草纲目》曰："十月生芽，至春乃长，三月开花。其品凡三十余种，有千叶、单叶、楼子之异。入药宜单叶之根，气味全厚。根之赤白，随花之色也。"清·《本草崇原》记载："开赤花者为赤芍，开白花者为白芍。"综合历代本草考证白芍为毛茛科植物芍药 *Paeonia lactiflora* Pall.的干燥根。

当归　《新修本草》云："当归苗有二种：于内一种似大叶芎；一种似细叶芎䓖，惟茎叶卑下于芎䓖也，……细叶者名蚕头当归。大叶者名马尾当归。今用多是马尾当归。蚕头者不如此，不复用。"《本草图经》曰："春生苗，绿叶有三瓣。七八月开花似莳萝，浅紫色。根黑黄色。……大抵以肉厚而不枯者为胜。"并附有"文州当归"图。《神农本草经》曰："以秦归头圆、尾多色紫、气香、肥润者，名马尾归。"根据以上本草图文考证，与现今药用当归相符，应为伞形科植物当归 *Angelica sinensis*（Oliv.）Diels 的干燥根，分布于四川、贵州、湖北、陕西、甘肃等地。

丹皮　《本草害利》曰："牡丹惟取白红单瓣者入药，二八月采根阴干。"据《纲目彩图》、《纲目图鉴》、《药典图鉴》、《中华本草》等综合分析考证，为毛茛科植物牡丹 *Paeonia suffruticosa* Andr.的干燥根皮。主产于河南、山东、安徽、湖南、四川等地。《中国药典》收载牡丹皮药材为毛茛科植物牡丹的干燥根皮；秋季采挖根部，除去细根和泥沙，剥取根皮，晒干或刮去粗皮，除去木心，晒干。前者习称连丹皮，后者习称刮丹皮。

山栀子　栀子在经典名方处方药味名称为山栀、栀子、山栀子和栀皮。《纲目彩图》、《大辞典》、《中华本草》认为本品为茜草科植物栀子（山栀）*Gardenia jasminoides* Ellis 的干燥成熟果实。分布于华东及四川、云南、贵州、福建等地。《中国药典》收载栀子药材为茜草科植物栀子的干燥成熟果实；9～11 月份果实成熟呈红黄色时采收，除去果梗和杂质，蒸至上气或置沸水中略烫，取出，干燥。

白芥子　《本草便读》记载："辛能发汗，热可温中，入肺胃以搜痰，并走皮间与膜外，宽胸膈而利气，却能散冷耗营阴。（白芥子此芥种类少异，茎叶青白色，其子黄白色，非如食芥之叶青绿色而子紫黑也。）"因自宋代以来，白芥子的功效、主治一致，基原单一明确，无混淆品种。因此根据记载可以确认古时使用的白芥子为白芥子，即2015年版《中国药典》白芥子，十字花科植物白芥*Sinapis alba* L.的干燥成熟种子，主产于安徽、河南等地。

柴胡　清代道地柴胡主要产地在南阳府东的泌阳县（即为今之河南省泌阳县），道光八年《泌阳县志》载："柴胡，状如前胡，强硬为柴，故名。泌产最良。"从南北朝开始，史上出现过柴胡的混淆品种，即为石竹科的银柴胡，到了明代得以区分，而在清代被彻底分为两类药物。因此，根据记载可以确认古时使用的柴胡为北柴胡，即 2015 年版《中国药典》北柴胡，本品为伞形科植物柴胡 *Bupleurum chinense* DC.的干燥根，主产于东北及河南、河北、陕西省，内蒙古、山西、甘肃等地亦产。

香附　李时珍在《本草纲目》中对香附做了较为详细的描述："莎叶如老韭叶而硬，光泽有剑脊棱。五六月中抽一茎，三棱中空，茎端复出数叶。开青花成穗如黍，中有细子。其根有须，须下结子一二枚，转相延生，子上有细黑毛，大者如羊枣而两头尖。"历代本草对于香附根、茎、花等的外观形态描述均与现今香附的植物形态相吻合，即 2015 年版《中国药典》记载莎草科植物莎草 *Cyperus rotundus* L.的干燥根茎，主产于浙江、福建、湖南、山东等省份。

川郁金　姜黄属植物的外部形态和生药性状各个种间均较相似，易混淆，故从古至今关于郁金的原植物和药用部位的记载发生了许多变化。从历代本草对郁金原植物的描述可知，古代郁金药材的原植物应来源于姜黄（*Curcuma longa* L.）。根据植物分类学研究，我国产姜黄属（*Curcuma*）植物花序在秋天出自"茎心"并具有"黄赤"根（茎）的，仅 *Curcuma longa* 1 种。《本草图经》的记载表明，郁金也可能存在其他品种，可能是温郁金。此外，《经史证类备急本草》附"潮州郁金"图，这应该是 *Curcuma* 属植物。物以稀为贵，清代时期郁金售价提高，出现各种 *Curcuma* 属植物混充郁金。目前，郁金还有黄白丝郁金或白丝郁金品种。1984 年，陈秀香鉴定黄白丝郁金为 *Curcuma sichuannensis* X.X.Chen；《四川植物志》沿用陈秀香的命名；1990 年，张浩等认为黄白丝郁金原植物来源于 *Curcuma chuanyujin* C.K.Hsich et H.Zhang；1999 年陈毓亨等通过 RAPD 研究认为其学名应为：温郁金（别名川郁金）*Curcuma wenyujin* H.Y.Chen et C.Ling；2000 年肖小河等报道川郁金应定为姜黄的栽培变种，即 *Curcuma longa* L.cv.chuanyujin。李敏等也认为黄白丝郁金为黄丝郁金的栽培变种。

黄芩　宋·苏颂《本草图经》曰："苗长尺余，茎干粗如箸，叶从地四面作丛生，类紫草，高一尺许，亦有独茎者，叶细长，青色，两两相对，六月开紫花，根黄，如知母粗细，长四五寸。"并附耀州黄芩和滁州黄芩图。《本草纲目》曰："宿芩乃旧根，多中空，外黄内黑，即今所谓片芩。故又有腐肠、妒妇诸名。妒妇心黯，故以比之。子芩乃新根，多内实，即今所谓条芩。或云西芩多中空而色黔，北芩多内实而深黄。"据历代本草记载及《中国药典》和《中华本草》等综合分析考证，本品为唇形科植物黄芩*Scutellaria baicalensis* Georgi的干燥根。分布于我国北方各地。

生甘草　宋·苏颂《本草图经》记载："春生青苗，高一二尺，叶如槐叶，七月开紫花似柰冬，结实做角子如毕豆。根长者三四尺，粗细不定，皮赤色，上有横梁，梁下皆根也。"清·吴其濬《植物名实图考》记载："梦溪笔谈谓甘草如槐而尖，形状极准。"经考证本方用甘草为豆科植物甘草 *Glycyrrhiza uralensis* Fisch.的干燥根和根茎。宋代以前，甘草主要产于山东、山西、陕西和甘肃，随后逐步转移到宁夏、内蒙古和新疆。目前，甘草分为东甘草和西甘草，东甘草主产于东北及内蒙古东北部，西甘草主产于西北的内蒙古西部、甘肃南部、青海东部、山西及陕西北部。

【炮制方法】

原方对牡丹皮、柴胡均未有炮制说明，因此按照《中国药典》方法炮制即可。生甘草可按 2015 年版《中国药典》除去杂质，洗净、润透、切厚片、干燥，炮制为甘草片。

白芍　原处方中标注为"酒炒"，白芍酒炒制起源于宋·《扁鹊心书》："酒炒"；元·《丹溪心法》："酒浸炒"、"酒拌炒"；明·《济阴纲目》："淡酒炒"、"酒炒黄"。清·《傅青主女科》："酒炒焦"。关于白芍酒制作用的论述。《汤液本草》中载："酒浸行经，止中部腹痛。"明·《本草蒙筌》载"能补能收，酒炒才妙"、"若补阴酒浸日曝，勿见火"。《本草纲目》载"避中寒者以酒炒"，"酒炒补阴"。《景岳全书》载"酒炒微平其性"。清代在明代基础上又进一步补充。《药品辨义》载："酒炒补肝行经。"现代认为白芍酒炙后，能降低酸寒之性，擅于和中缓急，止痛。现代沿用的酒制法是在古法基础上发展起来的。酒炒白芍：取净白芍片，加酒拌匀，闷透，置锅内文火炒至微黄，取出，放凉。与 2015 年版《中国药典》"酒白芍：取净白芍片，照酒炙法（通则 0213）炒至微黄色"描述较一致。因此，白芍的炮制方法为 2015 年版《中国药典》（0213 炮制通则）项下的酒炙法，炒至微黄色。

当归　原处方中标注为"酒洗"，当归酒洗最早见于唐·孙思邈的《银海精微》，当归的酒制主要有"酒浸"、"酒洗"、"酒炒"、"酒焙"、"酒蒸"、"酒煮"、"半酒半醋炒"等方法，"酒制"的方法不仅历代应用最多，而且经过历代的衍变一直沿用至今。目前《中国药典》和多数省市的炮制规范均收载了"酒当归"的制品。《中国药典》中收载的酒当归是酒炙法，不是酒洗。《上海中药炮制规范》收载了这一品种：酒洗当归取当归，照酒炒法（附录 Ⅰ）喷洒黄酒，拌匀，使之吸尽，晒或低温干燥。每当归 100kg，用黄酒 15kg。

山栀子　元·《汤液本草》中记载了栀子不同药用部位用药的依据，"治心经留热，小便赤涩，去皮，山栀子火煨。用仁去心胃中热，用皮去肌表热"。在明·《医学入门》中也同样记载了："栀子用仁，去心胸热。用皮，去肌表热，寻常生用。虚火童便炒七次至黑色。"《本草纲目》中提到"治上焦中焦连壳用，下焦去壳，洗去黄浆，炒用。治血病，炒黑用"。《本草蒙筌》中也记载了："栀子止血用须炒黑色，去热用但煨而已，留皮除热于肌表，去皮却热于心胸（一说去皮泻心火，留皮泻肺火）。"在清·《本草述钩元》中进一步论述了栀子不同药用部位的用药目的："栀子胃热病在上者，带皮用。大率治上中焦病，连皮，或生或炒用。下焦病，去皮、洗去黄浆炒用。治血病及开郁止疼，并炒黑用。去心肝血热，酒炒黑用，殊效，不用皮。"《本草备要》中也提到："栀子生用泻火，炒黑止血，姜汁炒止烦呕，内热用仁，表热用皮。"由此，可推测，栀子皮可去肌表热。栀子炒黑可治血病。栀子生用泻火，内热用仁。关于栀子炒制目的其他本草也有记载。如《增补万病回春》中提到："栀子清上焦郁热，用慢火炒黑，清三焦实火生用，能清屈曲之火。"《寿世保元》记载："栀子生用清三焦实火，炒黑清三焦郁热。"《药品辨义》中指出栀子炒可去秽气，带性用，不宜太黑。本方中标注为炒，可参照 2015 年版《中国药典》"炒栀子"法炮制，取净栀子，照清炒法（通则 0213）炒至黄褐色。

白芥子　古有"逢子必炒"之说，即诸子类药材皆要炒后才能入煎，考证历代本草，其理论依据始见于明·罗周彦《医宗粹言》诸药制法项下："决明子，萝卜子，芥子，苏子，韭子，青葙子，凡药中用子者，俱要炒过研碎入煎，方得味出，若不碎，如米之在（谷），虽煮之终日，米岂能出哉。"其炮制方法多为清炒法，其中又以微炒法为主。可采用 2015 年版《中国药典》"炒芥子"法炮制。取净芥子，照清炒法（通则 0213）炒至淡黄色至深黄色（炒白芥子）或深黄色至棕褐色（炒黄芥子），有香辣气。用时捣碎。

香附　原方中为"酒炒"，《中国药典》没有收录这个炮制品种。《湖南省中药饮片炮制规范》收录了酒香附，可参考工艺如下：取净香附粒（片），照酒炙法，炒干。每 100kg 香附，用黄酒 20kg。

川郁金　《傅青主女科》中记录了郁金醋炒的炮制方法，《药性论》中"治女人宿血气心痛，冷气结聚，温醋磨服之，亦啖马药，用治胀痛"是醋制郁金的最早使用的记载。2015 年版《中国药典》郁金炮制项下仅收载了生品，而在《全国中药炮制规范》和一些地方的炮制规范中均收载有醋郁金。在《四川省中药饮片炮制规范》规定了醋的用量，每 100kg 郁金，用醋 15kg。

黄芩 原方中为"酒炒"，关于黄芩酒制的记载，最早见于唐·孙思邈《银海精微》"黄芩酒洗"；其后宋·《幼幼新书》中有"酒炙尽"；元·《汤液本草》云"酒炒之"；明·李时珍云："炙疮出血，以酒炒黄芩二钱为末。"到明清时期，黄芩药材的炮制方法逐渐丰富，黄芩的酒制法也日益成熟且一直沿用至今，黄芩酒润、酒蒸、酒煮等方法也都作为黄芩常用的炮制方法。关于酒制黄芩的作用，明·虞抟在《医学正传》中云："凡去上焦湿热，须酒洗黄芩，以泻肺火。"清·《医宗说约》提到"除风热生用，入血分酒炒"。黄芩酒炒可借酒升腾之力，治疗上焦肺热及四肢肤表之湿热、目赤肿痛、瘀血壅盛、上部积血失血，同时因酒性大热，可缓和黄芩苦寒之性，以免伤害脾阳。现代研究表明，酒炒还能增加有效成分的溶出。《中国药典》从1977年以来就收载有酒黄芩的炮制方法。1988年版《全国中药炮制规范》规定了酒黄芩的炮制方法：《中国药典》与《全国中药炮制规范》的内容大体相仿同，只是文字描述上略有不同。采用《中国药典》中规定主法即可。

【剂量考证】

依据度量衡考证，清代一钱约合今3.73g。则本方剂量约为：白芍18.65g，当归18.65g，丹皮18.65g，山栀子11.19g，白芥子7.46g，柴胡3.73g，香附3.73g，黄芩3.73g，川郁金3.73g，生甘草3.73g。

【物质基准】

制备方法

原文记载为"水煎"未标明具体煎煮工艺，参照《医疗机构中药煎药室管理规范》，本研究经加水量等参数考察，制法为取处方剂量饮片93.25g，加水1400ml，煎至980ml，滤过，浓缩至适量，真空冻干，即得。

质量标准

1. 定量物质筛选 以2015年版《中国药典》中含量测定成分为基础，首选含量高，性质稳定，且易于检测的物质作为定量成分，同时兼顾各检测波长下色谱峰形状及保留时间，最终确定栀子苷、芍药苷和黄芩苷为定量物质。

2. 出膏率 取汤液，真空冷冻干燥，称重冻干粉重量，根据出膏率公式计算，结果为18%～30%。

3. 含量测定 照高效液相色谱法（《中国药典》2015年版四部0512）测定。

（1）色谱条件与系统适用性试验：以十八烷基硅烷键合硅胶为填充剂；以乙腈为流动相A，以0.1%磷酸溶液为流动相B，进行梯度洗脱；检测波长为230nm。

（2）对照品溶液的制备：栀子苷、芍药苷、黄芩苷的混合对照品溶液。

（3）供试品溶液的制备：取本品粉末约0.1g，精密称定，置25ml量瓶中，加入30%甲醇适量，超声处理30分钟，放冷，用30%甲醇稀释至刻度，摇匀，滤过，取续滤液，即得。

分别精密吸取对照品溶液与供试品溶液各10μl，注入液相色谱仪，测定。

4. 特征图谱 照高效液相色谱法（《中国药典》2015年版四部0512）测定。

（1）色谱条件与系统适用性试验：以十八烷基硅烷键合硅胶为填充剂；以乙腈为流动相A，以0.1%磷酸溶液为流动相B，进行梯度洗脱；检测波长为230nm。

（2）参照物溶液的制备：同对照品溶液的制备。

（3）供试品溶液的制备：同供试品溶液的制备。

分别精密吸取参照物溶液和供试品溶液各 10μl，注入液相色谱仪，测定。

供试品特征图谱中呈现 16 个特征峰（图 2-86-1），其中 3 个峰与对应的参照物峰保留时间相同。

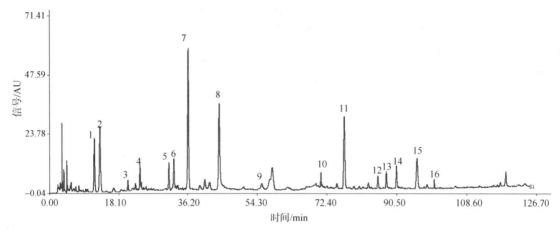

图 2-86-1 宣郁通经汤物质基准对照特征图谱

峰 7：栀子苷；峰 8：芍药苷；峰 11：黄芩苷

【临床定位】

传统功能主治

此方补肝之血，而解肝之郁，利肝之气，而降肝之火，所以奏功速。功能主治：疏肝泻火，理气调经。治妇女经前腹痛，少腹为甚，经来多黑瘀块者。

现代临床应用

1. 治疗癥瘕 病案举例：蒋某，患者自述近年来月经提前不定期，经量多，经前经期少腹疼痛，腰酸痛，近日查腹部彩超确诊为子宫肌瘤 5cm×4cm。妇科查体：子宫增大如孕 2 月，质中，轻压痛。舌质紫暗，边有瘀斑，苔薄黄，脉弦数。末次月经为 12 天前。询问得知，患者近年来心情不遂。证属肝气郁结、痰阻胞宫。治以疏肝解郁、活血化瘀。方用宣郁通经汤加减：柴胡 10g，香附 12g，郁金 10g，白芍 15g，当归 12g，白芥子 10g，丹皮 10g，栀子 10g，黄芩 10g，甘草 6g，夏枯草 15g，寄生 20g，杜仲 10g，三棱 10g，莪术 10g，败酱草 15g，红藤 15g，白花蛇舌草 15g。水煎服，1 剂/天，早晚服。并嘱调情志。服上药 13 剂后来经，经期基本正常，诸证有所缓解，舌脉较前稍好。效不更方，继服。月经周期、经量逐渐正常稳定，未见腹痛，舌脉亦趋正常。3 个月后，临床症状消失。再查彩超示子宫肌瘤明显减小为 2cm×2cm。

2. 治疗痛经 病案举例：李某，主诉：经行腹痛。患者初潮 11 岁，自初潮即于经行第 1 天开始腹痛，直至经止。甚伴恶心呕吐，汗出，无力。每次必服止痛药。月经周期尚准，量适中，有血块。经前乳房胀痛，眠差，纳果，平素带下稍多，色微黄。查舌红，苔薄白，脉弦。询末次月经为 18 天前。查彩超示：子宫后位，其他未见异常。证属肝郁气滞。宜疏肝理气，祛瘀止痛。方用宣郁通经汤合失笑散加减：柴胡 10g，郁金 10g，白芍 15g，白芥子 10g，丹皮 10g，黄芩 10g，甘草 6g，川楝子 10g，泽兰 15g，五灵脂 10g，蒲黄 10g，益母草 15g，合欢皮 10g。水煎服，1 剂/天。嘱调情志。服药 11 剂后来经，自述疼痛稍减。效不更方，继续以此方为基础调治。经后适减活血药。3 个月后症状大部分消失。

（研究人员：刘 毅 任 涛 陈金鹏 盖晓红 刘素香 田成旺 何枢衡 吴建雄 王星文 等）

参 考 文 献

白宇明，郝近大，2017. 芍药的炮制历史沿革与古方中芍药给付品种相关性研究[J]. 西部中医药，30（7）：138-142.

陈志敏，权亮，周海婷，等，2018. 郁金炮制沿革及质量评价方法研究现状[J]. 中草药，49（16）：3969-3976.

胡静，童黄锦，曾庆琪，等，2017. 种子类中药炒制过程化学成分变化机制研究进展[J]. 中草药，48（12）：2548-2556.

黄琪，张村，吴德玲，等，2013. 酒黄芩炮制研究进展[J]. 中国实验方剂学杂志，19（10）：364-369.

李喆，牛莉娜，2017. 香附的炮制及临床应用研究[J]. 世界最新医学信息文摘，17（94）：96+102.

刘琦，靳枫桦，孙睿，等，2018. 川郁金入药道地史考证[J]. 中医文献杂志，36（6）：40-43.

宋洪伟，2015. 甘草的文献研究[D]. 济南：山东中医药大学.

王慧君，2014. 宣郁通经汤在临床妇科病中的应用[J]. 内蒙古中医药，33（35）：5.

王蕾，梁从莲，徐江，等，2018. 郁金本草考证及其无公害病虫害防治技术探讨[J]. 世界科学技术-中医药现代化，20（7）：1157-1164.

87

完带汤　清·《傅青主女科》

【处方沿革】

完带汤出自清·傅山《傅青主女科》，为此书的开篇第一方。原文记载为："妇人有终年累月下流白物，如涕如唾，不能禁止，甚则臭秽者，所谓白带也。夫白带乃湿盛而火衰，肝郁而气弱，则脾土受伤，湿土之气下陷，是以脾精不守，不能化荣血以为经水，反变成白滑之物，由阴门直下，欲自禁而不可得也。治法宜大补脾胃之气，稍佐以舒肝之品，使风木不闭塞于地中，则地气自升腾于天上，脾气健而湿气消，自无白带之患矣。方用完带汤。"

用白术一两（土炒），山药一两（炒），人参二钱，白芍五钱（酒炒），车前子三钱（酒炒），苍术三钱（制），甘草一钱，陈皮五分，黑芥穗五分，柴胡六分。

水煎服。二剂轻，四剂止，六剂则白带全愈。此方脾、胃、肝三经同治之法，寓补于散之中，寄消于升之内，开提肝木之气，则肝血不燥，何至下克脾土；补益脾土之元，则脾气不湿，何难分消水气。至于补脾而兼以补胃者，由里以及表也。脾非胃气之强，则脾之弱不能旺，是补胃正所以补脾耳。

另有说此方配伍为："白术一两（土炒），山药一两（炒），柴胡六分，白芍五钱（酒炒），芥穗五分（炒），陈皮五分，前仁三钱（酒炒），党参二钱，甘草一钱，苍术三钱（制）。"相比上述记载，芥穗炮制方法为炒，用党参而非人参。

《辨证录》与《辨证奇闻》（清·陈士铎）也记载了此方，配伍稍有不同："白术、山药一两，甘草、半夏一钱，前子、苍术三钱，陈皮、荆芥五分，人参二钱，白芍五钱，柴胡六分。"增加半夏一钱，且皆未标注药物的炮制方法。半夏有燥湿化痰之用，可增加完带汤化湿止带之功，临床可选用。

古籍《竹泉生女科集要》记载"傅氏完带汤"，其组方与《傅青主女科》的完带汤基本一致，然则方中用"炙党参"而非人参，另外药物炮制与《傅青主女科》稍有不同。

【基原考证】

白术　《本草崇原》记载："白术近根之叶，每叶三岐，略似半夏，其上叶绝似棠梨叶，色淡绿不光。""茎绿"，"根如人指，亦有大如拳者，皮褐色，肉白色，老则微红。"经考证本方白术为菊科植物白术*Atractylodes macrocephala* Koidz.的干燥根茎，分布于陕西、安徽、江苏、浙江、江西等地。《本草纲目拾遗》记载："寿丰天目山有仙丈峰，产吴术，名鸡腿术，入药最佳。……今于术绝少，市中皆以仙居所产野术充于术，功亦相等。"《药物出产辨》记载"天生术原产江西修水县"；"白术产浙江省宁波府"。现时仍以浙江产蛙术、鸡腿术为优。湖南平江所产"平术"质量亦佳。

山药　原名薯蓣，因唐代宗名预，避讳改名薯药，又因宋英宗讳署，改为山药。《本草图经》云："薯蓣生嵩高山谷，今处处有之，以北都、四明者为佳。春生苗，蔓延篱援，茎紫叶青，有三尖角似牵牛更厚而光泽夏开细白花，大类枣花；秋生实于叶间，状如铃。二月、八月采根，今人冬春采，刮之白色者为上，青黑者不堪，暴干用之。"所附滁州薯蓣图与2015年版《中国药典》收录的品种一致，即薯蓣科植物薯蓣 *Dioscorea opposita* Thunb.的干燥根茎。《救荒本草》谓："怀孟间产者入药最佳，味甘性温平无毒。"由此可知，自明代以来，以河南栽培山药为品质最佳，主产区为河南（道地产区）、河北、山西等地。

人参 《本草图经》记载："其根形如防风而润实。春生苗，多于深山中背阴，近椴漆下湿润处。初生小者，三、四寸许，一桠五叶；四五年后生两桠五叶，末有花茎；至十年后，生三桠；年深者生四桠。各五叶。中心生一茎，俗名百尺杆。三月、四月有花，细小如粟，蕊如丝，紫白色；秋后结子，或七、八枚，如大豆，生青熟红，自落。根如人形者神。"并附有"潞州人参"图，依此考证本品为五加科植物人参 *Panax ginseng* C. A. Mey.的根。对于人参的药用部位，许多古籍有人参"不去芦令人吐"的记载，历代医家一直沿用此说，但《中国药典》自2005版起，将参芦收载为人参的药用部位。古今人参的品种没有发生变化，但药用部位有所改变。因此，建议本方选用五加科植物人参 *Panax ginseng* C. A. Mey.的干燥根和根茎。

白芍 苏颂《本草图经》曰："今处处有之，淮南者胜。春生红芽作丛，上三枝五叶，似牡丹而狭长，高一二尺。夏开花，有红、白、紫数种。子似牡丹子而小。秋时采根，根亦有赤、白二色。"明·李时珍《本草纲目》曰："十月生芽，至春乃长，三月开花。其品凡三十余种，有千叶、单叶、楼子之异。入药宜单叶之根，气味全厚。根之赤白，随花之色也。"清·《本草崇原》记载："开赤花者为赤芍，开白花者为白芍。"综合历代本草考证白芍为毛茛科植物芍药 *Paeonia lactiflora* Pall.的干燥根。

车前子 《重修政和经史证类备用本草》、《救荒本草》、《食物本草》、《本草蒙筌》、《本草纲目》、《本草原始》、《增批本草备要》、《植物名实图考》和《本草新读本》所载车前绘图均为大叶，长穗，须根，与车前科车前属 *Plantago* L.植物相符合。2015年版《中国药典》收录的车前子基原有两种即车前 *Plantago asiatica* L.和平车前 *Plantago depressa* Willd.。根据现代研究，车前具须根，平车前具直根；因此，认为古代所用车前原植物应为车前 *Plantago asiatica* L.的干燥成熟种子。现今车前子主产区为四川、江西、河南、河北等地。

苍术 《本草品汇精要》记载："苍术：春生苗叶，叶细无毛，两两相对，茎作蒿干状而青赤色，长二三尺，夏开花似刺蓟花而紫、碧色，入伏后结子，至秋苗枯。其根似姜而无桠，傍有细根，皮黑肉黄，中多膏液。其味苦甘而烈。惟春及秋冬取者为佳，易生白霜者是也。"经考证本方苍术应为菊科植物茅苍术 *Atractylocles lancea*（Thunb.）DC.或北苍术 *Atractylocles chinensis*（DC.）Koidz.的干燥根茎。历代本草学著作认为苍术分布区域较广，并认为江苏茅山地区所产苍术品质最好。现代以江苏茅山地区为苍术的道地产区，而湖北、河南、河北等省产量较大。

甘草 宋·苏颂《本草图经》记载："春生青苗，高一二尺，叶如槐叶，七月开紫花似柰冬，结实作角子如毕豆。根长者三四尺，粗细不定，皮赤色，上有横梁，梁下皆根也。"清·吴其濬《植物名实图考》记载："梦溪笔谈谓甘草如槐而尖，形状极准。"经考证本方甘草为豆科植物甘草 *Glycyrrhiza uralensis* Fisch.的干燥根和根茎。宋代以前，甘草主要产于山东、山西、陕西和甘肃，随后逐步转移到宁夏、内蒙古和新疆。目前，甘草分为东甘草和西甘草，东甘草主产于东北及内蒙古东北部，西甘草主产于西北的内蒙古西部、甘肃南部、青海东部、山西及陕西北部。

陈皮 《本草图经》记载："木高一、二丈，叶与枳无辨，刺出于茎间。夏初生白花，六月、七月而成实，至冬而黄熟，乃可啖。"并根据《本草图经》、《本草纲目》等对橘的详细描述和附图，确定陈皮来源于芸香科植物橘 *Citrus reticulata* Blanco 及其栽培变种的成熟果实的果皮，与《中国药典》和《中华本草》所载的原植物相符。

黑芥穗 《吴普本草》云："叶似落黎而细，蜀中生噉之。"《证类本草》所绘成州（今甘肃成县）假苏和岳州（今湖南岳阳市）荆芥图，依其图形均与现用之唇形科植物荆芥 *Schizonepeta tenuifolia* Briq.相似。建议本方中黑芥穗选用唇形科植物荆芥 *Schizonepeta tenuifolia* Briq.的干燥地上部分和干燥花穗。《神农本草经》言假苏（荆芥）"生汉中（今陕西汉中）川泽"，《吴普本草》介绍说蜀中人生噉之。《通典》称"彭原郡贡假苏荆芥，今宁州"，即今甘肃宁县。根据《证类本草》药图提示，宋代似乎以甘肃成县和湖南岳阳产者为正。《药物出产辨》云："荆芥产江西，红梗者更佳；其次浙江杭州府；再次湖北广城。"现代全国大部分地区均产，主产于江苏、浙江、江西等地。

柴胡　宋·《本草图经》首次以"柴胡"将其收录，云："二月生苗，甚香，茎青紫，叶似竹叶，稍紧……七月开黄花……根赤色，似前胡而强。"清代道地柴胡主要产地在南阳府东的泌阳县（即为今之河南省泌阳县），道光八年《泌阳县志》载："柴胡，状如前胡，强硬为柴，故名。泌产最良。"古书上记载的柴胡气味香、质地坚硬，更符合现今北柴胡"气微香"、"质硬而韧，不易折断"的特征，南柴胡"质稍软，易折断，断面略平坦……具败油气"，与其不符。从南北朝开始，史上出现过柴胡的混淆品种，即为石竹科的银柴胡，到了明代得以区分，而在清代被彻底分为两类药物。因此，根据记载可以确认古时使用的柴胡为北柴胡，即 2015 年版《中国药典》北柴胡，建议本方选用伞形科植物柴胡 *Bupleurum chinense* DC.的干燥根，主产于东北及河南、河北、陕西省，内蒙古、山西、甘肃等地亦产。

【炮制方法】

原方对人参、柴胡均未有炮制说明，因此按照《中国药典》2015 年版方法炮制即可。

白术　土炒白术是白术的常用炮制方法，增强其健脾燥湿功效。《本草蒙筌》记载："凡用惟白为胜，仍觅歙者尤优，润过陈壁土和炒，窃彼气焉。（取向东陈年壁土研细，和炒褐色，筛去土用之。）此因脾土受伤，故窃真土气以补助尔。"现代以灶心土代之，《全国中药炮制规范》1988 年版第 34 页规定，每 100g 白术片，用灶心土细粉 20g。可参照地方炮制规范炮制，如《福建省中药饮片炮制规范》第 58 页土炒白术项下炮制，即取土粉，除去石块、杂质，将土炒热至流水状滑溜时投入白术片，炒至白术片尽染土色，透出香气。

山药　原方中标注为"炒"，炒法最早出现在宋代"炒切"。后代多有沿用"微炒"、"慢火炒令热透，候冷用"、"炒"、"入补脾药微炒"、"半生半炒为末"。炒黄：宋代以后均有记载"半生半炒黄"、"炒黄"、"入滋阴药中宜生用，入补脾药内宜炒黄用"。炒黄法现今仍有沿用，即清炒法。炒焦：清代记载有"炒焦"。此法现已少用。土炒：清代记载"入脾胃土炒"。土炒法至今仍沿用。《傅青主女科》中山药有标注过醋炒。

白芍　原方为"酒炒"，按《中国药典》2015 年版收载的酒白芍炮制即可。取净白芍片，照酒炙法炒至微黄色。

车前子　原方为"酒炒"，古代没有记载酒炒车前子的具体操作方法，现代酒炒法内容相差不大，可取车前子，用黄酒拌匀，再用文火炒至略带火色。每 100g 车前子，用黄酒 12.5g 或用文火炒至鼓起，将黄酒均匀喷洒于上。每 100g 车前子，用黄酒 2g。

苍术　完带汤主要用来治脾虚肝郁，湿浊带下。根据苍术不同炮制品的功效，推测方中的苍术为米泔水制苍术，炮制方法可按此方炮制规范。

甘草　原方中未标明炮制方法。按照《中国药典》2015 年版生甘草炮制，即除去杂质，洗净，润透，切厚片，干燥。

陈皮　宋代陈皮净制方法为去白，与《中国药典》2015 年版炮制方法一致，均为除去非药用部分，可按照药典方法除去杂质，喷淋水，润透，切丝，干燥。

黑芥穗　以荆芥花穗入药，即为荆芥穗或芥穗。芥穗炒至表面黑褐色即为黑芥穗。炮制方法可按《中国药典》2015 年版"荆芥穗炭"操作。取荆芥穗段，照炒炭法（通则 0213）炒至表面黑褐色，内部焦黄色，喷淋清水少许，熄灭火星，取出，晾干。

【剂量考证】

根据《中国历代度量衡》（清代一两合今 36～37g，一钱合今 3.6～3.7g）以及《中药大辞典》（清代一两约合今 37.3g）考证，该处方用量应为白术 37.30g，山药 37.30g，人参 7.46g，白芍 18.65g，车前子 11.19g，苍术 11.19g，甘草 3.73g，陈皮 1.87g，黑芥穗 1.87g，柴胡 2.24g。

【物质基准（标准汤剂）】

制备方法

原方记载为水煎服。依据卫生部、国家中医药管理局《医疗机构中药煎药室管理规范》（国中医药发[2009]3 号），取以上十味（山药炒黄、苍术米泔水制、甘草切薄片），第一次煎煮加水 1330ml，浸泡 30min，武火加热至沸腾后文火煎煮，至药液体积为 300ml，滤过；第二次煎煮加水 1070ml，武火加热至沸腾后文火煎煮，至药液体积为 300ml，滤过；合并两次滤液，70℃减压浓缩至浓度 0.5g/ml，冷冻干燥[（-60±5℃预冻 5 小时，升华 42 小时，真空度小于 10Pa]，分装，即得。

质量标准

1. 定量物质筛选 以 2015 年版《中国药典》中的含量测定成分及具体实验测定结果为基础，首选含量高、性质稳定且易于检测的物质作为定量成分，同时兼顾各检测波长下的色谱峰形状及保留时间，最终确定白术内酯Ⅲ、人参皂苷 Rb_1、芍药苷、京尼平苷酸为定量物质。

2. 水分 不得超过 5.0%（《中国药典》2015 年版通则 0832 第三法）。

3. 出膏率 取 100ml 汤液，真空冷冻干燥，称量冻干粉重量，根据出膏率公式计算出膏率应为 19.06%～28.19%。

4. 含量测定 照高效液相色谱法（中国药典 2015 年版通则 0512）测定。

（1）白术内酯Ⅲ含量测定：以十八烷基硅烷键合硅胶为填充剂；以乙腈-水（40∶60）为流动相；流速为 1.0ml/min；检测波长为 220nm。理论板数按白术内酯Ⅲ色谱峰计算应不低于 4400。本品按干燥品计算，含白术内酯Ⅲ限度为 0.011%～0.021%，白术内酯Ⅲ转移率范围为 18.85%～35.00%。

（2）人参皂苷 Rb_1 峰含量测定：以十八烷基硅烷键合硅胶为填充剂；以乙腈为流动相 A，以水溶液为流动相 B，按表 2-87-1 中的规定进行梯度洗脱；柱温为 20℃；流速为 1.2ml/min；检测波长为 203nm。理论板数按人参皂苷 Rb_1 峰计算应不低于 20 000。本品按干燥品计算，含人参皂苷 Rb_1 限度为 0.029%～0.053%，人参皂苷 Rb_1 转移率范围为 40.77%～75.72%。

表 2-87-1　人参皂苷 Rb_1 梯度洗脱程序

时间/min	流动相 A/%	流动相 B/%	时间/min	流动相 A/%	流动相 B/%
0～15	25	75	17～70	28→32	72→68
15～17	25→28	75→72	70～90	95	5

（3）芍药苷含量测定：以十八烷基硅烷键合硅胶为填充剂；以乙腈-0.1%磷酸溶液（14∶86）为流动相；柱温为 20℃；流速为 1.0ml/min；检测波长为 230nm。理论板数按芍药苷峰计算应不低于 2000。本品按干燥品计算，含芍药苷限度为 0.65%～1.20%，芍药苷转移率范围为 36.32%～67.46%。

（4）京尼平苷酸含量测定：以十八烷基硅烷键合硅胶为填充剂；以甲醇溶液为流动相 A，以 0.5%醋酸溶液为流动相 B，按表 2-87-2 中的规定进行梯度洗脱；柱温为 25℃；流速为 1.0ml/min；检测波长为 238nm。理论板数按京尼平苷酸峰计算应不低于 5000。本品按干燥品计算，含京尼平苷酸限度为 0.077%～0.14%，京尼平苷酸转移率范围为 27.22%～50.55%。

表 2-87-2　京尼平苷酸梯度洗脱程序

时间/min	流动相 A/%	流动相 B/%	时间/min	流动相 A/%	流动相 B/%
0～1	5	95	14～24	14	86
1～14	5→14	95→86	24～38	95	5

5. 特征图谱　照高效液相色谱法（《中国药典》2015 年版通则 0512）测定。

（1）色谱条件与系统适用性试验：以十八烷基硅烷键合硅胶为填充剂（柱长为 250mm，内径为 4.6mm，粒径为 5μm）；以乙腈为流动相 A，以 0.1%磷酸溶液为流动相 B，按表 2-87-3 中的规定进行梯度洗脱；柱温为 25℃；流速为 1.0ml/min；检测波长为 220nm。理论板数按芍药苷峰计算应不低于 40 000。

表 2-87-3　芍药苷梯度洗脱程序

时间/min	流动相 A/%	流动相 B/%	时间/min	流动相 A/%	流动相 B/%
0～5	5	95	37～39	17→22	83→78
5～15	5→7	95→93	39～49	22→25	78→75
15～27	7→14	93→86	49～129	25→65	75→35
27～37	14→17	86→83	129～149	95	5

（2）参照物溶液制备：取芍药苷对照品适量，精密称定，加甲醇制成每 1ml 含 0.4mg 的溶液，即得。

（3）供试品溶液制备：标准汤剂混匀，取 0.2g 精密称定，置于 5ml 量瓶中，加 80%甲醇超声处理 20min，取出，放至室温，加 80%甲醇至刻度，摇匀，用微孔滤膜滤过，取续滤液作为供试品溶液。

（4）测定法：分别吸取参照物溶液 5μl，供试品溶液 25μl，注入液相色谱仪，测定，记录 149min 的色谱图，即得。

实验通过 15 批完带汤标准汤剂物质基准的特征图谱检测，确定了 14 个共有特征峰，且规定特征峰的相对保留时间在规定值的±10%之内，其中有 1 个峰应与相应的参照峰保留时间相同，与参照物相应的峰为 S 峰，计算特征峰 1～14 号与 S 峰的相对保留时间，要求各特征峰的相对保留时间在规定值的±10%之内。规定值：0.27（峰 1）、0.45（峰 2）、0.66（峰 3）、0.77（峰 4）、0.92（峰 5）、1.00（峰 6）、1.17（峰 7）、1.18（峰 8）、1.20（峰 9）、1.24（峰 10）、1.29（峰 11）、2.15（峰 12）、2.45（峰 13）、2.89（峰 14）（图 2-87-1）。

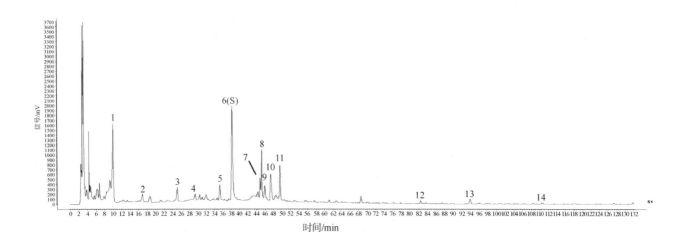

图 2-87-1　完带汤物质基准对照特征图谱

峰 2：京尼平苷酸；峰 6（S）：芍药苷；峰 8：毛蕊花糖苷、甘草苷；峰 11：橙皮苷；峰 12：甘草酸；峰 13：白术内酯Ⅲ；峰 14：白术内酯Ⅰ

【临床定位】

传统功能主治

健脾燥湿，疏肝理气。治脾虚肝郁，湿浊下注，带下色白或淡黄，清稀无臭，倦怠便溏，面色㿠白，舌淡苔白，脉缓或濡弱者。

现代临床应用

病例 1. 赵某，主诉：带下量多 1 年，自觉外阴瘙痒。月经周期 30 日一行，经期 5～7 天，经量可。阴部瘙痒灼痛，带下量多，色黄，质黏，偶有异味。患者平素急躁易怒，压力大。现患者心烦焦虑、头晕目眩，双目干涩，口苦口干，大便干燥，小便黄。舌红，苔黄腻，脉弦滑。妇科检查：外阴潮红；阴道通畅，阴道黏膜红肿，阴道壁上附有黄色块状物；宫颈：柱状、黏膜面红肿；宫体：后位，常大常硬；附件：双侧附件无压痛；辅助检查：未见异常。中医诊断：带下量多；证属：肝郁脾虚型。予以龙胆泻肝汤合完带汤。

组方：龙胆草 10g，柴胡 10g，栀子 10g，车前子 10g，木通 10g，黄芩 10g，泽泻 10g，生地黄 10g，当归 15g，甘草 10g，白术 15g，党参 15g，山药 15g，白芍 15g，苍术 10g，陈皮 15g，黑芥穗 10g。7 剂，1 剂/天，水煎 300ml，早晚分服。二诊：带下量减少，外阴瘙痒减轻，继续上方。三诊：诸证减轻；随症加减服药 3 个月。

病例 2. 郭某，主诉：带下量多 2 年余。自诉白带多，伴阴道坠胀，妇产科多次检查，服用消炎药（具体不详）后好转，但停药或同房后症状复发，经人介绍来就诊。刻下：带下量多，质黏稠，色白或淡黄，无异味，伴阴道坠胀感，尿频，大便稀，乏力，时腰酸痛。既往月经周期规律，无痛经。舌质淡边有齿痕，苔薄白，脉细滑。辨证：脾肾气虚，湿浊下注。治宜补脾益肾，利湿止带。方用完带汤加减。处方：党参 30g，炒白术 15g，炒苍术 15g，山药 30g，芡实 15g，生龙骨 30g（先煎），生牡蛎 30g（先煎），升麻 6g，车前子 15g（包），柴胡 10g，白芍 20g，补骨脂 15g，蒲公英 30g。3 剂，水煎服，每日 1 剂，分 3 次口服。

（研究人员：王星文 等）

参 考 文 献

方笛，2019.《傅青主女科》中黑芥穗应用浅析[J]. 实用中西医结合临床，19（1）：136-137.

付磊强，兰世萍，胡晓丹，2019.4 首常用带下方临床应用验案 4 则[J]. 江苏中医药，51（11）：49-51.

胡兰锐，丛慧芳，2019. 完带汤合龙胆泻肝汤治疗带下病体会[J]. 亚太传统医药，15（11）：108-109.

陆跃，柴玉爽，宁娜，等，2020-01-01. 经典名方"完带汤"功能主治考订[J/OL]. 中国实验方剂学杂志：1-7. https：//doi. org/10. 13422/j. cnki. syfjx. 20200523.

宋洪伟，2015. 甘草的文献研究[D]. 济南：山东中医药大学.

王海波，李忠保，李振国，2008. 山药炮制历史沿革的研究[J]. 中医研究，（6）：22-25.

88

清经散 清·《傅青主女科》

【处方沿革】

清经散出自清·傅山《傅青主女科》（刊于 1827 年）。原文曰："『调经』 经水先期 妇人有先期经来者，其经甚多，人以为多血热之极也，谁知是肾中水火太旺乎！夫火太旺则血热，水太旺则血多，此有余之病，非不足之症也，似宜不药有喜。但过于有余，子宫太热，亦难受孕，更恐有烁干男精之虑，过者损之，谓非既济之道乎！然而火不可任其有余，而水断不可使之不足。治之法但少清其热，不必泄其水也，方用清经散。丹皮（三钱），地骨皮（五钱），白芍（三钱，酒炒），大熟地（三钱，九蒸），青蒿（二钱），白茯苓（一钱），黄柏（五分，盐水浸炒）。水煎服。二剂而火自平。此方虽是清火之品，然仍是滋水之味，火泄而水不与俱泄，损而益也。"

【基原考证】

丹皮 按《中华本草》"丹皮"为"牡丹皮"之异名；牡丹皮始载于《神农本草经》中品，古今所用之牡丹皮，其原植物品种基本一致。据《纲目彩图》、《纲目图鉴》、《药典图鉴》等综合分析考证，本品为毛茛科植物牡丹 *Paeonia suffruticosa* Andr.的干燥根皮。主产于河南、山东、安徽、湖南、四川等地。

地骨皮 又名枸杞根皮，为茄科植物枸杞 *Lycium chinense* Mill.的干燥根皮。从《中国药典》1985 年版起，将同属植物宁夏枸杞的 *Lycium barbarum* L.的根皮也作为地骨皮的另一种来源加以收载，但市场上以茄科植物枸杞 *Lycium chinense* Mill.的市场占有率为主，因此建议采用枸杞 *Lycium chinense* Mill.的干燥根皮。地骨皮原主产于山西、陕西、甘肃、河南、河北、浙江、江苏、宁夏等，以山西、河南产量大，以皮厚色黄者为佳。

白芍 《本草纲目》载："今药中所用，亦多取扬州者。十月生芽，至春乃长，三月开花。入药宜单叶之根，气味全浓。根之赤白，随花之色也。"《本草崇原》曰："芍药始出中岳山谷，今白山、蒋山、茅山、淮南、扬州、江浙、吴松处处有之……春生红芽，花开于三月四月之间，有赤白二色。"本品为毛茛科植物芍药 *Paeonia lactiflora* Pall.的干燥根。以四川、安徽、浙江为道地产区。

熟地黄 《本草纲目》记载："地黄初生塌地，叶如山白菜而毛涩，叶面深青色，又似小芥叶而颇厚，不叉丫，叶中撺茎，上有细毛。茎梢开小筒子花，红黄花，结实如小麦粒。根长三四寸，细如手指，皮赤黄色，如羊蹄根及胡萝卜根，曝干乃黑。"原植物形态描述与《中国药典》2015 年版一致，本品为玄参科植物地黄 *Rehmannia glutinosa* Libosch.干燥块根的炮制加工品。

青蒿 《本草图经》记载："草蒿，即青蒿也。……春生苗。叶极细，嫩时人亦取杂诸香菜食之，至夏高三、五尺；秋后开细淡黄花，花下便结子，如粟米大，八、九月间采子，阴干。"可知古时所用的青蒿植物形态基本一致，具有根白硬；茎深青如指粗；叶极细，似茵陈而面背俱青；秋后（七八月）开花，淡黄或黄色花，颇香；结实如大麻子，中有细子，如粟米大；植株高三至五尺（相当于现在的 90～160cm）的特点。根据上述特征并结合历代本草所绘青蒿药图，发现现代植物学中的菊科植物黄花蒿 *Artemisia annua* L.与青蒿 *Artemisia carvifolia* Buch. Ham.均符合这些特征。但黄花蒿与青蒿植物形态极其相似，古代文献并未记载具有鉴定意义的形态特征。经屠呦呦对古医药文献、原植物、资源、化学成分等进行研究，认为中药青蒿的植物来源仅为一种 *Artemisia annua*，中文名为青蒿。同时胡世林经过本草考证也认为中药青蒿的来源为黄花蒿 *Artemisia annua*；同时认为就算宋代以前包括 *Artemisia annua* 和 *Artemisia carvifolia* 两个物种，也是以 *Artemisia annua* 为主，*Artemisia carvifolia* 为辅或者是误用混用。综上，建议使用菊科植物黄花蒿 *Artemisia annua* L.的干燥地上部分。

白茯苓 《本草图经》云：“茯苓生泰山山谷，出大松下，附根而生，无苗、叶、花、实，作块如拳在土底，大者至数斤，似人形、龟形者佳，皮黑，内有赤、白二种。”《本草纲目》曰：“茯苓有大如斗者，有坚如石者，绝形，其轻虚者不佳，盖年浅未坚故也。”根据古代本草考证与《中国药典》和《中华本草》等综合分析考证，建议本方中选用的白茯苓为多孔菌科真菌茯苓 *Poria cocos*（Schw.）Wolf。药用部位为干燥菌核。主产于湖北、安徽、云南和贵州等地。

黄柏 综合古代本草对黄柏的描述产地和植物形态及《中国药典》和《中华本草》等分析考证，确认本品为芸香料植物黄皮树 *Phellodendron chinense* Schneid.（川黄柏）的干燥树皮，以川产为最佳，现今云南、贵州、湖北等地亦主产。

【炮制方法】

原方对丹皮、地骨皮、青蒿、茯苓（白茯苓）均未有炮制说明，因此按照《中国药典》2015 年版方法简单净制及切制即可。

白芍（酒炒） 按《中国药典》2015 年版收载的酒白芍（取净白芍片，照酒炙法炒至微黄色）即可。
黄柏（盐水浸，炒） 按《中国药典》2015 年版收载的盐黄柏（取黄柏丝，照盐水炙法炒干）即可。
熟地（九蒸） 可参照地方炮制规范。

【剂量考证】

依据度量衡考证，清代一钱约合今 3.73g。《傅青主女科》中本方取丹皮 11.19g，地骨皮 18.65g，酒白芍 11.19g，熟地 11.19g，青蒿 7.46g，白茯苓 3.73g，盐黄柏 1.87g；共计 65.28g。

【物质基准（标准汤剂）】

制备方法

称取本方 50g（约一剂），加水 300ml，煮沸后煎煮 30min（煎至 240ml），趁热滤过，滤渣加水 200ml，煎煮 20min，趁热滤过，合并两次滤液，浓缩至 250ml，即得。

质量标准

暂略。

【临床定位】

传统功能主治

妇人有先期经来者，其经甚多，人以为血热之极也，谁知是肾中水火太旺乎。……治之法但少清其热，不必泄其水也。

现代临床应用

清经散为《傅青主女科》调经门的著名方剂。方中丹皮、黄柏清热凉血为君；辅以青蒿、地骨皮清泻血中伏热为臣；熟地黄、白芍滋肾养阴、柔肝涵木；茯苓和脾利水。全方为清热凉血之剂，但有养血滋阴之效，使热祛而阴不伤，血安而经自调。古人云：女子以血为本，以肝为先天。女性经、带、胎、产的生理过程易耗伤阴精，中医又有肝肾同源、精血同源之理论。本方滋养肝肾以填精血，清热凉血以降肝火，加茯苓一味，引热邪从小便而解，使阴平阳秘，血海宁谧，月事循常，是一张药味精简、疗效显著的良方。月经先期、月经过多、经期延长、崩漏等病，是妇科门诊的常见月经病，中医病机以热扰血海、冲任失统为多见，血热则迫血妄行，故月经提前而来，量多或淋漓不尽。本方在临证运用时依据特定个体辨证施治，月经先期、月经过多、经期延长、崩漏等病病机相同，故能收到异病同治之效。具体治疗时根据兼证加减：若肝肾阴虚明显，有手足心热、腰膝酸软等症状，可加旱莲草、女贞子各 15g，滋肾阴、益冲任。若心悸失眠、多梦者，加酸枣仁 15g，远志 9g，以养肝血、安心神。若月经过多者，去茯苓，酌加地榆、茜草根以凉血止血；若经行腹痛，经血夹瘀块者，酌加炒蒲黄、三七以化瘀止血。

临床主要用于治疗月经过多、黄体功能不全、月经先期等病证。临床应用以经行先期、月经过多、色红或有块、舌质红、脉细数为辨证要点。若经来腹痛，加制香附、台乌药；经来量多，加生熟蒲黄、茜草根；热甚，加知母。本方对气血虚弱不能摄血所致的月经先期等，不宜应用。实验研究表明，清经散具有补肾调经之效，能提高患者黄体期孕酮、雌二醇水平，治疗黄体功能不全。

（研究人员：张　鹏　等）

参 考 文 献

任利军，2011. 清经散治疗月经病[J].中国民间疗法，19（8）：47.
朱广伟，李西文，陈士林，2016. 白芍饮片标准汤剂质量标准研究[J].世界中医药，11（5）：753-757.

89

清肝止淋汤 　清·《傅青主女科》

【处方沿革】

清肝止淋汤出自清·傅山《傅青主女科》。原文曰："妇人有带下而色红者，似血非血，淋沥不断，所谓赤带也。夫赤带亦湿病，湿是土之气，宜见黄白之色，今不见黄白而见赤者，火热故也。火色赤，故带下亦赤耳。惟是带脉系于腰脐之间，近乎至阴之地，不宜有火。而今见火症，岂其路通于命门，而命门之火出而烧之耶？不知带脉通于肾，而肾气通于肝。妇人忧思伤脾，又加郁怒伤肝，于是肝经之郁火内炽，下克脾土，脾土不能运化，致湿热之气蕴于带脉之间；而肝不藏血，亦渗于带脉之内，皆由脾气受伤，运化无力，湿热之气，随气下陷，同血俱下，所以似血非血之形象，现于其色也。其实血与湿不能两分，世人以赤带属之心火误矣。治法须清肝火而扶脾气，则庶几可愈。方用清肝止淋汤。"白芍（一两，醋炒），当归（一两，酒洗），生地（五钱，酒炒），阿胶（三钱，白面炒），粉丹皮（三钱），黄柏（二钱），牛膝（二钱），香附（一钱，酒炒），红枣（十个），小黑豆（一两）。水煎服。

【基原考证】

白芍　《本草纲目》载："今药中所用，亦多取扬州者。十月生芽，至春乃长，三月开花。……入药宜单叶之根，气味全浓。根之赤白，随花之色也。"根据植物形态，确定基原植物为毛茛科植物芍药 *Paeonia lactiflora* Pall.，药用部位为干燥根，与2015年版《中国药典》中白芍一致。以四川、安徽、浙江为道地产区，亦为现代白芍主产区。

当归　《本草纲目》载："今陕、蜀、秦州、汶州诸处人多栽莳为货。以秦归头圆尾多色紫气香肥润者，名马尾归，最胜他处；头大尾粗色白坚枯者，为镵头归，止宜入发散药尔。"所附图与《本草图经》相似，确认为伞形科植物当归 *Angelica sinensis*（Oliv.）Diels 的干燥根。甘肃作为当归道地产区，以其出产的当归质重、气香、油性足、产量大而驰名中外，此外云南、湖北、陕西、四川等地亦产。

生地黄　《本草纲目》载："地黄初生塌地，叶如山白菜而毛涩，叶面深青色……根长三四寸，细如手指，皮赤黄色，如羊蹄根及胡萝卜根，曝干乃黑。"与今正品生地黄基本相符，确认为玄参科植物地黄 *Rehmannia glutinosa* Libosch. 的干燥块根，主产于河南、河北、山东、山西等地，但以"古怀庆府"一代的怀地黄栽培历史最长，是中国著名的"四大怀药"之一。

阿胶　《本草纲目》曰："凡造诸胶，自十月至二三月间，用牛、水牛、驴皮者为上……大抵古方所用多是牛皮，后世乃贵驴皮。"《本草蒙筌》中记载："阿胶用纯黑驴皮。（诸胶多系牛皮熬成，惟此用驴皮耳。）"清·《神农本草经百种录》亦谓阿胶"其必以驴皮煎煮者"。分析可知，明清时期，阿胶的原料为驴皮，药材基原为马科动物驴 *Equus asinus* L.的干燥皮或鲜皮经煎煮、浓缩制成的固体胶。阿胶以山东省东阿县为道地产区，河北、甘肃等地亦产。

牡丹皮　《本草纲目》有云："牡丹，以色丹者为上，虽结子而根上生苗，故谓之牡丹。唐人谓之木芍药,以其花似芍药,而宿干似木也。此便是牡丹花根也。"与今牡丹皮一致,确认为毛茛科植物牡丹 *Paeonia suffruticosa* Andr.的干燥根皮,主产于安徽、四川、甘肃、陕西、湖北、湖南、山东、贵州,以安徽铜陵凤凰山产者质量最优,被奉为道地药材。

黄柏 《本草图经》云:"檗木,黄檗也……木高数丈,叶类茱萸及椿、楸叶,经冬不凋,皮外白里深黄色。根如松下茯苓作结块。五月、六月采皮,取皴粗,暴干用。其根名檀桓。"根据其描述产地和植物形态,确认为芸香料植物黄皮树 *Phellodendron chinense* Schneid.(川黄柏)的干燥树皮,以川产为最佳,现今云南、贵州、湖北等地亦主产。

牛膝 《本草图经》云:"春生苗茎高二、三尺,青紫色,有节如鹤膝,又如牛膝状,叶尖圆如匙,两两相对于节上,生花作穗,秋结实甚细。"书中有怀州、滁州、单州、归州四幅牛膝图,其中怀州的牛膝图与当今的"怀牛膝"吻合,即苋科植物牛膝 *Achyranthes bidentata* Bl.的干燥根。河南产者主根粗而直长,味甜质佳,是有名的"四大怀药"之一,被奉为道地药材。

香附 《本草纲目》曰:"莎叶如老韭叶而硬,光泽有剑脊棱。五六月中抽一茎,三棱中空,茎端复出数叶。开青花成穗如黍,中有细子。其根有须,须下结子一二枚,转相延生,子上有细黑毛,大者如羊枣而两头尖。"历代本草对于香附根、茎、花等的外观形态描述均与现今香附的植物形态相吻合,即莎草科植物莎草 *Cyperus rotundus* L.的干燥根茎,主产于浙江、福建、湖南、山东等地。

红枣 《本草纲目》曰:"枣木赤心,有刺。四月生小叶,尖觥光泽。五月开小花,白色微青。南北皆有,惟青、晋所出者肥大甘美,入药为良。"与现今药用大枣相符,确认为鼠李科植物枣 *Ziziphus jujuba* Mill. 的干燥成熟果实,主产于新疆、山西、宁夏、甘肃、陕西、山东、河北、浙江、湖南等地。

黑豆 《本草纲目》曰:"皆以夏至前后下种,苗高三四尺,叶团有尖,秋开小白花成丛,结荚长寸余,经霜乃枯。"与现今药用黑豆相符,确认为豆科植物大豆 *Glycine max*(L.)Merr. 的干燥成熟种子,主产于河北、山西、陕西等地。

【炮制方法】

白芍 原方为"醋炒",古代没有记载醋炒白芍的具体操作方法,可参照 2015 年版《中国药典》(0213 炮制通则)项下醋炙法进行炮制,即取待炮炙品,加醋拌匀,闷透,炒制,取出,放凉。醋炙时,用米醋。

当归 原方为"酒洗",古代没有记载酒洗当归的具体操作方法,《中药炮制经验集成》载:"取当归,用酒拌烘干,或用酒闷透,切片。"故当归炮制方法采用酒淋湿,拌匀、闷透,切片。也可参照《上海市中药饮片炮制规范》2008 年版第 80 页记载的酒洗当归的炮制方法,即取当归,照酒炒法喷洒黄酒,拌匀,使之吸尽,晒或低温干燥。

生地黄、香附 原方为"酒炒",炮制方法采用 2015 年版《中国药典》(0213 炮制通则)项下的酒炙法,即取待炮炙品,加黄酒拌匀,闷透,置炒制容器内,用文火炒制,取出,放凉。

阿胶 原方为"白面炒",取阿胶烘软切成1厘米左右的丁,参考烫法(通则0213)用面粉烫至成珠,内无溏心时,取出,筛去面粉,放凉。

其余药味采用 2015 年版《中国药典》所记载方法炮制,如下。

丹皮 迅速洗净,润后切薄片,晒干。

黄柏 除去杂质,喷淋清水,润透,切丝,干燥。

牛膝 除去杂质,洗净,润透,除去残留芦头,切断,干燥。

香附 除去毛须及杂质,切厚片或碾碎。

大枣 除去杂质,洗净,晒干。用时破开或去核。

【剂量考证】

原方记载"白芍（一两，醋炒），当归（一两，酒洗），生地（五钱，酒炒），阿胶（三钱，白面炒），粉丹皮（三钱），黄柏（二钱），牛膝（二钱），香附（一钱，酒炒），红枣（十个），小黑豆（一两）"。采用《中国科学技术史·度量衡卷》中所考证的结论清代 1 斤约合今 596g，按明 1 斤=16 两，1 两=10 钱=100 分换算，1 两约合今 37.3g，1 钱约合今 3.73g，1 分约合 0.37g。因此，该方的日服剂量约为：白芍 37.3g，当归 37.3g，生地黄 18.7g，阿胶 11.2g，粉丹皮 11.2g，黄柏 7.5g，牛膝 7.5g，香附 3.7g，红枣十个（5.4g），小黑豆 3.7g。

【物质基准（标准汤剂）】

制备方法

原文记载"水煎"，没有明确煎煮工艺，本研究参照《医疗机构中药煎药室管理规范》进行试验研究得出清肝止淋汤制法：取处方剂量饮片，第一次加 8 倍量水浸泡 30min，加热煮沸后再煎煮 30min，第二次加 6 倍量水，加热煮沸后再煎煮 25min。合并煎液，滤过，得清肝止淋汤标准汤剂。冷冻干燥为冻干粉。

【临床定位】

传统功能主治

《傅青主女科》记载："妇人有带下而色红者，似血非血，淋沥不断，所谓赤带也。夫赤带亦湿病，湿是土之气，宜见黄白之色，今不见黄白而见赤者，火热故也。……治法须清肝火而扶脾气，则庶几可愈。方用清肝止淋汤。"

现代临床应用

近代临床常用清肝止淋汤治疗经间期出血、放环后经期延长、排卵期出血、湿热型崩漏、先兆流产等。

（研究人员：焦其树　代云桃 等）

参 考 文 献

季宁平，卢君蓉，王世宇，等，2015. 香附的本草考证[J]. 中药与临床，6（3）：56-61.

姜云，王红卫，2017. 清肝止淋汤结合黄体酮治疗先兆流产 40 例临床观察[J]. 浙江中医杂志，52（12）：893.

李时珍，2014. 本草纲目[M]. 太原：山西科学技术出版社：1223-1224.

刘萍，2018. 芍药、白芍、赤芍的历代本草考证浅析[J]. 中华中医药杂志，33（12）：5662-5665.

刘秀玉，王利丽，左瑞庭，等，2017. 药用黑豆的研究进展[J]. 亚太传统医药，13（20）：82-85.

柳阳，2019. 丹参等八味常用中药饮片质量控制研究[D]. 武汉：湖北中医药大学.

苏颂，1994. 本草图经[M]. 尚志钧，辑校. 合肥：安徽科学技术出版社.

王青，2015. 清肝止淋汤加减治疗经间期出血疗效观察[J]. 光明中医，30（2）：301-302.

徐大椿，1956. 神农本草经百种录[M]. 北京：人民卫生出版社：55.

叶华，胡樱，2019. 姚芷龄运用清肝止淋汤治疗妇科血证案例分析[J]. 江西中医药，50（9）：29-31.

张瑛，王亚丽，潘新波，2016. 当归历史资源分布本草考证[J]. 中药材，39（8）：1908-1910.

90

两地汤 清·《傅青主女科》

【处方沿革】

两地汤出自清·傅山的《傅青主女科》上卷。《傅青主女科》是一部颇具临床价值的妇产科专著，其记载："又有先期经来只一、二点者，人以为血热之极也，谁知肾中火旺而阴水亏乎！夫同是先期之来，何以分虚实之异？盖妇人之经最难调，苟不分别细微，用药鲜克有效。先期者火气之冲，多寡者水气之验，故先期而来多者，火热而水有余也；先期而来少者，火热而水不足也。倘一见先期之来，俱以为有余之热，但泄火而不补水，或水火两泄之，有不更增其病者乎！治之法不必泄火，只专补水，水既足而火自消矣，亦既济之道也。方用两地汤。

大生地（一两，酒炒）　　元参（一两）
白芍药（五钱，酒炒）　　麦冬肉（五钱）
地骨皮（三钱）　　　　　阿胶（三钱）

水煎服。四剂而经调矣。此方之用地骨、生地，能清骨中之热。骨中之热，由于肾经之热，清其骨髓，则肾气自清，而又不损伤胃气，此治之巧也。况所用诸药，又纯是补水之味，水盛而火自平理也。此条与上条参观，断无误治先期之病矣。"

在清代时期，记载有两地汤的古籍除《傅青主女科》，还有清初医家陈士铎（字敬之）所著的《辨证奇闻》和《辨证录》，其记载内容略有不同，前者大生地和白芍均用酒炒，而后者并未说明，但所有药材和用量基本一致。

《辨证奇闻》（清·陈士铎约 1627～1711 年）记载：玄参、生地一两，白芍、麦冬五钱，阿胶、地骨皮三钱。

《辨证录》（清·陈士铎）中描述：玄参（一两），生地（一两），白芍（五钱），麦冬（五钱），阿胶（三钱），地骨皮（三钱）。

【基原考证】

大生地　清·《本草害利》曰："大生地，亦称原生地。"清·《本草正义》云："地黄，为补中补血良剂。古恒用其生而干者，故曰干地黄，即今之所谓原生地也。"所以大生地即地黄，又有原生地、干地黄等异名。清·《本草图经》记载："二月生叶，布地便出似车前，叶上有皱纹而不光……二月、八月采根。"所附冀州、沂州地黄药图与今用玄参科植物地黄 *Rehmannia glutinosa* （Gaert.）Libosch. ex Fisch. et Mey 无异，与 2015 年版《中国药典》中收载地黄基原一致，药用部位为干燥块根。清·《本草便读》云："地黄出怀庆者佳。今河南河内等处皆种之。"可知，河南为地黄的道地产区，也是现代的主产区。以肥大菊花心者为佳。

元参　即玄参。明·《本草纲目》载："二月生苗。叶似脂麻对生，……花有紫、白二种。"清·《本草述钩元》曰："茎方作节，紫赤有细毛。叶似芍药。七月开白花，或茄色。花端丛刺，刺端有钩。八月结黑子。宜三八月采根用。"由上可知，明清所用玄参药材有紫花、白花两种，其"茎方"、"叶有锯齿"、"茎紫赤色有细毛"等形态特征与《中国植物志》中玄参属植物一致，而开紫花者原植物应是今所用玄参科植物玄参 *Scrophularia ningpoensis* Hemsl.，药用部位为干燥根，与 2015 年版《中国药典》中玄参一致。浙江磐安、东阳、杭州为道地产区，河南、河北等地亦产。

白芍 明·《本草蒙筌》曰："近道俱生，淮南独胜。开花虽颜色五品，入药惟赤白二根。山谷花叶单，根重实有力；家园花叶盛，根轻虚无能。"明·《本草纲目》载："今药中所用，亦多取扬州者。十月生芽，至春乃长，三月开花。……入药宜单叶之根，气味全浓。根之赤白，随花之色也。"清·《本草崇原》曰："芍药始出中岳山谷，今白山、蒋山、茅山、淮南、扬州、江浙、吴松处处有之……春生红芽，花开于三月四月之间，有赤白二色。"从以上考证结果可知，明清时芍药分为白芍和赤芍两种，其根均可入药。根据植物形态，确定两地汤中白芍的基原植物为毛茛科植物芍药 *Paeonia lactiflora* Pall.，药用部位为干燥根，与 2015 年版《中国药典》中白芍一致。以四川、安徽、浙江为道地产区，亦为现代白芍主产区。

麦冬肉 《中医骨伤科常用方剂歌诀》附录中收载了麦冬在常用中药处方中的用名、别名为"麦冬、麦冬肉、寸麦冬"，所以麦冬肉即麦冬。清·《本草崇原》曰："麦门冬，门古字从，藤蔓不绝也。始出函谷、川谷，叶如细，凌冬不死，根色黄白，中心贯通，延蔓相引，古时野生，宛如麦粒，故名麦冬。"其中对麦冬的详细描述应是现代麦冬百合科植物麦冬 *Ophiopogon japonicus* (L. f) Ker-Gawl.，其药用部位为干燥块根，与 2015 年版《中国药典》中麦冬一致。《证类本草》提到："江宁新安者佳，吴地者优胜。"清·《植物名实图考》如是说："麦门冬，《本经》上品。处处有之，蜀中种以为业。"明清以来，四川麦冬产量较大，渐渐形成麦冬的另一主产区，今以浙江、四川为道地产区。

地骨皮 明·《本草纲目》云："古者枸杞、地骨皮取常山者为上，……其子圆如樱桃，曝干紧小少核，干亦红润甘美，味如葡萄，可作果食，异于他处者。"清·《本草崇原》曰："枸杞始出常山平泽及丘陵阪岸，今处处有之，以陕西甘州者为胜。春生，苗叶如石榴，叶软嫩可食，七月开小紫花，随结实，园红如樱桃，凌冬不落。"其形态描述应是现代茄科植物枸杞 *Lycium chinense* Mill.，其药用部位为干燥根皮，对应 2015 年版《中国药典》中的地骨皮。今宁夏为道地产区，山西、河南、陕西、甘肃、内蒙古等地亦有产。以皮厚色黄者为佳。

阿胶 明·《本草纲目》中曰："凡造诸胶，自十月至二三月间，用牛、水牛、驴皮者为上……大抵古方所用多是牛皮，后世乃贵驴皮。"明·《本草蒙筌》中记载："阿胶用纯黑驴皮。（诸胶多系牛皮熬成，惟此用驴皮耳。）……文火渐进熬就。"清·《神农本草经百种录》亦谓阿胶："其必以驴皮煎者，驴肉能动风，肝为风藏而藏血，乃借风药以引入肝经也。"分析可知，明清时期，阿胶的原料为驴皮，药材基原为马科动物驴 *Equus asinus* L.的干燥皮或鲜皮经煎煮、浓缩制成的固体胶，与 2015 年版《中国药典》中阿胶一致。《证类本草》专门绘有"阿井图"，《本草图经》也说："以阿县城北井水作煮为真。"因此，阿胶以山东省东阿县为道地产区，河北、甘肃等地亦产，以色如莹漆，光透如琥珀，经夏不软、硬而脆、含而可化为佳。

【炮制方法】

大生地 《傅青主女科》中规定大生地酒炒。酒炒炮制始见于唐代，关于酒炒的详细炮制工艺，古籍记载不多，《中药炮制经验集成》记载："地黄酒炒（宋《三因》）：生地片 1 斤。白酒 2 两（河南）；或黄酒 2～3 两（山西、山东）。取生地片，用酒拌匀，闷透，微火炒 5～6 分钟或炒至略带火色。"可见现代酒炒工艺，各省差别不大，与 2015 年版《中国药典》（0213 炮制通则）项下炙法中的酒炙基本一致。由于本方中大生地酒炒未注明炮制工艺，建议参照 2015 年版《中国药典》（0213 炮制通则）项下的酒炙法进行炮制。

元参 《傅青主女科》记载的两地汤中元参未注明炮制方法。明清时期玄参的炮制方法有两种，一是蒸透，晒干；二是净制，切片，晒干。此两种方法与 2015 年版《中国药典》"除去残留根茎和杂质，洗净，润透，切薄片，干燥；或微泡，蒸透，稍晾，切薄片，干燥"相一致。因此，确定玄参的炮制方法为净制后切薄片晒干用。

白芍 《傅青主女科》记载两地汤中白芍为酒炒制品，虽然明清时期方剂中所用药味酒炒制品较多，但酒炒工艺的详尽资料却较少。《中药炮制经验集成》载："酒白芍（金《珍珠囊》）：白芍片 10 斤。黄酒：4 两（浙江）；1 斤（北京、天津、南京）；2 斤（山东）。或白酒 10 两（成都）。（1）取白芍片，加酒稍闷，待酒吸尽后，用微火炒至稍带火色，放冷即可。（2）取白芍片，置铁锅或热锅内（约 100 度），微炒至黄色，喷洒黄酒，随喷随炒，炒干即可（天津、保定）。"与 2015 年版《中国药典》"酒白芍：取净白芍片，照酒炙法（通则 0213）炒至微黄色"，描述较一致。因此，白芍的炮制方法为 2015 年版《中国药典》（0213 炮制通则）项下的酒炙法。

麦冬肉 《傅青主女科》记载的两地汤中麦冬肉未标明炮制方法，分析古今含两地汤著作中发现，麦冬有 17 处，麦冬肉 5 处，麦冬（去心）有 3 处，近代实验研究表明，麦冬肉部分与麦冬心部分所含化学成分基本相似，而麦冬肉水浸物含量高于心，去心麦冬总黄酮含量高于含心麦冬。由于麦冬心的重量仅占全麦冬的 3%左右，且临床上长期使用带心麦冬，并未发现不良反应。加之麦冬去心费工费时，2015 年版《中国药典》也规定"除去杂质，洗净，润透，轧扁，干燥"即可。所以综上所述，建议本方中麦冬不去心，炮制方法参照 2015 年版《中国药典》为除去杂质，洗净，润透，轧扁，干燥。

地骨皮 《傅青主女科》记载的两地汤中地骨皮未标明炮制方法，历代炮制方法记载地骨皮的常规炮制方法为净制、去骨心、晒干。因此，地骨皮的炮制方法参照 2015 年版《中国药典》，为洗净晒干。

阿胶 《傅青主女科》记载的两地汤中阿胶未标明炮制方法，因此，阿胶的炮制方法可参照 2015 年版《中国药典》中阿胶饮片"捣成碎块"。

【剂量考证】

通过对明清时期度量衡考证，明确明清时期量制及衡制与现代换算关系。其重量以两、钱计，1 两=10 钱，1 钱相当于今 3.73g。确定两地汤处方为：酒地黄 37.3g，玄参 37.3g，酒白芍 18.7g，麦冬 18.7g，地骨皮 11.2g，阿胶 11.2g。

明清一般依方而论，没有统一规定。对于服用方法，清·《慎疾刍言》载："古方一剂，必分三服，一日服三次。"现代临床应用中，两地汤的服法各异，如《实用妇科方剂学》曰："水煎分服，每日一剂。"《妇科名方》曰："每日一剂，水煎分三次服。"综合以上，煎煮方法建议根据尊古原则为每日一剂，分三次服用。因此，两地汤每日一剂含生药量 134.4g，每服生药量 44.8g。

【物质基准（标准汤剂）】

制备方法

两地汤制法原文为"水煎服"，没有明确煎煮工艺。建议参照《医疗机构中药煎药室管理规范》，并结合古代煎药习惯，对重要工艺参数进行了考察，确定煎煮次数、加水量、浸泡时间、煎煮时间等。为便于样品后期保存及检测，建议将煎液浓缩冻干为冻干粉。

质量标准

1. 定量物质筛选 以组方药材及饮片在 2015 年版《中国药典》中的含量测定成分为基础，首选含量高、性质稳定、专属性强、易于检测的物质作为定量成分，同时兼顾各检测波长下的色谱峰形状及保留时间，最终确定两地汤的定量物质为芍药苷、哈巴俄苷、L-羟脯氨酸、甘氨酸。

2. 水分 不得过 7.0%。

3. 出膏率 取一日剂量两地汤，真空冷冻干燥，称量冻干粉总量。出膏率范围为 48%～56%。

4. 鉴别

（1）取本品适量，加甲醇，超声处理，滤过，滤液浓缩，作为供试品溶液。另取地黄对照药材，加甲醇，超声处理，滤过，滤液浓缩，作为对照药材溶液。照薄层色谱法（通则 0502）试验，吸取上述两种溶液，分别点于同一硅胶 G 薄层板上，以展开剂展开，取出，晾干，喷以显色剂，在 105℃加热至斑点显色清晰。供试品色谱中，在与对照药材色谱相应的位置上，显相同颜色的斑点。

（2）取本品适量，加水溶解，加入盐酸，加热回流提取，过滤，滤液加三氯甲烷提取，合并三氯甲烷液，蒸干，残渣加甲醇溶解，作为供试品溶液。另取麦冬对照药材 1g，同法制成对照药材溶液。照薄层色谱法（通则 0502）试验，吸取上述两种溶液，分别点于同一硅胶 G 薄层板上，以展开剂展开，取出，晾干，喷以显色剂，加热至斑点显色清晰。供试品色谱中，在与对照药材色谱相应的位置上，显相同颜色的斑点。

（3）取"4.鉴别（1）"项下的供试品溶液作为供试品溶液。另取地骨皮对照药材，同"4.鉴别（1）"项下供试品溶液制备方法制成对照药材溶液。照薄层色谱法（通则 0502）试验，吸取上述两种溶液，分别点于同一硅胶 G 薄层板上，以展开剂展开，取出，晾干，检视。供试品色谱中，在与对照药材色谱相应的位置上，显相同颜色的荧光斑点。

5. 特征图谱 照高效液相色谱法（通则 0512）测定。

（1）色谱条件与系统适用性试验：以十八烷基硅烷键合硅胶为填充剂；以甲醇溶液为流动相 A，以 0.05% 磷酸溶液为流动相 B，梯度洗脱；检测波长为 254nm 和 210nm；柱温为 25℃。理论板数按芍药苷峰计算不低于 2000。

（2）参照物溶液的制备：取芍药苷对照品、哈巴俄苷对照品适量，精密称定，加甲醇制成混合溶液，即得。

（3）供试品溶液的制备：取本品适量，精密称定，置具塞锥形瓶中，精密加入水使溶解，再精密加入乙腈，边加边振摇，加完密塞称重。超声处理，放冷，再次称重，补足减失的重量。过滤，精密量取续滤液，蒸干，残渣加 10%甲醇溶解并定容。

分别精密吸取 15 批两地汤供试品溶液注入液相色谱仪，记录 60min 色谱图，生成的对照特征图谱见图 2-90-1，供试品特征图谱中呈现 13 个特征峰，其中 2 个峰应分别与相应的参照物峰保留时间相一致，与芍药苷参照物峰相应的峰为 S 峰，计算各特征峰与 S 峰的相对保留时间，其相对保留时间应在规定值的±5%之内。规定值为：0.189（峰 1）、0.216（峰 2）、0.229（峰 3）、0.260（峰 4）、0.292（峰 5）、0.323（峰 6）、0.338（峰 7）、1.000（峰 8，S）、1.431（峰 9）、1.494（峰 10）、1.754（峰 11）、1.849（峰 12）、2.126（峰 13）。

6. 含量测定

（1）哈巴俄苷、芍药苷：照高效液相色谱法（通则 0512）测定。

色谱条件与系统适用性试验：以十八烷基硅烷键合硅胶为填充剂；以甲醇溶液为流动相 A，以 0.05% 磷酸溶液为流动相 B，洗脱梯度同特征图谱；检测波长为 254nm；柱温为 25℃。理论板数按芍药苷峰计算不低于 2000。

对照品溶液的制备：取芍药苷对照品、哈巴俄苷对照品适量，精密称定，加甲醇制成混合溶液，即得。

供试品溶液的制备：同特征图谱项。

测定法：精密吸取对照品溶液与供试品溶液各 10μl，注入液相色谱仪，测定，即得。

测定 15 批两地汤供试品，结果显示，每剂含玄参以哈巴俄苷计，在 24.00～46.00mg 范围内；含酒白芍以芍药苷计，在 0.21～0.40g 范围内。

（2）阿胶：照高效液相色谱法（通则 0512）测定。

同 2015 年版《中国药典》阿胶项下氨基酸含量测定。

测定 15 批两地汤供试品，结果显示，每剂含阿胶以 L-羟脯氨酸计，在 0.63～1.19g 范围内，以甘氨酸计，在 1.25～2.34g 范围内。

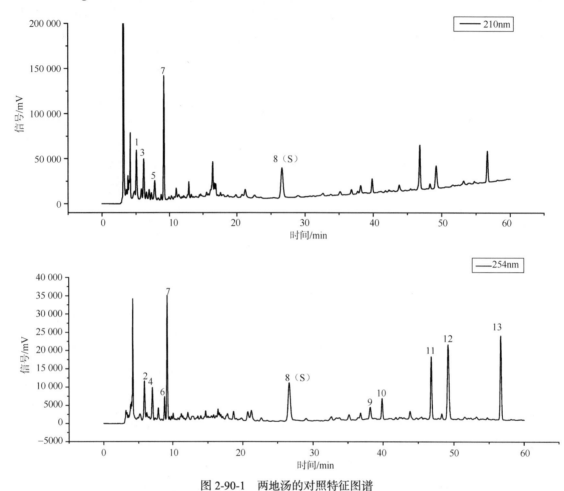

图 2-90-1 两地汤的对照特征图谱

峰 3：梓醇；峰 7：没食子酸；峰 8（S）：芍药苷；峰 10：毛蕊花糖苷；峰 11：安格洛苷 C；峰 12：肉桂酸；峰 13：哈巴俄苷

【临床定位】

传统功能主治

《傅青主女科》（清·傅山）中对于两地汤的功效描述为："又有先期经来只一、二点者，人以为血热之极也，谁知肾中火旺而阴水亏乎！夫同是先期之来，何以分虚实之异？盖妇人之经最难调，苟不分别细微，用药鲜克有效。先期者火气之冲，多寡者水气之验，故先期而来多者，火热而水有余也；先期而来少者，火热而水不足也。倘一见先期之来，俱以为有余之热，但泄火而不补水，或水火两泄之，有不更增其病者乎！治之法不必泄火，只专补水，水既足而火自消矣，亦既济之道也。方用两地汤。……水煎服。四剂而经调矣。此方之用地骨、生地，能清骨中之热。骨中之热，由于肾经之热，清其骨髓，则肾气自清，而又不损伤胃气，此治之巧也。况所用诸药，又纯是补水之味，水盛而火自平理也。此条与上条参观，断无误治先期之病矣。"另外，《辨证奇闻》和《辨证录》描述的功效与《傅青主女科》基本一致，此处不再赘述。由此可见，古代两地汤主治肾水不足，虚热内炽，月期先期，量少。

现代临床应用

两地汤是妇科调经常用方，现代著作和文献中记载其主要功效为滋阴清热，主治阴虚内热所致的月经先期，量少，经期延长及功能性子宫出血等症。

例如，钟相根所著《傅青主传世名方》中两地汤："功能：滋阴清热。主治：阴虚血热之经水先期量少。"《中医临床处方手册》曰："两地汤功效滋阴养血，清热调经。主治水亏火旺之月经先期、量少。"《临床方剂手册》曰："功效：养阴清热。主治：肾阴不足，虚热内扰。证见月经先期，色红量少，质稠粘，两颧潮红，手足心热，舌质红，少苔，脉细数无力。"《实用妇科方剂学》曰："两地汤功能：滋阴养血，清热调经。主治水亏火旺之月经先期、量少。伴见头晕、腰酸，烦躁少寐，咽干口燥，舌红少苔，脉细数。"

张晓丹教授常选用傅氏两地汤治疗月经先期量少，临床效果显著。刘桂荣在"张志远教授妇科方药撷拾"中写道：早在清代末年，以两地汤治疗血热崩漏（主要指功能性子宫出血）曾风行一时，被誉为良方。时医曾编歌诀云"两地参芍麦阿胶，妇人血崩唤后消"，足见其疗效之高。临床上通过两地汤加减及联合用药还可以治疗女性崩漏、经间期出血、产术后发热、围绝经期综合征、2 型糖尿病伴性功能障碍以及男性精液不液化及量少症等，同时还有报道治疗脑动脉硬化、结核性盆腔炎、经行口糜、不寐以及其他妇科疾病。

（研究人员：孔令梅　刘海滨　孙阳恩　刘　艳　等）

参 考 文 献

范道艳，张晓丹，2014. 张晓丹教授运用两地汤治疗月经先期量少的临床经验[J]. 中医临床研究：6（23）：89-90.

赖天松，1992. 临床方剂手册[M]. 北京：人民卫生出版社：310.

刘桂荣，1993. 张志远教授妇科方药撷拾[J]. 中医函授通讯（名医经验）（3）：28-29.

刘学华，何贵翔，2006. 中医临床处方手册[M]. 北京：科学技术文献出版社：10.

邱保国，李长禄，2012. 简明中药临床实用手册[M]. 郑州：中原农民出版社：428-429.

夏桂成，1997. 实用妇科方剂学[M]. 北京：人民卫生出版社：72.

徐灵胎，1984. 慎疾刍言[M]. 南京：江苏科学技术出版社：18-19.

曾立崑，彭叔余，1996. 妇儿科疑难病的中医治疗[M]. 北京：人民军医出版社：11.

钟相根，2013. 傅青主传世名方[M]. 北京：中国医药科技出版社：42.

91

四妙勇安汤 清·《验方新编》

【处方沿革】

国家公布的《古代经典名方目录（第一批）》中"四妙勇安汤"来源于《验方新编》（清·鲍相璈），其原文描述为："此症生手、足各指（或云只生手足第四指者是）或生指头、或生指节、指缝。初生或白色痛极，或如粟米起一黄泡。其皮或如煮熟红枣，黑色不退，久则溃烂，节节脱落，延至手足背腐烂黑陷，痛不可忍……再用金银花、元参各三钱，当归二两，甘草一两，水煎服，一连十剂，永无后患。药味不可减少。减则不效，并忌抓擦为要。"

《验方新编》并非最早记载四妙勇安汤的书籍，据考证，该方首载于《石室秘录》，作为临床验方被述及，主要用于热毒内盛而致的疮疽溃烂之证。《石室秘录》是清·陈士铎所撰，本书共分 6 卷，128 法，其特点是以"法"为纲，统内、外、妇、儿、伤五科 406 症，并分列治疗方剂。全书假托岐伯口授，致使很多专家和学者认为是明末清初医家傅山（1607～1684 年）遗著，经陈氏补充整理而成。其最早为清康熙二十六年（1687 年）本澄堂刻本。四妙勇安汤记载于该书的奇症治法、头角生疮条中，原文描述为："如人有头角生疮……速以金银花一斤煎汤，饮之数十碗，可少解其毒，可保性命之不亡，而终不能免其疮口之溃烂也。再用金银花、元参各三两，当归二两，生甘草一两，日用一剂，服至七日，疮口始能收敛而愈。"因其在疮口溃烂方面的显著疗效，后世医家在著书立说中陆续收录该方。最先由《古今图书集成·医部全录》（清·陈梦雷等编）予以收录，继而又为《验方新编》（清·鲍相璈）引申启用于"脱骨疽的治疗"，此后，在 1922 年发行的《华佗神医秘传》和 1958 年《中医杂志》第 11 期中，均有此方的论述，组方、剂量、用法和主治病证都与《石室秘录》中一致。

【基原考证】

金银花 《本草新编》（清·陈士铎）中对金银花的描述为："金银花，一名忍冬藤。味甘，温，无毒。入心、脾、肺、肝、肾五脏，无经不入。消毒之神品也。未成毒则散，已成毒则消，将死者可生，已坏者可转。故痈疽发背，必以此药为夺命之丹。但其味纯良，性又补阴，虽善消毒，而功用甚缓，必须大用之。……或嫌金银花太多，难于煎药，不妨先取水十余碗，煎取金银花之汁，再煎当归、甘草，则尤为得法。"从中可以看出，金银花又名忍冬藤、质地疏松、善消毒、功用甚缓，与现代临床所有金银花作用类似，张卫等已考证出《本草纲目》中所描述的金银花为忍冬科植物忍冬 *Lonicera japonica* Thunb.的干燥花蕾或带初开的花，与 2015 年版《中国药典》规定的品种相符。《曲洧旧闻》卷 3 云："郑、许田野间二月三有一种花……"《救荒本草》说"今辉县山野中亦有之"，并附图，《植物名实图考》亦说"皆中州产"，郑许、辉县和中州皆为河南，因此古代河南为金银花的道地产区，现今主产于河南、山东、河北等地。

玄参 又名元参、黑参、浙玄参。始载于《神农本草经》，列为中品。李时珍释其命曰："玄，黑色也。"并引陶弘景谓："其茎微似人参，故得参名。"弘景并曰："根甚黑。"苏颂曰："二月生苗，叶似脂麻对生，又似槐柳而尖长有钝齿。细茎青紫色。七月开花青碧色。八月结子黑色。又有白花者，茎方大，紫赤色而有细毛，有节若竹者，高五六尺。其根一根五、七枚，三月、八月采暴干。"李时珍亦曰："花有紫白两种。"再对照《本草纲目》的附图，可以认为根黑、茎方、花紫色者与现今广泛使用的玄参 *Scrophularia ningpoensis* Hemsl.相似，与 2015 年版《中国药典》中规定的玄参品种基原相同。

当归 《神农本草经》正式收载当归，当时即有不同之品种。在历代本草著作中，《新修本草》强调马尾当归为胜。至李时珍《本草纲目》记载："今陕、蜀、秦州、汉州诸处，人多栽莳为货。以秦归头圆、尾多，色紫气香肥润者，名马尾当归，最胜他处，头大尾粗，色白坚枯者，为镵头归，止宜入发散药尔。"并再次强调"马尾归最胜他处"之说。黄胜白等说："李时珍所说的当归原植物也应是陕、甘、蜀栽培的当归真正道地品种。"因此，马尾当归，应认为是药用当归的正品，其原植物已经鉴定为 *Angelica sinensis* (Oliv.) Diels，与 2015 年版《中国药典》中规定的品种基原相同。李时珍曰："以秦归头圆，尾多色紫，气香肥润者名马尾归，最胜它处。"可见当归多以陇西（今）甘肃产者质量最好，此外亦主产于云南、湖北、四川、陕西等地。

甘草 明代、清代诸多本草著作中对甘草的质量评价几近一致。如《本草纲目》之"今人惟以大径寸而节紧断纹者为佳，谓之粉草。其轻虚细小者，皆不及之"；《本草述钩元》之"大至径寸而结紧，横有断纹者佳"；《得配本草》之"大而节紧断纹者为佳，谓之粉草"；《本草备要》之"大而结者良"；《本草逢原》之"中心黑者有毒，勿用"；《本草原始》之"今甘草有数种，其坚实断理，粗大者佳。其轻虚纵理反细勒者不堪"。以上论述均认为甘草质量以粗壮、表面紧致、断面有纹理、质地坚实者为佳，与当今从性状方面判断甘草质量优劣一致。从"赤皮断理"和"紫干草"可推断古代所用甘草以乌拉尔甘草 *Glycyrrhiza uralensis* Fisch.为主。《中药材品种沿革及道地性》经考证认为药用甘草一直以豆科 *Glycyrrhiza* 属为正品，主要使用基原为乌拉尔甘草 *Glycyrrhiza uralensis* Fisch.，与 2015 年版《中国药典》收录的豆科植物甘草 *Glycyrrhiza uralensis* Fisch. 一致。主要产地为山西、陕西、甘肃、内蒙古、宁夏、新疆。

【炮制方法】

原方对金银花、玄参、当归、甘草均未有特殊炮制说明，因此按照 2015 年版《中国药典》收载的各饮片的炮制方法即可。

金银花 夏初花开放前采收，干燥。

玄参 除去残留根茎和杂质，洗净，润透，切薄片，干燥；或微泡，蒸透，稍晾，切薄片，干燥。

当归 除去杂质，洗净，润透，切薄片，晒干或低温干燥。

甘草 除去杂质，洗净，润透，切厚片，干燥。

【剂量考证】

通过对明清时期度量衡考证，明确明清时期量制及衡制与现代换算关系。其重量以两、钱计，1 两=10钱，1 钱相当于今 3.6～3.8g。本研究按照 1 钱=3.73g 折算，确定"四妙勇安汤"中各药味用量约为：金银花、元参各 11.2g，当归 75g，甘草 37.3g，总剂量 134.7g。水煎，一日服完。

【物质基准】

制备方法

该方制法原文为"水煎服"，没有明确煎煮工艺。建议参照《医疗机构中药煎药室管理规范》，并结合古代煎药习惯，对重要工艺参数进行了考察，确定煎煮次数、加水量、浸泡时间、煎煮时间等。为便于样品检测及保存，建议将煎液浓缩冻干为冻干粉。

质量标准

暂略。

【临床定位】

传统功能主治

《验方新编》（清·鲍相璈），其原文描述："此症生手、足各指（或云只生手足第四指者是）或生指头、或生指节、指缝。初生或白色痛极，或如粟米起一黄泡。其皮或如煮熟红枣，黑色不退，久则溃烂，节节脱落，延至手足背腐烂黑陷，痛不可忍……"

由此可见，四妙勇安汤传统上用于脱疽的治疗。脱疽，又称脱骨疽，是指四肢末端坏死，严重时趾（指）节坏疽脱落的一种慢性周围血管疾病。其临床特点是好发于四肢末端，以下肢多见，初起肢端怕冷、发凉、麻木、皮肤苍白、间歇性跛行等，继则患肢疼痛，日久患趾（指）坏死变黑，甚至趾（指）节脱落。其最早见于《黄帝内经》，当时名为"脱痈"，如《灵枢·痈疽》云："发于足趾，名脱痈，其状赤黑，死之治；不赤黑，不死。治之不衰，急斩之，不则死矣。"

现代临床应用

中医认为脱疽的病机为多因筋脉被寒湿或火毒侵犯，导致局部气血瘀滞，经络闭塞，气血运行受阻，周而复始，恶性循环，瘀血稽留，疼痛不止。相当于西医学上的血栓闭塞性脉管炎、动脉粥样硬化闭塞症和糖尿病足等病。因此，四妙勇安汤目前主要应用于糖尿病及其慢性并发症、痛风及痛风性关节炎、冠状动脉粥样硬化性心脏病、下肢静脉血栓、慢性阻塞性肺疾病、带状疱疹、静脉炎、血栓闭塞性脉管炎、下肢静脉血栓、心脏病、高血压脑出血、PCI 术后常规等疾病的治疗。

此外，四妙勇安汤在临床还用于其他多种疾病，如系统性红斑狼疮、急性扁桃体炎、急性乳腺炎、急性风湿热、多发性大动脉炎、类风湿关节炎、干燥综合征、过敏性紫癜、红斑狼疮性肾炎、大叶性肺炎、肛周脓肿、腕管综合征、高脂血症、子宫内膜异位症、咽部炎症、丹毒、口腔溃疡、脚气感染、更年期水肿、灼痛足等病。上述疾病虽然临床表现各异，但均有热毒蕴结，血行不畅等共同症状，同选四妙勇安汤以清热解毒、养阴散结、活血止痛之功，而达"异病同治"之效。

【注意事项】

本方出膏率高（接近于 50%），前期团队在评估其安全性时发现，该处方的灌胃量在未达到规定剂量时就已经出现动物死亡，说明"四妙勇安汤"原剂量成药性较差。若想将其制成现代制剂，建议适当按比例缩减剂量；另外，该方古籍中主要治疗"脱疽"，对应现代疾病类型较广，建议提前开展临床定位等相关研究。

（研究人员：刘　艳　许舒瑜　张国媛　章　军　倪凤燕 等）

参 考 文 献

邓蕊，2003. 论傅山的医学哲学观[D]. 太原：山西大学.

蒋熙，蒋恬，朱良春，2008. 四妙勇安汤在风湿类疾病中的应用[J]. 河南中医，28（12）：82-83.

历艳娟，2010. 46 例糖尿病足中西医结合综合治疗与特色疗法的临床研究[D]. 泰安：泰山医学院.

蔺爽，李辉，于淼，等，2012. 四妙勇安汤研究进展[J]. 世界中西医结合杂志，（1）：91-93.

马立人，2004. 四妙勇安汤临床应用浅析[J]. 中医学报，19（5）：44.

王立茹，2010. 四妙勇安汤治疗冠状动脉粥样硬化性心脏病 60 例[J]. 陕西中医，31（2）：131-132.

许德坚，李强，蒋三员，2006. 四妙勇安汤加减治疗下肢脱疽的临床观察[J]. 蛇志，18（2）：98-99.

尤寅骏，张建忠，2013. 四妙勇安汤临床应用的研究进展[J]. 浙江中医药大学学报，（7）：942-944.

余银璋，2005. 四妙勇安汤的临床应用[J]. 江西中医药，36（5）：48-49.

张恩惠，2014. 四妙勇安汤水煎液化学成分研究[D]. 北京：北京中医药大学.

张益民，2007. 明清大医傅青主[J]. 文史知识，（7）：12-19.

92

身痛逐瘀汤 清·《医林改错》

【处方沿革】

身痛逐瘀汤出自清·王清任的《医林改错》，源于朱丹溪《丹溪心法》趁痛散，原文曰："凡肩痛、臂痛、腰痛、腿痛，或周身疼痛，总名曰痹症。明知受风寒，用温热发散药不愈；明知有湿热，用利湿降火药无功。久而肌肉消瘦，议论阴亏，随用滋阴药又不效。至此便云：病在皮脉，易于为功；病在筋骨，实难见效。因不思风寒湿热入皮肤，何处作痛。入于气管，痛必流走；入于血管，痛不移处。如论虚弱，是因病而致虚，非因虚而致病。总滋阴，外受之邪，归于何处？总逐风寒、去湿热，已凝之血。更不能活。如水遇风寒，凝结成冰，冰成风寒已散。明此义，治痹症何难？古方颇多，如古方治之不效，用身痛逐瘀汤。"

方剂组成为：秦艽一钱，川芎二钱，桃仁三钱，红花三钱，甘草二钱，羌活一钱，没药二钱，当归三钱，灵脂二钱（炒），香附一钱，牛膝三钱，地龙二钱（去土）。

水煎服。若微热，加苍术、黄柏；若虚弱，量加黄芪一、二两。

【基原考证】

秦艽 《本草图经》云："其根土黄色而相交纠，长一尺以来，粗细不等，枝干高五六寸。叶婆娑连茎梗，俱青色，如莴苣叶。六月开花，紫色，似葛花，当月结子，每于春秋采根阴干。"与《中国药典》收载相符，即为龙胆科植物秦艽 *Gentiana macrophylla* Pall.、麻花秦艽 *Gentiana straminea* Maxim.、粗茎秦艽 *Gentiana crassicaulis* Duthie ex Burk.或小秦艽 *Gentiana dahurica* Fisch.的干燥根，主产于四川、陕西与甘肃碌曲、玛曲、夏河等高山草地。

羌活 《本草图经》记载："春生苗、叶如青麻。六月开花作丛，或黄或紫……今人以紫色而节密者为羌活，黄色而作块者为独活。"古代本草中羌活的原植物描述和附图与《中国药典》和《中华本草》收载的一致，为伞形科植物羌活 *Notopterygium incisum* Ting ex H. T. Chang 或宽叶羌活 *Notopterygium franchetii* H. de Boiss 的干燥根茎和根。分布于陕西、甘肃、青海、四川、西藏、内蒙古、山西、宁夏、湖北等地。

香附 李时珍在《本草纲目》中对香附做了较为详细的描述："莎叶如老韭叶而硬，光泽有剑脊棱。五六月中抽一茎，三棱中空，茎端复出数叶。开青花成穗如黍，中有细子。其根有须，须下结子一二枚，转相延生，子上有细黑毛，大者如羊枣而两头尖。"历代本草对于香附根、茎、花等的外观形态描述均与现今香附的植物形态相吻合，即 2015 年版《中国药典》记载莎草科植物莎草 *Cyperus rotundus* L.的干燥根茎，主产于浙江、福建、湖南、山东等省份。

川芎 《本草纲目》记载："蜀地少寒，人多栽莳，深秋茎叶亦不萎也。清明后宿根生苗，分其枝横埋之，则节节生根。八月根下始结芎䓖，乃可掘取，蒸暴货之。"又引《救荒本草》云："叶似芹而微细窄，有丫叉；又似白芷，叶亦细；又似胡荽叶而微壮。一种似蛇床叶而亦粗。嫩叶可炸食。"结合其他本草及《中国药典》和《中华本草》等综合分析考证，本品为伞形科植物川芎 *Ligusticum chuanxiong* Hort.的干燥根茎。陕西、甘肃、四川、贵州等地均有栽培。

甘草 《本草图经》记载："春生青苗，高一二尺，叶如槐叶，七月开紫花似奈冬，结实做角子如毕豆。根长者三四尺，粗细不定，皮赤色，上有横梁，梁下皆根也。"《植物名实图考》记载："梦溪笔谈谓甘草如槐而尖，形状极准。"经考证本方甘草为豆科植物甘草 *Glycyrrhiza uralensis* Fisch.。宋代以后甘草产地逐步转移到宁夏、内蒙古和新疆。目前甘草分为东甘草和西甘草，东甘草主产于东北及内蒙古东北部，西甘草主产于西北的内蒙古西部、甘肃南部、青海东部、山西及陕西北部。

没药 《本草图经》曰："没药，生波斯国，今海南诸国及广州或有之。木之根株，皆如橄榄，叶青而密。岁久者，则有膏液流滴在地下，凝结成块，或大或小，亦类安息香。采无时。"《海药本草》按徐表《南州记》记载没药："生波斯国，是彼处松脂也。状如神香，赤黑色。味苦、辛，温，无毒。"并综合《纲目彩图》、《纲目图鉴》等分析考证，本品为橄榄科植物地丁树 *Commiphora myrrha* Engl.或哈地丁树 *Commiphora molmol* Engl.的干燥树脂。与《中国药典》收载相同，分为天然没药和胶质没药。

当归 《本草图经》曰："春生苗，绿叶有三瓣。七八月开花似莳萝，浅紫色。根黑黄色。……大抵以肉厚而不枯者为胜。"并附有"文州当归"图。《神农本草经》曰："以秦归头圆、尾多色紫、气香、肥润者，名马尾归。"根据以上本草图文考证，与现今药用当归相符。应为伞形科植物当归 *Angelica sinensis* (Oliv.) Diels 的干燥根。分布于四川、贵州、湖北、陕西、甘肃等地。

灵脂 《嘉祐补注本草》谓："寒号虫四足，有肉翅。不能远飞。"《本草图经》云："五灵脂色黑如铁，采无时。此物多来砂石，绝难修治，凡用研为细末，以酒飞去砂石，晒干收用。"《本草纲目》载："其屎恒集一处，气甚臊恶……凡用以糖心润泽者为真。"据考证结合《纲目图鉴》、《中华本草》、《大辞典》等综合分析，本品为鼯鼠科动物复齿鼯鼠 *Trogopterus xanthipes* Milne-Edwards 的干燥粪便。

地龙 《本草纲目》曰："蚓之行也，引而后申，其如丘，故名蚓。"据《纲目图鉴》、《动物药志》、《中华本草》、《纲目彩图》、《中药志》等综合分析考证，本品为钜蚓科动物参环毛蚓 *Pheretima aspergillum* (E. Perrier)、通俗环毛蚓 *Pheretima vulgaris* Chen、威廉环毛蚓 *Pheretima guillelmi* (Michaelsen) 或栉盲环毛蚓 *Pheretima pectinifera* Michaelsen。参环毛蚓分布于福建、广东、广西等地；通俗环毛蚓和威廉环毛蚓分布于江苏、浙江、湖北及上海、天津等地，栉盲环毛蚓分布于江苏南部、浙江及上海、南昌等地。

桃仁 宋·《本草衍义》记载："桃品亦多，京畿有白桃，光，小于众桃，不益脾。有赤点斑而光如涂油。山中一种，正是《月令》中桃始华者，但花多子少，不堪啖，惟堪取仁。"《唐文选》谓"山桃，发红萼"者，是矣。又，太原有金桃，色深黄。西京有昆仑桃，肉深紫红色。此二种尤甘。又饼子桃，如今之香饼子，如此数种入药，惟以山中自生者为正。本方桃仁确定为 2015 年版《中国药典》所载桃仁品种，即为蔷薇科植物山桃 *Prunus davidiana* (Carr.) Franch.的干燥成熟种子。

红花 《本草图经》记载："红蓝花即红花也，生梁汉及西域，今处处有之……"《证类本草》记载："红蓝花，味辛，温，无毒。主产后血晕口噤，腹内恶血不尽绞痛，胎死腹中，并酒煮服。亦主蛊毒下血。堪作燕脂。生梁、汉及西域。一名黄蓝。"通过考证，本方红花可确定为 2015 年版《中国药典》所载红花品种，即菊科植物红花 *Carthamus tinctorius* L.的干燥花，夏季花由黄变红时采摘，阴干或晒干。

牛膝 《本草图经》云："春生苗茎高二、三尺，青紫色，有节如鹤膝，又如牛膝状，叶尖圆如匙，两两相对于节上，生花作穗，秋结实甚细。"书中有怀州、滁州、单州、归州四幅牛膝图，其中怀州的牛膝图与当今的"怀牛膝"吻合，即苋科植物牛膝 *Achyranthes bidentata* Bl.的干燥根。河南产者主根粗而直长，味甜质佳，是有名的"四大怀药"之一，被奉为道地药材。

【炮制方法】

原方对秦艽、川芎、红花、羌活、当归、香附、牛膝、桃仁均未有特殊炮制说明，因此按照《中国药典》方法净制、切片即可。

秦艽 除去杂质，洗净，润透，切厚片，干燥。

川芎 除去杂质，分开大小，洗净，润透，切厚片，干燥。

红花 阴干或晒干。

羌活 除去杂质，洗净，润透，切厚片，干燥。

当归 除去杂质，洗净，润透，切薄片，晒干或低温干燥。

香附 除去毛须及杂质，切厚片或碾碎。

牛膝 除去杂质，洗净，润透，除去残留芦头，切段，干燥。

桃仁 除去杂质，用时捣碎。李时珍提到桃仁使用方法因功效而有异：行血用时，当连皮、尖生用；润燥活血用时当"汤浸去皮、尖炒黄用"。

甘草 原方未作标注，因此按照《中国药典》2015 年版收载的生甘草的炮制方法即可。除去杂质，洗净，润透，切厚片，干燥。

没药 原方没有标注。建议参照 2015 年版《中国药典》。

五灵脂 原方标注为"炒"，古代的制法除了去杂质生用外，还有微炒或炒令过熟出尽烟气和酒研飞炼或醋煮成膏等。而近代，多以醋制方法为多，并以此为常用。

地龙 原方标注为"去土"，可参照 2015 年版《中国药典》捕捉后及时剖开腹部，除去内脏和泥沙，洗净，晒干或低温干燥。

【剂量考证】

依据清代度量衡一钱为 3.73g，本方日服剂量约为：秦艽、羌活、香附各 3.73g，川芎、甘草、没药、五灵脂、地龙各 7.46g，桃仁、红花、牛膝、当归各 11.19g。

【物质基准】

制备方法

暂略。

质量标准

暂略。

【临床定位】

传统功能主治

方中既有活血祛瘀之品，又有引经走窜之药，如牛膝、羌活、地龙、川芎等，上、下、内、外循序搜剔互相配合，故有活血宣通、祛风止痛的功效。多用于治疗全身瘀血留阻，痹痛日久不愈，按之更痛者，如臀痛、肩痛、腰背痛、四肢痛等。

现代临床应用

现代临床常用于脑血栓形成、高血压、高脂血症、血栓闭塞性脉管炎、神经官能症、脑震荡后遗症之头痛、头晕等属瘀阻气滞者以及治疗冠心病心绞痛、风湿性心脏病、胸部挫伤及肋软骨炎之胸痛等。既可辨治头目病证又可辨治心胸病证，还可辨治肠胃病证，应用范围广。

病例1 童某，男，38岁。2006年4月5日初诊。患者肢体关节酸痛，偶有重滞麻木感，遇热则缓，遇冷酸痛加剧，苔白腻，脉沉。治拟活血祛风止痛。组方：桂枝、附子各6g，当归、桃仁各12g，红花、甘草各6g，牛膝12g，羌活6g，秦艽、五灵脂、香附各12g，没药6g，地龙12g，5剂。4月11日二诊：服药后肢体酸痛减轻，重滞麻木感缓解，原方加威灵仙15g，干姜10g再续5剂而愈。本案为风寒湿邪乘虚侵袭，流注经络关节以致气血运行不畅，脉络瘀阻，故初诊用身痛逐瘀汤加桂枝、附子，温经活血祛风止痛；二诊在前方基础上加威灵仙、干姜使气血通而痹痛止，效如浮鼓。

病例2 雷某，男，47岁，2018年8月14日就诊。症见：头痛，剑突下疼痛，胀满不适，整个后背疼痛，颈部疼痛，夜间加重，无端坐呼吸，无胸闷、心慌、发热、反酸、恶心呕吐、腹泻等不适，无小关节痛，口渴，大便3日一行，查体无特殊，舌体偏瘦，舌质红，舌底络脉不迂曲扩张，舌苔薄白，脉弦滑。

考虑患者辗转多地求诊，有焦虑抑郁，久之肝气郁结；患者脉非虚象，按不通则痛之理，肝主疏泻，肝郁则易血瘀，瘀血阻络则痛。患者病情复杂，非常规治疗方式可起效，结合王清任怪病从血治之论，断定患者为肝郁血瘀证，予身痛逐瘀汤合四逆散以疏肝理气、活血化瘀。

处方：北柴胡15g，白芍40g，炒枳实12g，甘草10g，桃仁10g，川芎12g，红花10g，当归15g，醋香附12g，秦艽15g，羌活12g，地龙15g，川牛膝12g，炙乳香10g，炙没药10g。免煎颗粒3剂。

服药后第2日，患者诉昨夜一晚未再疼痛，睡眠安稳，面露喜悦。嘱停用一切止痛药；次日，患者诉夜间后背脊柱处轻微疼痛，头痛、胸痛、腹痛均消失；翌日，患者后背脊柱处仍轻微疼痛，余无异常，要求带药出院，遂上方加熟大黄3g，带药7剂出院。

（研究人员：王星文）

参 考 文 献

曹望弟，陈雪琴，郭耀武，2012. 五灵脂本草考证、养殖和临床应用探讨[J]. 中国药师，15（12）：1803-1804.

甘祥林，孟宪元，李丽莉，1991. 关于五灵脂药材来源的考证[J]. 北京中医，（3）：51-52.

刘佩山，刘秀峰，张丽月，等，[2020-01-17]. 没药应用历史本草考证[J/OL]. 亚太传统医药，（12）：60-62. http：//kns. cnki. net/kcms/detail/42. 1727. R. 20191230. 1407. 040. html.

闵凡印，1984. 五灵脂炮制方法的探讨[J]. 中国药学杂志，（9）：26-28.

宋洪伟，2015. 甘草的文献研究[D]. 济南：山东中医药大学.

王定坤，任妍林，陆付耳，2019. 身痛逐瘀汤合四逆散治疗疑难性疼痛验案1则[J]. 光明中医，34（18）：2881-2882.

王晓清，曹伶俐，罗嘉琪，等，2016. 没药炮制历史沿革及现代研究[J]. 亚太传统医药，12（12）：66-69.

韦小双，2012. 冯兴华教授运用身痛逐瘀汤治疗痹病经验探析[D]. 北京：北京中医药大学.

谢生根，2010.《医林改错》逐瘀汤临床应用举隅[J]. 浙江中西医结合杂志，20（11）：705-706.

93

除湿胃苓汤 清·《医宗金鉴》

【处方沿革】

除湿胃苓汤出自清·吴谦《医宗金鉴》。原文曰："此证俗名蛇串疮，有干湿不同，红黄之异，皆如累累珠形。……湿者色黄白，水疱大小不等，作烂流水，较干者多疼，此属脾肺二经湿热，治宜除湿胃苓汤。" 苍术（炒）、厚朴（姜炒）、陈皮、猪苓、泽泻、赤茯苓、白术（土炒）、滑石、防风、山栀子（生，研）、木通各一钱，肉桂、甘草（生）各三分。

水二盅，灯心五十寸，煎八分，食前服。

【基原考证】

苍术 清·《本草崇原》中对苍术、白术的茎、叶及根茎的描述详细："白术近根之叶，每叶三岐，略似半夏，其上叶绝似棠梨叶，色淡绿不光。苍术近根、之叶，作三五叉，其上叶则狭而长，色青光润。白术茎绿，苍术茎紫。白术根如人指，亦有大如拳者，皮褐色，肉白色，老则微红。苍术根如老姜状，皮色苍褐，肉色黄，老则有朱砂点。白术味始、甘，次微辛，后乃有苦。苍术始甘，次苦，辛味特胜。白术性和而不烈，苍术性燥而烈，并非一种可知。"综合分析考证，本品为菊科植物茅苍术 *Atractylodes lancea*（Thunb.）DC.或北苍术 *Atractylodes chinensis*（DC.）Koidz.的干燥根茎，分布于山东、江苏、浙江、湖北、四川等地。

厚朴 《本草衍义》曰："厚朴，今西京伊阳县及商州亦有，但薄而色淡，不如梓州者厚而紫色有油，味苦。不以姜制则棘人喉舌。"据以上本草所述考证，可知厚朴来源有多种。其中"极厚，肉紫色为好"者，"厚而紫色有油"者，与现今厚朴药材特征相符。综合其他本草考证和"商州厚朴"附图，本方取 2015 年版《中国药典》厚朴，即木兰科植物厚朴 *Magnolia officinalis* Rehd. et Wils.、凹叶厚朴 *Magnolia officinalis* Rehd. et Wils. var. *biloba* Rehd. et Wils.的干燥干皮、根皮及枝皮。分布于广西、湖南、湖北、四川、贵州、云南、陕西、甘肃等地。

陈皮 据《纲目彩图》、《纲目图鉴》、《中华本草》等综合分析考证，本品为芸香科植物橘 *Citrus reticulata* Blanco 及其栽培品种的成熟果实。我国长江以南各省区广泛栽培。《中国药典》收载陈皮药材为芸香科植物橘及其栽培变种的干燥成熟果皮，栽培变种主要有茶枝柑 *Citrus reticulata* 'Chachi'（广陈皮）、大红袍 *Citrus reticulata* 'Dahongpao'、温州蜜柑 *Citrus reticulata* 'Unshiu'、福橘 *Citrus reticulata* 'Tangerina'。药材分为"陈皮"和"广陈皮"；采摘成熟果实，剥取果皮，晒干或低温干燥。

猪苓 据《中华本草》、《中药志》、《药典图鉴》等综合分析考证，本品为多孔菌科真菌猪苓 *Polyporus umbellatus*（Pers.）Fries 的干燥菌核。分布于东北、西北及河北、内蒙古、安徽、福建等地。

泽泻 《名医别录》记载："水泻也如续断，寸寸有节。其叶如车前大，其叶也亦相似，徐州广陵人食之。"《本草经集注》曰："形大而长，尾间必有两歧为好。丛生浅水中，叶狭而长。" 宋·苏颂《本草图经》记载："春生苗，多在浅水中，叶似牛舌草，独基而长，秋时开白花作丛，似谷精草……今人秋末采，暴干。"并附有邢州泽泻、齐州泽泻和泽泻图。以上所述及附图均与《中国药典》和《中华本草》所载的泽泻原植物相符，为泽泻科植物泽泻 Alisma orientale（Sam.）Juzep.的干燥块茎。

赤茯苓 明·李时珍《本草纲目》曰："茯苓有大如斗者，有坚如石者，绝形，其轻虚者不佳，盖年浅未坚故也。"《本草从新》云："产云南，色实者佳，去皮。产浙江者体轻，其力甚薄。"《增订伪药条辨》记载："云南产者，天然生者为多，亦皮薄起皱纹……体糯质重为佳，惜乎出货不多。"根据古代本草的原植物描述、附图与《中国药典》和《中华本草》等综合分析考证，本品为多孔菌科真菌茯苓 Poria cocos（Schw.）Wolf 的干燥菌核。

白术 "术"始载于秦汉《神农本草经》，被列为上品。《本草纲目》载："白术……根如指大，状如鼓槌，亦有大如拳者。"与现代本草著作记载的白术"根茎肥厚，略呈拳状，有不规则分枝"相符。以上本草所述均与今用之白术相符，即《中国药典》收录的菊科植物白术 Atractylodes macrocephala Koidz.的干燥根茎。

滑石 据《中药志》、《纲目图鉴》、《中华本草》等综合分析考证，本品为硅酸盐类矿物滑石族滑石（单斜晶系）或粘土质滑石（单斜晶系）。前者主要为含水硅酸镁[$Mg_3(Si_4O_{10})(OH)_2$]，习称"硬滑石"，产于辽宁、河北、山东、陕西、江苏等地；后者主含水合硅酸铝，习称"软滑石"，主产于江西、四川等地。《中国药典》收载滑石药材为硅酸盐类矿物滑石族滑石；采挖后，除去泥沙和杂石。

防风 《本草图经》曰："根土黄色，与蜀葵根相类。茎叶俱青绿色，茎深而叶淡，似青蒿而短小，初时嫩紫，作菜茹极爽口。五月开细白花，中心攒聚作大房，似莳萝花。实似胡荽子而大。"并附有"河中府防风"、"齐州防风"、"解州防风"和"同州防风"图。根据以上本草图文考证及《中国药典》和《中华本草》等综合分析考证，本品为伞形科植物防风 Saposhnikovia divaricata（Turcz.）Schischk.的干燥根。

山栀子 《纲目彩图》、《大辞典》、《中华本草》认为本品为茜草科植物栀子（山栀）Gardenia jasminoides Ellis 的成熟果实。分布于华东及四川、云南、贵州、福建等地。

木通 据《纲目图鉴》、《纲目彩图》等综合分析考证，本品为木通科植物木通 Akebia quinata（Thunb.）Decne.、三叶木通 Akebia trifoliata（Thunb.）Koidz.或白木通 Akebia trifoliata（Thunb.）Koidz. var. australis（Diels）Rehd.的干燥藤茎。

肉桂 根据本草著作的原植物形态及《中国药典》和《中华本草》等综合分析考证，本品为樟科植物肉桂 Cinnamomum cassia Presl 的干燥树皮。

甘草 清·吴其濬《植物名实图考》记载："梦溪笔谈谓甘草如槐而尖，形状极准。"指出甘草叶片的形状。近现代著作《全国中草药汇编》记载，甘草为豆科植物甘草 Glycyrrhiza uralensis Fisch.的根和根状茎，原形态为多年生草本，高 30～100cm。根粗壮，呈圆柱形，味甜，外皮红棕色或暗棕色。茎直立，基部带木质，被白色短毛和刺毛状腺体。单数羽状复叶互生，卵状椭圆形。《中国药典》和《中华本草》记载，甘草为豆科植物甘草 Glycyrrhiza uralensis Fisch.、胀果甘草 Glycyrrhiza inflata Bat.或光果甘草 Glycyrrhiza glabra L.的干燥根和根茎，并对 3 个品种的原植物形态进行描述。通过对原植物形态描述及图例考证，建议本方的甘草选用豆科植物甘草 Glycyrrhiza uralensis Fisch.（乌拉尔）作为基原，主产于新疆、内蒙古、甘肃、宁夏、山西等地。

【炮制方法】

原方陈皮、猪苓、泽泻、赤茯苓、滑石、防风、木通、肉桂、灯心草没有特殊的炮制说明，因此按照《中国药典》2015 年版方法炮制即可。

炒苍术 是在生苍术的基础经炒制以后得到，使其更加温和，健脾祛湿功效增强。土炒白术是白术的常用炮制方法，增强其健脾燥湿功效。

厚朴 常有净制、姜汁炒、炙法和姜制等制法，该方中选择姜炒，在唐及唐代之前有较明确的规定，在《本草衍义》中记载"不以姜制，见棘人喉舌"，在《汤液本草》中又有"腹胀，用姜制厚朴"的记载，在《医学入门》中还提到了"入汤药用生姜汁炒，入丸药用醋炙"，本方厚朴参照 2015 年版《中国药典》姜汁炙法进行炮制。

此外，该方以生甘草入药，借其凉性偏于清热解毒之功效。

【剂量考证】

根据《中国科学技术史·度量衡卷》记载，明清每斤单位量值为 596.8g。由此可得，明清一斤约 600g；又《中国度量衡史》载清初衡法："1 斤=16 两，1 两=10 钱，1 钱=10 分。"故明清时期 1 两约 37.3g，1 钱约 3.73g，1 分约 0.373g。

按照一两约 37.3g、一钱约 3.73g，因此本方取苍术（炒）、厚朴（姜炒）、陈皮、猪苓、泽泻、赤茯苓、白术（土炒）、滑石、防风、山栀子（生，研）、木通各 3.73g，肉桂、甘草（生）各 1.12g。

灯心草 165cm（或者 20 根）。

【物质基准（标准汤剂）】

制备方法

称取本方，加水 400ml，加入灯心草 165cm，煎至 320ml，即得。

【临床定位】

传统功能主治

本方具有清热除湿，健脾利水之功效。用于脾肺二经湿热壅遏，饮食失调，脾失健运等症。主治缠腰火丹，作烂流水，较干者多痛。

现代临床应用

本方有健脾燥湿、和中利水功效，现代临床广泛应用于各种湿盛行湿疹、慢性荨麻疹、带状疱疹等湿热引起的症状，效果良好。

（研究人员：邬　兰 等）

参 考 文 献

国家药典委员会，2015. 中华人民共和国药典[S]. 北京：中国医药科技出版社.

国家中医药管理局中华本草编委会，1998. 中华本草[M]. 上海：上海科学技术出版社.

雷载权，1995. 中药学[M]. 上海：上海科学技术出版社：283.

刘凤年，2013. 加减除湿胃苓汤临床应用举隅[J]. 按摩与康复医学，（6）：192-193.

王国强，2016. 全国中草药汇编[M]. 北京：人民卫生出版社.

王怡冰，李喜顺，朱新朋，2016. 加味除湿胃苓汤治疗慢性荨麻疹 70 例[J]. 中医研究，29（5）：18-20.

94

枇杷清肺饮　清·《医宗金鉴》

【处方沿革】

枇杷清肺饮出自于清·吴谦所著的《医宗金鉴》·外科心法·卷六十五·鼻部。《医宗金鉴》（公元1742年）为清代宫廷御医吴谦（字六吉）主持编纂的一套大型汉医丛书，历时3年时间完成，全书采集了上自春秋战国，下至明清时期历代医书的精华。图、说、方、论俱备，并附有歌诀，便于记诵，尤其切合临床实用，流传极为广泛。被《四库全书》收入，《四库全书总目提要》对《医宗金鉴》有很高的评价。本书为全国医学教与学的必读书、准绳。由于广泛需求，政府与商家刻本印刷十分频繁，至今其版本流传已有50余家，平均4~5年即有一次新版本问世。以清乾隆七年武英殿刻本为底本，整理而成的《医宗金鉴》记载："此证由肺经血热而成。每发于面鼻，起碎疙瘩，形如黍屑，色赤肿痛，破出白粉汁，日久皆成白屑，形如黍米白屑。宜内服枇杷清肺饮。其处方组成为：人参三分，枇杷叶二钱（刷去毛，蜜炙），甘草三分（生），黄连一钱，桑白皮二钱（鲜者佳），黄柏一钱。"

【基原考证】

人参　《本草图经》记载："初生小者，三、四寸许，一桠五叶；四五年后生两桠五叶，末有花茎；至十年后，生三桠；年深者生四桠，各五叶。中心生一茎，俗名百尺杆。三月、四月有花，细小如粟，蕊如丝，紫白色；秋后结子，或七、八枚，如大豆，生青熟红，自落。根如人形者神。"其所附图潞州人参与今极为相似。《植物名实图考》（清·1848年）曰："人参本经上品，昔时以辽东新罗所产皆不及上党，今以辽东吉林为贵，新罗次之。"此外《本草备要》（清·1694年）、《本草从新》（清·1757年）所附人参图皆与植物五加科植物人参 *Panax ginseng* C. A. Mey. 相似，与《中国药典》（2015年版）规定一致。主产于我国东北或朝鲜半岛等，以辽东为道地产区。

枇杷叶　始载于《名医别录》。《本草图经》曰："今襄、汉、吴、蜀、闽、岭皆有之。木高丈余。叶作驴耳形，皆有毛。其木阴密，婆娑可爱，四时不凋，盛冬开白花，至三四月而成实……其实作樑如黄梅，皮肉甚薄，味甘，中核如小栗。四月采叶，暴干。"《植物名实图考》（清·1848年）载："别录中品，叶为嗽药。浙江产者，实大核少。"综上所述，结合其所附图谱，基本可以断定为今之蔷薇科植物枇杷 *Eriobotrya japonica*（Thunb.）Lindl.。因此该处方中所用枇杷叶为蔷薇科植物枇杷 *Eriobotrya japonica*（Thunb.）Lindl. 的干燥叶，与《中国药典》（2015年版）规定一致。主产于我国广东、江苏、浙江、福建、湖北等地。

甘草　《植物名实图考》（清·1848年）载："梦溪笔谈谓甘草如槐而尖，形状极准。"所附图与今甘草极为相似。历来，甘草的正品为乌拉尔甘草（*Glycyrrhiza uralensis*）。已有学者比对了历代所用甘草和现代甘草的植物形态描述，确定历史上所用甘草为乌拉尔甘草，即为豆科植物甘草 *Glycyrrhiza uralensis* Fisch.，与2015年《中国药典》规定一致。甘草主产于内蒙古、甘肃、宁夏、新疆，以内蒙古伊盟的杭锦旗及甘肃、宁夏的阿拉善一带所产品质最佳。

黄连 《植物名实图考》(清·1848年)载:"黄连,本经上品。今用川产,其江西山中所产者,谓之土黄连。又一种胡黄连,生南海及秦陇,盖即土黄连之类,湖北施南出者亦良……"并附"黄连"图。根据书中所述结合产地,川产黄连包括黄连、三角叶黄连和峨眉黄连。目前峨眉黄连产量小,且没有质量标准,不建议入药。《中国药典》(2015年版)收录的黄连为毛茛科植物黄连 *Coptis chinensis* Franch.、三角叶黄连 *Coptis deltoidea* C. Y. Cheng et Hsiao 或云连 *Coptis teeta* Wall.的干燥根茎。综合产业化考虑,建议本处方的黄连使用当前市场上主流产品味连,即毛茛科植物黄连 *Coptis chinensis* Franch.的干燥根茎。味连主产于重庆、湖北,多为栽培;雅连主产于四川洪雅、雅安、峨眉,多为栽培;云连主产于云南德钦、碧江和西藏,多为野生。以四川、云南为道地产区。

桑白皮 《本草图经》载:"桑耳,一名桑黄,有黄熟陈白者,又有金色者,皆可用……其实,椹。有黑、白二种,暴干。"时珍曰:"桑有数种,有白桑,叶大如掌而厚;鸡桑,叶花而薄;子桑,先椹而后叶;山桑,叶尖而长。"《植物名实图考》曰:"尔雅女桑、桋桑。注:今俗呼桑树小而条长者为女桑树。……今吴中桑矮而叶肥,尽即女桑。江北桑皆自生。材中什器盖即檿桑……"可见古代药用桑来源多种,其中白桑与现实通用的桑 *Morus alba* L.相似。因此,建议本处方中桑白皮的来源与《中国药典》(2015年版)规定一致,即为桑科植物桑 *Morus alba* L.的干燥根皮。主产于安徽、河南、浙江、江苏、湖南等地。

黄柏 《本草图经》曰:"生汉中川谷及永昌,今处处有之,以蜀中者为佳。木高数丈,叶类茱萸及椿、楸叶,经冬不凋,皮外白里深黄色。根如松下茯苓作结块……"《植物名实图考》曰:"蘖木,本经上品,即黄蘖。根名檀桓。湖南辰沅山中所产极多,染肆用之。"综上植物描述结合所附图谱,基本确定为芸香科植物黄皮树 *Phellodendron chinense* Schneid.。因此,该处方中的黄柏为芸香科植物黄皮树 *Phellodendron chinense* Schneid.的干燥树皮,与《中国药典》(2015年版)规定的黄柏药材植物来源一致。主产于四川、云南、贵州、湖北等地。

【炮制方法】

人参 《本草备要》(清·1694年)曰:"黄润紧实似人形者良,去芦用,补剂用熟,泻火用生,练膏服能回元气。"《修事指南》(清·撰年不详)曰:"凡生用宜咬咀(代切药);熟用,宜隔纸焙之,或醇酒润透咀、焙熟用,并忌铁器。"本方原处方中对人参炮制并未特别标注且在本方中以泻火为主,结合同时代书籍对人参炮制品功效描述,确定此处人参应为生品。与《中国药典》(2015年版)收载"润透,切薄片,干燥,或用时粉碎、捣碎"一致。

枇杷叶 《本草备要》(清·1649年)曰:"叶湿重一两,干重三钱为气足,拭净毛(毛射肺,令人咳)。治胃病,姜汁炙;治肺病,蜜炙。"处方原文标注"刷去毛,蜜炙"。与《中国药典》(2015年版)收载的蜜枇杷叶炮制方法相似,建议按照《中国药典》(2015年版)规定进行炮制。

甘草 《本草备要》(清·1649年)曰:"生用气平,补脾胃不足而泻心火。"处方原文标注为"生",《中国药典》(2015年版)曰:"除去杂质,洗净,润透,切厚片,干燥。"综合考虑工业化需求,建议按照《中国药典》(2015年版)生甘草饮片项下方法进行炮制。

黄连 《本草备要》(清·1649年)曰:"治心火生用,虚火醋炒。"又处方原文未特别标注,因此本方中黄连应为生品。建议按照《中国药典》(2015年版)所载黄连片"除去杂质,润透后切薄片,晾干,或用时捣碎"进行炮制。

桑白皮 《卫生易简方》(明·1410年)曰:"治蜈蚣、蜘蛛毒:桑白皮捣汁敷立效。"《本草备要》(清·1649年)曰:"刮去外皮,取白用(如恐其泻气,用蜜炙之)。续断,桂心为使。忌铁。"《植物名实图考》(清·1848年)曰:"桑枝、根、白皮、皮中汁、霜后叶……皆入药。"原文标注"鲜者佳",但并未排斥使用干品。考虑到工业化生产,建议使用干品。按照《中国药典》(2015年版)进行炮制,即:"洗净,稍润，切丝，干燥。"

黄柏 《本草备要》（清·1694 年）曰："川产，肉厚色深者良，生用降实火，蜜炙则不伤胃，炒黑能止崩带，酒制上，盐制下。又末乳调，能涂冻疮。"结合处方中黄柏的功效，又处方原文并未特别标注，因此此处黄柏应为生品。建议按《中国药典》（2015 年版）收载的黄柏饮片"去杂质，喷淋清水，润透，切丝，干燥"进行炮制。

【剂量考证】

经查阅相关史料记载，并结合现代对清代度量衡史的考证，确定清代 1 钱为今之 3.73g，1 分为今之 0.373g，即处方中人参 1.12g、枇杷叶 7.46g、甘草 1.12g、黄连 3.73g、桑白皮 7.46g，黄柏 3.73g。

原文中记载："水一盅半，煎七分，食远服。"结合现代用药规范，枇杷清肺饮处方为一日用量，每服折合生药量 24.62g。古代剂量"盅"虽没有固定体积，但却相对稳定，有小容量的 150ml，也有中容量 200ml，更有 300ml，本方按照 1 盅 200ml 折算，煎七分，按照煎至 1 盅的七分折算为 140ml。

【物质基准】

制备方法

枇杷清肺饮的制法，《医宗金鉴》原文中记载"水一盅半，煎七分，食远服"。本处方总量按现代剂量算是 24.62g，取水 300ml，煎至 140ml 即可。因处方中枇杷叶含有挥发性成分，因此建议以标准汤剂作为对应实物，但并不排除使用冻干粉作为对应实物，具体可根据实际情况而定。

质量标准

暂略。

【临床定位】

传统功能主治

《医宗金鉴》枇杷清肺饮的作用原文记载："此证由肺经血热而成。每发于面鼻，起碎疙瘩，形如黍屑，色赤肿痛，破出白粉汁，日久皆成白屑，形如黍米白屑。宜内服枇杷清肺饮。"《外科大成》中记载道："枇杷清肺散，治肺风酒刺。"

综上，枇杷清肺饮功能宣肺、清热、化湿。主治面部粉刺，色红疼痛，破出白汁。

现代临床应用

枇杷清肺饮现代临床主要用于治疗各种类型痤疮、粉刺、酒渣鼻、脂溢性皮炎等病证。

黄青采用热敏灸联合枇杷清肺饮加减治疗寻常性痤疮，结果显示该方法能够显著降低寻常性痤疮患者的皮损评分及血清睾酮水平，改善皮损症状，安全性较好。郑迪采用枇杷清肺饮加减治疗肺经风热性痤疮，可有效改善肺经风热型痤疮患者的临床症状，缩小皮损面积。有效率达 90%，显著优于西药治疗。李宗超等运用枇杷清肺饮治疗肺胃蕴热型皮肤病，其中治疗寻常性痤疮有效率达 92.5%，激素依赖性皮炎有效率达 83.4%，脂溢性皮炎可达 85.8%。陈中伟运用枇杷清肺饮加味治疗痤疮，疗效显著，优于单纯的西药治疗。赵雅梅等临床应用加味枇杷清肺饮治疗马拉色菌毛囊炎，治疗组 2 周有效率好于西药组，4 周、8 周疗效两组相近。莫惠芳等使用枇杷清肺饮加减联合光子治疗面部激素皮炎，疗效显著，有效率可达 92.7%。焦芳芳等激光联合枇杷清肺饮治疗肺胃热盛型酒渣鼻，总有效率可达 95.65%，即使是单纯口服加味枇杷清肺饮，有效率也可达 80.43%。

（研究人员：李亦武　刘咏梅　李彦玲　黄利民　刘　艳　等）

参 考 文 献

陈中伟，2010. 枇杷清肺饮加味治疗痤疮 65 例临床观察[J]. 中医药导报，16（5）：62-63.

黄青，洪婷，彭胜男，等，2018. 热敏灸联合枇杷清肺饮加减方治疗寻常性痤疮的临床观察[J]. 中国药房，29（2）：229-232.

焦芳芳，朱金土，2017. 激光联合枇杷清肺饮治疗肺胃热盛型酒渣鼻[J]. 江西中医药大学学报，29（2）：46-48.

李宗超，叶伟，2015. 枇杷清肺饮治疗肺胃蕴热型皮肤病的临床研究[J]. 世界中医药，10（12）：1894-1896.

莫惠芳，汤勇军，2006. 枇杷清肺饮加减联合光子治疗面部激素皮炎 41 例疗效观察[J]. 新中医，38（7）：49-50.

赵雅梅，姜建，涂惠英，2009. 加味枇杷清肺饮治疗马拉色菌毛囊炎临床疗效及作用机理研究[J]. 中国中西医结合皮肤性病学杂志，8（1）：11-13.

郑迪，张泓博，2019. 枇杷清肺饮加减治疗肺经风热型寻常性痤疮临床疗效[J]. 临床军医杂志，47（6）：606-607.

95

黄连膏　清·《医宗金鉴》

【处方沿革】

黄连膏出自清·吴谦《医宗金鉴》，"此证生于鼻窍内，初觉干燥疼痛，状如粟粒，甚则鼻外色红微肿，痛似火灸。由肺经壅热，上攻鼻窍，聚而不散，致成此疮。内宜黄芩汤清之，外用油纸捻粘辰砂定痛散，送入鼻孔内。若干燥者，黄连膏抹之立效。"黄连三钱，当归尾五钱，生地一两，黄柏三钱，姜黄三钱。

香油十二两，将药煤枯，捞去渣；下黄蜡四两溶化尽，用夏布将油滤净，倾入磁碗内，以柳枝不时搅之，候凝为度。

【基原考证】

黄连　《本草从新》载："黄连，种类甚多。雅州连细长弯曲，微黄无毛，有硬刺；马湖连，色黑有细毛，绣花针头硬刺，形如鸡爪；此二种最佳。"《本经逢原》卷一载："黄连，产川中者，中空，色正黄。"根据以上本草所述药材产地和形态特征考证，本品为毛茛科植物黄连 *Coptis chinensis* Franch.、三角叶黄连 *Coptis deltoidea* C. Y. Cheng et Hsiao。

当归　为伞形科植物当归 *Angelica sinensis*（Olive.）Diels 的干燥根。《神农本草经》载："当归，味甘，温。生陇西川谷。"考证秦汉本草典籍可知，古陇西地区几乎包含现今甘肃当归全部产区，且当时药用主要依靠野生资源。当归广泛分布于甘肃、四川、湖北、陕西等地，并以甘肃岷县所产当归质量最佳，故甘肃当归以商品名"岷归"作为其高品质当归的代名词，并有"中华当归甲天下，岷县当归甲中华"之美称。

生地　《本草纲目》记载："地黄初生塌地，叶如山白菜而毛涩，叶面深青色，又似小芥叶而颇厚，不叉丫，叶中撺茎，上有细毛。茎梢开小筒子花，红黄花，结实如小麦粒。根长三四寸，细如手指，皮赤黄色，如羊蹄根及胡萝卜根，曝干乃黑。"《神农本草经》首次记载地黄的产地："干地黄，味甘……生咸阳川泽，黄土地者佳。"陶弘景在《本草经集注》里指出："咸阳即长安也。"与今正品生地基本相符，建议本方选用 2015 年版《中国药典》生地，即玄参科植物地黄 *Rehmannia glutinosa* Libosch. 的干燥块根，主产于河南、河北、山东、山西等地。

黄柏　《本草图经》云："檗木，黄檗也……木高数丈，叶类茱萸及椿、楸叶，经冬不凋，皮外白里深黄色。根如松下茯苓作结块。五月、六月采皮，取皱粗，暴干用。其根名檀桓。"根据其描述产地和植物形态，确认为芸香料植物黄皮树 *Phellodendron chinense* Schneid.（川黄柏）的干燥树皮，以川产为最佳，现今云南、贵州、湖北等地亦主产。

姜黄　《本草纲目拾遗》：姜黄真者是经种三年以上老姜。能生花，花在根际，一如襄荷。根节坚硬，气味辛辣，种姜处有之，终是难得。西番亦有来者，与郁金、莸药相似，如苏敬所附，即是莸药而非姜黄，苏不能分别二物也。又莸味苦温，主恶气疰忤心。据《中药志》、《纲目彩图》、《药典图鉴》等综合分析考证，本品为姜科植物姜黄 *Curcuma longa* L.的根茎。分布于福建、台湾、湖北、广东、广西、四川等地。

【炮制方法】

《医宗金鉴》原文记载：黄连三钱，当归尾五钱，生地一两，黄柏三钱，姜黄三钱。原方黄连、生地、黄柏、姜黄四味药未在脚注标记特殊炮制工艺，因此按照 2015 年版《中国药典》方法炮制。

黄连　除去杂质，润透后切薄片，晾干，或用时捣碎。

生地　除去杂质，洗净，闷润，切厚片，干燥。

黄柏　除去杂质，喷淋清水，润透，切丝，干燥。

姜黄　除去杂质，略泡，洗净，润透，切厚片，干燥。

当归尾　即取当归尾部，按照 2015 年版《中国药典》当归炮制，除去杂质，洗净，润透，切薄片，晒干或低温干燥。

【剂量考证】

参考《中国科学技术史·度量衡卷》（丘光明，2001）中附录的《中国历代度量衡值表》，及颜文强考证的"中国历代度量衡换算简表"，清代一两等于 37.3g，一钱等于 3.73g。本方取黄连 11.19g，当归尾 18.65g，生地 37.3g，黄柏 11.19g，姜黄 11.19g。香油十二两按照 447.6g 计算。

【物质基准（标准汤剂）】

制备方法

称取本方，加香油十二两，将药炸枯，捞去渣，下黄蜡四两溶化，用纱布过滤，浓缩香油至接近凝固。

质量标准

暂略。

【临床定位】

传统功能主治

清火解毒。治肺经壅热，上攻鼻窍，聚而不散，致生鼻疮，干燥肿痛，皮肤湿疹，红肿热疮，水火烫伤，乳头碎痛。

《外科传薪集》曰："贴患处，治多年臁疮湿毒，鼻疮结毒。"

《活幼心书》卷下曰："治痘疮余毒攻眼，眵多有热。"

《圣济总录》卷一八二曰："治小儿癣疥赤肿，及湿癣久不愈。"

《活法机要》曰："生津液，除干燥，长肌肉。主燥在上焦，多饮水而少食，大便如常，小便清利。"

现代临床应用

常用于治疗痈疽疖肿，脓疱疮，乳痈溃脓，湿疹感染，带状疱疹等病证。

（1）痈疽疮疡：本品外敷，治疗疮疖溃疡60余例。结果均获良效[《上海中医药杂志》（1965）]。

（2）脓疱疮：本品外搽，治疗小儿脓疱疮，可控制自身蔓延及传播。

（3）湿疹继发感染：本品外敷，治疗湿疹皮损染毒，形成糜烂、渗液混浊、脓滋淋沥、杂有脓痂。

（4）急性乳腺炎：本品制成纱条，治疗急性乳腺炎溃脓，疮口引流，疗效满意[《湖北中医杂志》（1985）]。

（研究人员：曲缘章 孙 博 朱广伟 等）

参 考 文 献

北京市公共卫生局，1992. 北京市中药成方选集[M]. 北京：人民卫生出版社：12.

毕桂芬，刘新庭，刘晓明，2008. 黄连治疗痤疮的临床疗效[J]. 临床皮肤科杂志，37（2）：135.

河南省卫生厅药政处，1988. 河南省医院制剂规范（1988年版）[S]. 郑州：郑州人民印刷厂.

李文豪，2001. 复方黄连膏治疗臁疮36例[J]. 中医外治杂志，10（6）：36.

冉小峰，胡长鸿，1962. 全国中药成药处方集（上海方）[M]. 北京：人民卫生出版社.

汪芳，2007. 黄连膏纱条填塞感染牙槽腔治疗干槽症[J]. 实用医药杂志，24（2）：194.

邬娱源，胡亚丹，刘芹芳，2008. 黄连膏掺冰石散治疗丹毒的效果观察及护理[J]. 护理学杂志，23（20）：45.

周玉莲，2007. 黄连膏用于PPH术后灌注治疗[J]. 中国医学杂志，5（3）：45.

96

五味消毒饮　清·《医宗金鉴》

【处方沿革】

五味消毒饮出自清·吴谦《医宗金鉴》。具有清热解毒、消散疔疮之功效，为外科疮疡常用方。

其处方为金银花三钱，野菊花、蒲公英、紫花地丁、紫背天葵子各一钱二分。煎服法：水一盅，煎八分，加无灰酒半钟，再滚二、三沸时，热服，被盖出汗为度。

用治红丝疔、暗疔、内疔、羊毛疔。盖疔者如丁钉之状，其形小，其根深，随处可生。由恣食厚味，或中蛇之毒，或中疫死牛、马、猪、羊之毒，或受四时不正疫气，致生是证。夫疔疮者，乃火证也。迅速之病，有朝发夕死，随发随死，三五日不死，十日半月亦必死，此系藏府之乖逆，性情之激变，节候之寒温肃杀，且毒中有浅深者，若一时失治，立判存亡。予五味消毒饮，发挥其清热解毒、消散疔疮之功，诸疔可消。

【基原考证】

金银花　《本草新编》中对金银花的描述为："金银花，一名忍冬藤。"张卫等已考证出《本草纲目》中所描述的金银花为忍冬科植物忍冬 *Lonicera japonica* Thunb.的干燥花蕾或带初开的花，与 2015 年版《中国药典》规定的品种相符。《曲洧旧闻》卷 3 云"郑、许田野间二月三有一种花……"，《救荒本草》说"今辉县山野中亦有之"，并附图，《植物名实图考》亦说"皆中州产"，郑许、辉县和中州皆为河南，因此古代河南为金银花的道地产区，现今主产于河南、山东、河北等地。

野菊花　《本草纲目》记载："苦薏处处原野极多。"清·《本草纲目拾遗》记载："菊米。处州出一种山中野菊，土人采其蕊干之，如半粒绿豆大，甚香而轻圆黄亮。云败毒散疔、去风清火、明目第一。"综合考证野菊花为菊科植物野菊 *Chrysanthemum indicum* L.的干燥头状花序。秋、冬二季花初开放时采摘，晒干，或蒸后晒干。产地广布于我国华北、东北、华东、华中及西南。

蒲公英　《本草衍义》曰："蒲公英今地丁（指黄花地丁）也，四时常有花，花罢飞絮，絮中有子，落处即生，所以庭园间亦有者，盖因风而来也。"李时珍在《本草纲目》中将蒲公英由过去本草的草部中移入菜部曰："地丁，江之南北颇多，他处亦有之，岭南绝无。小科布地，四散而生。茎叶花絮并如苦苣，但小耳，嫩苗可食。"根据以上的描述和记载结合《本草图经》、《植物名实图考》之附图，考证古代本草记述的蒲公草为菊科植物蒲公英 *Taraxacum mongolicum* Hand.-Mazz.及菊科蒲公英属同属植物的干燥全草。全国各地均有分布。

紫花地丁　紫花地丁之名始载于唐·《千金方》，其后以"地丁"之名散见于唐宋各种本草中。《植物名实图考》对紫花地丁进行了附图说明，曰："草本，无地上茎，叶片卵形，叶基心形，边缘有锯齿，花紫色，蒴果三裂。"通过考证上述本草的原植物形态描述及附图，建议使用堇菜科植物紫花地丁 *Viola yedoensis* Makino 的干燥全草。

紫背天葵子　《本草纲目拾遗》卷四曰："千年老鼠屎，紫背天葵根也。百草镜云：二月发苗，叶如三角酸，向阴者紫背为佳，其根如鼠屎，外黑内白，三月开花细白，结角亦细，四月枯……性惊清热，治痈疽肿毒，疔疮瘰癧，跌扑疯犬伤，七种疝气，痔疮劳伤（百草镜）。瘰癧傅药：医宗汇编：用紫背天葵子，每岁用一粒，用鲫鱼捣烂，敷之立消。"经综合考证并参考《中国药典》，本品为毛茛科植物天葵 *Semiaquilegia adoxoides*（DC.）Makino 的干燥块根。

【炮制方法】

原方对野菊花及蒲公英均未有特殊炮制说明，因此按照《中国药典》2015 年版方法净制即可。

金银花　原方中未有标注，因此该方选用金银花生品。生药是把鲜金银花经过日晒、阴干等方法而获得的干品。生药味甘微苦，性寒，善清利上焦和肌表之毒邪。可用于温病初期，常与连翘、薄荷、淡豆豉、荆芥等同用，以加强疏散清热之力。主治温病初起症见发热、微恶风寒、口微渴者，其代表方有"银翘散"。还可用于痈疽疔毒，金银花有"疮科之圣药"之称，常与蒲公英、紫花地丁、野菊花等合用，能增强解毒消肿之力。对于痈疽疔毒、红肿疼痛，无论溃脓还是未溃脓者，使用金银花（用量宜重）均能起到极佳效果。

紫地花丁　取原药材，除去杂质，抢水洗净，切碎，干燥。

紫背天葵子　取原药材，除去杂质，抢水洗净，润透，切片，干燥。

【剂量考证】

依据清代度量衡一钱为 3.6g 计算，本方日服剂量约为：金银花 10.8g，野菊花、蒲公英、紫地花丁、紫背天葵子各 4.32g。

在宋代医书中出现了盏这个医学中特有的容积单位，并在《太平圣惠方》规定："凡煮汤，云用水一盏者，约合一升也。一中盏者，约五合也。一小盏者，约三合也。"丘光明据宋文思院方斗之尺寸，折算宋时一升容 585ml。明清时期的量制每升已增大至 1000ml 左右，如现藏中国历史博物馆的明代"成化兵子铜斗"容 9600ml，按 10 升为 1 斗计则每升为 960ml。现藏故宫博物院的清代"户部铁方升"容 1043ml。这一量值是东汉古升的五倍，显然已不宜用来量药，故除古方外常以盏、钟、杯、碗等代替，本方记载用水一盏，可参考宋代度量衡，即 600ml 左右。

【物质基准】

制备方法

加水约 600ml，煎至约 480ml，再加酒约 300ml，煮至二三次沸腾时，热服，被盖出汗为度。为便于样品检测及保存，建议将煎液浓缩冻干为冻干粉。

质量标准

暂略。

【临床定位】

传统功能主治

疔疮初起。发热恶寒，疮形如粟，坚硬根深，状如铁钉，以及痈疡疖肿，红肿热痛，舌红苔黄，脉数。

现代临床应用

各种疔毒，痈疮疖肿。红丝疔、暗疔、内疔、羊毛疔，疔疮发无定处，未化或已化，或走黄者。

病例1 姜某，患传染性软疣2周，曾用土大黄煎剂外洗治疗，效果不显。诊见患者双上臂及后背等处起多个豌豆大小灰白色有蜡样光泽的赘生物，中央有脐窝，可挤出乳白色干酪样物质，确诊为传染性软疣，予本方7剂而愈。

病例2 徐某，男，满脸痤疮，尤其是两颧部更重，红疗带脓头，布满脸颊，此起彼伏，不间断，使患者烦恼不断，已经两年之久，多处治疗不佳。经人介绍转求余治。诊见舌红苔腻，脉弦滑有力，脂溢性脱发不严重，饮食正常，小便略黄，大便黏腻不爽，较臭。辨证：三焦湿热，瘀毒频发。治则：清热利湿，排瘀解毒。

（研究人员：王星文 等）

参 考 文 献

陈彩英，邓翀，赵雁翎，等，2015. 野菊花的本草源流考证[J]. 湖南中医药大学学报，35（5）：69-72.

程必勇，1988. 地丁、紫花地丁本草考[J]. 陕西中医学院学报，（2）：33-35.

苟占平，万德光，2005. 金银花名实考证[J]. 中药材，（6）：517-518.

李美琴，2009. 紫背天葵的同名异物品种[J]. 海峡药学，21（5）：82-83.

刘福官，忻耀杰，何建英，等，2000. 五味消毒饮免煎饮片治疗急性咽炎的临床观察[J]. 中国中西医结合杂志，20（11）：827.

刘荣喜，华海清，2000. "无灰酒"考源[J]. 中华医史杂志，（1）：43.

许耀恒，1984. 五味消毒饮临床应用案例介绍[J]. 中医杂志，（4）：52-53.

袁昌齐，2001. 蒲公英的本草论证和种类鉴定[J]. 中国野生植物资源，（3）：6-8，17.

张卫，黄璐琦，李超霞，等，2014. 金银花品种的本草考证[J]. 中国中药杂志，39（12）：2239-2245.

周驰，张启伟，常章富，2010. 紫花地丁的本草考证[J]. 中国中药杂志，35（22）：3086-3088.

97

桃红四物汤　清·《妇科冰鉴》

【处方沿革】

桃红四物汤为调经要方之一，是《玉机微义》转引的《医垒元戎》中的一个方子，也称加味四物汤。桃红四物汤这一方名始见于清·吴谦的《医宗金鉴》，是以四物汤加入桃仁、红花而成。四物汤是调经的基本方，也被誉为妇科圣方。其最早见于晚唐蔺道人著的《仙授理伤续断秘方》，被用于外伤瘀血作痛。宋代的《太平惠民和剂局方》记载将四物汤用于妇产科疾病，用于补血、活血、调经。其药物组成为："当归（去芦，酒浸，炒）、川芎、白芍药、熟干地黄（酒洒蒸），各等分。"宋·陈自明《妇人大全良方》记载："一邻案出场云：某本医家，凡妇人百病，只是四物汤加荣黄，无不效者……当归、白芍药、川芎（陆氏云：川芎减半）、生干地黄（洗，焙）。《养生必用方》熟者，《和剂》亦然。"明·王肯堂的《女科证治准绳》卷之一中记载："四物汤，益荣卫，滋气血。治月水不调，脐腹痛；妇人经病，或前或后，或多或少，疼痛不一，腰足腹中痛；……作痛者，血实也，四物加桃仁、红花。"清·《医宗金鉴·妇科心法要诀》（1742年）卷44·调经门·先期证治中记载："逐瘀桃红紫块黏。注：若血多有块，色紫稠黏，乃内有瘀血，用四物汤加桃仁、红花破之，名桃红四物汤。"柴得华《妇科冰鉴》（1776年）卷1·月经门·经脉愆期中记载："先期而至，脉见洪数之类，证兼喜冷者，热也。大率血分诸病，四物汤主之。属热者，芩连四物汤；虚热者，地骨皮饮；血多日久不止者，胶艾四物汤；血过多属热者，芩术四物汤；血多有块，色紫稠粘者，有瘀停也，桃红四物汤随其流以逐之。"四物汤被后世医家称为"妇科第一方"，"血证立法"，"调理一切血证是其所长"及"妇女之圣药"等。此后历代医家以四物汤为基础，加减变化用于妇科血瘀证痛经等症。处方组成：生地黄三钱（酒洗），当归四钱（酒洗），白芍钱一钱五分（酒炒），川芎一钱，桃仁十四粒（去皮尖研泥），红花一钱（酒洗）。水煎服。

【基原考证】

桃仁　宋·《本草衍义》记载："桃品亦多，京畿有白桃，光，小于众桃，不益脾。有赤点斑而光如涂油。山中一种，正是《月令》中桃始华者，但花多子少，不堪啖，惟堪取仁。"《唐文选》谓"山桃，发红萼"者，是矣。又，太原有金桃，色深黄。西京有昆仑桃，肉深紫红色。此二种尤甘。又饼子桃，如今之香饼子，如此数种入药，惟以山中自生者为正。故本方桃仁确定为2015年版《中国药典》所载桃仁品种，即为蔷薇科植物山桃 *Prunus davidiana*（Carr.）Franch.的干燥成熟种子。

红花　《本草图经》记载："红蓝花即红花也，生梁汉及西域，今处处有之……"宋代《证类本草》中记载："红蓝花，味辛，温，无毒。主产后血晕口噤，腹内恶血不尽绞痛，胎死腹中，并酒煮服。亦主蛊毒下血。堪作燕脂。生梁、汉及西域。一名黄蓝。《博物志》云：黄蓝，张骞所得。"通过考证，本方红花可确定为2015年版《中国药典》所载红花品种，即菊科植物红花 *Carthamus tinctorius* L.的干燥花，夏季花由黄变红时采摘，阴干或晒干。

地黄 明·医家刘文泰《本草品汇精要》中记载:"今怀庆者为胜。"《本草纲目》时珍曰:"今人惟以怀庆地黄为上,亦各处随时兴废不同尔。"清·吴仪洛曰:"以怀庆肥大而短。糯体细皮、菊花心者佳。用沉水者。浮者不用。"由上述本草描述可见,自明清以来,地黄即以河南怀庆地区出产者为最优,其形态描述也与现时所用地黄相吻合。地黄即可确定为 2015 年版《中国药典》所载玄参科植地黄 *Rehmannia glutinosa* Libosch.的新鲜或干燥块根。

当归 《新修本草》云:"当归苗有二种:于内一种似大叶芎;一种似细叶芎䓖,惟茎叶卑下于芎䓖也,……细叶者名蚕头当归。大叶者名马尾当归。今用多是马尾当归。蚕头者不如此,不复用。"《本草图经》曰:"春生苗,绿叶有三瓣。七八月开花似莳萝,浅紫色。根黑黄色。……大抵以肉厚而不枯者为胜。"并附有"文州当归"图。《神农本草经》曰:"以秦归头圆、尾多色紫、气香、肥润者,名马尾归。"根据以上本草图文考证,本方所用当归与现今药用当归相符,应为伞形科植物当归 *Angelica sinensis*(Oliv.)Diels,分布于四川、贵州、湖北、陕西、甘肃等地。

川芎 《本草图经》云:"生雍州川泽及冤句,今关陕、蜀川、江东山中亦有之,而以蜀川者为胜。其苗四、五月间生。叶似芹、胡荽、蛇床辈,作丛而茎细。……七、八月开白花。根坚瘦,黄黑色。三月、四月采,曝干。"《本草乘雅半偈》记载:"川中者胜,胡戎者曰胡芎;关中者曰京芎;蜀中者曰川芎。"通过考证,川芎应为《中国药典》2015 年版一部收载的伞形科植物川芎 *Ligusticum chuanxiong* Hort.的干燥根茎。主要栽培于四川、云南、贵州、广西、湖北、湖南、江西、浙江、江苏、陕西、甘肃等地均有引种栽培。

芍药(白芍) 综合历代本草古籍对赤、白芍基原的描述,可知芍药从古至今的药用发展史有个逐渐演变的过程。明清时期赤、白芍已分别使用并开始分别收录,功用与现代《中国药典》描述大致相同。本方出自明·《景岳全书》,原文用"芍药",功效为"养血调经",又据历代医家所述白赤功效区别:"白补赤泻;白收赤散;白芍效阴益营,主补无泻;赤芍散邪行血,破积泄降。"可知该方芍药应用白芍为宜,本品为毛茛科植物芍药 *Paeonia lactiflora* Pall.的干燥根。

【炮制方法】

桃红四物汤主要用于血多有块,色紫稠黏者,有瘀停者,故方中药材多用酒制,方中原文记载:"生地黄(酒洗),当归(酒洗),白芍(酒炒),红花(酒洗),川芎(净制),桃仁(去皮尖研泥)。"根据文献、全国及各地炮制规范记载,酒制多采用黄酒制,黄酒为淡黄色澄明液体,味醇厚,气芳香。药材经酒制后即能助其活血通络的作用。

婵桃仁 《中国药典》2015 年版四部,有详细的婵法炮制方法,因此桃仁的炮制方法按《中国药典》照婵法(通则 0213)进行炮制。

酒洗当归 炮制方法按照《上海市中药饮片炮制规范》2008 年版中"酒洗当归尾"方法炮制。

酒炒白芍 炮制方法在《中国药典》酒炙法(通则 0213)、《全国中药炮制规范》1998 年版、《北京市中药饮片炮制规范》2008 年版中也有记载,依法炮制即可。

以上 3 味饮片分别进行了炮制时间对有效成分的影响的初步考察。

红花 古代本草记载红花使用黄酒炮制,可以增加疏通经络、活血行滞的目的,如:"酒喷,微焙、酒渍用。"本方中明确记载使用酒洗红花为饮片入复方。目前,《中国药典》2015 年版四部,以及各地方的中药饮片炮制规范均没有酒洗红花的具体方法。在全国中药饮片炮制规范以及各地方的炮制规范中只记载了:"红花、炒红花、红花炭。"但在《上海市中药饮片炮制规范》2008 年版第 80 页、第 37 页分别记载有"酒洗当归"、"酒洗大黄",因此,我们参照上述炮制规范中"酒洗当归"、"酒洗大黄"的方法,对红花进行了炮制工艺学的研究。经过对其加酒量以及不同干燥时间对药材中化学成分的影响进行初步的探讨。从而建立了酒洗红花饮片的炮制方法。

地黄 同红花一样，《中国药典》2015 年版四部，全国以及各地方的中药饮片炮制规范均没有酒洗生地黄的具体方法。虽然《本草纲目》一书中记载有"酒洗生地黄、酒洗黄芩、酒洗高良姜、酒洗当归……"等，但是没有记载酒洗的详细过程。《雷公炮炙论》对酒制的方法记载有：①用酒喷之即；②酒浸；③酒洒令遍；④酒蒸；⑤酒煮等方法。《北京市中药饮片炮制规范》中洗、漂均为使用适量的"水"洗去药材表面的泥沙，杂质。但在《上海市中药饮片炮制规范》2008 年版第 80 页、第 37 页分别记载有"酒洗当归尾"、"酒洗大黄"。因此，我们参照上述炮制规范中"酒洗当归"、"酒洗大黄"的方法，对生地黄进行了不同加酒量等影响成分变化的炮制工艺学的初步研究。从而建立了酒洗地黄的炮制方法。

【剂量考证】

根据清代度量衡"1 两=37.3g，1 钱=3.73g"，因此，生地黄（酒洗）11.19g，当归（酒洗）14.92g，白芍（酒炒）5.595g，川芎 3.73g，桃仁十四粒（3.64g），红花 3.73g（酒洗）。

【物质基准】

制备方法

称取本方，加水一定量煎煮 2 次，滤过，去渣，合并滤液浓缩，冷冻干燥。即得。

质量标准

1. 定量物质筛选 以 2015 年版《中国药典》中的含量测定成分为基础，首选君药、活性强成分、含量高、性质稳定且易于检测的物质作为定量成分，同时兼顾各检测波长下的色谱峰形状及保留时间，最终确定苦杏仁苷、羟基红花黄色素 A、芍药苷为定量物质。

2. 出膏率 取一定量的汤液，真空冷冻干燥，称量冻干粉重量，出膏率范围为 34.7%～41.5%。

3. 含量测定 照高效液相色谱法（《中国药典》2015 年版通则 0512）测定。

色谱条件与系统适用性试验：以十八烷基硅烷键合硅胶为填充剂（柱长为 250mm，内径为 4.6mm，粒径为 5μm）；①羟基红花黄色素 A：以乙腈-0.1%磷酸溶液为流动相；②苦杏仁苷以甲醇-水为流动相；③芍药苷以乙腈-水为流动相；流速为 1.0ml/min；柱温为 35℃。

定量成分范围应为：羟基红花黄色素 A 1.6～3.6mg/g，苦杏仁苷 3.0～5.3mg/g，芍药苷 4.1～8.0mg/g。

4. 特征图谱 照高效液相色谱法（《中国药典》2015 年版通则 0512）测定。

色谱条件与系统适用性试验：同含量测定，分别精密吸取 15 批桃红四物汤供试品溶液注入高效液相色谱仪，记录色谱峰信息，生成的对照特征图谱见图 2-97-1，共有峰 10 个，指认 8 个，以峰 8 为参照峰。

【临床定位】

传统功能主治

桃红四物汤既能活血，又能养血，攻补兼施。在《妇科冰鉴》卷一月经门记载："月经先期而至，脉见洪数之类，证兼喜冷者，热也。大率血分诸病，四物汤主之。……血多有块，色紫稠粘者，有瘀停也，桃红四物汤随其流以逐之。"具有活血祛瘀、养血调经之功效，主治病证为妇女血行瘀滞，月经不调，经前腹痛拒按或经行不畅，经色紫暗有块，或月经过多，或延久淋漓不尽，舌紫暗或有瘀斑紫点，脉弦涩或细涩。

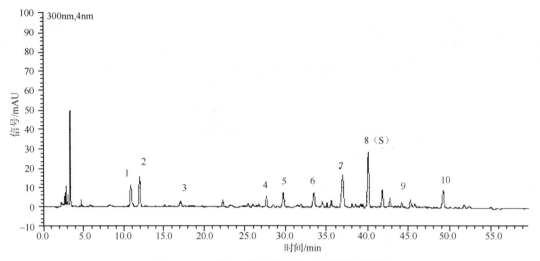

图 2-97-1　桃红四物汤物质基准对照特征图谱

峰 2：没食子酸；峰 3：L-色氨酸；峰 4：绿原酸；峰 5：川芎嗪；峰 6：香草酸；峰 7：羟基红花黄色素 A；峰 8（S）：阿魏酸；峰 9：洋川芎内酯 I

现代临床应用

（1）《中华名方大全》曰："本方具有养血活血，调经止痛之功效，妇女月经不调，闭经，痛经，经前腹痛，经行不畅而有血块，色紫暗；血瘀引起的月经过多、淋漓不净，产后恶露不净。"

（2）《李今庸临床用方集粹》曰："本方用于血凝瘀滞肝经致失眠，症见睡卧不宁，多梦易醒，口干不欲饮，大便色黑，舌有瘀斑，脉涩或沉迟等。"

（研究人员：王宏洁　周严严　孙大炜 等）

参 考 文 献

蔡皓，乔凤仙，裴科，等，2017. UHPLC-Q-TOF MS 和化学计量学方法分析川芎硫磺熏蒸前后化学成分的变化[J]. 质谱学报，38（1）：127-137.

高昕，孙文军，岐琳，等，2018. 基于超高效液相色谱-电喷雾-飞行时间质谱的川芎化学成分的快速分析[J]. 西北药学杂志，33（6）：711-715.

练杭芸，2014. 基于 UPLC Q-TOF MS 技术对四物汤药效物质基础深入研究[D]. 合肥：安徽医科大学.

王松松，马艳，张毅，等，2015. UHPLC-MS/MS 快速鉴别红花中的化学成分[J]. 中国中药杂志，40（7）：1347-1354.

张波泳，江振作，王跃飞，等，2016. UPLC/ESI-Q-TOF MS 法分析鲜地黄、生地黄、熟地黄的化学成分[J]. 中成药，38（5）：1104-1108.

98

散偏汤 清·《辨证录》

【处方沿革】

散偏汤出自清·陈士铎的《辨证录》卷之二，该书成书约为1687年。原文曰："人有患半边头风者，或痛在右，或痛在左，大约痛于左者为多，百药治之罔效，人不知其故。此病得之郁气不宣，又加风邪袭之于少阳之经，遂致半边头痛也。其病有时重有时轻，大约遇顺境则痛轻，遇逆境则痛重，遇拂抑之事而更加之风寒之天，则大痛而不能出户。痛至岁久，则眼必缩小，十年之后，必至坏目，而不可救药矣。治法急宜解其肝胆之郁气。虽风入于少阳之胆，似乎解郁宜解其胆，然而胆与肝为表里，治胆者必须治肝。况郁气先伤肝而后伤胆，肝舒而胆亦舒也。方用散偏汤：白芍五钱，川芎一两，郁李仁一钱，柴胡一钱，白芥子三钱，香附二钱，甘草一钱，白芷五分，水煎服。

毋论左右头疼，一剂即止痛，不必多服。夫川芎止头痛者也，然而川芎不单止头痛，同白芍用之，尤能平肝之气，以生肝之血。肝之血生，而胆汁亦生，无干燥之苦，而后郁李仁、白芷用之，自能上助川芎，以散头风矣。况又益之柴胡、香附以开郁，白芥子以消痰，甘草以调和其滞气，则肝胆尽舒而风于何藏？故头痛顿除也。惟是一二剂之后，不可多用者，头痛既久，不独肝胆血虚，而五脏六腑之阴阳尽虚也。若单治胆肝以舒郁，未免销铄真阴，风虽出于骨髓之外，未必不因劳因感而风又入于骨髓之中。故以前方奏功之后，必须改用补气补血之剂，如八珍汤者治之，以为善后之策也。"

【基原考证】

甘草 《本草纲目》曰："甘草枝叶悉如槐，高五、六尺，但叶端微尖而糙涩，似有白毛，结角如相思角，作一本生，至熟时角拆，子扁如小豆，极坚，齿啮不破。"《本草品汇精要》、《本草纲目》、《本草原始》和《植物名实图考》均对甘草植物形态进行详细描述，古时甘草叶为单数羽状复叶、总状花序、蝶形花等特征，与现今所用甘草基本一致，《中药材品种沿革及道地性》经考证认为药用甘草一直以豆科 *Glycyrrhiza* 属为正品，主要使用基原为乌拉尔甘草 *Glycyrrhiza uralensis* Fisch.，与2015年版《中国药典》收录的豆科植物甘草 *Glycyrrhiza uralensis* Fisch. 一致。主要产地为山西、陕西、甘肃、内蒙古、宁夏、新疆。

柴胡 《证类本草》附有淄州柴胡、江宁府柴胡、寿州柴胡、丹州柴胡、襄州柴胡图谱五幅，除丹州柴胡外，其余四种可以肯定为伞形科植物柴胡 *Bupleurum* L.植物。至明代缪希雍将柴胡分为"北柴胡"和"银柴胡"："柴胡有两种，一种色白而大者名银柴胡，专治劳热骨蒸；色微黑而细者为北柴胡，用于发表散热。"相对于北柴胡，《本草纲目》又分化为南柴胡："北地所产者，亦如前胡而软，今人谓之北柴胡是也，入药亦良，南土所产者不似前胡，正如蒿根，强硬不堪使用。"开发"散偏汤"时建议以柴胡 *Bupleurum chinense* DC.（北柴胡）为其药味主要来源。主产于河北、河南、辽宁、陕西、湖北等省。

川芎 早在春秋时期，《五十二病方》中记载的"糜（蘼）芜本"与《山海经》中所述"号山，其草多芎䓖"中的"芎䓖"被认为是两种植物的名称，直到后来的《吴普本草》，将两者合并为一，统一了两者同物不同名的说法。《神农本草经》谓芎䓖"味辛温,主中风入脑,头痛,寒痹,筋挛,缓急,金创,妇人血闭,无子。生川谷"。《吴普本草》云:"(芎䓖)生胡无桃山阴,或斜谷西岭,或太山,叶香细青黑,文赤如藁本,冬夏丛生,五月华赤,七月实黑,茎端两叶,三月采,节有根,似马衔状。"《名医别录》云:"其叶名蘼芜,生武功、斜谷西岭。"历史上芎䓖曾在多地种植,因此有川芎、西芎、抚芎等不同因地而来的名称。宋代之后,逐渐以"川芎"一名替代"芎䓖"。宋·《本草图经》云:"今关陕、蜀川、江东山中多有之,而以蜀川者为胜。其苗四、五月间生,叶似芹、胡荽、蛇床辈,作丛而茎细……其叶倍香……七八月开白花。根坚瘦,黄黑色……关中所出者,俗称为京芎,并通用惟贵。形块重实,作雀脑状者,谓之雀脑芎,此最有力也。"此时川芎的主流产地已是蜀川之地,正是此时,正式开始有了"川芎"一词。书中附有的"永康军芎䓖"图,基本上与今天都江堰一带栽培的川芎一致,可见宋代已形成了现今四川所产的川芎。唐宋时期代以来的川芎主流产品与现代川芎相同。明代时期,除了"川芎",也有其他地区产的品种出现。李时珍在《本草纲目》中记载:"(芎䓖)其出关中者,呼为京芎,亦曰西芎;出蜀中者,为川芎;出天台者,为台芎;出江南者,为抚芎,皆因地而名也。"清代基本沿用明代的情况,川芎仍占据主流地位。因此,根据记载可以确认古时使用的川芎为川芎,即2015年版《中国药典》川芎,本品为伞形科植物川芎 *Ligusticum chuanxiong* Hort.的干燥根茎。主产于甘肃、河南、河北、辽宁等地。

郁李仁 出自于《山海经》,原名栯,馥郁也,花实俱香,故名。《神农本草经》称郁李仁:"味酸平。主大腹水肿,面目四肢浮肿,利小便水道。根,主齿龈肿,龋齿。一名爵李。生坚齿川谷。"唐·《新修本草》云:"李核仁……李类又多,麦秀时熟,小而甜脆,核不入药。今此用姑熟所出南居李,解核如杏子者,为佳。"这说明并非所有李类都可作为郁李仁入药,像杏仁一样的南居李效果较好,而麦李则不作为药用。据研究,在生物学特性方面,欧李、郁李、麦李三者表现较近,其中欧李味道好,而郁李和麦李味道较差。麦李成熟又最早,与书中"麦秀时熟,小而甜脆,核不入药"的为同一植物。明代时期《本草蒙筌》曰:"降也,阴中阳也。无毒。山谷丘陵,每多种植。六月采实,碎核取仁。汤泡去皮,研烂方用。"从该段描述可以看出古之郁李仁多种植在山谷丘陵等地。根据产地分布来看,欧李多分布于北方,如秦岭以北、陇西地区,而郁李南北均有分布,且南方更多。欧李一般长在干旱荒丘上地边、道旁;而郁李和麦李,能够生长在树林和灌丛林中,更符合书中"山谷丘陵"的情况。陆玑的《毛诗草木鸟兽虫鱼疏》谓郁李:"许慎曰白棣树也。如李而小,如樱桃,正白,今宫园种之。又有赤棣树亦似白棣,叶似刺榆而微圆,子正赤,如郁李而小,五月始熟。自关西、天水、陇西多有。""白棣"即为郁李,"赤棣"类似白棣而区分于白棣,多产自关西、天水、陇西,与现今的多产自于秦岭以北、陇西地区的欧李更为相似,因此认为"赤棣"为欧李。因此在清代时,郁李与欧李已被区分对待。清·汪灏《广群芳谱》,是唯一一部出现"欧李"别称的古籍,书中云:"增乌喇奈塞外红果也,乌喇奈之地大多一名欧李,实似樱桃,味甘微酸。""乌喇奈"就是"欧李",《广群芳谱》写于康熙年间1630年,同时书中也记载了郁李,进一步说明当时人们已区分开来郁李与欧李,也就是说在陈士铎写《辨证录》(1687年)时,"欧李"之名便已出现。因为"乌喇"是清朝皇帝派往东北的差役,所以可认为当时的欧李多栽培在北方,陈士铎为浙江山阴(今浙江绍兴)人,所用的郁李应产自南方。因此,根据记载可以确认古时使用的郁李仁为郁李之仁,即2015年版《中国药典》郁李,本品为蔷薇科植物郁李 *Prunus japonica* Thunb.的干燥成熟种子。主产于黑龙江、吉林、辽宁、河北、山东、浙江等地。

白芍 最早见于《诗经·郑风·漆洧》,其曰"维士与女,伊其相谑,赠之以勺药",作为药用始载于《五十二病方》。《神农本草经》记载:"芍药,味苦平。主邪气腹痛,除血痹,破坚积,寒热,疝瘕,止痛,利小便,益气。生川谷及丘陵。"《本草经集注》有云:"芍药,今出白山、蒋山、茅山最好,白而长大,余处亦有而多赤,赤者小利……。"芍药最早从陶弘景时分为赤、白两种,但在宋代以前,医药文献中并未将两者分别记录,只有"芍药"之名,真正将芍药分为白芍、赤芍两种的是宋·王怀隐《太平圣惠方》,如其中赤芍药散一方用的是赤芍药,而白芷膏一方用的是白芍药。从这之后,两者也分别出现在了各种书籍里,例如,宋·《开宝本草》曰:"此处有赤白两种,其花亦有赤白两色。"宋·《本草图经》云："茎上三枝五叶，似牡丹而狭长，高一、二尺，夏开花，有红、白、紫数种；子似牡丹子而小……根亦有赤、白二色。"元·《汤液本草》曰："今见花赤者为赤芍药，花白者为白芍药，俗云白补而赤泻。"明·《本草纲目》云："根之赤白，随花之色也。"清·《本草崇原》曰："开赤花者为赤芍，开白花者为白芍。"可见，古人以花的颜色来区分白芍药和赤芍药。在陈士铎的《本草新编》中，对芍药的描述非常之多"不求芍药之功，唯求芍药之过"；"舍芍药之酸，又何物可以舒肝乎？"由此可见，陈士铎就是利用芍药的酸性来平肝、舒肝。根据白芍和赤芍的功效特点来看：白芍味酸，微甘，性微寒，收肝气逆痛，舒肝降气，止肝气痛；赤芍味酸，微辛，性寒，降气行血，破瘀血，散血热。"白补赤泻，白收赤散"，因此白芍更符合用药特点。《辨证录》散偏汤一方中用到的是"白芍"，《本草新编》中用到的是"芍药"，而在"香附"一栏中，提到"香附不能生血也，必得白芍药、当归以济之"，也更进一步说明了"芍药"即"白芍"。另外，清·《植物名实图考》中收载的芍药原植物没有赤芍、白芍的分别，与现代所用的毛茛科芍药图谱一致。因此，根据记载可以确认古时使用的白芍为白芍，即2015年版《中国药典》白芍，本品为毛茛科植物芍药 *Paeonia lactiflora* Pall. 的干燥根。主产于浙江、安徽、贵州、云南、四川和西藏等地。

白芷 最早记录于屈原的《离骚》，书中记载："有辟芷、有芳芷、有白芷、有白薠，有芳香。"最早将白芷作为药用，记载下来的是《五十二病方》，其曰："用白芷、白衡、菌口桂、枯畺、薪（新）难，凡五物等。"《神农本草经》云："白芷，味辛温。治女人漏下赤白，血闭，阴肿、寒热、风头侵目泪出，长肌肤，润泽，可作面脂。一名芳香，生川谷。"《名医别录》有云："今出近道，处处有，近下湿地，东间甚多。"宋·《本草图经》附有泽州白芷图："生河东川谷下泽，今所在有之，吴地尤多……根长尺余，粗细不等；枝秆去地五寸已上；春生，叶相对婆娑，紫色，阔三指许，花白，微黄；入伏后结子，立秋后苗枯，……黄泽者为佳。"《本草品汇精要》中也载："道地：泽州，吴地尤胜。"宋·《本草衍义》云："出吴地者良。"明·《本草乘雅半偈》云："所在有之，吴地尤多。近钱唐览桥亦种漪矣。"考证以上信息："东间"即今山西省黄河以东；"泽州"即今之山西晋城；"吴地"即今江浙一带；"今所在有之"，就是在河东的所有地区即山西、河北、河南、山东等地，这与目前我国华北、华中、华东等地所种的白芷的分布是一致的。宋·《证类本草》、明·《本草纲目》均附有泽州白芷图，从产地来看可能是北方目前广泛栽种的白芷，图文均与目前应用的白芷相近。但是"入伏后结子，立秋后苗枯"、"白花微黄"、"吴地尤多"，这些描述符合现在的杭白芷特征。"吴地尤胜"、"吴地尤多"等记载，可以看出自宋代开始，江浙的白芷有了取代泽州白芷成为主流商品的趋势，历代古籍所记载的江南白芷和现在浙江一带分布的杭白芷基本相符。据《余杭县志》记载："药材种植，宋时已出名，香白芷等13味药材列为贡品。"由此可以看出，杭州自宋代就是白芷的道地产区之一，已有一千多年的历史。考虑陈士铎为浙江绍兴人，又处于杭白芷成为主流商品的清代，一定会就近选择道地药材杭白芷。因此根据记载可以确认古时使用的白芷为杭白芷，即2015年版《中国药典》杭白芷，本品为伞形科植物杭白芷 *Angelica dahurica*（Fisch.ex Hoffm.）Benth. et Hook. f. var. *formosana*（Boiss.）Shan et Yuan 的干燥根。主产于四川、浙江等地。

白芥子 始载于《名医别录》："芥似崧而又毛，味辣，可生食及作菹。"在宋之前，白芥子和黄芥子统称为芥子，两者是作为一项记载的，直到宋·刘翰等的《开宝本草》在"芥"一项之后，又分别列出"白芥"项。《开宝本草》有云："白芥，味辛，温，无毒，主冷气，色白，甚辛美，从西戎来。子，主射工及疰气，上气发汗，胸膈痰冷，面黄。生河东。"《本草纲目》云："白芥子，辛能入肺，温能发散，故有利气豁痰，温中开胃，散痛消肿辟恶之功。"《本草正》曰："白芥子，消痰癖疟痞，除胀满极速，因其味厚气轻，故开导虽速，而不甚耗气，既能除胁肋皮膜之痰，则他近处者不言可知。"《本草求真》卷三散剂中，白芥子又名"芥莱"，被列入"温散"一栏下："白芥子，气味辛温，书载能治胁下及皮里膜外之痰，非此不达，古方控涎丹用之，正是此义。盖辛能入肺，温能散表，痰在胁下皮里膜外，得此辛温以为搜剔，则内外宣通，而无阻隔窠囊留滞之患矣。"到了清代，白芥子沿袭古时的情况，仍被认为可温散祛痰。陈士铎的《本草新编》中，对白芥子的记述为："白芥子味辛、气温、无毒。入肝脾肺胃心与胞络之经。能去冷气、安五脏，逐膜膈之痰，辟鬼祟之气，消癖化疟，降息定喘，利窍明目，逐瘀止疼，俱能奏效。能消能降，能补能升，助诸补药，尤善收功。"显然自宋代以来，白芥子的功效主治一致，基原单一明确，无混淆品种。因此根据记载可以确认古时使用的白芥子为白芥子，即2015年版《中国药典》白芥子，本品为十字花科植物白芥 *Sinapis alba* L.的干燥成熟种子。主产于安徽、河南等地。

香附 香附的原植物莎草最早记录于《诗经·尔雅》，称作"蒿"、"侯莎"。而作为药用，香附最早记载于《名医别录》草部项下："莎草……一名蒿、一名侯莎、其实名缇。"根据一些后世对《名医别录》的引用，可推断香附为："茎叶都似三棱，根若附子，周匝多毛，交州者最胜。大者如枣，近道者如杏仁许。荆、襄谓之莎草根，合和香用之。"唐·《新修本草》有云："大者如枣，近道者如杏仁许。"宋《本草图经》云"苗、茎、叶都似三棱，根若附子，周币多毛。今近道生者，苗叶如薤而瘦，根如筋头大。"《本草衍义》云"其根上如枣核者"；"虽生于莎草根，然根上或有或无。有薄皲皮，紫黑色，非多毛也。刮去皮则色白。"《本草品汇精要》载："根下子，皮黑肉紫。"明·李时珍《本草纲目》云："其根有须，须下结子一、二枚，转相延生，子上有细黑毛，大者如羊枣而两头尖"；"其根相附连续而生，可以合香，故谓之香附子"；"莎叶如老韭叶而硬，光泽有剑脊棱。五、六月中抽一茎，三棱中空，茎端复出数叶。开青花成穗如黍，中有细子。"据考证，香附的原植物从古至今都是莎草，较为固定，且基本都沿用其"根"入药，根据现在定义，此药用部位"根"即为其根茎。因此根据记载可以确认古时使用的香附为莎草之根茎，即2015年版《中国药典》香附，本品为莎草科植物莎草 *Cyperus rotundus* L.的干燥根茎。主产于山东、浙江、湖南、河南等地。

【炮制方法】

原方对白芍、川芎、郁李仁、柴胡、白芥子、香附、甘草、白芷 8 味药均未有特殊炮制说明，因此按照 2015 年版《中国药典》方法炮制即可。郁李仁和白芥子用时捣碎。

【剂量考证】

根据《中国古代度量衡图集》中对清代各个衡量重量的遗物来看，存在以下几种情况：

（1）藏于中国历史博物馆的清"二三七 伍拾两铜砝码"：此器为康熙年间，清政府颁发给西藏地方政府的标准砝码。按自铭折算，一两合 37.2g，一斤合 595.8g。

（2）藏于中国历史博物馆的清"二三八 拾两铜砝码"：这是这是康熙年间，根据清律规定，由官府监制，校准颁发的标准砝码。按自铭折算，一两合 36.2g，一钱约 3.6 g，一斤合 579.2g。

（3）藏于故宫博物院的清"二三九 伍百两铜砝码"：这是乾隆年间，工部和户部校准颁发的。按自铭折算，一两合 37.4g，一斤合 598.4g。

（4）藏于故宫博物院的清"二四〇 天平铜砝码"：此为宫廷所用。按自铭折算，平均一两合 35.05g，一斤合 560.8g。

综上所述，对于清代时期的度量衡考察，可得出一两在 35～38g。

根据《方剂学》，清代古代用量的"一两（库平）"等于市制为"1.194 市两"，1 市两=31.25g，因此一两为 37.3125g。考虑后期实验的可操作性，采取取整原则，拟定散偏汤的处方剂量为：白芍 19g、川芎 38g、郁李仁 4g、白芥子 11g、柴胡 4g、香附 8g、甘草 4g、白芷 2g。

【物质基准（标准汤剂）】

制备方法

称取本方，加水 630ml 浸泡，武火煎沸后文火煎煮，趁热过滤；滤渣再加水 540ml，武火煎沸后文火煎煮，趁热过滤，合并两次滤液冷却，得水煎液 600mL，即得。

质量标准

1. 定量物质筛选 以 2015 年版《中国药典》中的含量测定成分为基础，首选含量高、性质稳定、易于检测的物质作为定量成分，确定阿魏酸、芥子碱硫氰酸盐、甘草苷、甘草酸为定量物质。

2. 出膏率 取 100ml 汤液，浓缩后真空干燥 72 小时，称量干浸膏重量，出膏率范围为 12.98%～24.11%。

3. 含量测定 照高效液相色谱法（《中国药典》2015 年版通则 0512）测定。

色谱条件与系统适用性试验：以十八烷基硅烷键合硅胶为填充剂（柱长为 250mm，内径为 4.6mm，粒径为 5μm）；以 0.05%磷酸溶液为流动相 A，以乙腈为流动相 B，按照梯度洗脱；流速为 1.0ml/min；柱温为 30℃。

定量成分范围应为：阿魏酸 27.38～50.85μg/ml，芥子碱硫氰酸盐 62.43～115.93μg/ml，甘草苷 24.28～45.09μg/ml，甘草酸 33.55～73.06μg/ml。

4. 特征图谱 照高效液相色谱法（《中国药典》2015 年版通则 0512）测定。

色谱条件与系统适用性试验：同含量测定，精密吸取散偏汤标准汤剂供试品溶液注入高效液相色谱仪，记录色谱峰信息，生成的两张特征图谱见图 2-98-1、图 2-98-2，共有峰 31 个，指认 8 个。

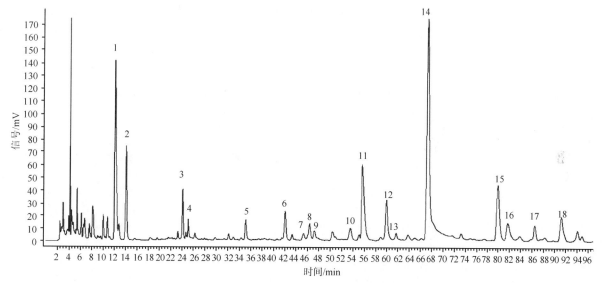

图 2-98-1 散偏汤标准汤剂特征图谱一

峰 11：芥子碱硫氰酸盐；峰 12：芍药内酯苷；峰 14：芍药苷；峰 15：阿魏酸；峰 18：甘草苷

【临床定位】

传统功能主治

根据《辨证录》记载，"人有患半边头风者，或痛在右，或痛在左，大约痛于左者为多"时应用该方。此方用于郁气不宣，风邪侵袭少阳经导致的半边头痛。

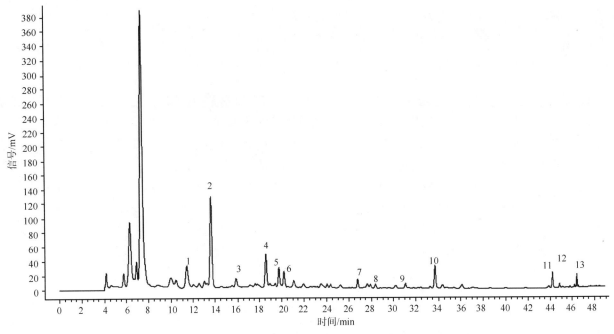

图 2-98-2　散偏汤标准汤剂特征图谱二

峰 1：甘草苷；峰 7：苯甲酰芍药苷；峰 10：甘草酸；峰 12：欧前胡素

现代临床应用

现代临床多以散偏汤为基础方，加减药味进行肝郁痰凝型头痛、血瘀型头痛、风热上扰型头痛、中风后抑郁症等病证的治疗，并有剂型的改变、医药共治、中西医结合治疗等方式。

（研究人员：杜守颖　白　洁　李鹏跃　朱广伟　等）

参 考 文 献

曹琴，张玉娥，岳文英，2002. 欧李名与实研究[J]. 山西农业大学学报（社会科学版），（3）：247-249.

陈士铎，1996. 本草新编[M]. 柳长华，徐春波，校注. 北京：中国中医药出版社：287.

陈士铎，2011. 辨证录[M]. 太原：山西科学技术出版社：75-76.

邓庭伟，2012. 甘草资源调查及质量评价研究[D]. 合肥：安徽农业大学.

丁永辉，1993. 《山海经》与古代植物分类[J]. 自然科学史研究，12（3）：268.

高晓娟，赵丹，赵建军，等，2017. 甘草的本草考证[J]. 中国实验方剂学杂志，23（2）：193-198.

李时珍，2014. 本草纲目[M]. 太原：山西科学技术出版社：1.

李艳丽，2017. 本草从新[M]. 徐长卿，点校. 郑州：河南科学技术出版社.

刘文泰，2013. 本草品汇精要[M]. 陆拯，校点. 北京：中国中医药出版社.

卢多逊，1998. 开宝本草辑复本[M]. 尚志钧，辑校. 合肥：安徽科学技术出版社：389.

马王堆汉墓帛书整理小组编，1979. 五十二病方[M]. 北京：文物出版社：11.

缪希雍，1991. 神农本草经疏[M]. 北京：人民卫生出版社：90.

苏敬，1981. 新修本草辑复本[M]. 尚志钧，辑校. 合肥：安徽科学技术出版社：3.

苏颂，1994. 本草图经[M]. 尚志钧，辑校. 合肥：安徽科学技术出版社.

陶弘景，1986. 名医别录[M]. 尚志钧，辑校. 北京：人民卫生出版社.

陶弘景，1994. 本草经集注（辑校本）[M]. 北京：人民卫生出版社.

汪灏，1985. 广群芳谱[M]. 上海：上海书店出版社.

王好古，2019. 汤液本草[M]. 张永鹏，校注. 北京：中国医药科技出版社：3.

王怀隐，1958. 太平圣惠方[M]. 北京：人民卫生出版社.

吴普，1996. 神农本草经[M]. 孙星衍，孙冯翼，辑. 北京：科学技术文献出版社.

吴其濬，1963. 植物名实图考长编[J]. 中华书局，（18）：977-983.

张志聪，1992. 本草崇原[M]. 刘小平，点校. 北京：中国中医药出版社.

赵学敏，1998. 本草纲目拾遗[M]. 北京：中国中医药出版社：77.

99

清燥救肺汤　清·《医门法律》

【处方沿革】

清燥救肺汤出自清·喻嘉言《医门法律》。原书主治首见于《医门法律》卷四，指出："治诸气膹郁，诸痿喘呕。" 喻氏引申《黄帝内经》"燥胜则干"的论点说"燥胜则干，夫干之为害……"，"凡秋伤于燥，皆谓秋伤于湿，历代诸贤，随文作解，弗察其讹"，自创清燥救肺汤，切中火热伤肺，气阴两伤的病机。组方：桑经霜者，去枝、梗，净叶三钱；石膏煅，二钱五分；甘草一钱；人参七分；胡麻仁炒，研，一钱；真阿胶八分；麦门冬去心一钱二分；杏仁泡，去皮尖，炒黄，七分；枇杷叶一片，刷去毛，蜜涂，炙黄。水一碗，煎六分，频频二、三次滚热服。

【基原考证】

桑叶　始载于《神农本草经》。《本草拾遗》曰："桑叶极看名鸡桑，最堪入用。"《本草图经》记载："桑叶可常服，以四月桑茂盛时采叶；又十月霜后，三分、二分已落时，一分在者，名神仙叶，即采取与前叶同阴干，捣末，丸散任服，或煎以代茶钦（饮），令人聪明。又炙叶令微干，和桑衣煎服，治痢，亦主金疮及话损伤止血。"《本草纲目》记载："桑有数种，有白桑，叶大如掌而厚；鸡桑，叶花而薄；子桑，先椹而后叶；山桑，叶尖而长。"建议本方中桑叶选用桑科植物桑 *Morus alba* L. 的干燥叶。初霜后采收，除去杂质，晒干。分布于全国各地。

石膏　石膏辛甘大寒，据《神农本草经》记载其"清热泄火、除烦止渴"，《景岳全书》曰："其寒散清肃，善祛肺胃三焦之火，而尤为阳明经之要药。辛能出汗解肌，最逐温暑热证而除头痛，甘能缓脾益气，极能生津止渴而却热烦。"关于生石膏和煅石膏的应用争论较多，一种认为生用、煅用寒性不同，可以作用于不同热型。《本草新编》中指出："石膏味辛、甘，气大寒……生用为佳，火煅不灵。"杨士瀛云："石膏煅过，最能收疮晕，不至烂肌。"古代医家煅石膏的另一目的是改生石膏之药性，变解热为外用收敛生肌，敛疮止血。本方使用煅石膏。

甘草　宋·苏颂《本草图经》记载："春生青苗，高一二尺，叶如槐叶，七月开紫花似奈冬，结实做角子如毕豆。根长者三四尺，粗细不定，皮赤色，上有横梁，梁下皆根也。"清·吴其濬《植物名实图考》记载："梦溪笔谈谓甘草如槐而尖，形状极准。"通过对原植物形态描述及图例考证，建议本方的甘草选用豆科植物甘草 *Glycyrrhiza uralensis* Fisch.（乌拉尔）作为基原，主产于新疆、内蒙古、甘肃、宁夏、山西等地。宋代以前，甘草主要产于山东、山西、陕西和甘肃，随后逐步转移到宁夏、内蒙古和新疆。目前，甘草分为东甘草和西甘草，东甘草主产于东北及内蒙古东北部，西甘草主产于西北的内蒙古西部、甘肃南部、青海东部、山西及陕西北部。

胡麻仁　《本草经集注》记载："八谷之中，惟此胡麻为良，淳黑者名曰巨胜，巨者大也，是为大胜。本生大宛，故名胡麻，又茎方，名巨胜，茎圆名胡麻，其性与茯苓相宜。"根据以上本草的描述可知，古代胡麻仁以种子的黑白、茎的方圆以及果实的棱数不同分为胡麻、巨麻两种，但据《本草图经》《本草衍义》和《本草纲目》的论述，实为同物异名，并且所述形态特征与今黑芝麻基本相符，为脂麻科植物脂麻 *Sesamum indicum* L.的干燥成熟种子。主产于山东、河南、湖北、四川、安徽、江西、河北等地。

真阿胶 阿胶的原料在历代本草的表述都不相同，唐代以前主要是牛皮，宋、明代是牛、驴皮并用，清代以后用驴皮。明·李时珍《本草纲目》记载："凡造诸胶，自十月至二三月间，用牛、水牛、驴皮者为上，猪、马、骡、驼皮者次之，其旧皮、鞋、履等物者为下。"建议本方的阿胶选用马科动物驴 *Equus asinus* L.的皮经熬制而成的胶。驴在全国各地均有饲养。

枇杷叶 始载于《名医别录》。《本草图经》曰："今襄、汉、吴、蜀、闽、岭皆有之。木高丈余。叶作驴耳形，皆有毛。其木阴密，婆娑可爱，四时不凋，盛冬开白花，至三四月而成实……其实作株如黄梅，皮肉甚薄，味甘，中核如小栗。四月采叶，暴干。"《植物名实图考》载："别录中品，叶为嗽药。浙江产者，实大核少。"综上所述，结合其所附图谱，基本可以断定为今之蔷薇科植物枇杷 *Eriobotrya japonica* (Thunb.) Lindl. 的干燥叶，与《中国药典》（2015年版）规定一致。主产于我国广东、江苏、浙江、福建、湖北等地。

麦冬 明·李时珍《本草纲目》曰："古人惟用野生者……浙中来者甚良，其叶似韭而多纵纹且坚韧为异。"李时珍所述麦冬与《中国药典》和《中华本草》记载的麦冬 *Ophiopogon japonicus* (Thunb.) Ker-Gawl. 相符。主产地为广东、广西、福建、浙江、江苏、江西、湖南等。

人参 《本草图经》记载："其根形如防风而润实。春生苗，多于深山中背阴，近椴漆下湿润处。初生小者，三、四寸许，一桠五叶……三月、四月有花，细小如粟，蕊如丝，紫白色；秋后结子，或七、八枚，如大豆，生青熟红，自落。根如人形者神。"本品为五加科植物人参 *Panax ginseng* C. A. Mey.的根。对于人参的药用部位，许多古籍有人参"不去芦令人吐"的记载，历代医家一直沿用此说，但《中国药典》自2005年版起，将参芦收载为人参的药用部位。古今人参的品种没有发生变化，但药用部位有所改变。因此，建议本方的人参选用五加科植物人参 *Panax ginseng* C. A. Mey.的干燥根和根茎。分布于黑龙江、吉林抚松、敦化、长白等地。

杏仁 古代药用杏仁均来源于蔷薇科 *Prunus* 属多种植物的种仁，并以家种杏仁为主，与现今药用品种基本一致。杏作为经济植物广泛种植，《齐民要术》载有种植之法。《本草图经》说："今处处有之，其实亦数种，黄而圆者名金杏……杏子入药，从东来人家种者为胜，仍用家园种者，山杏不堪入药。"杏仁有甜苦两类，甜者食用，苦者入药。《药物出产辨》分为北杏与南杏两类，北杏即苦杏仁："北杏产自直隶、烟台、牛庄，山东均有出。山西、陕西、湖北、河南、襄樊亦有。"综上描述，可知古代药用杏仁均与《中国药典》（2015年版）所载一致，来源于蔷薇科山杏 *Prunus armeniaca* L. var. *ansu* Maxim.、西伯利亚杏 *Prunus sibirica* L.、东北杏 *Prunus mandshurica* (Maxim.) Koehne 或杏 *Prunus armeniaca* L.的干燥成熟种子。

【炮制方法】

原方对桑叶、甘草、人参均未有特殊炮制说明，因此按照《中国药典》中饮片炮制、除杂或切片即可。

桑叶 原处方关于桑叶并没有特别标注，因此，本研究中桑叶可按照《中国药典》（2015年版）规定的方法进行炮制：拣去杂质，搓碎，缀去梗，筛去泥屑。

石膏 煅石膏，取净石膏块，置坩埚内，在无烟炉火中煅至酥松状，取出，放凉，碾碎。

甘草 原方中未标明炮制方法。按照《中国药典》2015年版生甘草炮制即除去杂质，洗净，润透，切厚片，干燥。

胡麻仁 原处方关于胡麻仁并没有特别标注，因此按照《中国药典》中采收胡麻科植物胡麻的成熟种子。

枇杷叶 原处方关于枇杷叶并没有特别标注，除毛，用水喷润切丝干燥。

真阿胶 原方中阿胶未标明炮制方法，因此，阿胶的炮制方法可参照2015年版《中国药典》中阿胶饮片"捣成碎块"。

麦冬 原方对该味药材未有特殊炮制说明,因此按照《中国药典》方法使用。除去须根及杂质,洗净,润透,轧扁,干燥。在前文麦冬的炮制考证中总结:麦冬在经方入药时应考虑具体的临床主治,麦冬多糖起主要作用的建议不去心入药。麦冬黄酮起主要作用的建议采用去心入药。

杏仁 原处方标注"去皮、尖,炒"。《太平惠民和剂局方》(宋·公元 1151 年)曰:"凡使:先以汤浸,去皮、尖及双仁者,控干,用面炒,令黄赤色为度。"

【剂量考证】

本方中桑叶(经霜者,去枝、梗,净叶)三钱;石膏(煅)二钱五分;甘草一钱;人参七分;胡麻仁(炒,研)一钱;真阿胶八分;麦冬(去心)一钱二分;杏仁(泡,去皮尖,炒黄)七分;枇杷叶(刷去毛,蜜涂,炙黄)一片。通过对明清时期度量衡考证,明确明清时期量制及衡制与现代换算关系,其重量以两、钱计,按 1 两=10 钱,1 钱=3.73g 折算。得到清燥救肺汤处方量为桑叶 11.19g,石膏(煅)9.33g,甘草 3.73g,胡麻仁 3.73g,真阿胶 2.98g,枇杷叶 3.73g,麦冬 4.48g,人参 2.61g、杏仁 2.61g。

【物质基准(标准汤剂)】

制备方法

水一碗,煎六分,频频二、三次滚热服。现代用量:用水 250ml,煎至 150ml,分二至三次热服。

质量标准

暂略。

【临床定位】

传统功能主治

此方清燥润肺。治温燥伤肺。症见头痛身热,干咳无痰,气逆而喘,咽喉干燥,鼻燥,胸满胁痛,心烦口渴,舌干少苔,脉虚大而数。

现代临床应用

现代临床常用本方治疗肺炎、支气管哮喘、急慢性支气管炎、支气管扩张、肺癌等属燥热犯肺,气阴两伤者。

熊某,女,60 岁,1954 年秋季就诊。患者感受外邪,初起恶寒发热,咳嗽少痰。数日后寒热黑,咳嗽未已,夜甚于昼,缠绵月余,邀余诊治。诊见夜间咳甚难寐,干咳无痰,口干舌燥,纳滞食少,神倦不振,舌边红,苔少,脉细数无力。辨为肺燥津枯之证。投清燥救肺汤(方中以石斛、沙参易石膏、人参),日 1 剂,水煎服。2 剂后咳嗽减,夜寐安。继进 5 剂,病愈神爽,胃纳复常。

(研究人员:马婷玉 等)

参 考 文 献

陈嘉谟，1988. 本草蒙筌[M]. 北京：人民卫生出版社：79.

邓中甲，2011. 方剂学[M]. 北京：中国中医药出版社.

广西卫生厅中医处，广西中医学会，1984. 广西老中医医案选[M]. 内部刊印.

汪昂，2007. 汤头歌诀[M]. 北京：中国中医药出版社.

王国强，2016. 全国中草药汇编[M]. 北京：人民卫生出版社.

张璐，2017. 本经逢原[M]. 北京：中医古籍出版社.

100

凉血地黄汤　清·《外科大成》

【处方沿革】

凉血地黄汤出自清·祁坤《外科大成》。原文曰："治痔肿痛出血。"归尾（一钱五分。味辛、甘、温），生地黄（二钱。味甘，寒），赤芍（一钱。味苦，微寒），黄连（炒）（二钱。味苦、寒），枳壳（一钱。味苦、辛、酸、温），黄芩（炒黑）（一钱。味苦寒），槐角（炒黑）（三钱。味苦、寒），地榆（炒黑）（二钱。味苦酸、寒），荆芥（炒黑）（一钱。味辛、温），升麻（五分。味辛、甘、微寒），天花粉（八分。味甘、微苦、微寒），甘草（五分。味甘平）。方中生地黄可发挥清热凉血功效，枳壳行气止血，当归尾活血化瘀，赤芍清热凉血，荆芥炭和地榆炭止血，天花粉清热解毒，甘草调和诸药。诸药合用，具有清热燥湿、凉血止血之功效。

右一剂。加生侧柏二钱，用水二大盅，煎一盅，空心服三、四剂，则痛止肿消，更外兼熏洗。

【基原考证】

当归尾　当归按其部位分为当归头、当归身、当归尾与全当归四种。综合古代本草记载及《中国药典》和《中华本草》等综合分析考证，本品为伞形科植物当归 *Angelica sinensis*（Oliv.）Diels 的干燥根。甘肃作为当归道地产区，以其出产的当归质重、气香、油性足、产量大而驰名中外，此外云南、湖北、陕西、四川等地亦产。

生地黄　清·《本草害利》曰："大生地，亦称原生地。"清·《本草正义》云："地黄，为补中补血良剂。古恒用其生而干者，故曰干地黄，即今之所谓原生地也。"所以大生地即地黄，又有原生地、干地黄等异名。本方取玄参科植物地黄 *Rehmannia glutinosa*（Gaert.）Libosch. ex Fisch. et Mey.。河南为地黄的道地产区，也是现代的主产区。

赤芍　清·《本草崇原》记载："开赤花者为赤芍，开白花者为白芍。"《本草备要》记载："赤白各随花色。"可见古代主要是依据花的颜色区分白芍和赤芍。综合古代本草和赤芍在本方中的功效，本方取 2015 年版《中国药典》赤芍，即为毛茛科植物芍药 *Paeonia lactiflora* Pall. 或川赤芍 *Paeonia veitchii* Lynch 不去外皮的根。芍药分布于东北、华北、西北等地，全国各地均有栽培；川赤芍分布于陕西、甘肃、青海、四川和西藏等地。

黄连　清·吴仪洛《本草从新》记载："黄连，种数甚多。雅州连细长弯曲，微黄无毛，有硬刺；马湖连，色黑有细毛，绣花针头硬刺，形如鸡爪；此二种最佳。"张璐《本经逢原》记载："黄连，产川中者，中空，色正黄，截开分瓣者为上，云南水连次之，日本吴楚为下。"结合其他本草所述药材产地和形态特征与《中国药典》和《中华本草》等综合分析，本品为毛茛科植物黄连 *Coptis chinensis* Franch.、三角叶黄连 *Coptis deltoidea* C. Y. Cheng et Hsiao 的干燥根茎。

枳壳　《本草崇原》谓枳实、枳壳曰："近时出于江西者为多。"今江西清江的传统道地药材枳壳就是芸香科植物酸橙*Citrus aurantium* L.。结合其他本草所述药材产地和形态特征与《中国药典》和《中华本草》等综合分析，唐代以前本草所载枳实，多为枸橘*Poncirus trifoliata*（L.）Raf.；而宋代以后本草所载的枳实，则以芸香科植物酸橙*Citrus aurantium* L.为正品。故本方所用枳壳应为《中国药典》所载芸香科植物酸橙及其栽培变种的干燥未成熟果实。分布于中国长江流域及以南各省区。

黄芩 《植物名实图考》云："黄芩以稀归产著，后世多用条芩，滇南多有，土医不他取也。"综合其他本草记载及《中国药典》和《中华本草》等综合分析考证，本品为唇形科植物黄芩*Scutellaria baicalensis* Georgi的干燥根。分布于我国北方各地。

槐角 综合古代本草记载及《中国药典》和《中华本草》等分析考证，本品为豆科植物槐*Sophora japonica* L.的干燥成熟果实。冬季采收，除去杂质，干燥。槐在我国分布较广，南北各地普遍栽培，尤以黄土高原及华北平原最为常见。集中分布于河南、天津、河北、山东、陕西、山西、江苏、安徽、辽宁、甘肃等地。

地榆 综合古代本草记载及《中国药典》和《中华本草》等分析考证，本品为蔷薇科植物地榆*Sanguisorba officinalis* L.或长叶地榆*Sanguisorba officinalis* L.var. *longifolia*（Bert.）Yü et Li 的干燥根。后者习称"绵地榆"。春季将发芽时或秋季植株枯萎后采挖，除去须根，洗净，干燥，或趁鲜切片，干燥。分布于东北、华北、西北、华东、西南及河南、湖北、湖南、广西等地。

荆芥 清·吴其濬《植物名实图考》记载："假苏，《本经》中品，即荆芥也，固始种之为蔬，其气清芳，形状与醒头草无异，唯梢头部红、气味不烈为别。野生者叶尖瘦，色深绿，不中啖，与黄显颡鱼相反。南方鱼乡，故鲜有以作裩者。" 结合其他本草考证，可以认为裂叶荆芥 *Schizonepeta tenuifolia* Briq.即是历代本草文献中荆芥的基原植物。在黑龙江、辽宁、河北、河南、山西、陕西、甘肃、青海、四川（城口、南川）、贵州诸省均有野生，浙江、江苏、福建和云南等省均有栽培。

升麻 综合古代本草图文、产地描述及《中国药典》和《中华本草》等分析考证，认为本品为升麻*Cimicifuga foetida* L.的干燥根茎。主产于四川、甘肃、青海、陕西等省。

天花粉 综合古代本草记载及《中国药典》和《中华本草》等分析考证，认为本品为葫芦科植物栝楼*Trichosanthes kirilowii* Maxim.的干燥根。栝楼适应性强，在我国分布广泛，主要分布于山东、河南等地，其中山东肥城、长清是其重要产区。

甘草 《本草纲目》曰："甘草枝叶悉如槐，高五、六尺，但叶端微尖而糙涩，似有白毛，结角如相思角，作一本生，至熟时角拆，子扁如小豆，极坚，齿啮不破。"王家葵等《中药材品种沿革及道地性》经考证认为药用甘草一直以豆科 *Glycyrrhiza* 属为正品。通过对原植物形态描述及图例考证，建议本方的甘草选用豆科植物甘草 *Glycyrrhiza uralensis* Fisch.（乌拉尔）作为基原，主产于新疆、内蒙古、甘肃、宁夏、山西等地。

【炮制方法】

黄连 原籍《外科大成》对凉血地黄汤中黄连的描述为"黄连（炒）"，由于种种历史原因，2015 年版《中国药典》未收载炒黄连，但《博济方》中记载："炒令稍焦赤色。"现行，取黄连片，簧锅内，用文火加热，炒至老黄色，取出放凉。可参照浙江、上海等省市炮制规范收载的"炒黄连"，取黄连，炒至表面棕黄色，微具焦斑时，取出，摊凉。

黄芩 原籍《外科大成》对凉血地黄汤中黄芩的描述为"黄芩（炒黑）"，炒黑即炒炭。

槐角 原籍《外科大成》对凉血地黄汤中槐角的描述为"槐角（炒黑）"，炒黑即炒炭。

地榆 原籍《外科大成》对凉血地黄汤中地榆的描述为"地榆（炒黑）"，炒黑即炒炭，按照 2015 年版《中国药典》所记载方法炮制：取净地榆片，照炒炭法（通则 0213）炒至表面焦黑色、内部棕褐色。

荆芥 原籍《外科大成》对凉血地黄汤中荆芥的描述为"荆芥（炒黑）"，炒黑即炒炭，按照 2015 年版《中国药典》所记载方法炮制：取荆芥段，照炒炭法（通则 0213）炒至表面焦黑色，内部焦黄色，喷淋清水少许，熄灭火星，取出，晾干。

当归尾 即取当归尾部，在《中国药典》2015 年版中未收录。可参照《上海市中药饮片炮制规范》当归尾项下炮制方法，即将原药除去残存的主根、须根、柴性大、无枯无油、断面绿褐色或黑色的支根及其他杂质，快洗洁净，软润后切薄片，晒或低温干燥，用 50 目筛，筛去灰屑。

方中其他未有炮制说明的药材，按照 2015 年版《中国药典》所记载方法炮制，具体如下：

生地黄 除去杂质，洗净，闷润，切厚片，干燥。

赤芍 除去杂质，分开大小，洗净，润透，切厚片，干燥。

枳壳 除去杂质，洗净，润透，切薄片，干燥后筛去碎落的瓤核。

升麻 除去杂质，略泡，洗净，润透，切厚片，干燥。

天花粉 略泡，润透，切厚片，干燥。

甘草 除去杂质，洗净，润透，切厚片，干燥。

【剂量考证】

通过对度量衡考证，1 钱为 3.73g。本方取当归尾 5.595g，生地黄 7.46g，赤芍 3.73g，黄连（炒）7.46g，枳壳 3.73g，黄芩（炒黑）3.73g，槐角（炒黑）11.19g，地榆（炒黑）7.46g，荆芥（炒黑）3.73g，升麻 5.595g，天花粉 8.952g，甘草 5.595g。

【物质基准（标准汤剂）】

制备方法

暂略。

质量标准

暂略。

【临床定位】

传统功能主治

《外科大成》中的凉血地黄汤专以祛邪，适用于实热瘀滞证。方中生地黄可发挥清热凉血功效，枳壳行气止血，当归尾活血化瘀，赤芍清热凉血，荆芥炭和地榆炭止血，天花粉清热解毒，甘草调和诸药。诸药合用，具有清热燥湿、凉血止血之功效。

现代临床应用

多项临床研究表明，凉血地黄汤在治疗结肠炎，直肠炎，内、外痔等病证中具有良好效果；此外，吴妍静采用凉血地黄汤加减治疗风热血热型激素依赖性皮炎具有明显优势。中医中药在治疗银屑病方面有其独到疗效，血热被认为是其病理基础，井辉明等采用穴位埋线配合凉血地黄汤治疗进行期寻常型银屑病 56 例，取得较好疗效。

（研究人员：梁丛莲 等）

参 考 文 献

贾莉，桑伟，2006. 升麻的来源、性状及混淆品的鉴别[J]. 北京中医，（12）：745.

井辉明，孙秀萍，2010. 穴位埋线配合凉血地黄汤治疗进行期寻常型银屑病56例[J]. 四川中医，（11）：128-129.

雷嫩尔，2015. 凉血地黄汤熏洗促进肛裂术后创面愈合临床研究[J]. 实用中医药杂志，31（5）：449-450.

唐忠明，2012. 凉血地黄汤加味治疗肛肠疾病85例[J]. 四川中医，30（3）：100-101.

吴妍静，2012. 凉血地黄汤加减治疗风热血热型激素依赖性皮炎40例临床观察[J]. 浙江中医药大学学报，（5）：41-43.

杨佳丽，王玉英，2006. 凉血地黄汤加味治疗内痔嵌顿水肿31例[J]. 中国煤炭工业医学杂志，（5）：521.

附 录 一

卫生部、国家中医药管理局关于
印发医疗机构中药煎药室管理规范的通知

国中医药发〔2009〕3号

各省、自治区、直辖市卫生厅局、中医药管理局，新疆生产建设兵团卫生局，局各直属单位：

根据《医疗机构管理条例》有关规定，卫生部、国家中医药管理局制定了《医疗机构中药煎药室管理规范》。现印发给你们，请遵照执行。在执行过程中有何问题，请及时反馈卫生部、国家中医药管理局。

本规范自印发之日起施行。

二○○九年三月十六日

医疗机构中药煎药室管理规范

第一章 总 则

第一条 为加强医疗机构中药煎药室规范化、制度化建设，保证中药煎药质量，根据有关法律、行政法规的规定，制定本规范。

第二条 本规范适用于开展中药煎药服务的各级各类医疗机构。

第二章 设施与设备要求

第三条 中药煎药室（以下称煎药室）应当远离各种污染源，周围的地面、路面、植被等应当避免对煎药造成污染。

第四条 煎药室的房屋和面积应当根据本医疗机构的规模和煎药量合理配置。工作区和生活区应当分开，工作区内应当设有储藏（药）、准备、煎煮、清洗等功能区域。

第五条 煎药室应当宽敞、明亮，地面、墙面、屋顶应当平整、洁净、无污染、易清洁，应当有有效的通风、除尘、防积水以及消防等设施，各种管道、灯具、风口以及其它设施应当避免出现不易清洁的部位。

第六条 煎药室应当配备完善的煎药设备设施，并根据实际需要配备储药设施、冷藏设施以及量杯（筒）、过滤装置、计时器、贮药容器、药瓶架等。

第七条 煎药工作台面应当平整、洁净。

煎药容器应当以陶瓷、不锈钢、铜等材料制作的器皿为宜，禁用铁制等易腐蚀器皿。

储药容器应当做到防尘、防霉、防虫、防鼠、防污染。用前应当严格消毒，用后应当及时清洗。

第三章 人 员 要 求

第八条 煎药室应当由具备一定理论水平和实际操作经验的中药师具体负责煎药室的业务指导、质量监督及组织管理工作。

第九条 煎药人员应当经过中药煎药相关知识和技能培训并考核合格后方可从事中药煎药工作。煎药工作人员需有计划地接受相关专业知识和操作技能的岗位培训。

第十条 煎药人员应当每年至少体检一次。传染病、皮肤病等患者和乙肝病毒携带者、体表有伤口未愈合者不得从事煎药工作。

第十一条 煎药人员应当注意个人卫生。煎药前要进行手的清洁，工作时应当穿戴专用的工作服并保持工作服清洁。

第四章 煎药操作方法

第十二条 煎药应当使用符合国家卫生标准的饮用水。待煎药物应当先行浸泡，浸泡时间一般不少于 30 分钟。

煎煮开始时的用水量一般以浸过药面 2～5 厘米为宜，花、草类药物或煎煮时间较长的应当酌量加水。

第十三条 每剂药一般煎煮两次，将两煎药汁混合后再分装。

煎煮时间应当根据方剂的功能主治和药物的功效确定。一般药物煮沸后再煎煮 20～30 分钟；解表类、清热类、芳香类药物不宜久煎，煮沸后再煎煮 15～20 分钟；滋补药物先用武火煮沸后，改用文火慢煎约 40～60 分钟。药剂第二煎的煎煮时间应当比第一煎的时间略缩短。

煎药过程中要搅拌药料 2～3 次。搅拌药料的用具应当以陶瓷、不锈钢、铜等材料制作的棍棒为宜，搅拌完一药料后应当清洗再搅拌下一药料。

第十四条 煎药量应当根据儿童和成人分别确定。儿童每剂一般煎至 100～300ml，成人每剂一般煎至 400～600ml，一般每剂按两份等量分装，或遵医嘱。

第十五条 凡注明有先煎、后下、另煎、烊化、包煎、煎汤代水等特殊要求的中药饮片，应当按照要求或医嘱操作。

（一）先煎药应当煮沸 10～15 分钟后，再投入其它药料同煎（已先行浸泡）。

（二）后下药应当在第一煎药料即将煎至预定量时，投入同煎 5～10 分钟。

（三）另煎药应当切成小薄片，煎煮约 2 小时，取汁；另炖药应当切成薄片，放入有盖容器内加入冷水（一般为药量的 10 倍左右）隔水炖 2～3 小时，取汁。此类药物的原处方如系复方，则所煎（炖）得的药汁还应当与方中其它药料所煎得的药汁混匀后，再行分装。某些特殊药物可根据药性特点具体确定煎（炖）药时间（用水适量）。

（四）溶化药（烊化）应当在其它药煎至预定量并去渣后，将其置于药液中，微火煎药，同时不断搅拌，待需溶化的药溶解即可。

（五）包煎药应当装入包煎袋闭合后，再与其他药物同煎。包煎袋材质应符合药用要求（对人体无害）并有滤过功能。

（六）煎汤代水药应当将该类药物先煎 15～25 分钟后，去渣、过滤、取汁，再与方中其它药料同煎。

（七）对于久煎、冲服、泡服等有其他特殊煎煮要求的药物，应当按相应的规范操作。

先煎药、后下药、另煎或另炖药、包煎药、煎汤代水药在煎煮前均应当先行浸泡，浸泡时间一般不少于 30 分钟。

第十六条 药料应当充分煎透，做到无糊状块、无白心、无硬心。

煎药时应当防止药液溢出、煎干或煮焦。煎干或煮焦者禁止药用。

第十七条 内服药与外用药应当使用不同的标识区分。

第十八条 煎煮好的药液应当装入经过清洗和消毒并符合盛放食品要求的容器内，严防污染。

第十九条 使用煎药机煎煮中药，煎药机的煎药功能应当符合本规范的相关要求。应当在常压状态煎煮药物，煎药温度一般不超过 100℃。煎出的药液量应当与方剂的剂量相符，分装剂量应当均匀。

第二十条 包装药液的材料应当符合药品包装材料国家标准。

第五章 煎药室的管理

第二十一条 煎药室应当由药剂部门统一管理。药剂部门应有专人负责煎药室的组织协调和管理工作。

第二十二条 药剂部门应当根据本单位的实际情况制定相应的煎药室工作制度和相关设备的标准化操作程序（SOP），工作制度、操作程序应当装订成册并张挂在煎药室的适宜位置，严格执行。

第二十三条 煎药人员在领药、煎药、装药、送药、发药时应当认真核对处方（或煎药凭证）有关内容，建立收发记录，内容真实、记录完整。

每方（剂）煎药应当有一份反映煎药各个环节的操作记录。记录应保持整洁，内容真实、数据完整。

第二十四条 急煎药物应在 2 小时内完成，要建立中药急煎制度并规范急煎记录。

第二十五条 煎药设备设施、容器使用前应确保清洁，要有清洁规程和每日清洁记录。用于清扫、清洗和消毒的设备、用具应放置在专用场所妥善保管。

煎药室应当定期消毒。洗涤剂、消毒剂品种应定期更换，符合《食品工具、设备用洗涤卫生标准》（GB14930.1）和《食品工具、设备用洗涤消毒剂卫生标准》（GB14930.2）等有关卫生标准和要求，不得对设备和药物产生腐蚀和污染。

第二十六条 传染病病人的盛药器具原则上应当使用一次性用品，用后按照医疗废物进行管理和处置。不具备上述条件的，对重复使用的盛药器具应当加强管理，固定专人使用，且严格消毒，防止交叉污染。

第二十七条 加强煎药的质量控制、监测工作。药剂科负责人应当定期（每季度至少一次）对煎药工作质量进行评估、检查，征求医护人员和住院病人意见，并建立质量控制、监测档案。

第六章 附 则

第二十八条 本规范自发布之日起施行，国家中医药管理局于1997年印发的《中药煎药室管理规范》同时废止。

第二十九条 本规范由国家中医药管理局负责解释。

附　录　二

《古代经典名方目录（第一批）》

编号	方名	原文			剂型
		出处	处方	制法及用法	
1	桃核承气汤	《伤寒论》（汉·张仲景）"太阳病不解，热结膀胱，其人如狂，血自下，下者愈。其外不解者，尚未可攻，当先解其外；外解已，但少腹急结者，乃可攻之，宜桃核承气汤。"	桃仁五十个（去皮尖），大黄四两，桂枝二两（去皮），甘草二两（炙），芒硝二两。	上五味，以水七升，煮取二升半，去滓，内芒硝，更上火，微沸下火，先食温服五合，日三服。	汤剂
2	旋覆代赭汤	《伤寒论》（汉·张仲景）"伤寒发汗，若吐若下，解后，心下痞鞕，噫气不除者，属旋覆代赭石汤。"	旋覆花三两，人参二两，生姜五两，代赭一两，甘草三两（炙），半夏半升（洗），大枣十二枚（擘）。	上七味，以水一斗，煮取六升，去滓，再煎取三升，温服一升，日三服。	汤剂
3	竹叶石膏汤	《伤寒论》（汉·张仲景）"伤寒解后，虚羸少气，气逆欲吐，竹叶石膏汤主之。"	竹叶二把，石膏一斤，半夏半升（洗），麦门冬一升（去心），人参二两，甘草二两（炙），粳米半斤。	上七味，以水一斗，煮取六升，去滓，内粳米，煮米熟，汤成去米，温服一升，日三服。	汤剂
4	麻黄汤	《伤寒论》（汉·张仲景）"①太阳病，头痛发热，身疼腰痛，骨节疼痛，恶风无汗而喘者，麻黄汤主之。②太阳病，脉浮紧，无汗，发热，身疼痛，八九日不解，表证仍在，此当复发汗。服汤已，微除，其人发烦目瞑，剧者必衄，衄乃解。所以然者，阳气重故也，宜麻黄汤。③脉浮而紧，浮则为风，紧则为寒，风则伤卫，寒则伤荣，荣卫俱病，骨节烦疼，可发其汗，宜麻黄汤。"	麻黄三两（去节），桂枝二两（去皮），甘草一两（炙），杏仁七十个（去皮尖）。	上四味，以水九升，先煮麻黄，减二升，去上沫，内诸药，煮取二升半，去滓，温服八合，覆取微似汗，不须啜粥，余如桂枝法将息。	汤剂
5	吴茱萸汤	《伤寒论》（汉·张仲景）"①食谷欲呕，属阳明也，吴茱萸汤主之。②干呕，吐涎沫，头痛者，吴茱萸汤主之。"	吴茱萸一升（洗），人参三两，生姜六两（切），大枣十二枚（擘）。	上四味，以水七升，煮取二升，去滓，温服七合，日三服。	汤剂
6	芍药甘草汤	《伤寒论》（汉·张仲景）"伤寒脉浮，自汗出，小便数，心烦，微恶寒，脚挛急。……若厥愈足温者，更作芍药甘草汤与之，其脚即伸。"	白芍药、甘草各四两（炙）。	上二味，以水三升，煮取一升五合，去滓，分温再服。	汤剂
7	半夏泻心汤	《伤寒论》（汉·张仲景）"若心下满而鞕痛者，此为结胸也，大陷胸汤主之。但满而不痛者，此为痞，柴胡不中与之，宜半夏泻心汤。"	半夏半升（洗），黄芩、干姜、人参、甘草（炙）各三两，黄连一两，大枣十二枚（擘）。	上七味，以水一斗，煮取六升，去滓，再煎取三升，温服一升，日三服。	汤剂
8	真武汤	《伤寒论》（汉·张仲景）"①太阳病发汗，汗出不解，其人仍发热，心下悸，头眩，身𥆧动，振振欲擗地者，真武汤主之。②少阴病，二三日不已，至四五日，腹痛，小便不利，四肢沉重疼痛，自下利者，此为有水气，其人或咳，或小便利，或下利，或呕者，真武汤主之。"	茯苓、芍药、生姜（切）各三两，白术二两，附子一枚（炮，去皮，破八片）。	上五味，以水八升，煮取三升，去滓，温服七合，日三服。	汤剂
9	猪苓汤	《伤寒论》（汉·张仲景）"①若脉浮发热，渴欲饮水，小便不利者，猪苓汤主之。②少阴病，下利六七日，咳而呕渴，心烦不得眠者，猪苓汤主之。"	猪苓（去皮）、茯苓、泽泻、阿胶、滑石（碎）各一两。	上五味，以水四升，先煮四味，取二升，去滓，内阿胶烊消，温服七合，日三服。	汤剂

编号	方名	原文			剂型
		出处	处方	制法及用法	
10	小承气汤	《伤寒论》（汉·张仲景）"①阳明病脉迟，虽汗出不恶寒者，其身必重，短气，腹满而喘，有潮热者，此外欲解，可攻里也。手足濈然而汗出者，此大便已鞕也，大承气汤主之。若汗多，微发热恶寒者，外未解也，其热不潮，未可与承气汤。若腹大满不通者，可与小承气汤，微和胃气，勿令至大泄下。②下利谵语者，有燥屎也，宜小承气汤。③若不大便六七日，恐有燥屎，欲知之法，少与小承气汤，汤入腹中，转矢气者，此有燥屎也，乃可攻之。若不转矢气者，此但初头鞕，后必溏，不可攻之，攻之必胀满，不能食也，欲饮水者，与水则哕。其后发热者，大便必复鞕而少也，以小承气汤和之。不转矢气者，慎不可攻也。"	大黄四两（酒洗），厚朴二两（炙，去皮），枳实三枚（大者，炙）。	上三味，以水四升，煮取一升二合，去滓，分温二服。初服汤当更衣，不尔者，尽饮之，若更衣者，勿服之。	汤剂
11	甘草泻心汤	《伤寒论》（汉·张仲景）"伤寒中风，医反下之，其人下利日数十行，谷不化，腹中雷鸣，心下痞鞕而满，干呕心烦不得安，医见心下痞，谓病不尽，复下之，其痞益甚，此非结热，但以胃中虚，客气上逆，故使鞕也，属甘草泻心汤。"	甘草四两（炙），黄芩三两，干姜三两，大枣十二枚（擘），半夏半升（洗），黄连一两。	上六味，以水一斗，煮取六升，去滓，再煎取三升，温服一升，日三服。	汤剂
12	黄连汤	《伤寒论》（汉·张仲景）"伤寒胸中有热，胃中有邪气，腹中痛，欲呕吐者，黄连汤主之。"	黄连三两，甘草三两（炙），干姜三两，桂枝三两（去皮），人参二两，半夏半升（洗），大枣十二枚（擘）。	上七味，以水一斗，煮取六升，去滓，温服，昼三服夜二服。	汤剂
13	当归四逆汤	《伤寒论》（汉·张仲景）"①手足厥寒，脉细欲绝者，当归四逆汤主之。②下利脉大者，虚也，以强下之故也。设脉浮革，因尔肠鸣者，属当归四逆汤。"	当归三两，桂枝三两（去皮），芍药三两，细辛三两，甘草二两（炙），通草二两，大枣二十五枚（擘）。	上七味，以水八升，煮取三升，去滓，温服一升，日三服。	汤剂
14	附子汤	《伤寒论》（汉·张仲景）"少阴病，得之一二日，口中和，其背恶寒者，当灸之，附子汤主之。"	附子二枚（炮，去皮，破八片），茯苓三两，人参二两，白术四两，芍药三两。	上五味，以水八升，煮取三升，去滓，温服一升，日三服。	汤剂
15	桂枝芍药知母汤	《金匮要略》（汉·张仲景）"诸肢节疼痛，身体魁羸，脚肿如脱，头眩短气，温温欲吐，桂枝芍药知母汤主之。"	桂枝四两，芍药三两，甘草二两，麻黄二两，生姜五两，白术五两，知母四两，防风四两，附子二两（炮）。	上九味，以水七升，煮取二升，温服七合，日三服。	汤剂
16	黄芪桂枝五物汤	《金匮要略》（汉·张仲景）"血痹，阴阳俱微，寸口关上微，尺中小紧，外证身体不仁，如风痹状，黄芪桂枝五物汤主之。"	黄芪三两，芍药三两，桂枝三两，生姜六两，大枣十二枚。	上五味，以水六升，煮取二升，温服七合，日三服。	汤剂
17	半夏厚朴汤	《金匮要略》（汉·张仲景）"妇人咽中如有炙脔，半夏厚朴汤主之。"	半夏一升，厚朴三两，茯苓四两，生姜五两，干苏叶二两。	上五味，以水七升，煮取四升，分温四服，日三夜一服。	汤剂
18	瓜蒌薤白半夏汤	《金匮要略》（汉·张仲景）"胸痹不得卧，心痛彻背者，瓜蒌薤白半夏汤主之。"	瓜蒌实一枚，薤白三两，半夏半斤，白酒一斗。	上四味，同煮，取四升，温服一升，日三服。	汤剂
19	苓桂术甘汤	《金匮要略》（汉·张仲景）"①心下有痰饮，胸胁支满，目眩，苓桂术甘汤主之。②夫短气有微饮，当从小便去之，苓桂术甘汤主之。"	茯苓四两，桂枝、白术各三两，甘草二两。	上四味，以水六升，煮取三升，分温三服。	汤剂
20	泽泻汤	《金匮要略》（汉·张仲景）"心下有支饮，其人苦冒眩，泽泻汤主之。"	泽泻五两，白术二两。	上二味，以水二升，煮取一升，分温再服。	汤剂

编号	方名	原文 出 处	原文 处 方	原文 制法及用法	剂型
21	百合地黄汤	《金匮要略》（汉·张仲景）"百合病，不经吐、下、发汗，病形如初者，百合地黄汤主之。"	百合七枚（擘），生地黄汁一升。	上以水洗百合，渍一宿，当白沫出，去其水，更以泉水二升，煎取一升，去滓，内地黄汁，煎取一升五合，分温再服。中病，勿更服，大便当如漆。	汤剂
22	枳实薤白桂枝汤	《金匮要略》（汉·张仲景）"胸痹心中痞，留气结在胸，胸满，胁下逆抢心，枳实薤白桂枝汤主之。"	枳实四枚，厚朴四两，薤白半斤，桂枝一两，瓜蒌实一枚（捣）。	上五味，以水五升，先煮枳实、厚朴，取二升，去滓，内诸药，煮数沸，分温三服。	汤剂
23	大建中汤	《金匮要略》（汉·张仲景）"心胸中大寒痛，呕不能饮食，腹中寒，上冲皮起，出见有头足，上下痛而不可触近，大建中汤主之。"	蜀椒二合（去汗），干姜四两，人参二两。	上三味，以水四升，煮取二升，去滓，内胶饴一升，微火煮取一升半，分温再服；如一炊顷，可饮粥二升，后更服。当一日食糜，温覆之。	汤剂
24	橘皮竹茹汤	《金匮要略》（汉·张仲景）"哕逆者，橘皮竹茹汤主之。"	橘皮二升，竹茹二升，大枣三十枚，生姜半斤，甘草五两，人参一两。	上六味，以水一斗，煮取三升，温服一升，日三服。	汤剂
25	麦门冬汤	《金匮要略》（汉·张仲景）"大逆上气，咽喉不利，止逆下气者，麦门冬汤主之。"	麦门冬七升，半夏一升，人参二两，甘草二两，粳米三合，大枣十二枚。	上六味，以水一斗二升，煮取六升，温服一升，日三夜一服。	汤剂
26	甘姜苓术汤	《金匮要略》（汉·张仲景）"肾著之病，其人身体重，腰中冷，如坐水中，形如水状，反不渴，小便自利，饮食如故，病属下焦。身劳汗出，衣里冷湿，久久得之，腰以下冷痛，腹重如带五千钱，甘姜苓术汤主之。"	甘草、白术各二两，干姜、茯苓各四两。	上四味，以水五升，煮取三升，分温三服。	汤剂
27	厚朴七物汤	《金匮要略》（汉·张仲景）"病腹满，发热十日，脉浮而数，饮食如故，厚朴七物汤主之。"	厚朴半斤，甘草、大黄各三两，大枣十枚，枳实五枚，桂枝二两，生姜五两。	上七味，以水一斗，煮取四升，温服八合，日三服。	汤剂
28	厚朴麻黄汤	《金匮要略》（汉·张仲景）"咳而脉浮者，厚朴麻黄汤主之。"	厚朴五两，麻黄四两，石膏如鸡子大，杏仁半升，半夏半升，干姜二两，细辛二两，小麦一升，五味子半升。	上九味，以水一斗二升，先煮小麦熟，去滓，内诸药，煮取三升，温服一升，日三服。	汤剂
29	当归建中汤	《千金翼方》（唐·孙思邈）"治产后虚羸不足，腹中疼痛不止，吸吸少气，或若小腹拘急挛痛引腰背，不能饮食，产后一月，日得服四五剂为善，令人强壮内补方。"	当归四两，桂心三两，甘草二两（炙），芍药六两，生姜三两，大枣十二枚（擘）。	右六味，㕮咀，以水一斗，煮取三升，分为三服，一日令尽。	汤剂
30	温脾汤	《备急千金要方》（唐·孙思邈）"治下久赤白连年不止，及霍乱，脾胃冷，实不消。"	大黄四两，人参、甘草、干姜各二两，附子一枚（大者）。	右五味，㕮咀，以水八升煮取二升半，分三服。临熟下大黄。	汤剂
31	温胆汤	《备急千金要方》（唐·孙思邈）"治大病后，虚烦不得眠，此胆寒故也，宜服温胆汤。"	半夏、竹茹、枳实各二两，橘皮三两，生姜四两，甘草一两。	右六味，㕮咀，以水八升煮取二升，分三服。	汤剂
32	小续命汤	《备急千金要方》（唐·孙思邈）"治卒中风欲死，身体缓急，口目不正，舌强不能语，奄奄忽忽，神情闷乱，诸风服之皆验，不令人虚方。"	麻黄、防己、人参、黄芩、桂心、甘草、芍药、川芎、杏仁各一两，附子一枚，防风一两半，生姜五两。	右十二味，㕮咀，以水一斗二升，先煮麻黄三沸，去沫，内诸药，煮取三升。分三服，甚良。不瘥，更合三、四剂，必佳。	汤剂
33	开心散	《备急千金要方》（唐·孙思邈）"开心散，主好忘方。"	远志、人参各四分，茯苓二两，菖蒲一两。	右四味治下筛，饮服方寸匕，日三。	散剂
34	槐花散	《普济本事方》（宋·许叔微）"治肠风脏毒，槐花散。"	槐花（炒），柏叶（烂杵焙），荆芥穗，枳壳（去穰细切，麸炒黄）。	右修事了，方秤等分，细末，用清米饮调下二钱，空心食前服。	散剂

续表

| 编号 | 方名 | 原文 | | | 剂型 |
		出处	处方	制法及用法	
35	竹茹汤	《普济本事方》（宋·许叔微）"治胃热呕吐，竹茹汤。"	干葛三两、甘草三分（炙），半夏三分（姜汁半盏，浆水一升煮耗半）。	右粗末，每服五钱，水二盏，生姜三片，竹茹一弹大，枣一个，同煎至一盏，去滓温服。	煮散
36	辛夷散	《严氏济生方》（宋·严用和）"治肺虚，风寒湿热之气加之，鼻内壅塞，涕出不已，或气息不通，或不闻香臭。"	辛夷仁、细辛（洗去土、叶）、藁本（去芦）、升麻、川芎、木通（去节）、防风（去芦）、羌活（去芦）、甘草（炙）、白芷各等分。	右为细末，每服二钱。食后茶清调服。	散剂
37	当归饮子	《严氏济生方》（宋·严用和）"治心血凝滞，内蕴风热，发见皮肤，遍身疮疥，或肿或痒，或脓水浸淫，或发赤疹瘙癞。"	当归（去芦）、白芍药、川芎、生地黄（洗）、白蒺藜（炒，去尖）、防风（去芦）、荆芥穗各一两，何首乌、黄芪（去芦），甘草（炙）各半两。	右咬咀，每服四钱，水一盏半，姜五片，煎至八分，去滓温服。不拘时候。	煮散
38	实脾散	《严氏济生方》（宋·严用和）"治阴水，先实脾土。"	厚朴（去皮，姜制，炒）、白术、木瓜（去瓤）、木香（不见火）、草果仁、大腹子、附子（炮，去皮脐）、白茯苓（去皮）、干姜（炮）各一两，甘草（炙）半两。	右咬咀，每服四钱，水一盏半，生姜五片，枣子一枚，煎至七分，去滓温服，不拘时候。	煮散
39	温经汤	《妇人大全良方》（宋·陈自明）"若经道不通，绕脐寒疝痛彻，其脉沉紧。此由寒气客于血室，血凝不行，结积血为气所冲，新血与故血相搏，所以发痛。譬如天寒地冻，水凝成冰。宜温经汤及桂枝桃仁汤、万病丸。"	当归、川芎、芍药、桂心、牡丹皮、莪术各半两，人参、甘草、牛膝各一两。	右咬咀，每服五钱。水一盏半，煎至八分，去滓温服。	煮散
40	泻白散	《小儿药证直诀》（宋·钱乙）"治小儿肺盛，气急喘嗽。"	地骨皮（洗去土，焙）、桑白皮（细锉炒黄）各一两，甘草（炙）一钱。	上锉散，入粳米一撮，水二小盏，煎七分，食前服。	煮散
41	清心莲子饮	《太平惠民和剂局方》（宋·太平惠民和剂局）"治心中蓄积，时常烦躁，因而思虑劳力，忧愁抑郁，是致小便白浊，或有沙膜，夜梦走泄，遗沥涩痛，便赤如血；或因酒色过度，上盛下虚，心火炎上，肺金受克，口舌干燥，渐成消渴，睡卧不安，四肢倦怠，男子五淋，妇人带下赤白；及病后气不收敛，阳浮于外，五心烦热。药性温平，不冷不热，常服清心养神，秘精补虚，滋润肠胃，调顺血气。"	黄芩、麦门冬（去心）、地骨皮、车前子、甘草（炙）各半两，石莲肉（去心）、白茯苓、黄芪（蜜炙）、人参各七钱半。	右剉散。每三钱，麦门冬十粒，水一盏半，煎取八分，去滓，水中沉冷，空心，食前服。	煮散
42	甘露饮	《太平惠民和剂局方》（宋·太平惠民和剂局）"治丈夫、妇人、小儿胃中客热，牙宣口气，齿龈肿烂，时出脓血，目睑垂重，常欲合闭；或频饥烦，不欲饮食，及赤目肿痛，不任凉药，口舌生疮，咽喉肿痛，疮疹已发、未发，皆可服之。又疗脾胃受湿，瘀热在里，或醉饱房劳，湿热相搏，致生疸病，身面皆黄，肢体微肿，胸满气短，大便不调，小便黄涩，或时身热，并皆治之。"	枇杷叶（刷去毛）、干熟地黄（去土）、天门冬（去心，焙）、枳壳（去瓤，麸炒）、山茵陈（去梗）、生干地黄、麦门冬（去心，焙）、石斛（去芦）、甘草（炙）、黄芩。	右等分，为末。每服二钱，水一盏，煎至七分，去滓温服，食后，临卧。小儿一服分两服，仍量岁数加减与之。	煮散
43	华盖散	《太平惠民和剂局方》（宋·太平惠民和剂局）"治肺感寒邪，咳嗽上气，胸膈烦满，项背拘急，声重鼻塞，头昏目眩，痰气不利，呀呷有声。"	紫苏子（炒）、赤茯苓（去皮）、桑白皮（炙）、陈皮（去白）、杏仁（去皮、尖，炒）、麻黄（去根、节）各一两，甘草（炙）半两。	右七味为末。每服二钱，水一盏，煎至七分，去滓，食后温服。	煮散

续表

编号	方名	原文 出 处	原文 处 方	原文 制法及用法	剂型
44	三痹汤	《妇人大全良方》（宋·陈自明）"治血气凝滞，手足拘挛，风痹，气痹等疾皆疗。"	川续断、杜仲（去皮，切，姜汁炒）、防风、桂心、细辛、人参、茯苓、当归、白芍药、甘草各一两，秦艽、生地黄、川芎、川独活各半两，黄芪、川牛膝各一两。	右㕮咀为末，每服五钱。水二盏，姜三片，枣一枚，煎至一盏，去滓热服，无时候，但腹稍空服。	煮散
45	升阳益胃汤	《脾胃论》（金·李东垣）"脾胃之虚，怠惰嗜卧，四肢不收，时值秋燥令行，湿热少退，体重节痛，口苦舌干，食无味，大便不调，小便频数，不嗜食，食不消。兼见肺病，洒淅恶寒，惨惨不乐，面色恶而不和，乃阳气不伸故也。当升阳益胃，名之曰升阳益胃汤。"	黄芪二两，半夏（汤洗）、人参（去芦）、甘草（炙）各一两，防风、白芍药、羌活、独活各五钱，橘皮（连穰）四钱，茯苓、泽泻、柴胡、白术各三钱，黄连二钱。	上㕮咀，每服三钱，生姜五片，枣二枚，去核，水三盏，同煎至一盏，去渣，温服，早饭、午饭之间服之，禁忌如前。其药渐加至五钱止。	煮散
46	清胃散	《兰室秘藏》（金·李东垣）"治因服补胃热药，致使上下牙疼痛不可忍，牵引头脑、满面发热，大痛。足阳明之别络入脑，喜寒恶热，乃是手足阳明经中热盛而作也。其齿喜冷恶热。"	当归身、择细黄连、生地黄（酒制）各三分，牡丹皮五分，升麻一钱。	上为细末，都作一服，水一盏半，煎至一盏，去滓，带冷服之。	煮散
47	当归六黄汤	《兰室秘藏》（金·李东垣）"治盗汗之圣药也。"	当归、生地黄、熟地黄、黄柏、黄芩、黄连各等分，黄芪加一倍。	上为粗末，每服五钱，水二盏，煎至一盏，食前服。小儿减半服之。	煮散
48	圣愈汤	《兰室秘藏》（金·李东垣）"治诸恶疮，血出多而心烦不安，不得睡眠，亡血故也，以此药主之。"	生地黄、熟地黄、川芎、人参各三分，当归身、黄芪各五分。	上㕮咀，如麻豆大，都作一服。水二大盏，煎至一盏，去滓，稍热无时服。	煮散
49	乌药汤	《兰室秘藏》（金·李东垣）"治妇人血海疼痛。"	当归、甘草、木香各五钱，乌药一两，香附子二两（炒）。	上㕮咀，每服五钱，水二大盏，去滓，温服，食前。	煮散
50	羌活胜湿汤	《内外伤辨惑论》（金·李东垣）"肩背痛不可回顾者，此手太阳气郁而不行，以风药散之。脊痛项强，腰似折，项似拨，此足太阳经不通行，以羌活胜湿汤主之。"	羌活、独活各一钱，藁本、防风、甘草（炙）、川芎各五分，蔓荆子三分。	上㕮咀，都作一服，水二盏，煎至一盏，去渣，大温服，空心食前。	煮散
51	当归补血汤	《内外伤辨惑论》（金·李东垣）"治肌热，燥热，困渴引饮，目赤面红，昼夜不息。其脉洪大而虚，重按全无。"	黄芪一两，当归二钱（酒洗）。	上件咀，都作一服。水二盏，煎至一盏，去渣，温服，空心食前。	煮散
52	厚朴温中汤	《内外伤辨惑论》（金·李东垣）"治脾胃虚寒，心腹胀满，及秋冬客寒犯胃，时作疼痛。"	厚朴（姜制）、橘皮（去白）各一两，甘草（炙）、草豆蔻仁、茯苓（去皮）、木香各五钱，干姜七分。	上为粗散，每服五钱匕。水二盏，生姜三片，煎至一盏，去渣，温服，食前。忌一切冷物。	煮散
53	地黄饮子	《黄帝素问宣明论方》（金·刘完素）"喑痱证，主肾虚。内夺而厥，舌喑不能言，二足废不为用。肾脉虚弱，其气厥不至，舌不仁。经云：喑痱，足不履用，音声不出者。地黄饮子主之，治喑痱，肾虚弱厥逆，语声不出，足废不用。"	熟干地黄、巴戟（去心）、山茱萸、石斛、肉苁蓉（酒浸，焙）、附子（炮）、五味子、官桂、白茯苓、麦门冬（去心）、菖蒲、远志（去心）各等分。	右为末，每服三钱，水一盏半，生姜五片，枣一枚，薄荷，同煎至八分，不计时候。	煮散
54	大秦艽汤	《素问病机气宜保命集》（金·刘完素）"中风，外无六经之形证，内无便溺之阻格，知血弱不能养筋，故手足不能运动，舌强不能言语，宜养血而筋自荣，大秦艽汤主之。"	秦艽三两，甘草二两，川芎二两，当归二两，白芍药二两，细辛半两，川羌活、防风、黄芩各一两，石膏二两，吴白芷一两，白术一两，生地黄一两，熟地黄一两，白茯苓一两，川独活二两。	右十六味，到，每服一两，水煎，去渣，温服，无时。	煮散
55	三化汤	《素问病机气宜保命集》（金·刘完素）"中风外有六经之形证，先以加减续命汤，随证治之，内有便溺之阻格，复以三化汤主之。"	厚朴、大黄、枳实、羌活各等分。	右剉如麻豆大，每服三两，水三升，煎至一升半，终日服之。以微利为度，无时。	汤剂

续表

编号	方名	原文			剂型
		出处	处方	制法及用法	
56	清金化痰汤	《医学统旨》（明·叶文龄）"清金化痰汤，因火者，咽喉干痛，面赤，鼻出热气，其痰嗽而难出，色黄且浓，或带血丝，或出腥臭。"	黄芩、山栀各一钱半，桔梗二钱，麦门冬（去心）、桑皮、贝母、知母、瓜蒌仁（炒）、橘红、茯苓各一钱，甘草四分。	水二盅，煎八分，食后服。	汤剂
57	桑白皮汤	《景岳全书》（明·张景岳）"治肺气有余，火炎痰盛作喘。"	桑白皮、半夏、苏子、杏仁、贝母、山栀、黄芩、黄连各八分。	水二盅，姜三片，煎八分，温服。	汤剂
58	金水六君煎	《景岳全书》（明·张景岳）"治肺肾虚寒，水泛为痰，或年迈阴虚，血气不足，外受风寒，咳嗽呕恶，多痰喘急等证。"	当归二钱，熟地三、五钱，陈皮一钱半，半夏二钱，茯苓二钱，炙甘草一钱。	水二盅，生姜三、五、七片，煎七、八分，食远温服。	汤剂
59	暖肝煎	《景岳全书》（明·张景岳）"治肝肾阴寒，小腹疼痛，疝气等证。"	当归二、三钱，枸杞三钱，茯苓二钱，小茴香二钱，肉桂一、二钱，乌药二钱，沉香一钱或木香亦可。	水一盅半，加生姜三、五片，煎七分，食远温服。	汤剂
60	玉女煎	《景岳全书》（明·张景岳）"治水亏火盛，六脉浮洪滑大，少阴不足，阳明有余，烦热干渴，头痛牙疼，失血等证。若大便溏泄者，乃非所宜。"	生石膏三、五钱，熟地三、五钱或一两，麦冬二钱，知母、牛膝各一钱半。	水一盅半，煎七分，温服或冷服。	汤剂
61	保阴煎	《景岳全书》（明·张景岳）"治男妇带浊遗淋，色赤带血，脉滑多热，便血不止，及血崩血淋，或经期太早，凡一切阴虚内热动血等证。"	生地、熟地、芍药各二钱，山药、川续断、黄芩、黄柏各一钱半，生甘草一钱。	水二盅，煎七分。食远温服。	汤剂
62	化肝煎	《景岳全书》（明·张景岳）"治怒气伤肝，因而气逆动火，致为烦热胁痛，胀满动血等证。"	青皮、陈皮各二钱，芍药二钱，丹皮、栀子（炒）、泽泻各一钱半，土贝母二、三钱。	水一盅半，煎七、八分。食远温服。	汤剂
63	济川煎	《景岳全书》（明·张景岳）"凡病涉虚损，而大便闭结不通，则硝、黄攻击等剂必不可用，若势有不得不通者，宜此主之。"	当归三、五钱，牛膝二钱，肉苁蓉（酒洗去咸）二、三钱，泽泻一钱半，升麻五分、七分或一钱，枳壳一钱。	水一盅半，煎七八分，食前服。	汤剂
64	固阴煎	《景岳全书》（明·张景岳）"治阴虚滑泄，带浊淋遗，及经水因虚不固等证。此方专主肝肾。"	人参随宜，熟地三、五钱，山药二钱（炒），山茱萸一钱半，远志七分（炒），炙甘草一、二钱，五味子十四粒，菟丝子二、三钱（炒香）。	水二盅，煎七分，食远温服。	汤剂
65	托里消毒散	《外科正宗》（明·陈实功）"治痈疽已成不得内消者，宜服此药以托之，未成者可消，已成者即溃，腐肉易去，新肉易生，此时不可用内消泄气、寒凉等药致伤脾胃为要。"	人参、川芎、白芍、黄芪、当归、白术、茯苓、金银花各一钱，白芷、甘草、皂角针、桔梗各五分。	水二盅，煎八分，食远服。	汤剂
66	清上蠲痛汤	《寿世保元》（明·龚廷贤）"论一切头痛主方，不论左右偏正新久，皆效。"	当归一钱（酒洗），小川芎一钱，白芷一钱，细辛三分，羌活一钱，独活一钱，防风一钱，菊花五分，蔓荆子五分，苍术一钱（米泔浸），片芩一钱五分（酒炒），麦门冬一钱，甘草三分（生）。	上锉一剂，生姜煎服。	煮散
67	清肺汤	《万病回春》（明·龚廷贤）"治一切咳嗽，上焦痰盛。"	黄芩（去朽心）一钱半，桔梗（去芦）、茯苓（去皮）、陈皮（去白）、贝母（去心）、桑白皮各一钱，当归、天门冬（去心）、山栀、杏仁（去皮尖）、麦门冬（去心）各七分，五味子七粒，甘草三分。	上锉，生姜、枣子煎，食后服。	煮散

续表

编号	方名	原文 出处	原文 处方	原文 制法及用法	剂型
68	养胃汤	《证治准绳》（明·王肯堂）"治外感风寒，内伤生冷，憎寒壮热，头目昏疼，不问风寒二证，夹食停痰，俱能治之，但感风邪，以微汗为好。"	半夏（汤洗七次）、厚朴（去粗皮，姜汁炒）、苍术（米泔浸一宿，洗切，炒）各一两，橘红七钱半，藿香叶（洗去土）、草果（去皮膜）、茯苓（去黑皮）、人参（去芦）各半两，炙甘草二钱半。	右㕮咀，每服四钱，水一盏半，姜七片，乌梅一个，煎六分，热服。	煮散
69	清骨散	《证治准绳》（明·王肯堂）"专退骨蒸劳热。"	银柴胡一钱五分，胡黄连、秦艽、鳖甲（醋炙）、地骨皮、青蒿、知母各一钱，甘草五分。	水二盅，煎八分，食远服。	汤剂
70	石决明散	《普济方》（明·朱橚）"石决明散，治风毒气攻入头系眼昏暗，及头目不利。"	石决明、羌活（去芦头）、草决明、菊花各一两，甘草（炙，剉）半两。	右为散，每服二钱，以水一盏。煎六分，和滓，食后、临卧温服。	煮散
71	保元汤（即参芪饮）	《简明医彀》（明·孙志宏）"治元气虚弱，精神倦怠，肌肉柔慢，饮食少进，面青㿠白，睡卧宁静，……及有杂证，皆属虚弱，宜服。"	人参一钱，黄芪二钱，甘草五分，肉桂二分。	右加生姜一片，水煎服。	汤剂
72	达原饮	《温疫论》（明·吴又可）"瘟疫初起先憎寒而后发热，日后但热而无憎寒也，初起二三日，其脉不浮不沉而数，昼夜发热，日晡益甚，头疼身痛，其时邪在伏脊之前，肠胃之后。虽有头疼身痛，此邪热浮越于经，不可认为伤寒表证，辄用麻黄、桂枝之类强发其汗。此邪不在经，汗之徒伤表气，热亦不减。又不可下，此邪不在里，下之徒伤胃气，其渴愈甚。宜达原饮。"	槟榔二钱，厚朴一钱，草果仁五分，知母一钱，芍药一钱，黄芩一钱，甘草五分。	右用水一盅，煎八分，午后温服。	汤剂
73	升陷汤	《医学衷中参西录》（清·张锡纯）"治胸中大气下陷，气短不足以息……"	生黄芪六钱，知母三钱，柴胡一钱五分，桔梗一钱五分，升麻一钱。	水煎服。	汤剂
74	三甲复脉汤	《温病条辨》（清·吴瑭）"①下焦温病，热深厥甚，脉细促，心中憺憺大动，甚则心中痛者，三甲复脉汤主之。②燥久伤及肝肾之阴，上盛下虚，昼凉夜热，或干咳，或不咳，甚则痉厥者，三甲复脉汤主之。"	炙甘草六钱，干地黄六钱，生白芍六钱，麦冬五钱（不去心），阿胶三钱，麻仁三钱，生牡蛎五钱，生鳖甲八钱，生龟板一两。	水八杯，煮取八分三杯，分三次服。	汤剂
75	沙参麦冬汤	《温病条辨》（清·吴瑭）"燥伤肺胃阴分，或热或咳者，沙参麦冬汤主之。"	沙参三钱，玉竹二钱，生甘草一钱，冬桑叶一钱五分，麦冬三钱，生扁豆一钱五分，花粉一钱五分。	水五杯，煮取二杯，日再服。	汤剂
76	新加香薷饮	《温病条辨》（清·吴瑭）"手太阴暑温，如上条证，但汗不出者，新加香薷饮主之。"	香薷二钱，银花三钱，鲜扁豆花三钱，厚朴二钱，连翘二钱。	水五杯，煮取二杯，先服一杯，得汗止后服，不汗再服，服尽不汗，再作服。	汤剂
77	桑杏汤	《温病条辨》（清·吴瑭）"秋感燥气，右脉数大，伤手太阴气分者，桑杏汤主之。"	桑叶一钱，杏仁一钱五分，沙参二钱，象贝一钱，香豉一钱，栀皮一钱，梨皮一钱。	水二杯，煮取一杯，顿服之，重者再作服。	汤剂
78	益胃汤	《温病条辨》（清·吴瑭）"阳明温病，下后汗出，当复其阴，益胃汤主之。"	沙参三钱，麦冬五钱，冰糖一钱，细生地五钱，玉竹一钱五分（炒香）。	水五杯，煮取二杯，分二次服，渣再煮一杯服。	汤剂
79	蠲痹汤	《医学心悟》（清·程国彭）"通治风、寒、湿三气，合而成痹。"	羌活、独活各一钱，桂心五分，秦艽一钱，当归三钱，川芎七分，甘草五分（炙），海风藤二钱，桑枝三钱，乳香、木香各八分。	水煎服。	汤剂
80	二冬汤	《医学心悟》（清·程国彭）"治上消者，宜润其肺，兼清其胃，二冬汤主之。"	天冬二钱（去心），麦冬三钱（去心），花粉一钱，黄芩一钱，知母一钱，甘草五分，人参五分，荷叶一钱。	水煎服。	汤剂

编号	方名	原文		制法及用法	剂型
		出处	处方		
81	半夏白术天麻汤	《医学心悟》（清·程国彭）"眩，谓眼黑；晕者，头旋也。……有湿痰壅遏者，书云，头旋眼花，非天麻、半夏不除也，半夏白术天麻汤主之。"	半夏一钱五分，天麻、茯苓、橘红各一钱，白术三钱，甘草五分。	生姜一片，大枣二枚，水煎服。	汤剂
82	藿朴夏苓汤	《医原》（清·石寿棠）"湿之化气，为阴中之阳，氤氲浊腻，故兼证最多，变迁最幻，愈期最缓。其见证也，面色混浊如油腻，口气浊腻不知味，或生甜水，舌苔白腻，膜原邪重则舌苔满布，厚如积粉，板贴不松，脉息模糊不清，或沉细似伏，断续不匀，神多沉困嗜睡。斯时也，邪在气分，即当分别湿多热多。"	杜藿香二钱，真川朴一钱，姜半夏钱半，赤苓三钱，光杏仁三钱，生薏仁四钱，白蔻末六分，猪苓钱半，淡香豉三钱，建泽泻钱半。	选用丝通草三钱，或五钱煎汤代水，煎上药服。	汤剂
83	丁香柿蒂散	《伤寒瘟疫条辨》（清·杨栗山）"治久病呃逆，因下寒者。"	丁香、柿蒂各二钱，人参一钱，生姜三钱。	水煎温服。	汤剂
84	一贯煎	《医方絜度》（清·钱敏捷）"一贯煎（柳洲）主肝血衰少，脘痛，胁疼。"	北沙参、麦冬、当归各一钱五分，枸杞、生地各三钱，川楝子二钱。	水煎服。	汤剂
85	易黄汤	《傅青主女科》（清·傅山）"妇人有带下而色黄者，宛如黄茶浓汁，其气腥秽，所谓黄带是也。……法宜补任脉之虚，而清肾火之炎，则庶几矣。方用易黄汤。"	山药一两（炒），芡实一两（炒），黄柏二钱（盐水炒），车前子一钱（酒炒），白果十枚（碎）。	水煎服。	汤剂
86	宣郁通经汤	《傅青主女科》（清·傅山）"妇人有经前腹疼数日，而后经水行者，其经来多是紫黑块，人以为寒极而然也，谁知是热极而火不化乎！……治法似宜大泄肝中之火，然泄肝之火，而不解肝之郁，则热之标可去，而热之本未除也，其何能益！方用宣郁通经汤。"	白芍五钱（酒炒），当归五钱（酒洗），丹皮五钱，山栀子三钱（炒），白芥子二钱（炒研），柴胡一钱，香附一钱（酒炒），川郁金一钱（醋炒），黄芩一钱（酒炒），生甘草一钱。	水煎服。	汤剂
87	完带汤	《傅青主女科》（清·傅山）"妇人有终年累月下流白物，如涕如唾，不能禁止，甚则臭秽者，所谓白带也。……治法宜大补脾胃之气，稍佐以舒肝之品，使风木不闭塞于地中，则地气自升腾于天上，脾气健而湿气消，自无白带之患矣。方用完带汤。"	白术一两（土炒），山药一两（炒），人参二钱，白芍五钱（酒炒），车前子三钱（酒炒），苍术三钱（制），甘草一钱，陈皮五分，黑芥穗五分，柴胡六分。	水煎服。	汤剂
88	清经散	《傅青主女科》（清·傅山）"妇人有先期经来者，其经甚多，人以为血热之极也，谁知是肾中水火太旺乎？……治之法但少清其热，不必泄其水也。方用清经散。"	丹皮三钱，地骨皮五钱，白芍三钱（酒炒），大熟地三钱（九蒸），青蒿二钱，白茯苓一钱，黄柏五分（盐水浸，炒）。	水煎服。	汤剂
89	清肝止淋汤	《傅青主女科》（清·傅山）"妇人有带下而色红者，似血非血，淋沥不断，所谓赤带也。……治法须清肝火而扶脾气，则庶几可愈。方用清肝止淋汤。"	白芍一两（醋炒），当归一两（酒洗），生地五钱（酒炒），阿胶三钱（白面炒），粉丹皮三钱，黄柏二钱，牛膝二钱，香附一钱（酒炒），红枣十个，小黑豆一两。	水煎服。	汤剂
90	两地汤	《傅青主女科》（清·傅山）"又有先期经来只一、二点者，人以为血热之极也，谁知肾中火旺而阴水亏乎。……治之法不必泄火，只专补水，水既足而火自消矣，亦既济之道也。方用两地汤。"	大生地一两（酒炒），元参一两，白芍药五钱（酒炒），麦冬肉五钱，地骨皮三钱，阿胶三钱。	水煎服。	汤剂

续表

编号	方名	原文			剂型
		出 处	处 方	制法及用法	
91	四妙勇安汤	《验方新编》（清·鲍相璈）"此症生于手、足各指，或生指头，或生指节、指缝。初生或白色痛极，或如粟米起一黄泡。其皮或如煮熟红枣，黑色不退，久则溃烂，节节脱落，延至手足背腐烂黑陷，痛不可忍。……宜用顶大甘草，研极细末，用香麻油调敷。……再用金银花、元参各三两，当归二两，甘草一两，水煎服。"	金银花、元参各三两，当归二两，甘草一两。	水煎服。	汤剂
92	身痛逐瘀汤	《医林改错》（清·王清任）"凡肩痛、臂痛、腰痛、腿痛，或周身疼痛，总名曰痹症。明知受风寒，用温热发散药不愈；明知有湿热，用利湿降火药无功。久而肌肉消瘦，议论阴亏，随用滋阴药又不效。至此便云：病在皮脉，易于为功；病在筋骨，实难见效。因不思风寒湿热入皮肤，何处作痛。入于气管，痛必流走；入于血管，痛不移处。如论虚弱，是因病而致虚，非因虚而致病。……古方颇多，如古方治之不效，用身痛逐瘀汤。"	秦艽一钱，川芎二钱，桃仁三钱，红花三钱，甘草二钱，羌活一钱，没药二钱，当归三钱，灵脂二钱（炒），香附一钱，牛膝三钱，地龙二钱（去土）。	水煎服。	汤剂
93	除湿胃苓汤	《医宗金鉴》（清·吴谦）"此证俗名蛇串疮，有干湿不同，红黄之异，皆如累累珠形。……湿者色黄白，水疱大小不等，作烂流水，较干者多疼，此属脾肺二经湿热，治宜除湿胃苓汤。"	苍术（炒）、厚朴（姜炒）、陈皮、猪苓、泽泻、赤茯苓、白术（土炒）、滑石、防风、山栀子（生，研）、木通各一钱，肉桂、甘草（生）各三分。	水二盅，灯心五十寸，煎八分，食前服。	汤剂
94	枇杷清肺饮	《医宗金鉴》（清·吴谦）"此证由肺经血热而成。每发于面鼻，起碎疙瘩，形如黍屑，色赤肿痛，破出白粉汁，日久皆成白屑，形如黍米白屑。宜内服枇杷清肺饮。"	人参三分，枇杷叶二钱（刷去毛，蜜炙），甘草三分（生），黄连一钱，桑白皮二钱（鲜者佳），黄柏一钱。	水一盅半，煎七分，食远服。	汤剂
95	黄连膏	《医宗金鉴》（清·吴谦）"此证生于鼻窍内，初觉干燥疼痛，状如粟粒，甚则鼻外色红微肿，痛似火炙。由肺经壅热，上攻鼻窍，聚而不散，致治此疮。内宜黄芩汤清之，外用油纸捻粘辰砂定痛散，送入鼻孔内。若干燥者，黄连膏抹之立效。"	黄连三钱，当归尾五钱，生地一两，黄柏三钱，姜黄三钱。	香油十二两，将药熬枯，捞去渣；下黄蜡四两溶化尽，用夏布将油滤净，倾入磁碗内，以柳枝不时搅之，候凝为度。	膏剂
96	五味消毒饮	《医宗金鉴》（清·吴谦）"夫疔疮者，乃火证也。……初起俱宜服蟾酥丸汗之；毒势不尽，憎寒壮热仍作者，宜服五味消毒饮汗之。"	金银花三钱，野菊花、蒲公英、紫花地丁、紫背天葵子各一钱二分。	水二盅，煎八分，加无灰酒半钟，再滚二、三沸时，热服。渣，如法再煎服，被盖出汗为度。	汤剂
97	桃红四物汤	《妇科冰鉴》（清·柴得华）"血多有块，色紫稠粘者，有瘀停也，桃红四物汤随其流以逐之。"	生地三钱（酒洗），当归四钱（酒洗），白芍钱五分（酒炒），川芎一钱，桃仁十四粒（去皮尖研泥），红花一钱（酒洗）。	水煎温服。	汤剂
98	散偏汤	《辨证录》（清·陈士铎）"人有患半边头风者，或痛在右，或痛在左，大约痛于左者为多，百药治之罔效，人不知其故。此病得之郁气不宣，又加风邪袭之于少阳之经，遂致半边头痛也。其病有时重有时轻，大约遇顺境则痛轻，遇逆境则痛重，遇拂抑之事而更加之风寒之天，则大痛而不能出户。痛至岁久，则眼必缩小，十年之后，必至坏目，而不可救药矣。治法急宜解其肝胆之郁气。虽风入于少阳之胆，似乎解郁宜解其胆，然而胆与肝为表里，治胆者必须治肝。况郁气先伤肝而后伤胆，肝舒而胆亦舒也。方用散偏汤。"	白芍五钱，川芎一两，郁李仁一钱，柴胡一钱，白芥子三钱，香附二钱，甘草一钱，白芷五分。	水煎服。	汤剂

编号	方名	原文			剂型
		出处	处方	制法及用法	
99	清燥救肺汤	《医门法律》（清·喻嘉言）"治诸气膹郁，诸痿喘呕。"	桑叶三钱（去枝梗），石膏二钱五分（煅），甘草一钱，人参七分，胡麻仁一钱（炒，研），真阿胶八分，麦门冬一钱二分（去心），杏仁七分（炮，去皮尖，炒黄），枇杷叶一片（刷去毛，蜜涂炙黄）。	水一碗，煎六分，频频二、三次滚热服。	汤剂
100	凉血地黄汤	《外科大成》（清·祁坤）"治痔肿痛出血。"	归尾一钱五分，生地二钱，赤芍一钱，黄连（炒）二钱，枳壳一钱，黄芩一钱（炒黑），槐角三钱（炒黑），地榆二钱（炒黑），荆芥一钱（炒黑），升麻五分，天花粉八分，甘草五分。	右一剂。加生侧柏二钱，用水二大盅，煎一盅，空心服三、四剂，则痛止肿消，更外兼熏洗。	汤剂

致　谢

　　感谢郑金生、杨秀伟、李向日、邹忠梅、曹俊岭、万芳、杜茂波、迟玉明、赵进喜、高晓燕等专家对本书提供的宝贵意见，还有其他友好单位及个人也给予了编委会大力支持，在此不一一列举，一并表示最诚挚的感谢！

编委会

2020 年 5 月